Kopiervorlage epidemiologische Kennzahlen

Übersicht: Kenngrößen der Validierung diagnostischer Tests

Testgüte	
Sensitivität	$Se = a / (a + c)$
Spezifität	$Sp = d / (b + d)$
Nachtest-Wahrscheinlichkeit	
Positiver prädiktiver Wert	$PW^+ = a / (a + b)$
	$PW^+ = (P \times Se) / [P \times Se + (1 - P)(1 - Sp)]$
Negativer prädiktiver Wert	$PW^- = d / (c + d)$
	$PW^- = (1 - P) \times Sp / [(1 - P) \times Sp + P \times (1 - Se)]$
Prävalenz	
(Vortest-Wahrscheinlichkeit)	$P = (a + c) / (a + b + c + d)$

Testaussagekraft	
Positives Wahrscheinlichkeitsverhältnis	LR^+ = Sensitivität / (1 – Spezifität) = $[a / (a + c)] / [b / (b + d)]$
Negatives Wahrscheinlichkeitsverhältnis	LR^- = (1 – Sensitivität) / Spezifität = $[c / (a + c)] / [d / (b + d)]$
Odds Ratio (OR)	$OR = (a/b)/(c/d) = ad/bc$
Vortest-Odds	Prävalenz / (1 – Prävalenz) = $P / (1 - P) = (a + c) / (b + d)$
Nachtest-Odds$^+$	Vortest-Odds × LR^+ $a / b = PW^+ / (1 - PW^+)$
Nachtest-Odds$^-$	Vortest-Odds × LR^- $c / d = (1 - PW^-) / PWPW$
PW^+	Nachtest-Odds$^+$ / (Nachtest-Odds$^+$ + 1)
$1 - PW^-$	Nachtest-Odds$^-$ / (Nachtest-Odds$^-$ + 1)

$$\text{Prävalenz} = \frac{\text{Anzahl bestehender Fälle}}{\text{Gesamtpopulation}} \ (\times\ 100)$$

$$\text{Inzidenz} = \frac{\text{Zahl neuer Fälle innerhalb eines Zeitraums}}{\text{Gesamtpopulation innerhalb eines Zeitraums}}$$

$$\text{Mortalität} = \frac{\text{Anzahl Verstorbener}}{\text{Gesamtpopulation}} \times 100$$

$$\text{Krankheitsspezifische Mortalität} = \frac{\text{Anzahl Verstorbener mit bestimmter Erkrankung}}{\text{Gesamtpopulation}} \times 100$$

$$\text{Altersspezifische Mortalität} = \frac{\text{Anzahl Verstorbener in einer Altersklasse}}{\text{Anzahl der Personen dieser Altersklasse}} \times 100$$

$$\text{Letalität} = \frac{\text{Anzahl Verstorbener an einer bestimmten Erkrankung}}{\text{Gesamtanzahl der Erkrankungsfälle}} \times 100$$

$$\text{Relatives Risiko} = \frac{\text{Inzidenz der exponierten Vergleichsgruppe}}{\text{Inzidenz der nicht exponierten Vergleichsgruppe}}$$

$$\text{Attributales Risiko (Untersuchungsgruppe)} = \frac{\text{Inzidenz der exponierten Vergleichsgruppe – Inzidenz der nicht exponierten}}{\text{Inzidenz der exponierten Vergleichsgruppe}}$$

$$\text{Attributales Risiko (Gesamtbevölkerung)} = \frac{\text{Inzidenz der Gesamtbevölkerung – Inzidenz der nicht exponierten Gruppe}}{\text{Inzidenz der Gesamtbevölkerung}}$$

	Zustand des Patienten		
	krank	nicht krank	Summe
Testergebnis positiv	a richtig positiv	b falsch positiv	a + b
Testergebnis negativ	c falsch negativ	d richtig negativ	c + d
Summe	a + c	b + d	a + b + c + d
	Sensitivität a/(a + c)	Spezifität d/(b + d)	

Weiter **Wissen** Gesundheit

Berufliche Oberstufe

Autorinnen
Anja Philipp
Dr. Friederike Bremer-Roth
Dr. Uta Groger
Dr. Gabriele Schlömer
Hildegard Wittke

unter Mitarbeit der Verlagsredaktion

Cornelsen

Verlagsredaktion: Immo Schach, Susanne Stucki, Andrea Westphal
Außenredaktion: Silke Telschow-Malz
Videoredaktion: Lisa Budzynski
Umschlaggestaltung: Rosendahl Berlin
Layout: Heimann und Schwantes, Berlin
Technische Umsetzung: vitaledesign, Berlin
Rechte und Lizenzen: Birke Fähnrich

Zur Erstellung dieses Werkes wurden Inhalte übernommen und überarbeitet aus:
Pflegias Band 1 und 2 (Herausgeberin: Christine Vogler, Autorinnen: Stefanie Eggert, Anja Lull, Katrin S. Rohde, Anna Schlicht, Wiebke Weißbarth)
In guten Händen, Gesundheits- und Krankenpflege, Gesundheits- und Kinderkrankenpflege, Band 1 (Herausgeberin: Prof. Dr. Uta Oelke, Autoren: Anja Lull, Maria Pohl)
In guten Händen, Gesundheits- und Krankenpflege, Gesundheits- und Kinderkrankenpflege, Band 3 (Herausgeberin: Prof. Dr. Uta Oelke, Autoren: Gisela Ruwe, Prof. Dr. Christa Hüper, Kristin Scheftlein, Prof. Dr. Jeanne Nicklas Faust, Heike Bohnes, Katrin Rohde, Sandra Altmeppen, Angelika Unger, Elke Kobbert, Katja Günther)
In guten Händen Altenpflege, Band 1 (Autoren: Anja Lull)
In guten Händen Altenpflege, Band 2 (Autoren: Kristin Scheftlein, Dr. Friederike Bremer-Roth, Katja Günther, Juliane Eichhorn-Kissel, Sibylle Walther)
Heilerziehungspflege, Band 1 (Herausgeberinnen: Prof. Dr. Jeanne Nicklas-Faust, Ruth Scharringhausen, Autoren: Silvia Gartinger)
Physiotherapie – Grundlagen wissenschaftlichen Arbeitens (Herausgeberin: Claudia Voelker, Autoren: Anja Hegewald, Hanna Brodowski, Silke Toll)

Zu diesem Lehrwerk finden Sie Lösungen zu allen Aufgaben auf den Internetseiten des Cornelsen-Verlags unter dem Webcode **namuca**.

www.cornelsen.de

2. Auflage, 2. Druck 2025

Druck: Livonia Print, Riga

ISBN 978-3-06-451897-1
ISBN 978-3-06-451898-8 (E-Book)

PEFC zertifiziert
Dieses Produkt stammt aus nachhaltig bewirtschafteten Wäldern und kontrollierten Quellen.
www.pefc.de
PEFC/12-31-006

Vorwort

Ein zeitgemäßes Gesundheitsverständnis erschließt sich nur über die gemeinsame Betrachtung unterschiedlicher Dimensionen von Gesundheit und deren Erscheinungsformen. Ein solches Verständnis erschöpft sich nicht in einer naturwissenschaftlich-medizinischen Perspektive allein, sondern muss auch auf die Vernetzung mit verschiedenen gesellschaftswissenschaftlichen Bezügen verweisen. Der Gestaltungsrahmen von Gesundheit wird durch vielfältige soziale und kulturelle sowie ökonomische und ökologische Kontexte vermittelt.

Das Gesundheitswesen tritt den Schülerinnen und Schülern mit seiner Vielzahl von Akteuren und Berufsfeldern als komplexes und dynamisches System entgegen. In seinen Handlungsfeldern der Prävention, Diagnostik und Therapie sowie Rehabilitation und Pflege bieten sich vielfältige Herausforderungen und Entwicklungsmöglichkeiten. Angesichts der demografischen Tendenz und den Verschiebungen des Erkrankungsspektrums, lässt sich die gesellschaftliche Bedeutung des Gesundheitssektors kaum übersehen. Zugleich stellt seine fortschreitende Ökonomisierung hohe Anforderungen an die Handlungskompetenzen der zahlreichen Beschäftigten in diesem auch als Arbeitgeber wichtigen Wirtschaftszweig.

Vor diesem Hintergrund sind die Schülerinnen und Schüler nun in zweierlei Hinsicht gefordert: Einerseits muss es für sie von Bedeutung sein, sich selber als Akteur der eigenen Gesundheit zu begreifen. Die anatomisch-physiologischen und soziokulturellen Aspekte von Gesundheit auch als Bestandteil ihrer eigenen Lebenswelt und des eigenen Körpers zu verstehen und einzuordnen.

Andererseits entsteht für sie die Herausforderung, ihre persönliche Entwicklung auf eine zukünftige Rolle als Akteur für die Gesundheit anderer, also als Akteur im Gesundheitswesen vorzubereiten. Dabei ist es das Ziel den einzelnen Menschen mit seinen Ressourcen und Risikofaktoren unter dem Aspekt der Beziehungsgestaltung zu verstehen und im Rahmen der fachlichen Betrachtung zu verorten.

Dieses Schülerbuch soll beim Unterricht in der beruflichen Oberstufe mit Fachrichtung Gesundheit die Bewältigung dieser Aufgaben unterstützen. Es ist das Ziel des Unterrichts, ein reflektiertes Gesundheitsbewusstsein und Kompetenzen zur umfassenden Betrachtung der Gesundheitssituation eines Menschen zu vermitteln. WeiterWissen leistet die hierfür notwendige Vernetzung der Teilbereiche Therapie, Pflege, Prävention und Rehabilitation.

Das Buch gliedert sich in die sechs Hauptkapitel (1) Gesundheit und Krankheit, (2) Krankheitsprävention, Gesundheitsförderung und Rehabilitation, (3) Das Gesundheitswesen – Rahmenbedingungen, (4) Die Komplexität des menschlichen Körpers, (5) Pflege und (6) Gesundheitswissenschaftliche Forschung.

Die Konzeption des Lehrwerks führt somit ausgehend von der Erfassung eines modernen Gesundheitsbegriffs zur Erarbeitung der Grundlagen der Erhaltung, Förderung und Wiederherstellung von Gesundheit. Der Blickwinkel entspricht dem Vernetzungsgedanken und interdisziplinären Aufbau der modernen Gesundheitswissenschaften. Hierzu gehören auch die Grundlagen der Pathologie sogenannter Volkskrankheiten und ein zeitgenössisches Verständnis konzeptueller Pflege und Pflegewissenschaft.

Mit einer Einführung in wissenschaftliches Arbeiten und Methoden der Gesundheitswissenschaften wird gezielt dem propädeutischen Charakter nicht nur der gymnasialen Oberstufe entsprochen. Die Erreichung der Studierfähigkeit ist generelles Anliegen der beruflichen Oberstufe.

Die Neubearbeitung des Buches enthält aktuelle Themen wie das WHO Programm „Gesundheit 2000", das Bundesteilhabegesetz oder Gesundheitskompetenz. Im Kapitel „Die Komplexität des menschlichen Körpers" wurden die Themen Genetik, Enzyme und Hormone weiter vertieft.

Lösungen zu den Aufgaben finden Sie online unter www.cornelsen.de, Webcode **namuca**.

Wir wünschen allen Schülerinnen und Schülern, Lehrerinnen und Lehrern viel Spaß und Erfolg bei der Arbeit mit dem Buch. Wir freuen uns über Anregung und Kritik, die zu einer künftigen Verbesserung des Lehrwerks beitragen.

1 Gesundheit und Krankheit

2 Krankheitsprävention, Gesundheitsförderung und Rehabilitation

5 Pflege

6 Gesundheitswissenschaftliche Forschung

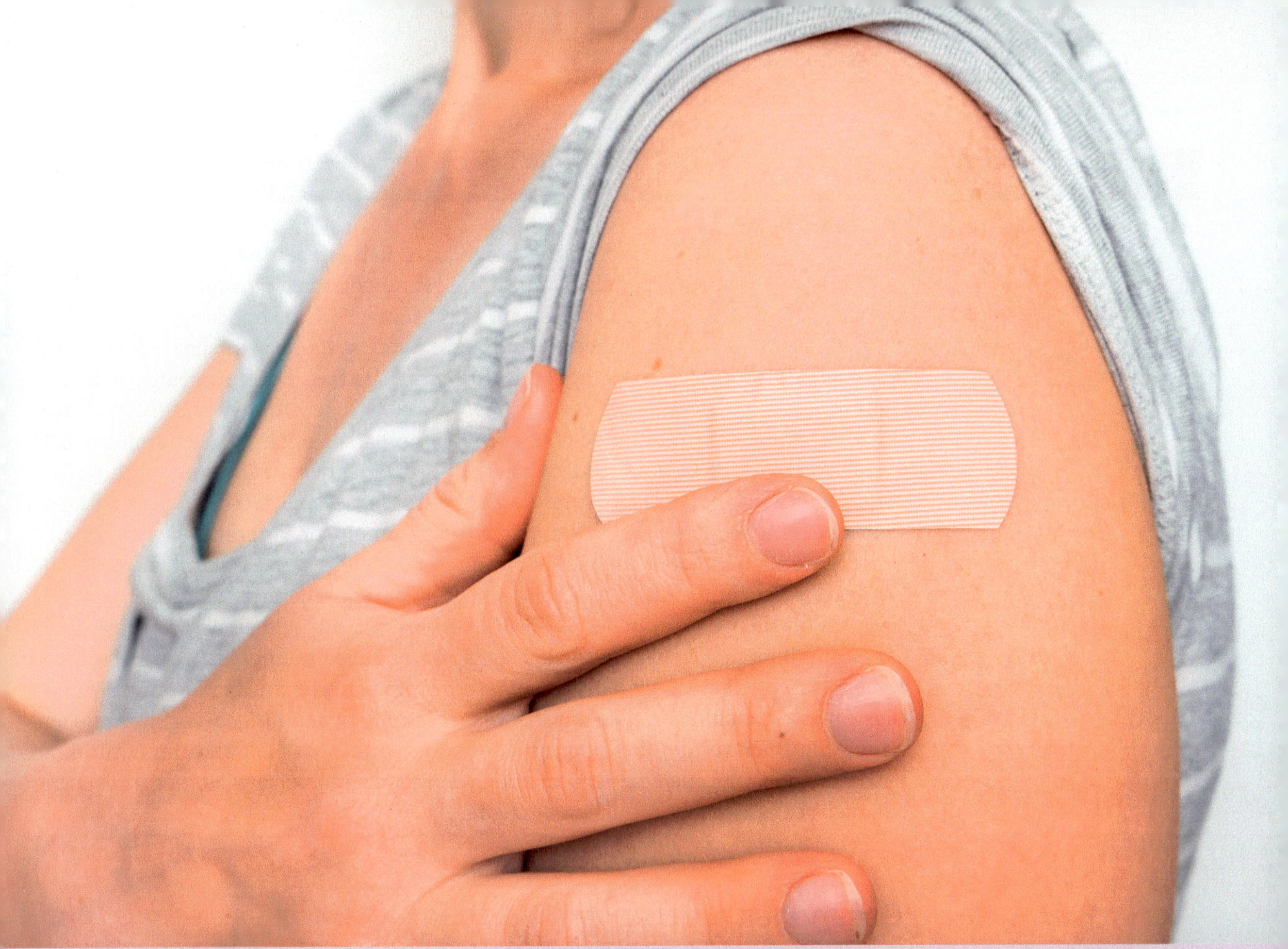

1 Gesundheit und Krankheit

1 Gesundheit und Krankheit

Kaum ein Lebensbereich, sei es die Politik, das Berufsleben oder das Privatleben, kommt ohne die Auseinandersetzung mit Gesundheit aus: Gesundheit ist ein zentraler Faktor menschlichen Lebens. Eine repräsentative Umfrage konnte ermitteln, dass der Wunsch nach Gesundheit lebenslang stärker ist als der Wunsch nach Frieden, Arbeit und Wohlstand (Bielefelder Marktforschungsinstitut TNS Infratest).

Die Gesundheitswissenschaften sind ein Wissenschaftsbereich, der sich mit den Begrifflichkeiten „Gesundheit“ und „Krankheit“ auseinandersetzt, diese aus verschiedenen Blickwinkeln betrachtet und deren Bedingungen analysiert. Sie beschäftigen sich dabei einerseits mit der systematischen Erfassung der Verbreitung gesundheitlicher Störungen innerhalb der Bevölkerung. Andererseits aber auch mit Fragen nach Wegen der Erhaltung und Förderung von Gesundheit. Hieraus sollen z. B. Konsequenzen für die Gestaltung des Gesundheitssystems und letztlich der Verbesserung der Gesundheit der Bevölkerung abgeleitet werden. Die Gesundheitswissenschaften bedienen sich dabei verschiedenster Wissenschaftsbereiche aus Natur-, Sozial- und Geisteswissenschaften, die sie auf theoretischer und anwendungsbezogener Ebene, immer mit Blick auf den Bereich von Gesundheit und Krankheit zusammenführen. Besonders ist daran auch die Kombination von Fachdisziplinen aus biomedizinischen wie auch sozialwissenschaftlichen Bereichen.

1.1 Gesundheit als Begriff

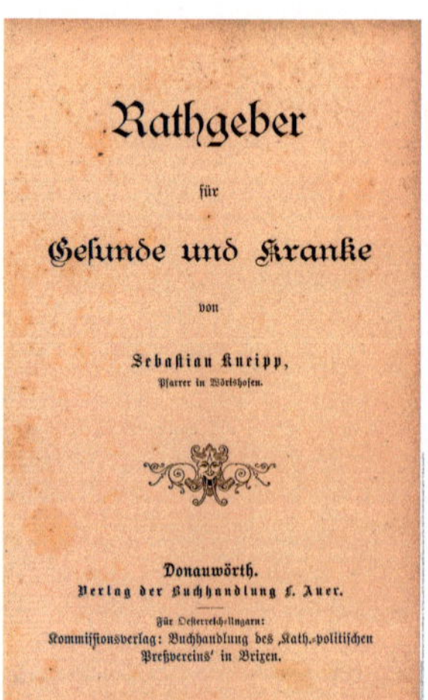

[1] Sebastian Anton Kneipp (1821–1897)

Wenn jemand niest, wünscht man ihm *„Gesundheit“*. Doch was steckt dahinter? Ganz einfach: Man hofft, dass der Niesende keine ernsthafte Krankheit erleidet und natürlich auch, dass man selbst nicht angesteckt und demzufolge krank wird. Dieses Vorgehen wurde im Laufe der Zeit ritualisiert. Gesundheit nimmt im Leben jedes Menschen eine so zentrale Stellung ein, dass sich dies auch in verschiedensten Alltagsweisheiten widerspiegelt. Hier nur einige Beispiele:

- „Gesundheit ist das höchste Gut!“
- „Lieber arm und gesund als reich und krank!“
- „Es gibt 1000 Krankheiten, aber nur eine Gesundheit.“ (A. Schopenhauer)
- „Wer nicht jeden Tag etwas für seine Gesundheit aufbringt, muss eines Tages sehr viel Zeit für die Krankheit opfern.“ (S. Kneipp)

Diese Beispiele zeigen, dass die Begriffe *Gesundheit, Krankheit,* aber auch *gesund sein* oder *krank sein* häufig intuitiv im Alltag genutzt werden. Dennoch – oder auch gerade deswegen – ist eine allgemein gültige Definition dieser Begriffe nicht einfach.

Sowohl Gesundheit als auch Krankheit sind kulturell geformte Begriffe, die stetig von verschiedenen Wissenschaften geprägt wurden, aber ebenso hohen subjektiven Anteil haben. Bezeichnet sich jemand als gesund oder krank, so ist dies immer abhängig von vorliegenden Normen, persönlichen Erfahrungen und dem Umfeld, in dem die Person lebt.

Betrachtungsweisen, Definitionen, Dimensionen und Einflussfaktoren von Gesundheit

1.1.1

Betrachtungsweisen von Gesundheit

Um den Begriff Gesundheit zu definieren, können verschiedene Sichtweisen herangezogen werden:
- die objektive oder subjektive Sichtweise
- die Experten- oder Laiensichtweise
- die monodisziplinäre oder multidisziplinäre Sichtweise
- die pathogenetische oder salutogenetische Sichtweise

Gesundheit oder Krankheit werden im Allgemeinen als objektiver Zustand definiert, der durch festgelegte Werte wie |Blutdruck oder Laborwerte belegt oder widerlegt werden kann. Dies kann sowohl der Fall sein, wenn die Person Symptome verspürt, als auch, wenn die Person keine Symptome verspürt. Jedoch kann Gesundsein oder Kranksein auch eine subjektive Komponente beinhalten, denn ein Mensch kann sich unabhängig davon, ob ein anormaler Wert oder eben eine |Diagnose für eine Krankheit vorliegt oder nicht, krank fühlen. Die subjektive Erfahrung des Krankseins muss nicht zwingend an eine Diagnose gekoppelt sein und umgekehrt. An diese Sicht auf Gesundheit sind die Betrachtungsweisen von Experten wie auch Laien gekoppelt. **Experten** beziehen ihre Begriffsbestimmungen aus einer oder verschiedenen wissenschaftlichen Disziplinen, während die **Laien** sich eher damit beschäftigen, wie der „normale Mensch" im Alltag Gesundheit betrachtet. Hierbei spielen die individuellen Vorstellungen und Erfahrungen eine große Rolle, wobei jedoch häufig wiederkehrende Muster zu erkennen sind. So werden die oben genannten Weisheiten herangezogen, aber auch Abgrenzungen wie *„Gesundheit ist nicht krank zu sein oder keinen Arzt zu benötigen"* und Funktionsaussagen wie *„normaler Stoffwechsel"* oder *„lieben und arbeiten zu können"*.

Blutdruck | 269

Diagnose | 181

Experten, die sich auf **eine** einzelne wissenschaftliche Disziplin beziehen, vertreten eine |**monodisziplinäre** Sichtweise:
- „Gesundheit ist die erfolgreiche Überwindung von Störungen in einem biologischen System." (Schaefer; Biologe)
- „Gesundheit ist die Fähigkeit, lieben und arbeiten zu können." (Siegmund Freud; Psychologe)
- „Gesundheit ist eine optimale Leistungsfähigkeit des Individuums für die Rollen und Aufgaben, für die es sozialisiert wurde." (Talcott Parsons; Soziologe)

mono
eines, einer, allein

Werden **mehrere** Wissenschaften gleichzeitig herangezogen, wird von einer |**multidisziplinären** Sichtweise gesprochen:
- „Gesundheit bezeichnet einen Prozess der Anpassung. Sie ist nicht das Ergebnis instinktiven Verhaltens, sondern autonomer, wenngleich kulturell geformter Reaktionen auf eine sozial geschaffene Realität. Sie bezeichnet die Fähigkeit, sich auf ein wechselndes Milieu einzustellen, erwachsen und älter zu werden, im Falle einer Verletzung oder Krankheit zu gesunden, zu leiden und in Frieden den Tod zu erwarten. Daneben bezieht Gesundheit auch die Zukunft mit ein, daher gehören zu ihr auch die Angst sowie Hoffnung und Freude, mit ihr zu leben." (Peter L. Berger)

multi
vielfach, viele

Besonders an der letzten dieser verschiedenen Sichtweisen wird deutlich, wie eng die Begriffe Gesundheit und Krankheit aneinander gekoppelt sind und doch gegensätzlicher nicht sein könnten: Vermeintlich steht auf der einen Seite die Gesundheit und auf der anderen Seite die Krankheit. Je nachdem aus welcher Perspektive die beiden Begriffe betrachtet werden, spricht man von einer |pathogenetischen oder eben einer |salutogenetischen Sichtweise:

pathos
Leid, Krankheit

salus
gesund
genese
Entstehung

Pathogenetische Sichtweise
Bei der pathogenetische Sichtweise wird danach gefragt, was krank macht. Hierbei werden kranke Menschen als Fälle betrachtet, deren Zustand auf Grund krank machender Faktoren von der Norm abweicht. Es wird sich also ausschließlich mit der Entstehung und Behandlung von Krankheit beschäftigt, um möglichst den „normalen" Zustand wieder herzustellen. Durch die hierbei erfolgende Konzentration auf Krankheitsursachen wird der Blick sehr stark auf die sogenannten Risikofaktoren gerichtet: Krankheit soll in erster Linie dadurch verhindert werden, dass Risikofaktoren, d. h. schädliche Einflüsse auf die Gesundheit, gemieden oder ausgeschaltet werden. Dabei wird „Gesundsein" von „Kranksein" getrennt, d. h., Gesundheit schließt Krankheit aus und umgekehrt. Diese Gegenüberstellung wird als |**Dichotomie** und das hier zu Grunde liegende Verständnis als dichotom bezeichnet.

dichotom
zweigeteilt, zweiteilig

Salutogenetische Sichtweise
Bei der salutogenetischen Sichtweise wird danach gefragt, was gesund hält. Bei diesem Ansatz liegt der Fokus eindeutig auf dem Begriff Gesundheit, jedoch werden hier die Größen Gesundheit und Krankheit zusammen betrachtet. Sie stellen die Pole auf einer Linie dar, auf der sich der Mensch befindet und sich je nach Empfinden zwischen den Polen hin und her bewegt [Abb. 1]. Hierbei wird von einem ||**Gesundheits-Krankheits-Kontinuum** gesprochen, das die dichotome Betrachtungsweise der Begriffe Gesundheit und Krankheit aufbricht. Völlige Gesundheit und völlige Krankheit sind nie wirklich zu erreichen, denn jeder Mensch besitzt immer sowohl kranke als auch gesunde Anteile. Nach der salutogenetischen Sichtweise sind jedoch genau die gesunden Anteile zu stärken und als Ressourcen zu mobilisieren. Diese zwei zuletzt aufgeführten Sichtweisen stellen auch die Grundlage für die Entwicklung der |Gesundheitsmodelle dar.

continuus, lat.
zusammenhängend

Gesundheits-Krankheits-Kontinuum | 28

Gesundheitsmodelle | 20

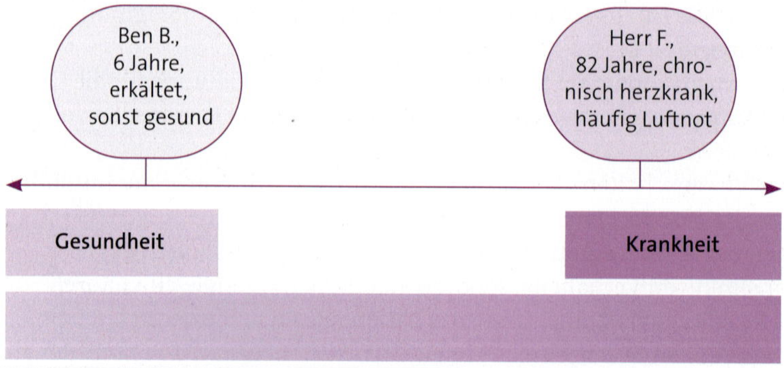

[1] Lokalisationen auf dem Gesundheits-Krankheits-Kontinuum

Die salutogenetische Sichtweise muss vor allem mit dem Medizinsoziologen |Aaron Antonovsky verbunden gesehen werden. Wie sich ein Individuum zwischen den Polen des Gesundheits-Krankheits-Kontinuums bewegt, ob es also eher krank oder gesund ist, hängt in seinem Modell vom sogenannten |Kohärenzsinn ab.

Aaron Antonovsky | 27

Kohärenzsinn | 29

Die Gesundheits-Definition der WHO

Noch bis zum Anfang des 20. Jahrhunderts wurde Gesundheit als Abwesenheit von Krankheit definiert und mit Leistungsfähigkeit gleichgestellt. Im Laufe der Zeit trat ein Wandel der Sichtweisen von Gesundheit ein. Dieser Perspektiven- oder auch **Paradigmenwechsel** erfolgte von der eher monodisziplinären und pathogenetischen Sichtweise hin zur multidisziplinären und salutogenetischen Sichtweise. Gesundheit sollte nun positiv und ganzheitlich betrachtet werden. Dieser Leitgedanke spiegelt sich in der Definition der WHO von 1946 wider:

Paradigma
Denkmuster

WHO
World Health Organization (Weltgesundheitsorganisation)

„Gesundheit ist ein Zustand vollkommenen körperlichen, geistigen und sozialen Wohlbefindens und nicht allein das Fehlen von Krankheit und Gebrechen.“

WHO | 52

Diese Definition ist eine der ersten, die einen Anspruch auf Allgemeingültigkeit aufweist und wird sehr häufig zitiert. Sie wurde in vielen wissenschaftlichen Bereichen lobend angenommen, da sie sich nicht nur auf die körperliche Unversehrtheit beschränkt. Sie geht vielmehr über die bisherigen medizinischen Ansätze hinaus, indem zusätzlich die Psyche, das soziale Umfeld sowie Lebens- und Arbeitsbedingungen als weitere Voraussetzungen oder Einflussfaktoren von Gesundheit integriert werden [Abb. 2]. Somit wird der gesamte Mensch mit Leib und Seele im Kontext seiner Umwelt erfasst, wodurch die Ganzheitlichkeit und Multidisziplinarität dieser Definition zum Ausdruck kommt.

Trotz der aufgeführten Vorzüge dieser Definition gibt es auch einige Kritikpunkte:

Der durch die WHO beschriebene Gesundheitsbegriff beschreibt einen Idealzustand, der realistisch betrachtet eigentlich nie erreicht werden kann. Wer kann schon von sich behaupten, in allen Bereichen vollkommen und beständig gesund zu sein?

Hierbei wird deutlich, dass es bestimmten Bevölkerungsgruppen, z. B. Menschen mit Diabetes oder Behinderungen, von vornherein gar nicht erst möglich ist, Gesundheit zu erlangen. Folglich ist der Begriff „Zustand“ nicht sinnvoll gewählt. Es ist eher davon auszugehen, dass Gesundheit ein dynamischer Prozess ist, wie er im salutogenetischen Ansatz beschrieben wird.

salutogenetischer Ansatz | 27

Auch wenn die Definition der WHO dennoch allseits als grundlegende Definition aufgeführt wird, so wurden mittlerweile auf Basis der Kritikpunkte viele neue, zum Teil umfassendere Definitionen entwickelt. So definiert Klaus Hurrelmann (Sozialwissenschaftler) Gesundheit u. a. als *„den Zustand des objektiven und subjektiven Befindens einer Person, der gegeben ist, wenn diese Person sich in den physischen, psychischen und sozialen Bereichen ihrer Entwicklung in Einklang mit den Möglichkeiten und Zielvorstellungen und den jeweils gegebenen äußeren Lebensbedingungen befinde“.*

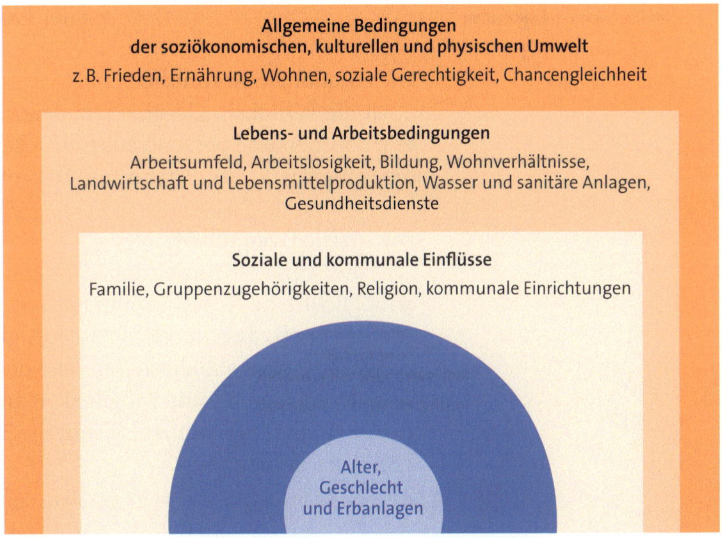

Quelle: Naidoo, Jennie; Wills, Jane: *Lehrbuch der Gesundheitsförderung*. Verlag für Gesundheitsförderung, Ganburg, 2., erw. Aufl. 2010, S. 26, übersetzt von Günter Conrad. Hrsg. der deutschen Ausgabe: Bundeszentrale für gesundheitliche Aufklärung.

[2] Grundlegende Voraussetzungen für Gesundheit

Dimensionen von Gesundheit

Um ein optimales Wohlbefinden auch unter widrigen Umständen erklären zu können, müssen immer mehrere Lebensbereiche (Dimensionen) eine Rolle spielen und betrachtet werden.

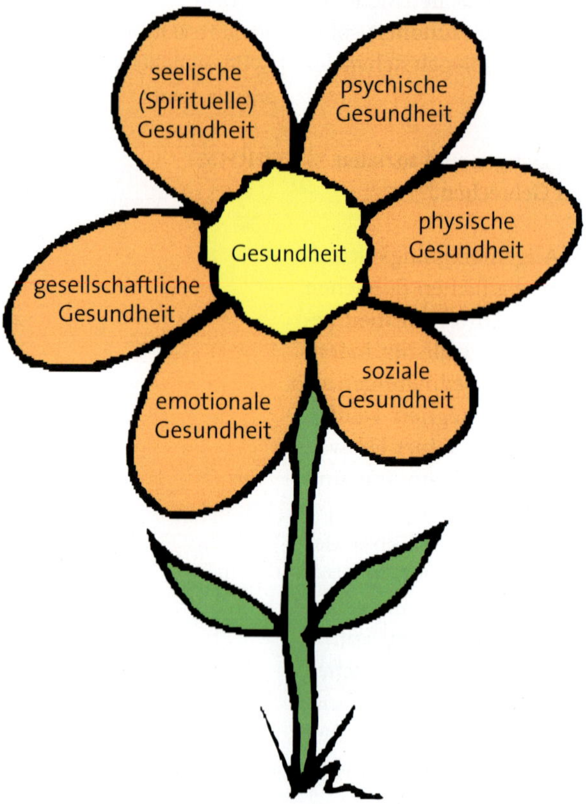

[1] Dimensionen von Gesundheit

Es geht nicht nur darum, dass man sich in den einzelnen Bereichen wohl fühlt. Es gilt: Je harmonischer verschiedene Lebensbereiche miteinander in Verbindung stehen, desto größer ist das Wohlbefinden des Menschen.

Hierzu ein Vergleich zwischen der Gesundheit des Menschen und der einer Pflanze:

Eine Pflanze braucht nicht nur einen Faktor, um gut zu gedeihen. Vielmehr braucht sie Licht, Wasser, Mineralsalze und auch Raum, um wachsen zu können [Abb. 1]. So verhält es sich auch mit der menschlichen Gesundheit. Sie beinhaltet verschiedene Dimensionen, die sie beeinflussen und verändern:

Die **physische Gesundheit** ...
... ist die offensichtlichste und älteste in diesem Zusammenhang aufgeführte Dimension. Sie betrifft die Funktionsweise des menschlichen Körpers unmittelbar.

Die **psychische Gesundheit** ...
... ist die Fähigkeit, klar und zusammenhängend zu denken sowie dadurch produktiv und aktiv sein zu können. Die psychische Gesundheit ermöglicht Anpassung an Veränderungen und die Bewältigung von Problemen. Sie hängt stark mit anderen Dimensionen der Gesundheit zusammen, betont jedoch vor allem den kognitiven Anteil der Person.

Die **emotionale Gesundheit** ...
... ist die Fähigkeit, Gefühle wie Angst, Freude, Kummer, Ärger usw. zu bemerken, einzuordnen und passend auszudrücken. Emotionale Gesundheit bedeutet aber auch die Fähigkeit, Stress, Spannung, Depressionen und Beklemmungen zu bewältigen.

Die **soziale Gesundheit** ...
... ist die Fähigkeit, Beziehungen einzugehen, aufzubauen und aufrechtzuerhalten. Sie ermöglicht eine Integration in das soziale Gefüge von Familie, Freunden und Beruf auch dadurch, dass durch sie die Fähigkeit zur adäquaten Rollenübernahme besteht. Umgekehrt sind alle diese Bereiche des persönlichen Umfelds und die hier vorhandene Anerkennung und Möglichkeit zur Kommunikation Voraussetzungen für soziale Gesundheit. Ferner ist hiermit die Teilhabe an gesellschaftlichen und politischen Prozessen gemeint.

Die **seelische (spirituelle) Gesundheit** ...
... beinhaltet, grundlegende Werte und Normen (z. B. Ehrlichkeit, Treue) zu besitzen und nach einer inneren, persönlichen Wahrheit zu leben. Für manche Menschen bedeutet dies, religiösen Glauben und dazugehörige Rituale oder Bräuche leben zu können. Für andere bilden Überzeugungen, Prinzipien und Verhaltensgrundsätze ein solches Wertesystem. Seelische Gesundheit ist demnach die Fähigkeit, individuellen Frieden zu erreichen und mit sich selbst im Reinen zu sein.

Die **gesellschaftliche Gesundheit** ...
... des Einzelnen hängt unumstritten auch mit der Beziehung zu seiner gesellschaftlichen Umwelt zusammen und wird hier von vielfältigen Faktoren beeinflusst. So ist es z. B. undenkbar, in einer „kranken" Gesellschaft (Umweltverschmutzung, Krieg, ...) vollkommen gesund zu sein.

Gesundheits-Krankheits-Kontinuum | 14

Einflussfaktoren von Gesundheit

Gesundheit ist kein stabiler Zustand, sondern als dynamischer Prozess zu verstehen. Dieser Prozess wird fortwährend von bestimmten Faktoren beeinflusst. Diese Einflussfaktoren sind vielseitig und können sowohl Gesundheit erhalten oder gar verbessern als auch zur Entstehung von Krankheit führen bzw. den Menschen auf dem |Gesundheits-Krankheits-Kontinuum weiter in Richtung des Pols „Krankheit" ziehen. Hierbei lassen sich innere und äußere Faktoren unterscheiden:

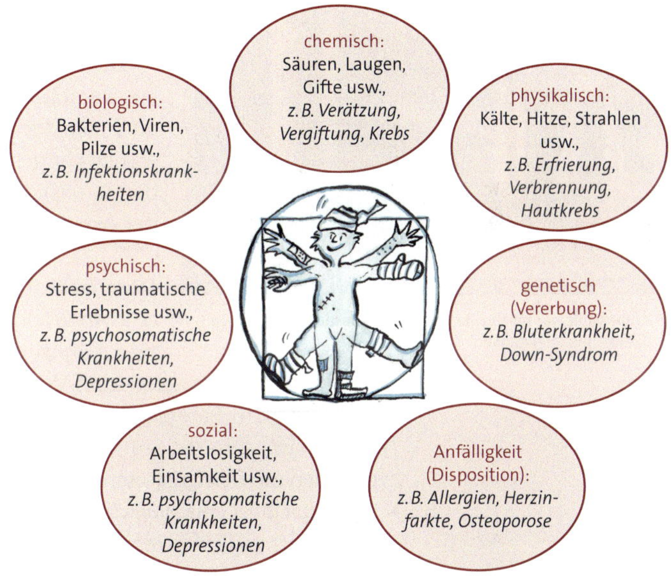

Innere Einflussfaktoren sind z. B. Erbanlagen, das Alter, das Immunsystem oder auch die seelische Verfassung eines Menschen. Äußere Faktoren dagegen sind z. B. das soziale Umfeld, die kulturelle und ökonomische Umwelt oder auch physikalische, biologische und chemische Stoffe. Je nach Einflussform bestimmen Sie die Stellung auf dem Kontinuum von Gesundheit und Krankheit. Zudem gibt es zwischen diesen Einflussfaktoren Wechselbeziehungen, die eine klare Abgrenzung erschweren. Ein älterer Mensch, eine Person mit Migrationshintergrund oder ein Kind einer sozialschwachen Familie sehen sich meist jeweils charakteristischen sozialen und ökonomischen Bedingungen ausgesetzt. Etwas, das häufig mit ebenso spezifischen |Expositionen in der physikalisch-chemischen Umwelt, also z. B. Schadstoffen oder Lärmbelastung, einhergehen kann. Zum Ausdruck kommt dies in Ungleichheiten bei der Verteilung und Art von Wohnraum oder Arbeit. Die Bestimmung dieser Einflussfaktoren, ihrer Verteilung und Ursachen ist eine klassische Aufgabe und Fragestellung |gesundheitswissenschaftlicher Forschung.

Exposition
expositio, lat.
Aussetzung
Im medizinischen Sinn die Summe von Umgebungseinflüssen biologischer, chemischer oder physikalischer Art, der sich ein Individuum aussetzt oder ausgesetzt wird.

Genaue Zusammenhänge, die zur Entstehung, Aufrechterhaltung und Verbesserung von Gesundheit führen, erläutert Kapitel 1.2 anhand von |Gesundheits- und Krankheitsmodellen.

gesundheitswissenschaftliche Forschung | 488
Gesundheitsmodell | 20

1.1.2 Krankheit – Definitionen, Klassifikation, Entstehung und Verlauf

Definitionen von Krankheit

Etymologie
Wissenschaft vom Ursprung der Wörter

Die Definitionen von Krankheit sind längst nicht so vielfältig und umfassend formuliert wie die von Gesundheit. Etymologisch lässt sich der Wortstamm auf das mittelhochdeutsche *„kranc"* zurückführen. Das Wort *„kranc"* bedeutet schwach, schmal, schlecht, leidend. Diese Bezeichnung hatte den älteren Begriff *„siech"* abgelöst, das Kranksein und Zerfall bedeutete. In der Literatur des 19. Jahrhunderts sind *„Siechtum"* und *„dahinsiechen"* durchaus geläufige Begriffe, welche man heute als „langes Leiden" beschreiben würde. Die Bezeichnung *„siech"* ist heute noch im Begriff *„Sucht"* enthalten, was aber zu einigen Missverständnissen führt, da es eine Doppelbedeutung hat. *„Siech"* steht sowohl für Krankheit (z. B. Gelbsucht, Wassersucht, Schwindsucht) als auch für ein Laster (z. B. Eifersucht, Habsucht).

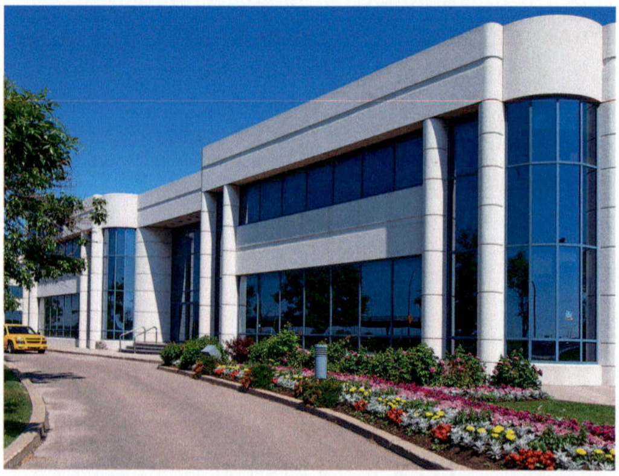

[1] Krankenhäuser nutzen die ICD-Codierung zur Vergütung von Krankenhausleistungen.

Die heute existierenden Definitionen sind vor allem durch das Verständnis von Krankheit aus der Sicht der Medizin, aber auch der Rechtsprechung, der Sozialgesetzgebung und der Kostenträger des Gesundheitswesens geprägt. Dies liegt vor allem daran, dass Krankheit in unserer Gesellschaft insbesondere in der Arbeitswelt eine große Bedeutung zukommt.

Demnach ist Krankheit im Sinne des Sozialversicherungsrechts eine Abweichung von der Norm „Gesundheit" bzw. *„ein regelwidriger Körper- oder Geisteszustand"* (§ 120 Abs. 1 Z 1 Allgemeines Sozialversicherungsgesetz, ASVG). Hierbei handelt es sich um eine Definition im engeren Sinn. Im Bereich der Gesundheitswissenschaften lassen sich jedoch auch Definitionen im weiteren Sinne finden, d. h., diese sind umfassender und berücksichtigen verschiedene Dimensionen:

Krankheit ist eine subjektiv empfundene oder objektiv feststellbare Beeinträchtigung oder Störung des vollkommenen körperlichen, seelischen und sozialen Wohlbefindens, die eine ärztliche Behandlung erforderlich macht und/oder eine Arbeitsunfähigkeit hervorruft.

Symptome
Krankheitszeichen

ICD-Verschlüsselung
International Classification of Diseases (internationale Klassifikation von Krankheiten)

Klassifikationen von Krankheit

Im medizinisch engeren Sinne steht der Begriff „Krankheit" für Diagnosegruppen, die auf ähnliche Ursachen zurückgeführt werden und mit weitestgehend identischen Symptomen einhergehen. Um eine international einheitliche Klassifikation von Krankheiten zu ermöglichen, entwickelte die WHO die ICD-Verschlüsselung. Hierin wird jeder Diagnose eine bis zu fünfstellige Zahl zugeordnet (z. B. Asthma hat den ICD-Schlüssel J45). Diese ICD-Verschlüsselung wird regelmäßig aktualisiert und liegt seit 1992 in der 10. Version vor. Sie unterscheidet 22 Gruppen von Krankheiten und gesundheitsbezogene Probleme und soll dabei helfen, kulturunabhängige, beschreibende Diagnosen zu stellen. In Deutschland existiert eine modifizierte Version (ICD-10-GM), die an die Erfordernisse des deutschen Gesundheitssystem angepasst wurde. Seit 2007 wurde international an einer grundlegenden 11. Neufassung gearbeitet, die im Mai 2019 verabschiedet wurde. Diese Version mit neuer Code-Struktur soll am 01. Januar 2022 in Kraft treten und beinhaltet auch Störungen, die bislang noch nicht als solche anerkannt waren. Demnach gelten künftig zwanghaftes Sexualverhalten sowie Video- oder Onlinespielsucht zu den international anerkannten Krankheiten. Die ICD-Codierung wird u. a. als Grundlage für das fallpauschalenbezogene Vergütungssystem von Krankenhausbehandlungen genutzt [Abb. 1]. Ferner wird so ein internationaler Austausch von Gesundheitsinformationen ermöglicht, was im Rahmen der Globalisierung immer bedeutender wird.

online
ICD
www.youtube.com/watch?v=tZFcoYfnwiM

online
Video-/Onlinespielsucht
www.drogenbeauftragte.de/themen/suchtstoffe-und-suchtformen/computerspiel-und-internetabhaengigkeit

Entstehung und Verlauf von Krankheiten

Krankheiten entstehen dann, wenn ein schädlicher Einfluss auf den Körper trifft und dort eine Beeinträchtigungen der Funktions- und Leistungsfähigkeit verursacht. Hierbei gilt es, eine gewisse Schwankungsbreite zu berücksichtigen, innerhalb derer der Betroffene noch als gesund angesehen wird. Weiterhin dürfen nicht nur die physikalischen und biochemischen Einflussfaktoren betrachtet, sondern auch die persönlichen und sozialen Faktoren müssen berücksichtigt werden. Nur so lassen sich auch die modernen chronischen-degenerativen Erkrankungen, wie z. B. Diabetes mellitus oder Herz-Kreislauf-Erkrankungen, erklären. Derartige Erkrankungen werden ganz wesentlich durch die Lebensweise und Lebensbedingungen des modernen Menschen mit verursacht. Hierzu gehören vor allem psychosoziale Gegebenheiten, Umweltbedingungen und individuelle, aber auch gesellschaftlich geprägte Verhaltensstile.

Gliederung der ICD-10-Verschlüsselung

Notation	Bezeichnung
A00–B99	bestimmte infektiöse und parasitäre Krankheiten
C00–D48	Neubildungen (beispielsweise Tumore u. Ä.)
D50–D89	Krankheiten des Blutes und der blutbildenden Organe sowie bestimmte Störungen mit Beteiligung des Immunsystems
E00–E90	endokrine, Ernährungs- und Stoffwechselkrankheiten
F00–F99	psychische und Verhaltensstörungen
G00–G99	Krankheiten des Nervensystems
H00–H59	Krankheiten des Auges und der Augenanhangsgebilde
H60–H95	Krankheiten des Ohres und des Warzenfortsatzes
I00–I99	Krankheiten des Kreislaufsystems
J00–J99	Krankheiten des Atmungssystems
K00–K93	Krankheiten des Verdauungssystems
L00–L99	Krankheiten der Haut und der Unterhaut
M00–M99	Krankheiten des Muskel-Skelett-Systems und des Bindegewebes
N00–N99	Krankheiten des Urogenitalsystems
O00–O99	Schwangerschaft, Geburt und Wochenbett
P00–P96	bestimmte Zustände, die ihren Ursprung in der Perinatalperiode haben
Q00–Q99	angeborene Fehlbildungen, Deformitäten und Chromosomenanomalien
R00–R99	Symptome und abnorme klinische und Laborbefunde, die anderenorts nicht klassifiziert sind
S00–T98	Verletzungen, Vergiftungen und bestimmte andere Folgen äußerer Ursachen
V01–Y98	äußere Ursachen von Morbidität und Mortalität
Z00–Z99	Faktoren, die den Gesundheitszustand beeinflussen und zur Inanspruchnahme des Gesundheitswesens führen

Bei der Beschreibung einer Krankheit muss zwischen ihren Ursachen und ihren sichtbaren Anzeichen (Symptomen) unterschieden werden. Weiterhin gibt es hinsichtlich ihres Verlaufs verschiedene Formen:

Setzt eine Krankheit plötzlich und heftig ein, so bezeichnet man diese als eine **akute** Krankheit. Beginnt eine Krankheit meist langsam und verläuft schleichend, wird diese als **chronisch** bezeichnet. Treten die Krankheiten nach scheinbarer Ausheilung erneut auf, wird von einem Rezidiv gesprochen. Bei einigen Krankheiten wechseln sich Phasen der Besserung mit Phasen der Verschlechterung (Exazerbationen) ab, d. h., sie verlaufen in Schüben (chronisch-rezidivierend). Die Feststellung einer Krankheit (Diagnose) beruht auf der Erhebung der Krankengeschichte (Anamnese) sowie der Untersuchung des Betroffenen mit Auswertung der geschilderten und festgestellten Symptome. Die gestellte Diagnose dient der Festlegung einer eventuell notwendigen medizinischen Behandlung (Therapie), Feststellung von potenzieller Pflegebedürftigkeit (Pflege), der Voraussage über den Verlauf der Krankheit (Prognose) und Maßnahmen der Krankheitsverhütung (Prävention) sowie der Wiedereingliederung in das „normale“ Leben (Rehabilitation).

akut
mit plötzlichem Beginn und eher kurzer Dauer

chronisch
permanent andauernd

Diagnose | 181

Pflege | 432
Prävention | 37
Rehabilitation | 89

1.2 Modelle von Gesundheit und Krankheit

Um die Zusammenhänge der Begrifflichkeiten „Gesundheit“ und „Krankheit“, d. h. deren Einflussfaktoren sowie Folgen und das Entstehungsgefüge zu verdeutlichen, werden vom Einzelfall losgelöste **Theorien** und **Modelle** entwickelt bzw. betrachtet.

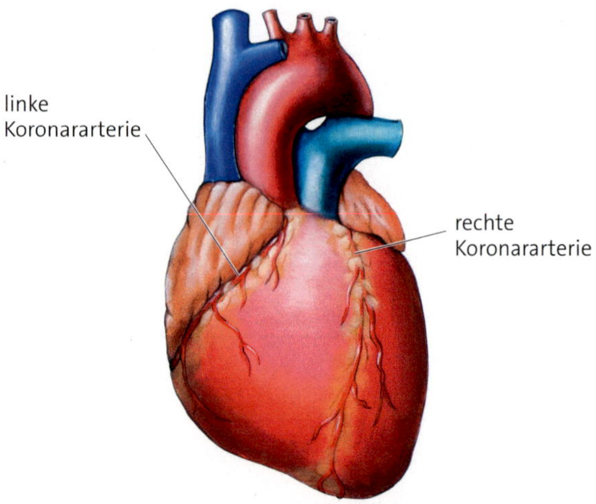

[1] Naturgetreue Darstellung des Herzens

Die Begriffe Theorie und Modell werden häufig synonym verwendet. Theorien klären, was bestimmte Phänomene aussagen und in welcher Beziehung sie zueinander stehen. Modelle sind dagegen grafische oder symbolische Darstellungen bestimmter Phänomene, die sowohl statischer (z. B. anatomische Struktur) als auch dynamischer (z. B. Entstehung von Gesundheit) Natur sein können. Dabei stellen die Modelle ein Abbild der Wirklichkeit dar, ohne ein Anspruch auf Wirklichkeit zu besitzen. Die Darstellungen können demnach von sehr abstrakt bzw. stark vereinfacht bis sehr detailgetreu sein.

Modelle dienen der Veranschaulichung und erleichtern demzufolge den Lernenden, bestimmte, z. T. sehr komplexe Phänomene zu verstehen. Ferner stellen sie die Grundlage und auch das Ergebnis von Forschungsarbeit dar. Sie bieten die Möglichkeit, Bestandteile des Phänomens oder deren alltägliche und komplexe Abläufe zu beobachten, zu analysieren und zu strukturieren.

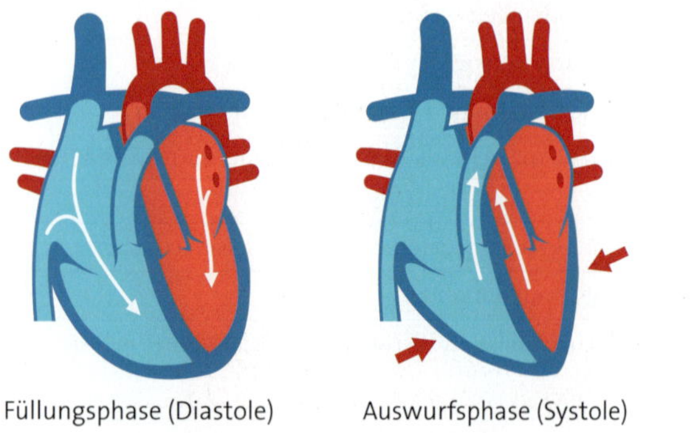

[2] Abstrakte Darstellung der Funktionsweise der Herzklappen

> **B** So schlägt zum Beispiel unser Herz (Phänomen statischer Natur) Tag für Tag in unserem Körper und pumpt so Blut und damit Sauerstoff und Nährstoffe durch die Gefäße, sodass wir leben können (Phänomen dynamischer Natur).
> Um verstehen zu können, wie das Herz funktioniert, helfen uns Modelle des Herzens zum einen den Aufbau nachzuvollziehen [Abb. 1] und zum anderen dessen Funktionsweise zu erfassen [Abb. 2].

In den Gesundheitswissenschaften existieren unterschiedliche Modelle, die die Entstehung, Erhaltung sowie Förderung von Gesundheit bzw. Krankheit darstellen und somit die Zusammenhänge des Beziehungsgefüges „Gesundheit-Krankheit“ verständlich machen. Im Folgenden werden

- das biomedizinisches Krankheitsmodell
- das Risikofaktoren-Modell
- das Modell der Salutogenese und
- das Anforderungs-Ressourcen-Modell vorgestellt.

pathogenetisch | 14
salutogenetisch | 14

Die Darstellung der ausgewählten Modelle erfolgt chronologisch geordnet und damit von der pathogenetischen Sichtweise ausgehend zur salutogenetischen Sichtweise hinführend.

Biomedizinisches Krankheitsmodell 1.2.1

Entstehungshintergrund

Eine lange Zeit, bis in das Mittelalter hinein, nahmen Menschen an, dass Gesundheit oder Krankheit von Gott gegeben war. Dabei wurden Krankheiten als Strafe oder auch als Prüfung gesehen. Gesundheit war ein Geschenk Gottes und wurde als Ergebnis einer fehlerfreien Lebensführung betrachtet.

Zum Ende des Mittelalters wurde mit fortschreitender naturwissenschaftlicher Forschung von verschiedenen Wissenschaftlern jedoch auch die Bedeutung der Umwelt für die |Entstehung von Krankheiten verstärkt hervorgehoben. Insbesondere durch die Erkenntnisse von Rudolf Virchow, der 1858 die Zellpathologie begründete, und Robert Koch, der in den 1880er-Jahren entdeckte, dass Bakterien die Ursache für die entsetzlichen Krankheiten wie |Tuberkulose und Cholera sind, konnten Krankheiten spezifischen biologischen Ursachen zugeschrieben werden. Beide Forscher fanden in diesem Zusammenhang auch heraus, dass das Einwirken auf die jeweilige Ursache den Verlauf der Krankheiten beeinflussen konnte.

Krankheitsentstehung | 18

Tuberkulose | 109

Merkmale und Grundannahmen

Unter dem Einfluss dieses naturwissenschaftlichen Denkens entwickelte sich zu Beginn des 19. Jahrhunderts das biomedizinische Krankheitsmodell, das Krankheit in zweierlei Hinsicht in den Vordergrund stellt. Zum einen wird der Mensch lediglich als Träger von Krankheit gesehen und zum anderem wird nur die Entstehung und Erklärung von Krankheit betrachtet, ohne die Aspekte der Gesundheit näher zu berücksichtigen.

Der Mensch wird in diesem biomedizinischen Modell mit einer Maschine verglichen [Abb. 3]. Die Funktionsweise und mögliche Störungen dieser „Maschine“ lassen sich durch die genaue Analyse von Organstrukturen und physiologischen Prozessen verstehen. Krankheit wird dabei als Funktionsstörung und Abweichung vom natürlichen Zustand betrachtet. Dieses dichotome Denken trennt klar zwischen gesund und krank. Fritz Kahns Bild *„Der Mensch als Industriepalast“* veranschaulicht diese Sichtweise, indem es den Körper als präzise arbeitende Fabrik zeigt: Das Gehirn als Steuerzentrale, die Lunge als Belüftungsanlage, das Herz als Pumpe, die Blutgefäße als Rohre und der Verdauungstrakt als Produktionsstraße. Funktionieren alle Produktionslinien reibungslos, ist der Mensch gesund – treten Störungen auf, entsteht Krankheit. Diese Metapher verdeutlicht, dass unser Körper Pflege, Wartung und gesunde Lebensgewohnheiten braucht, um optimal zu funktionieren.

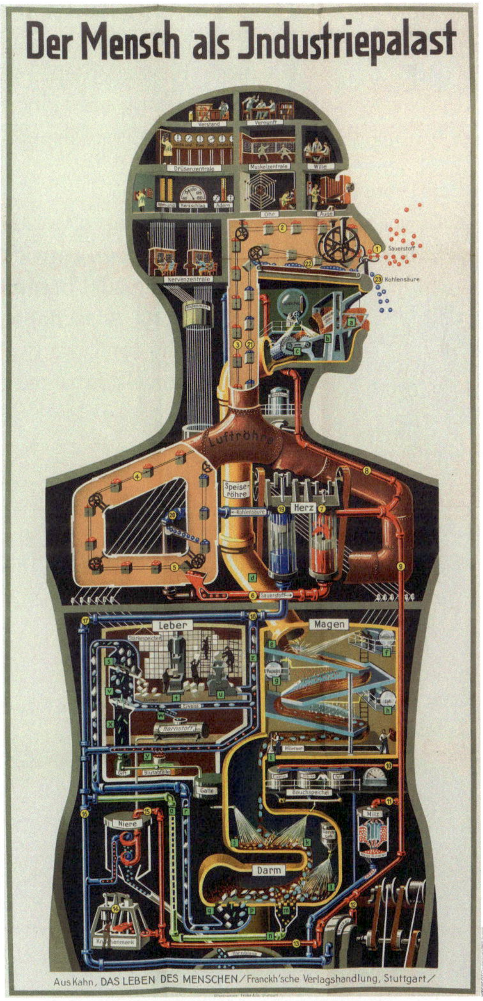

[3] Kahn, Fritz (1888-1968), Der Mensch als Industriepalast. Aus: Das Leben des Menschen, Grafikdesign, 1926-1930, Farblithographie, Privatsammlung, Deutschland. Foto: INTERFOTO/fine art images

Das biomedizinische Krankheitsmodell [Abb. 1] basiert auf **vier zentralen Grundannahmen**:

Noxe
Substanz oder Ereignis, das einem biologischen Organismus einen Schaden zufügt

Die erste Grundannahme ist, dass jede Krankheit eine bestimmte und ermittelbare Ursache (|Noxe) aufweist. Diese kann sowohl biochemischer als auch mechanischer oder genetischer Art sein. Die zweite Grundannahme besagt, dass die jeweilige Ursache anatomische oder physiologische Defekte bewirkt, die die eigentliche Krankheit darstellen. Im weiteren Verlauf werden objektiv erkennbare Symptome wie körperliche Veränderungen und Beschwerden oder psychische Auffälligkeiten feststellbar. Diese lassen sich als normabweichende Werte messen und sind für jeden Menschen gleich gültig – z. B. Blutdruckwerte oder Körpergewicht. Die dritte Grundannahme beinhaltet, dass jede Krankheit dabei einen bestimmten Verlauf nimmt, der bis zum Tode führen kann, sofern die Krankheit nicht entsprechend behandelt wird.

Eine entsprechende Behandlung bedeutet, dass der zu Grunde liegende Defekt möglichst geheilt und so die Funktion der beeinträchtigten Organe wiederhergestellt wird. Werden ausschließlich die Symptome behandelt, ohne die eigentliche Ursache zu bekämpfen, so kann das eben zu einer Verschlimmerung der Erkrankung bis hin zum Tod führen. Dies stellt die vierte Grundannahme dar.

B Der 10-jährige Tom leidet unter starkem Fieber. Würde nur sein Fieber und mögliche Schmerzen behandelt werden, so könnte das für Tom der Tod bedeuten. Denn die eigentliche Ursache, z. B. Grippe, Blinddarmentzündung oder Hirnhautentzündung, bliebe unberücksichtigt und würde weiterhin dem Körper schaden.

Ätiologie
In der Medizin die Lehre von den Krankheitsursachen und die hierbei wichtigen Faktoren.

Klassifikation | 18

Ergänzend zu diesen vier Grundannahmen haben sich die folgenden Prinzipien bzw. Rollenzuweisungen entwickelt, die sich z. T. bis heute manifestiert haben:

Das Erkennen des organischen Defektes (Diagnostik), die Formulierung einer Diagnose und das Ausschöpfen der möglichen Behandlungen (Therapie) liegen ausschließlich in der Verantwortung des geschulten medizinischen Fachpersonals. Die kranke Person als Subjekt und selbsttätig Handelnde wird hierbei außer Acht gelassen. Der Mensch wird vielmehr als passives Objekt physikalischer Prozesse verstanden, auf die seine psychische und soziale Wirklichkeit, d. h. auch sein Verhalten, keinen Einfluss haben. Daraus ergibt sich, dass die betroffenen Personen nicht für ihre Krankheit verantwortlich sind und in der Rolle des Patienten lediglich das zu befolgen haben, was nach Auffassung des medizinischen Fachpersonals für ihre Heilung von Nöten ist.

Aufgrund der |Ätiologie, der Pathogenese und der Symptome lassen sich Krankheiten klassifizieren, ohne dass das soziale Umfeld oder das eigene Verhalten berücksichtigt werden muss. Diese |Klassifikation (ICD-10-Verschlüsselung) wird weltweit vom medizinischen Fachpersonal verwendet, um eine Diagnose anhand von vorgegebenen Kriterien zu bestätigen und demnach die geeignete Therapie einleiten zu können.

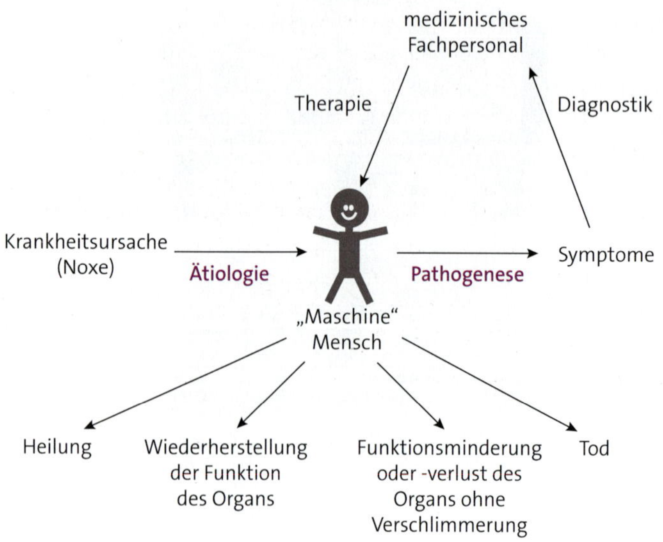

[1] Das biomedizinische Krankheitsmodell

Stellenwert des biomedizinischen Krankheitsmodells

Dieses Modell hat sich nicht nur über Jahre hinweg bewährt, sondern gleichzeitig dazu geführt, dass viele medizinische Fortschritte möglich waren. Grund dafür ist hauptsächlich die intensive Forschung, durch die heutzutage viele Infektionskrankheiten bekämpft und Stoffwechselerkrankungen behandelt werden können. Doch was steckt dahinter? Als Erfolgsgeheimnis dient hauptsächlich der Begriff der „Kausalität". Dieser schreibt Krankheiten ausschließlich einem bestimmten Grund bzw. einer Ursache (causa) zu. Durch deren zielgerichtete Behandlung kann dann die Heilung bewirkt werden. Logische Folge dieser Sicht ist, dass der Mensch Krankheiten nicht mehr hilflos ausgeliefert ist, sondern selbst auf sie Einfluss nehmen und diese mit Hilfe von Experten sogar bewältigen kann Aus diesem Grund erhält das medizinische Modell immer noch einen großen Stellenwert in der schulmedizinischen Gesundheitsversorgung.

Neben den Vorzügen dieses Modells gibt es aber auch einige Kritikpunkte: Abgesehen davon, dass das Modell defizitorientiert ist, kann es auf Grund seines monokausalen Ansatzes nur unzureichend bis gar nicht auf die weit verbreiteten chronischen und degenerativen Erkrankungen, wie z. B. Diabetes, Arthrose oder die |Koronare Herzkrankheit (KHK), angewendet werden. Diese sind meist nicht monokausal begründet, sondern weisen multifaktorielle Ursachen und Risiken auf. Auch bei psychischen Krankheiten stößt das biomedizinische Krankheitsmodell an seine Grenzen und kann nur bedingt als Erklärungsgrundlage genutzt werden. Psychischen Erkrankungen liegen nur selten körperliche Ursachen zu Grunde und da psychische und soziale Ursachen in diesem Modell nicht abgebildet werden, sind die meisten dieser Erkrankungen objektiv nicht messbar und somit quasi nicht vorhanden bzw. erklärbar.

Koronare Herzkrankheit (KHK) | 275

Kritisierbar ist weiterhin, dass der Mensch in dieser Modellvorstellung nicht als Subjekt und selbstständig Handelnder gesehen wird, sondern nur als zufälliger „Wirt", der für das Vorhandensein der Krankheit keinerlei Verantwortung zu tragen hat. In der Rolle als Patient hat er sich voll und ganz dem medizinischen Fachpersonal unterzuordnen, wodurch sich die machtvolle Position der Ärzte begründet. Sie entscheiden durch die Deutung der Symptome und mit Hilfe der Diagnostik, ob jemand krank oder gesund ist und ob bzw. wie dem Patienten geholfen werden kann. Nur mittels geeigneter Therapie kann der Krankheitsverlauf unterbrochen werden, was zu einer Medikalisierung führt. Medikalisierung bedeutet, dass die naturwissenschaftliche Medizin, auch Schulmedizin genannt, quasi ein Monopol hinsichtlich der Deutung von Gesundheit und Krankheit und der ärztlichen Versorgung erhält. Andere Heilpersonen oder auch die Religion werden verdrängt und unter dem Deckmantel der |„Scharlatanerie" abgetan.

Scharlatanerie
fälschliche Vorgabe des Besitzes eines bestimmten Wissens oder bestimmter Fähigkeiten und damit das Vortäuschen falscher Tatsachen

Im biomedizinischen Modell wird die medizinische Intervention erst dann als notwendig erachtet, wenn die Krankheit bereits deutlich erkennbar ist. Dabei ist mittlerweile bekannt, wie wichtig es ist, vorbeugend einzuschreiten. Diese Vernachlässigung der |Prävention und auch die fehlende Anwendbarkeit auf die psychischen und chronisch-degenerativen Erkrankungen lassen dieses Modell als veraltet gelten. Dennoch wird es immer wieder, gerade auch wegen seiner Schlichtheit, aufgegriffen.

1.2.2 Risikofaktorenmodell

Entstehungshintergrund

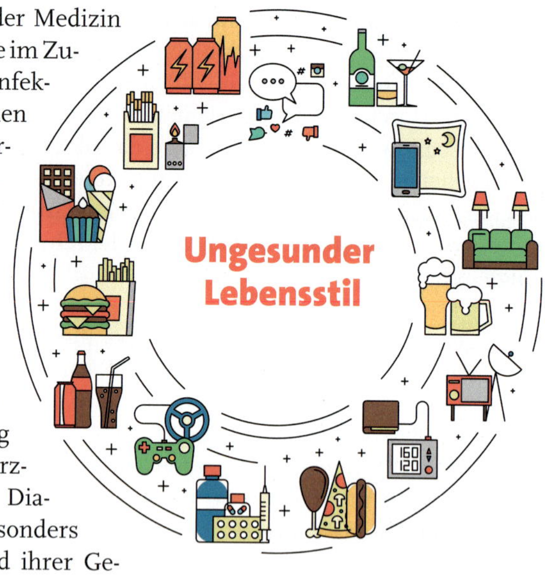

Auf Grund der Fortschritte in der Medizin gab es immer weniger Sterbefälle im Zusammenhang mit klassischen Infektionskrankheiten. Jedoch nahmen die chronisch-degenerativen Erkrankungen, auch Zivilisationskrankheiten genannt, immer weiter zu. Dies hatte einen Wandel der Medizin zur Folge. Seit Beginn der 1950er-Jahre wurde nun vermehrt das Entstehungsgefüge dieser chronisch-degenerativen Krankheiten erforscht. Der Fokus lag hierbei insbesondere auf den Herz-Kreislauf-Erkrankungen, Krebs, Diabetes und Rheuma, da diese besonders häufig auftreten und auf Grund ihrer Gefährlichkeit hohe Kosten für das Gesundheitswesen verursachen. Hierbei wurde schnell deutlich, dass das biomedizinische Krankheitsmodell als Erklärungsgrundlage längst nicht mehr ausreicht.

Epidemiologie
Wissenschaft von der Entstehung, Verbreitung und Bekämpfung von Krankheiten

epidemiologische Studie | 514

Das Risikofaktorenmodell wurde bei der Erforschung einer der bedeutendsten Zivilisationskrankheiten – der Koronaren Herzkrankheit (KHK) – entwickelt und basiert auf der Grundlage von Ergebnissen epidemiologischer Studien und Statistiken von Lebensversicherungsgesellschaften.

1948 wurde in der amerikanischen Stadt **Framingham** eine Langzeitstudie gestartet, bei der mehr als 5000 zunächst herzgesunde Personen im Alter zwischen 30 und 60 Jahren eingehend untersucht und deren Verhaltensweisen über Jahre hinweg analysiert wurden. Dabei wurde geschaut, wer und wie viele von den Personen warum erkrankten. Ziel war es, Hinweise dafür zu erhalten, ob Koronare Herzkrankheiten auf Grund bestimmter Charakteristika vorhersehbar und ob diese Charakteristika beeinflussbar sind.

In der Tat konnte beobachtet werden, dass sich bei den Probanden, die im Laufe der Beobachtungsdauer an KHK erkrankten, bestimmte Befunde und Verhaltensmuster häuften, wie z. B. Bluthochdruck oder Rauchen.

Grundannahmen

Es gibt bestimmte Faktoren, wie z. B. Rauchen, Übergewicht und Bluthochdruck, die bei der Entstehung einer Krankheit eine entscheidende Rolle spielen. Die beeinflussenden Faktoren werden als Risikofaktoren bezeichnet. Unter Risikofaktoren werden sowohl spezifische Verhaltensweisen und Körpermerkmale als auch Umwelteinflüsse verstanden, die das Risiko für das Auftreten einer Erkrankung erhöhen.

biomedizinisches Krankheitsmodell | 21

Die Grundannahmen des Risikofaktorenmodells unterscheiden sich in einigen Punkten nicht wesentlich von denen des biomedizinischen Krankheitsmodells. Auch hier wird die Krankheit als eine feststehende Größe angenommen und es wird zu Grunde gelegt, dass ein oder mehrere Faktoren zu einer bestimmten Krankheit führen.

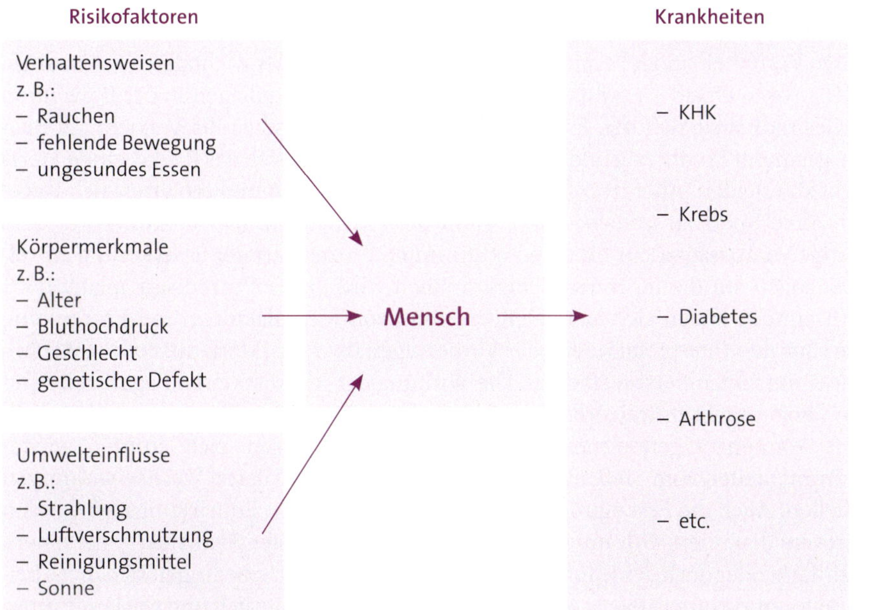

[1] Schema des Risikofaktorenmodells

Es gibt allerdings auch Unterschiede: Beim Risikofaktorenmodell werden insbesondere chronische Krankheiten genauer unter die Lupe genommen. Zusätzlich wird von einem multifaktoriellen Krankheitsgeschehen ausgegangen. Die Risikofaktoren sind dabei nicht nur innewohnende und von außen einwirkende Faktoren, sondern auch die eigenen Verhaltensweisen haben einen Einfluss [Abb. 1]. Damit wird der Mensch auch als aktives Subjekt verstanden, der demnach auch zur Verantwortung gezogen werden kann. Weiterhin werden die Risikofaktoren nicht als kausaler, also ursächlicher Faktor für das Krankheitsvorkommen aufgefasst, sondern als ein Faktor, der bei Vorhandensein die Wahrscheinlichkeit für eine bestimmte Erkrankung erhöht. Risikofaktoren stehen also in einem statistischen Zusammenhang mit dem Auftreten von Krankheiten. Je mehr Risikofaktoren vorliegen, desto höher ist die Wahrscheinlichkeit zu erkranken.

B Frauen, die ein bis zwei Zigaretten pro Tag rauchen, haben gegenüber Frauen, die nicht rauchen, ein zweifach erhöhtes kardiovaskuläres Sterberisiko.
Die zusätzliche Einnahme der Antibaby-Pille steigert zudem noch erheblich das Risiko für einen Herzinfarkt.

kardiovaskulär
das Herz und das Gefäßsystem betreffend

Risikofaktoren werden auch als beginnende Krankheiten aufgefasst und so geht es bei dem Risikofaktorenmodell ebenfalls darum, Risiken zu identifizieren, diese zu meiden und die individuellen Verhaltensweisen zu ändern, um so Krankheiten zu verhindern. Die Ermittlung der Risikofaktoren kann folglich genutzt werden, um geeignete Interventionen/Maßnahmen einzusetzen. Damit ist das Risikofaktorenmodell eine entscheidende Grundlage der Prävention.

Prävention | 38

Stellenwert des Risikofaktorenmodells

Das Risikofaktorenmodell stellt eine bedeutende Weiterentwicklung des biomedizinischen Krankheitsmodells dar und ist gegenwärtig eines der wichtigsten Erklärungsmodelle sowie eine der einflussreichsten Interventionsgrundlagen in der Prävention und Gesundheitserziehung. Es klingt für jedermann plausibel: Bei Verzicht auf Rauchen, gesunder Ernährung und genügend Sport verringert sich das Risiko, einen Herzinfarkt zu erleiden. Aber trotzdem rauchen viele Menschen und ernähren sich ungesund, ohne Sport zu treiben. Wie kommt das? Kritisch ist hier anzumerken, dass derartige Voraussagen nur für einen bestimmten Prozentsatz der Bevölkerung zutreffen.
Koronare Herzkrankheit | 275
Bezogen auf die |Koronare Herzkrankheit wird dieser Prozentsatz relativ hoch sein. Dennoch lassen sich aus der Korrelation von Risikofaktoren und Erkrankung keine kausalen Interpretationen oder Vorhersagen über die |Morbidität oder |Mortalität einer einzelnen Person ableiten.
Morbidität | 515
Mortalität | 517
Die Wirkung der Risikofaktoren liegt für die einzelne Person nicht unweigerlich vor, lediglich erhöhte Erkrankungswahrscheinlichkeiten können angenommen werden. Weiterhin lassen sich immer wieder Unstimmigkeiten zum Stellenwert von Risikofaktoren und deren Wechselwirkungen feststellen. Auch die Festlegung kritischer Werte und deren Einwirkungszeit werden kontrovers diskutiert. Gilt nun das Rauchen als schlimmster Risikofaktor bei einem Herzinfarkt oder doch der |Bluthochdruck.
Bluthochdruck | 270
Beeinflussen bzw. bedingen sich diese beiden Faktoren eventuell [Abb. 1]? Ab wann ist das Rauchen gefährlich und wie lange muss man unter Bluthochdruck leiden, damit es zu einem Herzinfarkt kommt?

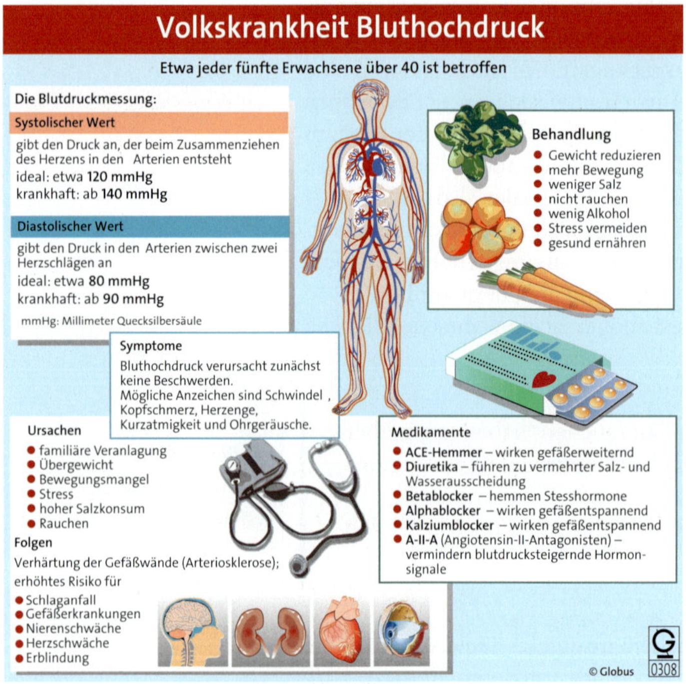

[1] **Bei Bluthochdruck liegen häufig verschiedene Risikofaktoren zu Grunde. Gleichzeitig ist Bluthochdruck selbst ein Risikofaktor für andere Herz-Kreislauferkrankungen.**

Die Annahme, dass eine Statistik nur wenig über den Einzelfall aussagt, sowie die aufgeführten Widersprüche und Ungenauigkeiten – die wahrscheinlich nie gelöst werden können – führen letztlich dazu, dass die einzelnen Personen sich für eine Ausnahme halten. Die meisten kennen eine sehr alte Person, die seit der Jugend raucht und jeher beschwerdefrei lebt. Jedoch kennen sie meist auch andere Menschen, die sich immer sehr gesund ernähren, Sport treiben, weder geraucht noch Alkohol getrunken haben und trotzdem an den oben angesprochenen Krankheiten leiden oder daran gestorben sind.

So ist es nicht verwunderlich, dass die doch sehr ernsthaft gefassten Vorsätze, nicht mehr zu rauchen oder weniger fettreich und süß zu essen, schnell gebrochen werden. Auch wenn die betroffenen Menschen genau wissen, dass sie etwas verändern müssen, so fehlen ihnen häufig doch der Mut, die Disziplin und das Durchhaltevermögen, um eine wirkliche Veränderung herbeizuführen. Zwischen Einsicht und Verhaltensänderung liegen eben Welten.

Die zum Teil mangelhaften Ergebnisse in der Präventionsarbeit auf Basis des Risikofaktorenmodells haben gezeigt, dass alleinige Kenntnis über Risikofaktoren nicht ausreicht. Vielmehr sollte auch das Verhalten analysiert werden, das zu den jeweiligen Risikofaktoren führt bzw. diese beeinflusst.

Modell der Salutogenese 1.2.3

Entstehungshintergrund

In den 1970er Jahren wurde die althergebrachte Betrachtung von Gesundheit und Krankheit einiger Kritik ausgesetzt. Der pathogenetisch orientierten Medizin wurde vor allem vorgeworfen, entscheidende Handlungspotenziale zu verschenken, weil sie lediglich den kranken bzw. krank werdenden Menschen betrachtete. In der gesundheitswissenschaftlichen Forschung kam es in der Folge zu einem |Paradigmenwechsel von der Pathogenese hin zur Salutogenese. Die Salutogenese wurde der Pathogenese als Gegenbegriff gegenübergestellt. Während Pathogenese die Entstehung von Krankheit bedeutet, wird unter Salutogenese die Entstehung von Gesundheit verstanden. Die Prägung dieses Begriffs geht auf den Medizinsoziologen Aaron Antonovsky zurück. Antonovsky ist gleichzeitig der Begründer des Modells der Salutogenese.

Paradigmenwechsel | 15, 51

Aaron Antonovsky wurde in den USA geboren und studierte dort Soziologie. Als er 1960 zusammen mit seiner Frau nach Israel auswanderte, kam er eher zufällig zur Medizinsoziologie, als er sich dort an verschiedenen Stressforschungsprojekten beteiligte. Eines dieser Projekte beinhaltete die Erforschung der |Menopause von Frauen verschiedener ethnischer Gruppen, die in Israel lebten, jedoch in anderen Ländern geboren und aufgewachsen waren. Einige dieser untersuchten Frauen waren in der Zeit des Zweiten Weltkrieges in nationalsozialistischen Konzentrationslagern inhaftiert. Die meisten dieser inhaftierten Frauen waren damit eindeutig stärker gesundheitlichen Belastungen ausgesetzt als andere Frauen in der Studie. Ein Drittel dieser Frauen war jedoch nach allen Kriterien physischer und psychischer Gesundheit relativ gesund. Antonovsky empfand es als Wunder, dass sie es geschafft hatten, trotz extremster Belastungen während der Gefangenschaft im Lager und danach gesund zu bleiben. Von nun an widmete er sein gesamtes Engagement der Erforschung dieses Phänomens und entwickelte das Modell der Salutogenese.

Menopause
Zeitpunkt der letzten spontanen Menstruation in den Wechseljahren einer Frau, bedingt durch den Funktionsverlust der Eierstöcke im Alter von etwa 45 bis 50 Jahren, womit die Fruchtbarkeit der Frau beendet ist.

Folgende drei Fragen standen dabei für Antonovsky im Mittelpunkt seiner theoretischen und empirischen Forschungsarbeit:

- **Warum** bleiben Menschen, trotz vieler potenziell gesundheitsgefährdender Einflüsse, gesund?
- **Wie** schaffen sie es, sich von Erkrankungen wieder zu erholen?
- **Was** ist das Besondere an Menschen, die trotz extremster Belastungen nicht krank werden?

Antonovsky beschrieb den Perspektivenwechsel von der Pathogenese zur Salutogenese mithilfe einer Metapher und veranschaulichte auf diese Weise die salutogenetische Sichtweise. In seiner Metapher verglich Antonovsky das Leben mit einem Fluss. Die Menschen schwimmen in verschiedenen Flüssen, die verschiedene Biegungen und Gabelungen sowie unterschiedliche Fließgeschwindigkeiten, Stromschnellen, Strudel und verschiedenste Verschmutzungen aufweisen. Niemand befindet sich ausschließlich am sicheren Ufer. Es gibt immer Menschen, die in die Turbulenzen geraten und verzweifelt darum kämpfen, nicht zu ertrinken und den Kopf über Wasser zu halten. In der pathogenetisch orientierten Medizin versuchen die Fachkräfte der Lebensrettung die Ertrinkenden mit hohem Aufwand aus dem reißenden Fluss zu retten. Dabei wird nicht hinterfragt, wie sie dort überhaupt hineingeraten konnten bzw. warum sie nicht (besser) schwimmen können. Antonovsky und die Salutogenese beschäftigen sich jedoch mit folgender Fragestellung: Wie wird man, wo immer man sich in dem Fluss befindet, ein guter Schwimmer? Die Salutogenese schließt aber auch die Pathogenese nicht aus, sondern wird ihr auf eigene und unverzichtbare Weise zur Seite gestellt. Denn: Auch guten Schwimmern muss mal geholfen werden ...

Grundannahmen

Die salutogenetische Perspektive ist nach Antonovsky durch folgende zentrale Annahmen gekennzeichnet:

1. Menschen können nie gänzlich als gesund oder krank eingestuft werden. Sie sind auf einem Kontinuum mit den Polen Gesundheit und Krankheit lokalisiert.
2. Die alleinige Betrachtung der Entstehungsgeschichte einer Krankheit ist unzureichend, vielmehr sollte auch die gesamte Lebenssituation eines Menschen berücksichtigt werden.
3. Krankheiten sind eine normale Erscheinung menschlichen Lebens und nicht als Abweichung von der Normalität zu betrachten. Gesundheit ist damit kein passiver, normaler Gleichgewichtszustand, sondern ein labiler Prozess, der immer wieder hergestellt und ausgebaut werden muss.
4. Es gibt Faktoren, die einen Einfluss auf die Lokalisation innerhalb des Gesundheits-Krankheits-Kontinuums haben. Diese Faktoren können sowohl krank machende als auch gesundheitsfördernde Konsequenzen besitzen.
5. Eine erfolgreiche bzw. erfolglose Bewältigung der Stressoren, Spannungs- und Stresszustände bestimmt die Position auf dem Gesundheits-Krankheits-Kontinuum.

Diese zentralen Annahmen stellen die Grundlage des Salutogenese-Modells dar, sie werden in den folgenden vier Kernstücken des Modells genauer beschrieben und in einen Zusammenhang gebracht:

- das Gesundheits-Krankheits-Kontinuum
- das Kohärenzgefühl (sense of coherence, SOC)
- Stressoren und Spannungszustände
- generalisierende Widerstandsressourcen

Das Gesundheits-Krankheits-Kontinuum

Kontinuum | 14

Wie zuvor ausgeführt, kritisiert Antonovsky die in der Medizin übliche Trennung zwischen Gesundheit und Krankheit (Dichotomie). Dabei werden Gesundheit und Krankheit als zwei voneinander unabhängige Zustände beschrieben, die sich gegenseitig ausschließen und nie gleichzeitig vorliegen können. Antonovsky betrachtet Gesundheit und Krankheit als Pole eines gemeinsamen Kontinuums, auf dem sich der Mensch eher in die eine oder die andere Richtung bewegen kann. Menschen sind demnach nicht entweder gesund oder krank, sondern mal mehr oder weniger beides. Diese Sichtweise ist mehrdimensional, da die Lokalisation des Menschen auf dem Kontinuum nicht nur durch ein Merkmal bestimmt wird, sondern durch mehrere Merkmale, die sich auch in verschiedenen Dimensionen von Gesundheit befinden können: z. B. der psychischen oder gesellschaftlichen Dimension. Dies ermöglicht eine Berücksichtigung des individuellen Empfindens der betroffenen Person und je mehr Dimensionen bzw. Merkmale berücksichtigt werden, desto genauer kann das Wohlbefinden einer Person beurteilt werden.

Dimensionen von Gesundheit | 16

Antonovsky verwies aber auch darauf, dass die beiden Pole (völlige Gesundheit und völlige Krankheit) für lebende Organismen nie erreicht werden können. Solange Menschen am Leben sind, haben sie immer Bereiche, die gesund sind. Es gibt viele Menschen, die trotz schwerer tödlicher Erkrankung eine erstaunliche Lebensfreude ausstrahlen. Jedoch hat jeder Mensch auch kranke Anteile, selbst wenn dieser sich überwiegend als gesund erlebt. Folglich sollte nicht mehr danach gefragt werden, ob jemand gesund oder krank ist, sondern in welcher Entfernung bzw. Nähe sich diese Person zu den Polen des Kontinuums, also Gesundheit oder Krankheit, befindet.

Das Kohärenzgefühl (sense of coherence, SOC)

Dem Kohärenzgefühl (auch Kohärenzsinn) wird große Bedeutung zugemessen und es wird auch als das Herzstück des Salutogenese-Modells betrachtet. Kohärenz bedeutet ganz allgemein Zusammenhang oder Stimmigkeit. Mithilfe des Kohärenzgefühls konnte Antonovsky erklären, wie Menschen, die scheinbar die gleichen Widerstandsressourcen und Stressoren aufweisen, dennoch einen unterschiedlichen Grad an Gesundheit erleben. Er konnte feststellen, dass neben den gleichen äußeren Bedingungen auch immer die individuelle innere kognitive und motivationale Grundeinstellung eine entscheidende Rolle spielt. Er nahm an, je stärker das Kohärenzgefühl eines Menschen entwickelt ist, desto gesünder ist diese Person bzw. desto schneller verläuft deren Genesungsprozess.

Der Kohärenzsinn beschreibt das Gefühl

- von Verstehbarkeit, d. h. der Fähigkeit, Reize verarbeiten und einordnen zu können,
- von Handhabbarkeit, d. h. der Fähigkeit, Probleme lösen zu können, sowie
- von Bedeutsamkeit, d. h. der Fähigkeit, das Leben an sich als sinnvoll und gestaltbar zu empfinden.

Es handelt sich hierbei weniger „*nur*" um ein Gefühl, sondern vielmehr um eine Grundhaltung, die Welt in einer bestimmten Art und Weise zu betrachten. Die innerhalb der Definition erkennbaren drei Teilkomponenten dieser Grundhaltung werden dabei als *Verstehbarkeit, Handhabbarkeit* und *Bedeutsamkeit* bezeichnet.

Die Teilkomponente **Verstehbarkeit** beschreibt die kognitive Fähigkeit eines Menschen, die eintreffenden Eindrücke und Reize als widerspruchsfreie und strukturierte Informationen verarbeiten zu können und nicht mit diesen überfordert zu sein, d. h. diese als chaotisch, willkürlich und unerklärlich zu betrachten.

kognitiv
rational, intellektuell, mit dem Verstand zu bewältigen

Menschen mit einem hohen Ausmaß an Verstehbarkeit ordnen zukünftig auftretende Lebensereignisse als vorhersehbar ein oder erwarten zumindest, dass diese eingegliedert und erklärt werden können.

B Paul (16 Jahre) ist an Diabetes Typ I erkrankt. Er ist über das Krankheitsbild informiert worden und versteht die Zusammenhänge. Er weiß daher, dass er nicht „einfach so" sein Pausenbrot zu sich nehmen kann.

Die zweite Teilkomponente **Handhabbarkeit** repräsentiert die Überzeugung eines Menschen, mit Schwierigkeiten umgehen und diese (auch praktisch) bewältigen zu können. Der Begriff Handhabbarkeit kennzeichnet, inwiefern geeignete Ressourcen zur Bewältigung von Anforderung vorhanden sind bzw. als vorhanden angesehen werden. Dabei kommt es nicht darauf an, nur über eigene Ressourcen zu verfügen, sondern auch, welche durch Vertrauenspersonen, Glaube oder durch eine andere höhere Macht zugänglich gemacht werden können.

Menschen mit einem hohen Ausmaß an Handhabbarkeit fühlen sich nicht ständig benachteiligt und lassen sich auch nicht durch Ereignisse in eine Opferrolle drängen. Sie vertrauen darauf, dass sie selbst unerwartet auftretende und unangenehme Situationen bewältigen können.

B Paul (16 Jahre) empfindet seine Diabetes-Erkrankung als handhabbar. Möchte er sein Pausenbrot wie seine Mitschüler zu sich nehmen, so überprüft er eben seinen Insulinwert und spritzt sich dann ggf. das nötige Insulin.

Bedeutsamkeit als dritte Teilkomponente wird auch als das motivationale Element bezeichnet. Es beschreibt das Ausmaß, in dem ein Mensch sein Leben und dessen Zusammenhänge als sinnvoll erachtet. Zugleich umschreibt es das Empfinden, dass zumindest einige der vom Leben gestellten Anforderungen und Aufgaben es wert sind, sich für diese einzusetzen und hierfür Energie zu investieren. Menschen mit einem hohen Maß an „Bedeutsamkeit" sehen Anforderungen und Aufgaben eher als Herausforderung an und weniger als Last oder Qual, auf die verzichtet werden kann.

> **B** Paul (16 Jahre) sieht seine Einschränkungen hinsichtlich seines Ernährungsverhaltens sportlich und betont, dass er sich so ganz automatisch gesund ernähre und auch nicht übergewichtig werden kann.

Obwohl Antonovsky alle drei Komponenten als wichtig erachtet, stellt er die Bedeutsamkeit ins Zentrum des Kohärenzgefühls. Empfindet eine Person ihr Leben als wenig sinnvoll, so entwickelt sie auch nur ein begrenztes Maß an Verstehbarkeit und Handhabbarkeit. Ein stark ausgebildetes Kohärenzgefühl ermöglicht, dass ein Mensch flexibel auf Anforderungen reagieren kann und ein hohes Maß an Wohlbefinden erfährt.

Die Ausbildung eines starken Kohärenzgefühls basiert auf **Lebenserfahrungen**. Entscheidend sind dabei die Erfahrungen, dass einerseits Anforderungssituationen sich wiederholen und sich deren Abläufe unter vergleichbaren Bedingungen ähneln und dass man andererseits Einfluss auf seine Umwelt nehmen sowie Ergebnisse mitgestalten kann. Ferner spielt das Erleben einer Balance zwischen Überbelastung und Unterforderung eine große Rolle: Personen sollten sich weder chronisch überfordert noch andauernd unterfordert fühlen. Diese das Kohärenzgefühl steigernden Lebenserfahrungen stehen vor allem in der Kindheit und Jugend zur Verfügung, da bei den Heranwachsenden die Lebensbereiche noch nicht festgelegt und noch größere Veränderungen möglich sind. Ihnen stehen mehrere Wahlmöglichkeiten offen, die für das Leben wegweisend sein können. Antonovsky ging davon aus, dass im erwachsenen Alter das Kohärenzgefühl relativ konstant bleibt. Die Lebensbereiche sind dann weitestgehend festgelegt und werden weniger stark von größeren Umbrüchen beeinflusst.

> **B** Manuela ist eine Schülerin der 11. Klasse. Im Englischunterricht werden regelmäßig Vokabeltests geschrieben. Wenn wieder ein **Vokabeltest** ansteht, hat sie ein zuversichtliches Gefühl: Manuela weiß, dass Vokabeltests zu immer wiederkehrenden Zeitpunkten stattfinden und diese somit vorhersehbar sind. Ihr ist auch klar, wie diese Vokabeltests ablaufen.
> Manuela hat im Laufe ihrer Schulerfahrungen festgestellt, dass Vokabeltests handhabbar sind, wenn sie regelmäßig ihre Hausaufgaben macht, im Unterricht gut aufpasst und natürlich auch die Vokabeln kontinuierlich lernt. Sie empfindet Vokabeltests als sinnvoll, da sie so ein Feedback über ihren Leistungsstand erhält und somit gut für die Klausuren vorbereitet ist.

Stressoren und Spannungszustände

Das Leben ist permanent Stressoren ausgesetzt. Stressoren sind Reize, die Spannungs- bzw. Stresszustände erzeugen. Es lassen sich physikalische, biochemische und psychosoziale Stressoren unterscheiden. Antonovsky beschreibt Stressoren allgemein als eine von innen oder außen kommende Anforderung, die den Organismus aus seinem Gleichgewicht bringt und für die es keine unmittelbar verfügbaren Reaktionen gibt, die das Gleichgewicht wiederherstellen können. Das heißt, der Organismus befindet sich in einem Spannungszustand, der bewältigt werden muss.

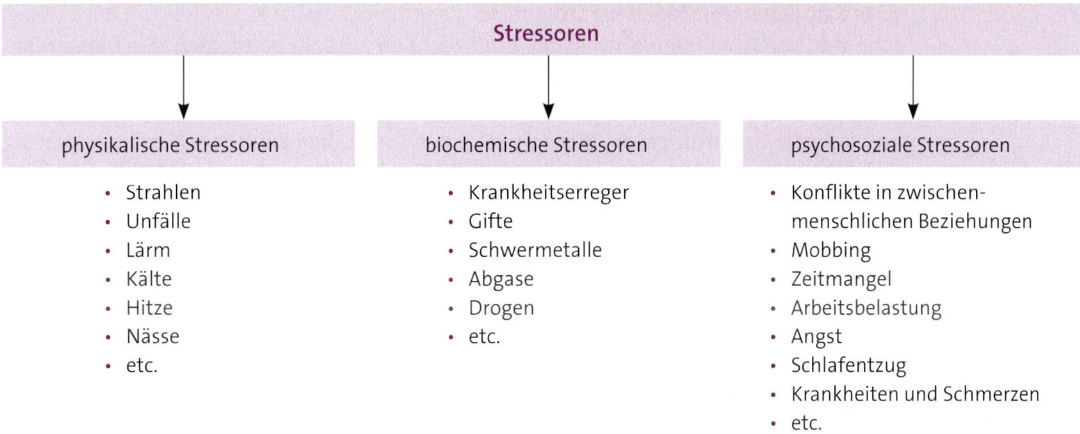

Dieser Prozess der Spannungsbewältigung ist von zentraler Bedeutung für die Lokalisation auf dem |Gesundheits-Krankheits-Kontinuum. Ist die Spannungsbewältigung erfolgreich, so bewegt sich die Person in Richtung Gesundheit. Misslingt jedoch die Spannungsbewältigung, so resultiert daraus ein Stresszustand im Organismus. Liegen dann noch andere körperliche Schwachstellen (physiologisch, genetisch bedingt) vor oder kommen noch andere Pathogene (Krankheitserreger, Schadstoffe) hinzu, bewegt sich die Person in Richtung Krankheit. Inwieweit der Bewältigungsprozess gelingt, hängt dabei von den sogenannten generalisierenden Widerstandsressourcen ab.

Gesundheits-Krankheits-Kontinuum | 28

Generalisierende Widerstandsressourcen

Antonovsky bezeichnet die Faktoren, die eine Spannungsbewältigung ermöglichen und einen Stresszustand vermeiden können, als generalisierende Widerstandsressourcen. Der Begriff „generalisiert“ bedeutet, dass die Widerstandsressourcen in jeglichen Situationen ihre Wirksamkeit entfalten können. Stehen einer Person genügend dieser Ressourcen zur Verfügung, dann können die Stressoren ihr gesundheitsschädigendes Potenzial nicht entfalten, da die Person sich mit ihnen mit der Gewissheit auseinandersetzt, diese zu meistern und ihnen nicht hilflos ausgeliefert zu sein. Damit tragen die generalisierenden Widerstandsressourcen dazu bei, Gesundheit zu erhalten bzw. zu fördern. Bezieht man sich dabei auf die Flussmetapher, so stellen die generalisierenden Widerstandsressourcen die Techniken dar, die es der Person ermöglichen, je nach Bedingungen des Flusses zu kraulen, zu tauchen oder auf dem Rücken treibend zu entspannen. Die Widerstandsressourcen prägen die Lebenserfahrungen. Je nachdem wie stark das Kohärenzgefühl ausgebildet ist, steigt bzw. sinkt die Bereitschaft, auf die generalisierenden Widerstandsressourcen zurückzugreifen.

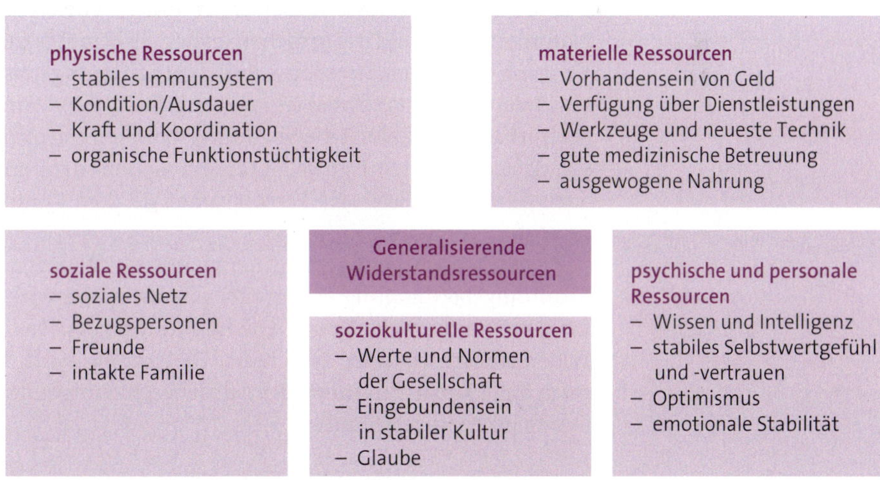

Das Salutogenese-Modell im Überblick

Die vier beschriebenen Kernstücke sind nicht einzeln zu betrachten. Sie hängen zusammen und beeinflussen sich im Modell gegenseitig und tragen somit zum Erhalt bzw. zur Verbesserung der Gesundheit bei. Überwiegen jedoch die Stressoren und verläuft die Spannungsbewältigung erfolglos, kann dies auch zur Verschlechterung der Gesundheit führen. Das Kohärenzgefühl steht im Zentrum des Modells und verdeutlicht somit den großen Stellenwert der Grundeinstellung dem Leben gegenüber. Die Lebenserfahrungen bilden bzw. beeinflussen das Kohärenzgefühl und werden im Wesentlichen durch die generalisierenden Widerstandsressourcen ermöglicht. Die Fähigkeit, diese Ressourcen mobilisieren zu können, hängt wiederum von der Stärke des Kohärenzgefühls ab [Abb. 1]. Diese Verkettung verdeutlicht, dass relativ schnell ein Teufelskreis entstehen kann: Schlechte Lebenserfahrungen können zu einem gering ausgeprägten Kohärenzgefühl führen, das wiederum die optimale Nutzung der Widerstandsressourcen verhindert. Dies kann zu weiteren schädlichen Lebenserfahrungen führen. Dieser Teufelskreis kann dann nur durch neue Quellen von Widerstandsressourcen durchbrochen werden. Die Quellen ergeben sich aus dem soziokulturellen oder historischen Hintergrund der Person bzw. den darin vorherrschenden Erziehungsmustern und sozialen Rollen. Auch zufällige Ereignisse spielen eine Rolle.

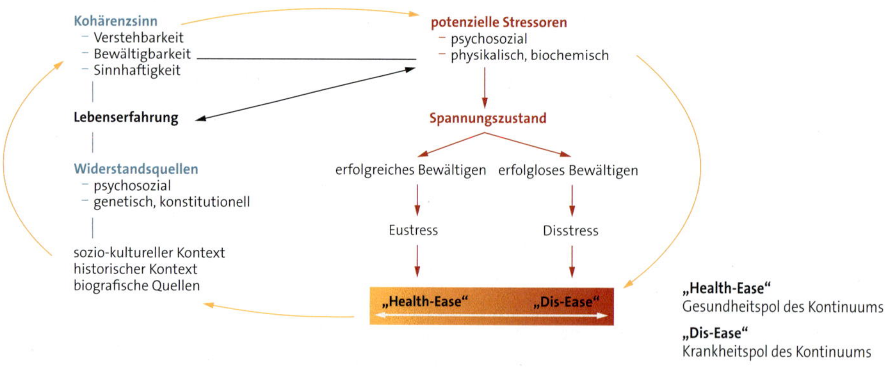

[1] Das Modell der Salutogenese von Aaron Antonovsky 1979 (vereinfachte Darstellung)

Die Stressoren konfrontieren die betroffene Person mit nicht automatisch lösbaren Anforderungen und verursachen daher Spannungszustände im Organismus. Der Umgang mit diesen Stressoren und dem Spannungszustand wird durch die generalisierenden Widerstandsressourcen beeinflusst. Sind nicht genügend dieser Ressourcen vorhanden, so bleibt die Spannungsbewältigung erfolglos, was zu einem Stresszustand führt. Dieser Stresszustand kann zusammen mit anderen pathogenen Einflüssen dazu führen, dass sich die Person weiter auf dem Kontinuum in Richtung Krankheit bewegt.

Liegen jedoch genügend generalisierende Widerstandsressourcen vor, kann die Spannungsbewältigung erfolgreich ablaufen. Dies wirkt sich positiv auf die Position auf dem Gesundheits-Krankheits-Kontinuum aus, was wiederum den Erwerb neuer Widerstandsressourcen erleichtert. Gleichzeitig wird das Kohärenzgefühl gestärkt. Auch hier kann es zu einem sich selbst beschleunigenden Prozess kommen – diesmal jedoch im positiven Sinne!

Stellenwert des Salutogenese-Modells

Das Modell der Salutogenese basiert auf der Stressforschung und ist aufgrund der salutogenetischen Sichtweise und seines multidisziplinären Charakters eine Erweiterung der bisherigen Modelle. Dieses Modell führte zu einem Paradigmenwechsel in den Gesundheitswissenschaften und sorgte dafür, die Dichotomie von Gesundheit und Krankheit zu überwinden. Weiterhin berücksichtigt es die individuelle Verarbeitung von Anforderungen, betont aber auch gleichzeitig die sozialen, gesellschaftspolitischen und ökonomischen Grundvoraussetzungen für Gesundheit. Die Verwendung in der klassischen Medizin wird allerdings angezweifelt, da eine ausnahmslose

Anwendung des Gesundheits-Krankheits-Kontinuums die Diagnose- und Klassifikationsschemata (z. B. ICD-Verschlüsselung) hinfällig machen würde. In den Gesundheitswissenschaften besitzt das Salutogenese-Modell jedoch einen hohen Stellenwert. Es bietet aufgrund seiner Betrachtungsweisen viele und neue Perspektiven insbesondere für die |Gesundheitsförderung. Hintergrund: Es geht nicht nur darum, krankheitsverursachende Bedingungen zu erkennen bzw. zu beseitigen und dementsprechend auf die Fachkräfte zu hören, die am Flussrand stehen, stromaufwärts blickend den warnenden Finger heben und die bei Bedarf fast ertrinkenden Personen aus den Stromschnellen ziehen. Trotz dieser Errungenschaft, ein Umdenken und eine Neuorientierung in den Gesundheitswissenschaften bewirkt zu haben, zeigt auch dieses fortschrittliche Modell Grenzen auf: Antonovsky stellt zwar das Kohärenzgefühl in das Zentrum seines Modells, bringt dies aber nicht in einen direkten Zusammenhang mit dem Gesundheits-Krankheits-Kontinuum. Somit kann auch kein direkter Zusammenhang zwischen einem ausgeprägten Kohärenzgefühl und körperlicher Gesundheit hergestellt und eindeutig bestätigt werden.

Gesundheitsförderung | 51

Anforderungs-Ressourcen-Modell 1.2.4

Entstehungshintergrund

Das Modell der Salutogenese von Antonovsky und andere Stressbewältigungsmodelle beschäftigen sich vor allem mit den von außen einwirkenden Anforderungen auf den Menschen und welche Folgen diese besonders auf die körperliche Gesundheit haben. Peter Becker, 1942 geboren, studierte Psychologie und ergänzte diese Modelle, indem er auch auf die von innen einwirkenden Faktoren eingeht. Er berücksichtigt zudem neben der körperlichen auch die seelische Gesundheit. Gerade diese hat in den letzten Jahren in der westlichen Gesellschaft stark an Bedeutung gewonnen.

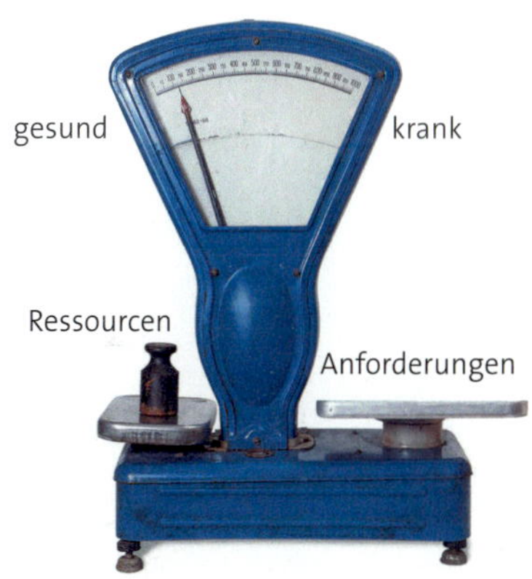

[2] Das Anforderungs-Ressourcen-Modell

Das von Becker erweiterte Rahmenmodell wird als systemisches Anforderungs-Ressourcen-Modell (SAR-Modell) bezeichnet. Das Modell wird als *systemisch* bezeichnet, da hier der Mensch als ein System betrachtet wird, in dem es viele untergeordnete Systeme (*Subsysteme*, z. B. Herz-Kreislauf-System, Psyche) gibt und der selbst in übergeordneten Systemen (*Suprasysteme*, z. B. Familie, Gesellschaft) lebt. Diese verschiedenen Systemebenen stehen in Wechselwirkung zueinander und beeinflussen sich gegenseitig.

Grundannahmen

Becker geht zunächst auch davon aus, dass Gesundheit und Krankheit keine konträren Zustände sind, sondern ein Kontinuum darstellen. Die Lokalisation des Menschen auf dem Gesundheits-Krankheits-Kontinuum, also in welchem Maße das Individuum krank oder gesund ist, wird durch externe und interne Einflüsse bestimmt. Diese Überlegungen resultieren aus der Annahme, dass der Mensch und auch die Umwelt als komplexe hierarchisch strukturierte Systeme verstanden werden, diese Systeme miteinander agieren und sich wechselseitig beeinflussen [Abb. 2]. Bei den Einflüssen, welche die Umwelt auf das Individuum besitzt, unterscheidet man zwischen externen Anforderungen und externen Ressourcen. Die externen Anforderungen versteht Becker als Aufgaben, welche die Umwelt an das Individuum stellt. Dazu gehören physische Stressoren, wie z. B. Lärm, Schadstoffe oder Krankheitserreger, aber auch psychosoziale Belastungen, wie z. B. Leistungsdruck durch die Schule, familiäre Anforderungen oder Rollenerwartung der Peergroup.

Die externen Ressourcen sind von außen kommende Mittel oder Unterstützungsmöglichkeiten, die einem Menschen für die Aufgabenbewältigung zur Verfügung stehen. Dazu gehören u. a. vorhandene Dienstleistungen oder materielle Mittel, zufriedenstellende Arbeitsbedingungen, gesundes Klima sowie soziale Unterstützung.

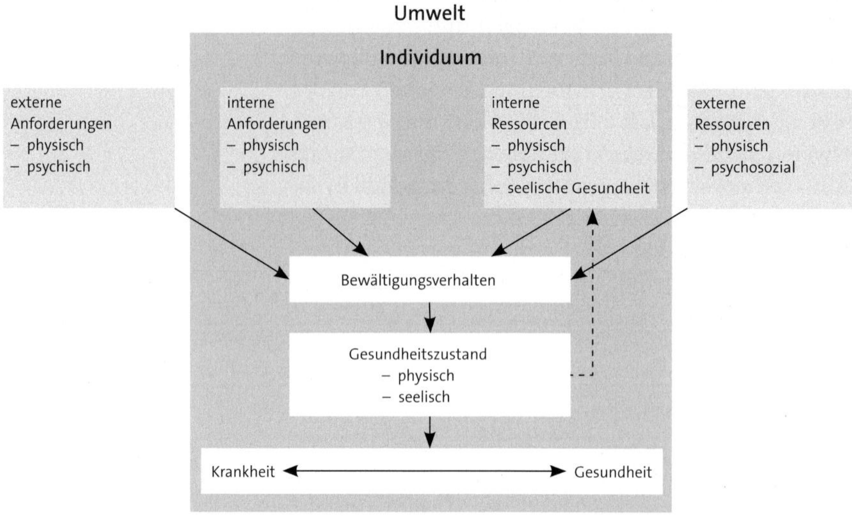

[1] Schema des Anforderungs-Ressourcen-Modells

Gleichzeitig besitzt das Individuum auch interne Anforderungen und Ressourcen, die sich folgendermaßen aufteilen: Interne Anforderungen sind Zielgrößen, die sich das Individuum selbst auferlegt und die sich aus dessen Bedürfnissen sowie Werten und Normen ergeben. Dazu gehören physische Anforderungen, wie z. B. angeborene oder erworbene Beeinträchtigungen sowie der individuelle Bedarf an Schlaf, Nahrung oder Sexualität, sowie psychische Anforderungen, wie z. B. der Wunsch nach Sicherheit, Harmonie und Erfüllung von Rollenerwartungen. Zu den internen Ressourcen gehören neben den günstigen genetischen Voraussetzungen auch die physischen und psychischen erworbenen Eigenschaften, wie z. B. körperliche Fitness, Kommunikationsfähigkeit, Selbstwertgefühl oder Optimismus, die zur erfolgreichen Bewältigung von Aufgaben genutzt werden können [Abb. 1]. Sowohl die externen als auch internen Anforderungen prasseln nun auf das Individuum ein und können sowohl bei Überforderung als auch Unterforderung als Belastungen angesehen werden, die bewältigt werden müssen. Wie erfolgreich dieses Bewältigungsverhalten ist, hängt nun von den externen und internen Ressourcen ab. Je nachdem in welchem Maße es dem Individuum gelingt, die externen und internen Anforderungen mittels der externen und internen Ressourcen zu bewältigen, ergibt sich daraus der physische, aber auch psychische bzw. seelische Gesundheitszustand. Dieser verdeutlicht wiederum die Lage auf dem Gesundheits-Krankheits-Kontinuum.

Die seelische Gesundheit erhält bei dem Anforderungs-Ressourcen-Modell einen besonderen Stellenwert, denn sie ist nicht nur als Ergebnis gelungener Bewältigungsprozesse zu sehen. Sie wird überdies als protektive Persönlichkeitseigenschaft im Sinne einer internen Ressource verstanden, wodurch hier der direkte Zusammenhang von körperlicher und psychischer Gesundheit hergestellt wird.

Stellenwert des Anforderungs-Ressourcen-Modells

Das Anforderungs-Ressourcen-Modell wurde von einem Psychologen geschaffen und erhält somit einen Schwerpunkt im Bereich der psychischen bzw. seelischen Gesundheit. Diese seelische Gesundheit wird direkt mit der körperlichen Gesundheit in Verbindung gesetzt, sodass dieses Modell ganz eindeutig die Trennung von Psyche und Physe aufhebt. Dies hat in der heutigen Zeit insofern einen großen Stellenwert, als dass die |psychosomatischen und psychischen Krankheiten zunehmen. Sie lösen die früher dominierenden |Infektionskrankheiten immer mehr ab und hängen stark mit der Entstehung von |chronischen Erkrankungen zusammen.

Psychosomatik | 412
Infektionskrankheit | 210
chronische Erkrankung | 19

Aufgabenstellungen

Kapitel 1.1

1 Formulieren Sie zunächst alleine Situationen, in denen Sie sich gesund fühlen. Besprechen Sie anschließend Ihre Ergebnisse mit Ihrem/r Tischnachbarn/in. Setzen Sie sich abschließend in einer Vierergruppe zusammen, vergleichen Sie Ihre Ergebnisse und erstellen Sie eine eigene Definition von Gesundheit.
2 Erklären Sie den Unterschied zwischen Dichotomie und Kontinuum.
3 Erläutern Sie, warum die dichotome Sichtweise heutzutage noch ihre Berechtigung findet.
4 a) **Beschreiben** Sie, wie der menschliche Körper in Fritz Kahns Kunstwerk „Der Mensch als Industriepalast" dargestellt wird und geben Sie dabei drei Beispiele aus dem Bild an, die zeigen, wie Organe mit Maschinen verglichen werden.
b) **Diskutieren** Sie, ob das mechanistische Verständnis des Körpers, wie es in Kahns Darstellung gezeigt wird, auch heute noch zeitgemäß ist.
5 Beschreiben Sie in ihren eigenen Worten, was unter einem Paradigmenwechsel verstanden wird und erstellen Sie ein Schaubild, welches den Paradigmenwechsel bezogen auf die Begrifflichkeit „Gesundheit" wiedergibt.
6 Erläutern Sie, warum der Begriff Gesundheit als mehrdimensional bezeichnet werden kann und klären Sie in diesem Zusammenhang, was „ganzheitliche Gesundheit" bedeutet.
7 Formulieren Sie jeweils zwei Situationen, in denen Sie sich in den verschiedenen Dimensionen von Gesundheit gesund bzw. nicht gesund fühlen und diskutieren Sie anschließend darüber in einer Dreier-Gruppe.
8 Erläutern Sie, warum die die Definition der WHO als ein unerreichbarer Idealzustand eingeschätzt wird.
9 Formulieren Sie Vor- und Nachteile der WHO-Definition.
10 Befragen Sie fünf Freunde oder Familienmitglieder nach deren Verständnis von Gesundheit. Analysieren Sie anschließend deren Sichtweise und stellen Sie diese dem Plenum vor.
11 Recherchieren Sie in verschiedenen Fachlexika, Fachbüchern oder im Internet nach weiteren Definitionen von Gesundheit und vergleichen Sie diese.

Kapitel 1.2

1 Formulieren Sie stichpunktartig die vier Grundannahmen des biomedizinischen Krankheitsmodells.
2 Stellen Sie das dem Biomedizinischen Krankheitsmodell zugrunde liegende Menschenbild dar und beurteilen Sie dies.
3 Erläutern Sie die Kritikpunkte zum Biomedizinischen Krankheitsmodell und verwenden Sie in diesem Zusammenhang passende Beispiele.
4 Definieren Sie den Begriff „Risikofaktor". Bewerten Sie anschließend den Aussagewert eines Risikofaktors.
5 Geben Sie fünf verschiedene Risikofaktoren an und beschreiben Sie für welche Zivilisationskrankheiten diese ursächlich sein können.
6 Erstellen Sie eine weitere Metapher zu dem Salutogenese-Modell, in der Sie das Leben z.B. mit einer Skipiste vergleichen.
7 Beurteilen Sie, ob die deutsche Übersetzung von „sense of coherence" zu „Kohärenzgefühl" genau genug bzw. stimmig ist.
8 Beschreiben Sie drei Möglichkeiten, die dazu beitragen das Kohärenzgefühl einer Person zu steigern. Gehen Sie in diesem Zusammenhang auf die Bedeutung der im Umfeld lebenden Menschen ein.

9 Ordnen Sie begründet die Sichtweisen der einzelnen Personen einem Modell zu.
Person A: „Gesund ist für mich jemand, der keine körperlichen Beschwerden hat. Wenn jemand krank ist und zu mir kommt versuche ich die Ursache zu finden und sie durch die passende Therapie zu beseitigen. Seine Gesundheit kann man fördern, indem man Vorsorgeuntersuchungen in Anspruch nimmt, um frühzeitig Erkrankungen zu erkennen."
Person B: „Gesundheit ist nicht nur ein medizinisch bestimmbarer Zustand. Die eigene Psyche, das soziale Umfeld und auch gesellschaftliche Vorgaben und Erwartungen beeinflussen unsere Gesundheit. Außerdem behaupte ich, dass es niemanden gibt, der sich ganz gesund oder ganz krank fühlt."
Person C: „Ich steh auf Chips, Schokolade, Pizza, Pommes, Bier, Cola... Arbeiten oder Schule ist Stress und macht krank, wenn ihr mich fragt. Ich mach da nicht mit. Ich fühle mich gesund und wohl. Krank war ich schon seit Jahren nicht mehr."

10 Ermitteln Sie tabellarisch Ihre eigenen internen und externen Anforderungen sowie Ressourcen. Tauschen Sie sich mit Ihrem/Ihrer Sitznachbar /In aus und diskutieren Sie über Ihre jeweiligen Gesundheitssituationen.

11 Analysieren Sie die Vorzüge und Grenzen der vier Modelle und geben Sie begründet an, welches der vier Modelle Ihnen am ehesten zusagt.

12 Führen Sie eine Woche lang Protokolle zu Ihrem Gesundheitsverhalten in der Schule. Erstellen Sie in diesem Zusammenhang für jeden Tag einen Protokollbogen nach dem unten aufgeführten Format. Analysieren Sie anschließend in der nächsten Unterrichtsstunde in Kleingruppen Ihre Protokolle und entwickeln Sie darauf basierend drei Vorschläge, wie Sie Ihre Gesundheit auch in der Schule fördern können.

Protokoll zu meinem Gesundheitsverhalten in der Schule
Name:
Datum:

Ernährung

Uhrzeit / Unterrichtsstunde / Pause	Was habe ich gegessen bzw. getrunken? Gab es Besonderheiten hinsichtlich der Nahrungsaufnahme?	Wie habe ich mich danach gefühlt?	Welchen Einfluss hatte die Schule (Mitschüler, Lehrer, Institution) dabei?
...	...	...	...

Bewegung und Entspannung

Uhrzeit / Unterrichtsstunde / Pause	Wie habe ich mich bewegt bzw. entspannt? War hierbei etwas auffällig?	Wie habe ich mich danach gefühlt?	Welchen Einfluss hatte die Schule (Mitschüler, Lehrer, Institution) dabei?
...	...	...	...

Lernen

Uhrzeit / Unterrichtsstunde / Pause	Wie habe ich gelernt? Gab es etwas Besonderheiten?	Wie habe ich mich danach gefühlt?	Welchen Einfluss hatte die Schule (Mitschüler, Lehrer, Institution) dabei?
...	...	...	...

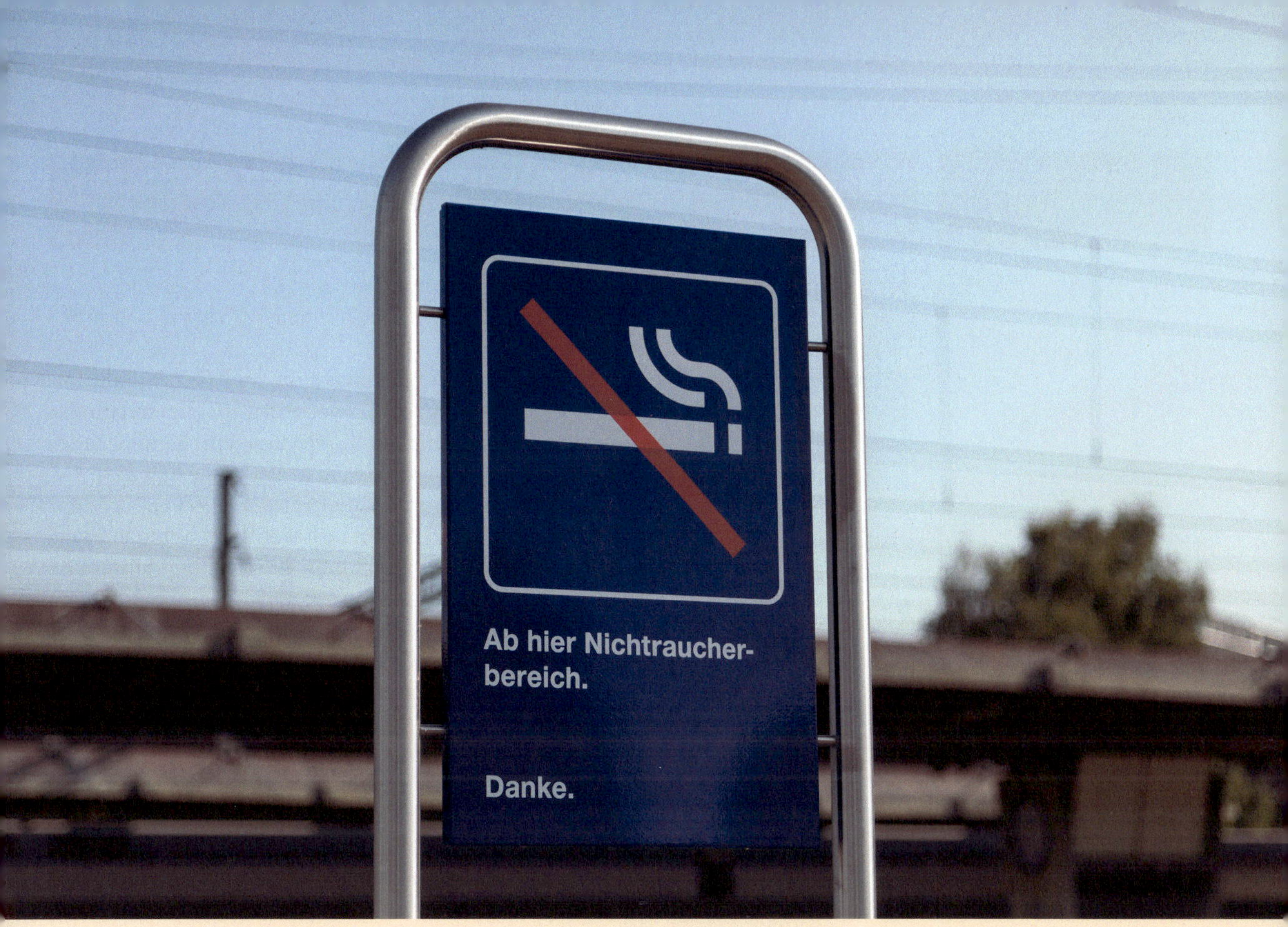

2 Krankheitsprävention, Gesundheitsförderung und Rehabilitation

2 Krankheitsprävention, Gesundheitsförderung und Rehabilitation

2.1 Krankheitsprävention

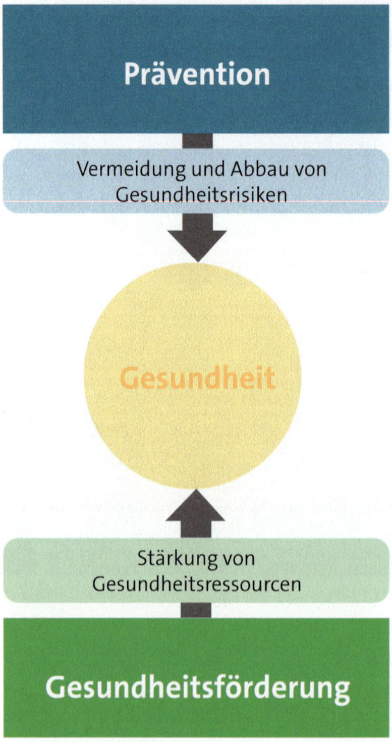

[1] Prävention und Gesundheitsförderung – zwei Ansätze mit gemeinsamen Ziel

Prävention
Aus dem Lateinischen von praevenire, lat. = zuvorkommen

Krankheitsprävention und Gesundheitsförderung sind zwei Ansätze, die mit unterschiedlichen Konzepten ein gemeinsames Ziel verfolgen: die Verbesserung der Gesundheit [Abb. 1].

Der Begriff „**Prävention**" bezeichnet generell Maßnahmen, die dazu beitragen, dass eine unerwünschte Entwicklung vermieden wird. In diesem Sinne bezeichnet „Krankheitsprävention" alle Maßnahmen, um Krankheiten zu vermeiden oder ihre Auswirkungen zu bekämpfen. Krankheitsprävention hat somit das Ziel, gesundheitliche Risiken und Probleme rechtzeitig aufzudecken und durch geeignete präventive Ansätze die Entstehung von Krankheiten zu verhindern oder zumindest ihr Fortschreiten und ihre Folgen abzuschwächen.

Ignaz Semmelweis | 109
Pathogenese | 14

Krankheitsprävention hat ihre Wurzeln im medizinischen Fortschritt des 19. Jahrhunderts, als die Wissenschaft erkannte, dass es vermeidbare Auslöser von Erkrankungen gibt und das Wissen um die Zusammenhänge zwischen auslösenden Faktoren und einer Erkrankung dazu beitragen kann, den Gesundheitszustand der Bevölkerung zu verbessern. Ein Beispiel hierfür ist die Erkenntnis des ungarischen Arztes Ignaz Semmelweis aus dem Jahr 1843, dass das gefürchtete Kindbettfieber, an dem bis zu 20 % aller Mütter nach der Geburt starben, durch sorgfältiges Händewaschen der Geburtshelfer vor der Entbindung nahezu vermieden werden konnte. Die unmittelbare Ursache der Erkrankung, nämlich Streptokokkenbakterien als Krankheitserreger, konnte erst im Jahr 1879 von Louis Pasteur isoliert werden. Für das Verständnis von Krankheitsprävention ist also die Kenntnis von Entstehung und Verlauf einer Krankheit, die sogenannte **Pathogenese**, eine wesentliche Voraussetzung.

Pathogenese
Aus dem Griechischen von πάθος, *páthos* „Leiden(schaft), Sucht, Pathos" und γένεσις, génesis „Entstehung"

2.1.1 Krankheitsprävention – Gesellschaftliche Bedeutung

Krankheitsprävention bedeutet, dem Entstehen oder der Verschlimmerung von Krankheiten durch wirksame Maßnahmen entgegenzuwirken. Hierfür ist das Verständnis von Zusammenhängen zwischen Krankheitsauslösern und Krankheit bzw. Krankheitsfolgen eine wichtige Voraussetzung. Folgende Maßnahmen werden unterschieden:

Seit 1990 nahm die Lebenserwartung in allen |OECD-Ländern um durchschnittlich 2,5 Jahre bei Frauen und 3,5 Jahre bei Männern zu. Der größte Anteil an dieser Entwicklung beruhte auf Veränderungen der Lebensweise. Hierzu gehörten als individuelle Faktoren z. B. die Reduktion des Tabak- und Alkoholkonsums oder auch des Körpergewichts, als Umweltfaktor z. B. die Verbesserung der Luftqualität. Unterschiedliche Präventionsansätze haben in den letzten 100 Jahren zu einer deutlichen Verbesserung des Gesundheitszustandes der Bevölkerung geführt:

OECD
Organisation für wirtschaftliche Zusammenarbeit und Entwicklung (Organisation for Economic Co-operation and Development)

- Anfang des 20. Jahrhunderts stellten Infektionskrankheiten noch eine große Bedrohung insbesondere für Kinder dar. Durch die Einführung von flächendeckenden |**Schutzimpfungen** konnten ehemals lebensbedrohliche Infektionen zurückgedrängt werden. Bei den Pocken gelang vor mehr als 20 Jahren die Ausrottung der früher oft tödlich verlaufenden Krankheit.

Schutzimpfung | 214

- Die Zahngesundheit von Kindern und Jugendlichen ist heute bedeutend besser als noch vor 20 Jahren. Wesentlichen Anteil an dieser Entwicklung haben die Verabreichung von Fluortabletten an Kinder und gruppenprophylaktische Maßnahmen zur **Zahngesundheitserziehung** [Abb. 2], die bereits in den Kindergärten ansetzen.

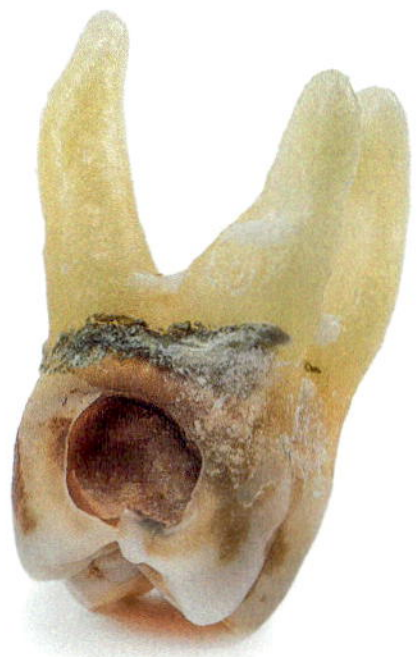

[2] Maßnahmen zur Zahngesundheitserziehung setzen bereits in Kindergärten an.

- Hoher Blutdruck führt unbehandelt zu schweren Erkrankungen der Blutgefäße. |Herzinfarkt oder |Schlaganfall können die Folge sein. Hier setzt Prävention an, die unerwünschte Folgen des Bluthochdrucks verhindern soll: Eine **Behandlung des |Bluthochdrucks** vermindert die Gefahr schwerwiegender Gefäßschädigungen.

- **Betriebliche |Unfallverhütungsvorschriften** stellen ebenfalls einen Beitrag zur Prävention dar: Ein frühes Beispiel hierfür ist die Einführung von Grubenlampen im Bergbau Mitte des 19. Jahrhunderts, deren Licht sich bei eindringendem, hochexplosivem Methangas bläulich verfärbte und die Bergarbeiter vor dem gefürchteten „Schlagwetter“ warnte.

Herzinfarkt | 275
Schlaganfall | 280
Bluthochdruck | 271
Unfallverhütungsvorschriften | 78

Präventionsansätze gibt es nicht viele. Nicht alle Maßnahmen, die Krankheiten verhindern sollen, entfalten die erhoffte Wirkung. Manchmal brauchen präventive Ansätze Jahrzehnte, um ihre Wirksamkeit unter Beweis zu stellen. So steigt derzeit in Deutschland die Zahl der |Krebserkrankungen, die durch Asbest [Abb. 3] verursacht werden, weiter an, obwohl seit Jahren die Schutzvorschriften gegen Asbesteinwirkung ständig verbessert werden. Grund hierfür ist die lange Dauer zwischen Asbestkontakt und Erkrankungsbeginn, die Jahrzehnte betragen kann.

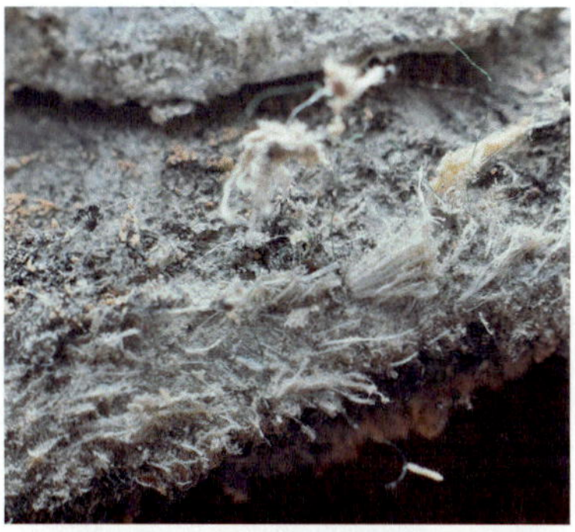

[3] Asbest

Krebserkrankung | 293

Nicht immer sind die Zusammenhänge zwischen Prävention und Wirksamkeit eindeutig nachweisbar. Prävention kostet Geld. In Zeiten knapper werdender öffentlicher Gelder ist es daher wichtig, gut gemeinte, aber möglicherweise wirkungslose Präventionsansätze von effizienten Präventionsmodellen zu unterscheiden. Präventionsforschung hat in der Medizin, aber auch in der Sozialwissenschaft daher eine große Bedeutung.

2.1.2 Einteilung der Prävention

Einteilung nach dem Zeitpunkt

Präventionsansätze werden nach unterschiedlichen Gesichtspunkten eingeteilt. Die häufigste Einteilung der Prävention erfolgt nach dem Zeitpunkt in Primär-, Sekundär- und Tertiärprävention.

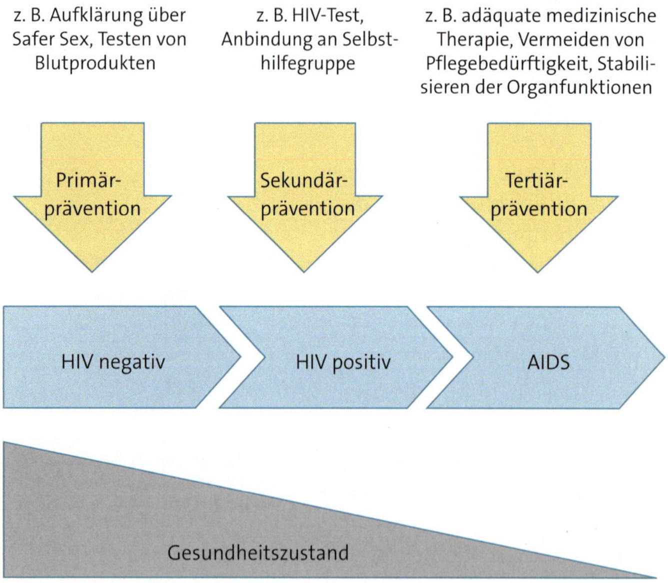

Primärprävention richtet sich an Menschen, die keine Zeichen einer Krankheit oder Störung aufweisen. Ziel ist es, eine bestimmte Krankheit zu verhindern oder zumindest ihren Ausbruch hinauszuzögern. Bezogen auf die gesamte Bevölkerung bedeutet dies, dass die Häufigkeit des Auftretens bestimmter Krankheiten gesenkt werden soll.

Typische Beispiele für Primärprävention sind Schutzimpfungen: Die häufigste Form der Impfung ist die aktive Immunisierung, bei der ein Mensch mit einem Krankheitserreger oder auch Bestandteilen eines Erregers bzw. eines von Erregern produzierten Giftstoffes (Toxin) immunisiert wird und hierdurch körpereigene Abwehrstoffe entwickelt, die zu einem späteren Zeitpunkt eine Erkrankung verhindern können.

Primärprävention kann auch dazu beitragen, schädlichen Verhaltensänderungen vorzubeugen. So richten sich viele Primärpräventionsprogramme gegen | Essstörungen an Jugendliche, die kein auffälliges Essverhalten haben. In diesen Programmen werden Schönheitsideale hinterfragt und die körperlichen und seelischen Folgen von Essstörungen erklärt. Auch die Aufklärung über schädliche Folgen des Alkohol- und Tabakkonsums gehören zur Primärprävention.

online

www.uniklinikum-jena.de/mpsy/Forschung/Abgeschlossene+Pojekte.html
PriMa (Primärprävention Magersucht) ist ein wissenschaftlich fundiertes Programm für Mädchen der 6. Klasse zur Prävention von Magersucht

Essstörungen | 413

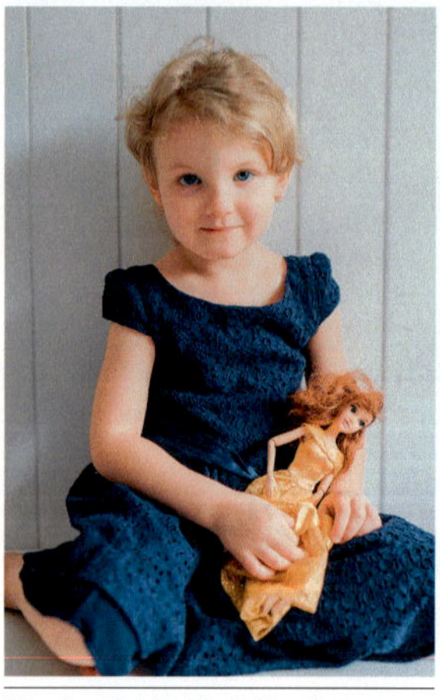

[1] Das Schlankheitsideal können sich bereits Kinder über die beliebte „Barbie-Puppe" aneignen.

Sekundärprävention hat das Ziel, bereits eingetretene Krankheiten möglichst früh zu erkennen und zu behandeln. Schon ab der Geburt werden Kindern und später auch Jugendlichen ärztliche und zahnärztliche Vorsorgeuntersuchungen angeboten, die krankhafte Befunde frühzeitig aufdecken sollen, um sie rechtzeitig einer Behandlung zuzuführen. Sekundärprävention im Rahmen gesetzlich geregelter Vorsorgeuntersuchungen ist eine Leistung der gesetzlichen Krankenkassen. Ein wichtiges Beispiel hierfür sind die regelmäßigen Vorsorgeuntersuchungen für Kinder und Jugendliche [Tab. 1].

Ein weiteres wichtiges Beispiel sind die Früherkennungsuntersuchungen in der Krebsvorsorge. Wenn eine Früherkennungsuntersuchung einen krankhaften Befund ergibt, liegt die Krebserkrankung zwar bereits vor, kann aber möglicherweise durch geeignete Maßnahmen geheilt oder zumindest in ihrem Verlauf abgeschwächt werden.

	Alter	Fokus der Untersuchungen
U1	unmittelbar nach der Geburt im Kreißsaal	Beurteilung von Reifezeichen, Vitalität und Fehlbildungen
U2	Basisuntersuchung am 3. – 10. Lebenstag	Fehlbildungen, Stoffwechselscreening, Bewegung, Ernährungsberatung, evtl. Hörscreening
U3	weitere Basisuntersuchung in der 4. – 6. Lebenswoche	Verhalten, Gedeihen, Interaktionsprobleme
U4	Erfassung neurologischer und motorischer Entwicklungsstörungen im 3. – 4. Lebensmonat	Entwicklungsstörungen, Impfungen, evtl. Erfassen von Seh- und Hörstörungen
U5	6. – 7. Lebensmonat	Entwicklungsstörungen, Seh- und Hörstörungen, Interaktionsprobleme, Impfungen
U6	10. – 12. Lebensmonat	Entwicklungsstörungen, stato- und psychomotorische Entwicklungsstörungen oder -verzögerungen, Impfungen
U7	21. – 24. Lebensmonat	Sprachentwicklungsstörungen, Entwicklungsverzögerungen, Impfungen
U7a	34. – 36. Lebensmonat	Sehstörungen
U8	43. – 48. Lebensmonat	Sprachentwicklungsstörungen, motorische Störungen, Hör- und Sehstörungen, Impfungen, Teilleistungen
U9	60. – 64. Lebensmonat	Fehlfunktionen der Sinnesorgane, Teilleistungsstörungen, Sprachentwicklungsstörungen, Impfungen
U10/J1	13. – 14. Lebensjahr	Aufklärung über pubertäre Entwicklungsstadien, den Zustand der Organe, des Skelettsystems und der Sinnesfunktionen, evtl. Hautprobleme, evtl. Ernährungsberatung, Gewicht, Größe, Impfstatus, Blut- und Urinuntersuchung

[Tab. 1] Kindervorsorgeuntersuchungen

Tertiärprävention betrifft Menschen, bei denen eine Krankheit oder Störung bereits eingetreten ist. Hier können präventive Maßnahmen bewirken, dass die Krankheit nicht weiter fortschreitet oder sich verschlimmert. Ziel ist also nicht mehr, die Krankheit zu verhindern oder frühzeitig zu stoppen, sondern ihre Folgen abzumildern. So soll Tertiärprävention bei Suchtkranken verhindern, dass ihnen als Folge ihrer Sucht die soziale Isolation droht oder Folgeerkrankungen entstehen. Tertiärprävention nach einem abgelaufenen Herzinfarkt kann darin bestehen, die körperliche Belastbarkeit wieder zu verbessern.

Die Tertiärprävention ist begrifflich jedoch oft nicht eindeutig von der |Rehabilitation zu trennen. Beide Ansätze haben das gemeinsame Ziel, das Fortschreiten einer Krankheit zu verhindern. Rehabilitation | 89

Einteilung von Prävention nach Zielgruppen

Die Identifikation von Risikogruppen, die von der Entstehung oder Ausbreitung einer Krankheit in besonderem Maße bedroht sind, ist ein wichtiger Bestandteil von Krankheitsprävention. Maßnahmen, die ungezielt an der gesamten Bevölkerung angewandt werden, sind naturgemäß weniger wirksam als Maßnahmen, die gezielt bei gefährdeten Menschen ansetzen.

Auf der anderen Seite darf Prävention nicht nur am Individuum ansetzen, sondern sollte auf einer gewissen Breitenwirkung aufbauen und aktiv an die Risikogruppen herantreten. Abhängig davon, welche Zielgruppen angesprochen werden sollen, wird zwischen der universellen, selektiven und indizierten Prävention unterschieden (nach Gordon, R. S. (1983). An operational classification of disease prevention. Public Health Reports, 98, 107–109).

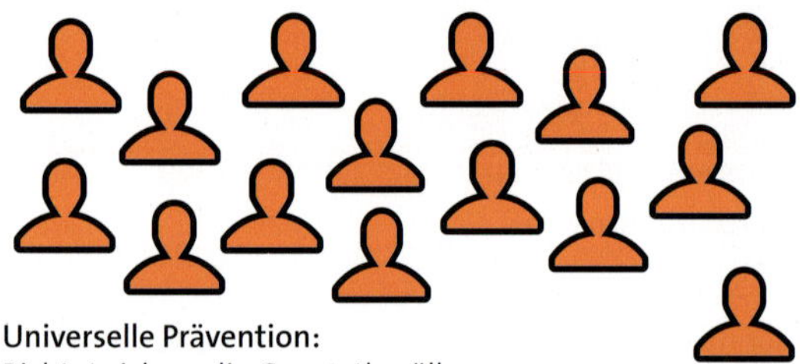

Universelle Prävention:
Richtet sich an die Gesamtbevölkerung

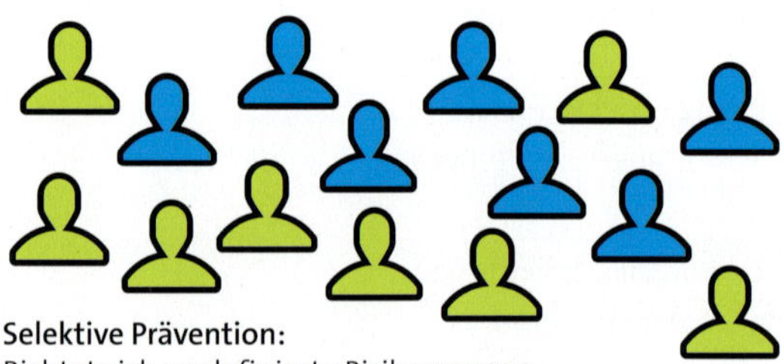

Selektive Prävention:
Richtet sich an definierte Risikogruppen

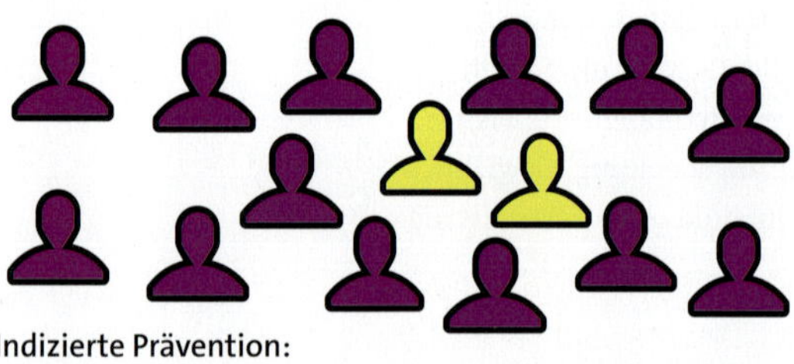

Indizierte Prävention:
Richtet sich an Individuen mit manifestem Risikoverhalten.

- **Universelle Prävention** wird nach dem „Gießkannenprinzip" durchgeführt. Sie ist ursachenorientiert, an die gesamte Bevölkerung adressiert und wirkt unspezifisch vor allem dann, wenn ein Erkrankungsrisiko breit über die gesamte Bevölkerung gestreut ist. Typische Beispiele einer universellen Prävention sind u. a. Schutzimpfungen oder auch mediale Aufklärungskampagnen für die Allgemeinbevölkerung.
- Die **selektive Prävention** richtet sich an bestimmte Bevölkerungsgruppen. Sie ist in der Regel problem- und situationsbezogen. Zielgruppen der Selektiven Prävention sind Menschen oder Gruppen, bei denen von einem erhöhten Risiko ausgegangen wird, dass sie eine Krankheit oder eine Störung entwickeln, ohne dass bislang eine Erkrankung vorliegt.
- Die **indizierte Prävention** richtet sich an einzelne Menschen, die bereits an einer Krankheit oder Störung leiden. Individuelle Präventionskonzepte sollen diesen Menschen helfen, ein Fortschreiten der Krankheit zu verhindern oder auch Symptome abzubauen. Indizierte Prävention könnte beispielsweise darin bestehen, ein verhaltensauffälliges Kind vor der sozialen Isolation zu bewahren.

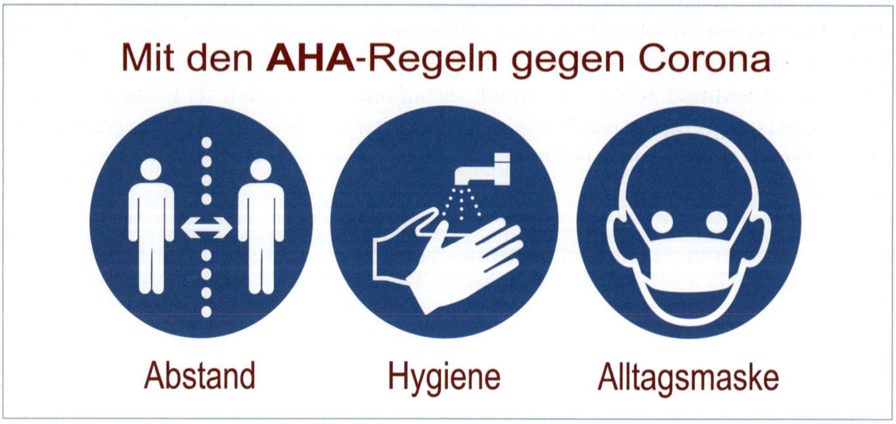

[1] Beispiel für eine universelle Aufklärungskampagne, die breite Bevölkerungsschichten adressiert.

Einteilung von Prävention nach der Ebene der Intervention: Medizinische, Verhaltens- und Verhältnisprävention

Die Prävention von Erkrankungen spielt sich auf unterschiedlichen Ebenen der Verantwortung für den Präventionsansatz ab:

Medizinische Maßnahmen wie die Schutzimpfung oder Früherkennung reichen häufig nicht aus, Krankheiten zu verhindern oder ihren Verlauf abzumildern. Viele Präventionsansätze beruhen auf der Veränderung von Verhaltensgewohnheiten, der Einsicht in Krankheitszusammenhänge oder auch der Veränderung sozialer Milieus, welche die Entstehung von Krankheiten begünstigen. Sowohl der einzelne Mensch als auch die Gesellschaft, die die Rahmenbedingungen prägt, müssen hierfür mit in die Verantwortung genommen werden.

Das Verhalten des Einzelnen ist Ansatz der **Verhaltensprävention**: Sie setzt bei den Menschen an, die durch ihr Verhalten ein erhöhtes Risiko aufweisen, Krankheiten zu entwickeln oder ihre Verschlimmerung zuzulassen. Zu solchem Risikoverhalten gehören beispielsweise das Rauchen oder übermäßiger Alkoholkonsum, aber auch schnelles Autofahren, Fahrradfahren ohne Helm oder Bewegungsmangel.

Ziel der Verhaltensprävention ist die Verhaltensänderung. Viele Menschen üben riskante Verhaltensweisen aus, obwohl sie prinzipiell um die möglichen Folgen wissen. Wirksam sind oft Präventionsansätze, die entweder eindringlich und abschreckend wirken, manchmal aber auch augenzwinkernd eigene Verhaltensgewohnheiten aufbrechen.

Die Kritik an Ansätzen der Verhaltensprävention ist jedoch, dass die möglichen Gründe für riskantes Verhalten nicht hinterfragt werden. Wenn beispielsweise überhöhter Alkoholkonsum eine in bestimmten gesellschaftlichen Teilgruppen anerkannte und geförderte Bedeutung hat, wird es nicht ausreichen, an die Vernunft des Einzelnen zu appellieren. Gesundheitsgefährdendes Verhalten ist in der Regel keine ausschließliche Individualentscheidung des Einzelnen, sondern häufig auch Folge gesellschaftlicher Rahmenbedingungen, die zu Gesundheitsrisiken beitragen. Hier muss parallel ein Ansatz auf der gesellschaftlichen Ebene erfolgen.

Dieser Zusammenhang ist der Ansatzpunkt der **Verhältnisprävention**: Hier wird nicht nur der Einzelne in die Pflicht genommen, sein Verhalten zu ändern, sondern die Gesellschaft wird aufgefordert, die Lebensbedingungen so zu gestalten, dass die Menschen keinen schädlichen Einflüssen ausgesetzt werden. Viele gesetzliche Vorgaben betreffen die Verhältnisprävention: Die Meldepflicht von bestimmten Infektionskrankheiten dient der Prävention einer weiten Ausbreitung der Krankheit. Maßnahmen der Verkehrssicherheit, z. B. Geschwindigkeitsbeschränkungen, sollen Unfällen vorbeugen. Lebensmittelkontrollen dienen der Prävention von Erkrankungen durch infizierte oder belastete Lebensmittel.

Auch Verhältnisprävention alleine ist keine Ideallösung der Präventionsansätze, weil sie den Einzelnen zu wenig berücksichtigt. Ideal ist eine Kombination der Verhaltens- und Verhältnisprävention und der verfügbaren Maßnahmen der medizinischen Prävention.

Prävention betrifft häufig Altersgruppen, in denen sich durch geeignete Präventionsansätze besonders viel bewirken lässt. Beispiele für Präventionsebenen in unterschiedlichen Lebensphasen sind:

Lebensalter	medizinische Prävention	Verhaltensprävention	Verhältnisprävention
vorgeburtliche Phase	Vermeiden potenziell schädlicher Medikamente, Schwangerschaftsvorsorge	Unterstützung bei Vermeiden schädlicher Verhaltensweisen der Mutter	Arbeitsschutzmaßnahmen für werdende Mütter
Säugling/Kleinkind	Impfungen, Früherkennungsuntersuchungen, Kariesprophylaxe, Fluoridierung von Trinkwasser	Aufklärung über gefährdendes Verhalten, Maßnahmen gegen den plötzlichen Kindstod	frühe Hilfen, z. B. durch Familienhebammen für sozial gefährdete Familien
Schulkinder und Jugendliche	Schuleingangsuntersuchungen, Schulzahnarzt	Prävention von Entwicklungsstörungen, Suchtprävention, Prävention von Essstörungen	Aufklärungskampagnen an Schulen gegen Gewalt, Drogen oder Essstörungen; betreute Freizeiteinrichtungen für Jugendliche
Erwachsene	Krebsfrüherkennung, Bestimmung der medizinischen Risikofaktoren	individuelle Aufklärungsansätze bei Risikoverhalten	betrieblicher Arbeitsschutz, gesundes Kantinenessen
alte Menschen	medizinische Tertiärprävention, z. B. Sturzprophylaxe bei Gehbehinderten, Mobilisation bei Bettlägerigen	Mobilisation, Ernährungsberatung	behindertengerechte Einrichtungen

[Tab. 1] Beispiele für Präventionsansätze in verschiedenen Lebensphasen

Bei der Altersgruppe der Kinder und Jugendlichen setzen viele Präventionskonzepte an, die den späteren gesundheitsbezogenen Lebensstil und den Umgang mit Suchtmitteln betreffen. In diesem Alter entstehen körperbezogene Selbstbilder und Gewohnheiten, die häufig in späteren Lebensphasen beibehalten werden. Außerdem bieten Kindergärten und Schulen geeignete Rahmenbedingungen für Präventionsansätze, in denen alterspezifische Präventionsgedanken vermittelt und umgesetzt werden können.

Exkurs: Sucht und Drogenprävention 2.1.3

Das Konsumieren von Süßigkeiten, Drogen oder Lust bringenden Tätigkeiten scheint den Menschen eigen. Berauschende Substanzen oder in Trance versetzende Tänze findet man in allen menschlichen Kulturkreisen, auch bei so genannten Naturvölkern. Dort allerdings finden sie meistens in genau festgelegten Situationen, bei Festen oder rituellen Handlungen statt. Hierbei übernimmt die Gemeinschaft die Kontrolle über das Maß des Konsums. Unsere individualisierte Gesellschaft erwartet dagegen vom Einzelnen die Kontrolle seiner Suchtpotenziale. Das gelingt den meisten, aber ein nicht unerheblicher Teil der Bevölkerung kann das eigene Verhalten gegenüber Suchtstoffen nicht ausreichend kontrollieren und wird abhängig.

Manche Wissenschaftler, die sich mit dem Thema Sucht auseinandersetzen, sehen in der Pubertät eine besondere Risikophase. Bis dahin haben die Eltern für Kontrolle gesorgt, nun lösen sich die Jugendlichen aus der elterlichen Bindung und erproben sich in erwachsenem Verhalten, zu dem auch der Konsum von Drogen gehören kann. Entscheidend scheint dabei die Peergroup zu sein, innerhalb derer riskantes Verhalten ausprobiert wird. Der Gruppendruck und der Wunsch, anerkanntes Mitglied der Gruppe zu sein, wirken auf den Einzelnen. Gleichzeitig ist diese biografische Übergangphase quasi zwangsläufig mit einer Krise des Selbstkonzeptes verbunden. Fragen wie „Wer bin ich?“ und „Wie werde ich anerkannt?“ haben große Bedeutung. Das bisher naive kindliche Selbstbewusstsein ist erschüttert. Gelingt es dem Einzelnen nicht, Kontrolle und Selbstbewusstsein gegen risikoträchtige Gruppenrituale zu setzen, kann eine körperliche oder psychische Abhängigkeit entstehen und sich verselbstständigen.

Toleranz, Abhängigkeit und Sucht

Berauschende Substanzen wirken im Gehirn. Sie wirken sich auf Wahrnehmung, Gedächtnis, Stimmung und Verhalten aus. Wird diese Substanz dem Körper häufiger zugeführt, verringert sich die Wirkung, der Körper gewöhnt sich daran. Dies nennt man Toleranz. Als Abhängigkeit wird der Prozess definiert, in dem sich der Körper an eine Substanz gewöhnt. Die Sucht ist das Ergebnis von Toleranz und Abhängigkeit, der Zustand, in dem der Körper nach der Substanz verlangt und bei fehlendem Konsum unter Entzugserscheinungen leidet.

Um das große Feld der Süchte und Abhängigkeiten genauer zu beschreiben, teilt man sie abhängig von den zugeführten Substanzen in verschiedene Kategorien ein. Eine klassische Einteilung erfolgt nach der Art der Wirkung auf das Nervensystem:

- Beruhigungsmittel (Sedativa), z. B. Cannabis, Opiate wie Heroin oder Morphin, Schlafmittel und bestimmte Psychopharmaka sowie Alkohol, der jedoch je nach Menge und individueller Veranlagung sowohl beruhigend als auch anregend wirken kann,

Alkoholabhängigkeit | 415

- Anregungsmittel (Stimulanzien), z. B. Koffein, Nikotin, Amphetamine, Kokain,

Nikotinabhängigkeit | 416

- Halluzinogene, z. B. Lysergsäurediethylamid (LSD), Meskalin.

Die genannten Substanzen führen zu einer stofflichen Abhängigkeit oder Sucht. Hiervon zu unterscheiden sind die nicht stofflichen Süchte, deren Häufigkeit kontinuierlich zunimmt. Im Vordergrund der nicht stofflichen Sucht steht eine Aktivität, wie z. B. bei der Spielsucht, der Internetsucht oder der Esssucht. Die meisten Therapiekonzepte bei stofflichen Süchten stützen sich auf den Abstinenzansatz, d. h., dass die entsprechende Substanz oder Aktivität gemieden werden soll. Dies ist bei nicht stofflichen Süchten sehr viel schwieriger, da der Umgang mit Essen sowie mit Konsumgütern zur Aufrechterhaltung des Lebens notwendig ist.

Legale und illegale Drogen

Ob bestimmte Substanzen legal oder illegal sind, hängt sowohl vom Kulturkreis als auch vom Zeitgeist der Gesundheitspolitik ab. In Deutschland sind z. B. Opiate und Cannabis illegal, während man in nordafrikanischen Ländern Cannabis legal konsumieren kann. In einigen islamischen Ländern steht der Alkoholkonsum unter Strafe. In einigen asiatischen Staaten ist der Besitz von Heroin unter Todesstrafe gestellt. Mit Hilfe der Verschreibungspflicht von Medikamenten soll sicher gestellt werden, dass bestimmte Arzneimittel, die ein Suchtpotenzial haben, nicht frei zugänglich sind. Dennoch sind ca. 1,5 bis 1,9 Millionen Menschen in Deutschland medikamentenabhängig (Drogen- und Suchtbericht 2008). Nicht wenige arbeiten im Gesundheitswesen und haben dadurch einen erleichterten Zugang zu Medikamenten.

In der Regel haben **legale Drogen** – bei uns Kaffee, Tabak und Alkohol – eine größere Verbreitung und werden in der Bevölkerung häufiger konsumiert als illegale. Teilweise wird der Konsum eingeschränkt, indem z. B. Jugendliche diese Substanzen nicht zu sich nehmen dürfen oder – wie im Falle des Nichtraucherschutzgesetztes – die Substanzen nur an bestimmten Orten konsumiert werden dürfen. Legale Drogen unterliegen einer gewissen Qualitätskontrolle, sie müssen nach gesetzlichen Vorgaben hergestellt und gehandelt werden. Ihre gesundheitlichen Risiken sind weitestgehend bekannt und einschätzbar.

Der Konsum **illegaler Drogen** kann neben negativen gesundheitlichen Folgen zu weiteren Problemen führen:

- Illegale Drogen sind durch illegale Transportwege und aufgrund der Reduktion des Marktangebots durch polizeiliche Maßnahmen teuer.
- Der hohe Preis kann bei bestimmten Drogen (z. B. Heroin, Kokain) nicht durch legale Arbeit finanziert werden, Konsumentinnen begehen zur Geldbeschaffung Straftaten und stehen dadurch schnell im gesellschaftlichen Abseits („Beschaffungskriminalität").
- Die Qualität illegaler Substanzen wird nicht kontrolliert. Bedenkliche Füllstoffe können zu erheblichen Nebenwirkungen führen. Die Reinheit der Substanzen variiert, weshalb es zu unbeabsichtigten Überdosierungen teilweise mit Todesfolge kommen kann.

Ob die Illegalisierung von Drogen den gewünschten Nutzen bringt oder eine unnütze staatliche Maßnahme ist, wird kontrovers diskutiert. Befürworter der Legalisierung von Drogen argumentieren damit, dass die negativen Folgen wie Kriminalisierung oder Gesundheitsschäden aufgrund schlechter Qualität durch ein Aufheben des Verbots gemindert werden könnten. Außerdem weisen sie darauf hin, dass gerade für Jugendliche Verbote einen zusätzlichen Anreiz darstellen. Befürworterinnen der Illegalisierung vertreten dagegen den Ansatz, dass durch das Verbot ein konsequenter Schutz der Bevölkerung erreicht werden kann.

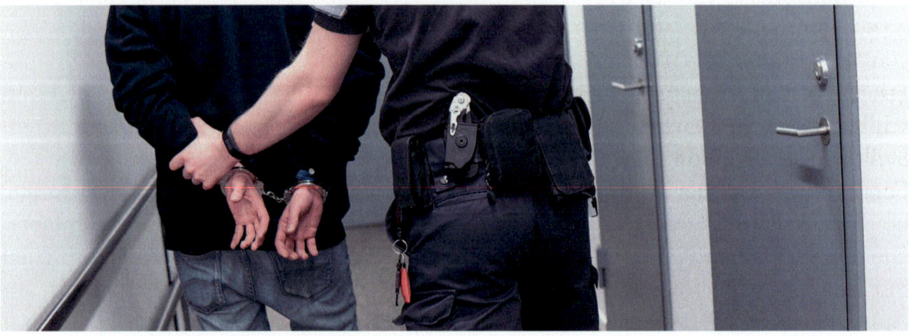

[1] Der Besitz und Konsum illegaler Drogen steht unter Strafe.

Drogenprävention

Primäre Drogenprävention beginnt bereits im Kindergarten und in der Grundschule. Sie zielt auf darauf ab, „Ich-Stärke" bzw. eine Stärkung des |Kohärenzgefühls zu fördern, „Neinsagen" zu lernen und hilfreiche Bewältigungsstrategien für Alltagskonflikte und schwierige Lebensereignisse zu erwerben. Der Begriff Peer-Edukation beschreibt eine präventive Strategie, mit der man Jugendliche möglichst zu Beginn der Pubertät erreichen will. Dabei werden einflussreiche Gruppenmitglieder geschult, die dann eine Multiplikatorenfunktion übernehmen und auf ihre Peers einwirken sollen. Es werden Kenntnisse über Drogenkonsum und Drogenhandel vermittelt, über die gesundheitlichen, sozialen und psychischen Auswirkungen. Ein Kritikpunkt an diesem Konzept ist die Tatsache, dass pädagogische Strategien in die Gruppe der Gleichaltrigen hineinregieren, die sich ja eigentlich von den Erwachsenen distanzieren und ein eigenes Konzept vom Erwachsenwerden entwickeln will. Daher versprechen neue Formen der Peer-Edukation einen größeren Erfolg, wenn sich die gesamte Gruppe im Kontakt mit einer Pädagogin mit dem eigenen Risikoverhalten auseinandersetzt.

Kohärenzgefühl | 29

Eine andere, weit verbreitete Form ist das Verbot von Drogenkonsum unter Androhung von Strafen, wie es bei illegalen Drogen der Fall ist. Bei legalen Drogen konzentriert sich die Präventionsabreit auf den Umgang und den kontrollierten Konsum dieser Drogen [Abb. 2]. Neben Peer-Edukation und staatlichen Verboten gibt es zahlreiche Präventionskonzepte, die in die Jugendarbeit einfließen. Einigkeit herrscht heute weitgehend darüber, dass für die sinnvolle Konzeptentwicklung die jeweilige Droge sowie deren Konsumentinnen einzeln betrachtet werden müssen. Dies kann mit Hilfe folgender Fragestellungen erfolgen:

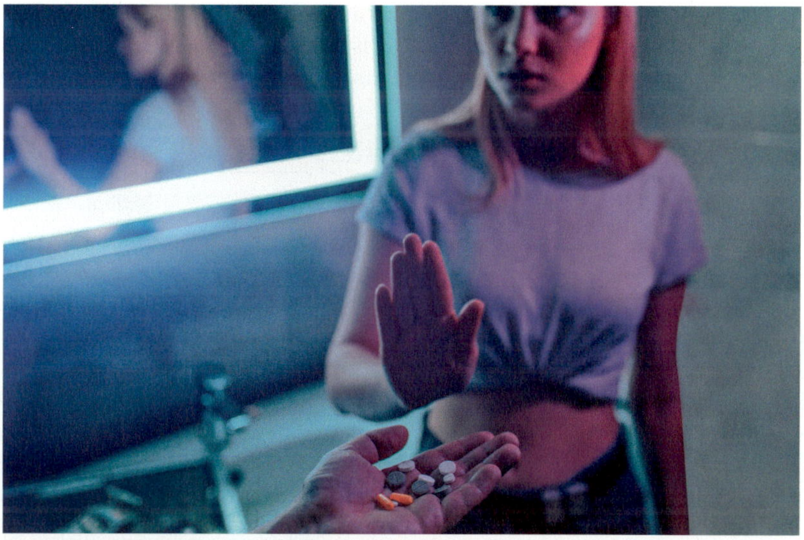

[2] Präventionskampagnen sollen das Nein-Sagen zu Drogen unterstützen.

- Welche Gefühlserlebnisse soll diese Droge, diese Praktik vermitteln und welche Funktion hat sie für den Einzelnen?
- Wie wird die Droge gehandelt, welcher Form ist die süchtige Handlung?
- Welche Gruppe konsumiert die Droge und welche Funktion hat diese für die Gruppe?

Viele Menschen erproben Drogen oder süchtig machende Praktiken, ohne davon süchtig zu werden. Andere entwickeln eine starke körperliche oder seelische Abhängigkeit. Häufig werden Drogen auch deswegen genommen, weil man zu einer Gruppe „dazugehören" will. Doch ist es in den meisten Fällen so, dass diejenigen, die süchtig werden, schließlich aus der Gruppe ausgeschlossen werden und in soziale Isolation geraten. Stellt man bei sich selber oder in seinem Umfeld Suchtverhalten fest, stehen zahlreiche Therapieangebote zur Verfügung.

2.1.4 Stressprävention und Stressbewältigung

Was ist Stress?

Kaum ein Lebensbereich wird nicht mit dem Begriff „Stress“ in Zusammenhang gebracht. Häufig sind es unangenehme Befindlichkeitsstörungen, die mit dem Erleben des Stress auftauchen, wie beispielsweise Kopfschmerzen, Unruhe, Schwindelattacken, Muskelverspannungen, Herzrasen oder Störungen des Schlafes. Der Begriff „Stress“ erscheint oft im Zusammenhang mit starken Belastungen und wird darüber hinaus als Einflussgröße für das Entstehen von Krankheiten genannt. Stress wird subjektiv wahrgenommen. Daher wird jede Belastung, die als solche erlebt wird, als Stress bezeichnet. Stress wird von den Psychologen als ein typisches Reaktionsmuster unseres Körpers beschrieben. Danach können Reizereignisse Reaktionen auslösen, die das Gleichgewicht unseres Körpers stören. Weiterhin kann durch diese Reizereignisse die Fähigkeit zur Bewältigung des Körpers strapaziert oder übersteigert sein.

Stress gehört zu unserem täglichen Leben und stellt eine natürliche Reaktion des Organismus auf Belastungen dar. Daher haben auch die Naturwissenschaftler ein Interesse, Stress zu untersuchen. Physiologen haben z. B. festgestellt, dass ein gestresster Körper mit vielen Veränderungen reagiert [Abb. 1].

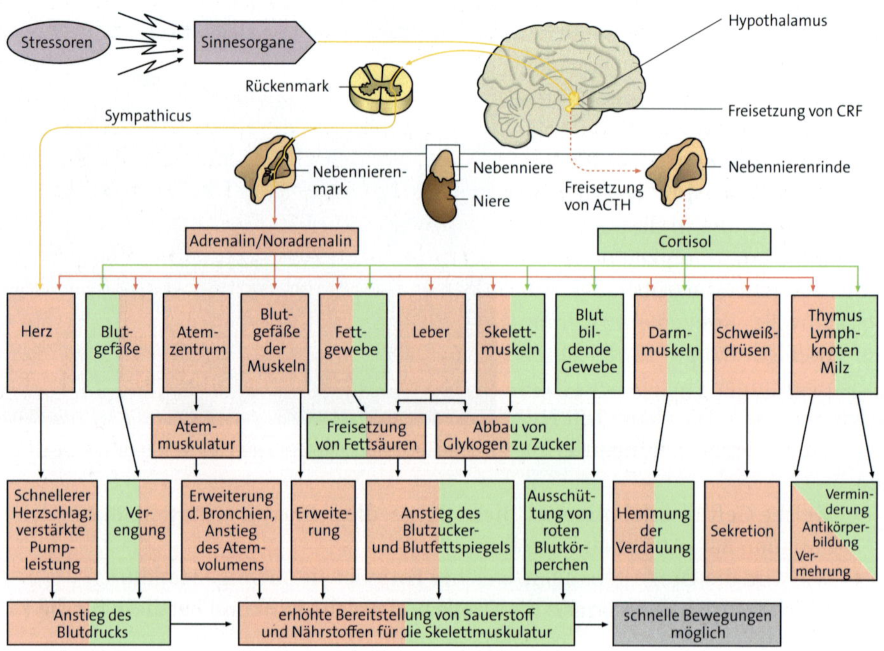

[1] Schematische Darstellung der physiologischen Abläufe im Körper bei einer Stresssituation

Eustress
gr. = gut,
positiver Stress

Distress
gr. = schlecht,
negativer Stress

Dauerstress kann uns krank machen: Während der eine Mensch sehr viel Stress tolerieren kann, sind andere Menschen innerhalb kürzester Zeit gestresst. Um dies besser erklären zu können, werden in der Fachliteratur die Begriffe |Eustress und |Distress unterschieden. Unter Eustress wird der positive Stress verstanden. Selbst große Anstrengungen werden nicht als belastend empfunden und gewertet, sondern als Herausforderung erlebt. Fühlt sich die Person jedoch unwohl sowie überfordert und ordnet die Situation als belastend ein, wandelt sich **Eustress** in **Distress** um. Distress bedeutet negativer Stress, er entsteht durch die Überlastung des Organismus. Neben der Zeitdauer und der Häufigkeit ist auch die Reizart des Stresses dafür entscheidend, ob uns Stress krank macht. Stressauslösende Ereignisse können körperliche, geistig-soziale sowie physikalische Ursachen darstellen.

Stresstheorien

Stressmodell nach Selye

Hans Selye (1907 – 1982)war der Pionier der Stressforschung. Der ungarisch-kanadische Arzt und Biochemiker erarbeitete die Grundlagen für die Stresslehre und untersuchte die physiologischen Abläufe im Körper.

Selye bezeichnet die Gesamtheit des Stressprozesses als allgemeines Adaptationssyndrom (AAS). Er entwickelte ein 3-Stadien-Modell, welches sich auf zahlreiche physische und psychische Zustände anwenden lässt. Wirkt ein Stressor auf den Organismus ein, kommt es zum Ablauf drei aufeinanderfolgender Phasen:

- Alarmphase
- Widerstandsphase
- Erschöpfungsphase

Stressmodell nach Lazarus

Richard Lazarus (1922 – 2002)hat das psychologisch orientierte „transaktionale Erklärungsmodell“ zum Phänomen Stress erarbeitet. Er schreibt den individuellen Persönlichkeitsfaktoren eine hohe Bedeutung zu und ging davon aus, dass primär die persönliche gedankliche Verarbeitung der betroffenen Person von Bedeutung ist und nicht, wie in der Theorie von Selye, die jeweiligen Stress auslösenden Situationen und Reize.

Stress entsteht in dem Modell von Lazarus dann, wenn die Person die Anforderungen als belastend und nicht zu bewältigen erlebt. Der Mensch fühlt sich in der Situation gefangen.

Lazarus beschreibt drei Bewertungskategorien:

- primäre Bewertung: Der Reiz wird wahrgenommen und nach den Kriterien „irrelevant“, „angenehm positiv“ und „stressbezogen“ beurteilt.
- sekundäre Bewertung: Persönliche Bewältigungsmöglichkeiten werden eingeschätzt, Copingstrategien bedacht.
- Neubewertung: Die Ausgangssituation wird neu bewertet, es folgt die (pathologische) Anpassung an die Veränderung.

Copingstrategie
Engl. to cope = bewältigen. Copingstrategien sind Bewältigungsstrategien, die eine positive Art des Umgangs mit schwierigen Lebensphasen oder -ereignissen ermöglichen.

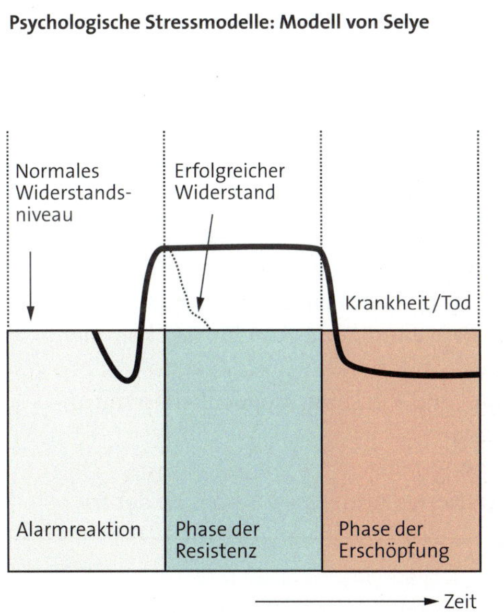

[2] Phasen des allgemeinen Adaptationssyndroms (AAS)

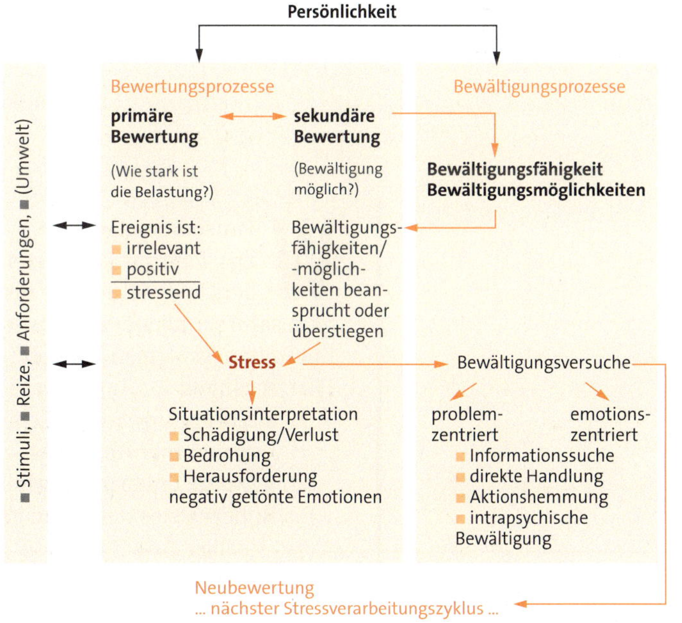

[3] Stressmodell nach Lazarus

Stressprävention und Stressbewältigung

Für die meisten Menschen stellt Stress eine Belastung dar. Stressprävention bedeutet in diesem Zusammenhang, dem Stress mit seinen negativen Folgen zuvorzukommen. Das erste Ziel der Stressprävention ist das frühzeitige Erkennen und Identifizieren persönlicher Stressauslöser, um Strategien zur Stressbewältigung einsetzen zu können. Darüber hinaus soll die individuelle Kompetenz im Umgang mit dem Stress gestärkt werden. Dadurch können persönliche Energiequellen entdeckt und das körperlichgeistige Gleichgewicht erhalten werden.

Stressbewältigung bedeutet, dass Anstrengungen unternommen werden, um individuelle Belastungen auszugleichen.

Strategien zur Stressprävention und Stressbewältigung

Entspannungstechniken
- autogenes Training
- progressive Muskelrelaxation
- Eutonie
- Meditation
- Biofeedback
- Yoga
- Wellness
- Qigong
- Biotraining
- therapeutisches Lachen

Selbstmanagement
- Formulierung persönlicher Wünsche und Ziele
- Erkennen eigener Stärken und Schwächen
- Finden einer inneren Balance

Konfliktbewältigung
- Einbinden von Erfahrungen
- Analyse eigener Gedanken und Gefühle
- erfolgreiche Handhabung des Konfliktes auf der Sach- und Beziehungsebene
- Verbesserung der Kommunikation
- Konfliktmanagement im Team

Gesunde Ernährung
- regelmäßige, kleine Mahlzeiten
- vital- und ballaststo¤reiche Lebensmittel bevorzugen
- Essen ohne Hektik, im Sitzen
- täglich 2–3 Liter Tee, verdünnte Obst- und Fruchtsäfte, Wasser
- während des Essens über schöne Dinge reden

Zeitmanagement
- Erlernen von Strategien, um seine Zeit besser einzuteilen und e¤ektiv zu nutzen
- klare Zielsetzungen

Bewegung
- Abbau von Stresshormonen durch regelmäßige körperliche Bewegung
- Ausüben einer passenden Sportart, welche regelmäßig, aber ohne Leistungsdruck betrieben wird

W **Pausenmanagement**

Das Pausenmanagement dient der Stärkung der Gesundheit. Besonders in den Gesundheitsberufen sollten für die Mitarbeiter regelmäßige zusammenhängende Phasen der Regeneration eingeplant werden. Weiterhin sollten Strategien zur optimalen Pausennutzung zum Einsatz kommen. Hierzu zählen:
- ruhige und freundliche Ruhe- und Rückzugsmöglichkeiten mit angenehmer Atmosphäre nutzen
- kurze Entspannungsübungen
- bewusstes tiefes und konzentriertes Atmen, am besten an der frischen Luft
- Streck- und Dehnübungen
- Lachen
- geplante Mahlzeiten mit einer ausgewogenen, leichten Kost

Gesundheitsförderung 2.2

Gesellschaftliche Bedeutung 2.2.1

> „Health is a positive concept emphasizing social and personal resources as well as physical capacities. Therefore, health promotion is not just the responsibility of the health sector, but goes beyond healthy life-styles to well-being."
>
> (WHO 1986, Ottawa Charter on Health Promotion)

Gesundheitsförderung und Prävention werden häufig in einem Atemzug genannt, weil beide Ansätze das gemeinsame Ziel haben, Krankheiten und Störungen zu verhindern. Dennoch ist der Denkansatz unterschiedlich: Während aus Sicht der Prävention krank machende Faktoren benannt werden, die zu vermeiden sind, sucht das Konzept der Gesundheitsförderung nach konstruktiven Faktoren, die einen Menschen gesund erhalten. Während Prävention etwas **Negatives** (nämlich Krankheiten) vermeiden will, betont Gesundheitsförderung etwas **Positives** (nämlich den Gewinn an Gesundheit). Anders als die Prävention basiert Gesundheitsförderung nicht auf dem |pathogenetischen Ansatz, sondern auf dem |salutogenetischen Modell. Das Denken konzentriert sich hier nicht auf Krankheit und deren Vermeidung, sondern auf die Ressourcen und Potenziale des Einzelnen und der Gesellschaft. Der Denkansatz der Salutogenese ermöglichte somit einen |**Paradigmenwechsel** in dem Verständnis von Prävention und Gesundheitsförderung.

pathogenetischer Ansatz | 14
salutogenetisches Modell | 27

Paradigmenwechsel
Aus dem Altgriechischen von παρὰ (para) = neben und δείκνυμ (deiknymi) = zeigen. In der Wissenschaft bezeichnet Paradigma eine derzeit gültige Lehrmeinung. Ein Paradigmenwechsel bezeichnet eine Änderung einer etablierten Lehrmeinung.

Während Prävention auf medizinischen Begriffen und Zusammenhängen beruht, beteiligen sich an der Gesundheitsförderung auch viele nichtmedizinische Akteure. Gesundheitsförderung wird als Teil des alltäglichen Lebens betrachtet. Sie setzt an den vielfältigen positiven Ressourcen eines Menschen an, die aus seinen biologischen, psychischen und sozialen Lebensbedingungen resultieren. Es gilt, die Kompetenzen des Einzelnen zu fördern, um sich und die Gesellschaft bei der Aufgabe eines gesünderen Allgemeinwesens zu unterstützen. Der Einzelne soll sich aktiv an diesen Angeboten beteiligen (|**Partizipation**).

Partizipation
lat. particeps = teilnehmend; in diesem Zusammenhang die aktive Einbeziehung jedes Einzelnen in einen gesamtgesellschaftlichen Prozess

Partizipation ist ein wichtiges Prinzip der Gesundheitsförderung. Das in der |Ottawa-Charta formulierte Ziel, allen Menschen ein höheres Maß an Selbstbestimmung über ihre Gesundheit zu ermöglichen, setzt eine aktive Handlungsbefähigung der Menschen voraus. Partizipation ist somit eine Voraussetzung zur Ausbildung des |Kohärenzgefühls.

Ottawa-Charta | 55
Kohärenzgefühl | 29

Gesundheitsförderung geht nicht nur den Einzelnen an, sondern versteht sich als gesamtgesellschaftliche Herausforderung und Verantwortung. Gesundheit wird als kostbares Gut betrachtet, dessen man sich bewusst werden soll, bevor Krankheiten oder Störungen einsetzen. Somit werden unter dem Begriff Gesundheitsförderung alle Handlungen zusammengefasst, welche die Gesundheit positiv beeinflussen. Gesundheitsförderung hat auch die Aufgabe, sozial benachteiligten Bevölkerungsgruppen den Zugang zu Gesundheitsangeboten zu erleichtern, um die soziale Gerechtigkeit zu unterstützen. Anders als der Präventionsgedanke verfolgt die Gesundheitsförderung somit eine gesamtgesellschaftliche Perspektive, in der das Streben nach Gesundheit als Bestandteil der alltäglichen Lebensführung betrachtet wird.

2.2.2 Gesundheitsförderung auf europäischer Ebene – Gesundheit 2020

Ottawa-Charta | 55

Rahmenkonzept zu „Gesundheit 2020" der WHO
www.euro.who.int/__data/assets/pdf_file/0009/215757/Health2020-Long-Ger.pdf

Video zu Gesundheit 2020
www.youtube.com/watch?v=_rJgH3lfK5M

„Gesundheit 2020" ist das neue Rahmenkonzept der WHO zur Stärkung der Gesundheitssysteme in der europäischen Region und der damit einhergehenden Verbesserung von Gesundheit und Wohlbefinden in der Bevölkerung. Das Konzept knüpft an die Aussagen der Ottawa-Charta an und beruht auf der Vision, dass alle Menschen gleichermaßen in die Lage versetzt und darin unterstützt werden, ihr gesundheitliches Potenzial voll auszuschöpfen und ein bestmögliches Maß an Wohlbefinden erreichen zu können. Außerdem ist dort vorgesehen, dass die Länder einzeln und zusammen daran arbeiten, gesundheitliche Benachteiligungen innerhalb wie außerhalb der Region abzubauen.

„Gesundheit 2020" baut auf den Erfahrungen der vorhergehenden Rahmenkonzepte, wie z. B. „Gesundheit für alle" oder „Gesundheit 21", auf und bekräftigt die darin enthaltenen Wertevorstellungen, wie z. B. Chancengleichheit, Solidarität oder auch Nachhaltigkeit.

Wenn es doch aber bereits Rahmenkonzepte für Gesundheitsförderung gibt, warum benötigen wir dann noch ein weiteres?

Dazu lässt sich sagen, dass sich die Gesundheit in der europäischen Region der WHO in den vergangenen Jahrzehnten beachtenswert verbessert hat. Jedoch gilt dies nicht überall und nicht für jeden gleichermaßen. Dies ist aus Sicht der WHO inakzeptabel. Konkret gibt es sowohl Unterschiede zwischen verschiedenen Bevölkerungsgruppen, als auch zwischen einzelnen Regionen. In allen Bereichen, die das Thema Gesundheit betreffen, nimmt dabei das Gefälle zwischen reichen und vergleichsweise ärmeren Ländern eher zu. Zudem wachsen die Unterschiede zwischen den sozial höher gestellten und sozial benachteiligten Bevölkerungsgruppen, je reicher ein Land ist. Dass die Schere in diesem Zusammenhang immer weiter auseinandergeht, wird besonders beim Thema „Rauchen" deutlich. In den vergangenen Jahren haben verschiedene Maßnahmen der Tabakprävention durchaus Wirkung gezeigt – allerdings hauptsächlich bei Menschen in vergleichsweise sozial bessergestellten Gruppen.

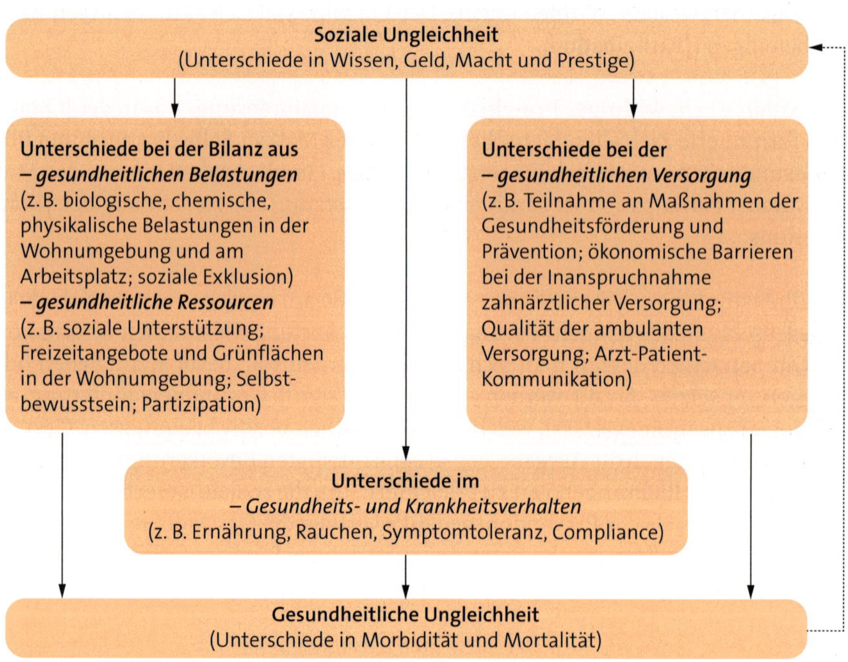

[1] Modell zur Erklärung gesundheitlicher Ungleichheit (Quelle: Mielck A.: Soziale Ungleichheit und Gesundheit. Hans Huber, Bern 2005, überarbeitete Fassung)

Die Gesundheits- und Wohlfahrtssysteme stehen heute vor immer größer werdenden Herausforderungen. Auf der einen Seite nehmen chronische Erkrankungen und psychische Störungen immer mehr zu. Auf der anderen Seite sorgt der Klimawandel für immer mehr Umweltgefahren und viele Menschen blicken einer finanziellen Unsicherheit entgegen. Innovative und weiterführende Konzepte sind demnach gefordert und notwendig.

„Gesundheit 2020" berücksichtigt die Vielfalt der Länder und der Bevölkerungsgruppen in der europäischen Region und bietet Anregungen und Orientierungshilfen für die zentrale Fragestellung, wie sich die komplexen gesundheitlichen Herausforderungen des 21. Jahrhunderts bewältigen lassen.

Das Konzept beinhaltet zwei grundlegende strategische Ziele sowie vier vorrangige Handlungsbereiche.

Strategisches Ziel 1: Verbesserung der Gesundheit für alle und Verringerung der gesundheitlichen Ungleichheiten

Strategisches Ziel 2: Verbesserung von Führung und partizipatorischer Steuerung für die Gesundheit.

Partizipation
Beteiligung

- Handlungsfeld 1:
  Investitionen in Gesundheit durch einen Lebenslauf-Ansatz und Stärkung der Handlungsfähigkeit der Menschen
- Handlungsfeld 2:
  Bekämpfung der großen Krankheitslast aufgrund nichtübertragbarer und übertragbarer Krankheiten in der europäischen Region
- Handlungsfeld 3:
  Stärkung von bürgernahen Gesundheitssystemen, von Kapazitäten in den öffentlichen Gesundheitsdiensten und von Vorsorge-, Surveillance- und Gegenmaßnahmen für Notlagen
- Handlungsfeld 4:
  Schaffung stützender Umfelder und widerstandsfähiger Gemeinschaften

Surveillance
Überwachung

Das Rahmenkonzept „Gesundheit 2020" soll sich messbar auf die Gesundheit jedes Einzelnen auswirken, was sich unter anderem an der Senkung der vorzeitigen Mortalität, Erhöhung der Lebenserwartung und dem Abbau gesundheitlicher Ungleichheiten in der Europäischen Region widerspiegelt.

Mortalität
Sterblichkeit

B Handlungsfeld 2: Diverse nichtübertragbare Krankheiten, wie z. B. Herz-Kreislauf-Erkrankungen, Diabetes oder Krebs, und auch verschiedene übertragbare Krankheiten, wie z. B. Masern, Covid-19 oder HIV, belasten die Gesundheitssysteme enorm. Um diese Last bekämpfen zu können, bedarf es einer Vielzahl wirksamer und miteinander verzahnter Strategien und Interventionen. Dazu gehören Impfstrategien genauso wie Aktionspläne gegen schädlichen Alkohol- oder Tabakkonsum.

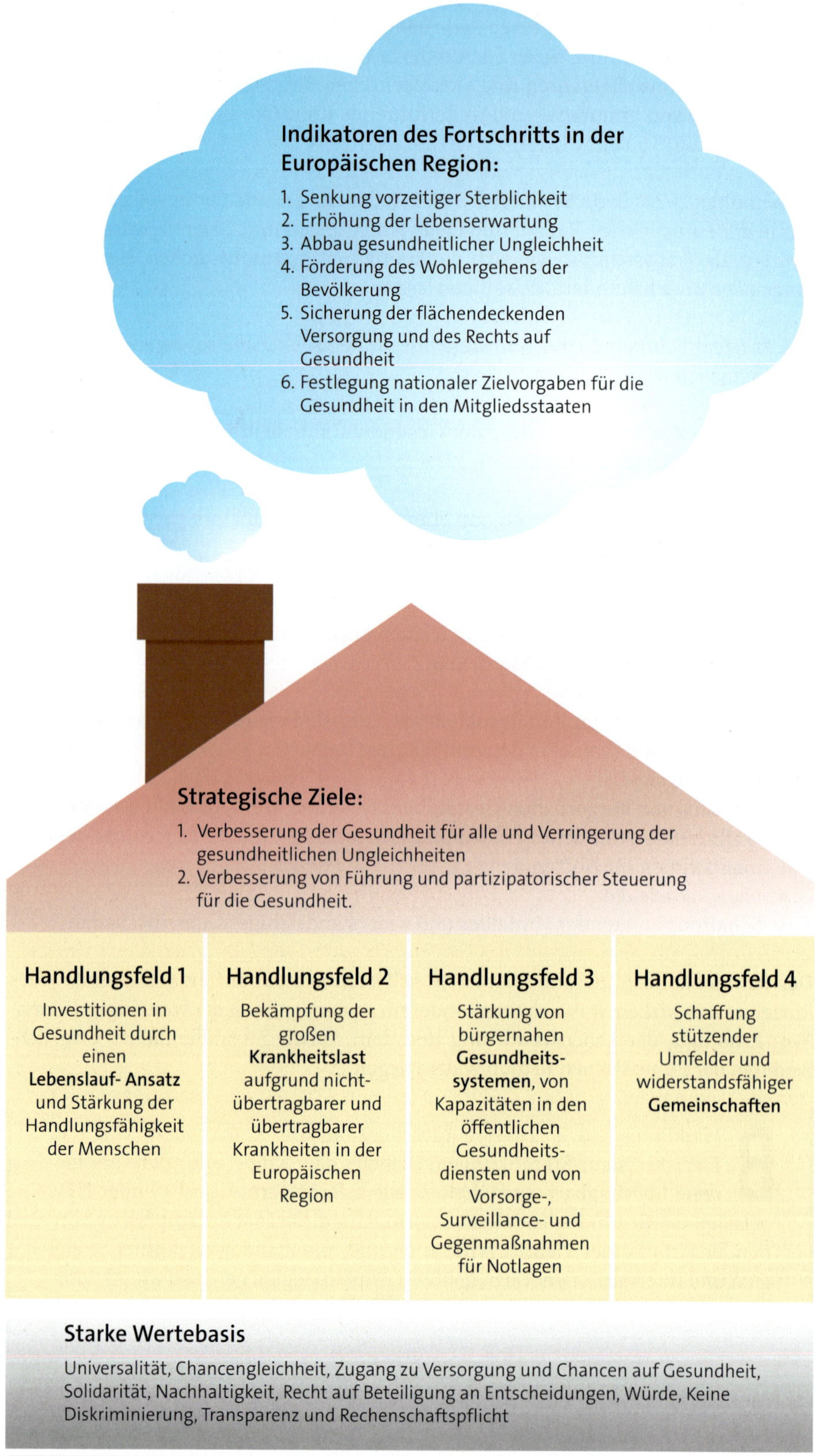

[1] Programmatisches Bauwerk zum europäischen Rahmenkonzept „Gesundheit 2020"

Historische Entwicklung der Gesundheitsförderung 2.2.3

Die Geschichte der **Gesundheitsförderung** ist eng mit programmatischen Weichenstellungen der WHO auf internationaler Ebene verknüpft. Im Jahr 1978 wurde in der Konferenz von Alma-Ata (UdSSR) Gesundheit erstmalig als „ grundlegendes Menschenrecht“ deklariert. Neben dem gesundheitlichen Sektor sollen in Zukunft auch soziale und wirtschaftliche Sektoren hierfür tätig werden. Damit stand nicht mehr das Krank-Sein im Vordergrund, sondern das Gesund-Bleiben.

Unter der Überschrift: „Gesundheit für alle 2000“ schloss sich 1979 die in Genf bestätigte Globalstrategie an, dass alle Regierungen bis zum Jahr 2000 einen bestimmten Grad an Gesundheit für ihre Bürger erreichen sollten.

Der Begriff „Gesundheitsförderung“ war 1984 der Oberbegriff für ein neues Programm der WHO zur Verbesserung der Gesundheit, das in **Kopenhagen** beschlossen wurde. Aus den vielen Ideen und Prinzipien, die in Kopenhagen beschlossen wurden, entstand ein gesamtgesellschaftlicher Ansatz, der sich zum wichtigsten Grundgedanken der Gesundheitsförderung entwickelte.

Im Jahr 1986 trafen sich 240 Teilnehmer aus 35 Ländern zur „1. Internationalen Konferenz der Gesundheitsförderung“. Die **Ottawa-Charta** entwickelte sich international zu einer wichtigen Grundlage für die Neudefinition von Gesundheitspolitik. Ihr entstammt die Definition von Gesundheitsförderung:

„Gesundheitsförderung zielt auf einen Prozess, allen Menschen ein höheres Maß an Selbstbestimmung über ihre Gesundheit zu ermöglichen und sie damit zur Stärkung ihrer Gesundheit zu befähigen, um ein angemessenes körperliches und seelisches Wohlbefinden zu erlangen, ihre Wünsche und Hoffnungen wahrnehmen und verwirklichen sowie ihre Umwelt meistern bzw. sie verändern zu können. In diesem Sinne ist die Gesundheit als ein wesentlicher Bestandteil des alltäglichen Lebens zu verstehen und nicht als vorrangiges Lebensziel. Gesundheit steht für ein positives Konzept, das in gleicher Weise die Bedeutung sozialer und intellektueller Ressourcen für die Gesundheit betont wie die körperlichen Fähigkeiten. Die Verantwortung für Gesundheitsförderung liegt deshalb nicht nur bei dem Gesundheitssektor, sondern bei allen ‚Politikbereichen‘ und zielt über die Entwicklung gesünderer Lebensweisen hinaus auf die Förderung von umfassendem Wohlbefinden hin.“ (WHO 1986)

Kernpunkt der Ottawa-Charta ist die Koordination von staatlichen, wirtschaftlichen und medizinischen Ansätzen, um in Verbindung mit der Verantwortung des Einzelnen die Gesundheit aller Individuen zu verbessern. Dieses Konzept sollte dazu beitragen, gesundheitliche Gleichberechtigung zu verwirklichen, damit Gesundheitsförderung als gesamtgesellschaftlicher Auftrag in allen Lebensbereichen gelebt wird.

Wie aber sollte dieses Ziel in Zukunft erreicht werden? Die Teilnehmer der Konferenz formulierten in der Ottawa-Charta eine gemeinsame Verpflichtung, wie sie Gesundheitsförderung in Zukunft umsetzen werden. Ihr Beschluss enthielt fünf Handlungsfelder der Gesundheitsförderung:

Entwicklung einer gesundheitsfördernden Gesamtpolitik: Der Gedanke der gesundheitsfördernden Gesamtpolitik bildet den Rahmen für die anderen Handlungsfelder. Politik muss sich demnach auf allen Ebenen dafür einsetzen, dass gesundheitsfördernde Arbeits-, Lebens- und Umweltbedingungen für die Menschen entstehen. Damit wird der Gesundheitsförderung eine Bedeutung zuerkannt, die anderen politischen und ökonomischen Zielsetzungen gleichrangig ist. „Gesundheitsförderung beinhaltet weit mehr als medizinische und soziale Verantwortung. Gesundheit muss auf allen Ebenen und in allen Politiksektoren auf die politische Tagesordnung gesetzt werden. Politikern müssen dabei die gesundheitlichen Konsequenzen ihrer Entscheidungen und ihre Verantwortung für Gesundheitsförderung verdeutlicht werden."

Schaffung gesundheitsfördernder Lebenswelten: Da Gesundheit aus Sicht der Gesundheitsförderung eine ganzheitliche Aufgabe ist, müssen die Lebenswelten der Menschen, also die Rahmenbedingungen des Lebens, der Arbeit und der Freizeit, so gestaltet sein, dass sie die biopsychosozialen Voraussetzungen für einen Zugewinn an Gesundheit bieten. „Gesundheitsfördernde Lebenswelten bieten Menschen Schutz vor Gesundheitsgefahren und befähigen Menschen, ihre Fähigkeiten auszuweiten und Selbstvertrauen in Bezug auf gesundheitliche Belange zu entwickeln. Gesundheitsfördernde Lebenswelten umfassen Orte, an denen Menschen leben, die Gemeinde, ihr Zuhause, Orte, an denen sie arbeiten, spielen und ihre Freizeit verbringen, einschließlich des Zugangs von Menschen zu Ressourcen für Gesundheit und von Möglichkeiten der Befähigung zu selbstbestimmtem Handeln (|**Empowerment**)."

Empowerment
Aus dem Englischen = Ermächtigung. Der Begriff entstammt der sozialen Arbeit im anglo-amerikanischen Sprachraum und ist Bestandteil der sozialwissenschaftlichen Forschung. Empowerment-Prozesse sollen bewirken, dass Menschen durch Selbsthilfe und Selbststärkung befähigt werden, ihr Leben aus eigener Kraft besser zu bewältigen und notwendige Ressourcen aufzubauen. Alle Faktoren, die Gesundheit unterstützen und fördern, sind somit auch Empowerment-Prozesse. Aus Sicht der Salutogenese ist es Ziel des Empowerment-Ansatzes, das Kohärenzgefühl zu stärken und somit Ressourcen gegen krankmachende Faktoren aufzubauen.

Unterstützung gesundheitsbezogener Gemeinschaftsaktionen: Gesundheitsförderung wird vermittelt und unterstützt durch Gemeinschaftsaktionen, die andere Menschen motivieren oder unterstützen kann. Dies können z. B. Selbsthilfegruppen sein oder regionale Aktionen, die Gesundheitsangebote unterstützen.

„Die Stärkung von Nachbarschaften und Gemeinden baut auf den vorhandenen menschlichen und materiellen Möglichkeiten der größeren öffentlichen Teilnahme und Mitbestimmung auf. Selbsthilfe und soziale Unterstützung sowie flexible Möglichkeiten der größeren öffentlichen Teilnahme und Mitbestimmung für Gesundheitsbelange sind dabei zu unterstützen bzw. neu zu entwickeln. Kontinuierlicher Zugang zu allen Informationen, die Schaffung von gesundheitsorientierten Lernmöglichkeiten sowie angemessene finanzielle Unterstützung gemeinschaftlicher Initiativen sind dazu notwendige Voraussetzungen."

Stärkung persönlicher Ressourcen und Kompetenzen: Auch der Einzelne soll darin unterstützt werden, sich gesundheitsbewusst zu verhalten. Hierzu gehört auch, mit Belastungen oder Stress besser umzugehen, Probleme adäquat zu lösen oder Lösungsstrategien bei Krankheiten zu entwickeln.

„Gesundheitsförderung unterstützt die Entwicklung von Persönlichkeit und sozialen Fähigkeiten durch Information, gesundheitsbezogene Bildung sowie durch die Verbesserung sozialer Kompetenzen im Umgang mit Gesundheit und Krankheit. Sie will den Menschen helfen, mehr Einfluss auf ihre eigene Gesundheit und Lebenswelt auszuüben, und will ihnen zugleich ermöglichen, Entscheidungen in ihrem Lebensalltag zu treffen, die ihrer Gesundheit zugute kommen."

Neuorientierung der Gesundheitsdienste: Gesundheitsdienste hatten im traditionellen Verständnis die Aufgabe, medizinische Betreuung oder Pflege zu organisieren. Im Sinne der Gesundheitsförderung sollen Gesundheitsdienste sich dahingehend umorganisieren, dass sie neben den medizinischen auch andere Lebensaspekte sozialer, politischer oder ökonomischer Natur stärker als bislang berücksichtigen.

Diese Handlungsfelder setzen auf unterschiedlichen gesellschaftlichen Ebenen an:

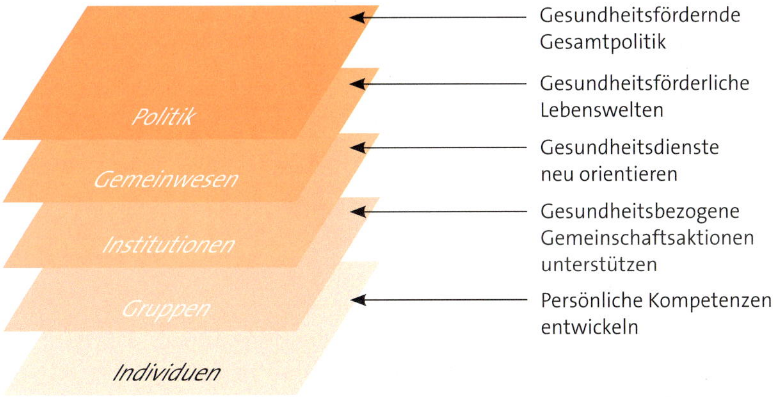

[1] Mehrebenenmodell der Gesundheitsförderung (aus: Bundeszentrale für gesundheitliche Aufklärung. Leitbegriffe der Gesundheitsförderung und Prävention. Verlag für Gesundheitsförderung, Gamburg, 2011, S.139)

In mehreren aufeinanderfolgenden internationalen Konferenzen wurden diese Handlungsfelder konkretisiert und weiterentwickelt: 1988 wurden in **Adelaide** im Rahmen der „2. Internationalen Konferenz zur Gesundheitsförderung" die gesamtpolitischen Empfehlungen dahingehend spezifiziert, dass Chancengleichheit und Gesundheit bei allen politischen Entscheidungen einen zentralen Stellenwert einnehmen sollten. Eine besondere Bedeutung sollten in Zukunft die Unterstützung der Gesundheit von Frauen, die Verbesserung von Essen und Ernährung zur Überwindung von Hunger und Mangelernährung sowie die Bekämpfung von Tabak- und Alkoholgebrauch sowie -missbrauch einnehmen. Allen Individuen, auch ethnischen Minderheiten, traditionellen Bevölkerungsgruppen und Einwanderern, soll ein gleichberechtigter Zugang zu gesundheitsförderlichen Gütern und Dienstleistungen ermöglicht werden, ohne dass sie hierfür ihre kulturelle Eigenständigkeit aufgeben müssen.

In der „3. Internationalen Konferenz für gesundheitsförderliche Lebenswelten" in **Sundsvall** 1991 wurde abschließend darauf verwiesen, dass Umweltprobleme zu gesundheitlichen Problemen führen können. Die sich verschlechternde Umweltsituation, bewaffnete Konflikte, das schnelle Bevölkerungswachstum und Armut haben gesundheitliche Auswirkungen. Frauen leiden unter Diskriminierung, werden ausgebeutet und daran gehindert, sich selbst gesundheitsförderliche Lebenswelten aufzubauen. Chancengleichheit für alle muss grundsätzlich Priorität erhalten, Bildung muss zur Herstellung gesundheitlicher Gleichheit als Grundrecht der Menschen anerkannt werden.

Bei der „4. Internationalen Konferenz zur Gesundheitsförderung" in **Jakarta** 1997 stand der Übergang in das 21. Jahrhundert im Vordergrund. Die Definition der Gesundheitsförderung aus der Ottawa-Charta wurde hier weiterentwickelt zu der Aussage: ***„Gesundheitsförderung ist ein Prozess, der Menschen befähigen soll, mehr Kontrolle über ihre Gesundheit zu erlangen und sie zu verbessern."*** Weitere Forderungen wurden beschlossen: Steigerung der Investitionen und Verbesserung der Infrastruktur für das Gesundheitswesen, Ausbau der sozialen Verantwortung für Gesundheit und der Partnerschaften für Gesundheit.

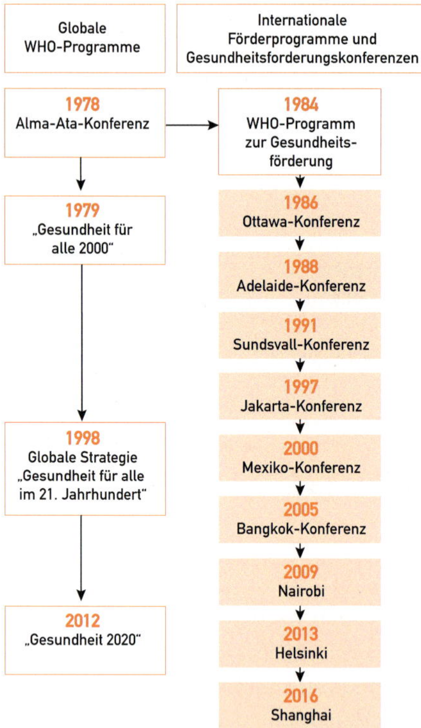

Im Jahr 2000 fand die „5. Internationale Konferenz zur Gesundheitsförderung" in **Mexiko-Stadt** statt. In der abschließenden Erklärung wurde festgehalten, dass in Zukunft die Nationalen Gesundheitsministerien der Länder eine stärkere Führungsrolle übernehmen müssen, um die ehrgeizigen Ziele zur Gesundheitsförderung effizienter umzusetzen.

Während der „6. Internationalen Konferenz zur Gesundheitsförderung" in **Bangkok** im Jahr 2005 wurden die Zusammenhänge von Globalisierung und gesundheitlicher Entwicklung diskutiert. Hier wurde festgehalten, dass Gesundheitsabkommen in einem globalen Kontext vereinbart werden müssen, um in einer zunehmend globalisierten Welt ausreichend Wirksamkeit zu zeigen.

Zusammengefasst zeigt die Geschichte der internationalen Gesundheitsförderung in den letzten Jahrzehnten eine kontinuierliche Abkehr von einer rein medizinischen Betrachtungsweise von Gesundheit sowie den Ansatz, die Regierungen in immer stärkere Verantwortung für den Gesundheitszustand der Menschen zu nehmen. Die Ottawa-Charta bildet die Grundlage für die Umsetzung von Gesundheitsförderung auf internationaler Ebene.

2.2.4 Der Setting-Ansatz in der Gesundheitsförderung

Der Setting-Ansatz ist die wichtigste Strategie der Gesundheitsförderung. Die Grundidee des Setting-Ansatzes ist, dass die Gesundheit einer Gesellschaft positiv beeinflusst werden kann, wenn Menschen über die konkreten Rahmenbedingungen angesprochen werden.

„Ein Setting ist ein Sozialzusammenhang, in dem Menschen sich in ihrem Alltag aufhalten und der Einfluss auf ihre Gesundheit hat. Dieser Zusammenhang ist relativ dauerhaft und seinen Mitgliedern auch subjektiv bewusst ist. Er drückt sich aus durch formale Organisation (z. B. Betrieb/Schule), regionale Situation (z. B. Kommune, Stadtteil, Quartier), gleiche Lebenslage (z. B. Rentner/Rentnerinnen), gemeinsame Werte bzw. Präferenzen (z. B. Religion, sexuelle Orientierung) bzw. durch eine Kombination dieser Merkmale." Aus: Bundeszentrale für gesundheitliche Aufklärung: Leitbegriffe der Gesundheitsförderung und Prävention. Glossar zu Konzepten, Strategien und Methoden, E-Book 2018, S. 892

Die WHO verwandte den „Setting"-Begriff erstmalig in der Ottawa-Charta von 1986: „Health is created and lived by people within the settings of their everyday life; where they learn, work, play and love." Dieser strategische Ansatz wurde in den kommenden Jahrzehnten international umgesetzt und entwickelte sich zu einem Kerninstrument der Abkehr vom krankheitsorientierten Präventionsdenken. Ein wichtiges Anliegen des Setting-Ansatzes ist der Einfluss auf die soziale Gerechtigkeit: Setting-Ansätze der Gesundheitsförderung sollen dazu beitragen, die sozial gerechte Verteilung von Gesundheitschancen zu unterstützen. Zielgruppen, die schwächere persönliche Ressourcen aufweisen, haben oft nicht die Kraft, aktiv Maßnahmen zur Prävention oder zur Gesundheitsförderung zu erfragen und umzusetzen. Verhaltensänderungen können in diesem Fall durch Anreize in dem alltäglichen Umfeld oder einer täglich besuchten

Institution besser umgesetzt werden. Damit sind nicht nur die Menschen, sondern auch die Rahmenbedingungen des jeweiligen Settings Zielpunkt der gesundheitsfördernden Intervention. Viele Maßnahmen aus dem Setting-Ansatz beinhalten verhaltens- und verhältnisbezogene Ansätze.

Verhaltens- und Verhältnisprävention | 43

B Viele Familien wissen um die Bedeutung gesunder Ernährung, haben aber nicht die Kraft, dieses Wissen im Alltag umzusetzen. Gezielte Informationsprogramme in der Schule und gesundes Schulessen stellen Setting-Ansätze der Gesundheitsförderung dar, die alle Kinder unabhängig von ihrem sozialen Hintergrund gleichermaßen erreichen. Damit ist zwar keine individuelle, problemspezifische Ansprache verbunden, aber es werden Anreize in einem psychosozialen Umfeld gesetzt, die Lerneffekte unterstützen. Im Fokus solcher Programme kann sowohl das Essverhalten der Einzelnen als auch die Schule als Ort der Ernährungsschulung und Essensausgabe stehen.

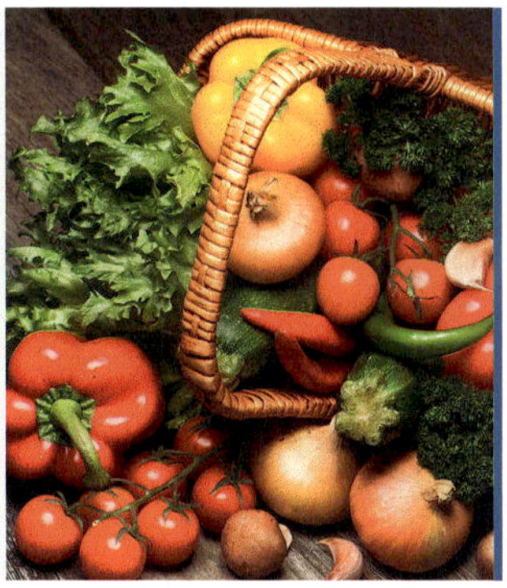

Da vor allem Kinder und Jugendliche zu einem hohen Prozentsatz institutionell an Einrichtungen gebunden sind, werden durch gesundheitsfördernde Maßnahmen nach dem Setting-Ansatz außerhalb der betrieblichen Gesundheitsförderung insbesondere jüngere Menschen erreicht. Im Jahr 2018 führten die gesetzlichen Krankenkassen dementsprechend Maßnahmen in insgesamt 62.000 Settings durch, die zu 84 % in Kindertagesstätten, Schulen und Berufsschulen stattfanden [Abb. 1]. Die Laufzeit dieser Setting-Projekte betrug im Jahr 2018 durchschnittlich 15,5 Monate.

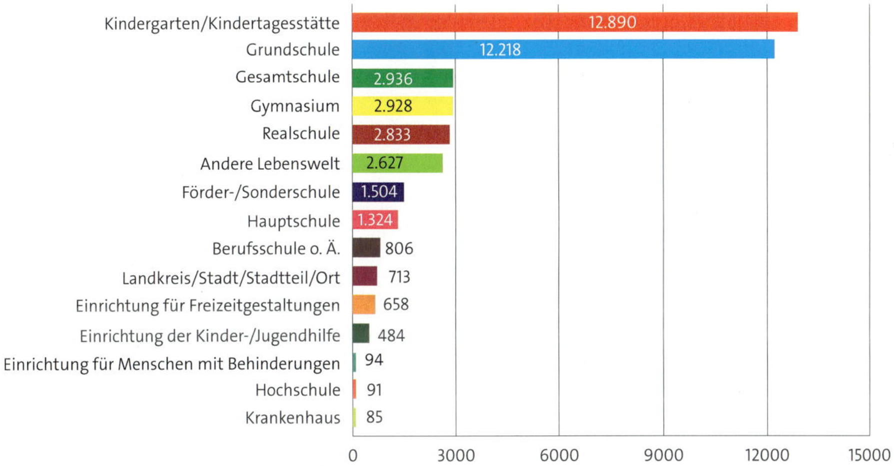

[1] **Anzahl der Maßnahmen nach dem Setting-Ansatz, die 2018 durch die gesetzlichen Krankenkassen durchgeführt wurden (Quelle: Präventionsbericht 2019, hrsg. von GKV und MDS)**

Setting-Projekte in Kindergärten und Schulen beinhalten häufig sowohl verhaltens- als auch verhältnisbezogene Aspekte. Die „gesundheitsfördernde Schule" entwickelte sich seit den 1990er Jahren europaweit zu einer wichtigen Teilstrategie der Gesundheitsförderung. Dieser Denkansatz trennt den Bildungsauftrag von Schulen nicht von gesundheitsfördernden Aspekten, sondern macht das Thema Gesundheit zu einem zentralen Anliegen, das sowohl die Bildungsinhalte als auch den gelebten Schulalltag betrifft. Im Sinne eines erweiterten Gesundheitsverständnisses hat eine verbesserte Bildungsqualität auch Konsequenzen für die Gesundheit, weil sie die Partizipation verbessern und dazu beitragen kann, soziale Ungleichheiten aufzuheben.

soziale Ungleichheit | 52

Gesundheitsfördernde Setting-Ansätze entstehen meist aus der Praxis heraus. Anders als bei der medizinisch geprägten Prävention, die auf wissenschaftlich bewiesenen Ursache-Wirkung-Zusammenhängen basiert (Beispiel: Eine aktive Impfung führt zur Verbesserung der körpereigenen Immunabwehr), sind die Zusammenhänge zwischen gesundheitsfördernder Maßnahme und Wirkung oft so komplex, dass es im Einzelfall manchmal schwerfällt, ihre Wirksamkeit konkret zu benennen. Dies ist nicht nur in Zeiten knapper werdender öffentlicher Gelder ein wichtiger Punkt, da Kostenfaktoren zunehmend auf ihre ökonomische Effizienz hin überprüft werden. Daher werden neue gesundheitsfördernde Projekte häufig an bewährten Modellen („Best Practice"/„Good Practice") gemessen.

Setting-Angebote werden durch verschiedene Anbieter initiiert. Eine Übersicht unterschiedlicher Anbieter, Angebote und Maßnahmen der Gesundheitsförderung und Prävention ist [Tab. 2] zu entnehmen.

Anbieter	Angebote und Maßnahmen
Apotheken	Schaufensteraktionen, Risikofaktorenuntersuchung (z. B. Blutdruck, Gewicht, Teststreifen), Informationsmaterial (z. B. „Apotheken-umschau"), Einzelberatung
Krankenkassen	Informationsmaterial, Kurse (z. B. zu Ernährung, Bewegung, Stressbewältigung), Sachleistungen/Erstattungen (z. B. Früherkennung, Impfungen, Teilnahme an Rehasportangeboten)
Sozialstationen	Beratung, Kurse (z. B. für pflegende Angehörige, aktivierende Pflege)
Beratungsstellen	Einzel-, Paar-, Familienberatung, Kurse, Vorträge, Informationsmaterial
Verbraucherzentralen	Informationsmaterial, Vorträge, Beratung (zu gesundheitsrelevanten Waren und Dienstleistungen z. B. aus den Bereichen Ernährung, Sport sowie Patientenrechte)
Vereinigungen und Verbände (z. B. Wohlfahrtsverbände, Selbsthilfeverbände wie Rheumaliga, Diabetikerbund)	Einzelberatung, Kurse, Vorträge, Informationsmaterial
Selbsthilfegruppen	gegenseitige Beratung, Austausch
Einzelhandel (z. B. Lebensmittel, Restaurants, Buchhandel, Sportgeschäfte)	Informationen, „gesundheitsförderliche" Angebote
Medien (T\I, Zeitungen, Zeitschriften, Internet)	Information, Meinungsbildung, z. B. interaktive Angebote (Einzelberatung, Foren für Informations- und Erfahrungsaustausch)
überregionale Einrichtungen (z. B. Ministerien, Bundesbehörden wie Bundeszentrale für gesundheitliche Aufklärung, Robert Koch-Institut, Umweltbundesamt, Bundesvereinigung und Landeszentralen für Gesundheit[-sförderung] und Prävention, Landesministerien, Organisationen wie Stiftung Warentest und Deutsche Gesellschaft für Ernährung)	Information (z. T. Beratung) direkt bzw. via Multiplikatorinnen und Multiplikatoren (wie Medien, Einrichtungen und Fachkräfte vor Ort)

[Tab. 2] Anbieter, Angebote und Maßnahmen der Gesundheitsförderung und Prävention für Bürgerinnen und Bürger. Quelle: Leitbegriffe der Gesundheitsförderung und Prävention. Glossar zu Konzepten, Strategien und Methoden. Hrsg: Bundeszentrale für gesundheitliche Aufklärung, Neuausgabe 2011

Seither haben Initiativen zur Prävention und Gesundheitsförderung Einzug in alle Lebensbereiche der Gesellschaft gehalten. Die Politik ist aufgefordert, Verantwortung für eine gesündere bzw. gesundheitsfördernde Umgebung zu übernehmen und Gesundheitssysteme entsprechend zu gestalten.

Gesundheitskompetenz 2.2.5

Die Entwicklung und Anwendbarkeit der Gesundheitskompetenz jedes Menschen wird durch zwei Grundelemente beeinflusst: zum einen durch individuelle personelle Voraussetzungen jedes einzelnen Menschen, zum anderen aber auch durch die Rahmenbedingungen des Sozial- und Gesundheitssystems.

In Deutschland gibt es im Zusammenhang mit den Gesundheitsreformen seit Jahren Entwicklungen, die auf eine Stärkung der Gesundheitskompetenzen abzielen und dies als gesamtgesellschaftliche Aufgabe ansehen. Daraus ist u. a. der Nationale Aktionsplan Gesundheitskompetenz entstanden. Grundlage war eine Studie, nach der 54 % der befragten Menschen in Deutschland über eine eingeschränkte Gesundheitskompetenz verfügen. Das heißt, dass jeder zweite Mensch nicht umfassend für seine eigene Gesundheit sorgen kann.

online
Nationaler Aktionsplan Gesundheitskompetenz
www.nap-gesundheitskompetenz.de

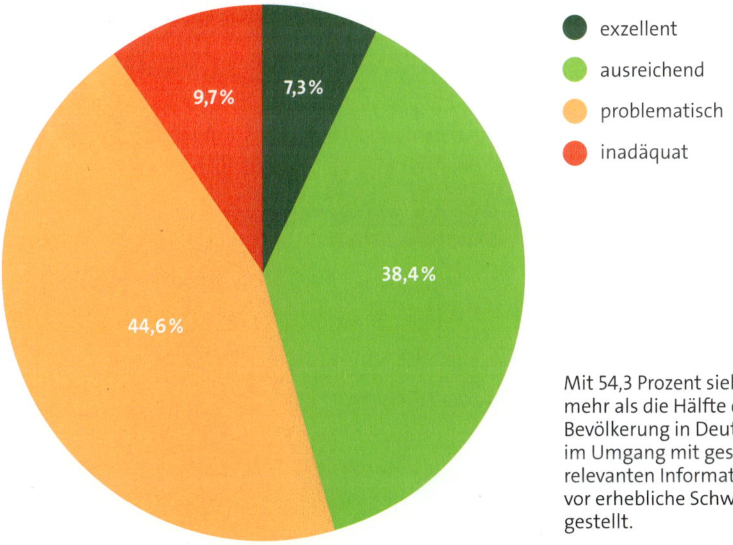

Mit 54,3 Prozent sieht sich mehr als die Hälfte der Bevölkerung in Deutschland im Umgang mit gesundheitsrelevanten Informationen vor erhebliche Schwierigkeiten gestellt.

[1] **Ausprägung der Gesundheitskompetenz in Deutschland (in Prozent der Bevölkerung)**

Quelle: Schaeffer, Doris/Vogt, Dominique/Berens, Eva-Maria/Hurrelmann, Klaus (2016): Gesundheitskompetenz der Bevölkerung in Deutschland. Ergebnisbericht 2016. Universität Bielefeld, Bielefeld

Der Nationale Aktionsplan Gesundheitskompetenz definiert Gesundheitskompetenz wie folgt:

> „Gesundheitskompetenz basiert auf allgemeiner ‚Literarität' und umfasst das Wissen, die Motivation und die Fähigkeit von Menschen, relevante Gesundheitsinformationen in unterschiedlicher Form zu finden, zu verstehen, zu beurteilen und anzuwenden, um im Alltag in den Bereichen der Krankheitsbewältigung, Krankheitsprävention und Gesundheitsförderung Urteile fällen und Entscheidungen treffen zu können, die ihre Lebensqualität während des gesamten Lebensverlaufs erhalten oder verbessern."
>
> Quelle: Schaeffer, Doris/Hurrelmann, Klaus/Bauer, Ullrich/Kolpatzik, Kai (Hrsg.): Nationaler Aktionsplan Gesundheitskompetenz – Die Gesundheitskompetenz in Deutschland stärken, Berlin KomPart 2018, S. 13

Literarität
Lese- und Schreibfähigkeit, Bildung

Als gesundheitsrelevante Informationen gelten dabei insbesondere Informationen über:

- Gesundheitsrisiken und ihre Vermeidung
- Aspekte einer gesunden Lebensweise
- Krankheiten, ihre Entstehung und ihre Folgen
- Bewältigungsstrategien im Umgang mit Krankheiten und Beeinträchtigungen
- Angebote und Unterstützungsleistungen des Gesundheitssystems

Systemische und personelle Einflüsse

Verschiedene Faktoren, wie z. B. die Lebensbedingungen des Menschen, können sich positiv, aber auch negativ auf die Ausprägung der Gesundheitskompetenz auswirken. Um zielführende Gesundheitsangebote entwickeln zu können, müssen diese Faktoren im Vorfeld zunächst analysiert werden, um anschließend passende Handlungsstrategien ableiten zu können.

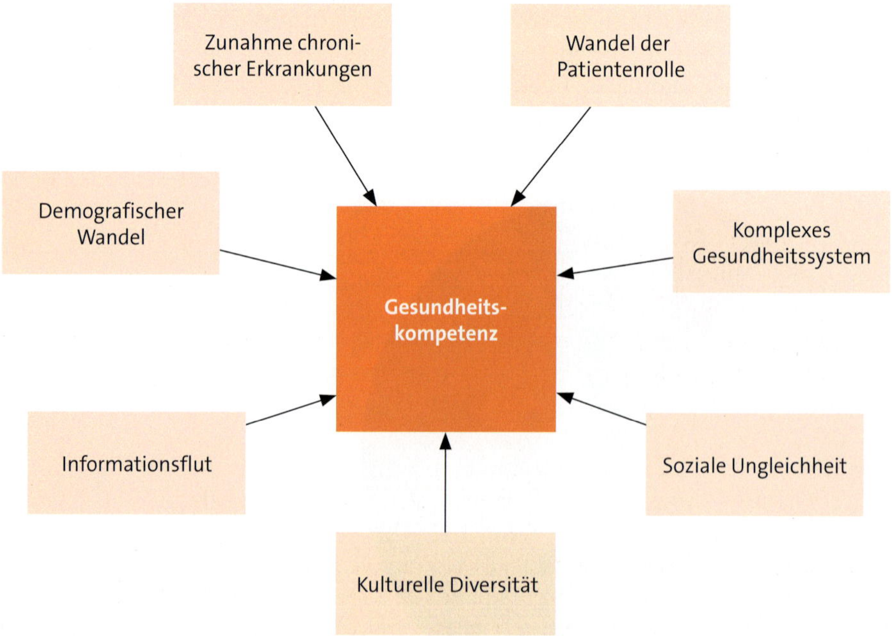

[1] Einflüsse auf die Entwicklung von Gesundheitskompetenz

Demografischer Wandel. Die gesellschaftliche Entwicklung und die steigende Lebenserwartung haben sich aufgrund der fortschrittlichen medizinischen Versorgung deutlich erhöht. Der Mensch wird immer älter; damit zusammenhängend wird eine umfassende Gesundheitsversorgung immer wichtiger, damit der alternde Mensch so lange wie möglich aktiv und selbstbestimmt leben kann.

Zunahme chronischer Erkrankungen. Im höheren Alter nehmen die Erkrankungen zu, welche die Lebensqualität eines Menschen beeinflussen können. Aus einer vorübergehenden akuten Erkrankung kann eine dauerhafte, chronische Erkrankung werden. Dieser Chronifizierungsprozess erfordert gezielte Behandlungsstrategien, damit der Mensch trotz der chronischen Erkrankung seinen regulären Lebensaktivitäten nachgehen kann.

Wandel der Patientenrolle. Der Großteil der hilfe- und pflegebedürftigen Menschen gibt seine Selbstbestimmung nicht mehr an der Eingangstür der Gesundheitseinrichtung ab. Die klassische Patientenrolle verändert sich und wirkt sich auf das Selbstverständnis der Gesundheitsberufe aus. Viele Menschen möchten heute aktiv am Pflege- und Behandlungsprozess teilnehmen und somit Verantwortung für ihre Gesundheit übernehmen. Das Gesundheitssystem muss darauf reagieren und ihnen entsprechende Kenntnisse und Fähigkeiten vermitteln.

Komplexität des Gesundheitssystems. Das deutsche Gesundheitssystem ist durch eine Vielzahl an gesetzlichen Bestimmungen, bürokratischen Prozessen, an staatlichen und nichtstaatlichen Institutionen und Organisationen charakterisiert. Gleichzeitig verändern sich die Versorgungsstrukturen ständig. Dies hat zur Folge, dass die Orientierung im Gesundheitssystem und der Zugang zu Gesundheitsdienstleistungen für den hilfe- und pflegebedürftigen Menschen und seine Angehörigen erschwert werden. Das wiederum hat Auswirkungen auf die Entwicklung und Umsetzung der personellen Gesundheitskompetenz.

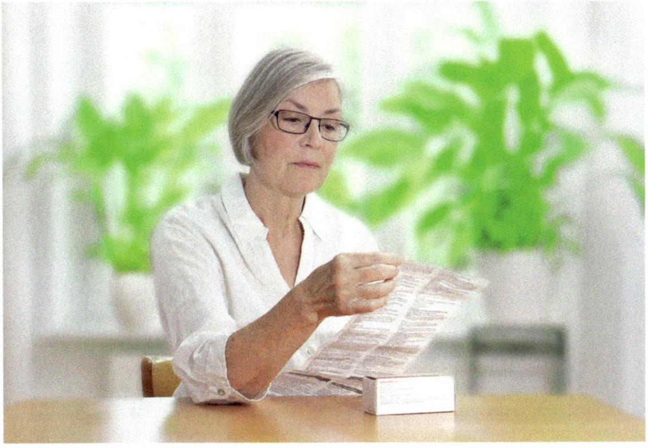

[2] Die umfangreichen Arzneimittelinformationen in Beipackzetteln haben komplexen gesetzlichen Bestimmungen zu genügen.

Wachsende soziale Ungleichheit. Die persönliche Lebenssituation wird durch den sozialen Status und Bildungsgrad maßgeblich mitbestimmt. Menschen, die unter prekären Bedingungen leben müssen, erkranken statistisch betrachtet häufiger und sind stärker von chronischen Erkrankungen betroffen. Die Verringerung gesundheitlicher Ungleichheit ist bis heute ein elementares Handlungsfeld mit großem Potenzial zur Förderung der Gesundheitskompetenz.

Kulturelle Unterschiedlichkeit. So bunt unser gesellschaftliches Zusammenleben mit unterschiedlichen Kulturen geworden ist, so signifikant ist die fehlende Beanspruchung der Angebote des Gesundheitssystems durch Menschen mit Migrationshintergrund. Die kulturellen Besonderheiten müssen berücksichtigt werden, damit Menschen mit Migrationshintergrund Zugang zu Gesundheitsangeboten erhalten und diese wahrnehmen können.

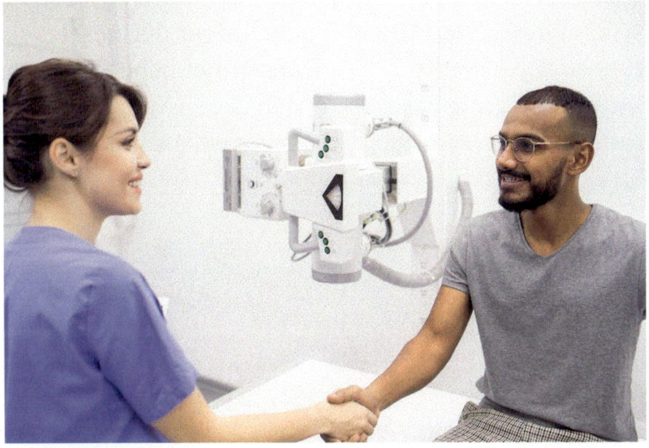

[3] Die kulturelle Unterschiedlichkeit kann zu Unwissenheit führen.

Informationsflut in der digitalen Informations- und Wissensgesellschaft. Die Fülle an gesundheitsrelevanten Informationsangeboten im Internet ist enorm. Menschen müssen befähigt werden, seriöse Informationen von rein kommerziellen Angeboten und versteckter Werbung zu unterscheiden. Auch der Umgang mit „Gesundheits-Apps“ und telemedizinischen Anwendungen ist für viele Menschen eine Herausforderung.

2.2.6 Präventionsgesetz

SGB V
Im Sozialgesetzbuch wird das Sozialrecht vom Gesetzgeber umgesetzt. Das 5. Buch des Sozialgesetzbuches (SGB V) betrifft die gesetzliche Krankenversicherung (s. S. 129).

Das Gesetz zur Stärkung der Gesundheitsförderung und der Prävention (Präventionsgesetz) ist im Jahre 2015 vom Deutschen Bundestag mit der Absicht verabschiedet worden, die Zusammenarbeit von Sozialversicherungsträgern, Ländern und Kommunen in den Bereichen Prävention und Gesundheitsförderung zu verbessern. Zur Erreichung dieser Ziele wurden verschiedene Änderungen und Ergänzungen in den Sozialgesetzbüchern vorgenommen. So wurden in den §§ 20a–i SGB V (Gesetzliche Krankenversicherung) folgende übergeordneten Handlungsebenen bzw. -strategien aufgeführt:

- primäre Prävention und Gesundheitsförderung
- Förderung der gesundheitlichen Eigenkompetenz der Versicherten
- Berücksichtigung geschlechtsspezifischer Besonderheiten
- Gesundheitsförderung und Prävention in den Lebenswelten
- betriebliche Gesundheitsförderung und Prävention
- nationale Präventionsstrategien und -konferenzen
- Optionen für Modellvorhaben
- Förderung der Selbsthilfe
- Gesundheitsuntersuchungen für Kinder und Jugendliche

Im SGB XI (gesetzliche Pflegeversicherung) wurden durch das Präventionsgesetz der Vorrang von Prävention und Rehabilitation sowie die Einführung eines neuen Pflegebedürftigkeitsbegriffs festgelegt. Die Pflegeversicherung hat durch das Präventionsgesetz ausdrücklich den Auftrag erhalten, gesundheitsfördernde Angebote für Menschen in stationären Pflegeeinrichtungen bzw. im Kontext der ambulanten Pflege zu gewährleisten.

online

Leitfaden Prävention des GKV-Spitzenverbandes aus dem Jahr 2018:
www.gkv-spitzenverband.de
Suche: Leitfaden Prävention

Im Rahmen der Nationalen Präventionskonferenz haben die Spitzenorganisationen der Träger der gesetzlichen Kranken-, Unfall-, Renten- und Pflegeversicherung bundeseinheitliche Rahmenempfehlungen zur Prävention und Gesundheitsförderung in den Lebenswelten der Menschen veröffentlicht. Darin werden folgende Ziele und Zielgruppen konkretisiert:

Ziele	Zielgruppen	Settings
Gesund aufwachsen	werdende und junge Familien, Kinder, Jugendliche, Auszubildende und Studierende	▪ Kommunen ▪ Kindertagesstätten ▪ sonstige Einrichtungen der Kinder- und Jugendhilfe sowie der Freizeitgestaltung ▪ allgemeinbildende und berufliche Schulen, Hochschulen ▪ Betriebe ▪ Einrichtungen für Menschen mit Behinderungen ▪ Einrichtungen der ambulanten und stationären pflegerischen Versorgung
Gesund leben und arbeiten	Personen im erwerbsfähigen Alter (erwerbstätige arbeitslose Menschen, ehrenamtlich Tätige)	
Gesund im Alter	Personen nach der Erwerbsphase in der Kommune, Bewohnerinnen und Bewohner von stationären Pflegeeinrichtungen	

[Tab. 1] Ziele und Zielgruppen der Prävention und Gesundheitsförderung in Lebenswelten.
In Anlehnung an Nationale Präventionskonferenz (2018): Bundesrahmenempfehlungen nach § 20d Abs. 3 SGB V.

Rein medizinische Maßnahmen der Krankheitsprävention wie z. B. Schutzimpfungen oder die zahnärztliche Prophylaxe sowie Maßnahmen zur individuellen Gesundheitsförderung werden von den gesetzlichen Krankenkassen übernommen. Der Schwerpunkt dieser Programme liegt bei Ansätzen zur Bewegungsförderung, gefolgt von Programmen zur Verbesserung der Ernährung, zum Abbau spezifischer Risiken und zum verantwortlichen Umgang mit Suchtmitteln [Abb. 1].

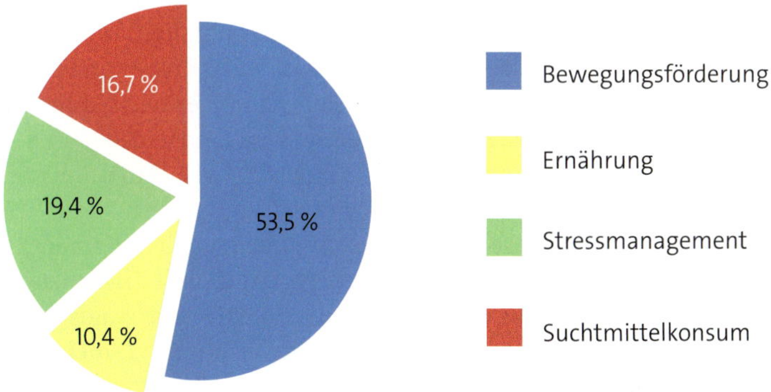

[1] Erreichte Personen bei Aktivitäten der gesetzlichen Krankenkassen zur individuellen Gesundheitsförderung 2009 (n = 1.668.357) (Quelle: Gesundheitsberichterstattung des Bundes 2018)

Mit dem § 20 des fünften Sozialgesetzbuches (SGB V) wurden Leistungen zur Prävention und Gesundheitsförderung erstmalig zur Pflichtleistung der gesetzlichen Krankenkassen erklärt. Diese Finanzierungsgrundlage wurde allerdings im Rahmen des Beitragsentlastungsgesetzes 1996 zwischenzeitlich wieder abgeschafft und erst im Jahr 2000 im Rahmen des GKV-Gesundheitsreformgesetzes wieder eingeführt.

Im Jahr 2007 wurde durch das GKV-Wettbewerbsstärkungsgesetz die |**betriebliche Gesundheitsförderung** zur Pflichtleistung der gesetzlichen Krankenversicherung erklärt. Die inhaltlichen Schwerpunkte bei der Finanzierung von Prävention und Gesundheitsförderung werden vom Spitzenverband der gesetzlichen Krankenkassen in einem gemeinsamen Leitfaden festgelegt. Hierzu gehören die Prävention arbeitsbedingter Gesundheitsgefahren, bei denen die Krankenkassen die gesetzliche |Unfallversicherung unterstützen, ebenso wie die betriebliche Gesundheitsförderung und Selbsthilfegruppen.

betriebliche Gesundheitsförderung | 72

Unfallversicherung | 132

Wichtige Bestandteile von Prävention sind außerdem in den Maßnahmen zum Arbeitsschutz verankert. Zuständig hierfür sind die **Deutsche Gesetzliche Unfallversicherung** sowie ihre Träger (v. a. die Berufsgenossenschaften). In ihr sind mehr als 80 % der Bevölkerung gegen Arbeitsunfälle und Berufskrankheiten versichert. Der gesetzlichen Unfallversicherung fällt die Aufgabe zu, vor Eintritt eines Versicherungsfalles Präventionsleistungen zu erbringen, dabei Arbeitsunfälle oder Berufskrankheiten zu verhindern und im Falle einer eingetretenen Berufskrankheit oder Behinderung Rehabilitations-, Pflege- oder Entschädigungsleistungen zu finanzieren.

online

www.kiggs-studie.de

online

Startseite des Gesundheitsmonitorings am RKI
https://www.rki.de/DE/Content/Gesundheitsmonitoring/gesundheitsmonitoring_node.html

Das Bundesgesundheitsministerium legt bei neuen Gesetzesvorhaben für Prävention und Gesundheitsförderung, die über die Sozialsysteme finanziert werden, einen besonderen Schwerpunkt auf die Verbesserung der Gesundheit von Kindern und Jugendlichen. Hintergrund dieser Schwerpunktsetzung sind Ergebnisse aus einer großen Kinder- und Jugendlichengesundheitsstudie (KiGGS) des Robert Koch-Institut, die unter anderem aufgezeigt hatte, dass Kinder aus sozial schwachen Familien schlechtere Gesundheitschancen haben. KiGGS ist eine Studie zur Gesundheit von Kindern und Jugendlichen in Deutschland, die das Robert Koch-Institut (RKI) von 2003 bis 2006 erstmals durchführte. An der Basiserhebung nahmen 17.600 Kinder und Jugendliche bis zu einem Alter von 17 Jahren teil, die in den Folgejahren erneut zu ihrer gesundheitlichen Lage befragt werden sollen. Eine Folgeerhebung fand in den Jahren 2009 bis 2012 statt („Welle 1"). Die Erhebung für „Welle 2" von 2014 bis 2016 umfasste die Altersgruppe der 0- bis 29-Jährigen bei insgesamt 15.023 Teilnehmern.

Das Robert-Koch-Institut führt solche Langzeitstudien unter dem Namen „Gesundheitsmonitoring" durch. Dadurch werden wichtige Daten und Informationen beschafft, die dann als Grundlage für die Gesundheitspolitik Deutschlands dienen. Die Zeitschrift „Journal of Health Monitoring" veröffentlichte 2020 u. a. mehrere Ausgaben, die sich mit der Ausbreitung von Covid-19 befassten.

Einen Überblick über wichtige Ausgabenträger für Prävention und Gesundheitsförderung gibt die Tabelle [Tab. 1]:

	2013	2018
Ausgabenträger insgesamt	**314.939**	**390.628**
öffentliche Haushalte	14.581	16.452
gesetzliche Krankenversicherung	181.460	222.090
soziale Pflegeversicherung	24.398	39.529
gesetzliche Rentenversicherung	4.268	4.880
gesetzliche Unfallversicherung	5.005	6.004
private Krankenversicherung[1]	28.898	33.253
Arbeitgeber	13.459	16.363
private Haushalte und private Organisationen ohne Erwerbszweck	42.870	52.057

[Tab. 1] Gesundheitsausgaben in Deutschland nach Ausgabenträgern in Mio. Euro (Quelle: Statistisches Bundesamt Gesundheitsausgabenrechnung 2018)
[1] Einschließlich privater Pflege-Pflichtversicherung.

Städte und Gemeinden tragen ebenfalls wichtige Teilaspekte von Prävention und Gesundheitsförderung, da sie die unmittelbaren Lebensbedingungen der Menschen formen. Der öffentliche Gesundheitsdienst und die Gesundheitsbehörden werden auf kommunaler Ebene organisiert. Durch sie werden wichtige Maßnahmen des Gesundheitsschutzes, der Verkehrspolitik und des Umweltschutzes festgelegt. Auf kommunaler Ebene können Projekte sinnvoll umgesetzt und miteinander vernetzt werden.

Gesundheitsförderung auf nationaler Ebene 2.2.7

Das Bundesinstitut für Öffentliche Gesundheit (BIÖG), das Robert Koch-Institut (RKI), das Bundesinstitut für Arzneimittel und Medizinprodukte (BfArM) und das Paul-Ehrlich-Institut als Bundesamt für Sera und Impfstoffe (PEI) zählen zu den nationalen Einrichtungen, die das |Bundesgesundheitsministerium (BMG) bei seinen gesetzesentwickelnden und verwaltenden Aufgaben in der Gesundheitspolitik als Bundesoberbehörden unterstützen. Dabei haben die beiden erstgenannten in ganz besonderem Maße gesundheitsfördernde Aufgaben.

Bundesgesundheitsministerium | 133

Das Bundesinstitut für Öffentliche Gesundheit (BIÖG)

online www.bioeg.de

Im Februar 2025 wurde aus der Bundeszentrale für gesundheitliche Aufklärung (BZgA) das Bundesinstitut für Öffentliche Gesundheit (BIÖG). In dem Errichtungserlass sind folgende Aufgaben festgelegt:

- Erarbeitung von Grundsätzen und Richtlinien für Inhalte und Methoden der praktischen Gesundheitserziehung,
- Ausbildung und Fortbildung der auf dem Gebiet der Gesundheitserziehung und -aufklärung tätigen Personen,
- Koordinierung und Verstärkung der gesundheitlichen Aufklärung und Gesundheitserziehung im Bundesgebiet sowie
- Zusammenarbeit mit dem Ausland.

Diese Aufgaben haben sich seit der Gründung der BZgA bis heute wesentlich ausgeweitet und differenziert.

In der Übersicht auf S. 68 werden die Aufgaben / Themen mit ihren Programmen sowie Links zu weiteren Informationen aufgelistet. Die überwiegende Anzahl der Programme dient der gesundheitlichen Aufklärung und der Gesundheitserziehung.

Neben diesen umfangreichen Programmen, Projekten und Kooperationen bietet das Bundesinstitut für Öffentliche Gesundheit spezielle Serviceleistungen an, zu denen ein regelmäßig erscheinender Newsletter, anonyme telefonische Beratung und projektbezogene Informations- und Aufklärungsbroschüren gehören. Im Rahmen von Forschung werden Maßnahmen des BIÖG evaluiert, Fachdatenbanken entwickelt, Fachtagungen durchgeführt und Ergebnisse in der Fachheftreihe „Forschung und Praxis der Gesundheitsförderung" veröffentlicht.

online www.bfarm.de
Hier finden Sie den Internetzugang zum BfArM.

Zum Geschäftsbereich des Bundesministeriums für Gesundheit gehörte neben den genannten Institutionen auch das 1969 gegründete Deutsche Institut für Medizinische Dokumentation und Information (DIMDI). Es hielt in mehr als 70 Datenbanken mit rund 100 Millionen Informationseinheiten ein breites Spektrum medizinischen Wissens vor. Seit 2020 ist das DIMDI in dem Bundesinstitut für Arzneimittel und Medizinprodukte (BfArM) aufgegangen.

Aufgaben / Themen	Programme	Informationen
Aidsprävention	■ „Gib Aids keine Chance“	www.liebesleben.de www.aidshilfe.de www.aidshilfe-beratung.de
Sexualaufklärung und Familienplanung	■ Partnerschaft ■ Schwangerschaftskonflikt	www.sexualaufklaerung.de www.loveline.de www.familienplanung.de www.schwanger-unter-20.de www.komm-auf-tour.de
Nationales Zentrum frühe Hilfe	■ Risikoerkennung ■ Hilfe durch Vernetzung	www.fruehehilfen.de
Suchtprävention	■ Aktionsplan „Sucht und Drogen“	www.rauchfrei-info.de www.null-alkohol-voll-power.de www.drugcom.de www.kinderstarkmachen.de www.spielen-mit-verantwortung.de www.check-dein-spiel.de www.halt.de
Gesunde Ernährung	■ Ernährung ■ Bewegung ■ Stressregulation	www.uebergewicht-vorbeugen.de www.bzga-essstoerungen.de www.gutdrauf.net www.kindergesundheit-info.de
Kinder- und Jugendgesundheit	Informationen für Eltern/Bezugspersonen und Erzieherinnen zu gesundheitsrelevantem Verhalten von Kindern und Jugendlichen	www.kindergesundheit-info.de
Frauengesundheit und Gesundheitsförderung	Internetportal mit Datenbank zur Frauengesundheit	www.frauengesundheitsportal.de www.bzga-essstoerungen.de
Gesundheit älterer Menschen	■ „Gesund in der zweiten Lebenshälfte“ ■ „Seniorenbezogene Gesundheitsförderung und Prävention auf kommunaler Ebene – eine Bestandsaufnahme“	www.aelter-werden-in-balance.de www.gesunde-staedte-netzwerk.de www.bvpraevention.de
Gesundheitliche Chancengleichheit	Kooperationsverbund: „Gesundheitsförderung bei sozial Benachteiligten“	www.gesundheitliche-chancengleichheit.de www.health-inequalities.eu
Organspende	„Organspende schenkt Leben“	www.organspende-info.de
Audiovisuelle Medien	TV- /Kino- und Radiospots zu aktuellen Kampagnen der BIÖG sowie Spiel- und Dokumentarfilme sowie Hörmedien zur Prävention und Gesundheitsförderung	www.bioeg.de/mediathek
Gesundheit und Schule	Medien für Eltern/Bezugspersonen, Erzieherinnen und Lehrerinnen	www.bioeg.de
Ausstellungen und Mitmach-Parcours	interaktive Angebote	www.liebesleben.de www.klarsicht.bzga.de www.gutdrauf.net
Blutspende	■ „Blut- und Plasmaspende – Jeder Tropfen hilft“ ■ „Helden gesucht. Spende Blut. Spende Plasma.“	www.einfachlebenretten.de

[Tab. 1] Übersicht über Themen und Programme der BIÖGi

Robert Koch-Institut (RKI)

Das Robert Koch-Institut (RKI) ist das Bundesinstitut für Infektionskrankheiten und nicht übertragbare Krankheiten. Zu seinen Aufgaben gehören nach § 3 BGA-Nachfolgegesetz von 1994 insbesondere:

- Erkennung, Verhütung und Bekämpfung von übertragbaren und nicht übertragbaren Krankheiten,
- epidemiologische Untersuchungen auf dem Gebiet der übertragbaren und nicht übertragbaren Krankheiten einschließlich der Erkennung und Bewertung von Risiken sowie der Dokumentation und Information,
- Sammlung und Bewertung von Erkenntnissen und Erfahrungen zu HIV-Infektionen und AIDS-Erkrankungen einschließlich der gesellschaftlichen und sozialen Folgen,
- Gesundheitsberichterstattung,
- Risikoerfassung und -bewertung bei gentechnisch veränderten Organismen und Produkten, Humangenetik,
- gesundheitliche Fragen des Transports ansteckungsgefährdender Stoffe sowie
- gesundheitliche Fragen des Transports gentechnisch veränderter Organismen und Produkte.

BGA
Bundesgesundheitsamt, wurde **1994** aufgelöst und neu strukturiert. Nachfolgeinstitute sind u. a. das RKI und das BfArM.

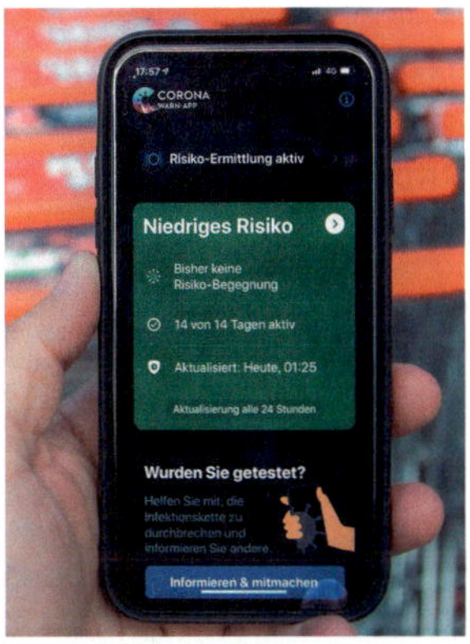

[1] Die „Corona-App" des RKI sollte während der Corona Pandemie die Bevölkerung schützen.

Mit der **Gesundheitsberichterstattung** (Gbe) wird nicht nur die Fachöffentlichkeit, sondern zunehmend eine breite interessierte Öffentlichkeit angesprochen. Die Beschreibungen und Analysen der Gbe werden nach Themenfeldern geordnet, wie z. B. „Gesundheitsprobleme und Krankheiten" oder „Gesundheitsverhalten und Gesundheitsgefährdungen". Die Gesundheitsberichterstattung erfolgt in drei unterschiedlichen Informationssystemen:

- Themenhefte mit spezifischen Informationen zum Gesundheitszustand der Bevölkerung, wie z. B.: Arbeitslosigkeit und Gesundheit, chronische Schmerzen, Altersdemenz, Selbsthilfe im Gesundheitsbereich, Bürger- und Patientenorientierung im Gesundheitswesen [Abb. 1],
- Onlinedatenbank mit mehr als 100 Datenquellen zu allen Themenfeldern der Gesundheitsberichterstattung und
- Schwerpunktberichte zu Themen, wie z. B. Gesundheit von Kindern und Jugendlichen, Pflege, Gesundheit von Frauen und Männern im mittleren Lebensalter.

Projekt „gesundheitsziele.de"

Die Gesundheitsministerkonferenz, der Zusammenschluss der Gesundheitsministerinnen der Bundesländer, hat 1999 dazu aufgefordert, für das Gesundheitswesen gemeinsame Ziele zu definieren. Das von der Bundesregierung im Jahre 2000 gestartete Projekt „gesundheitsziele.de", unterstützt durch das Robert Koch-Institut und die Bundeszentrale für gesundheitliche Aufklärung, fördert mit mehr als 70 weiteren Organisationen folgende **Gesundheitsziele**:

- Diabetes mellitus Typ 2: Erkrankungsrisiko senken, Erkrankte früh erkennen und behandeln,
- Brustkrebs: Mortalität vermindern und Lebensqualität erhöhen,
- depressive Erkrankungen: verhindern, früh erkennen, nachhaltig behandeln,
- Tabakkonsum reduzieren,
- Gesundheitliche Kompetenz erhöhen, Patient(inn)ensouveränität stärken,
- Gesund aufwachsen: Lebenskompetenz, Bewegung, Ernährung,
- Gesund älter werden,
- Alkoholkonsum reduzieren,
- Gesundheit rund um die Geburt,
- Patientensicherheit

online

www.gbe-bund.de
Unter dieser Adresse finden Sie die Internetseite der Gesundheitsberichterstattung des Bundes mit Zugang zu Themenheften, zur Onlinedatenbank und zu Schwerpunktberichten.

www.gesundheitsziele.de
Hier finden Sie Informationen zu „gesundheitsziele.de".

Die jeweiligen Programme der einzelnen Gesundheitsziele sind wiederum in einzelne Ziele und Teilziele sowie Startmaßnahmen mit sich daran anschließenden Aktivitäten und Maßnahmen unterteilt.

Programm zum Gesundheitsziel „Patientensouveränität und -kompetenz stärken".

Ziele	Teilziele	Startmaßnahme
„Transparenz erhöhen": Unterstützung durch qualitätsgesicherte, unabhängige, flächendeckende und zielgruppenspezifische Gesundheitsinformationen und Beratungsangebote	▪ zielgruppengerichtete Gesundheitsinformationen und Beratungsangebote ▪ Informationen zu Gesundheitsprodukten und -dienstleistungen ▪ patientenorientierte Vermittlung ▪ Verfügbarkeit der Informationen	Etablierung unabhängiger Einrichtungen zur Qualitätsbewertung im Gesundheitswesen
„Kompetenz entwickeln": ergänzende und unterstützende Angebote zur Stärkung der Patientenkompetenz	▪ Selbstmanagement für Gesundheitsförderung und Prävention unterstützen ▪ Möglichkeiten von Selbsthilfe und Kompetenz sind erschlossen. ▪ patientenorientierte Arbeitsweisen und kommunikative Kompetenzen der Leistungserbringer sind gestärkt.	Angebot von Beratung, Schulungen und Kursen zur Förderung individueller kommunikativer und gesundheitsbezogener Kompetenzen in Weiterbildungseinrichtungen, Schulen, Betrieben u. a. durch BZgA, Krankenkassen, Ärzten und regionale Transferstellen. Vollständige Umsetzung des § 20 Abs. 4 SGB V durch die gesetzlichen Krankenkassen und des § 29 SGB IX durch die Reha-Träger.
„Patientenrechte stärken": kollektive und individuelle Patientenrechte	▪ kollektive Beteiligung in Beratungs- und Entscheidungsgremien des Gesundheitswesens auf allen Ebenen ▪ Verbesserung der Patientenrechte ▪ Patientenrechte sind im Gesundheitswesen anerkannt und umgesetzt.	Förderung einer weitgehenden Beteiligung an Entscheidungsprozessen und Beratungen im Gesundheitswesen. Aktive Information über die individuellen und kollektiven Patientenrechte erfolgt durch die Einrichtungen des Gesundheitswesens.
„Beschwerdemanagement verbessern": Durch das Beschwerde- und Fehlermanagement können Ansprüche wirksamer, schneller und unbürokratischer geltend gemacht werden.	▪ verbesserte Position von Beschwerdeführerinnen, insbesondere von geschädigten Patientinnen, im Gesundheitswesen ▪ Einrichtungen des Gesundheitswesens dokumentieren das Beschwerdemanagement in Qualitätsberichten. ▪ patientengerechte Weiterentwicklung des medizinischen Gutachterwesen und der Haftungsregelungen	Flächendeckende Bereitstellung anbieterinnen- und kostenträgerunabhängiger Information, Beratung und Unterstützung bei Beschwerden über Fehler, Medizinschäden und Probleme mit Behandelnden oder Kostenträger. Weiterentwicklung geeigneter Anlaufstellen – wie z. B. Patientinnenstellen, Patientenfürsprecher oder Patientenombudspersonen

Die Umsetzung der für alle Gesundheitsziele avisierten Startmaßnahmen ist bereits auf mehreren Wegen erfolgt:

- Einrichtungen des unabhängigen „Instituts für Qualität und Wirtschaftlichkeit im Gesundheitswesen“ im Jahre 2004,
- Selbsthilfeförderung durch die gesetzlichen Krankenkassen in Form jährlich bereitgestellter Fördermittel,
- Beteiligung der Patientenverbände im gemeinsamen Bundesausschuss, dem obersten Beschlussgremium zur Erstellung der Richtlinien des Leistungskatalogs der gesetzlich Krankenversicherten,
- Anerkennung von Patientenverbänden und Selbsthilfeorganisationen insbesondere chronisch kranker und behinderter Menschen sowie
- Patientenbeauftragte der Bundesregierung seit 2004 zur Vertretung der Patienten in politischen Entscheidungsprozessen sowie zur weiteren Entwicklung von Patientenrechten.

Die Entwicklung Nationaler Gesundheitsziele erfolgt exemplarisch. Dabei werden neben Gesundheitszielen mit Krankheitsbezug auch Gesundheitsziele für bestimmte Bevölkerungsgruppen (z. B. Kinder und Jugendliche), Gesundheitsziele mit Präventionsbezug („Tabakkonsum reduzieren“) sowie Gesundheitsziele mit Bezug zu den Bürgern und Patienten entwickelt (z. B. „Patientensouveränität stärken“). Die folgende Abbildung gibt einen Überblick über bereits vorhandene und noch in Planung befindliche Gesundheitsziele sowie deren Zielbereiche.

Entwicklung exemplarischer Gesundheitsziele

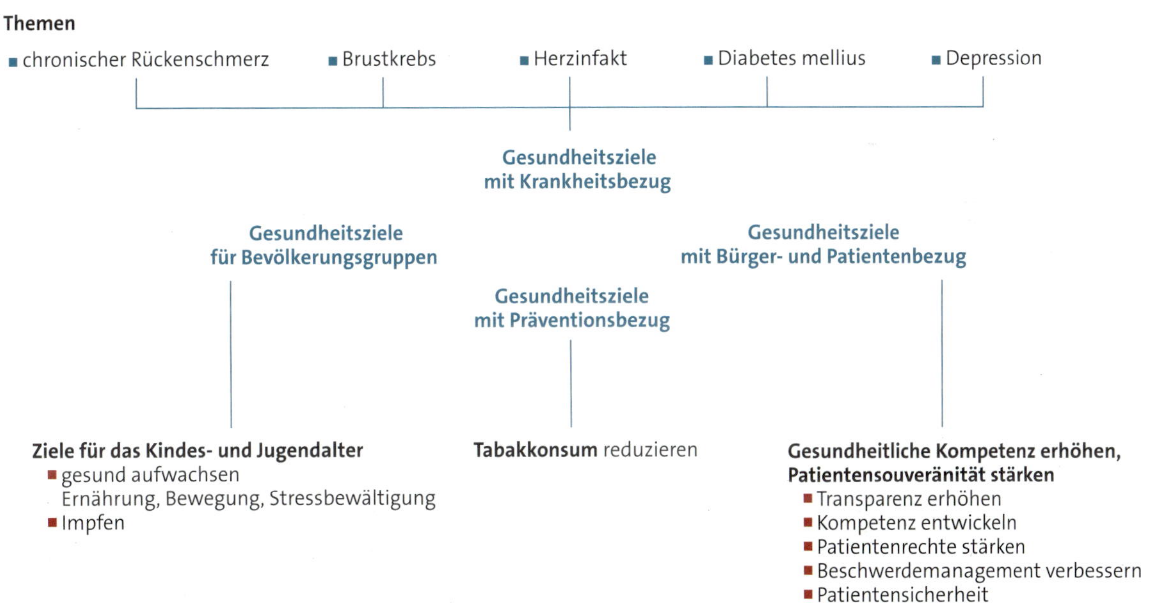

[1] Nationale Gesundheitsziele und Zielbereiche

2.2.8 Betriebliche Gesundheitsförderung

online

www.dnbgf.de
Deutsches Netzwerk für Betriebliche Gesundheitsförderung

www.bmas.de
Bundesministerium für Arbeit und Soziales

www.bmg.bund.de
Bundesministerium für Gesundheit

www.bkk.de
BKK Bundesverband

www.dguv.de
Deutsche Gesetzliche Unfallversicherung

www.iga-info.de
Initiative Gesundheit und Arbeit

www.enwhp.org
Europäisches Netzwerk für betriebliche Gesundheitsförderung

Institutionen und gesetzliche Grundlagen

Das Deutsche Netzwerk für Betriebliche Gesundheitsförderung (DNBGF) wird vom Bundesministerium für Arbeit und Soziales (BMAS) und vom Bundesministerium für Gesundheit (BMG) unterstützt. Für die Arbeit des DNBGF wurde eine Geschäftsstelle eingerichtet, die vom BKK Bundesverband, der Deutschen Gesetzlichen Unfallversicherung (DGUV), dem AOK-Bundesverband und dem Arbeiter-Ersatzkassen-Verband (AEV) im Rahmen der gemeinsamen Initiative Gesundheit und Arbeit (IGA) getragen wird.

Das DNBGF geht auf eine Initiative des Europäischen Netzwerks für betriebliche Gesundheitsförderung ENWHP zurück. Das ENWHP hat es sich zur Aufgabe gemacht, betriebliche Gesundheitsförderung als ganzheitlichen Ansatz europaweit bekannt zu machen. Sowohl das Deutsche als auch das Europäische Netzwerk koordinieren den Informationsaustausch und die Verbreitung vorbildlicher Praxisbeispiele.

Arbeits- und Gesundheitsschutz im Betrieb ist eine rechtlich verpflichtende Aufgabe. Für die betriebliche Gesundheitsförderung stehen folgende Rechtsgrundlagen im Vordergrund:

- § 20 SGB V,
- § 1 und § 14 SGB VII: Prävention arbeitsbedingter Gesundheitsgefahren durch die gesetzliche Unfallversicherung; Zusammenarbeit mit der gesetzlichen Krankenversicherung,
- SGB IX, Rehabilitation und Teilhabe behinderter Menschen, insbesondere § 84 (2): betriebliches Eingliederungsmanagement,
- Arbeitsschutzgesetz,
- Arbeitssicherheitsgesetz ,
- Arbeitszeitgesetz,
- Arbeitsstättenverordnung,
- Bildschirmarbeitsverordnung und
- Beschäftigtenschutzgesetz.

Ziele und Leitlinien

Im November 1997 hat das Europäische Netzwerk für betriebliche Gesundheitsförderung in der Luxemburger Deklaration zur Verbesserung von Gesundheit und Wohlbefinden am Arbeitsplatz folgende Ziele formuliert:

- Verbesserung der Arbeitsorganisation und Arbeitsbedingungen,
- Förderung einer aktiven Mitarbeiterinnenbeteiligung und
- Stärkung persönlicher Kompetenzen.

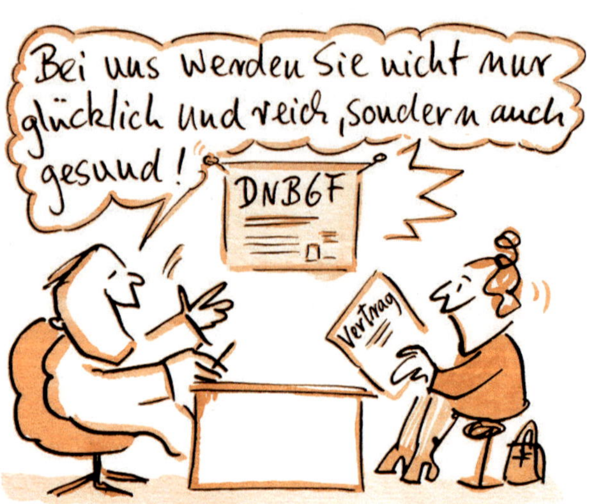
Bei uns werden Sie nicht nur glücklich und reich, sondern auch gesund!
DNBGF
Vertrag

Dabei sind die Ziele der betrieblichen Gesundheitsförderung an folgenden Leitlinien orientiert:

- Partizipation durch die Einbeziehung der gesamten Belegschaft,
- Integration durch die Berücksichtigung aller Unternehmensbereiche,
- Ganzheitlichkeit durch die Balance von Risikoreduktion und Schutzfaktoren und
- Projektmanagement durch Bedarfsanalyse, Prioritätensetzung, Planung, Ausführung, kontinuierliche Kontrolle und Bewertung der Ergebnisse.

Aufgaben und Handlungsfelder

Die Aufgaben der betrieblichen Gesundheitsförderung liegen im Bereich der Verhütung von Arbeitsunfällen, Berufskrankheiten und arbeitsbedingten Gesundheitsgefahren. Neben diesen typischen Aufgabenfeldern des Arbeitsschutzes zählt ebenso die Ursachenanalyse arbeitsbedingter Gefährdungen zu den Aufgaben der betrieblichen Gesundheitsförderung. Die Spitzenverbände fühlen sich darüber hinaus ausdrücklich einem Ansatz der betrieblichen Gesundheitsförderung verpflichtet, der über die „Verhaltensprävention" hinaus auch die gesundheitsfördernde Gestaltung der Arbeitsbedingungen und der Arbeitsorganisation einbezieht („Verhältnisprävention"). Als besonders handlungsrelevant werden folgende Schwerpunktbereiche bewertet:

- **Belastungen**: Vorbeugung und Reduzierung arbeitsbedingter Belastungen des Bewegungsapparates,
- **Ernährung**: gesundheitsgerechte betriebliche Gemeinschaftsverpflegung,
- **Stress**: Förderung individueller Kompetenzen der Stressbewältigung am Arbeitsplatz und gesundheitsgerechte Mitarbeiterführung sowie
- **Suchtmittelkonsum**: Rauchfreiheit im Betrieb und „Null-Promille" am Arbeitsplatz.

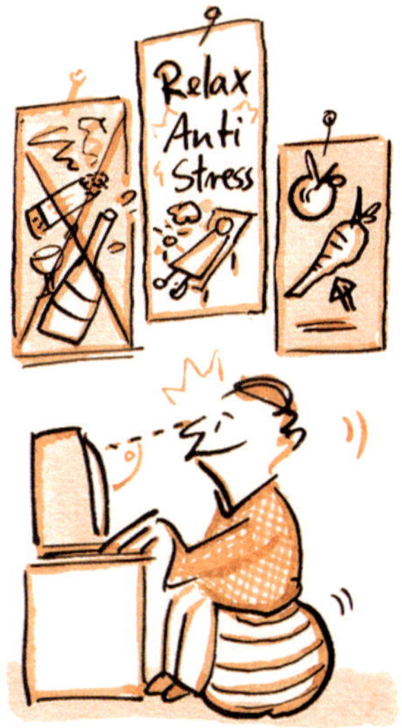

Instrumente

Mit Hilfe verschiedener Instrumente kann die Gesundheitsförderung im Betrieb gefördert und weiterentwickelt werden:

- Mitarbeiterbefragung anhand von Fragebögen zur Beschreibung des Ist-Zustandes, z. B. von verschiedenen Belastungsfaktoren und möglichen gesundheitlichen Beeinträchtigungen aus der Perspektive der Mitarbeiterinnen.
- Gesundheitszirkel als betriebliche Problemlösegruppen identifizieren auch Belastungen psychosozialer Art und entwickeln Lösungsvorschläge.
- Arbeitsplatzprogramme sensibilisieren für Gesundheitsverhalten am Arbeitsplatz, z. B. durch die Vermittlung von Basisinformationen und individueller Beratung zum Thema |Rückengerechtes Arbeiten.
- Gesundheitsberichterstattung mit der Analyse von Belastungsschwerpunkten.

Rückengerechtes Arbeiten | 229

Deutsches Netz Gesundheitsfördernder Krankenhäuser

online www.dngfk.de

Das Deutsche Netz Gesundheitsfördernder Krankenhäuser (DNGfK) ist aus der Initiative der WHO im Jahre 1993 hervorgegangen, in deren Folge sich 20 Krankenhäuser aus elf europäischen Ländern beteiligt haben, davon fünf aus Deutschland. 1996 ist in Prien am Chiemsee das Deutsche Netz Gesundheitsfördernder Krankenhäuser gegründet worden. Die Chiemsee-Erklärung von 1996 und die Homburger Leitlinien von 1999 legen die Grundeinstellungen, Prioritäten, Ziele und Aufgaben der gesundheitsfördernden Krankenhäuser fest.

Krankenhäuser, die Mitglied im Netz werden wollen, müssen bestimmte Aufnahmekriterien erfüllen und folgende generelle Ziele verfolgen:

- Einbindung der Patienten in die Behandlungsprozesse durch bessere Information und optimale Versorgung durch koordiniertes Handeln der Akteure. Wohlbefinden und Anleitung zur gesunden Lebensführung soll für die Patienten erlebbar sein.
- Ein gutes Management schafft für die Beschäftigten eine gesundheitsfördernde Arbeitsumgebung. Durch geringe Stressfaktoren werden Berufskrankheiten minimiert.
- Das Krankenhaus gewinnt durch Offenheit für die Bevölkerung und Kooperation mit Gesundheitsberufen auch als Informationszentrum regionale Bedeutung.

Betriebliches Gesundheitsmanagement

Unabhängig von der persönlichen Bedeutung hat die Gesundheit von Arbeitnehmern auch einen betriebswirtschaftlichen Wert. Steigen die krankheitsbedingten Fehlzeiten in einem Betrieb an, verrichten ehemals motivierte Mitarbeiter nur noch „Dienst nach Vorschrift" oder es kündigen eine ganze Reihe von Arbeitnehmern.

Spätestens an einem solchen Punkt kommt das betriebliche Gesundheitsmanagement ins Spiel, das prozessorientiert Lösungen erarbeiten kann. Betriebliches Gesundheitsmanagement ist eine besondere Form der betrieblichen Gesundheitsförderung. Es ist ein Konzept, dass sich nicht nur auf die körperlichen Leiden (und damit verbundenen Ausfallzeiten) von Arbeitnehmern konzentriert, sondern einen ganzheitlichen gesundheitsorientierten Ansatz bietet. Im Vordergrund stehen Wohlbefinden sowie Schutz, Erhalt und Förderung der Gesundheit.

Im Gegensatz zum reinen Arbeitsschutz, der auf die Vermeidung von Arbeitsunfällen hinzielt, prüft und gestaltet das betriebliche Gesundheitsmanagement Maßnahmen zur Verbesserung des innerbetrieblichen Klimas. Langfristig versprechen sich die Arbeitgeber nicht nur eine höhere Zufriedenheit und damit Arbeitsmotivation der Arbeitnehmer, sondern damit verbunden auch eine höhere Qualität und verbesserte Wettbewerbsfähigkeit [Abb. 1].

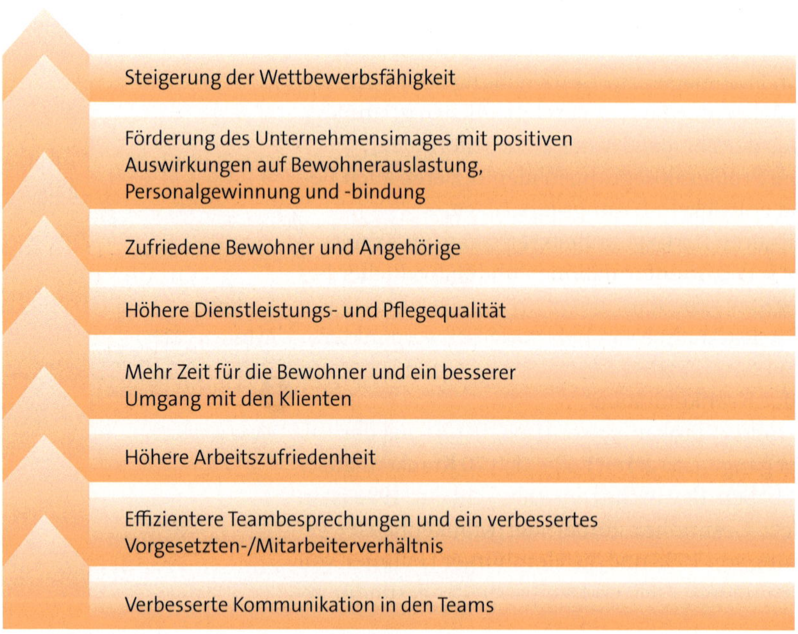
Steigerung der Wettbewerbsfähigkeit
Förderung des Unternehmensimages mit positiven Auswirkungen auf Bewohnerauslastung, Personalgewinnung und -bindung
Zufriedene Bewohner und Angehörige
Höhere Dienstleistungs- und Pflegequalität
Mehr Zeit für die Bewohner und ein besserer Umgang mit den Klienten
Höhere Arbeitszufriedenheit
Effizientere Teambesprechungen und ein verbessertes Vorgesetzten-/Mitarbeiterverhältnis
Verbesserte Kommunikation in den Teams

[1] Kausalkette des Betrieblichen Gesundheitsmanagements

Das betriebliche Gesundheitsmanagement steht auf vier Säulen:

1 **Gesundheitsförderliche Unternehmensstrategie:** Aufnahme der Ziele des betrieblichen Gesundheitsmanagements in das Unternehmensleitbild, Berücksichtigung der Interessen von Mitarbeitern bei Personalentscheidungen, regelmäßige Auswertung von Aus- und Fehlzeiten

2 **Gesundheitsförderliche Arbeitsplatzgestaltung:** Optimierung von Arbeitsprozessen, Bereitstellung ausreichender und funktionierender Hilfsmittel und Schutzkleidung, Einbeziehung der Mitarbeiter in Entscheidungsprozesse

3 **Förderung persönlicher Gesundheitspotenziale:** Unterstützung neuer Mitarbeiter durch einheitliche Einarbeitungskonzepte, Ermöglichung von Fort- und Weiterbildung, Förderung von Schlüsselqualifikationen, Wertschätzung der Leistung von Mitarbeitern

4 **Außerbetriebliche Rahmenbedingungen:** Gestaltung familienfreundlicher Arbeitszeiten, Zusammenarbeit mit Kinderbetreuungsstätten, Einbeziehung von Sozialberatungsstellen bei schwierigen persönlichen Notlagen von Mitarbeitern

Grundsätzliches zum Arbeitsschutz 2.2.9

Gesunde und motivierte Mitarbeiter sind die maßgeblichen Faktoren für eine erfolgreiche Unternehmensführung. Die Gesundheit der Mitarbeiter im Betrieb wird dabei primär durch Arbeitsschutz und unfallverhütende Maßnahmen mitbestimmt. Die Hauptverantwortung für die Durchführung der Arbeitsschutzmaßnahmen liegt beim Arbeitgeber, ebenso tragen die Beschäftigten ein hohes Maß an Eigenverantwortung für die Erhaltung der eigenen Gesundheit.

Die Einhaltung der geltenden Vorschriften wird durch staatliche und öffentliche Institutionen überwacht. Das Arbeitsschutzgesetz verlangt vom Arbeitgeber die Schaffung einer geeigneten innerbetrieblichen Arbeitsschutzorganisation sowie die Unterweisung der Beschäftigten über Sicherheit und Gesundheitsschutz bei der Arbeit. Die Bestimmungen des Gesetzes sind durch mehrere Verordnungen, z. B. die Arbeitsstättenverordnung (ArbStättV) oder die Bildschirmarbeitsverordnung (BildscharbV) konkretisiert. Weiterhin wird durch das Gesetz die Überwachung und Beratung der Betriebe durch die Arbeitsschutzbehörden geregelt.

gesetzliche Unfallversicherung | 132

Der „Unfallverhütungsbericht Arbeit“ wird jährlich durch die Bundesregierung herausgegeben und gibt Auskunft über den Stand von Sicherheit und Gesundheit bei der Arbeit sowie über Häufigkeit von Berufskrankheiten in Deutschland.

Angewendete Arbeitsschutzmaßnahmen gliedern sich in Verhältnis- und Verhaltensprävention (betriebliche Gesundheitsförderung).

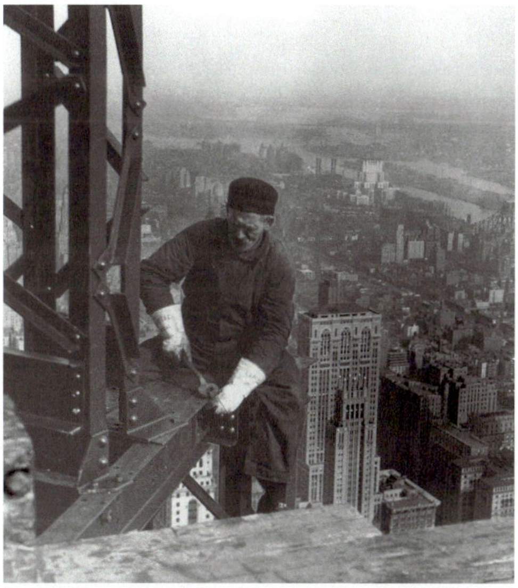

[2] Wolkenkratzerarbeiter

Entwicklung des Arbeitsschutzes

Maßnahmen zum Arbeitsschutz sind eine Errungenschaft des modernen Sozialstaats. Bis weit ins 20. Jahrhundert hinein – in bestimmten Regionen der Erde auch noch bis heute – standen Produktionsergebnisse im Wert über dem Erhalt von Gesundheit und Leben. Unfälle mit schweren Verletzungen und/oder Todesfolgen standen in bestimmten Arbeitsbereichen auf der Tagesordnung. Berufskrankheiten waren keine Seltenheit und wurden als „normale“ Folge des Arbeitsprozesses in Kauf genommen.

Mit der Reichsgewerbeordnung wurde 1871 das Arbeitsversicherungsrecht verabschiedet. Danach waren die Betriebe verpflichtet, bestimmte Maßnahmen zum Arbeitsschutz einzuführen und zu überwachen. 1884 wurde unter Bismarck das Gewerbeunfallversicherungsgesetz beschlossen. Ein Bestandteil dieses Gesetzes war der so genannte duale Arbeitsschutz. Dualer Arbeitsschutz bedeutet in diesem Zusammenhang eine Aufteilung der notwendigen Maßnahmen zwischen den Trägern der gesetzlichen Unfallversicherung und staatlichen Institutionen. Versicherte erhielten nun bei einem Arbeitsunfall Versicherungsleistungen wie die Kostenübernahme von Heilbehandlungen und ggf. die Zahlung einer Unfallrente.

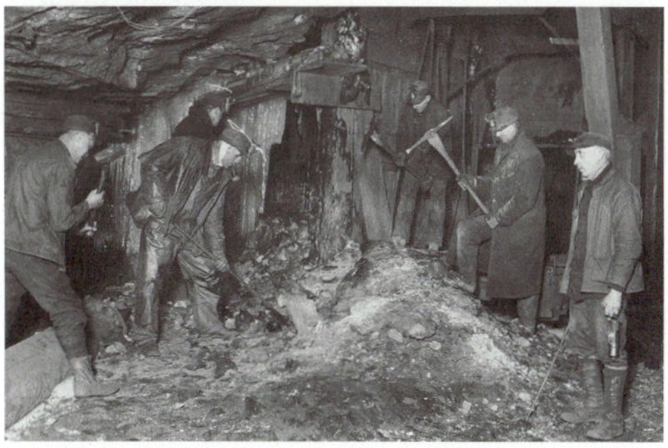

[3] Schlechte Arbeitsbedingungen in der Geschichte

online

www.gesetze-im-internet.de/arbschg/ArbSchG.pdf
Gesetz über die Durchführung von Maßnahmen des Arbeitsschutzes zur Verbesserung der Sicherheit und des Gesundheitsschutzes der Beschäftigten bei der Arbeit

Erst 1996 wurde in Deutschland ein einheitliches **Arbeitsschutzgesetz** (ArbSchG) eingeführt. Hauptziel des Gesetzes ist der Gesundheitsschutz aller Beschäftigten durch betriebliche Maßnahmen. In dem Gesetz sind Pflichten des Arbeitgebers und Pflichten und Rechte der Beschäftigten im Zusammenhang mit der Gesundheitsvorsorge und dem Arbeitsschutz festgelegt. Weiterhin sind zuständige Behörden, Befugnisse und Bußgelder genannt und ihr Aufgabenbereich definiert. Ein enger Zusammenhang besteht zum Betriebsverfassungsgesetz, in dem die Zusammenarbeit von Arbeitgebern und Mitarbeitervertretungen geregelt ist.

Bereiche, die durch Arbeitsschutzgesetze und Vorschriften geregelt werden

Abhängig von Zielgruppe und/oder -gebiet werden die Arbeitsschutzbereiche wie folgt aufgeteilt:

- personenbezogener Bereich, z. B. organisatorische Regelungen, Arbeitsplatzgestaltung bei Schwangerschaft,
- arbeitszeitbezogener Bereich, z. B. Dauer und Lage von Arbeitszeiten,
- räumlicher Bereich, z. B. ergonomische Gestaltung des Arbeitsplatzes,
- betrieblicher Bereich, z. B. betriebliche Arbeitsschutzmaßnahmen,
- technischer Bereich, z. B. Vorschriften im technischen Arbeitsschutz, Marktüberprüfungen von Geräten sowie
- stofflicher Bereich, z. B. chemikalienrechtliche Vorschriften.

Um einen umfassenden Mitarbeiterschutz sicher zu stellen, überschneiden sich die Zuständigkeiten. Zum Beispiel betrifft Jugend-, Mutter- und Behindertenschutz alle genannten Bereiche.

Institutionen und rechtliche Grundlagen des Arbeitsschutzsystems in Deutschland

Aus der historischen Entwicklung heraus ist der Arbeitsschutz traditionell in der Hand der Arbeitgeber. Die rechtlichen Grundlagen werden wie alle Bundesgesetze und -verordnungen auf Bundesebene erlassen und mit den europäischen Richtlinien abgeglichen.

Eine Besonderheit des Arbeitsschutzsystems ist die Zuständigkeit der Berufsgenossenschaften und Unfallversicherungsträger. Berufsgenossenschaften wurden als selbst verwaltete Zusammenschlüsse von Unternehmern gegründet, den so genannten Berufsgenossen, woraus sich die Bezeichnung Berufsgenossenschaft im Unfallversicherungsgesetz von 1884 ableitet. 1929 wurde die Berufsgenossenschaft Gesundheit und Wohlfahrt als 69. gewerbliche Berufsgenossenschaft gegründet und ist bis heute für die Arbeitnehmer der Pflegeberufe unter privater oder freier Trägerschaft zuständig. Heute gibt es neben 23 gewerblichen noch 9 landwirtschaftliche Berufsgenossenschaften. Die Angestellten des öffentlichen Dienstes (Bund, Länder, Kommunen) sind durch 27 Unfallkassen abgesichert.

Betriebsbeauftragte nach dem Arbeitssicherheitsgesetz (ASiG)

Für die interne Überwachung und Umsetzung der gesetzlich vorgeschriebenen Arbeitsschutzmaßnahmen, der so genannten Eigenkontrolle, kann der Arbeitgeber in verschiedenen Bereichen Betriebsbeauftragte bestellen. Grundlage für die Tätigkeit der Betriebsbeauftragten sind die entsprechenden gesetzlichen Vorgaben. Betriebsbeauftragte haben vorwiegend eine beratende, unterstützende, aber auch überwachende Funktion. Sie haben meist keine Eigenverantwortung in ihrem Auftragsbereich, sondern eine so genannte verantwortliche Beratungsfunktion. Die innerbetriebliche Stellung variiert, oftmals sind die Betriebsbeauftragten unmittelbar der Betriebsleitung unterstellt.

Im Gesundheitsbereich können/müssen folgende Betriebsbeauftragte ernannt werden:

Bezeichnung	Rechtsgrundlagen
Beauftragte für die biologische Sicherheit	Gentechnik-Sicherheitsverordnung
Betriebsärztin	Arbeitssicherheitsgesetz und UVV-Betriebsärzte
Betriebsbeauftragte für Abfall	Kreislaufwirtschafts- und Abfallgesetz
Brandschutzbeauftragte	in der Regel ohne spezielle rechtliche Forderung, aber wegen der besonderen vielfältigen Anforderungen in vielen Betrieben üblich; länderspezifisch gibt es im Baurecht Hinweise, dass Brandschutzbeauftragte bestellt werden müssen
Datenschutzbeauftragte	Bundesdatenschutzgesetz
Fachkraft für Arbeitssicherheit	Arbeitssicherheitsgesetz und UVV-Fachkräfte für Arbeitssicherheit
Gefahrstoffbeauftragte	ohne spezielle rechtliche Forderung, aber wegen der besonderen und vielfältigen Anforderungen zur Umsetzung der Verordnung zum Schutz vor gefährlichen Stoffen (Gefahrstoffverordnung – GefStoffV) in vielen Betrieben üblich
Geräte-Produktverantwortliche	Medizinprodukte-Betreiberverordnung
Hygienefachkraft	ohne spezielle rechtliche Forderung, aber bei Betrieben mit besonderen Anforderungen an die Hygiene über Landesrecht verbindlich (z. B. im Krankenhaus gemäß Berliner Krankenhausgesetz sowie Berliner Krankenhausbetriebsordnung)
Koordinatorin von Fremdfirmen zur Vermeidung einer möglichen gegenseitigen Gefährdung	Arbeitsschutzgesetz und UVV-Grundsätze der Prävention
Koordinatorin zur Vorbereitung und Ausführung von Bauvorhaben	Baustellenverordnung
Laserschutzbeauftragte	UVV-Laserstrahlung
Qualitätsmanagementbeauftragte	ohne spezielle rechtliche Forderung, aber allgemein üblich
Schwerbehindertenbeauftragte	SGB IX
Sicherheitsbeauftragte	SGB VII und UVV-Grundsätze der Prävention
Strahlenschutzbeauftragte	Strahlenschutzverordnung Röntgenverordnung
Strahlenschutzbevollmächtigte	ohne spezielle rechtliche Forderung, aber wegen der besonderen vielfältigen Anforderungen zur Umsetzung von Pflichten des Arbeitgebers als Strahlenschutzverantwortlicher in größeren Betrieben üblich

2.2.10 Unfallverhütung

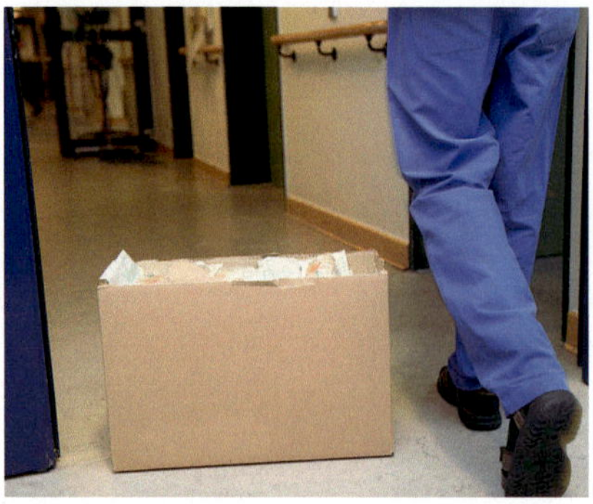

[1] Im Flur herumstehende Kisten stellen eine Gefahrenquelle dar.

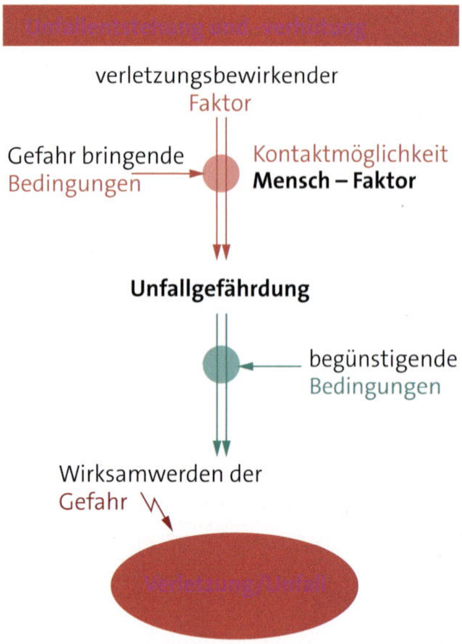

Unfälle sind ein zeitlich begrenztes Ereignis, das zu einem Gesundheitsschaden oder zum Tod führt. Arbeitsunfälle sind dadurch gekennzeichnet, dass sie innerhalb der Arbeitszeit passieren. Die Kosten für die Vermeidung von Unfällen sind gegenüber denen der Behandlungs- und Ausfallskosten der Unfallfolgen sehr viel geringer. Daher wird der Analyse der Unfallgefahren eine große Bedeutung beigemessen.

Unfälle entstehen i. d. R. dann, wenn mehrere Faktoren am selben Ort und zur gleichen Zeit zusammentreffen. So stellt ein frisch geputzter Boden eine **Gefahrenquelle** dar, deren Gefährlichkeit durch das Markieren mit einem Warnschild gemindert wird. Wird dies jedoch vergessen, entsteht eine **Gefahr bringende Bedingung**. Solange keiner oder jemand nur sehr vorsichtig den Boden betritt, ist der feuchte Boden nur eine potenzielle Gefahrenquelle. Stress und Hektik in einer mangelhaften Arbeitsorganisation begünstigen jedoch die Unfallgefahr, sie sind somit **begünstigende Bedingungen**. Darunter zählt neben dem Vergessen der Absicherung der Gefahrenquelle (Warnschild) z. B. schnelles, unachtsames Gehen oder das falsche Schuhwerk.

Die Gefahr bringende Bedingung und die unfallbegünstigende Bedingung sind somit vor dem Unfallereignis immer vorhanden. Arbeitsschutzmaßnahmen haben zum Ziel, diese zu erkennen und zu beseitigen, bevor ein Unfall passiert. Unfallverhütung hat somit immer einen „primärpräventiven" Charakter.

Unfallverhütungsvorschriften

Die Unfallverhütungsvorschriften werden durch die Berufsgenossenschaften für ihren jeweiligen Bereich verbindlich erlassen. Als berufsgenossenschaftliche Vorschriften- und Regelwerke (BGVR) klären sie

- die Gestaltung des Arbeitsplatzes,
- die Pflichten der Arbeitgeber und der Arbeitnehmer sowie
- die Organisation des betrieblichen Arbeitsschutzes.

Während die Gestaltung des Arbeitsplatzes sowie die Organisation des betrieblichen Arbeitsschutzes in den Aufgabenbereich des Arbeitgebers fällt, obliegt es den Arbeitnehmerinnen, ihr Handeln eigenverantwortlich an den Unfallverhütungsvorschriften auszurichten.

> **B** Beispiel Um die Arbeitnehmer vor Stichverletzungen mit Kanülen zu schützen, muss der Arbeitgeber die notwendigen Materialien zur Verfügung stellen (z. B. geeignete Abwurfbehälter). Die Arbeitnehmerinnen müssen dahingehend geschult sein, dass sie alle Schutzmaßnahmen vor Stichverletzungen beim alltäglichen Arbeiten beachten.

online

http://www.arbeitssicherheit.de/de/html/bgvr-verzeichnis
Hier finden Sie eine Übersicht über die Unfallverhütungsvorschriften.

online

www.dguv.de/
Seite des Spitzenverbands der gewerblichen Berufsgenossenschaften und der Unfallversicherungsträger

Behinderung und Rehabilitation 2.3

Behinderung 2.3.1

Nach Angaben des Statistischen Bundesamtes lebten 2020 (Stand 24. Juni) in Deutschland ca. 7,9 Millionen Menschen (ca. 9,4 % der Bevölkerung) mit einer Schwerbehinderung. Der größte Anteil sind erwachsene Menschen, die durch einen Unfall oder eine Krankheit eine Behinderung erworben haben. Der Anteil der Bevölkerung mit Behinderung steigt mit zunehmendem Alter.

Aus historischen Gründen gibt es in Deutschland keine Registrierung von Menschen mit einer Behinderung. Den Angaben des Statistischen Bundesamtes liegen daher Zahlen zu Grunde, die auf der Ausstellung eines Schwerbehindertenausweises beruhen. Hierzu zählen aber auch u. a. Krebserkrankungen, die nach deutschem Schwerbehindertenrecht mit einem Grad der Behinderung versehen sind.

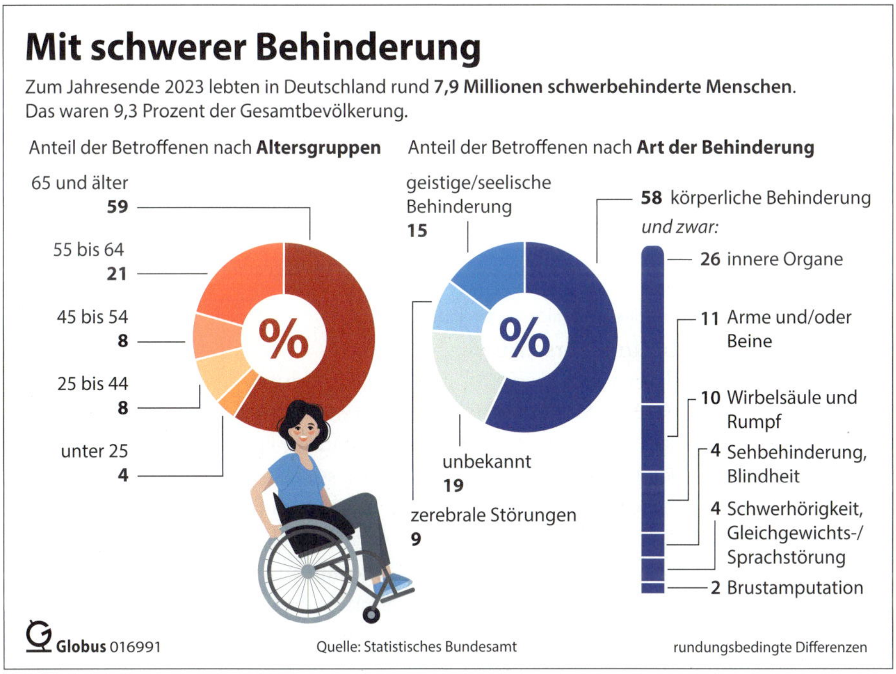

Bei der Auseinandersetzung mit den Begriffen Gesundheit und Krankheit und deren individuellen Erleben ist es unumgänglich, sich auch mit dem Phänomen Behinderung zu beschäftigen. Hintergrund: Eine klare Abgrenzung zwischen Krankheit und Behinderung ist nach der modernen Betrachtungsweise nicht immer bzw. nur schwer möglich. So ist ein 40-jähriger Mann, der an der Krankheit Lungenkrebs leidet und dadurch seinen Beruf als Autolackierer nicht mehr ausüben kann, gleichzeitig bzw. daraus folgend mit einem Grad der Behinderung versehen. Die Teilhabe an gesellschaftlichen Tätigkeiten wird durch die Krankheit behindert.

Lungenkrebs | 306

2.3.2 Betrachtungsweisen und Formen von Behinderung

Behinderung ist ein sehr vielschichtiger Begriff, der aus medizinischer, sozialer, gesundheitswissenschaftlicher und gesetzlicher Sicht betrachtet werden kann:

Aus **medizinischer Sicht** ist eine Behinderung die Folge einer Störung oder Krankheit, welche die Lebensmöglichkeiten – auch längerfristig – beeinträchtigt. Nach dem medizinischen Modell ist die Behinderung selbst nicht als Krankheit zu betrachten. Es gibt zwar Berührungspunkte, jedoch ist die Behinderung eher als Ergebnis eines Ereignisses (Schädigung) zu betrachten, das aber durchaus einen Krankheitswert besitzen kann. Je nach Grad der Beeinflussung der Lebensmöglichkeiten befindet sie sich an verschiedene Stellen auf dem Gesundheits-Krankheits-Kontinuum [Abb. 1]. Ziel ist es, Folgekrankheiten durch geeignete Maßnahmen zu vermindern oder gar zu vermeiden. Begleiterkrankungen können jedoch jederzeit vorliegen.

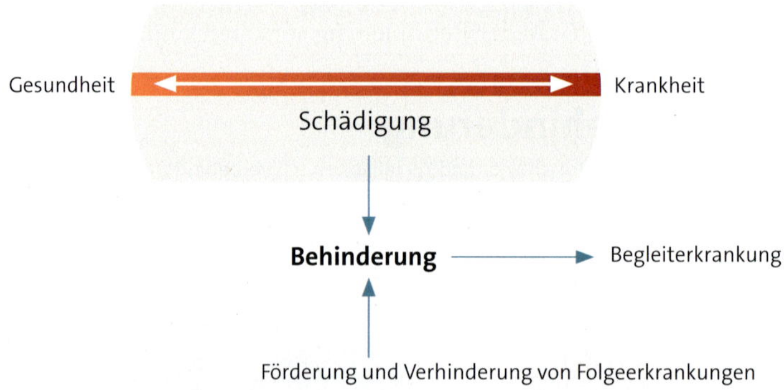

[1] Behinderung auf dem Gesundheits-Krankheits-Kontinuum

Diese Betrachtungsweise ist eher defizitorientiert und wird häufig von den Betroffenen abgelehnt. Die subjektive Betrachtung, Ressourcen und die Fähigkeit zur Bewältigung werden vorwiegend vernachlässigt. Hier kommt die **soziale Betrachtungsweise** zum Tragen, die eine Behinderung als eine Beeinträchtigung der Teilhabe am Leben der Gemeinschaft sieht. Der Fokus liegt hierbei auf den Gegebenheiten der Umwelt und inwieweit diese einen Menschen in seiner Alltagsgestaltung behindern. Die Beschaffenheit der Umwelt und der Umgang der Gesellschaft mit Behinderungen bestimmen demnach das Vorkommen und das Ausmaß einer Behinderung. Die folgenden Beispiele verdeutlichen diese Sichtweise:

> **B** In einer Welt, in der viel über Schrift vermittelt wird, sind Menschen, die nicht lesen oder schreiben können, viel stärker an der Teilhabe gehindert, als in einer Welt, in der allgemein verständliche Symbole eingesetzt werden.

> **B** In einer Umgebung mit vielen Stufen wird einer Rollstuhlfahrerin die Teilnahme am öffentlichen Leben schwerer gemacht als dort, wo es Rampen und Fahrstühle gibt.

Klassifikation

Die **International Classification of Functioning, Disability and Health (ICF)** der Weltgesundheitsorganisation (WHO) dient seit 2001 der Beschreibung des funktionalen Gesundheitszustands, der Behinderung, der sozialen Beeinträchtigung und der beeinflussenden Umweltfaktoren eines Menschen. Sie wird beispielsweise bei der Ermittlung des individuellen Unterstützungs- oder Rehabilitationsbedarfs verwendet. Wie auch die ICD-10-Systematik für Krankheiten bietet die ICF u. a. eine international standardisierte Sprache an. Sie trägt so zu einer besseren Verständigung zwischen den Fachleuten unterschiedlicher Disziplinen und den Menschen mit Behinderung bei. Die ICF basiert auf einem ressourcenorientierten bio-psycho-sozialen Modell der WHO, dessen zentrale Aussage die Wechselwirkungen zwischen den einzelnen Komponenten sind.

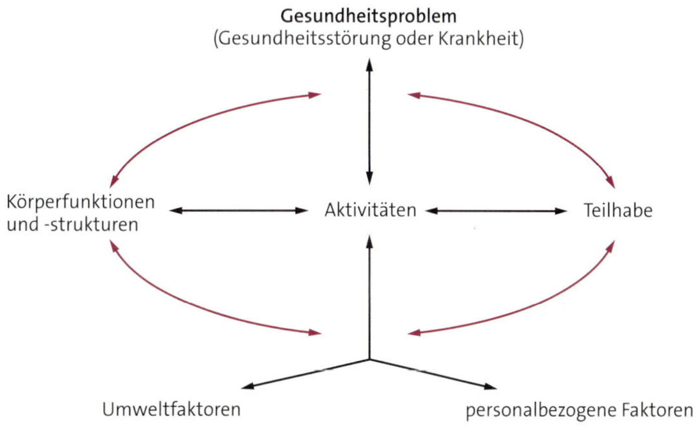

[2] Das bio-psycho-soziale Modell der WHO

ICF-Hauptunterteilung	Komponente	Domänen
Teil 1: Funktionsfähigkeit und Behinderung	Körperfunktionen und Körperstrukturen	z. B. mentale Funktionen, Sinnesfunktionen und Schmerz, kardiovaskuläre, hämatologische, immunologische sowie Atmungsfunktionen, Strukturen des Nervensystems, an Stimme und Sprechen beteiligte Strukturen, Strukturen der Haut und Hautanhangsgebilde
	Aktivität und Partizipation (Teilhabe)	z. B. Lernen und Wissensanwendung, Kommunikation, Mobilität, gemeinschafts-, soziales und staatsbürgerliches Leben
Teil 2: Kontextfaktoren	Umweltfaktoren	z. B. Produkte und Technologien, natürliche und vom Menschen veränderte Umwelt, Dienste, Systeme und Handlungsgrundsätze
	personenbezogene Faktoren	die personenbezogenen Faktoren wurden bislang in der ICF nicht definiert

[Tab. 1] Unterteilung, Komponenten und Domänen-Beispiele der ICF

Die Funktionsfähigkeit oder auch die Behinderung eines Menschen ist das Ergebnis der komplexen Wechselbeziehung zwischen dem Gesundheitsproblem des Menschen sowie seiner Umwelt und personenbezogenen Kontextfaktoren.

B Vinh Tran (58 J.) muss nach einem Verkehrsunfall der rechte Unterschenkel amputiert werden, was den Aufbau und die Funktion von Nerven, Muskeln und Knochen verändert. Dies hat Auswirkungen auf seine Fortbewegung und damit auf seine Tätigkeit als Busfahrer, auf sein häusliches Leben und auf sein Tischtennis-Hobby. Er lebt allein in einer Wohnung im 4. Stock ohne Fahrstuhl und erhält viel Unterstützung durch seine Familie. Herr Tran ist zuversichtlich, dass er nach der Stumpfheilung gut mit der Prothese zurechtkommen wird und vielleicht sogar wieder arbeiten kann.

Teilhabe, Selbstbestimmung, Inklusion

Teilhabe

Teilhabe (Partizipation) bedeutet das Einbezogensein einer Person in einen Lebensbereich. Teilhabe ist etwas, was der einzelne Mensch erfährt und erlebt. Es ist ein sozialpolitisches Konzept für Selbstbestimmung und Eigenverantwortung. Der behinderte Mensch soll ein selbstbestimmtes und eigenverantwortliches Leben führen können. Dies schließt jedoch nicht aus, dass Menschen mit Behinderung besonderen Schutz und Leistungen (sog. Nachteilsausgleiche) benötigen, um gleichberechtigt leben zu können. Eine Grundvoraussetzung hierfür ist eine barrierefreie Umwelt. Ein behinderter Mensch kann teilhaben, wenn er Zugang zu den einzelnen Teilbereichen (Bildungs- und Gesundheitssystem, Arbeits- und Wohnungsmarkt usw.) hat.

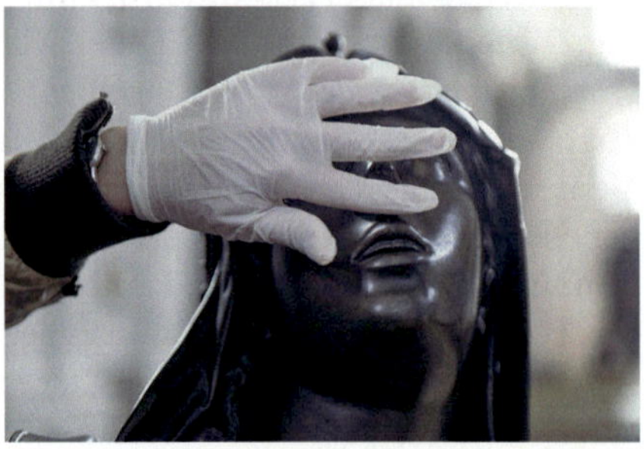

[1] Kirchenführung für blinde Besucher

Barrierefreiheit
Nutzbarmachung der Umgebung für Menschen mit Behinderung durch bauliche oder technische Anpassungen (z. B. akustische Ampeln, Gebärdendolmetscher)

online
Zweiter Teilhabebericht der Bundesregierung über die Lebenslagen von Menschen mit Beeinträchtigungen als PDF, Hörbuch-CD und in Leichter Sprache:
www.bmas.de
▸ Zweiter Teilhabebericht

W Alle vier Jahre erstellt die Bundesregierung einen Teilhabebericht, der die Umsetzung der in der UN-BRK formulierten Ziele in Deutschland reflektieren soll. Für den zweiten Teilhabebericht, der sich auf den Zeitraum 2005 bis 2014 bezieht, wurden die Lebenslagen beeinträchtigter Menschen in acht Bereichen untersucht, z. B. Familie und soziales Netz, alltägliche Lebensführung oder Gesundheit. Die Autoren stellten fest: Je schwerer ein Mensch beeinträchtigt ist, desto geringer sind seine Teilhabechancen.

Selbstbestimmung

Eine gleichberechtigte Teilhabe an der Gesellschaft setzt selbstbestimmtes Handeln und Entscheiden voraus, ohne Einschränkungen aufgrund von Diskriminierung oder Gewalt. Selbstbestimmung heißt Kontrolle über das eigene Leben zu haben, basierend auf einer Wahlmöglichkeit zwischen akzeptablen Alternativen. Doch Selbstbestimmung heißt nicht automatisch Selbstständigkeit. Ein prekär Beschäftigter ist zwar selbstständig, aber nicht selbstbestimmt. Ein Mensch mit einer Mehrfachbehinderung ist zwar nicht selbstständig, kann aber z. B. mit Persönlicher Assistenz und in einer barrierefreien Umwelt selbstbestimmt sein.

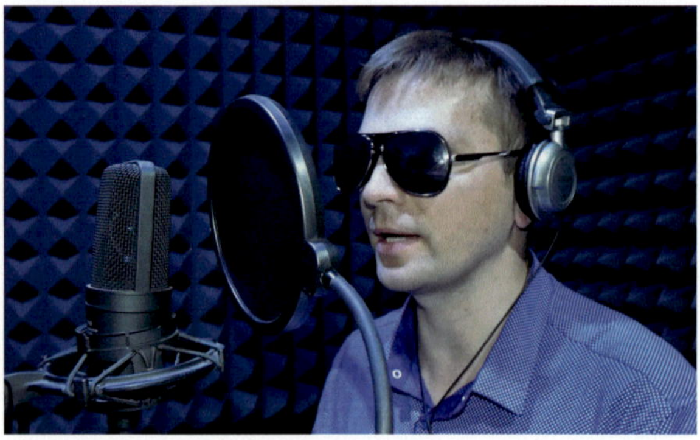

[2] Berufliche Verwirklichung gehört zu einem selbstbestimmten Leben.

Inklusion

Integration bedeutet, dass sich ein Mensch an eine bestehende Umwelt anpasst. Der Gedanke der Inklusion geht weiter, weil sich niemand verändern soll, um in die Umwelt „hineinzupassen". Im Gegenteil, die Umwelt wird an die Bedürfnisse jedes Einzelnen angepasst und von vornherein danach ausgerichtet. Inklusion betrachtet alle Menschen als gleichberechtigte Individuen, die unabhängig von persönlichen Merkmalen Teil des Ganzen sind. Durch Inklusion sollen die Diskriminierung und Exklusion (Ausschluss), die Menschen mit Behinderungen oft betreffen, abgebaut werden. Inklusion bedeutet, dass alle Menschen mit und ohne Behinderung ganz selbstverständlich zusammen leben, lernen, wohnen und arbeiten können.

online
Sag's mit Inklumoji – mit einer kostenlosen App der „Aktion Mensch" können Texte mit inklusiven Emojis ergänzt werden:
www.aktion-mensch.de
▸ Inklumoji

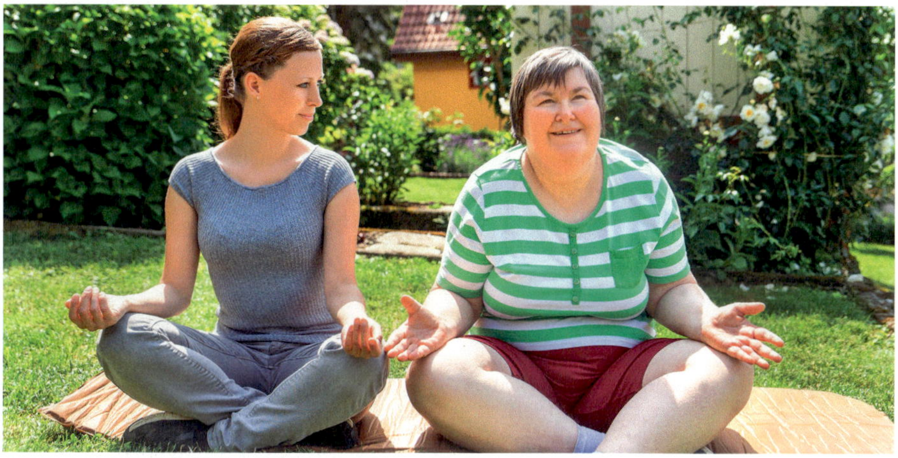

[1] Inklusion als die Idee des selbstverständlichen Zusammenlebens aller.

Das Bundesteilhabegesetz

In Deutschland gab es bislang ein umfassendes und sehr komplexes Hilfesystem für behinderte Menschen. Dieses erfüllte jedoch kaum die Vorgaben der UN-Behindertenrechtskonvention (BRK), die Anfang 2009 als deutsches Recht in Kraft gesetzt wurde. Sonderkindergärten und -schulen, Wohnheime oder Werkstätten speziell für behinderte Menschen sind nach dem Verständnis der UN-BRK eher auf Ausgrenzung statt auf Inklusion, also gleichberechtigte Teilhabe, ausgelegt.

Ein einheitliches Gesetzbuch für die Rechte von behinderten Menschen existiert in Deutschland nicht. Regelungen zum Behindertenrecht, vor allem sog. Nachteilsausgleiche, sind in verschiedenen Gesetzbüchern enthalten. Das liegt auch daran, dass sich behinderte Menschen in sehr unterschiedlichen Lebenssituationen befinden können. Eltern, deren Vorschulkind aufgrund einer infantilen Zerebralparese geistig behindert ist, haben ganz andere Probleme als ein 40-jähriger Maurer, der wegen eines Bandscheibenschadens keine körperlich schwere Arbeit mehr verrichten kann. Nicht nur die Lebenssituation, auch die Behinderung und deren Auswirkungen selbst, sind individuell verschieden. Die Teilhabe einer bislang völlig gesunden Frau, die einen Schlaganfall erleidet, kann in ganz anderen Bereichen eingeschränkt sein als bei einem von Geburt an blinden Mann.

Nachteilsausgleiche
Leistungen, die eine gleichberechtigte Teilhabe ermöglichen sollen

Das Gesetz zur Stärkung der Teilhabe und Selbstbestimmung von Menschen mit Behinderungen, kurz Bundesteilhabegesetz (BTHG), welches 2016 verabschiedet wurde, ändert die bestehenden Sozialgesetzbücher, ordnet sie neu und schafft stufenweise (2017–2023) mehr Möglichkeiten der Teilhabe und Selbstbestimmung für Menschen mit Behinderung.

Schwerpunktmäßig geht es darum, das Neunte Buch der Sozialgesetze (SGB IX) und das Eingliederungshilferecht zu reformieren. Die wichtigsten Maßnahmen des BTHG sind:

- Auch wenn verschiedene Träger für eine Reha-Maßnahme zuständig sind, muss der Betroffene nur noch einen Antrag bei einem der Träger stellen (Leistungen wie aus einer Hand). Dieser klärt die Zuständigkeiten und leitet dann ein Teilhabeplanverfahren ein.
- Alle Reha-Träger müssen über mögliche Leistungen umfassend informieren und beraten. Zusätzlich finanziert der Bund eine kostenlose, unabhängige und qualifizierte Beratung, insbesondere durch das Peer-Counseling, eine Beratung durch Betroffene für Betroffene.
- Leistungen der Eingliederungshilfe und der Existenzsicherung werden künftig klar getrennt und finanziert, z. B. wird Arbeitsassistenz abgegrenzt von Leistungen für Wohnen.
- Teilhabeleistungen werden unabhängig von Einkommen und Vermögen bereitgestellt. Behinderte Menschen und deren Ehepartner haben, genau wie alle anderen Menschen, ein Recht auf Sparen.
- „Leistungen zur Teilhabe" ist ein Oberbegriff für verschiedene Sozialleistungen. In der neu definierten Eingliederungshilfe SGB IX werden dabei vier Leistungsgruppen für anspruchsberechtigte Menschen mit Behinderungen unterschieden:

Eingliederungshilfe
Ursprünglich eine Sozialleistung nach dem SGB XI, die z. B. Leistungen zur Schul- oder Berufsausbildung für behinderte oder von Behinderung bedrohte Menschen beinhaltet. Im Zuge des BTHG wird die Eingliederungshilfe in das Rehabilitationsrecht (SGB IX) überführt und auch inhaltlich neu geregelt.

Kapitel 3 SGB IX – Medizinische Rehabilitation
Kuren, Reha-Sport, Früherkennung, Heilmittel, Therapien
Kapitel 4 SGB IX – Teilhabe am Arbeitsleben
Werkstätten für behinderte Menschen, andere Leistungsanbieter, private und öffentliche Arbeitgeber
Kapitel 5 SGB IX – Teilhabe an Bildung
Schule, Abitur, Berufsausbildung, Studium
Kapitel 6 SGB IX – Soziale Teilhabe
Wohnraum, Assistenz, heilpädagogische Leistungen, praktische Kenntnisse und Fähigkeiten, Förderung der Verständigung, Mobilität, Hilfsmittel, Besuchsbeihilfen

[Tab. 1] Leistungsgruppen für anspruchsberechtigte Menschen mit Behinderung nach der neu definierten Eingliederungshilfe SGB IX

pooling
engl. = sich vereinigen, zusammenschließen oder Interessen bündeln

W Das BTHG ermöglicht auch das „Poolen" von Assistenzleistungen im Bereich Wohnen. Bestimmte Leistungen zur sozialen Beziehungsgestaltung oder zur persönlichen Lebensplanung können gemeinsam mit anderen in Anspruch genommen werden, ohne dass es der ausdrücklichen Zustimmung des Betroffenen bedarf. Das kann bedeuten, dass mehrere anspruchsberechtigte Personen sich eine Assistenzkraft teilen sollen. Das kann sinnvoll sein, wenn beispielsweise zwei anspruchsberechtigte Freunde in einer Wohnung zusammenleben. Der Sozialverband Deutschland kritisiert, dass dadurch prinzipiell die Selbstbestimmung behinderter Menschen eingeschränkt wird.

Aufgrund der großen Bedeutung für das Gesundheitswesen ist die **gesetzliche Betrachtungsweise** von großer Bedeutung als Grundlage für staatliche Programme der Behindertenhilfe, medizinische Leistungen sowie Abrechnung und der Erfassung von Statistiken dar.

Nach dem Sozialgesetzbuch (SGB) IX § 2 Abs. 1 wird Behinderung folgendermaßen definiert:

„Menschen mit Behinderung sind Menschen, die körperliche, seelische, geistige oder Sinnesbeeinträchtigungen haben, die sie in Wechselwirkung mit einstellungs- und umweltbedingten Barrieren an der gleichberechtigten Teilhabe an der Gesellschaft mit hoher Wahrscheinlichkeit länger als sechs Monate hindern können."

Im Sozialrecht wird weiterhin nach der Schwere der Behinderung unterschieden. Die Schwere der Behinderung wird hierbei in Grad bemessen. Der Grad der Behinderung (GdB) gibt das Ausmaß für die körperlichen, geistigen, seelischen und sozialen Auswirkungen der Funktionsbeeinträchtigung durch eine Behinderung an. Dieser GdB kann zwischen 20 und 100 liegen. Die Feststellung des GdB erfolgt durch ärztliche Gutachter nach bundeseinheitlichen Kriterien. Wird hierbei ein GdB von mindestens 50 diagnostiziert, so gilt die Behinderung als Schwerbehinderung und es kann ein Schwerbehindertenausweis beantragt werden. Dieser ermöglicht den betroffenen Personen verschiedene Formen staatlicher Unterstützungen in Anspruch zu nehmen, die dabei unterstützen sollen, den erschwerten Lebensalltag zu bewältigen. Hierzu zählen z. B. ein besonderer Kündigungsschutz, Unterstützung durch Personen und Hilfsmittel am Arbeitsplatz, Zusatzurlaub, Ermäßigung bei kulturellen Veranstaltungen und Anspruch auf eine kostenfreie Mitnahme einer Begleitperson, wenn diese benötigt wird. Diese Unterstützungen werden auch als Nachteilsausgleich bezeichnet.

Persönliches Budget

Während vor dem 1. Januar 2008 sämtliche von einem Menschen mit Behinderung benötigten Leistungen direkt vom Kostenträger vermittelt und bezahlt wurden, können diese nun zur Finanzierung notwendiger Dienstleistungen auf einen frei verfügbaren Geldbetrag zurückgreifen und über diesen frei verfügen. Diese finanzielle Zuwendung wird als **persönliches Budget** bezeichnet. Während vor Einführung dieser Regelung, z. B. im Falle von Unterstützungsbedarf beim Wohnen oder der Essensversorgung, ein Platz in einer Wohnstätte zugewiesen wurde, ist es Menschen mit Behinderung nun möglich, selbst über Wohnort und den Bezug ihrer täglichen Mahlzeiten zu entscheiden.

Hinter der Schaffung dieser Möglichkeit stehen zwei Gründe: Zum Einen wird hiermit eine Stärkung der Wahlfreiheit und autonomen Lebensführung von Menschen mit Behinderung erreicht. Zweitens wird seitens des Gesetzgebers hier eine Möglichkeit der Kostenersparnis gesehen. Diese gründet vor allem darauf, das Leistungen auf diese Weise eher nicht als umfangreiches Komplettpaket, sondern in Form von Einzelleistungen gewählt und erworben werden können.

Spina bifida
Bei der Entwicklung im Mutterleib nicht vollständig erfolgender Schluß des Neuralrohrs in Form einer Aussackung (Myelomeningozele). In dieser liegen die Rückenmarkshäute (Meningen) und das Rückenmark (Myelon). Sie kann geschlossen oder offen vorliegen. Durch das Heraustreten des Rückenmarks kommt es zu Schäden der Leitungsbahnen mit Lähmungen und Empfindungsstörungen je nach Lage des Defekts; meist in Höhe der Lendenwirbelsäule.

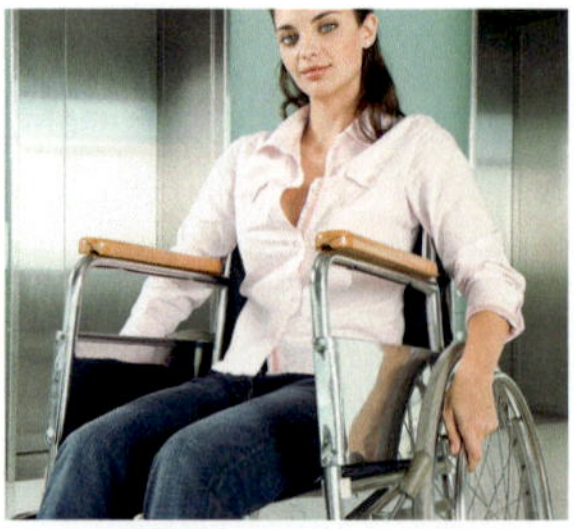

[1] Junge Erwachsene sind oft infolge eines Unfalls auf den Rollstuhl angewiesen. Barrierefreiheit ist dabei nicht immer selbstverständlich.

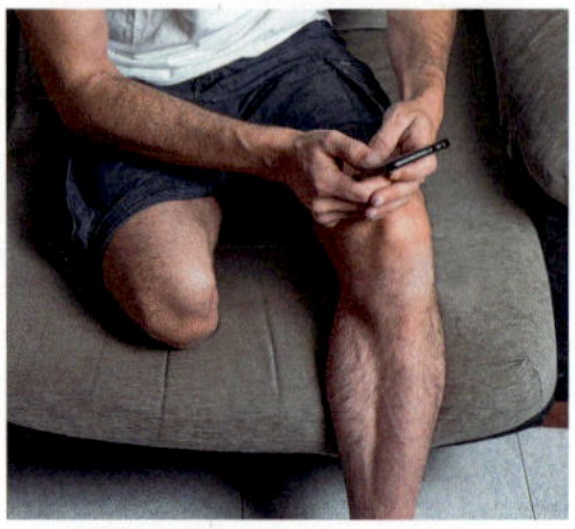

[2] Mann nach Unterschenkelamputation

Formen von Behinderung

Behinderungen werden in verschiedene Formen eingeteilt:

- körperliche Behinderung
- Sinnesbehinderung
- Sprachbehinderung
- seelische Behinderung
- Lernbehinderung
- geistige Behinderung

Dabei kommen körperliche Behinderungen am häufigsten vor, oft liegen allerdings kombinierte Behinderungen vor (Mehrfachbehinderungen). Bei der Entstehung von Behinderungen wird unterschieden in „angeboren" oder „durch Krankheit oder Unfall erworben". Dabei sind über 95 % der Behinderungen erworben, zu einem kleinen Teil im Kindesalter, aber größtenteils im höheren Erwachsenenalter.

Im Folgenden sind jeweils Beispiele für die häufigsten Behinderungsformen genannt.

Ein Beispiel für eine angeborene, vorwiegend **körperliche Behinderung** ist die Spina bifida, bei der ab dem von der Spaltbildung betroffenen Segment in der Regel eine Querschnittslähmung besteht. Bei erworbenen körperlichen Behinderungen sind für junge Erwachsene traumatisch bedingte Querschnittslähmungen typisch [Abb. 1], bei älteren Erwachsenen überwiegen als Ursache Schlaganfall oder die Amputation einer Gliedmaße [Abb. 2].

Welche Auswirkung eine körperliche Behinderung auf die Lebensführung haben kann, wird in folgendem Interview mit einer querschnittsgelähmten Frau deutlich:

Im Mai 2000 landete Frau Korf mit ihrem Auto an einem Baum. Dabei erlitt sie eine Querschnittslähmung und ein Schädelhirntrauma. Anfangs musste sie beatmet werden, konnte nichts bewegen. Lange Zeit stand nicht fest, ob ihr Gehirn bleibende Schäden zurückbehalten würde. Durch die Behandlung in der Klinik lernte sie wieder, eigenständig zu atmen. Durch neuropsychologisches Training konnte das Schädelhirntrauma folgenlos geheilt werden. Geblieben ist eine Tetraplegie; Frau Korf ist auf einen Elektrorollstuhl angewiesen. Nur ihren rechten Arm kann sie gut einsetzen. Bei der Körperpflege und beim Anziehen ist sie auf vollständige Hilfe angewiesen. Das Essen muss ihr zubereitet werden.

Interviewer: Frau Korf, was haben Sie als größte Hilfe erlebt in der Zeit nach Ihrem Unfall?

Korf: Was mir in erster Linie Rückhalt gegeben hat, war meine Familie. Die Schlüsselsituation war mit meiner Mutter. Das war noch auf der Intensivstation. Da habe ich meiner Mutter gesagt, wenn das jetzt immer so bleibt, weiß ich gar nicht, ob ich damit leben will. Dann hat mich meine Mutter angeguckt und nur gesagt: „Das ist egal, wie du jetzt bist, ob du noch laufen kannst oder nicht. Aber du bist da. Dass du da bist, ist uns viel wichtiger, als wie du jetzt durchs Leben kommst. Das ist immer noch besser, als wenn du beim Unfall gestorben wärst. Wir haben dich so lieb, wie du jetzt bist." Das war für mich eine so wichtige Aussage, dass ich danach nie mehr gefragt habe, wie ich damit klarkommen soll. Oder dass ich daran zerbrochen wäre, dass ich nun im Rollstuhl sitzen werde.

Interviewer: Haben sich denn Ihre Beziehungen durch den Unfall verändert?

Korf: Ja, das, würde ich sagen, ist eine der größten Veränderungen. Leute, die mit mir weiterhin zu tun haben wollen, müssen damit klarkommen, dass nicht ich diejenige bin, die sie besuchen kommt, sondern dass sie es sind, die mich besuchen kommen müssen. Ganz einfach deswegen, weil in meinem gesamten Freundeskreis es nämlich nur ein oder zwei Leute gibt, bei denen ich überhaupt die Möglichkeit habe reinzukommen. Ich weiß nicht, ob ich weniger Beziehungen habe. Meinen 30. Geburtstag habe ich jetzt mit über 60 Leuten gefeiert. Aber es sind nur wenige, bei denen ich weiß, da kann ich anrufen, wenn es mir mal schlecht geht.

Interviewer: Wie waren denn die Kontakte zu Hause am Anfang? Die Begegnung mit Leuten, die Sie dann das erste Mal gesehen haben?

Korf: Das kam drauf an. Also viele waren dann da, die mich hier in der Klinik halt schon irgendwie besucht hatten. Wie war das? Ich hab mich, glaub ich, relativ schnell daran gewöhnt, dass die natürlich erst mal gucken. Ich hab mir angewöhnt, dass, wenn mir diese Menschen aus welchem Grund auch immer am Herzen liegen, dann hab ich zugesehen, dass ich hinfahre und irgendwie Kontakt knüpfe, denn manchmal war die Hemmschwelle von den Leuten zu groß, um mal selber herzukommen. Na ja und es war hauptsächlich schon mal positiv, den Leuten entgegenzutreten. Natürlich sagten manche: Ach Susanne, wie geht's dir denn? Dir muss es doch unheimlich schlecht gehen. Ich konnte dann immer sagen: Nee, eigentlich nicht, warum? Denn immer, wenn ich daran dachte, wie mein Auto bei dem Unfall ausgesehen hat, hatte ich so das Gefühl, verdammte Kiste, dafür geht's mir fantastisch. Ich konnte es eine ganze Zeit lang überhaupt nicht haben, wenn man mir da zu mitleidig begegnet. Natürlich kann ich das nachvollziehen. Spätestens wenn ich mich dann mal mit Leuten unterhalten habe, erwarte ich, dass die ihr Mitleidsgefühl so ein bisschen zurückstellen.

Es gibt auch lustige Begegnungen: Im Supermarkt ist es immer sehr schön, wenn man da langfährt und auf einmal steht ein Kind neben einem. Neulich war es ein kleiner Junge, der mich unter die Lupe nahm, guckte sich meine Steuerung an, ging einmal um meinen Rolli drumrum, guckte sich die rechten Lichter an, guckte sich links die Lichter an, guckte mich an und meinte: Wie schnell fährt der denn? Also, da kann man schon wirklich Sachen erleben, die sind einfach schön, sind wirklich schön. Oft stehen die Eltern dahinter und sagen, lass mal die Rollstuhlfahrerin in Ruhe, so was fragt man nicht. Aber ich liebe solche Begegnungen, das ist toll. Doch, so was mag ich.

Eisenhuth, Jörg: *„Weglaufen geht nicht.“*
In: Wicker-Magazin, 12. Ausgabe
Januar-Dezember 2006.

Auch **Sinnesbehinderungen** können angeboren oder erworben sein. So ist die Innenohrschwerhörigkeit meist angeboren. Sie wird bereits in jungen Jahren mit einem Cochlea-Implantat versorgt, sodass die betroffenen Kinder möglichst „normal“ Sprache erlernen können. Blindheit im Gegenzug kann angeboren sein, ist jedoch häufig durch bestimmte Krankheiten bedingt. So kann ein nicht oder schlecht behandelter |Diabetes mellitus zu einer |diabetischen Retinopathie mit daraus resultierender Blindheit führen.

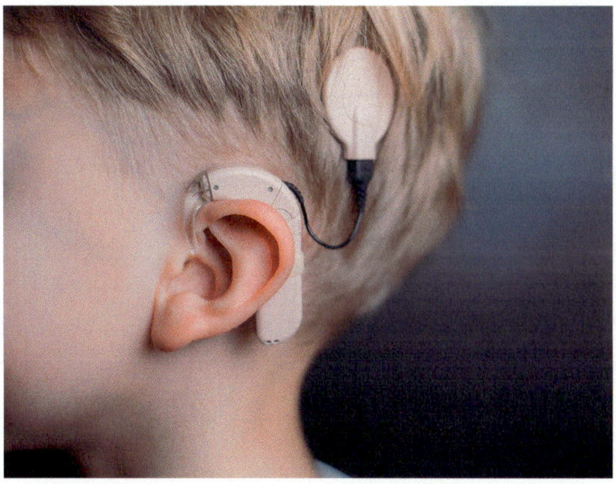

[3] Cochlea-Implantat

Diabetes mellitus | 360
diabetische Retinopathie | 369

Angeborene oder erworbene **Sprechbehinderungen** beeinträchtigen Menschen, ihre Muttersprache in Laut und/oder Schrift einzusetzen. Sie haben verschiedene Ursachen und Auswirkungen auf die Sprechfähigkeit.

Viele Schädigungen oder Erkrankungen führen jedoch nicht nur zu einer Form von Behinderung, sondern zu so genannten **Mehrfachbehinderungen**. So leiden z. B. Menschen, die an Morbus Parkinson erkrankt sind, häufig an körperlichen (motorischen) und seelischen Behinderungen (z. B. Depression). Als **seelische (psychische) Behinderung** wird die Auswirkung psychischer Erkrankungen auf einen Menschen bezeichnet.

Durch verschiedene vorgeburtliche Ursachen wie genetische Syndrome oder Infektionen, aber besonders durch Sauerstoffmangel unter der Geburt, kann es zu einer Kombination einer schweren körperlichen mit einer geistigen Behinderung kommen. Manchmal kommt auch eine Sinnesbehinderung dazu. Dies nennt man **schwere Mehrfachbehinderung**.

Lernbehinderungen werden anhand des Intelligenzquotienten definiert (zwischen einem IQ von 70–85) und weisen unterschiedliche Ausprägungen aus (z. B. Lese-Rechtschreibschwäche, Rechenschwäche). Sie werden in leichte, mittelgradige, schwere und sehr schwere geistige Behinderung eingeteilt. Die Betroffenen können häufig mit besonderer Förderung am „normalen" Lebensalltag teilnehmen. Viele Lernbehinderungen treten jedoch auch in Kombination mit anderen Behinderungen auf.

Geistige Behinderungen treten definitionsgemäß vor dem 18. Lebensjahr auf und können sehr unterschiedliche Ursachen haben: z. B. genetische oder chromosomale Störungen, Infektionen, Traumata. Die meisten Menschen mit einer geistigen Behinderung haben eine leichte geistige Behinderung, deren Ursache in mehr als der Hälfte der Fälle unklar bleibt. Eine in der Bevölkerung sehr bekannte geistige Behinderung beruht auf einer chromosomalen Störung: Liegt das Chromosom 21 dreimal vor, kommt es zu charakteristischen Veränderungen des Aussehens und bestimmter Organe bzw. Organfunktionen, die der Arzt John Langdon-Down 1866 erstmals beschrieben hat. Nach ihm wurde es Down-Syndrom benannt. Es geht in der Regel mit einer mittelgradigen geistigen Behinderung einher. Die betroffenen Menschen werden heute speziell gefördert und können teilweise sehr gut am „normalen" Leben teilhaben.

online

www.ohrenkuss.de
Auf dieser Internetseite finden Sie die Texte und Projekte von Ohrenkuss.

Viele Menschen mit einer geistigen Behinderung wollen nicht „geistig behindert" genannt werden, weil sie sich dadurch diskriminiert fühlen. Wie auch im Englischen ist die Bezeichnung „Menschen mit Lernschwierigkeiten" der von vielen Betroffenen bevorzugte Begriff.

B

Ohrenkuss ist eine Zeitung, die von Menschen mit Down-Syndrom erstellt wird. Ohrenkuss entsteht in der downtown-Werkstatt für Kultur und Wissenschaft in Bonn. Fragt man die „Macher", was ein Ohrenkuss eigentlich ist, antworten sie:
„Man hört und sieht ganz vieles – das Meiste davon geht zum einen Ohr hinein und sofort zum anderen Ohr wieder hinaus. Aber manches ist auch wichtig und bleibt im Kopf – das ist dann ein Ohrenkuss."
Über (fast) alles haben die Macher von Ohrenkuss schon einmal geschrieben: über die Liebe, die Musik, über Essen und Trinken, Sport und den ewigen Streit zwischen Männern und Frauen. Menschen mit Down-Syndrom schreiben in Ohrenkuss über das, was sie bewegt, sie teilen ihre Gefühle den Leserinnen mit.

Einführung in die Rehabilitation 2.3.3

Grundlegende Begriffe

Der Begriff „Rehabilitation" entstammt dem lateinischen Wort „rehabilitare". Im medizinischen Sprachgebrauch werden unter dem Begriff Rehabilitation medizinische, berufliche und soziale Maßnahmen zusammengefasst, die dazu beitragen, dass ein Mensch durch eine Einschränkung seiner Leistungsfähigkeit bzw. eine Behinderung keine dauerhafte Beeinträchtigung erfährt hat oder dass zumindest die Auswirkungen der erlittenen Beeinträchtigung möglichst gering bleiben. Der betroffene Mensch soll durch Rehabilitation also in die Lage versetzt werden, seinen Platz in der Gesellschaft möglichst unbeeinträchtigt wahrzunehmen.

rehabilitare
lat. = wiederherstellen

Das bedeutet nicht nur, dass der beeinträchtigte Mensch lernen muss, sich den gesellschaftlichen Bedingungen anzupassen. Auch die Gesellschaft hat die Aufgabe, Menschen mit Beeinträchtigungen die Wiedereingliederung in allen Lebensbereichen nach Möglichkeit zu erleichtern. Rehabilitation setzt dort an, wo folgende Ziele formuliert werden:

- Vermeidung oder Vorbeugung einer drohenden Behinderung
- Erhalt oder Verbesserung der Erwerbsfähigkeit
- Vermeiden von Pflegebedürftigkeit
- Abwenden einer Verschlimmerung der Gesundheitssituation bei chronischen Erkrankungen
- Verbesserung der Teilhabe am Leben in der Gemeinschaft

Tertiärprävention | 41

Insbesondere bei chronischen Erkrankungen sind die Übergänge zwischen Rehabilitation und Tertiärprävention oft fließend: Rehabilitation chronisch fortschreitender Erkrankungen hat vergleichbar mit der Tertiärprävention das Ziel, das Fortschreiten der Erkrankungsfolgen zu verhindern bzw. einer Verschlimmerung vorzubeugen.

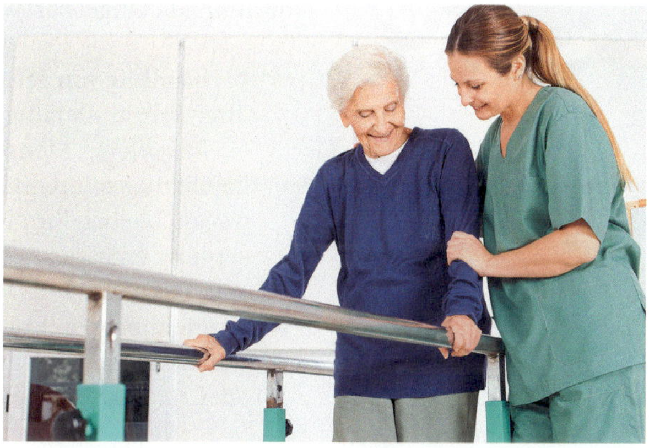

[1] Die Rehabilitation chronischer Erkrankungen hat das Ziel, Erkrankungsfolgen zu verhindern.

Mit dem Begriff **der präventiven Rehabilitation** werden Konzepte bezeichnet, die sowohl Rehabilitation als auch die Prävention einer neuen Erkrankung bzw. die Verschlechterung von Krankheitsfolgen bezeichnen. Prävention und Rehabilitation ergänzen sich hier sinnvoll.

Die rehabilitative Behandlung ist neben der ambulanten und der stationären medizinischen Versorgung ein gleichwertiger Bestandteil der medizinischen Behandlungskette. Für eine umfassende Versorgung insbesondere chronisch kranker Menschen ist eine enge Verzahnung dieser drei Versorgungsansätze von elementarer Bedeutung. In der Rehabilitation spielen neben medizinischen Maßnahmen aber auch die soziale, pädagogische und berufliche Beratung eine große Rolle. Dementsprechend vielfältig ist das Spektrum der beteiligten Professionen und Einrichtungen.

Wichtiges Prinzip der Rehabilitation ist das Festlegen der Rehabilitationsziele in den drei Kategorien Restitution, Kompensation und Adaptation.

Adaptation
Anpassung; aus dem Lateinischen von **adaptare** = anpassen

Restitution: Mit Restitution wird das Wiederherstellen der beeinträchtigten Funktionen bezeichnet. Restitution nach einer Lähmung bedeutet das Wiedererlangen der Kraft in der betroffenen Extremität, Restitution nach einem erlittenen Schlaganfall mit Sprachstörung die Wiederherstellung der Sprachfähigkeit.

Kompensation: In manchen Fällen kann nach einer erlittenen Krankheit oder Schädigung die vollständige Funktion nicht wiederhergestellt werden. Dann besteht die rehabilitative Strategie darin, die Schädigung zu kompensieren, d. h. durch eine andere Funktion zu ersetzen. Wenn beispielsweise ein Mensch eine Lähmung im rechten Arm erleidet, kann er erlernen, diese Schädigung durch einen vermehrten Einsatz des linken Armes zu kompensieren.

Adaptation: Wenn weder Restitution noch Kompensation möglich sind, kann das Rehabilitationsziel in der Adaptation bestehen. Blinde erlernen beispielsweise als Adaptationsstrategie die Brailleschrift [Abb. 1], Menschen mit Rückenmarksverletzungen lernen die Bewegung in einem Rollstuhl [Abb. 2]. Für alte Menschen, die aufgrund ihrer Gebrechlichkeit nicht mehr alleine in die Badewanne steigen können, kann ein Badewannenlift eine geeignete Adaptationsstrategie bedeuten [Abb. 3].

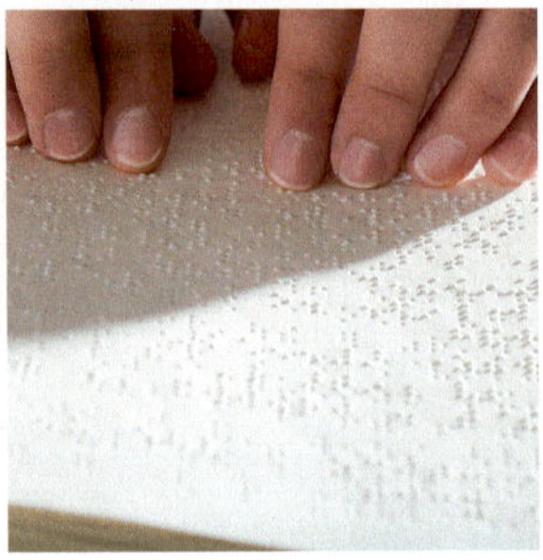

[1] Brailleschrift

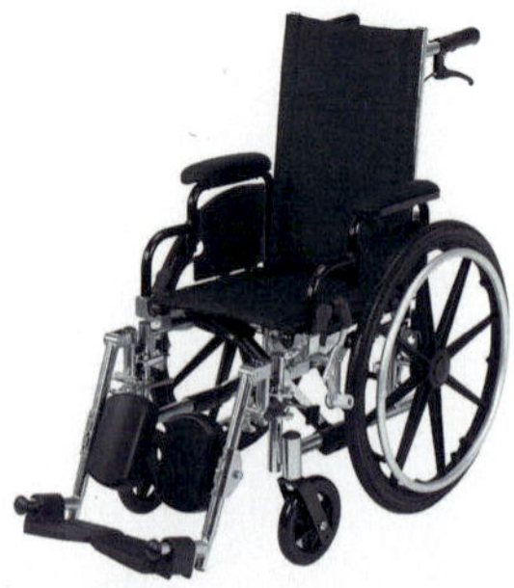

[2] Aktivrollstuhl

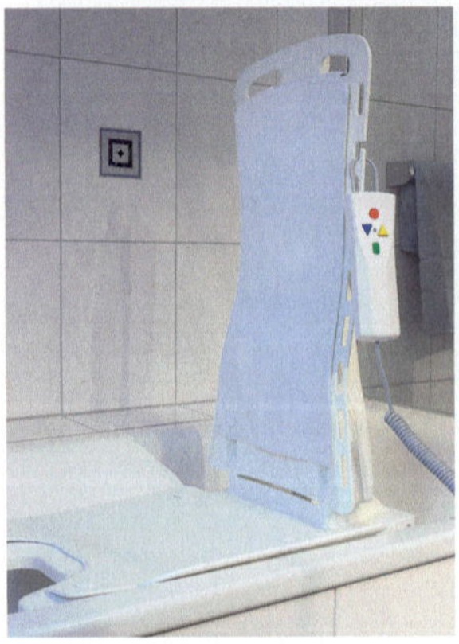

[3] Badewannenlifter

Rehabilitation hat auch eine ökonomische Dimension. Neben dem Zugewinn an persönlicher Lebensqualität des Einzelnen soll auch die Gesellschaft von dem rehabilitativen Ansatz profitieren, indem langfristig Kosten für Pflegeleistungen oder für Rentenzahlungen eingespart werden:

- Vermeidung von Pflegebedürftigkeit: Rehabilitation soll bei Menschen, die in ihrer Selbsthilfefähigkeit bedroht sind, Pflegebedürftigkeit vermindern. Wenn ein betroffener Mensch nach einer erlittenen Lähmung der Beine in einer Rehabilitationseinrichtung wieder lernt, sich ausreichend sicher ohne Hilfe zu bewegen, bleiben ihm und der Gesellschaft die Kosten für eine pflegerische Versorgung erspart.

- Vermeidung von Erwerbsunfähigkeit: Rehabilitation soll bei Menschen im erwerbsfähigen Alter dazu beitragen, die Erwerbsfähigkeit (wieder) zu erlangen oder zu erhalten. Dadurch werden Rentenzahlungen vermieden.

Rehabilitation ist eng gekoppelt an das Vorliegen einer Schädigung bzw. eine bereits bestehende oder drohende Behinderung. So lautet die Überschrift des SGB IX: „Rehabilitation und Teilhabe von Menschen mit Behinderung“. Für das Verständnis von Rehabilitation ist daher eine vorherige Vertiefung des Begriffs „Behinderung“ erforderlich.

Historischer Abriss von Behinderung und Rehabilitation

Die Geschichte der Rehabilitation hängt eng zusammen mit der prinzipiellen Bereitschaft einer Gesellschaft, behinderten Menschen zu helfen und sie in die Gemeinschaft zu integrieren. Diese Bereitschaft ist ein Produkt kultureller und ökonomischer Voraussetzungen, die im Laufe der Menschheitsgeschichte Änderungen unterlagen. Die Anerkennung und Integration Behinderter in die Gesellschaft ist eine aus historischer Sicht recht aktuelle Errungenschaft, die im Laufe der kulturellen Entwicklung sehr unterschiedlich wahrgenommen wurde.

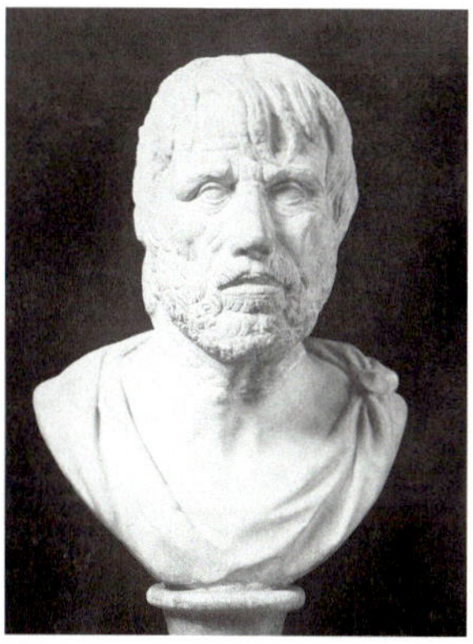

[4] Seneca (um 4 v. Chr. bis 65 n. Chr.)

„Ungestalte Geburten schaffen wir aus der Welt, auch Kinder, wenn sie gebrechlich oder missgestaltet zur Welt kommen, ersäufen wir.“ (Seneca)

Skelettfunde aus der frühen Menschheitsgeschichte zeigen, dass bereits vor Zehntausenden von Jahren Menschen mit angeborenen oder erworbenen gesundheitlichen Beeinträchtigungen, die ohne Unterstützung anderer Menschen bald zu Tode gekommen wären, dennoch ein höheres Lebensalter erreichten, als es ihre körperliche Beeinträchtigung hätte erwarten lassen. Offensichtlich wurden bereits in der Steinzeit in manchen Fällen Menschen dauerhaft gepflegt und unterstützt, auch wenn sie sich nicht mehr ausreichend selbsthilfefähig am Leben in der Gemeinschaft beteiligen konnten. Aus dem alten Ägypten wurden Darstellungen von Menschen mit Behinderungen gefunden, die dennoch einen offensichtlich angesehenen Beruf z. B. als Schreiber ausübten.

Aus der Antike sind Textdokumente überliefert, die Einblicke in den Umgang mit Behinderungen erlauben. Im antiken Griechenland war es offensichtlich verbreitet, missgebildete Kinder zu töten oder durch Vernachlässigung sterben zu lassen. Der Stadtstaat Sparta kannte das Recht, verkrüppelte Kinder nach der Geburt zu töten. Mehrere antike Philosophen aus dem antiken Griechenland beschrieben das Ideal eines Menschen, bei dem geistige und körperliche Schönheit eine Einheit bilden, und zogen hieraus die Schlussfolgerung, dass „keine verkrüppelte Geburt aufgezogen werde“ (Aristoteles 384–322 v. Chr.).

Auf der anderen Seite führten die naturwissenschaftlichen Grundlagen mehrerer altgriechischer Denker dazu, dass körperliche Krankheiten entdämonisiert wurden. Im Römischen Reich wurden behinderte Kinder häufig getötet [Abb. 4]. In wohlhabenderen Schichten wurden die Behinderungen aber in überlieferten Fällen akzeptiert und manche Menschen gelangten trotz ihrer Behinderung zu Berühmtheit. Überliefert ist dies beispielsweise von Julius Cäsar, der an Epilepsie gelitten haben soll.

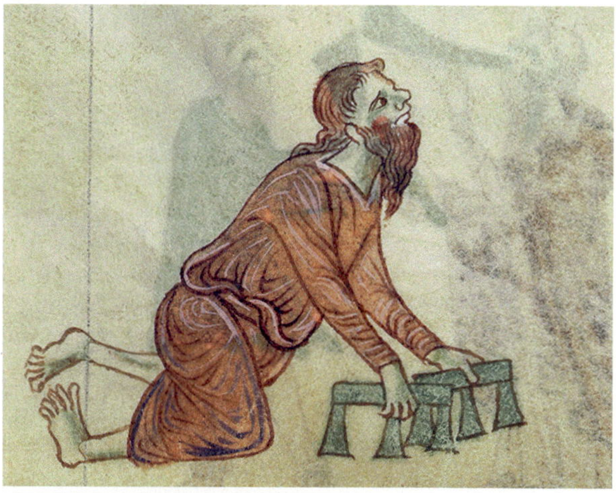

[5] Gelähmter Bettler auf der Straße

Das Mittelalter war im Umgang mit Behinderung und Eingliederung in die Gesellschaft geprägt durch die zunehmende Christianisierung. Nächstenliebe Behinderten gegenüber setzte sich als christliches Ideal durch. Behinderte Menschen lebten oft als Bettler von Almosen [Abb. 5].

Reiche stifteten wohltätige Einrichtungen für körperlich und psychisch Kranke, um ihr Seelenheil zu retten. In vielen Klöstern wurde Behinderten gegen eine ihnen mögliche Beteiligung am klösterlichen Arbeitsleben Unterkunft und Nahrung gewährt und sie wurden in Fertigkeiten unterwiesen, die sie trotz ihrer Behinderung durchführen konnten. Dennoch sind aus vielen Quellen Zeichen eines gesellschaftlichen Misstrauens gegenüber Behinderten überliefert. Zu Zeiten der Hexenprozesse konnten körperliche Makel oder Verhaltensauffälligkeiten als Gottesstrafe gelten.

Mit Beginn der Industrialisierung im 17. und 18. Jahrhundert erlebten viele europäische Staaten eine zunehmende Verelendung von Menschen, die aufgrund einer Behinderung nicht in der Lage waren, am industrialisierten Arbeitsprozess teilzunehmen. Staatliche Fürsorge war wenig ausgeprägt, wenn auch in einigen Ländern erste Ansätze eines staatlichen Fürsorgeprinzips für Behinderte entstanden, wie es sich beispielsweise in der französischen Verfassung von 1793 ausdrückt, die ein ausdrückliches Recht Behinderter auf Unterhalt und Arbeitsbeschaffung formulierte.

Im Zuge der Aufklärung setzte sich die Wissenschaft zunehmend mit den körperlichen Ursachen von Behinderung und Hilfsmöglichkeiten auseinander. 1842 erarbeitete Louis Braille die Blindenschrift, die es Blinden erstmalig ermöglichte, Schrift über taktile Sinnesreize wahrzunehmen. Zu dieser Zeit wurde auch der Begriff „Rehabilitation" erstmalig geprägt. Der Freiburger Franz Josef Ritter von Buss schrieb 1846 in seinem Buch „System der gesamten Altenpflege":

taktil
den Tastsinn betreffend

> **B** „Vielmehr soll der heilbare Arme vollkommen rehabilitiert werden; er soll sich zu der Stellung wieder erheben, von welcher er herabgestiegen war. Er soll das Gefühl seiner persönlichen Würde wiedergewinnen und mit ihm ein neues Leben."

online

Auf dieser Seite können Worte interaktiv in die Brailleschrift übersetzt werden:
www.cbm.de/behinderung-und-sprache/blindenschrift-braille/blindenschrift-uebersetzer.html

Die Einführung der staatlichen Sozialversicherung in Preußen von 1883 bis 1889 unter Reichskanzler Bismarck legte erstmalig Sozialleistungen zur Eingliederung Behinderter wie die Unfallversicherung und die Invaliditätsrenten fest.

Mit Ende des Ersten Weltkriegs wurden die europäischen Länder mit einer großen Zahl von Kriegsversehrten konfrontiert, die durch die Kriegshandlungen Behinderungen davongetragen hatten. Angesichts der vielen Kriegstoten wurde ihre Arbeitskraft gebraucht, sodass auch eine gesellschaftliche Notwendigkeit der Integration Behinderter in das gesellschaftliche Leben bestand. Hieraus entstand das preußische „**Krüppelfürsorgegesetz**" von 1920, das allen Betroffenen nicht nur medizinische Versorgung, sondern auch Unterstützung bei der beruflichen Eingliederung gewährte.

Die Zeit des Nationalsozialismus war geprägt durch einen menschenverachtenden Umgang der Gesellschaft mit behinderten Menschen mit geistigen oder erblichen Erkrankungen. Ihnen drohte die Zwangssterilisation oder sogar die Ermordung. „Kriegsversehrte" wurden entsprechend ihrer verbliebenen Möglichkeiten häufig in die Rüstungsindustrie integriert, die zunehmende personelle Ressourcen benötigte.

Nach Ende des Zweiten Weltkrieges entstand in der Bundesrepublik die Sozialgesetzgebung in Form der Sozialgesetzbücher, in denen Menschen mit existenzieller Bedrohung durch Krankheit oder Behinderung der gesellschaftlichen Unterstützung versichert wurden. In der DDR wurden medizinische und berufliche Maßnahmen zur Verbesserung der Leistungsfähigkeit Behinderter als Rehabilitation zusammengefasst. Erst im Jahr 2001 wurde in Deutschland das Rehabilitationsrecht in einem eigenen Sozialgesetzbuch (SGB IX zur Rehabilitation und Teilhabe von Menschen mit Behinderung) festgelegt.

In Deutschland entstanden Rehabilitationseinrichtungen häufig in der Tradition von Kureinrichtungen, die im europäischen Vergleich in Deutschland besonders verbreitet und angesehen waren. Vor diesem Hintergrund werden Rehabilitationsmaßnahmen in Deutschland gelegentlich noch mit dem Begriff „Kur" verwechselt. Der Begriff „Kur" wurde mittlerweile aus der Sozialgesetzgebung entfernt. im Jahr 2016 wurde das Bundesteilhabegesetz verabschiedet, das eine Reform des SGB IX darstellt und stufenweise bis 2023 mehr Möglichkeiten für die Teilhabe von Menschen mit Behinderungen schafft.

Formen der Rehabilitation 2.3.4

In der Sozialgesetzgebung werden fünf unterschiedliche Rehabilitationsbereiche unterschieden:

- medizinische Rehabilitation
- Teilhabe am Arbeitsleben
- soziale Teilhabe
- Teilhabe an Bildung
- Unterhaltssichernde und andere ergänzende Leistungen (z. B. Krankengeld)

Medizinische Rehabilitation

Die medizinische Rehabilitation hat die Aufgabe, die Folgen einer gesundheitlichen Beeinträchtigung für die physische, psychische und soziale Leistungsfähigkeit nach Möglichkeit entweder zu beseitigen oder zumindest abzumildern. Menschen sollen in die Lage versetzt werden, ein möglichst selbstständiges und selbstbestimmtes Leben zu führen. Bevor ein Mensch pflegerische Unterstützung in Anspruch nehmen muss, sollten zuvor alle rehabilitativen Möglichkeiten ausgeschöpft werden, die ihm zu einer möglichst umfassenden Selbstständigkeit verhelfen.

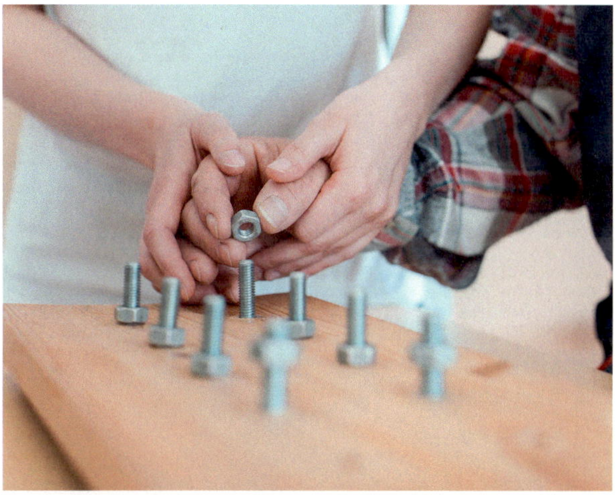

[2] Ergotherapie fördert die motorische Rehabilitation. Hier erlernt eine Praktikantin die Anwendung eines therapeutischen Geschicklichkeitsspiels, das der Stimulation des Gehirns und der Koordinationsfähigkeit von Händen, Schultern und Armen dient, insbesondere bei Schlaganfallpatienten.

Medizinische Rehabilitation kann direkt nach einer akut erlittenen Erkrankung ansetzen, wie z. B. die Rehabilitation nach Schlaganfall, Herzinfarkt oder nach einer Operation. Eine Rehabilitationsbehandlung, die sich an einen akut-stationären Aufenthalt anschließt, wird als **Anschlussheilbehandlung** (AHB) bezeichnet. Zwischen der Entlassung aus dem Krankenhaus und dem Beginn der Anschlussheilbehandlung dürfen in der Regel nicht mehr als zwei Wochen vergehen.

In vielen Fällen wird die Rehabilitation aber auch bei chronisch verlaufenden Erkrankungen eingesetzt. Rehabilitation kann im Krankenhaus (stationäre Rehabilitation) oder ambulant durchgeführt werden. In der stationären und ambulanten Rehabilitation wird die Behandlung durch therapeutische Teams durchgeführt. In diesem Team arbeiten unterschiedliche Berufsgruppen zusammen, um dem Patienten im Sinne eines ganzheitlichen Konzepts gerecht zu werden und alle Aspekte seiner Behinderung zu erfassen. Zu diesen Teams gehören in der Regel die Berufsgruppen der Ärzte, Gesundheits- und Krankenpflegekräfte, Physiotherapie (Krankengymnastik), Ergotherapie (Heilberuf zur Verbesserung der Selbsthilfefähigkeit und Teilhabe am beruflichen und sozialen Leben, der häufig auch schwerpunktmäßig die motorische Rehabilitation von Arm-Hand-Lähmungen durchführt), Logopädie (Therapie für Sprach-, Sprech- und Schluckstörungen), Psychologen, Physikalische Therapie (Berufsbild der Masseure und medizinischen Bademeister, das auf der Anwendung physikalischer Methoden beruht, z. B. Wärme, Kälte, Wasser, Gleichstrom) und sowie Sozialarbeit und Sozialpädagogik.

Medizinische Behandlungskonzepte in der neurologischen Rehabilitation

Neurologische Rehabilitation bezeichnet die Rehabilitationsbehandlung neurologischer Erkrankungen. Für Hirnerkrankungen wurde 1994 ein Phasenmodell mit sechs Phasen begründet, das den unterschiedlichen Behandlungsstufen entspricht [Abb. 1]. Dabei entsprechen die Phasen A bis D der medizinischen Rehabilitation, die Phase E der Sicherung der Teilhabe am Arbeitsleben und die Phase F der Langzeitpflege schwer hirngeschädigter Menschen.

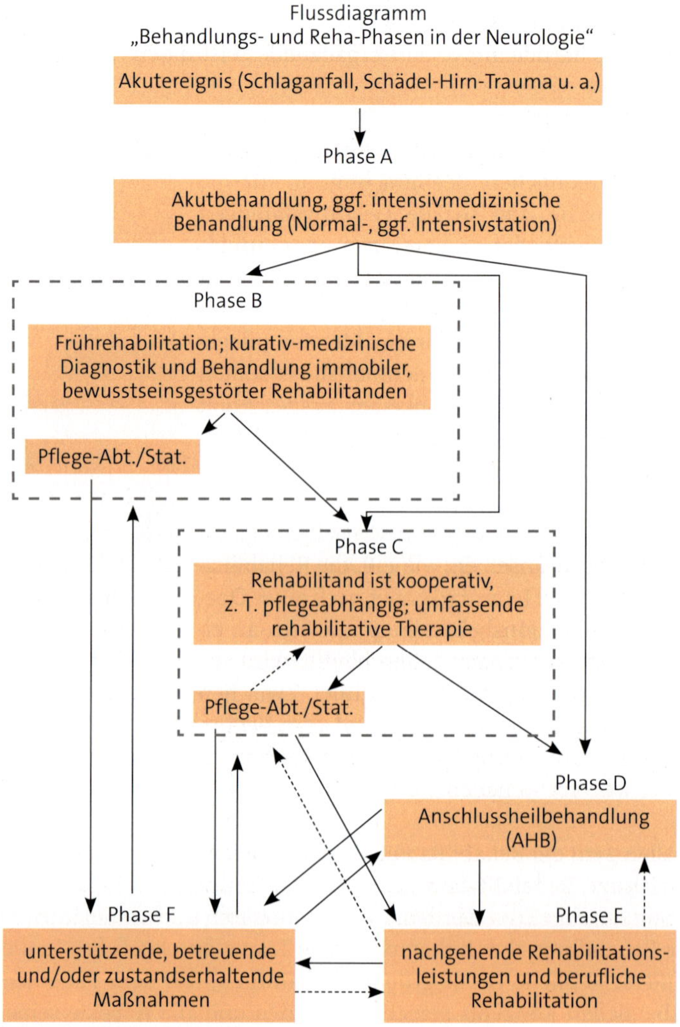

[1] **Phasenmodell der neurologischen Rehabilitation**

Eine große Rolle in der neurologischen Rehabilitation spielt die Behandlung nach einer erlittenen Hirnschädigung, z. B. nach einem Schlaganfall, weil die Betroffenen nach diesem Ereignis oft an Störungen vieler Fähigkeiten leiden und unterschiedliche Berufsgruppen in die Behandlung eingebunden werden müssen. Wichtige Grundlage der Rehabilitationsbehandlung nach erlittenem Schlaganfall ist die wissenschaftlich belegte Erkenntnis, dass das menschliche Gehirn auch im Alter noch ständigen Umorganisationsprozessen unterliegt, die es ihm ermöglichen, sich veränderten Bedingungen anzupassen und verlorene Funktionen wieder zu erlernen.

Diese Fähigkeit wird auch als „**neuronale Plastizität**“ bezeichnet. Diese Neuorganisation des Gehirns nach einem Schlaganfall kann durch eine gezielte Rehabilitationsbehandlung gefördert werden. Viele Methoden der Rehabilitationsbehandlung beruhen auf Behandlungskonzepten, deren Wirksamkeit mittlerweile wissenschaftlich bewiesen werden konnte. |**Evidenzbasierte Therapie** bedeutet in diesem Zusammenhang den Einsatz therapeutischer Strategien vor dem Hintergrund wissenschaftlich bewiesener Wirksamkeiten.

Evidenzbasierung | 527

Bei der neurologischen Rehabilitation von Bewegungsstörungen existieren unterschiedliche Strategien und Konzepte. Häufig eingesetzt wird die traditionelle Physiotherapie auf neurophysiologischer Grundlage, z. B. die **Physiotherapie nach |Bobath**: Sie beruht auf Veröffentlichungen von Berta und Karel Bobath über die Behandlung halbseitig |spastisch gelähmter Menschen. Dabei stehen die Förderung normaler (physiologischer) und die Hemmung unnormaler (unphysiologischer) Bewegungsmuster im Vordergrund. Die traditionelle Interpretation dieser Methode setzt ihren Schwerpunkt in der Erarbeitung von Bewegungsmustern als Voraussetzung für den Beginn aktiver Bewegungsvorgänge. Eine neuere Interpretation des Bobath-Konzepts bezieht jedoch aktive und wiederholte Bewegungen zunehmend in die Behandlung mit ein.

Bobath
Berta und Karel Bobath begründeten 1951 in London das „Western Cerebral Palsy Centre“, in dem schwerpunktmäßig spastische Lähmungen behandelt wurden.

Spastik
hohe Eigenspannung der Muskulatur nach einer Schädigung des Gehirns oder des Rückenmarks, die zu einer dauerhaften Versteifung der Muskeln führen kann

Neuere Konzepte der motorischen Rehabilitation legen den Schwerpunkt auf das aktive und wiederholte (repetitive) Üben von Bewegungen mit hoher Intensität. Dabei wird das Üben möglichst aufgabenorientiert durchgeführt. Bei lähmungsbedingten Einschränkungen der Handfunktionen wird z. B. ein möglichst häufiges Armfähigkeits- und Feinmotoriktraining der Hand durchgeführt. Lähmungen der Beine werden beispielsweise mit einem Stehpult- oder Laufbandtraining mit Gewichtsentlastung behandelt [Abb. 2].

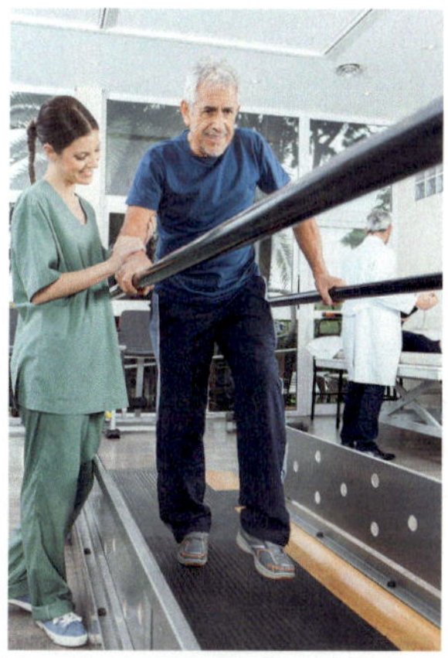

[2] Laufbandtraining

Ein weiterer Bestandteil der neurologischen Rehabilitation ist die Behandlung von Gedächtnis- und Aufmerksamkeitsstörungen. Gedächtnisstörungen können Folge einer akuten Gehirnerkrankung sein, aber auch im Rahmen einer |Demenzerkrankung auftreten. Gedächtnisstörungen treten häufig zusammen mit Störungen der Wahrnehmung und der Aufmerksamkeit auf. Ziel in der Behandlung von Gedächtnisstörungen ist in der Regel nicht die Wiederherstellung der früheren geistigen Leistungsfähigkeit, sondern das Erarbeiten von Strategien zur besseren Alltagsbewältigung. Voraussetzung für eine Behandlung ist das Erkennen der eigenen Defizite.

Geübt wird beispielsweise der Einsatz von Gedächtnishilfen [Abb. 3]. Hierfür eignen sich Kalender, Tagebücher oder auch kleine selbstklebende Zettel, die als Ersatz für das Kurzzeitgedächtnis in den Taschenkalender geklebt und nach Gebrauch wieder verworfen werden können. In der Behandlung von fortgeschrittenen Gedächtnisstörungen ist es auch wichtig, emotionale und biografiebezogene Inhalte für das Erinnern alter Gedächtnisinhalte und das Einspeichern neuer Informationen einzubeziehen. Die Strategien sollten dem konkreten Alltagserleben entsprechen und die Selbstständigkeit möglichst lange erhalten. Die Milieu-Therapie bei Menschen mit fortgeschrittenen Demenzerkrankungen setzt bei der Lebenszufriedenheit durch Schaffung eines geeigneten Lebensmilieus an. Sie arbeitet über Maßnahmen der Tagesstrukturierung, Raumgestaltung und Ritualisierung wiederkehrender Handlungsabläufe.

Demenzerkrankungen | 405

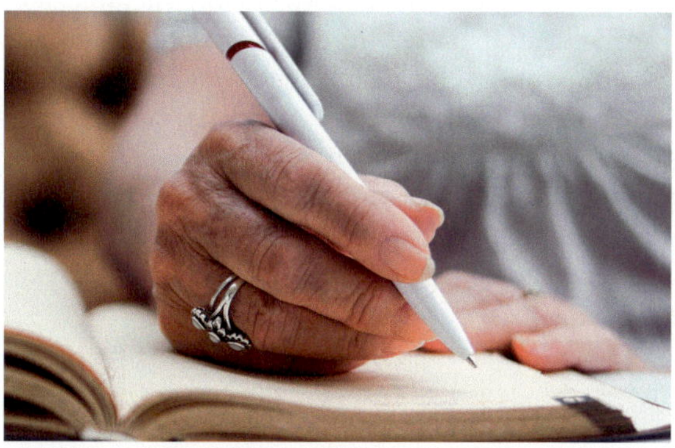

[3] Einsatz von Gedächtnishilfen in der Rehabilitation

Gerontopsychiatrische Rehabilitation

Das neue SGB IX hat die gesetzlichen Voraussetzungen geschaffen, um alten Menschen mit psychischen Erkrankungen eine rehabilitative Behandlung zukommen zu lassen. Kostenträger der gerontopsychiatrischen Rehabilitation ist in der Regel die Krankenkasse. Bislang gibt es noch nicht viele Einrichtungen, die sich auf die gerontopsychiatrische Rehabilitation spezialisiert haben. Alte Menschen mit psychischen Erkrankungen werden häufig in allgemeinpsychiatrische Behandlungskonzepte für alle Altersstufen integriert. Dabei müssen jedoch die Besonderheiten psychischer Erkrankungen im Alter berücksichtigt werden. Alte Menschen haben oft eingeschränkte
chronisch | 19 Möglichkeiten zur Adaption an Veränderungen im sozialen Umfeld und neigen zur |Chronifizierung psychischer Erkrankungen. Eine gerontopsychiatrische Rehabilitation sollte daher auf jeden Fall das Lebensumfeld des Betroffenen einbeziehen und vorzugsweise wohnortnah oder auch ambulant erfolgen. Wichtig ist auch die **Einbeziehung naher Bezugs- und Pflegepersonen** sowie Hilfe und Entlastung für Angehörige.

Folgende psychische Beeinträchtigungen treten bei alten Menschen besonders häufig auf:

- demenzielle Syndrome mit Nachlassen der Gedächtnisfunktionen, der Konzentrationsfähigkeit, der Realitätswahrnehmung und der Orientierung
- depressive Syndrome
- Schmerzerkrankungen mit psychosomatischen Anteilen
- Schlafstörungen
- Suchterkrankungen
- psychische Erkrankungen, die sich im Alter verstärken oder verändern

Zum multiprofessionellen Behandlungsteam in der gerontopsychiatrischen Rehabilitation gehören Ärzte, Altenpflege- und Krankenpflegepersonal, Psychologen, Ergotherapeuten, Musiktherapeuten, Physiotherapeuten, Sozialarbeiter und auf Wunsch Seelsorger. Zu Beginn der gerontopsychiatrischen Rehabilitation erfolgt eine sorgfältige Diagnostik, die sowohl psychiatrische als auch körperbezogene (somatische) Aspekte mit einbezieht. Die psychologische Diagnostik beinhaltet die Testung kognitiver und emotionaler Aspekte. Für jeden Patienten wird zu Beginn der Behandlung eine oder mehrere Rehabilitationsdiagnosen benannt, ein Rehabilitationsziel sowie eine Prognose formuliert und ein **individuelles Behandlungskonzept** erstellt. Neben der medizinischen Behandlung erfolgt während der Rehabilitation umfassende aktivierende Pflege, die tagesstrukturierende Maßnahmen und individuelle Hilfskonzepte zur Verbesserung der Selbsthilfefähigkeit umfasst. Dabei werden die bestehenden Ressourcen berücksichtig und in das individuelle Rehabilitationskonzept mit einbezogen. Psychotherapeutisch werden in erster Linie stützende Verfahren eingesetzt und Strategien zur Bewältigung von Krisensymptomen erarbeitet. Bei progredienten Erkrankungen, z. B. der Demenz, besteht das Therapieziel in der Stabilisierung bestehender Fähigkeiten, aber auch in der behutsamen Vorbereitung auf Veränderungen in der Zukunft, für die eine rechtzeitige Weichenstellung z. B. hinsichtlich der Versorgungssituation erfolgen sollte. Die Angehörigenberatung ist ebenfalls wichtiger Bestandteil der gerontopsychiatrischen Rehabilitation und bezieht alle Berufsgruppen mit ein.

Eine immer größere Bedeutung kommt der ambulanten gerontopsychiatrischen Rehabilitation zu, die wohnortnah gelegen ist und den Patienten abends und am Wochenende in seiner gewohnten Umgebung belässt.

Orthopädische Rehabilitation

In der orthopädischen Rehabilitation bezieht sich die Behandlung alter Menschen meist auf die Rehabilitation nach Frakturen oder Gelenkersatzoperationen (z. B. Hüft-TEP) sowie die Behandlung von Schmerzsyndromen bei Arthrose. Im Vordergrund der Therapie stehen neben der medizinischen Behandlung physiotherapeutische [Abb. 1] und physikalische Maßnahmen, ggf. die Gewöhnung an Hilfsmittel (z. B. Gehhilfen), die Vermittlung von Kenntnissen über das Krankheitsbild und dessen Risikofaktoren.

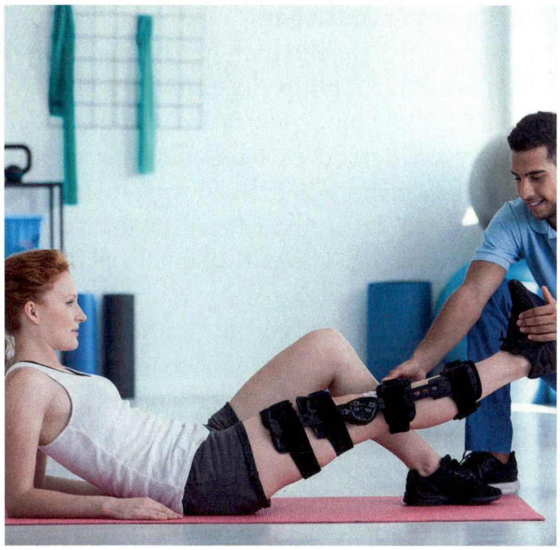

[1] Physiotherapie zur Verbesserung der Mobilität

Fraktur
Knochenbruch

Hüft-TEP | 229
Arthrose | 228

online

Bundesarbeitsgemeinschaft für Rehabilitation
www.bar-frankfurt.de
Bundesarbeitsgemeinschaft der Klinisch-Geriatrischen Einrichtungen
www.bv-geriatrie.de

Kardiologische Rehabilitation

Die häufigste Erkrankung, die in der kardiologischen Rehabilitation behandelt wird, ist der abgelaufene Herzinfarkt. Hier wird das verbliebene Leistungsvermögen der Patienten bestimmt [Abb. 2] und mit Hilfe geeigneter Therapieverfahren schrittweise verbessert. Ziel ist die Vorbereitung auf die Belastungen im häuslichen Alltag, mit denen der Patient nach Entlassung wieder konfrontiert wird. Parallel werden die Risikofaktoren für das Wiederauftreten einer Herz-Kreislauf-Erkrankung untersucht und Strategien zum Abbau dieser Faktoren eingeübt. Hierzu gehört beispielsweise die Schulung von Diabetikern.

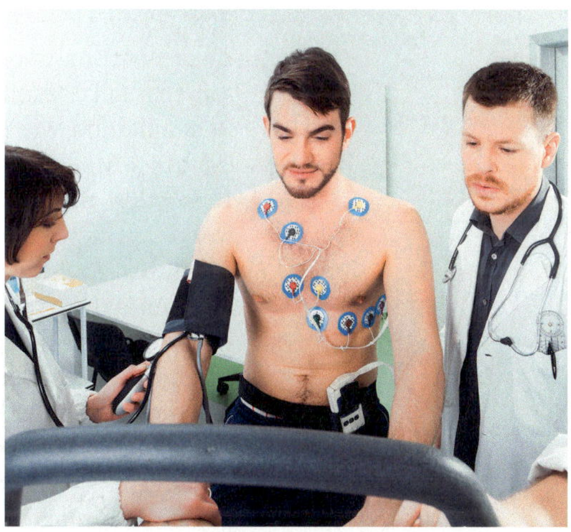

[2] Messung der Herzleistung

Onkologische Rehabilitation

In der onkologischen Rehabilitation werden die Folgestörungen der Krebserkrankung behandelt. So werden beispielsweise Patienten nach Anlage eines Anus praeter in der Stomaversorgung geschult [Abb. 3] oder bei Patienten mit Bronchialkarzinom die Belastbarkeit des Atmungssystems verbessert. Zusätzlich wird die körperliche Leistungsfähigkeit gesteigert und Unterstützung bei der psychischen Bewältigung der Krankheit gegeben.

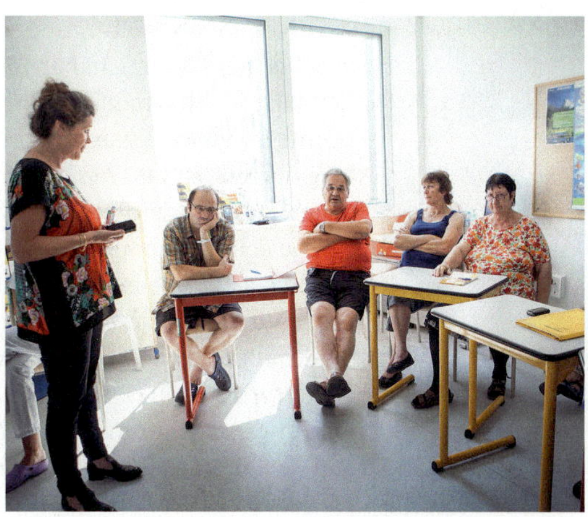

[3] Schulungen sind Bestandteil der Rehabilitation

Anus praeter | 341
Bronchialkarzinom | 306

online

Unter **www.bagbbw.de** wird über die verzahnte Ausbildung mit Berufsbildungswerken informiert.

Teilhabe am Arbeitsleben

Die berufliche Rehabilitation hat das Ziel, erwerbsfähigen Menschen mit gesundheitlichen Beeinträchtigungen die Integration in das Berufsleben zu ermöglichen. Berufliche Rehabilitation bedeutet die Förderung der Teilhabe behinderter Menschen am Arbeitsleben. Behinderte Menschen oder auch Menschen mit drohender Behinderung im erwerbsfähigen Alter haben Anspruch auf Leistungen zur Teilhabe am Arbeitsleben mit dem Ziel, ihnen Erwerbstätigkeit „entsprechend den Neigungen und Fähigkeiten dauerhaft zu sichern" (Kapitel 4 SGB IX).

Bevor ein Mensch aufgrund gesundheitlicher Beeinträchtigungen erwerbsunfähig wird, müssen somit alle möglichen Anstrengungen unternommen werden, um ihm die Teilnahme am Erwerbsleben zu ermöglichen. Dies kann bei bislang nicht beschäftigten Menschen im Rahmen einer beruflichen Ersteingliederung erfolgen oder auch, wenn bereits ein Beschäftigungsverhältnis bestand, im Rahmen einer Wiedereingliederung. Zu diesen Maßnahmen gehören die Unterstützung durch Maßnahmen für eine geeignete Berufsausbildung, durch spezielle Maßnahmen zur Teilhabe am Arbeitsleben (z. B. durch geeignete Hilfsmittel oder auch eine Anpassung des Arbeitsplatzes) oder auch die Tätigkeit in einer Werkstatt für behinderte Menschen.

Assessment
engl. *to assess* = einschätzen, beurteilen

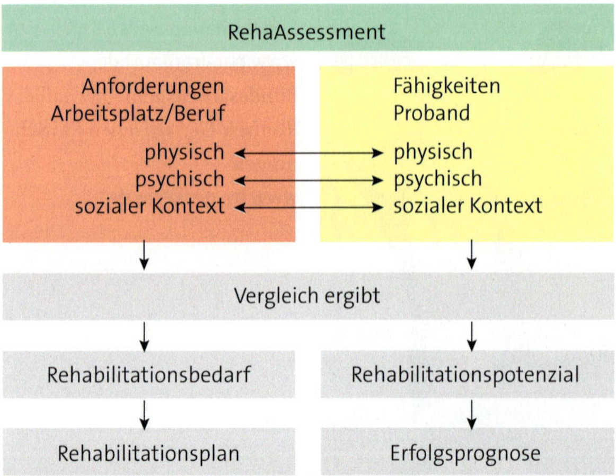

[1] Ablauf des RehaAssessments in der beruflichen Rehabilitation.

Zu den Maßnahmen zur Teilhabe am Arbeitsleben gehören ebenfalls besondere Einrichtungen der beruflichen Rehabilitation wie die **Berufsbildungswerke**, die beeinträchtigte Menschen bei der Berufsausbildung unterstützen, oder **Berufsförderungswerke**. Berufsförderungswerke prüfen die verbliebenen Fähigkeiten eines Menschen in Bezug auf seinen Beruf oder auch einen anderen Arbeitsplatz (Reha |Assessment) und gleichen es mit den beruflichen Anforderungen ab. Dann wird geprüft, ob es Rehabilitationsbedarf gibt und ggf. **Rehabilitationspotenzial** vorliegt, d. h. ob zu erwarten ist, dass der betroffene Mensch durch geeignete Maßnahmen in die Lage versetzt werden kann, den beruflichen Anforderungen in Zukunft gerecht zu werden (vgl. [Abb. 1]).

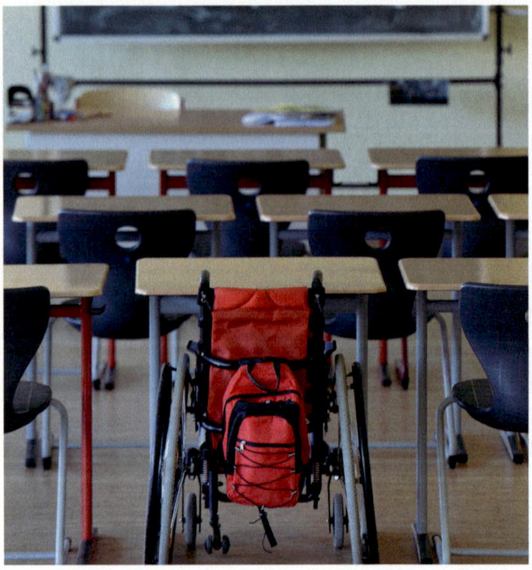

[2] Eine Schulassistenz ermöglicht die Teilhabe am Unterricht in einer Regelschule.

Schwer behinderte Menschen erhalten eine persönliche Assistenz, wenn auf diese Weise Teilhabe erlangt werden kann.

Jugendliche oder Erwachsene, die auf Grund psychischer und geistiger Beeinträchtigungen keine reguläre Berufsausbildung absolvieren können, haben die Möglichkeit, in Berufsbildungswerken berufliche Qualifikationen zu erwerben, die zu einer Beschäftigung auf dem allgemeinen Arbeitsmarkt befähigen. Eine weitere Möglichkeit ist der Wechsel in eine Werkstatt für behinderte Menschen (WfbM, gemäß SGB IX).

Die schulische und berufliche Rehabilitation schließt sich häufig auch an eine Anschlussheilbehandlung (AHB) oder einen missglückten Schul- oder Arbeitsversuch an. So ist bei erfolgloser Wiedereingliederung ein Wechsel zu Schulen mit besonderen Förderprofilen möglich (die Angebote und Bezeichnungen für Schultypen variieren in den Bundesländern). Ebenso kommen personale Unterstützungen, wie eine pädagogische Schulassistenz, in Frage.

Soziale Teilhabe

Die soziale Rehabilitation zielt ab auf die Teilhabe in der Gemeinschaft. Dafür muss der Betroffene in die Lage versetzt werden, sich sozialkompetent zu verhalten und geeignete Hilfsmittel sinnvoll einzusetzen.

Teilhabe am Leben in der Gemeinschaft bedeutet, dass Menschen eine möglichst selbstbestimmte und selbstständige Teilnahme an allen Aspekten gesellschaftlichen Lebens ermöglicht werden soll. Hierzu gehören nicht nur die Berufsausbildung und -ausübung, sondern beispielsweise auch der Besuch von kulturellen Veranstaltungen oder der möglichst unbeeinträchtigte Umgang mit anderen Menschen. Das Recht auf Teilhabe ist im neunten |Sozialgesetzbuch (SGB IX – Rehabilitation und Teilhabe Menschen mit Behinderungen) verankert. Hieraus resultiert ein Rechtsanspruch für betroffene Menschen, die damit nicht mehr passiv auf eine umsorgende Fürsorge angewiesen sind, sondern aktiv ihr Recht auf Teilhabe am gesellschaftlichen Leben einfordern können. Die Leistungen nach SGB IX beziehen sich auf alle Lebensaspekte im gemeinschaftlichen und kulturellen Leben, die auch nichtbeeinträchtigten Menschen offenstehen, und sind somit Ausdruck einer Gleichberechtigung von behinderten und nichtbehinderten Menschen.

Sozialgesetzbuch | 120

Im Jahr 2001 wurde als Ausdruck dieses |Paradigmenwechsels weg von der Behindertenfürsorge und hin zu einem Recht auf Teilhabe der Artikel 3 Satz 3 des Grundgesetzes mit dem letzten Satz erweitert:

Paradigma
aus dem Altgriechischen von παρὰ (para) = neben und δείκνυμ (deiknymi) = zeigen
In der Wissenschaft bezeichnet Paradigma eine derzeit gültige Lehrmeinung. Ein Paradigmenwechsel bezeichnet eine Änderung einer etablierten Lehrmeinung.

Grundgesetz I Artikel 3
(1) Alle Menschen sind vor dem Gesetz gleich.
(2) Männer und Frauen sind gleichberechtigt. Der Staat fördert die tatsächliche Durchsetzung der Gleichberechtigung von Frauen und Männern und wirkt auf die Beseitigung bestehender Nachteile hin.
(3) Niemand darf wegen seines Geschlechtes, seiner Abstammung, seiner Rasse, seiner Sprache, seiner Heimat und Herkunft, seines Glaubens, seiner religiösen oder politischen Anschauungen benachteiligt oder bevorzugt werden. Niemand darf wegen seiner Behinderung benachteiligt werden.

2.3.5 Gesetzliche Grundlagen der Rehabilitation

Für die Gewährung einer Rehabilitationsmaßnahme muss auf Grundlage der gesetzlichen Bestimmungen zunächst überprüft werden, ob die grundlegenden persönlichen Voraussetzungen des Antragstellers vorliegen. Hierfür werden die versicherungsrechtlichen Voraussetzungen geprüft:

- Liegt Rehabilitationsbedürftigkeit vor? Dies ist der Fall, wenn gesundheitliche Beeinträchtigungen vorliegen, die hinsichtlich der Selbsthilfefähigkeit alltagsrelevant sind, die Erwerbsfähigkeit beinträchtigen bzw. bedrohen oder auch die Teilhabe am Leben in der Gesellschaft beeinträchtigen bzw. bedrohen. Menschen, die aufgrund ihrer Erkrankungen in einem Krankenhaus medizinisch versorgt werden müssen oder auch vorrangig pflegerische Versorgung benötigen, sind demnach nicht rehabilitationsbedürftig. Für sie müssen geeignetere Maßnahmen eingeleitet werden.
- Liegt Rehabilitationsfähigkeit vor? Die Rehabilitationsfähigkeit ist beeinträchtigt, wenn Menschen nicht ausreichend belastbar für die rehabilitativen Maßnahmen sind oder ihnen auch nicht zustimmen.
- Liegt eine positive Rehabilitationsprognose vor? Hierfür ist zu prüfen, ob eine Verbesserung der Beeinträchtigung und des Funktionszustandes durch Umsetzen der Rehabilitationsmaßnahme wahrscheinlich ist.

Subsidiarität | 121

Im SGB IX werden die Träger von Rehabilitationsleistungen benannt, die für notwendige Leistungen aufkommen müssen. Grundlage ist das Prinzip der |Subsidiarität. Da in manchen Fällen prinzipiell unterschiedliche Kostenträger in Betracht kommen, kann es im Einzelfall einen nicht unbeträchtlichen Aufwand bedeuten, bis der zuständige Kostenträger ermittelt ist. Die sieben benannten Kostenträger von Rehabilitationsleistungen sind [Tab. 1]:

Kostenträger	Inhalte	Zuständigkeiten und Ziele	medizinische/ berufliche / soziale Rehabilitation
Träger der gesetzlichen Krankenkassen	medizinische Behandlung, Früherkennung, Prävention	Vorbeugung oder Behandlung einer bestehenden oder drohenden Behinderung, Abmildern der Folgen einer Behinderung	medizinische und soziale Rehabilitation
Rentenversicherung	Altersrenten, Berufs- und Erwerbsunfähigkeitsrenten, Hinterbliebenenrenten	Aufrechterhaltung bzw. Wiederherstellung der Erwerbsfähigkeit; ist nur zuständig, wenn prinzipiell eine positive Erwerbsprognose besteht	medizinische und berufliche Rehabilitation
Träger der gesetzlichen Unfallversicherung	Verletztenrente, Hinterbliebenenrente; betriebliche Prävention	Beseitigung oder Verbesserung der Beeinträchtigung des Gesundheitszustandes, unabhängig von gegebener Erwerbsfähigkeit; tritt nur ein, wenn die Beeinträchtigung auf einen Arbeits-/ Wegeunfall oder eine Berufskrankheit zurückzuführen ist	medizinische, berufliche und soziale Rehabilitation (für Folgen von Arbeits- und Wegeunfällen sowie Berufskrankheiten)
Bundesanstalt für Arbeit	berufliche Beratung, Berufsförderung, Arbeitsvermittlung	Eingliederung in den Arbeitsprozess	berufliche Rehabilitation
Träger der Kriegsopferfürsorge	Renten	tritt ein bei Gesundheitsschädigung durch Kriegsdienst, Wehrdienst oder Zivildienst sowie bei Entschädigung für Opfer von Gewalttaten sowie Impfschäden	medizinische, berufliche und soziale Rehabilitation
Träger der öffentlichen Jugendhilfe	Leistungen für Kinder und Jugendliche bis 26 Jahren	vorrangig zuständig für Leistungen zur Teilhabe für seelisch behinderte Kinder und Jugendliche	medizinische, berufliche und soziale Rehabilitation
Träger der Sozialhilfe	Hilfe in besonderen Lebenslagen; Hilfe zum Lebensunterhalt	tritt ein, wenn kein anderer Rehabilitationsträger zuständig ist.	medizinische, berufliche und soziale Rehabilitation

[Tab. 1] Kostenträger von Rehabilitationsleistungen

Die Rehabilitationsziele hängen jeweils von dem gesetzlichen Versorgungsauftrag der Kostenträger ab: Für die gesetzliche Kranken- und Pflegeversicherung stehen die medizinische Rehabilitation und damit die Abwendung von Pflegebedürftigkeit im Vordergrund („Reha vor Pflege“), während die gesetzliche Rentenversicherung vorrangig auf die Verbesserung oder Wiederherstellung der Erwerbsfähigkeit abzielt („Reha vor Rente“) [Abb. 1].

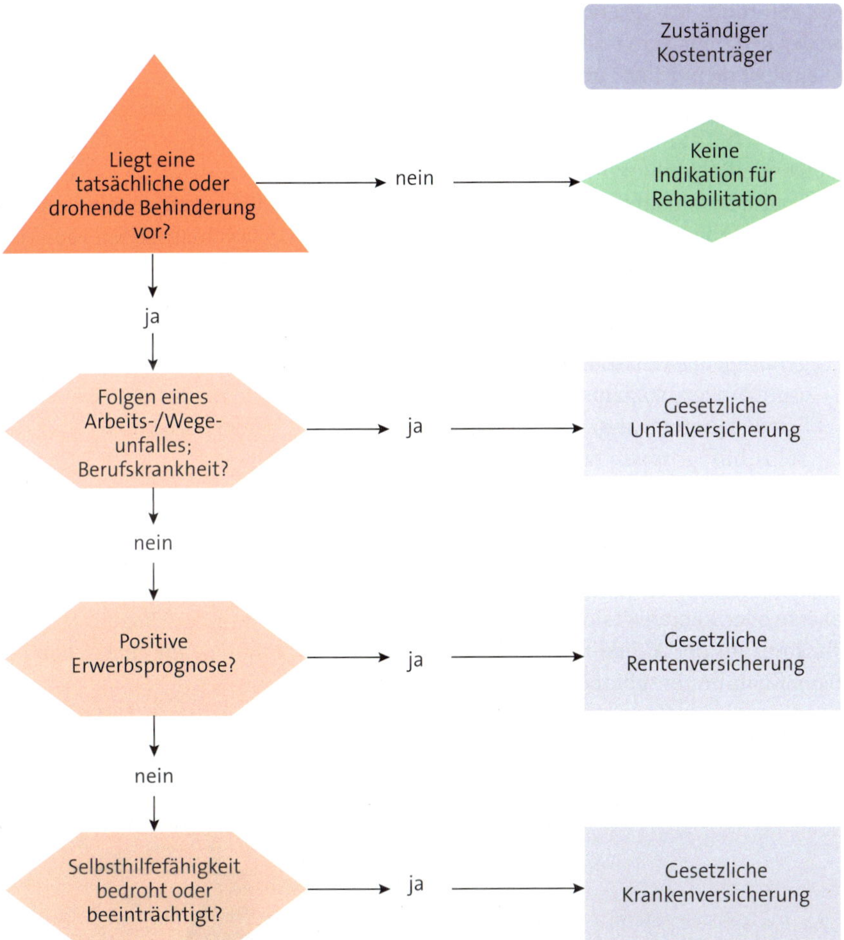

[1] Entscheidungsdiagramm für die Zuständigkeit der drei wichtigsten Kostenträger für Rehabilitation

Alle Träger verfügen über Beratungs- und Informationsstellen für Betroffene. Darüber hinaus bestehen trägerübergreifende regionale **Servicestellen** in den Kreisen, Städten oder Gemeinden. Diese Servicestellen, aber auch die einzelnen Rehabilitationsträger untereinander sowie der Medizinische Dienst der Krankenkassen sind zur Zusammenarbeit verpflichtet. Servicestellen und alle Träger sollen die an sie gerichteten Anträge an die zuständigen Stellen unaufgefordert weiterleiten. Die Träger stimmen dann mit den Betroffenen die Leistungen unter Berücksichtigung berechtigter Interessen und Bedürfnisse ab. Alle Leistungen werden schriftlich verfasst und laufend angepasst.

Ist für die Feststellung des Rehabilitationsbedarfs ein Gutachten erforderlich, schlägt der Träger der Betroffenen drei wohnortnahe Sachverständige zur Auswahl vor. Die ausgewählte Sachverständige erstellt ein sozialmedizinisches oder psychologisches Gutachten, das anschließend die Grundlage für die Entscheidungen des Rehabilitationsträgers darstellt. Wird ein Antrag abgelehnt, hat die Betroffene einen Monat Zeit, Widerspruch gegen die Entscheidung einzulegen.

Der **Sozialdienst** in den Krankenhäusern der Akutversorgung und Frührehabilitation ist gefordert, die Überleitung in andere stationäre, häusliche und ambulante Formen der Rehabilitation und Pflege zu gestalten. Neben den sozialpädagogischen Diensten sind Ärzte in Klinik und Praxis erste Anlaufstellen, um Bedarfe zu erkennen, die Rehabilitation einzuleiten und über Maßnahmen und Vorgehensweisen zu informieren.

Folgende Rehabilitationsformen werden unterschieden:

- Stationäre Rehabilitation [Abb. 1]: in Rehabilitationsabteilungen der allgemeinen Krankenhäuser, in entsprechenden Fachkliniken, in psychiatrischen Fachkrankenhäusern, in berufsgenossenschaftlichen Kliniken,
- Teilstationäre Rehabilitation [Abb. 2]: in Tages- oder Nachtkliniken sowie
- Ambulante Rehabilitation [Abb. 3]: durch niedergelassene Ärzte und andere Angehörige des Gesundheitswesens (z. B. Physiotherapeuten), Institutsambulanzen, sozialpsychiatrische oder sozialpädiatrische Einrichtungen und Sozialstationen; aber auch Rehabilitations-/Behindertensportgruppen oder Selbsthilfegruppen fallen unter diesen Bereich.

Auch wenn umgangssprachlich häufig von einer Kur gesprochen wird, muss die Anschlussheilbehandlung (AHB) von einem präventiv ausgerichteten Aufenthalt in Kurkliniken oder Sanatorien unterschieden werden. Die AHB wird von der Krankenkasse oder Rentenversicherung finanziert und setzt spätestens 20 Tage nach der Entlassung aus der Akutklinik ein. Sie hat zum Ziel, Patientinnen auf eine Rehabilitationsmaßnahme vorzubereiten.

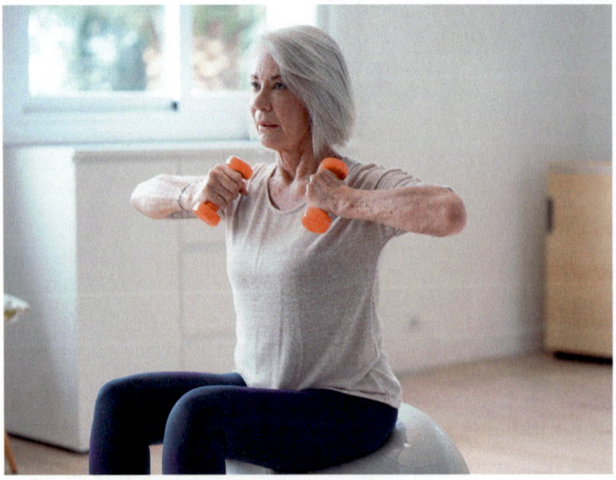

[1] Stationäre Rehabilitation mit Schwerpunkt Kardiologie

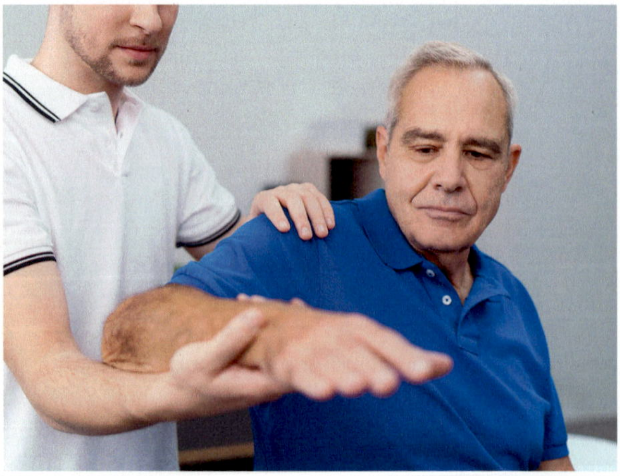

[2] Ambulante Rehabilitation in einem Physiotherapiezentrum

Entwicklung von Medizin und Gesundheitsverständnis 2.4

Die Geschichte der Heilkunde bzw. **Medizin** ist untrennbar mit der Entwicklung der Menschheit, ihren jeweiligen Lebensbedingungen, ihrem Denken, ihrer Philosophie und Religion verbunden. Jede Zeit und Kultur entwickelt eigene Krankheitskonzepte: Vorstellungen, die Krankheitsursachen und Einflussmöglichkeiten auf Verlauf und **Prognose** (die Heilungsaussicht) umfassen.

Medizin
Heilkunde;
lat. ars medicina = ärztliche Kunst

Ursprünge der Heilkunde 2.4.1

Kranksein gehört zum Leben

Wie alle Lebewesen erlitten auch die frühen Menschen Verletzungen, Verbrennungen und Erfrierungen, Infektionskrankheiten, Parasitenbefall, Hunger und Tod. Die ersten Behandlungsversuche waren instinktiv: Jeder Mensch kratzt sich bei Juckreiz, leckt Wunden, drückt auf blutende und schmerzende Stellen, schont verletzte Extremitäten, kühlt Entzündungen, entfernt Parasiten bzw. Fremdkörper und eröffnet unter Druck stehende Abszesse. Allmählich entwickelte sich in dieser archaischen „Medizin“ die abstraktere Vorstellung, dass im erkrankten Körperteil oder im Kranken selbst ein Dämon, also eine Art krank machender Geist, agiere. Das Bestreben, diesen Krankheitsgeist zu beeinflussen oder auszutreiben, hatte zur Folge, dass dem Dämon geopfert wurde, um ihn freundlich zu stimmen, oder dass Schamanen (Zauberpriester) ritualisierten Kontakt mit den Geistern aufnahmen und so Kranke behandelten. Vor allem in Naturvölkern sind heute noch Heilriten im Sinne von Schamanismus zu finden.

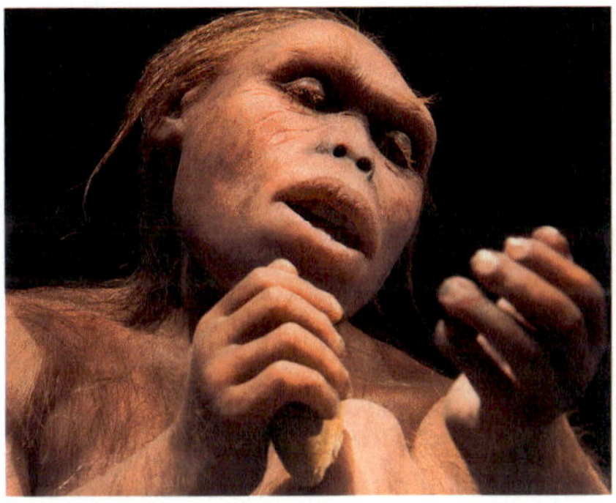

[3] Höhlenmensch

Abszess
Eiteransammlung in einer nicht vorbestehenden Höhle, z. B. in der Haut

Krankheit – Leben aus dem Gleichgewicht

Das Ausgeliefertsein gegenüber vielfältigen Leiden verstand der Sinn suchende, denkende Mensch schon früh als Strafe oder Prüfung, die ihm eine übermächtige Gottheit sandte.

Die Verbindung zwischen Krankheit, Gottheit(en) und Heilkunde brachte in vielen Kulturen der Welt Heilpriester und -stätten hervor, in denen man Religion und Medizin zugleich diente.

Die jeweilige Heilkunde wurde eingebettet in eine religiös-philosophische Lebenslehre, die das Ideal menschlichen Lebens in seelischem und körperlichem Gleichgewicht anstrebte. Dies war der ägyptischen und arabischen, der indischen und der chinesischen Medizin sowie durch Übernahmen und Weiterentwicklungen auch der Heilkunst im antiken Griechenland gemeinsam.

Die Metaphern, in denen die widerstrebenden Lebensprinzipien dargestellt wurden, sind und waren unterschiedlich. Jedoch ist allen Theorien gemeinsam, dass es widerstrebende Lebensprinzipien gibt, deren Dysbalance zu Krankheit führt und deren Harmonie sowohl mit einer vernünftigen Lebensweise als auch mit Maßnahmen der Heilkunde und/oder Religion anzustreben oder wiederherzustellen ist. Auch tragen die verschiedenen Lehren immer der Individualität, zumindest aber verschiedenen „Menschen-Typen“ bzw. Veranlagungen Rechnung:

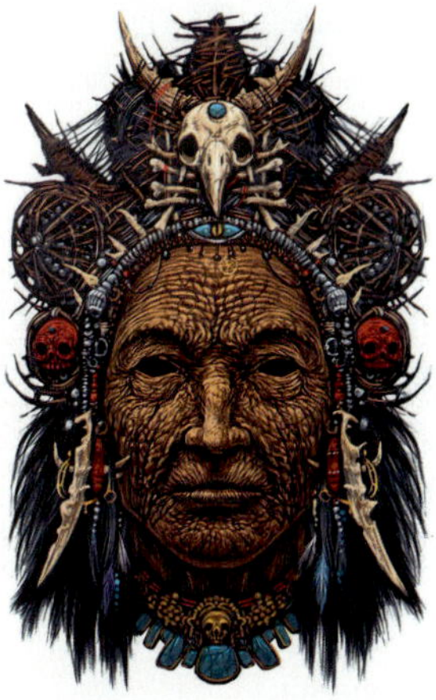

[4] Schamane

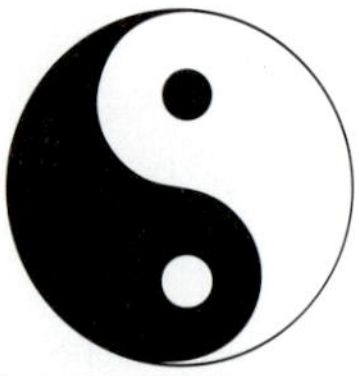

[1] Ying und Yang

Ayurveda
Sanskrit = Wissen vom Leben

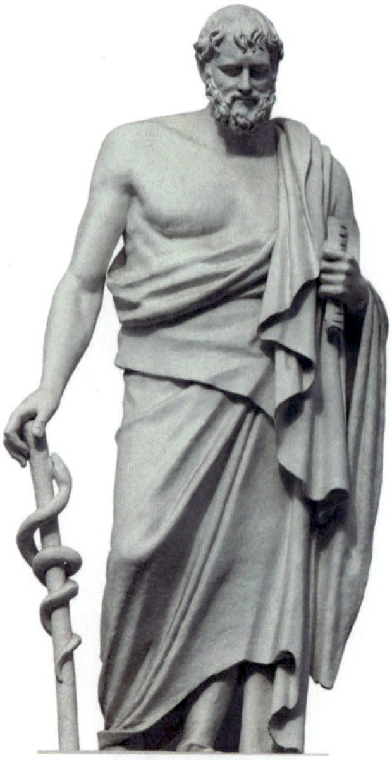

[3] Hippokrates (um 460–370 v. Chr.)

Humoralpathologie
Säftelehre
lat. humor = Feuchtigkeit, Flüssigkeit, Saft;
Pathologie, gr. Lehre von den Krankheiten und ihrer Entstehung

Diagnostik
gr. = Unterscheidung; ärztliche Verfahren zur Findung der Krankheitsursache

In der chinesischen Medizin wird von der Lebensenergie Qi gesprochen, deren gegensätzliche Prinzipien Yang (Energie, Hitze) und Ying (Ruhe, Kälte) ausgeglichen sein sollen [Abb. 1]. Zur Regulierung werden die fünf Elemente Wasser, Feuer, Erde, Luft sowie Leere und Behandlungsmethoden wie Bewegung, Diät, Akupunktur, Heilkräuter, Schröpfen und Räucherkegeltherapie (Moxibustion) genutzt.

In der indischen **Ayurveda**-Lehre gibt es ein dreiteiliges System aus den Prinzipien Bewegung, Stoffwechsel und Struktur. Auch diese Heilkunde geht mit Lebensregeln zur Gesunderhaltung einher und versucht, bei Krankheit, also Unausgeglichenheit der grundlegenden Prinzipien, steuernd einzuwirken, um die Balance wiederherzustellen [Abb. 2].

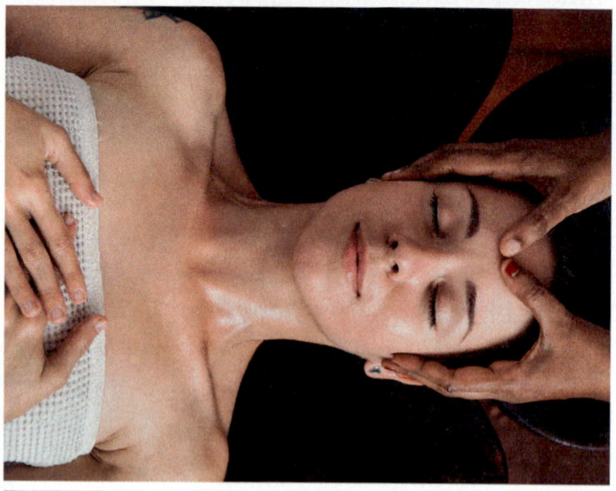

[2] Ayurvedische Behandlung

Im alten Ägypten entwickelte sich schon um ca. 3000 v. Chr. eine differenzierte Heilkunde, indem man Erfahrungen systematisch aufzeichnete, nutzte und lehrte; es gab bereits ein hochentwickeltes Facharztwesen. Heilkräuter und Öle wurden vielfältig genutzt und Operationen durchgeführt.

Medizin und Religion

Auch in Mesopotamien, etwa dem heutigen Irak, wurde umfangreich naturwissenschaftlich und medizinisch geforscht und gearbeitet, stets ergänzt durch Heilpriester, die u. a. die Sterndeutung zur Voraussage von Seuchen und Kriegen heranzogen. Die Keilschriften Hammurabis aus dem Babylon des 17. und 18. Jh. v. Chr. legen Zeugnis einer hohen heilkundlichen Kultur ab. Im antiken Griechenland incl. Kleinasien nutzte man vielfältige Erfahrungen aus der arabischen Welt und dem Orient, die man weiterentwickelte und in Ärzteschulen lehrte. **Hippokrates** wirkte im 4. und 5. Jh. v. Chr. in der Ärzteschule von Kos; seine umfassenden Regeln für eine vernünftige, maßvolle Lebensführung richteten sich an Körper und Seele des Menschen mit Forderungen nach gesunder Ernährung, Sport und Philosophie [Abb. 3]. Die ideale gesunde Lebensweise nannte man „diaitía“; unser Wort Diät umfasst davon nur noch die (eingeschränkte) Ernährung. Hoher Respekt vor der Schöpfung findet im hippokratischen Leitsatz **medicus curat – natura sanat** (Der Arzt behandelt, die Natur heilt) Ausdruck.

Die Säftelehre

Aufbauend auf den vier Elementen Wasser, Feuer, Erde und Luft beschreibt die hippokratische Schule als sich ergänzende Prinzipien die vier „Säfte“ des Körpers: Blut (lat. sanguis), Schleim (gr. phlegma), gelbe Galle (gr. cholé) und schwarze Galle (gr. mélas = schwarz). In dieser sog. **Humoralpathologie** werden jedoch noch keine den „Säften“ entsprechende Menschentypen oder Charaktere dargestellt.

Eine „besondere Mischung der Säfte“, die Idiosynkrasie, hat den Weg bis in die heutige medizinische Terminologie (Fachsprache) genommen; man bezeichnet damit den Umstand, dass bei manchen Menschen bestimmte Arzneimittel nicht oder ganz anders wirken als „normal“. Die Bedeutung des Willens, der seelischen und sozialen Situation des Patienten für seine Gesundung waren schon vor 2500 Jahren wichtige Grundsätze der hippokratischen Heilkunde. Größter Wert wurde auf eine gute, gründliche Anamnese (Befragung des Kranken zur Erhebung der Krankengeschichte) und systematische **Diagnostik** gelegt.

Der hippokratische Eid

Große Verdienste erwarb Hippokrates, indem er eine verbindliche Ärzteethik entwickelte; er verlangte nicht nur, dass jeder Mediziner ein gesundes körperliches und geistiges Leben führte. Er forderte auch, sich dem Leben und Wohl der anvertrauten Patienten zu verpflichten, ihnen vor allem nicht zu schaden (lat. **primum nil nocere**), keine Schwangerschaft abzubrechen und stets Schweigepflicht und sexuelle Enthaltsamkeit gegenüber den Kranken zu wahren. Dies schworen die Ärzte vor Aufnahme ihrer Tätigkeit im hippokratischen Eid. Heute sind viele Inhalte dieses Eides in Gesetzen und der ärztlichen Berufsordnung verankert. Hippokrates' Schüler leisteten ihren Berufseid auf die vier Heilgottheiten Apollon, Hygieia (von der sich der Begriff Hygiene ableitet), Asklepios und Panakeia. Asklepios (auch Äskulap genannt) wurde mit einem von einer Schlange umwundenen Stab dargestellt; daher symbolisiert der Äskulapstab den ärztlichen Berufsstand [Abb. 4].

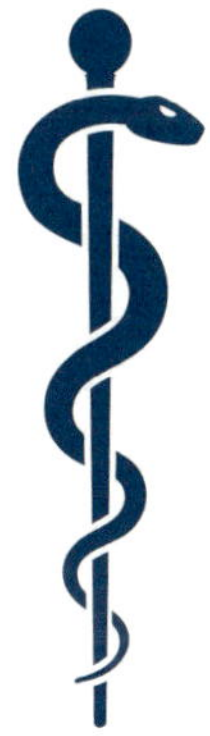

[4] Äskulapstab

Unter dem Einfluss von Aristoteles wurden im 3. Jh. v. Chr. im ägyptischen Alexandria durch systematische Forschung große Fortschritte in der Anatomie (der Lehre vom Aufbau des Körpers) und dem Verständnis von Organfunktionen errungen. Man erkannte das Gehirn als Sitz von Seele und Verstand. Zuvor war das Zwerchfell als Sitz der Seele angesehen worden, was sich noch heute im Begriff Schizophrenie widerspiegelt. Wörtlich bedeutet Schizophrenie „gespaltenes Zwerchfell, gespaltene Seele".

Schizophrenie
seelisch-geistige Krankheit (Psychose) mit schweren, auch wahnhaften Störungen des Denkens und Erlebens

Im römischen Reich wurde die medizinische Wissenschaft kaum gepflegt; zwar gab es Sanitäter und einfache Wundärzte in den Legionen, systematisches Forschen hingegen war keine römische Domäne. Allerdings machten sich die Römer in besonderem Maße um die Hygiene verdient, indem sie ausgereifte Frischwasser- und Kanalisationssysteme bauten. Ihre Thermen waren als luxuriöse „Wellness-Oasen" auch wichtige soziale, geschäftliche und politische Treffpunkte [Abb. 5].

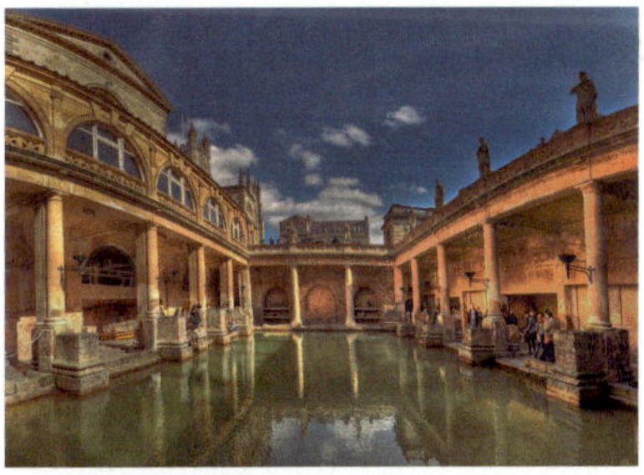

[5] Römisches Bad

Medizin und Gesundheitsverständnis im Mittelalter und in der frühen Neuzeit 2.4.2

Galen – Vorbild für ein Jahrtausend

Herausragende Bedeutung für die Medizingeschichte der Antike und fast des gesamten Mittelalters kam dem griechischen Arzt Galenos, auch Galen (sprich Galéhn) genannt, zu. Er wirkte im 2. Jh. n. Chr. in Pergamon, dessen Ruinen heute auf türkischem Gebiet liegen. Galen perfektionierte die antike Vier-Elemente-Lehre und Vier-Säfte-Lehre, indem er den Säften u. a. menschliche Temperamente bzw. Typen sowie passende Medikamente und Sternbilder zuordnete. Entsprechend beschrieb er den agilen Sanguiniker, den aufbrausenden Choleriker, den antriebsarmen Phlegmatiker und den schwermütigen Melancholiker. Die Begriffe der genannten Temperamente haben sich bis in unsere Sprache erhalten; jedoch leidet der Melancholiker in unserem Denken an einer Depression und nicht an einem Überschuss schwarzer Galle.

Galen unternahm anatomische Studien an Hunden, Schweinen und Affen und übertrug die so gewonnen Erkenntnisse unkritisch auf den Menschen. Sein 16-bändiges Lehrwerk stellte dennoch für mehr als 1000 Jahre den Standard für die Ärzteausbildung an europäischen Universitäten dar.

Pflegen und Beten – die Benediktiner

Im Mittelalter entstand die Klostermedizin, die sich auf die Regeln des heiligen Benedikt (6. Jh. n. Chr.) berief. Für die Benediktiner war Krankheit eine göttliche Fügung, die man nicht gezielt zu behandeln sich anmaßte, denn dies stand nur chrístos iatrós (gr. Christus dem Heiler) zu. Allerdings pflegte man als Christ Kranke im Sinne tätiger Nächstenliebe (lat. caritas). Um nicht in den Verdacht zu kommen, heidnische Lehren zu befolgen, ignorierte man wertvolle Erkenntnisse der antiken Ärzte und bemühte vermehrt „spezialisierte Heilige“, zu denen man bei entsprechenden Leiden betete. So „konsultierte“ man die heilige Apollonia bei Zahnschmerzen, Adelheid bei Augenleiden und Ignatius bei Fieber.

Kirchliche Vorgaben verboten Blutvergießen, sodass man eine strenge Trennung zwischen |Chirurgie und (innerer) Medizin vollzog. Die Ärzte (die somit quasi alle |Internisten waren) wurden an den Universitäten ausgebildet und sprachen die damals internationale Wissenschaftssprache Latein. Sie waren Theoretiker, die Widersprüche zwischen Galens Lehren und der Realität durch langwierige Diskussionen „lösten“, denn die althergebrachten Lehren infrage zu stellen erschien aus Autoritätsglauben heraus unmöglich.

Chirurgie
gr. Handwerk; medizinische Disziplin, in der Operationen durchführt werden

Innere Medizin
medizinische Disziplin, in der nicht operiert wird

Jetzt muss der Bader ran …

Selbstverständlich hatte die Bevölkerung auch im Mittelalter schwer kariöse Zähne zu ziehen, Knochenbrüche zu richten, Abszesse, Überbeine und Platzwunden zu behandeln. Da half kein Beten, sondern der Bader. Dieser einfache Chirurg hatte eine handwerkliche Ausbildung und bot kleinere Eingriffe an, teils war er als Wanderchirurg tätig. Auch Haareschneiden gehörte zum Fachgebiet des Baders. Talentierte Selbstvermarkter boten zudem Wundermittel aller Art feil. Heute ist die Chirurgie eine ärztliche Disziplin; Chirurgen und andere Ärzte kooperieren selbstverständlich miteinander.

Neben dem Arzt (dem Medicus), den Mönchen und Nonnen sowie den Badern betrieben „weise Frauen“ mithilfe von Kräuterzubereitungen und vielfältigen anderen Methoden eine Art Volksmedizin, zu denen auch das Hebammenwesen als Frauendomäne gehörte. Viele heilkundige Frauen wurden von der Inquisition verfolgt und als „Hexen“ verbrannt.

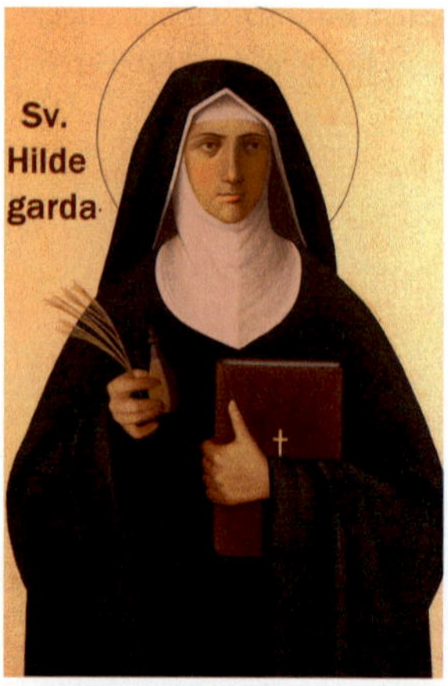

[1] Hildegard von Bingen in einer Heiligendarstellung (1098–1179)

Gegen jedes Übel ist ein Kraut gewachsen

Ein Teil der „internistisch“ geprägten Klostermedizin war die Kräuter(heil)kunde. Durch ihre Kenntnis antiker Sprachen erschloss sich den Klerikern des Mittelalters das wertvolle Kräuterbuch des Griechen Diaskurides aus dem 1. Jh. n. Chr., das sie für ihre Kräuteranwendungen auswerteten. Die entscheidende Bedeutung eines festen Gottglaubens für die Gesundung betonte u. a. Hildegard von Bingen (12. Jh.), von der jedoch keine zweifelsfrei persönlich verfassten Texte überliefert sind [Abb. 1]. Sie forderte Bewegung, Religion, gute Ernährung sowie ergänzend Kräuteranwendungen zur Erhaltung und Wiederherstellung der Gesundheit. Hildegard war eine hochintelligente, charismatische Seelsorgerin und Therapeutin, deren visionäre Eingebungen Neurologen (Nervenärzte) heute teilweise als |Migräne-Aura interpretieren.

Die sog. Hildegardmedizin mit vielfältigen Rezepturen, Anleitungen und Produkten ist jedoch eine Erfindung des 20. Jahrhunderts.

Migräne
frz. Halbseitenkopfschmerz

Migräne-Aura
Funktionsstörung des Nervensystems (z. B. Lichtblitze) durch vorübergehende Gefäßverengung im Gehirn

Die Pestilenz ergreift Europa

Im 14. Jh. wurde die „alte Welt" von der |Pest heimgesucht; ab dem 15. Jh. grassierte die |Syphilis, ein Import aus der „neuen Welt", die Kolumbus' Mannschaft aus Amerika eingeschleppt haben soll. Noch ahnte man nicht, dass winzige Lebewesen (|Mikroorganismen) übertragen wurden; „Pest" bedeutet Unheil, Seuche und Syphilis ist nach einem die Götter lästernden und daher mit der Geschlechtskrankheit gestraften Hirten benannt. |Malaria bedeutet „schlechte Luft".

Pest
hochansteckende Krankheit (Lungenpest, Beulenpest) durch das Bakterium *Yersinia pestis*

Syphilis
in erster Linie sexuell übertragene Krankheit; Erreger ist das Bakterium *Treponema pallidum*

Malaria
Schwere (heute tropische) Infektionskrankheit; die einzelligen Erreger (Protozoen) werden durch *Anopheles*-Stechmücken übertragen.

Mikroorganismen | 196

Die Anatomie etabliert sich

Dass kein Zweig der damaligen Heilkunde gegen die verheerenden Seuchen irgendetwas ausrichtete, erzeugte tiefe Zweifel an den überlieferten Lehren. Man begann systematisch zu forschen und seinen eigenen Beobachtungen und Entdeckungen mehr zu vertrauen als verstaubten Büchern. Vesalius sezierte (zergliederte) menschliche Leichen (die Körper zum Tode verurteilter Verbrecher) und beschrieb in seinem reich bebilderten Lehrbuch der Anatomie 1543 als Erster die Blutgefäße. Harvey erklärte 1628 die Funktion des Blutkreislaufs. Damit war er einer der ersten |Physiologen. Auch Leonardo da Vinci verdanken wir exzellente anatomische Zeichnungen aus dem 16. Jh.; der universell forschende Künstler sezierte selbst. Besonders vielseitig verwendet wird heute seine Zeichnung „Göttliche Proportion" von 1502 [Abb. 2].

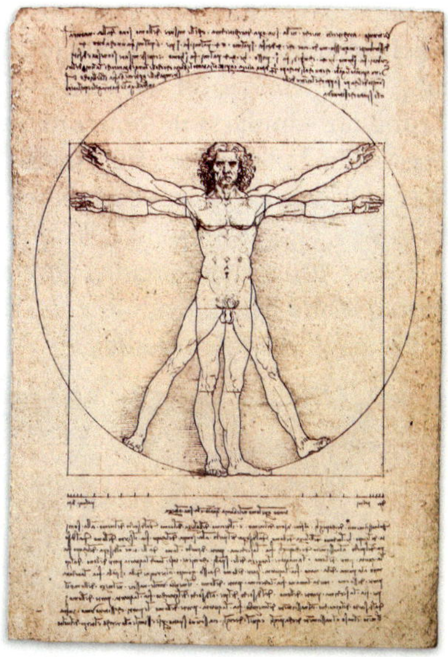
[2] Leonardo da Vinci: „Göttliche Proportion"

Physiologie
Lehre von der Funktionsweise des gesunden Körpers

Medizin und Gesundheitsverständnis in Neuzeit und Moderne 2.4.3

Das Mikroskop gibt Einblick in neue Welten

Die Erfindung des Mikroskops durch Antoni van Leeuwenhoek Mitte des 17. Jh. brachte die medizinische Forschung entscheidend voran. Malpighi entdeckte damit die Kapillaren (Haargefäße), womit endlich klar wurde, wie das Blut von den Arterien in die Venen gelangte. Van Leeuwenhoek selbst beschrieb u. a. mehrere Bakterienarten, rote Blutkörperchen und menschliche Samenzellen. Der niederländische Maler Vermeer portraitierte den vielseitig forschenden van Leeuwenhoek in seinem Studierzimmer [Abb. 3].

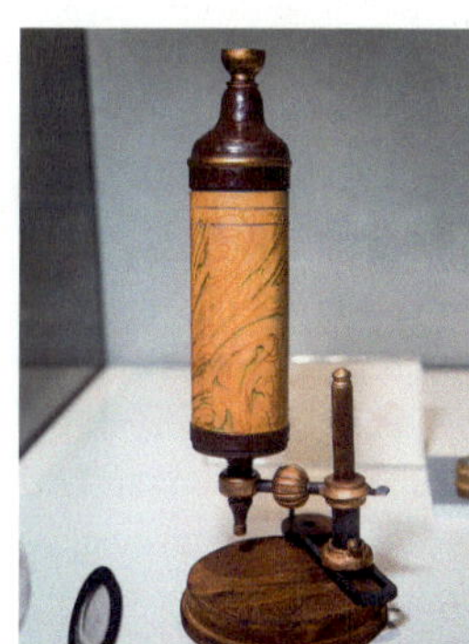
[3] Mikroskop aus den Zeiten Leeuwenhoeks

Thomas Willis beschrieb im 17. Jh. den |Diabetes mellitus; damals war das Schmecken des Urins die einzige Möglichkeit, die sog. Zuckerharnruhr zu diagnostizieren. Auch die Gicht wurde immer häufiger, da es zunehmend gut situierte, überernährte Wohlstandskranke gab.

Diabetes mellitus | 360

Goethe erlitt häufig Gichtanfälle; seinen bekannten Lastern entsprechend setzte er sich selbst auf eine „Diät", die nur aus Wein und Fleisch bestand – wie man heute weiß, typischen Gichtauslösern.

Wichtige Erfahrungen machte Morgagni 1761 der Fachwelt zugänglich, indem er seine Befunde aus über 600 |Autopsien veröffentlichte. Aus intensiven Forschungen wusste er, dass Kranke mit ähnlichen Symptomen nach dem Tode gleichartige, charakteristische Veränderungen ihrer Organe aufweisen. Er begründete so die pathologische Anatomie, einen wichtigen Zweig der Pathologie.

Autopsie
gr. selbst sehen; Leicheneröffnung zur Erkennung der medizinischen Todesursache

Kügelchen statt Rosskur – Samuel Hahnemanns Homöopathie

Homöopathie
Naturheilverfahren, das hochverdünnte, sogenannte potenzierte Arzneistoffe verwendet

Symptom
Krankheitszeichen, z. B. Schmerzen, Fieber und Juckreiz

Rationale Erkenntnisse universitärer Grundlagenforscher kamen nur langsam in der praktischen Medizin an; immer noch wurden Aderlässe als unspezifische, aber teure Kur für und gegen viele Krankheiten vorgenommen – späte Nachwirkungen der Säftelehre. Die erlittenen Blutverluste kosteten viele Patienten das Leben. Angesichts dessen, was Kurpfuscher und Quacksalber mit Quecksilber und anderen Giften anrichteten, entwickelte Samuel Hahnemann um 1800 die völlig chemiefreie |**Homöopathie**.

Er beobachtete Vergiftungen mit Stoffen aus Natur und Chemie und entwickelte eine spezielle Verdünnungsmethode, die er Potenzieren (Verstärken) nannte. Die Gabe seiner Mittel bewirkte in seinen Beobachtungen das Gegenteil der Vergiftung. Hatte jemand ein ähnliches Leiden (gr. homoios pathos), also |Symptome, die der Vergiftung ähnelten, gab er das Gift hochverdünnt dem Kranken entsprechend seinem Grundsatz: **similia similibus curentur** = Ähnliches soll mit Ähnlichem behandelt werden. Gegen hohes Fieber mit Herzrasen, weiten Pupillen und roten Wangen verordnete er Belladonna (Tollkirsche), deren Gift unverdünnt ähnliche Symptome hervorruft [Abb. 2 und 3].

Bis heute hat Hahnemanns Methode viele Anhänger, u. a. weil die Homöopathie als sanft gilt und das Individuum ernst nimmt. Bisher konnte die Wirkung der Homöopathie nicht bewiesen werden.

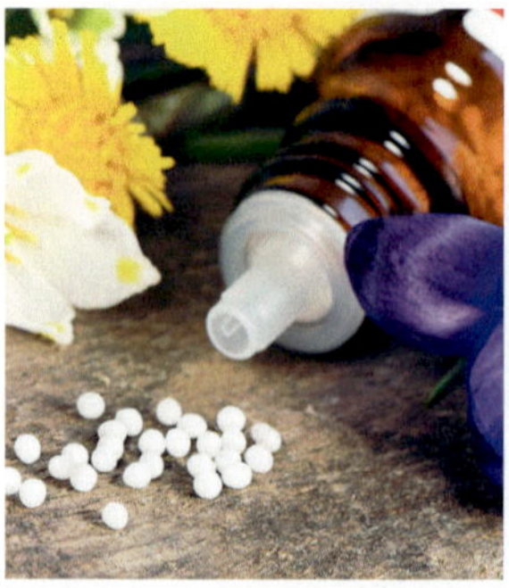

[1] Globuli sind Zuckerkügelchen, die mit homöopathischen Mitteln getränkt wurden.

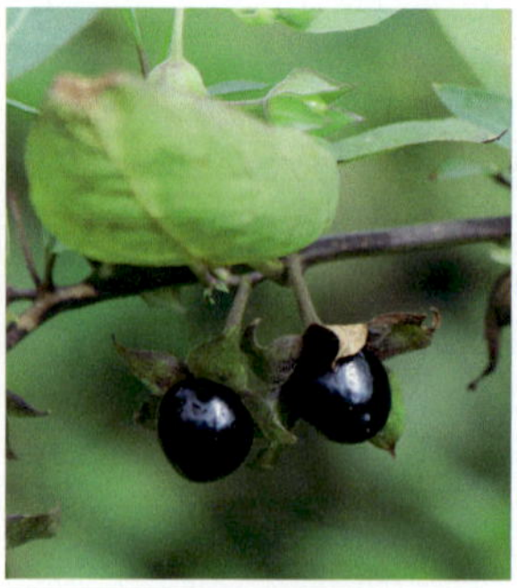

[2] Tollkirsche (*Atropa belladonna*)

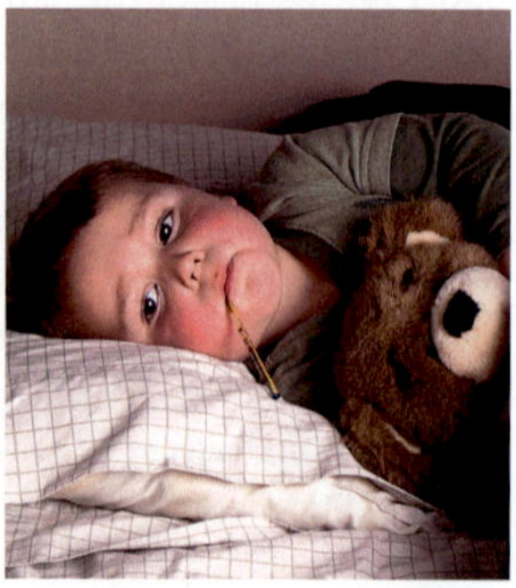

[3] Fieberndes Kind mit „Belladonna-Symptomen"

Ein bahnbrechendes Experiment

Pocken
Lat. variola vera; schwere Viruserkrankung, die zum Tode führt oder entstellende Narben zurücklässt; Pocken gelten seit 1977 als (durch Impfung) ausgerottet.

Zur gleichen Zeit rafften in England die |**Pocken** zahllose Menschen dahin, ganz besonders Kinder. Nachdem Edward Jenner beobachtet hatte, dass Kuhmägde, welche die relativ harmlosen Kuhpocken überstanden hatten, nicht an echten Pocken erkrankten, wagte er 1796 ein Experiment: Er infizierte einen Jungen mit Sekret aus den Kuhpocken einer Magd; der Junge erkrankte an Kuhpocken und wurde wieder gesund [Abb. 4]. Ihn mit echten Pocken anzustecken wurde mehrfach versucht – doch der Geimpfte war geschützt. Edward Jenner war der erste Arzt, der systematisch Impfungen (wörtl. Einpflanzungen) durchführte.

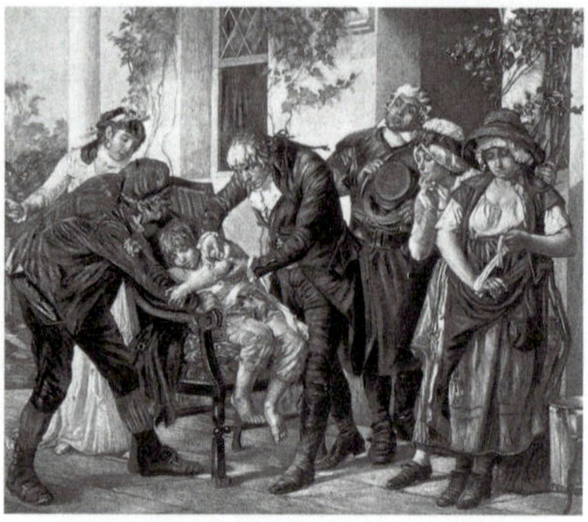

[4] Edward Jenner (1749–1823) beim Impfen

Nach lat. vacca = Kuh lautet noch heute der Fachbegriff für Impfung Vakzination.

Der Tod im Kindbett

Auf vielen Gebieten machten Wissenschaftler Fortschritte; jedoch traf jede neue Theorie, auch wenn sie bewiesen war, auf Widerstand. Der österreichisch-ungarische Arzt **Ignaz Semmelweis** fand mangelnde Hygiene als Ursache des massenhaft zum Tode von Wöchnerinnen führenden |Kindbettfiebers. Er selbst hatte bei seiner Tätigkeit in einer Wiener Gebäranstalt unwissentlich viele Frauen tödlich infiziert, als er die fatale Übertragung von Leichenkeimen auf Gebärende erkannte. Semmelweis begründete die Händedesinfektion: Er machte es 1847 zur Pflicht, dass Ärzte und Studenten nach dem Sezieren von Leichen ihre Hände in einer Schüssel mit Chlorkalklösung behandelten, bevor sie Geburtshilfe leisteten [Abb. 5]. International traf seine Entdeckung im Kollegenkreis auf vehemente Ablehnung. Semmelweis geriet in schwere Streitigkeiten mit ärztlichen Kollegen aber auch deshalb, weil er aufgrund einer Syphilis des Nervensystems starke Persönlichkeitsveränderungen und |psychotische Symptome zeigte, bevor er 47-jährig starb. Erst viel später wurden Semmelweis' Verdienste gewürdigt.

Kindbettfieber
(Puerperalsepsis) bakterielle Infektion der Gebärmutter nach der Entbindung mit der Folge einer Überschwemmung des Organismus mit Bakterien (Sepsis); unbehandelt tödlicher Verlauf

Psychose
Adj. **psychotisch**; schwere seelisch-geistige Krankheit mit Wahnsymptomen

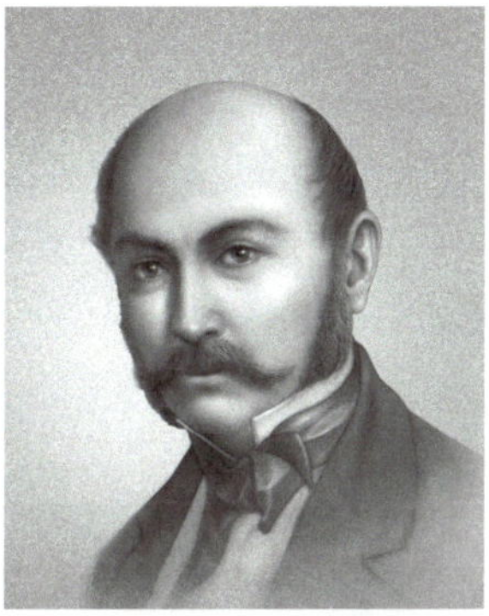

[5] Ignaz Semmelweis (1818–1865) führte die Händedesinfektion ein.

Intelligenz und Mitgefühl – Florence Nightingale

Durch ihre Errungenschaften auf den Gebieten der Hygiene und Logistik rettete auch Florence Nightingale [Abb. 6], britische Krankenschwester und begabte Mathematikerin, ungezählte Menschenleben. Sie organisierte im Krimkrieg ab 1854 die Pflege der Verwundeten und verbesserte Versorgung und Lebensbedingungen der Soldaten aller beteiligten Armeen. Mit ihren Statistiken zur Beurteilung verschiedener Methoden der Wundversorgung setzte sie rationale Erkenntnisse praktisch um und bereitete vielfältige Verbesserungen der allgemeinen Hygiene und Wohlfahrtspflege vor. Florence Nightingale baute eine geregelte Krankenpflegeausbildung auf und publizierte mehrere grundlegende Werke. Frauen waren zu ihrer Zeit noch nicht zum Medizinstudium zugelassen und arbeiteten oft in der Krankenpflege.

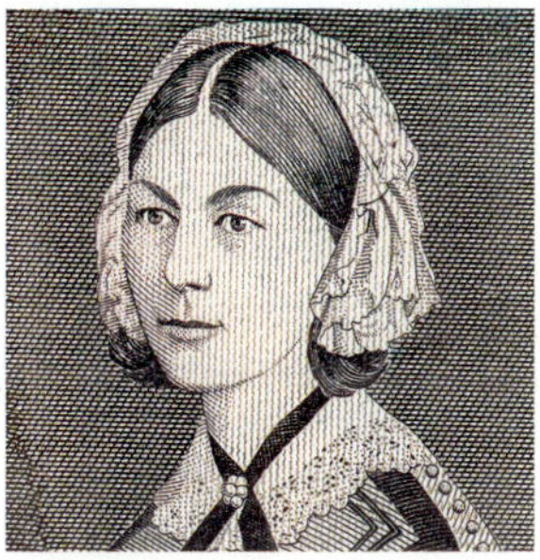

[6] Florence Nightingale (1820–1910)

Fabriken und Schwindsucht

Das 19. Jh. brachte die Industrialisierung Europas, mit der eine massenhafte Landflucht einherging; zahllose Menschen suchten in den Städten Arbeit. Dunkle, feuchte und überfüllte Massenunterkünfte beherbergten die Arbeiter und ihre Familien; diese Behausungen boten nur Krankheiten gute Bedingungen ([Abb. 1], S. 110). |Rachitis breitete sich epidemisch aus; zu wenig Sonne und Nahrung führten zu schwerem Vitamin-D-Mangel mit Skelettverformung und Immunschwäche [Abb. 7]. Die Kombination aus Überarbeitung, Unterernährung und ungesundem, beengtem Wohnraum begünstigte die rasante Verbreitung der Tuberkulose. Um 1900 war jeder Einwohner europäischer Großstädte mit Tuberkulose infiziert – und die wenigsten hatten die Mittel, sich in einem Schweizer Sanatorium wie in Thomas Manns „Zauberberg" pflegen zu lassen. Von einer wirksamen Behandlung war auch dort keine Rede, denn als Therapeutika gab es nur klare Bergluft, viel Sonne, reichhaltige Mahlzeiten – und die Gesellschaft anderer Lungenkranker. In der Kunst und Literatur um 1900 werden Tuberkulosekranke als besonders empfindsam aufgewertet; Werke wie Dumas' „Kameliendame", Verdis „La Traviata", Puccinis „La Bohème", Munchs „Der Tod im Zimmer", Brontës „Jane Eyre" u. v. m. thematisieren Schicksale junger Tuberkulosekranker; darunter sind auch verklärende Darstellungen im Sinne eines „verzehrenden Seelenfeuers": Heute ist bekannt, dass chronische Entzündungen depressive Erkrankungen fördern.

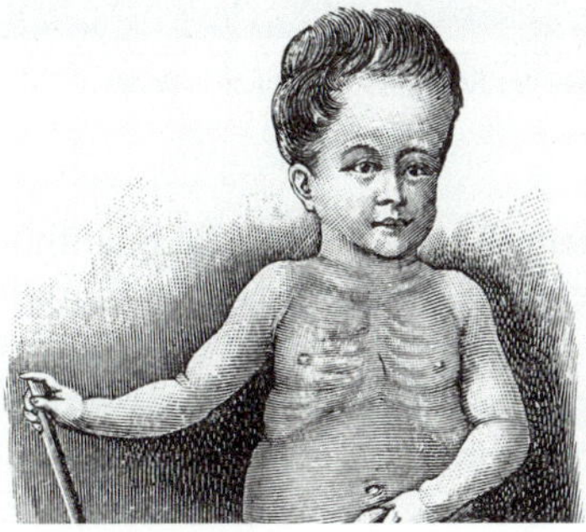

[7] Rachitisches Kind (Abb. von 1895)

Rachitis
Vitamin-D-Mangelkrankheit mit Knochen-, Muskel- und Immunschwäche

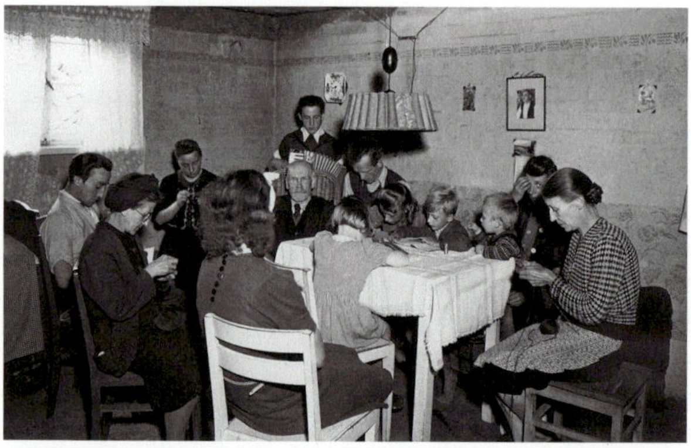

[1] Wohnverhältnisse während der frühen Industrialisierung (Kellerwohnung)

Wettlauf der Wissenschaftler

1876 entdeckte **Robert Koch** die Sporen des Milzbrandbazillus, 1882 entwickelte er eine spezielle Färbetechnik und fand so das |Tuberkelbakterium (*M. tuberculosis*) [Abb. 2]. 1883 isolierte er die Cholerabakterien und setzte seine Kenntnisse sogleich für das öffentliche Gesundheitswesen um. Er verstand, dass bestimmte Bakterien spezifische Krankheiten hervorrufen, und konnte das Phänomen der Wundinfektion erklären.

Vor allem in den Tropen lieferten sich die Bakteriologen einen Wettlauf – wo eine Seuche auftrat, errichteten oft mehrere Forscher ihre mobilen Laboratorien, um den Erreger schnellstmöglich zu isolieren. Bei der |Pest machte der Schweizer Yersin das Rennen, fortan hieß der Pesterreger *Yersinia pestis*. Listerien wurden nach dem Briten Lister, Salmonellen nach dem Amerikaner Salmon benannt. Robert Koch war bescheidener in Sachen Namensgebung. Ihm zu Ehren nannte man die Tuberkulose |Morbus Koch. Koch erhielt 1905 den Nobelpreis. Das Robert Koch-Institut [Abb. 3] dient im Sinne seines Namensgebers weiterhin dem Schutz der Bevölkerung vor Infektionskrankheiten.

Wettkämpfe um die Isolation neuer Erreger finden immer wieder statt; das HI-Virus wurde 1983 in Paris von Francoise Barré-Sinoussi und Luc Montagnier entdeckt; der Amerikaner Robert Gallo beansprucht jedoch ebenfalls diese Entdeckung und den Nobelpreis. Neu auftretende Erreger bzw. Infektionskrankheiten, engl. emerging infectious diseases, spornen immer wieder |Infektiologen in aller Welt zu Höchstleistungen an. Beispiele der letzten Jahre sind das 2020 aufgekommene Coronavirus SARS-Cov-2 (SARS = severe acute respiratory syndrome), das eine Pandemie bisher unbekannten Ausmaßes ausgelöst hat, BSE (bovine spongiforme Enzephalopathie, der sog. Rinderwahnsinn), und das vermehrte Auftreten schwerster, z. T. tödlicher Durchfallerkrankungen durch EHEC (enterohämorrhagische *E. coli*).

Tuberkulose
Infektionskrankheit, verursacht durch *Mycobacterium tuberculosis*; der Erreger befällt die Lunge und andere Organe und kann dabei zur „Schwindsucht“, d. h. zu massivem Gewichtsverlust und zum Tod, führen.

Pest | 107

Morbus
lat. Krankheit;
Abk. M.; verbunden mit dem Namen des Erstbeschreibers, z. B. M. Alzheimer, M. Parkinson

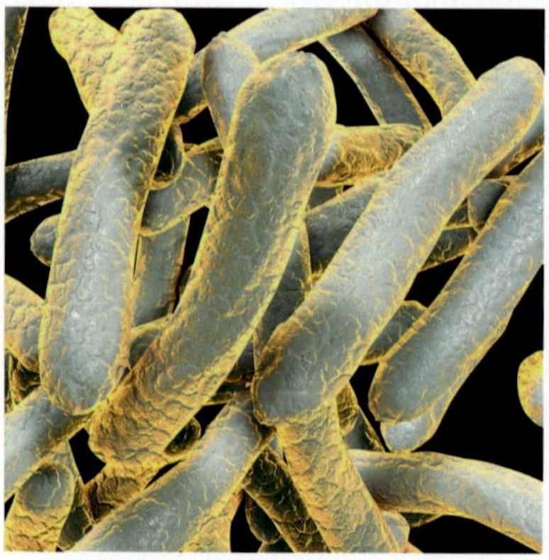

[2] Der Tuberkulose-Erreger *Mycobacterium tuberculosis* unter dem Elektronenmikroskop

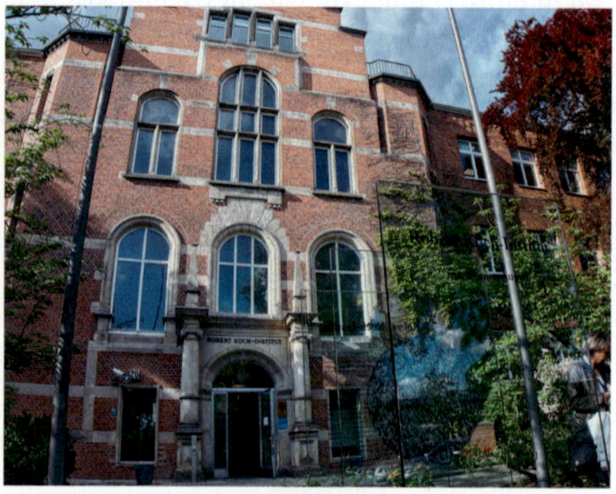

[3] Eingangsportal des Robert Koch-Instituts in Berlin

Infektiologe
Spezialist für Infektionskrankheiten; meist Arzt oder Biologe

Der evolutionäre Wettlauf zwischen Erregern und dem „Wirt Mensch“ geht unaufhörlich weiter. Bisher ist es niemandem gelungen, einen wirksamen und sicheren Impfstoff gegen HIV zu entwickeln – zu schnell und zu oft ändert das Aids-Virus seine Eigenschaften. Auch gegen Borrelien und das Hepatitis-C-Virus steht bislang kein Impfstoff für Menschen zur Verfügung. Vielversprechende Fortschritte erreichte die Impfstoffforschung jedoch bei der Bekämpfung der viralen Tropenkrankheiten |**Dengue**- und Ebolafieber.

Denguefieber
sprich Denge-; durch Mücken übertragene schwere Viruskrankheit

Abgründe der Seele – Sigmund Freud

Nicht alle Forscher suchten das Übel unter dem Mikroskop – der Wiener |Psychiater Sigmund Freud [Abb. 4] erforschte die menschliche Seele und begründete |Psychologie und |Psychoanalyse. Er prägte die Begriffe Unbewusstes, Ich, Es und Über-Ich sowie als Grundtriebe des Menschen Eros (Liebe, Sexualität) und Thanatos (Todestrieb). Sein umfangreiches Werk „Traumdeutung" verfasste er 1899, datierte es aber auf das spektakulärere Jahr 1900 vor. Das Interesse an der Seele war eine Zeitströmung; Dichter wie Tolstoi, Dostojewski und D. H. Lawrence schrieben schon vor 1900 „psychologische" Werke, aber erst Freud entwickelte die Seelenkunde zur Wissenschaft und medizinischen Disziplin. Er beschrieb die Neurose als Seelenkrankheit durch Fehlverarbeitung frühkindlicher Konflikte, Verdrängung und seelische Traumata als Ursache seelischer und körperlicher Krankheiten. Bei seiner Schwägerin diagnostizierte er eine seelisch bedingte Beinlähmung als Folge ihres verdrängten Wunsches nach einem außerehelichen Verhältnis. Der Jude Freud wurde in Wien von den Nazis verfolgt und floh 1938 nach London. Der exzessiv Zigarren rauchende Nervenarzt erkrankte schwer an Mundbodenkrebs und starb 1939 im Londoner Exil. Schwer leidend hatte er seinen Arzt um eine erhöhte Morphindosis gebeten, um nicht länger leiden zu müssen.

Psychiater
gr. Seelenarzt

Psychologie
gr. Seelenkunde

Pychoanalyse
gr. wörtl. Entwirrung der Seele; psychiatrische Therapiemethode

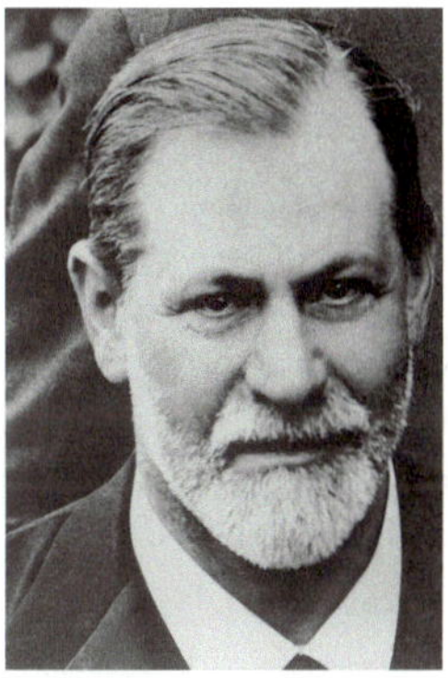

[4] Sigmund Freud (1856–1939; im Alter von 29 Jahren)

Die ersten Ärztinnen

1880 legte Hope Bridget Adams in Leipzig als erste Frau an einer deutschen Universität ihr medizinisches Examen ab. Sie engagierte sich als Reformerin, da sie erkannte, wie viel Krankheit durch soziale Missstände verursacht und verschlimmert wurde. Sie veröffentlichte „Das Frauenbuch" in zwei Bänden, in dem sie den menschlichen Körper in Gesundheit und Krankheit sowie Grundlegendes zur gesunden Lebensweise bestens verständlich erklärte. Besondere Betonung legte sie auf gynäkologische Themen, z. B. Geschlechtskrankheiten. Frauen waren Hüter und Förderer der Gesundheit in den meist kinderreichen Familien; sie zogen den Nachwuchs auf, bereiteten das Essen, stellten Kleidung her und pflegten Kranke und Alte.

Auch Adams' Zeitgenossin Anna Fischer-Dückelmann war eine der ersten Ärztinnen und engagierte sich als aufklärende Buchautorin für die Zielgruppe Frauen; ihr Werk „Die Frau als Hausärztin" war in zahlreichen Auflagen über mehr als sieben Jahrzehnte Millionen Frauen ein treuer Begleiter und kundiger Ratgeber in vielen Lebenslagen [Abb. 5].

Das ausgehende 19. Jahrhundert förderte die Volksgesundheit durch wichtige Sozialreformen; Bismarck führte mit seiner Reichsversicherungsordnung (RVO) eine Kranken-, Unfall- und Altersversicherung für Arbeiter ein. Krankenkassen warben um Kassenärzte, die sie durch Einzelverträge gängelten, bis diese mit Streik drohten und eine gemeinsame Organisation der Krankenkassen und Ärzte gegründet wurde. Deren Nachfolger sind aktuell der gemeinsame Bundesausschuss (GBA) und die Kassenärztlichen Vereinigungen (KVen).

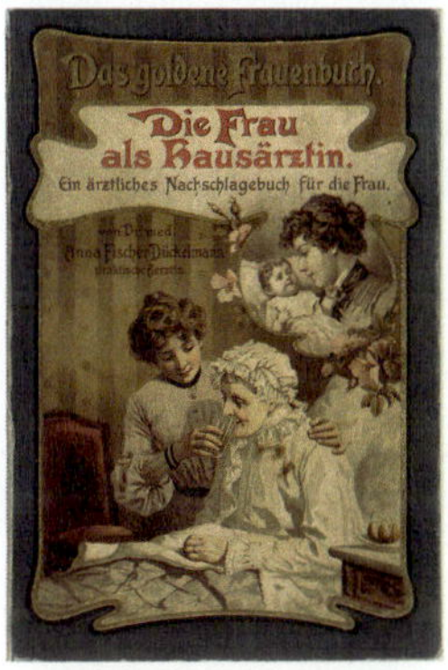

[5] „Die Frau als Hausärztin" von Anna Fischer-Dückelmann (1856–1917)

Wissenschaft bringt Ansehen

Das 20. Jahrhundert brachte bahnbrechende Erfindungen und Entdeckungen in der Medizin; das Kaiserreich förderte die Wissenschaft und zahlreiche Nobelpreise brachten Deutschland internationales Prestige. 1901 entdeckte Karl Landsteiner die Blutgruppen und teilte sie in sein AB0-System ein. 1905 erhielt Conrad Röntgen den Nobelpreis für seine X-Strahlen, welche die Diagnostik revolutionierten. Immer bessere Narkosetechniken machten längere und schwierigere Operationen möglich. Emil von Behring erfand die |Serumtherapie gegen |Diphtherie und Paul Ehrlich verdanken wir die Grundlagen der Immunologie (Lehre von der körpereigenen Abwehr).

Serumtherapie
Infektionsbehandlung mit aus Blutserum gewonnenen Abwehrstoffen

Diphtherie
schwere bakterielle Atemwegserkrankung

Antibiotikum
Pl. **Antibiotika**;
Arzneimittel gegen bakterielle Infektionen

Die Entdeckung des Antibiotikums Penicillin durch Alexander Fleming 1928 war der erste Schritt zu einer spezifischen Therapie bakterieller Infektionskrankheiten – zuvor hatte man höchstens den Organismus des Kranken stärken und bestenfalls die Ansteckung weiterer Personen verhindern oder vermindern können. Allerdings wirkt Penicillin nicht gegen Tuberkelbakterien; diese lassen sich u. a. durch Streptomycingabe bekämpfen; diese Substanz wurde 1943 entdeckt. Die Weltkriege kosteten Millionen Menschen Leben und Gesundheit; Hunger ließ Tuberkulose, Diphtherie und Influenza epidemische Ausmaße annehmen. Unter chaotischen Bedingungen verbreiteten sich Krankheiten ungehemmt – unbeeindruckt vom medizinischen Fortschritt in den Laboratorien.

Die Zeit des Nationalsozialismus

Die Nationalsozialisten förderten die medizinische Forschung kaum; unter dem Rassenwahn propagierte man eine simple Naturheilkunde mit dem Hintergedanken, dass diese als eine Art Nicht-Behandlung schwerer Krankheiten zur Selektion einer starken und kriegstüchtigen Bevölkerung beitragen würde. Auch konnten so Devisenausgaben für Medikamente gespart werden. Zahllose kompetente Ärzte bzw. Wissenschaftler verlor die Welt durch die Judenverfolgung.

Unter dem Eindruck der Schrecken des Zweiten Weltkriegs formulierte die WHO 1948 ihr visionäres Ziel: Gesundheit für alle Menschen als Zustand völligen physischen, psychischen und sozialen Wohlbefindens zu ermöglichen.

Alles scheint möglich – das Wirtschaftswunder

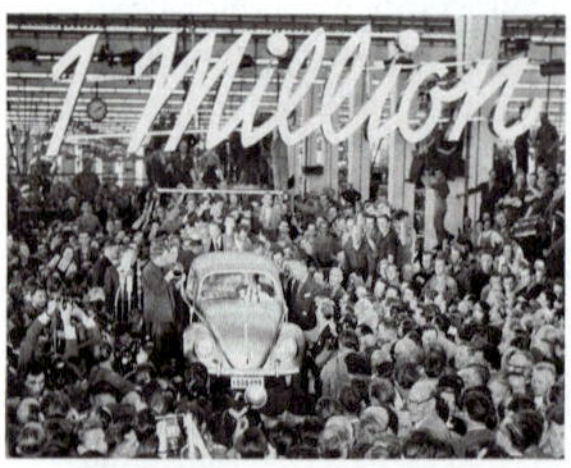

[1] Der wirtschaftliche Aufschwung schien alles möglich zu machen.

Die Nachkriegszeit verbesserte die medizinische Versorgung in dem Maße, in dem die Lebensbedingungen gesünder wurden. Im Zuge des industriellen Aufschwungs entstand eine Fortschritts- und Machbarkeitsillusion. Mangelernährung und ihre direkten und indirekten Folgen wie Rachitis und Tuberkulose wurden besiegbar und verschwanden aus dem Bewusstsein. Groß angelegte Impfkampagnen machten Tetanus, Diphtherie und Kinderlähmung zur Seltenheit und rotteten die Pocken weltweit aus. 1966 nahmen die ersten Frauen die von dem Chemiker Djerassi entwickelte Anti-Baby-Pille. Der Südafrikaner Christiaan Barnard transplantierte im Dezember 1967 erstmalig ein menschliches Herz. 1969 betrat ein Mensch den Mond [Abb. 1]. Alles schien machbar. Es gab Visionen vom Wohnen im Weltraum und der Pille gegen Krebs.

Fortschritt mit Schattenseiten

Doch es passierten auch Rückschläge. Contergan®, als Schlafmittel für Schwangere eingesetzt, ließ Tausende Kinder mit verstümmelten Gliedmaßen (Phokomelie) auf die Welt kommen. Immer mehr Menschen entwickelten eine Tablettenabhängigkeit; mit Arzneimitteln versuchte man, den stressreichen Arbeitsalltag zu bewältigen und Konflikte zu überdecken. In „Mother's Little Helper" beschreiben die Rolling Stones die Leichtigkeit des Umgangs mit suchterzeugenden Beruhigungsmitteln.

Angst vor Chemie und Manipulation

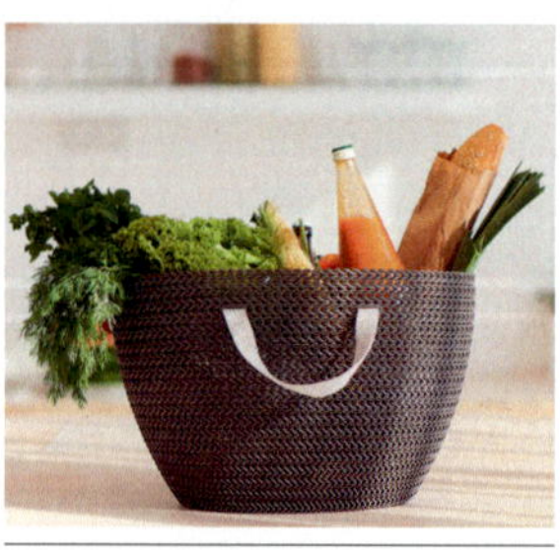
[2] Naturkost

Umweltgifte fanden sich im Essen und in der Muttermilch wieder. Der Rüstungswettlauf erzeugte Angst. Als Gegenbewegung zur Wissenschaftseuphorie entstand eine neue Sehnsucht nach gesunder Natur [Abb. 2]. Diese prägte die 1970er und 1980er Jahre mit Bioläden, Abrüstungs- und Anti-Atomkraft-Bewegung. Auch als Medikamente lehnten viele Anhänger der Öko-Bewegung „Hämmer" und „Chemiekeulen" ab. Viele Menschen sahen oder fühlten sich durch Staat und Industrie-Multis bevormundet und mittels Medikamenten, z. B. der Pille, manipuliert. Gesundheitsläden mit alternativen Beratungsangeboten wurden vielerorts gegründet und naturheilkundliche Literatur boomte.

Ich will alles – Medizin der Gegenwart

Inzwischen lehnt kaum noch ein Patient kategorisch bestimmte Diagnostik- oder Therapiemethoden ab. Eher wird eine Alternativmethode ergänzend eingesetzt, z. B. Homöopathie oder Phytotherapie zusätzlich zur Chemotherapie gegen Krebs.

Einerseits möchte niemand im Krankheitsfall auf die Errungenschaften der sog. Schulmedizin (eigentlich Hochschulmedizin) verzichten; auf der anderen Seite steht die Angst vor einem wenig menschenwürdigen Sterben: allein, umgeben von Schläuchen und Geräten. Während Sonografie, Computertomografie [Abb. 3], Magnetresonanztomografie und molekularbiologische Diagnostik jedem Kranken selbstverständlich zur Verfügung stehen, kommen wir an die Grenzen der Machbarkeit und Bezahlbarkeit der modernen Medizin. Antibiotikaresistenzen nehmen so stark zu, dass auf diesem Gebiet mangels Rentabilitätsaussicht kaum noch geforscht wird und Infektiologen von der Antibiotikaära bereits in der Vergangenheit sprechen.

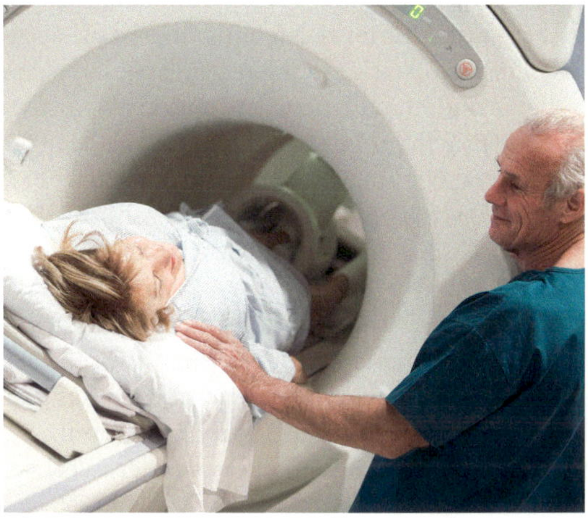

[3] Computertomograf

Patient
lat. Leidender, Duldender, Kranker

Phytotherapie
gr. Behandlung mit pflanzlichen Arzneimitteln

Sonografie
Ultraschalltechnik zur Bilderzeugung

Computertomografie (CT)
Röntgentechnik zur Erzeugung von Schichtbildern

Magnetresonanztherapie (MRT) strahlenfreies Schichtbildverfahren, das auf Magnetismus beruht

Antibiotikaresistenz
Unempfindlichkeit bakterieller Erreger gegen antibakterielle Medikamente

Pillen und Implantate – Wellness- und Wohlstandsmedizin

Wir verdanken der Medizin eine stetig wachsende Lebenserwartung – und entwickeln uns langsam zu Ersatzteillagern. Welcher Mensch über 70 trägt kein künstliches Hüft- oder Kniegelenk, neue Augenlinsen und Zahnersatz in sich [Abb. 5]? „Und Sie nehmen wirklich nichts ein?", fragt man ungläubig einen rüstigen Rentner. Multimorbidität ist an der Tagesordnung und damit Medikamentenpläne, deren Wechselwirkungen und Kosten unüberschaubar sind.

Wir könnten so gesund sein – unsere Wohnungen sind trocken und gut geheizt, rund ums Jahr steht uns vitaminreiche Nahrung zur Verfügung und der letzte Krieg in Deutschland ist Jahrzehnte her.

Aber – der Wohlstand und unsere heutige Lebensweise hinterlassen ihre Spuren an unseren Körpern und Seelen. Übergewicht nimmt buchstäblich zu, schon jedes dritte Grundschulkind ist dick. Typ-2-Diabetes, der früher Altersdiabetes hieß, gibt es bereits bei Dreijährigen und „Kind mit mangelnden Bewegungserfahrungen" ist eine häufige Diagnose.

Arbeitslosigkeit mit fehlender Sinngebung im Alltag, dauernde Medienpräsenz und Reizüberflutung sowie soziale Isolation tragen zur rasanten Zunahme seelischer Krankheiten bei. Viele Menschen suchen ihr Glück in der Schönheitschirurgie – damit wenigstens ihr Äußeres „perfekt" ist.

Multimorbidität
gleichzeitiges Vorliegen mehrerer Krankheiten

Typ-2-Diabetes | 364

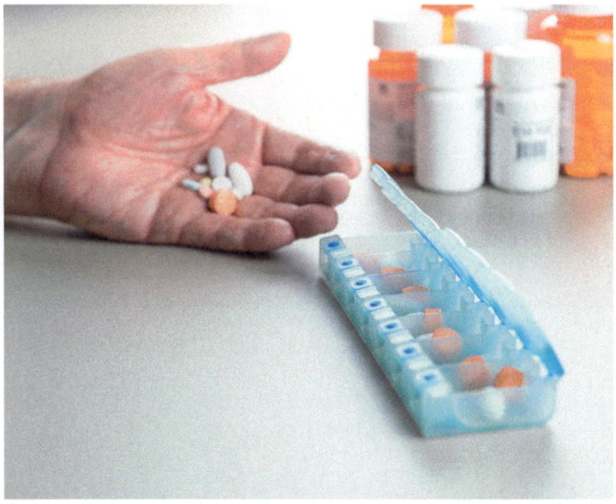

[4] Mulitmorbidität erfordert viele Medikamente

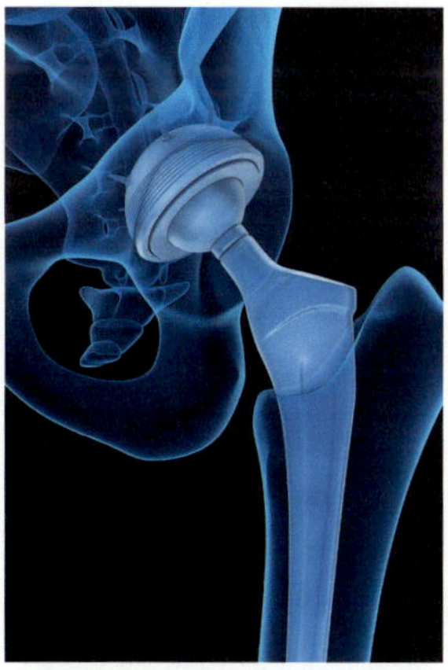

[5] Künstliches Hüftgelenk im Röntgenbild

Ausgebrannt – Mensch bleibt Mensch

Psychische Erkrankungen, allen voran Depression, Burnout und Suchtkrankheiten, haben in der Krankmeldestatistik Rückenschmerzen und banale Infekte eingeholt. Die Zahl der Singlehaushalte nimmt zu, Vereinsamung – auch als Folge notwendiger Mobilität – ist häufig, Familienbande und Traditionen treten in den Hintergrund. Vier Stunden des Tages verbringt der Durchschnittsdeutsche nicht im Sportstudio, in der Natur oder mit Freunden, sondern vor dem Fernseher.

Übergewicht, Bewegungsmangel und deren vielfältige Folgekrankheiten kosten Milliarden. Wie schon Hippokrates in der Antike, Florence Nightingale und die Sozialreformer der Kaiserzeit forderten – wir alle, Bevölkerung, Politiker und medizinische Dienstleister aller Bereiche, müssen die Grundsatzfragen stellen und beantworten: Was an unserer Lebensweise, unseren Lebensbedingungen macht uns krank oder gesund, was kann die Gemeinschaft und was muss der Einzelne leisten? Was ist machbar, was sinnvoll und was ist (für die Solidargemeinschaft) überhaupt noch bezahlbar? Was wollen und können wir uns leisten in einer Zeit, in der die Menschheit überaltert und immer weniger „artgerecht" lebt?

Das Internet macht Patienten mündig – aber es ist auch eine chaotische Ansammlung verwirrender und Angst machender Informationen, die dem Laien Wissen und Meinungen bieten kann, aber keinen roten Faden hat, keinen persönlichen Rat gibt und schon gar nicht menschliche Zuwendung und Verständnis aufbringen kann.

Wichtig bleiben verlässliche, stabile Zeitrhythmen mit einem gesunden Wechsel von Arbeit, Aktivität und Erholung, bei Gesundheit und Krankheit wohltuende Rituale sowie ein Gleichgewicht aus mitmenschlicher Zuwendung und Selbstsorge.

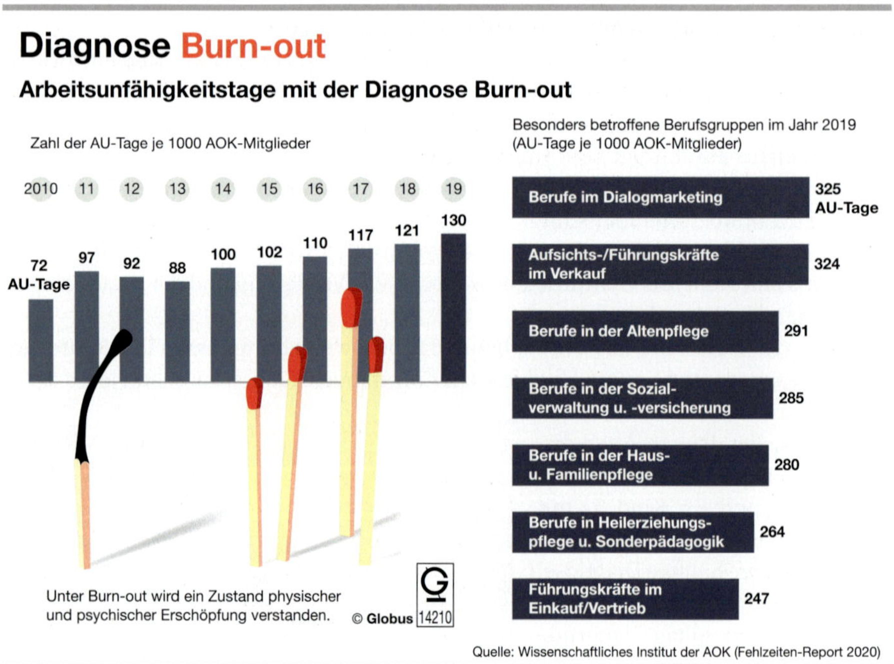

Aufgabenstellungen

Kapitel 2.1

1 Erklären Sie den Unterschied zwischen Primär-, Sekundär- und Tertiärprävention. Finden Sie Beispiele für diese einzelnen Ansatzpunkte der Prävention.
2 Erläutern Sie die gesellschaftliche Bedeutung von Präventionsansätzen. Nennen Sie dabei einzelne Ansätze, die zu einer Verbesserung des Gesundheitszustandes der Bevölkerung beigetragen haben.
3 Erläutern Sie die Einteilung von Prävention nach Zielgruppen. Überlegen Sie anschließend in Vierergruppen, welchen Risikogruppen Sie sich selber zuordnen und welche Arten von Zielgruppenprävention sich an Sie richten könnten. Tragen Sie Ihre Ergebnisse im Plenum zusammen.
4 Stellen Sie die Ansätze der medizinischen Prävention, der Verhaltens- und Verhältnisprävention tabellarisch gegenüber. Tragen Sie Ihre Ergebnisse in Vierergruppen zusammen. Diskutieren Sie die Vor- und Nachteile der einzelnen Ansätze.
5 Diskutieren Sie im Plenum, welches Spannungsverhältnis sich zwischen der Verantwortung für das eigene Gesundheitsverhalten und der Verantwortung der Gesellschaft für die Gestaltung von Lebensbedingungen ergibt.

Kapitel 2.2

1 Erklären Sie in eigenen Worten, welcher Grundgedanke dem Begriff der Partizipation in der Gesundheitsförderung zugrunde liegt.
2 Erklären Sie den Begriff des Empowerments.
3 Erläutern Sie mithilfe der Abbildung „Modell zur Erklärung der gesundheitlichen Ungleichheit“ an einem selbst gewählten Beispiel, inwiefern soziale Ungleichheit auch zu gesundheitlicher Ungleichheit führen kann.
4 Erläutern Sie den Setting-Ansatz in der Gesundheitsförderung.
5 Erläutern Sie die beiden Ansätze der Gesundheitsförderung und Prävention. Grenzen Sie beide voneinander ab und stellen Sie sie in ein Verhältnis zum salutogenetischen Modell.
6 Erarbeiten Sie in Vierergruppen die Kernaussagen der Ottawa-Charta der WHO. Stellen Sie Ihre Ergebnisse im Plenum vor und vergleichen Sie sie. Welche gesellschaftlichen Herausforderungen ergeben sich aus diesem Ideal?
7 Nennen Sie fünf Handlungsfelder der Gesundheitsförderung und finden Sie Beispiele für jedes einzelne.
8 Entwickeln Sie in Arbeitsgruppen ein Konzept gesundheitsfördernder Maßnahmen für das Setting Schule. Welche Maßnahmen könnten Sie an Ihrer Schule umsetzen? Stellen Sie Ihre Ergebnisse im Plenum vor.
9 Erläutern Sie die gesetzlichen Rahmenbedingungen von Gesundheitsförderung und Prävention. Nennen Sie hierbei die wichtigsten Ausgabenträger für Maßnahmen der Prävention und Gesundheitsförderung.

Kapitel 2.3

1 Erläutern Sie die vier Betrachtungsweisen von Behinderung.
2 Erläutern Sie die Begriffe „Teilhabe“ und „Inklusion“.
3 Nennen Sie sechs verschiedene Formen von Behinderung und erläutern Sie diese.
4 Erläutern Sie, wann Rehabilitation ansetzt.

5 Unterscheiden Sie die Rehabilitationsziele der Restitution, Kompensation und Adaption. Finden Sie gemeinsam mit Ihrem/r Tischnachbarn/in Beispiele dafür, wann das entsprechende Ziel das passende sein könnte.
6 Beschreiben Sie in eigenen Worten, was unter einem Paradigmenwechsel verstanden wird und illustrieren Sie Ihre Ausführungen, indem Sie diese auf die Begriffe Behinderung, Teilhabe und den Grundgesetzartikel Artikel 1 (3) beziehen.

Kapitel 2.4

1 Vergleichen Sie den Begriff „Work-Life-Balance" mit den Gesundheitsregeln der hippokratischen Schule.
2 Welche aktuelle Entstehungstheorie(n) der „Melancholie", die heute Depression genannt wird, finden Sie überzeugend?
3 Seit wann ist das Problem nosokomialer Infektionen (Infektionen stationärer Patienten mit Krankenhauskeimen) über die Hände des Personals bekannt?
4 Wenn Sie Gesundheitspolitiker wären – würden Sie eine Altersgrenze für teure Therapien einführen? Wenn ja – Welche Therapiearten würden Sie beschränken?
5 Nennen Sie je zwei Krankheiten oder Zustände, bei denen Sie selbst – wenn möglich – eine
   a chirurgische
   b homöoopathische
   c antibiotische
   d gar keine Therapie erhalten möchten.

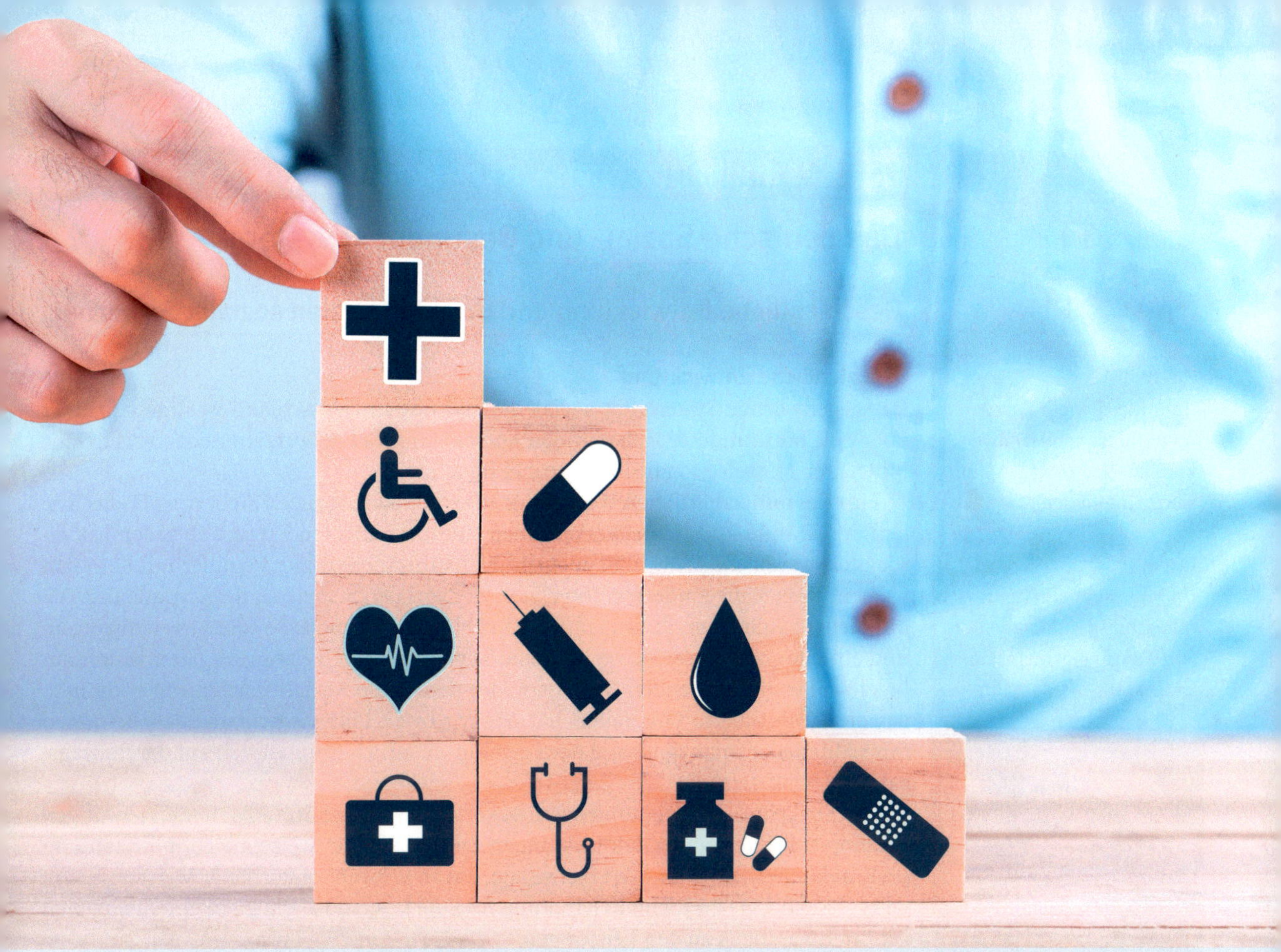

3 Das Gesundheitswesen – Rahmenbedingungen

3 Das Gesundheitswesen – Rahmenbedingungen

3.1 Das deutsche Sozial- und Gesundheitssystem

3.1.1 Geschichtliche Entwicklung und Grundprinzipien sozialer Sicherung

Zunft
Im Mittelalter ein Zusammenschluss von Handwerkern zur Wahrung gemeinsamer Interessen.

Gilde
Im Mittelalter ein Zusammenschluss von Kaufleuten zur Wahrung gemeinsamer Interessen.

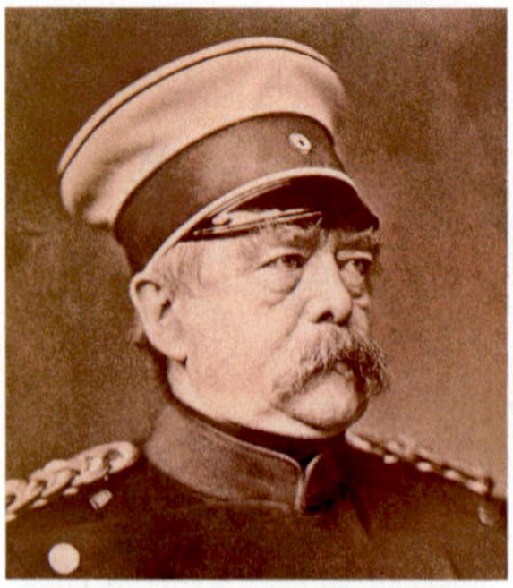
[1] Otto von Bismarck (1815–1898)

Geschichtliche Entwicklung

Das gegenwärtige System der sozialen Sicherung in Deutschland ist Ergebnis einer über viele Jahrhunderte andauernden Entwicklung. Seine Wurzeln reichen bis tief ins Mittelalter, teilweise sogar noch darüber hinaus.

Eine der **mittelalterlichen Wurzeln** unserer heutigen sozialen Sicherung ist das System der |Zünfte und |Handwerkergilden [Abb. 2]. Zünfte, Gilden und Gesellenbruderschaften waren im Mittelalter nicht nur Organisationen zur Regulierung der städtischen Wirtschaft, sondern dienten auch der sozialen Sicherung ihrer Mitglieder. Die Mitglieder zahlten von ihrem Lohn einen Teil in die Zunftkasse oder Gesellenlade ein und erhielten aus dieser Kasse im Bedarfsfall bestimmte Leistungen. Hier kann man bereits eines der tragenden Prinzipien der deutschen Sozialversicherung erkennen, das die Jahrhunderte überdauert hat. Sie wird weit überwiegend aus den Beiträgen ihrer Mitglieder finanziert, und der Leistungsanspruch gründet sich auf der Beitragszahlung.

Das Spektrum der Leistungen wurde von den Mitgliedern selbst in den jeweiligen Satzungen festgelegt. Zu den Leistungen zählten üblicherweise die Lohnfortzahlung im Krankheitsfall und eine Art Sterbegeld, das an Witwen verstorbener Meister gezahlt wurde. Auch freie ärztliche Behandlung und die kostenlose Pflege in einem Hospital gehörten durchaus zu den Leistungen.

Mit dem Niedergang des Zunftwesens, dem Aufkommen fabrikmäßiger Produktion und der beginnenden **Industrialisierung** [Abb. 3] entstand die Notwendigkeit, die soziale Sicherung neu zu organisieren und die zunehmend größer werdende Gruppe der Tagelöhner und Arbeiter, aber auch der Dienstboten reicher Bürger gegen Krankheit und Pflegebedürftigkeit und vor allem gegen Verelendung abzusichern. Es bedurfte zahlreicher gesellschaftlicher Auseinandersetzungen und Kämpfe, bis schließlich gegen Ende des 19. Jahrhunderts die Organisationsform der sozialen Sicherung entstand, die auch heute noch für Deutschland charakteristisch ist.

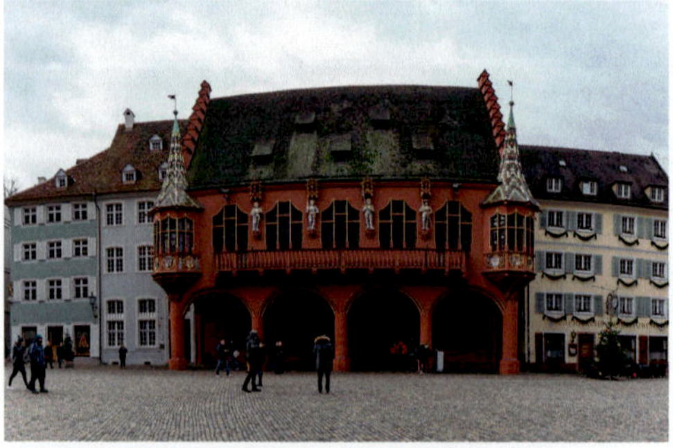
[2] Die Gilden waren häufig recht wohlhabend, was an ihren aufwendig gestalteten Gildenhäusern noch bis heute erkennbar ist.

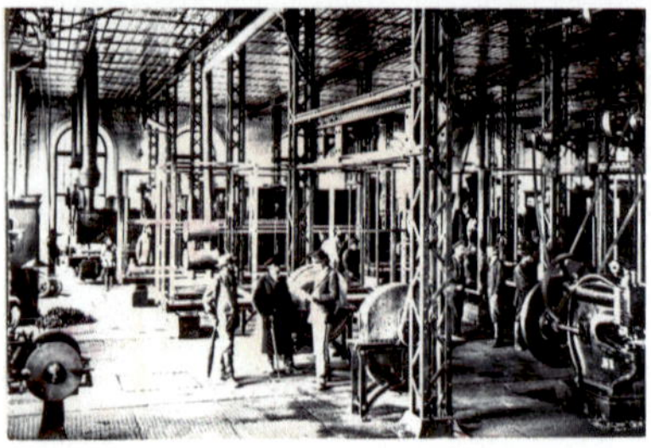
[3] Industrialisierung

Vor allem um die Herrschaft der Monarchie gegen die erstarkende politische Arbeiterbewegung zu sichern, brachte der damalige Reichskanzler Bismarck [Abb. 1] Anfang der 1880er Jahre ein Bündel von Gesetzen in den Reichstag ein, mit denen ein Fundament für eine soziale Grundsicherung der Arbeiterschaft gelegt werden sollte. Nach längeren politischen Auseinandersetzungen verabschiedete der Reichstag die Gesetze, und es wurden 1883 die gesetzliche Krankenversicherung, 1884 die gesetzliche Unfallversicherung und 1889 die gesetzliche Rentenversicherung eingeführt. Alle drei heute noch bestehenden Zweige der Sozialversicherung waren zunächst vor allem für die Arbeiterschaft eingerichtet worden. Sie wurden allerdings in den folgenden Jahrzehnten zunehmend auch auf andere Gruppen der abhängig Beschäftigten (z. B. Angestellte) ausgeweitet und erfassen heute ca. 90 % der Bevölkerung.

Die Absicherung gegen das Risiko der Arbeitslosigkeit und dadurch verursachter Verarmung war in der Bismarck'schen Sozialgesetzgebung nicht enthalten. Sie fiel traditionell in die Zuständigkeit der Armenfürsorge der Gemeinden, der Vorläuferin unserer heutigen Sozialhilfe. Eine zeitlich befristete Unterstützung Arbeitsloser gehörte seit dem 19. Jahrhundert vielfach auch zu den Leistungen von Gewerkschaften. Beides reichte aber als Sicherung gegen Verarmung nicht aus und längere Arbeitslosigkeit führte häufig in die Verelendung. Erst 1927 wurde als vierter Zweig der Sozialversicherung die |Arbeitslosenversicherung geschaffen, wenngleich sie zur damaligen Zeit nur sehr geringe Leistungen gewährte.

Arbeitslosenversicherung | 125
Pflegeversicherung | 130

Nach dem Ende des Zweiten Weltkrieges gingen die beiden deutschen Staaten bedingt durch die Teilung auch in der sozialen Sicherung getrennte Wege. Während die Bundesrepublik Deutschland die Tradition des Bismarck'schen Sozialversicherungsmodells fortsetzte, wurde in der DDR mit dem Aufbau eines staatlichen Systems begonnen, das sich am sowjetischen Modell orientierte. In der gesundheitlichen Versorgung bedeutete dies, dass die Finanzierung überwiegend durch Steuern erfolgte und die Leistungserbringung auf öffentliche Institutionen verlagert wurde, in denen Ärzte, Pflegekräfte etc. als Angestellte des Staates tätig waren. Die ambulante ärztliche Versorgung fand in Polikliniken oder Ambulatorien [Abb. 5] von Krankenhäusern statt, und die noch verbliebenen privaten Arztpraxen wurden größtenteils geschlossen.

Mit Herstellung der deutschen Einheit, die rechtlich ein Beitritt der DDR zur BRD war, wurde das westdeutsche System der sozialen Sicherung auch auf das ‚Beitrittsgebiet' übertragen, sodass seit 1991 das Bismarck'sche Sozialversicherungsmodell wieder für das gesamte Deutschland gilt.

Im Jahr 1995 wurde den bisherigen Zweigen der Sozialversicherung die |Pflegeversicherung hinzugefügt, die eine bis dahin bestehende Lücke schließt und Leistungen bei Pflegebedürftigkeit gewährt.

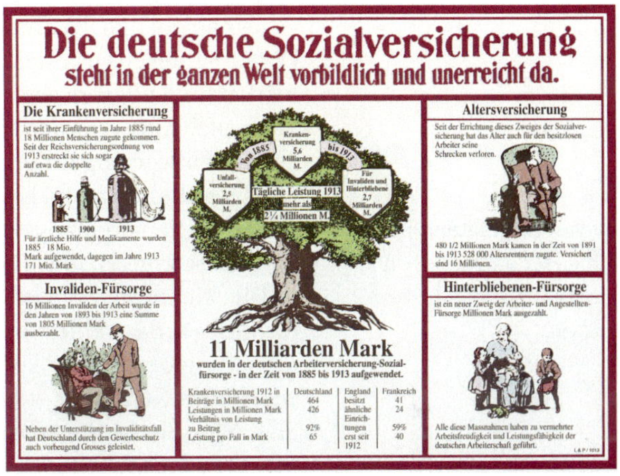

[4] Sozialleistungen im Jahr 1913

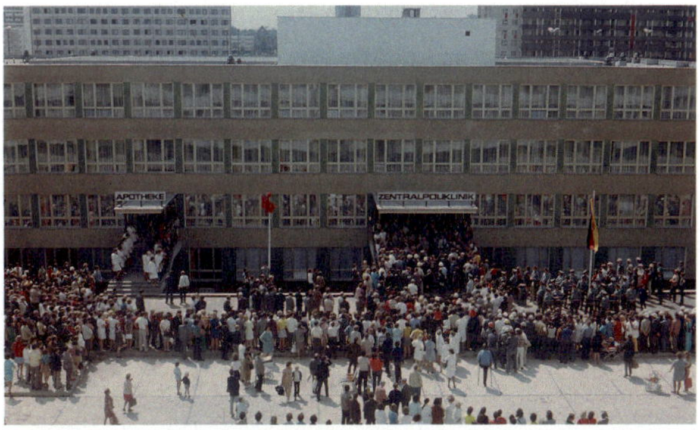

[5] Poliklinik in der DDR (hier Einweihungsfeier 1973 in Halle-Neustadt)

- **1883** Krankenversicherung für Arbeiter
- **1884** Unfallversicherung für Arbeiter
- **1889** Individualitäts- und Altersversicherung für Arbeiter
- **1927** Arbeitslosenversicherung
- **1957** Lohnfortzahlung im Krankheitsfall
- **1970** Lohnforzahlung für Arbeiter
- **1995** Pflegeversicherung
- **1989, 1993, 2004, 2007, 2014** Gesundheitsreformen
- **1992, 2001, 2007** Rentenreformen
- **2005** Grundsicherung für Arbeitsuchende
- **2015, 2016, 2017** Pflegestärkungsgesetze

[6] Meilensteine der Sozialversicherung

Grundprinzipien sozialer Sicherung

Das deutsche Modell der sozialen Sicherung baut auf einer Reihe von Grundprinzipien auf, die sowohl für die Sozialpolitik als auch das Sozialrecht grundlegende Orientierungen geben. Im Folgenden sollen sie am Beispiel der sozialen Sicherung im Krankheitsfall erläutert werden.

Die Bundesrepublik Deutschland ist nach den Festlegungen des Grundgesetzes ein „demokratischer und sozialer Bundesstaat" (Art. 20 Abs. 1 GG).

Aus diesem **Sozialstaatsgebot** wird die Aufgabe des Staates abgeleitet, für soziale Gerechtigkeit und die Voraussetzungen für ein menschenwürdiges Dasein zu sorgen. Damit ist der Staat unter anderem zur Sicherstellung einer ausreichenden medizinischen und pflegerischen Versorgung verpflichtet. Das bedeutet aber nicht, dass der Staat alle dafür erforderlichen Leistungen selbst erbringt, sondern nur, dass er die Letztverantwortung für eine ausreichende Versorgung trägt. Sofern und solange private Einrichtungen und Leistungserbringer (z. B. private Krankenhausträger) eine ausreichende Versorgung gewährleisten, kann sich der Staat auf die Vorgabe rechtlicher Rahmensetzungen und die Überwachung des Versorgungssystems beschränken.

online

www.sozialgesetzbuch-sgb.de
Auf dieser Internetseite finden Sie alle Inhalte des SGB im Volltext.

Die wichtigsten Sozialleistungsgesetze sind im **Sozialgesetzbuch** (SGB) zusammengefasst, das mittlerweile aus insgesamt zwölf Büchern besteht. Dabei hat die Nummerierung der Bücher keinen chronologischen Bezug zu ihrer Entstehung. Zuletzt bekam das SGB II im Jahr 2005 seinen Inhalt. Bis 2024 ist die Eingliederung des SGB XIV „Soziale Entschädigung" geplant. Die einzelnen Bücher sind jeweils in sich geschlossene Einheiten.

solidarisch
eng verbunden, übereinstimmend, einig
solidaire, frz. = wechselseitig haftend, gegenseitig verantwortlich

Tragendes Grundprinzip der Sozialversicherung ist das **Solidaritätsprinzip**. Sein Kern kann dahingehend zusammengefasst werden, dass alle Mitglieder einer bestimmten Solidargemeinschaft füreinander einstehen. Jedes Mitglied hat im Bedarfsfall Anspruch auf Leistungen, die von allen Mitgliedern gemeinsam finanziert werden. In diesen Formulierungen ist jedoch auch eine Begrenzung enthalten:

- Die Solidarität gilt nur innerhalb der Solidargemeinschaft.
- Leistungen werden nur Mitgliedern gewährt.
- Die Leistungsgewährung ist an eine Beitragszahlung gekoppelt.

Im deutschen Sozialversicherungsmodell wird dieser Grundsatz allerdings an zahlreichen Stellen durchbrochen. So haben Familienangehörige auch ohne eigenständige Beitragszahlung Leistungsansprüche, beispielsweise im Rahmen der beitragsfreien Familienversicherung in der gesetzlichen Krankenversicherung oder bei der Zahlung von Hinterbliebenenrenten an verstorbene Mitglieder der gesetzlichen Rentenversicherung.

Hinterbliebenenrente | 124
gesetzliche Krankenversicherung | 127
Pflegeversicherung | 130

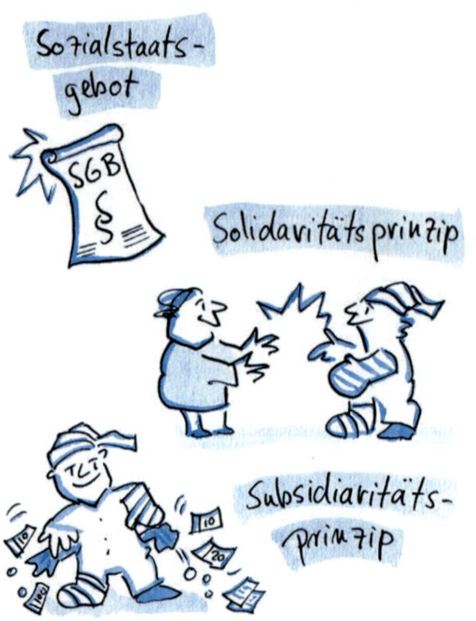

In der gesetzlichen Krankenversicherung (GKV) und sozialen Pflegeversicherung wird das Solidarprinzip dadurch realisiert, dass die Beiträge einkommensabhängig erhoben und die Leistungen nach Bedarf gewährt werden. Dadurch kommt es zu Solidarausgleichen zwischen Gesunden und Kranken und zwischen Mitgliedern mit hohem Einkommen und solchen mit niedrigem Einkommen. Soziale Solidarität wird beispielsweise praktiziert, indem ein gesundes Mitglied mit hohem Einkommen über seine hohen Beiträge die Versorgung eines kranken Mitglieds mit niedrigem Einkommen finanziert. Daran wird auch erkennbar, dass die Krankenkassen als Solidargemeinschaften nur funktionieren können, wenn sie entsprechend viele gesunde Mitglieder mit möglichst hohem Einkommen haben. Abwanderungen dieser Mitglieder aus einer Krankenkasse oder der GKV insgesamt zwingen zu Beitragssatzerhöhungen für die verbleibenden Mitglieder.

Die soziale Sicherung ist in Deutschland auch von der Vorstellung geprägt, dass soziale Solidarität die Eigenverantwortung und Selbsthilfe nicht ersetzen kann und soll. Leistungen der solidarisch finanzierten sozialen Sicherung sollen subsidiär erbracht werden, womit gemeint ist, dass sie erst dann eintreten, wenn die Einzelne oder die jeweils kleinere Solidargemeinschaft mit der Selbsthilfe überfordert wäre. Besonders ausgeprägt ist das **Subsidiaritätsprinzip** traditionell in der Sozialhilfe, auf deren Leistungen nur Anspruch besteht, wenn zuvor die eigenen Mittel oder gegebenenfalls auch die Mittel der Verwandten ersten Grades bis zu bestimmten Grenzen aufgebraucht wurden.

Nicht in allen Zweigen der Sozialversicherung besteht ein Anspruch auf Deckung des vollständigen Bedarfs. So gewähren die |Rentenversicherung und |Arbeitslosenversicherung in der Regel nur Geldleistungen in dem Umfang, wie zuvor Beitragszahlungen geleistet wurden. In der gesetzlichen Krankenversicherung gilt dagegen der Grundsatz, dass sie unabhängig von der Beitragshöhe alle medizinisch notwendigen Leistungen zu finanzieren hat. Sie gewährt folglich eine umfassende **Bedarfsdeckung**. Im Unterschied dazu kennt die Pflegeversicherung keine umfassende Bedarfsdeckung, sondern soll ausdrücklich nur eine pflegerische Grundversorgung gewährleisten. Darum wurde sie auch bei ihrem Start in Anlehnung an die Kfz-Versicherung als „Teilkasko-Versicherung“ bezeichnet.

Rentenversicherung | 122
Arbeitslosenversicherung | 125

Ein zentrales Kennzeichen des deutschen Sozialversicherungssystems ist die gesetzlich verfügte **Versicherungspflicht** für den weit überwiegenden Teil der abhängig Beschäftigten. Die deutsche Sozialversicherung ist eine Art „Zwangsversicherung“ für fast alle Arbeiter und Angestellten. Während in der gesetzlichen Arbeitslosen- und Rentenversicherung mit Ausnahme der Beamten so gut wie alle Arbeitnehmer pflichtversichert sind, gilt dies in der gesetzlichen Kranken- und Pflegeversicherung nur für abhängig Beschäftigte, die bis zu einer bestimmten Einkommensgrenze verdienen, der so genannten Versicherungspflichtgrenze. Diese Grenze wird jedes Jahr von der Bundesregierung neu festgelegt und der allgemeinen Einkommensentwicklung angepasst. Im Jahr 2021 liegt sie bei einem |Jahresbruttoeinkommen von 64.350 Euro.

Bruttoeinkommen
Das Gehalt ohne Abzüge durch Steuern und Sozialabgaben. Im Gegenzug bezeichnet das Nettoeinkommen das Gehalt nach Abzug von Steuern und Sozialabgaben.

Ein wichtiges Prinzip in der gesetzlichen Krankenversicherung (GKV) und Pflegeversicherung ist das **Sachleistungsprinzip**. Beide Sozialversicherungen gewähren ihre Leistungen überwiegend als Sachleistungen oder Dienstleistungen. So erhalten die Versicherten der GKV Krankenbehandlung unmittelbar als Dienstleistung von den Leistungserbringern wie Ärzten, Krankenhäusern oder Pflegeeinrichtungen. Sie brauchen deren Rechnungen nicht zu bezahlen, da die Leistungserbringer ihre Vergütungen direkt von der Kranken- oder Pflegeversicherung erhalten. Anders sieht es dagegen in der privaten Krankenversicherung (PKV) aus. Dort gilt das **Kostenerstattungsprinzip**. Versicherte der PKV erhalten von den Leistungserbringern in der Regel eine Rechnung für die erbrachten Leistungen und schulden den Leistungserbringern die Vergütung der erbrachten Leistungen. Diese Rechnungen reichen sie bei ihrer privaten Krankenversicherung ein, die ihnen je nach vereinbartem Tarif einen Teil des Rechnungsbetrages oder die Gesamtsumme erstattet. Durch die Gesundheitsreform 2007 wurde die Kostenerstattung auch in der GKV als Option und möglicher Wahltarif für alle Mitglieder eingeführt. Bislang haben davon aber nur sehr wenige GKV-Mitglieder Gebrauch gemacht, sicherlich vor allem deshalb, weil es sich bei Arztrechnungen etc. häufig um sehr hohe Beträge handelt, die bei einem durchschnittlichen Arbeitnehmereinkommen nur schwer aufzubringen sind.

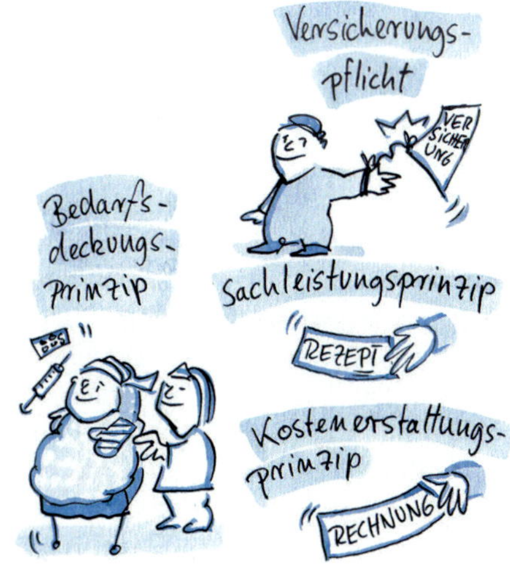

3.1.2 Teilsysteme der sozialen Sicherung im Überblick

Es gibt gewisse Gemeinsamkeiten zwischen den verschiedenen Bereichen, in der konkreten Ausgestaltung insbesondere der Leistungen zeigen sich jedoch eine Reihe deutlicher Unterschiede.

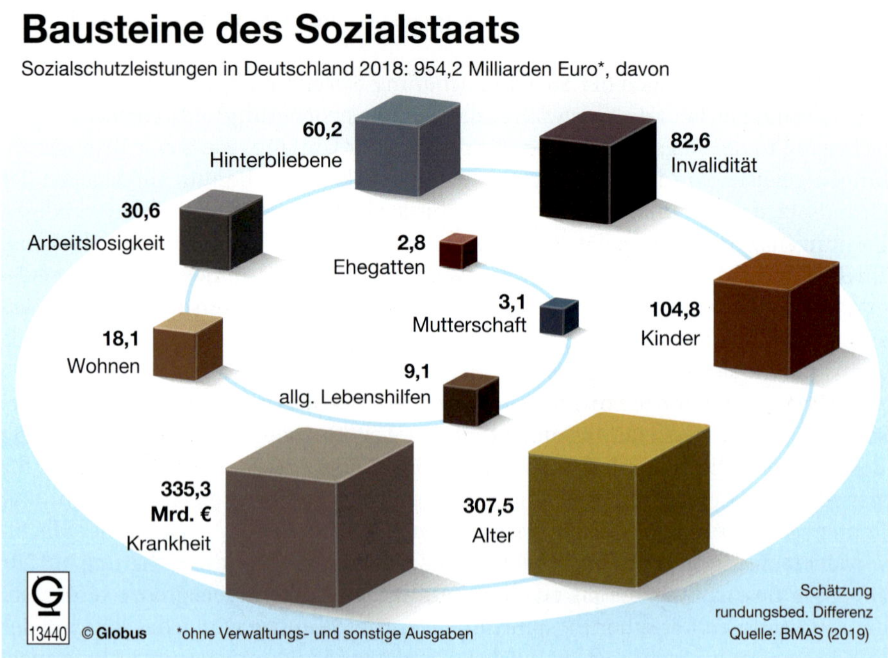

online

www.deutsche-rentenversicherung.de
Die Seite der Deutschen Rentenversicherung bietet zahlreiche Informationen und Broschüren zum Thema Rentenversicherung.

Rentenversicherung

Die gesetzliche Rentenversicherung dient der Absicherung des Lebensunterhaltes nach dem Ausscheiden aus dem Arbeitsleben wegen Alters sowie bei Erwerbsminderung wegen Behinderung oder Krankheit. Sie sichert zudem nach dem Tod der Versicherten die Hinterbliebenen ab (Ehepartnerinnen, minderjährige Kinder). Gesetzliche Grundlage für die Rentenversicherung ist das SGB VI.

Die **Organisation** der gesetzlichen Rentenversicherung besteht aus Regional- und Bundesträgern, die seit dem 1. Oktober 2005 unter dem gemeinsamen Namen Deutsche Rentenversicherung firmieren. Bundesträger sind die Deutsche Rentenversicherung Bund und die Deutsche Rentenversicherung Knappschaft-Bahn-See. Der Name der Regionalträger der gesetzlichen Rentenversicherung besteht aus der Bezeichnung „Deutsche Rentenversicherung" und einem Zusatz für ihren jeweiligen regionalen Zuständigkeitsbereich (z. B. Deutsche Rentenversicherung Westfalen). Zu den zentralen Aufgaben der Versicherungsträger gehören die Beratung bei Gesetzesvorhaben, die Wahrnehmung gemeinsamer Angelegenheiten und die Aufklärung der Bevölkerung.

Darüber funktionieren die Bundesträger als gemeinsame Datenstelle der Rentenversicherungsträger; die Deutsche Rentenversicherung Knappschaft-Bahn-See ist Träger der gesetzlichen Kranken- und Pflegeversicherung der im Bergbau Beschäftigten (unter der Bezeichnung Knappschaft) sowie der Minijob-Zentrale für die Versicherung der in Minijobs geringfügig Beschäftigten.

Minijob
Geringfügige Beschäftigung, bei der das Arbeitsentgelt regelmäßig im Monat 450 Euro nicht übersteigt. Arbeitnehmer in Minijobs sind von der Sozialversicherung befreit, Arbeitgeber müssen Pauschalbeiträge leisten.

Alle in ihr organisierten Träger sind rechtsfähige Einrichtungen mit Selbstverwaltung.

Versicherungspflicht in der Rentenversicherung besteht für alle Personen, die in einem beruflichen, versicherungspflichtigen Beschäftigungsverhältnis stehen oder sich in der Berufsausbildung befinden. Dazu gehören auch

- bestimmte Gruppen selbstständiger Personen (z. B. Handwerksmeister),
- Wehrdienstpflichtige und Zivildienstleistende,
- nicht erwerbsmäßig tätige Pflegepersonen,
- Bezieher bestimmter, so genannter Entgeltersatzleistungen wie Krankengeld Arbeitslosengeld, Versorgungskrankengeld, Übergangsgeld und Unterhaltsgeld,
- Menschen, die in Behindertenwerkstätten tätig sind,
- Mütter oder Väter während der Zeit der Kindererziehung (für Geburten ab dem 01. 01. 1992 bis zu drei Jahren, für Geburten bis zum 31. 12. 1991 bis zu einem Jahr).

Die Versicherten erhalten durch die Rentenversicherung einen lebenslangen Schutz. Beamte sind grundsätzlich versicherungsfrei.

Renten sind in ihrer Höhe – anders als bei den anderen Säulen der Sozialversicherung – abhängig von der Höhe der eingezahlten Beiträge und der Dauer der Versicherungszeit (Äquivalenzprinzip). Die Rentenanpassungsformel gibt dabei an, mit welcher Rate der aktuelle Rentenwert jährlich zum 1. Juli angepasst wird. Ihre rechtliche Grundlage hat die Rentenanpassungsformel in § 68 SGB VI.

Die vorrangige **Leistung** der gesetzlichen Rentenversicherung ist die Zahlung von Renten

- wegen Alters,
- wegen verminderter Erwerbsfähigkeit und
- bei Tod der Ehepartnerin oder eines Elternteils bei Minderjährigen und Auszubildenden.

Die zweite Aufgabe ist die Rehabilitation. Hierbei soll vorrangig die Erwerbsfähigkeit kranker und behinderter Menschen, wenn möglich, wiederhergestellt werden. Erst wenn dies nicht möglich ist, kommt es zu einer Rentenzahlung.

Auf Grund der demografischen Veränderungen wird die Altersgrenze für die Regelaltersrente seit 2012 bis 2029 schrittweise bis zum 67. Lebensjahr angehoben.

Voraussetzung für den Bezug von Altersrenten ist, dass Versicherte, die die Altersgrenze erreicht haben, eine Mindestversicherungszeit erfüllen und einen Rentenantrag gestellt haben. Bei Erfüllung weiterer Voraussetzungen und unter Berücksichtigung von versicherungsmathematischen Abschlägen kann Rente auch vor der Altersgrenze beantragt werden **[Abb. rechts]**.

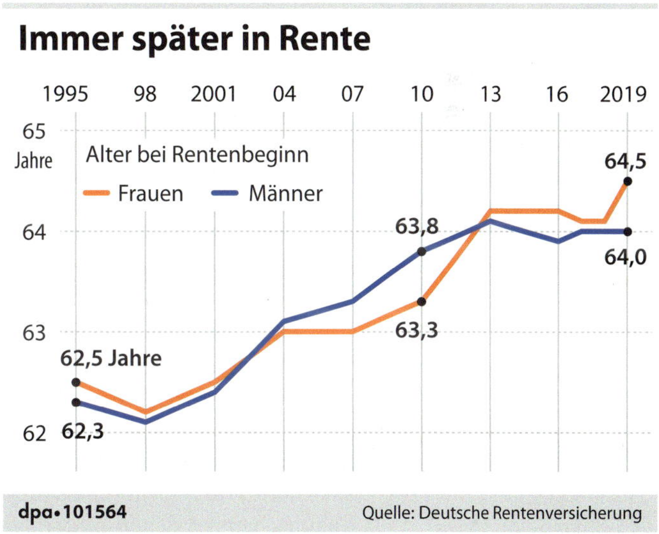

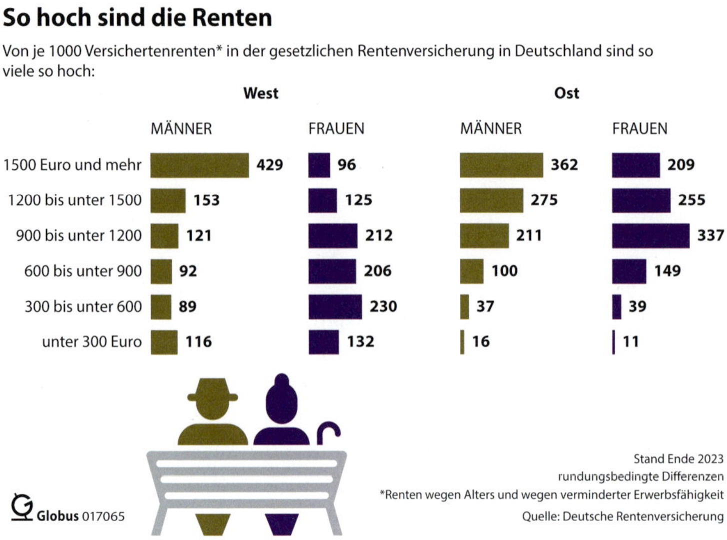

Seit dem 1. Januar 2001 ist das bisherige System der Renten wegen Erwerbsunfähigkeit bzw. Berufsunfähigkeit durch ein einheitlich abgestuftes System einer **Erwerbsminderungsrente** abgelöst worden. Die Zahlung der Rente hängt davon ab, ob die Versicherte aus medizinischen Gründen nicht mehr arbeiten kann. Entscheidend ist, wie viele Stunden die Versicherte pro Tag im Rahmen einer 5-Tage-Woche arbeiten könnte. Als vermindert erwerbsfähig gilt, wer unter drei bzw. zwischen drei und sechs Stunden täglich arbeiten kann. Diese Versicherten erhalten dann entweder die volle Erwerbsminderungsrente (unter drei Stunden) oder die halbe Erwerbsminderungsrente (drei bis unter sechs Stunden).

Rehabilitation | 89

Durch |Rehabilitation sollen frühzeitige Rentenzahlungen verhindert und die Arbeitskraft erhalten bzw. wiederhergestellt werden. Es gilt der Grundsatz „Rehabilitation geht vor Rente".

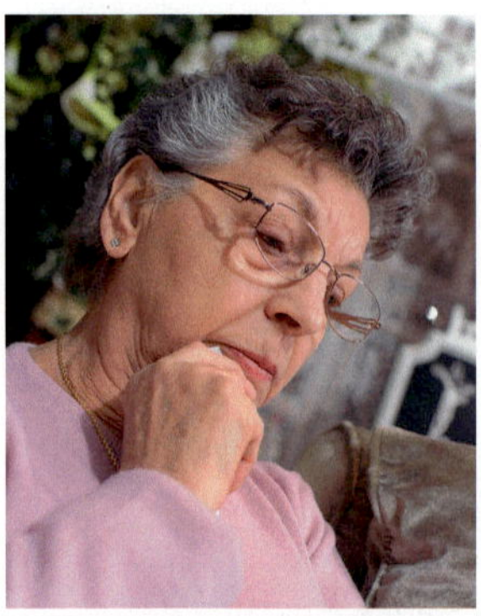

[1] Die „Witwenrente" sollte v. a. verwitwete Frauen ohne Erwerbstätigkeit und mit wenig oder keinem Vermögen vor einem Abgleiten in die Armut retten.

Renten wegen Todes oder auch **Hinterbliebenenrenten** werden an die hinterbliebenen Angehörigen bzw. Berechtigten der versicherten Person ausgezahlt [Abb. 1]. Man unterscheidet folgende Hinterbliebenenrenten:

- Große Witwen- oder Witwerrente für Witwen oder Witwer. Es werden 55 % der Rente, die der verstorbenen Person zugestanden hätte, sowie ein Zuschlag für die Kindererziehung gezahlt. Die Altersgrenze beträgt heute 47 Jahre. Eigenes Einkommen wird zu 40 Prozent auf die Hinterbliebenenrente angerechnet, soweit bestimmte Freibeträge überschritten werden.
- Kleine Witwen- oder Witwerrente für junge, kinderlose Witwen oder Witwer. Es werden zwei Jahre lang 25 % der Rente gezahlt, die der verstorbenen Person zugestanden hätte.
- Waisen- oder Halbwaisenrente für Kinder der verstorbenen Person. Sie wird bis zum 18. Lebensjahr oder während der Erstausbildung sowie des Studiums maximal bis zum 27. Lebensjahr gezahlt. Die Höhe der Waisenrente beträgt für Halbwaisen ein Zehntel, für Vollwaisen ein Fünftel der auf den Todestag der Versicherten berechneten Rente wegen voller Erwerbsminderung.
- Erziehungsrente für den verbleibenden Elternteil bei Scheidungskindern, solange die Kinder unter 18 Jahre alt sind. Die Erziehungsrente gehört zu den Hinterbliebenenrenten, wird jedoch aus den Versicherungsleistungen des lebenden Elternteils gezahlt.

Die **Finanzierung** der Rentenversicherung erfolgt grundsätzlich durch Beiträge, die je zur Hälfte von Arbeitnehmer und Arbeitgeber getragen werden (Ausnahmen: in der Knappschaftsversicherung trägt der Arbeitgeber zwei Drittel des Beitrags). Freiwillig versicherte Selbstständige tragen den vollen Beitrag allein. Der Rentenversicherungsbeitrag wird als Prozentsatz vom Bruttolohneinkommen (Arbeitsentgelt) erhoben und beträgt im Jahr 2020 18,6 %. Neben den Einzahlungen der Arbeitnehmer und Arbeitgeber wird das Rentenversicherungssystem in erheblichem Umfang aus Steuermitteln finanziert.

Arbeitslosenversicherung

Die Arbeitslosenversicherung soll die Sicherung der Existenz im Falle von Arbeitslosigkeit für einen befristeten Zeitraum der Arbeitssuche gewährleisten. Gesetzliche Grundlage für die Arbeitslosenversicherung ist das SGB III.

online www.arbeitsagentur.de
Hier finden Sie die Homepage der Agentur für Arbeit.

Die **Organisation** der Arbeitslosenversicherung erfolgt durch ihren Träger, die Bundesagentur für Arbeit (BA) mit Sitz in Nürnberg. Die BA mit ihren zehn Regionaldirektionen und 156 Agenturen für Arbeit mit ca. 600 Geschäftsstellen unterliegt der paritätischen Selbstverwaltung.

Versicherte der Arbeitslosenversicherung sind alle Personen, die einer bezahlten, mehr als |geringfügigen Beschäftigung (auch Minijob) nachgehen. Das betrifft Arbeiter und Angestellte sowie Auszubildende. Für Beamte und Personen, die das 65. Lebensjahr vollendet haben, besteht Versicherungsfreiheit. Selbstständige können sich unter bestimmten Voraussetzungen auf Antrag gegen das Risiko der Arbeitslosigkeit versichern.

geringfügige Beschäftigung | 122

Zu den Leistungen der Arbeitslosenversicherung gehören Maßnahmen, die Arbeitslose unterstützen, wieder in Arbeits- und Ausbildungsverhältnisse zu kommen. Zudem wird der Lebensunterhalt während der Arbeitslosigkeit durch Zahlung von **Arbeitslosengeld I** sichergestellt.

Leistungen der Arbeitslosenversicherung erhalten sowohl Arbeitnehmer als auch Arbeitgeber. Für die Gewährung der Leistungen müssen die so genannten Anspruchsvoraussetzungen – also die im Gesetz bestimmten Bedingungen – erfüllt sein.

Einen Überblick über die Aufgaben im Einzelnen liefert die folgende Tabelle:

Leistungen für Arbeitnehmerinnen	Leistungen, die sich an Arbeitgeber richten
▪ Unterstützung, Beratung und Vermittlung (z. B. Bewerbungskosten, Reisekosten, Vermittlungsgutschein) bei der Suche von Arbeitsstellen ▪ Maßnahmen zur Verbesserung der Eingliederungsaussichten, z. B. bei Behinderungen, längerer Krankheit ▪ Förderung zur Aufnahme einer Beschäftigung und Mobilitätshilfen (z. B. Übergangsbeihilfe, Ausrüstungsbeihilfe, Reisekostenbeihilfe, Fahrkostenbeihilfe, Trennungskostenbeihilfe, Umzugskostenbeihilfe) ▪ Förderung der Aufnahme einer selbstständigen Tätigkeit in Form von Überbrückungsgeld, Existenzgründungszuschuss ▪ Förderung der Berufsausbildung ▪ Förderung der beruflichen Weiterbildung ▪ Förderung der Teilhabe behinderter Menschen am Arbeitsleben (berufliche Rehabilitation) ▪ Entgeltersatzleistungen (Leistungen zum Lebensunterhalt wie Arbeitslosengeld, Teilarbeitslosengeld, Übergangsgeld, Kurzarbeitergeld, Insolvenzgeld) ▪ Leistungen nach dem Altersteilzeitgesetz ▪ Entgeltsicherung für ältere Arbeitnehmerinnen	▪ Förderung zur Einstellung von Arbeitnehmerinnen: Einstellungszuschuss bei Neugründung und Vertretung ▪ Eingliederungszuschüsse bei Einstellung von Arbeitnehmerinnen mit besonderen Vermittlungsproblemen ▪ Förderung der beruflichen Weiterbildung: Zuschuss zum Arbeitsentgelt für Ungelernte, Zuschuss zum Arbeitsentgelt für von Arbeitslosigkeit bedrohte Arbeitnehmer*innen ▪ Förderung der Teilhabe behinderter Menschen am Arbeitsleben: berufliche Rehabilitation ▪ Leistungen zur beruflichen Eingliederung schwer behinderter und ihnen gleichgestellter Menschen: (z. B. Zuschüsse zur Ausbildungsvergütung schwer behinderter Menschen, Eingliederungszuschüsse für besonders betroffene schwer behinderte Menschen, Probebeschäftigung) ▪ Kurzarbeitergeld ▪ Leistungen nach dem Altersteilzeitgesetz ▪ Förderung der Berufsausbildung (z. B. ausbildungsbegleitende Hilfen) ▪ Förderung von Einrichtungen zur beruflichen Aus- oder Weiterbildung oder zur beruflichen Rehabilitation ▪ Zuschüsse zu Sozialplanmaßnahmen

[Tab. 1] Leistungen der Arbeitslosenversicherung

Im Gegensatz zur **Grundsicherung für Arbeitslose (Bürgergeld)** wird das Arbeitslosengeld I durch die Arbeitslosenversicherung getragen. Ein Anspruch auf Arbeitslosengeld I besteht, wenn alle der folgenden Voraussetzungen erfüllt sind:

- Arbeitslosigkeit,
- Erfüllung der Anwartschaft (versicherungspflichtige Erwerbstätigkeit mindestens 360 Tage in den letzten 3 Jahren) und
- Meldung der Arbeitslosigkeit bei der Agentur für Arbeit [Abb. 1].

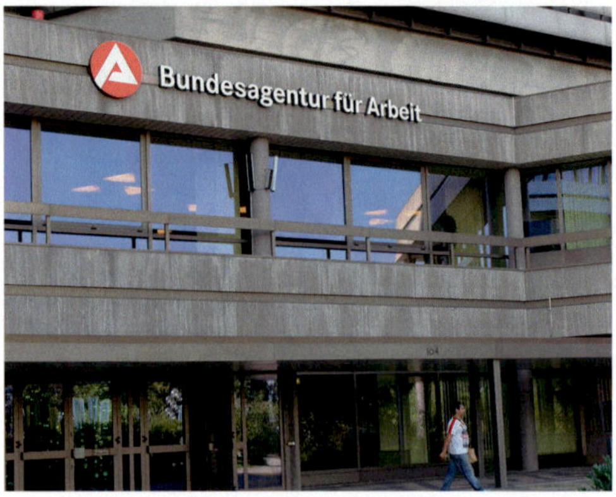

[1] Um lange und unnötige Wartezeiten zu vermeiden, besteht die Möglichkeit, sich online oder telefonisch arbeitssuchend zu melden. Voraussetzung für die Wirksamkeit der telefonischen Meldung ist jedoch, die persönliche Arbeitsuchendmeldung nachzuholen.

Als arbeitslos gilt nach SGB II jeder Arbeitnehmer, der

- nicht in einem Beschäftigungsverhältnis steht (Beschäftigungslosigkeit),
- sich bemüht, seine Beschäftigungslosigkeit zu beenden (Eigenbemühungen) und
- den Vermittlungsbemühungen der Agentur für Arbeit zur Verfügung steht (Verfügbarkeit).

Teilnehmer an Maßnahmen der aktiven Arbeitsmarktpolitik (z. B. Umschulung) gelten als nicht arbeitslos.

Die gesetzliche Verpflichtung zur Arbeitsuchendmeldung besteht spätestens drei Monate vor Beendigung eines Arbeits- oder außerbetrieblichen Ausbildungsverhältnisses und muss persönlich bei einer Agentur für Arbeit erfolgen. Dies trifft auch dann zu, wenn ein Arbeitsverhältnis befristet ist, und möglicherweise verlängert werden könnte.

Das Arbeitslosengeld I beträgt für Arbeitslose mit Kind 67 % des durchschnittlichen Nettoeinkommens der letzten sechs Monate, für Erwerbstätige ohne Kind 60 %. Die Dauer der Zahlungen richtet sich nach dem Alter und der Dauer der Beitragszahlungen, wie in unten stehender Abbildung dargestellt wird.

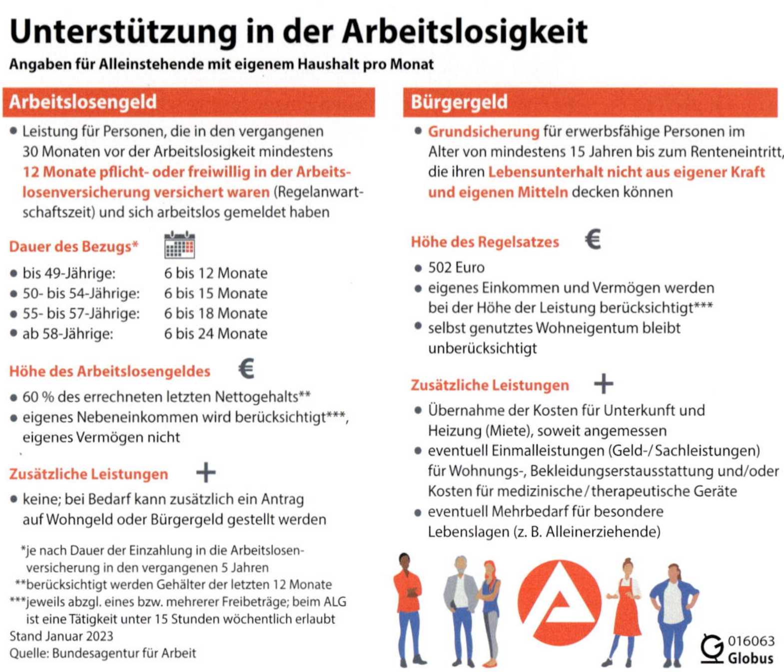

Die Finanzierung der Leistungen der Arbeitsförderung und die sonstigen Ausgaben der Bundesagentur für Arbeit erfolgen durch Beiträge der Arbeitnehmer, der Arbeitgeber sowie durch Umlagen, Mittel des Bundes und sonstige Einnahmen. Arbeitnehmer und Arbeitgeber zahlen den Beitrag zur Arbeitsförderung je zur Hälfte. Der Beitragssatz beträgt zurzeit 2,6 % der Beitragsbemessungsgrundlage. Beitragsbemessungsgrundlage ist das Arbeitsentgelt der Beschäftigten (Bruttogehalt), das bis zur Beitragsbemessungsgrenze (Stand 2020: 6900 € (West), 6450 € (Ost) monatlich) berücksichtigt wird.

Krankenversicherung

Die soziale Sicherung für den Krankheitsfall ist in Deutschland in zwei grundverschiedene Arten der Versicherung aufgeteilt, die gesetzliche Krankenversicherung (GKV) und die Unternehmen der privaten Krankenversicherung (PKV). Der weit überwiegende Teil der Bevölkerung ist in einer der insgesamt ca. 100 Krankenkassen versichert, die zusammen die gesetzliche Krankenversicherung bilden.

Die **Organisationsstruktur** der Krankenkassen ist weitgehend durch Gesetze festgelegt. Krankenkassen sind Körperschaften des öffentlichen Rechts, die durch ihre Mitglieder selbst verwaltet werden.

In Sozialwahlen wählen die Mitglieder der Kasse ihre Vertreter für einen Verwaltungsrat, der ähnlich wie ein Aufsichtsrat Grundsatzentscheidungen trifft, über den Haushalt entscheidet und den Vorstand der Krankenkasse wählt. Der Verwaltungsrat besteht aus bis zu 30 Mitgliedern, die zumeist auf Listen der Gewerkschaften oder unabhängiger Versichertengemeinschaften kandidiert haben. Bei den Orts-, Innungs- und Betriebskrankenkassen wird die Hälfte der Sitze des Verwaltungsrates von Arbeitgebervertretern besetzt, bei den Ersatzkassen setzt sich der Verwaltungsrat nur aus Versichertenvertretern zusammen.

Sozialwahlen
Versicherte Arbeitnehmer und Arbeitgeber wählen das „Parlament der Sozialversicherung“ für die Berufsgenossenschaften, Rentenversicherungsträger sowie die gesetzlichen Krankenkassen.

Der Vorstand einer Krankenkasse führt die laufenden Geschäfte der Kasse, hat aus höchstens drei Mitgliedern zu bestehen und wird für die Dauer von sechs Jahren gewählt.

Die Krankenkassen betreuen ihre Versicherten in der Regel durch örtliche Geschäftsstellen und sind auf der Landesebene zu Landesverbänden zusammengeschlossen. Lange Zeit hatte jede Kassenart bzw. jede Ersatzkasse auch einen Bundesverband. Zum 1. 7. 2008 wurden sie jedoch durch einen einheitlichen „Spitzenverband Bund“ abgelöst, der alle Krankenkassen auf Bundesebene in den gesetzlich vorgegebenen Gremien und gegenüber der Politik vertritt. Die früheren Bundesverbände verlieren dann ihre bisherige Funktion, können aber noch als Interessenvertretung einzelner Kassen oder Kassenarten in privater Rechtsform weitergeführt werden.

Die **Versicherten** der GKV werden unterschieden in:

- Pflichtversicherte,
- freiwillig Versicherte,
- Mitglieder und
- beitragsfrei mitversicherte Familienmitglieder.

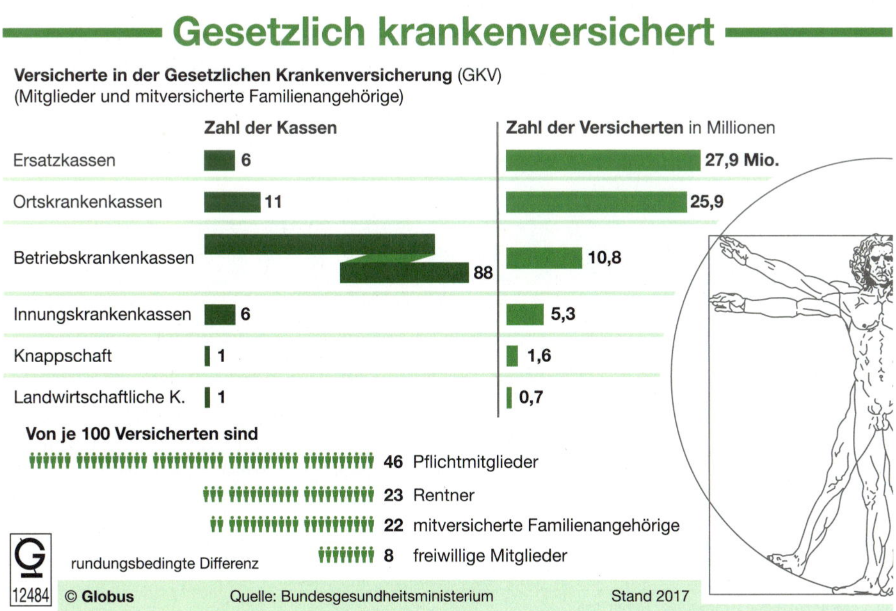

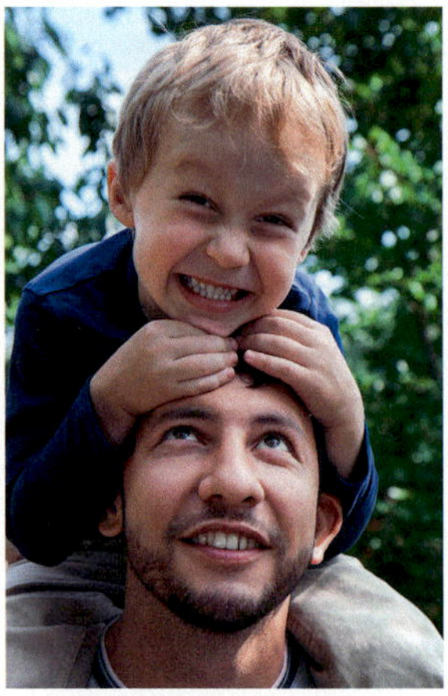

[1] Nicht erwerbstätige Familienangehörige sind im Rahmen der Familienversicherung der GKV beitragsfrei bei gleichem Anspruch auf Sachleistungen.

Seit dem 01.04.2007 besteht in Deutschland eine Krankenversicherungspflicht für alle Bürgerinnen und Bürger.

Pflichtversicherte sind alle Arbeiter und Angestellten, deren Einkommen unterhalb der Versicherungspflichtgrenze liegen (Stand 2020: 62.550 Euro Jahresbruttoeinkommen). Sie sind gesetzlich verpflichtet, sich in einer Krankenkasse zu versichern; die Arbeitgeber sind zudem verpflichtet, auf die Einhaltung dieser Versicherungspflicht zu achten. Sie behalten den entsprechenden Krankenkassenbeitrag ein und leiten ihn an die jeweilige Krankenkasse weiter. Arbeitnehmer, deren Einkommen während drei aufeinander folgenden Jahren über der Versicherungspflichtgrenze liegt, können zu einer privaten Krankenversicherung wechseln oder als freiwillige Mitglieder in ihrer bisherigen Krankenkasse bleiben. Beamte und Selbstständige unterliegen keiner Versicherungspflicht. Für Beamte gilt zudem ein Sondersystem. Sie erhalten so genannte Beihilfe von ihrem Dienstherrn, der ihnen in der Regel 50 % der anfallenden Behandlungskosten direkt erstattet. Für die nicht durch die Beihilfe gedeckten Kosten müssen sie sich privat versichern. Die Familienangehörigen der Mitglieder sind im Rahmen der „Familienversicherung" der GKV beitragsfrei mitversichert und haben einen eigenständigen Anspruch auf alle Sachleistungen der GKV [Abb. 1].

In den letzten Jahrzehnten sind nach und nach auch weitere Gruppen in die Versicherungspflicht der GKV einbezogen worden, um auch ihnen einen Schutz im Falle von Krankheit zu gewähren. Darunter fallen beispielsweise Studierende, Landwirte und auch Künstler sowie freiberuflich Tätige im Kulturbereich, die durch eine eigene Künstlersozialkasse abgesichert werden. Die Anzahl der Krankenkassen hat sich im Laufe der Jahre immer weiter auf 105 Kassen (2020) reduziert. Es werden unterschiedliche Kassenarten unterschieden, die aber für den Versicherten kaum eine Relevanz hat. Es gibt

- Ortskrankenkassen (AOK)
- Ersatzkrankenkassen (EK)
- Betriebskrankenkassen (BKK)
- Innungskrankenkassen (IKK)
- Landwirtschftliche Krankenkasse (LKK)
- Knappschaft (KBS)

Die **Leistungen** der GKV sind durch das Gesetz festgelegt und gelten einheitlich für alle Krankenkassen.

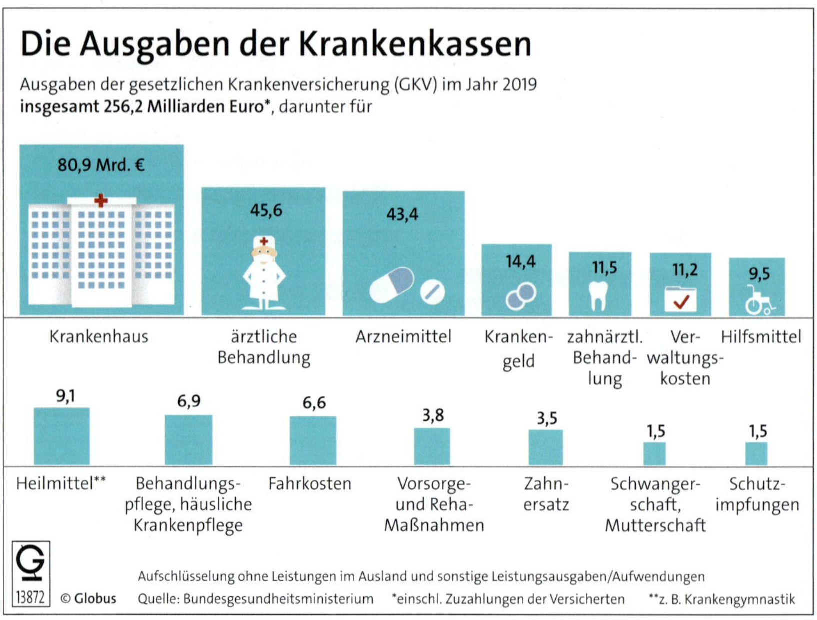

[2] Die gesetzliche Krankenversicherung

Die **Finanzierung** der Leistungen der GKV erfolgt überwiegend durch Beiträge der Mitglieder und Arbeitgeber. Die Beiträge werden jedoch nur bis zu einer bestimmten Grenze erhoben, der „Beitragsbemessungsgrenze". Sie wird jedes Jahr der allgemeinen Einkommensentwicklung angepasst und vom Bundesministerium für Gesundheit (BMG) festgesetzt (Beitragsbemessungsgrenze 2021: monatlich 4.837,50 Euro).

Im Grundsatz erfolgte die Beitragsfinanzierung über viele Jahrzehnte paritätisch je zur Hälfte durch Mitglieder und Arbeitgeber. Allerdings können die gesetzlichen Krankenkassen individuelle, einkommensabhängige Zusatzbeiträge erheben, die allein vom Arbeitnehmer getragen werden.

paritätisch
gleichberechtigt, gleichgestellt

Lohnnebenkosten
z. B. Arbeitgeberbeiträge zur Sozialversicherung

2009 wurde die bisherige Finanzierung auf einen Gesundheitsfonds für alle Krankenkassen umgestellt. Der Fonds wird vom Bundesversicherungsamt verwaltet, und in ihn fließen alle allgemeinen Beiträge aller Mitglieder der GKV. Die einzelnen Krankenkassen erhalten aus dem Fonds Beitragszuweisungen, deren Höhe sich nach dem jeweiligen Beitragsbedarf der Kasse richtet. Der Beitragsbedarf wiederum wird auf Grundlage des Krankheitsspektrums der Versicherten der jeweiligen Kasse mittels einer genau festgelegten Berechnungsmethode ermittelt.

Im Zusammenhang mit der Einführung des Gesundheitsfonds wurde in der Gesundheitsreform 2007 auch eine schrittweise Erhöhung des Steuerzuschusses für die gesetzliche Krankenversicherung beschlossen. Seit 2004 erhält die GKV einen Zuschuss des Bundes aus Steuermitteln. Dieser Zuschuss ist seit 2017 auf 14,5 Mrd. € festgeschrieben. Da dieser Zuschuss weniger als 10 % der Gesamteinnahmen ausmachen, bleibt die GKV aber auch zukünftig eine weit überwiegend beitragsfinanzierte Sozialversicherung.

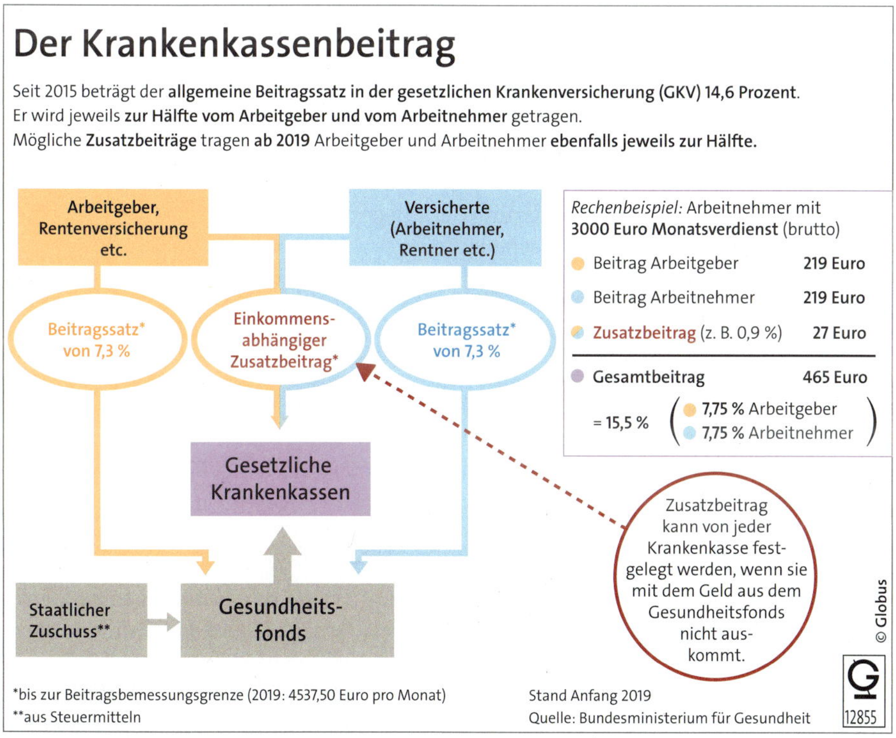

[3] Finanzierung der Krankenkassenleistung

Pflegeversicherung

Die Pflegeversicherung wird ebenso wie die Krankenversicherung durch eine gesetzliche und eine private Versicherung durchgeführt. Da es aber im Unterschied zur Krankenversicherung für die Absicherung gegen das Pflegefallrisiko eine allgemeine gesetzliche Versicherungspflicht für alle Bürger gibt, ist auch die private Pflegeversicherung eine gesetzliche. Insofern mussten andere Begriffe gefunden werden, um beide voneinander abzugrenzen. Aus diesem Grund heißt die bei der GKV angesiedelte Pflegeversicherung „soziale Pflegeversicherung“ und die private heißt „private Pflegepflichtversicherung“. Beide zusammen bilden die „gesetzliche Pflegeversicherung“.

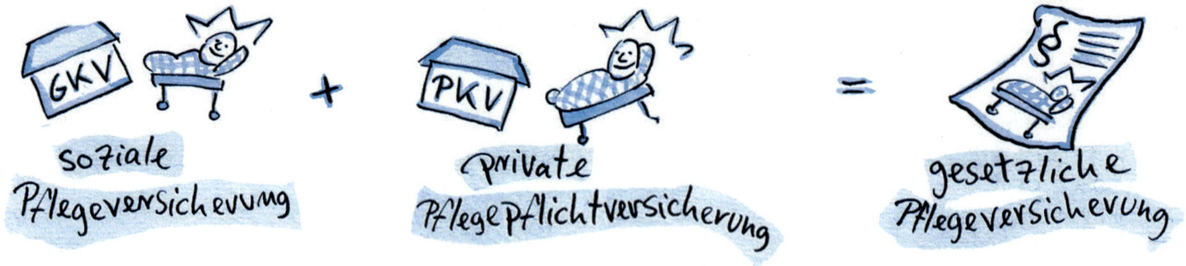

Die **Organisation** der sozialen Pflegeversicherung ist bei den Krankenkassen angesiedelt, der Verwaltungsrat und Vorstand der jeweiligen Krankenkasse sind zugleich auch zuständig für die jeweilige Pflegeversicherung. Die Finanzen sind jedoch strikt getrennt. Der Kreis der Mitglieder und **Versicherten** der sozialen Pflegeversicherung ist mit dem der gesetzlichen Krankenversicherung identisch, ebenso wie die Versicherungspflichtgrenze und die Beitragsbemessungsgrenze.

Die **Leistungen** der Pflegeversicherung sind im SGB XI festgelegt. Sie umfassen im Wesentlichen die folgenden Leistungsarten:

- Pflegesachleistungen (durch professionelle Pflegekräfte und -einrichtungen),
- Pflegegeld für selbst beschaffte Pflegehilfen,
- Kombination von Geldleistungen und Sachleistungen,
- häusliche Pflege bei Verhinderung der Pflegeperson,
- Pflegehilfsmittel und technische Hilfen,
- Tages- und Nachtpflege (teilstationäre Pflege),
- Wohngruppenzuschlag
- Zuschuss zu Umbaumaßnahmen
- Kurzzeitpflege
- zusätzliche Betreuungs- und Erstattungsleistungen
- vollstationäre Pflege in Heimen,
- soziale Sicherung von Pflegepersonen (z. B. pflegende Angehörige),
- Pflegekurse für Angehörige und ehrenamtliche Pflegepersonen sowie
- Beratung.

Die **Finanzierung** der sozialen Pflegeversicherung erfolgt durch Beiträge der Arbeitnehmer und Arbeitgeber. Der Beitragssatz liegt seit Januar 2020 bei 3,05 % mit Kindern und 3,30 % ohne.

Ob Pflegebedürftigkeit im Sinne des SGB XI vorliegt und in welchem Umfang, wird in einem genau geregelten Verfahren der Pflegebegutachtung durch den Medizinischen Dienst der Krankenversicherung (MDK) bzw. MEDICPROOF (Medizinischer Dienst der Privaten Krankenkassen), festgestellt. Das Ergebnis der Begutachtung leitet der MDK an die zuständige Pflegekasse weiter, die dann auf Grundlage des Gutachtens über die Leistungsbewilligung entscheidet.

Pflegebedürftigkeit, Pflegegrade und NBA

Neben einem international diskutierten pflegewissenschaftlichen **Pflegebedürftigkeitsbegriff** gilt in Deutschland die Definition nach § 14 Abs. 1 SGB XI:

> *Pflegebedürftig im Sinne dieses Buches sind Personen, die gesundheitlich bedingte Beeinträchtigungen der Selbständigkeit oder der Fähigkeiten aufweisen und deshalb der Hilfe durch andere bedürfen. Es muss sich um Personen handeln, die körperliche, kognitive oder psychische Beeinträchtigungen oder gesundheitlich bedingte Belastungen oder Anforderungen nicht selbständig kompensieren oder bewältigen können. Die Pflegebedürftigkeit muss auf Dauer, voraussichtlich für mindestens sechs Monate, und mit mindestens der in § 15 festgelegten Schwere bestehen.*

Diese Definition ist maßgeblich dafür, ob jemand berechtigt ist, Leistungen aus der sozialen Pflegeversicherung zu erhalten. Um dies festzustellen, wird mithilfe des **Neuen Begutachtungsassessments** (NBA) in einem Gespräch anhand von sechs im SGB XI festgelegten Modulen die Pflegebedürftigkeit erfasst und in einem **Pflegegrad** ausgedrückt. Dieser legt fest, in welchem (finanziellem) Umfang die Pflegeleistungen übernommen werden. Die Begutachtung wird von Personen des Medizinischen Dienstes der Krankenversicherung (MDK) bzw. MEDICPROOF vorgenommen.. Bei vermuteter Veränderung der Pflegebedürftigkeit haben Pflegebedürftige den Anspruch auf eine Neubegutachtung sowie auf eine Veränderung des Pflegegrades.

NBA-Modulsystem – Das Neue Begutachtungsassessment

Modul 1 (10 % Gewichtung) „Mobilität"

Modul 2 (15 % Gewichtung) „Kognitive und kommunikative Fähigkeiten" oder (höhere Punktzahl zählt)

Modul 3 (15 % Gewichtung) „Verhaltensweisen und psychische Problemlagen"

Modul 4 (40 % Gewichtung) „Selbstversorgung"

Modul 5 (20 % Gewichtung) „Bewältigung von und selbstständiger Umgang mit krankheits- oder therapiebedingten Anforderungen und Belastungen"

Modul 6 (15 % Gewichtung) „Gestaltung des Alltagslebens und sozialer Kontakte"

Modul 7 (ohne Bewertung) „Außerhäusliche Aktivitäten"

Modul 8 (ohne Bewertung) „Haushaltsführung"

1. Informationssammlung:
- Angaben zur Person und Begutachtungssituation
- Anamnese
- Wohn-, Lebens- und Versorgungssituation
- Befunderhebung

→

2. Modul-Abfrage:
- Module 1 bis 6
- Beeinträchtigung der Selbstständigkeit
- Beeinträchtigung der Fähigkeiten
- Module 7 und 8

→

3. Empfehlungen:
- Präventive Maßnahmen und REHA
- (Pflege)Hilfsmittel
- Wohnumfeldverbesserung
- Beratung und Anleitung

Gesprächsdauer ca. 60 Minuten →

78 Frage-Kriterien

Modul	Kriterien	
Modul 1	5	64 Entscheidungskriterien sind für die Pflegegrad-Einstufung relevant
Modul 2	11	
Modul 3	13	
Modul 4	13	
Modul 5	16	
Modul 6	6	
Modul 7	7	14 beratungsrelevant
Modul 8	7	

Modul-Gewichtungen & Punkte-Kategorien

Pflegegrad	Punkte
1	12,5–27
2	27–47,5
3	47,5–70
4	70–90
5	90–100

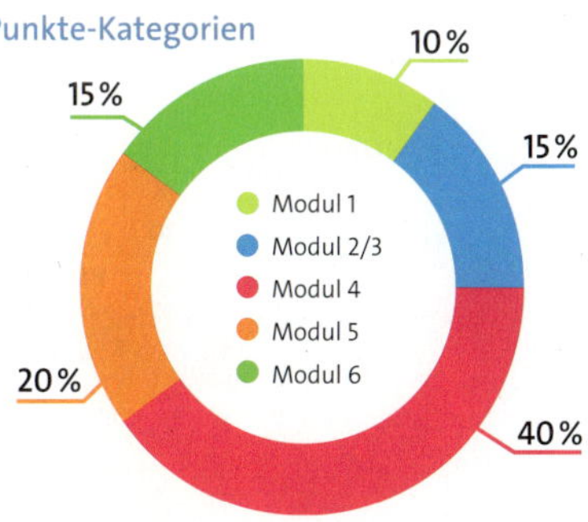

Die Pflegegrad-Ermittlung erfolgt orientiert an den 64 Entscheidungskriterien, die der MDK-Einschätzung zugrunde liegen. Die Kriterien werden unterschiedlich gewichtet. Die Gesamtpunktzahl wird in die fünf Punktzahlkategorien eingeordnet, sodass sich daraus der Pflegegrad ergibt.

Quellen: Richtlinien des GKV-Spitzenverbandes zur Feststellung der Pflegebedürftigkeit nach SGB XI (BRi 2017).

[1] **Übersicht NBA und Pflegegrad**

Unfallversicherung

Die gesetzliche Unfallversicherung ist seit dem 1. Januar 1997 als das Siebte Buch des Sozialgesetzbuches (SGB VII) in Kraft getreten. **Versicherte** sind alle Personengruppen wie in unten stehender Abbildung aufgeführt. Die Aufgabe der gesetzlichen Unfallversicherung ist der Schutz der Versicherten und ihrer Familien vor den Folgen von Arbeitsunfällen, Wegeunfällen und Berufskrankheiten.

Prävention | 38
Rehabilitation | 89

Die gesetzliche Unfallversicherung verfolgt einen ganzheitlichen Ansatz: Prävention, Rehabilitation und Entschädigungen sollen aus einer Hand koordiniert und finanziert sein.

Die **Organisation** der gesetzlichen Unfallversicherung ergibt sich aus ihren Trägern:

- Berufsgenossenschaften,
- Unfallversicherungsträger der öffentlichen Hand,
- Gemeindeunfallversicherungsverbände und
- Unfallkassen.

Allen gemeinsam ist das Prinzip der paritätischen Selbstverwaltung. Während die Berufsgenossenschaften nach Branchen gegliedert sind, sind die Unfallversicherungsträger der öffentlichen Hand weitgehend regional organisiert. Für den Bereich des Gesundheitswesens ist die Berufsgenossenschaft „Gesundheitsdienst und Wohlfahrtspflege" (BGW) zuständig.

Die **Leistungen** der gesetzlichen Unfallversicherung stehen ganz im Zeichen der Prävention. Das bedeutet, dass sie vor allem die Aufgabe hat, Arbeitsunfälle und Berufskrankheiten sowie arbeitsbedingte Gesundheitsgefahren zu verhüten. Bei Arbeitsunfällen oder Berufskrankheiten soll sie die Gesundheit und die Leistungsfähigkeit wiederherstellen und die Versicherten oder ihre Hinterbliebenen durch Geldleistungen entschädigen.

online

www.bgw-online.de
Hier finden Sie die Homepage der BGW.

Voraussetzung für eine Rentenzahlung ist, dass die Erwerbsfähigkeit nicht vollständig wiederhergestellt werden kann, also eine Erwerbsminderung von mindestens 20 % vorliegt.

Die **Finanzierung** der gesetzlichen Unfallversicherung erfolgt allein aus den Beiträgen der Arbeitgeber. Sie ist eine Pflichtversicherung für den Arbeitgeber. Seine Angestellten sind damit gesetzlich versichert. Die Höhe der Beiträge wird über ein Umlageverfahren ermittelt und durch das Unfallrisiko des Arbeitsplatzes bestimmt. Im Bereich der öffentlichen Hand tragen Bund, Länder und Gemeinden die Kosten.

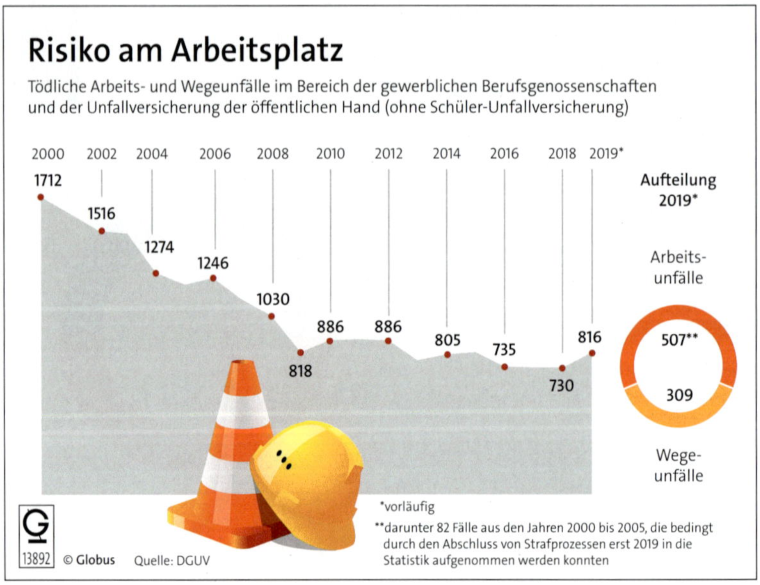

Das deutsche Gesundheitssystem 3.1.3

Grundstrukturen und Basisdaten

Zwar ist das deutsche Gesundheitssystem kein staatliches System, wie es das der ehemaligen DDR war, dennoch ist der Einfluss des Staates sehr hoch. Dem **Staat** kommt vor allem die Aufgabe der **Regulierung** und **Überwachung** zu. Das Gesundheitswesen ist sicherlich einer der am stärksten durch Gesetze und Verordnungen regulierten Bereiche der Gesellschaft.

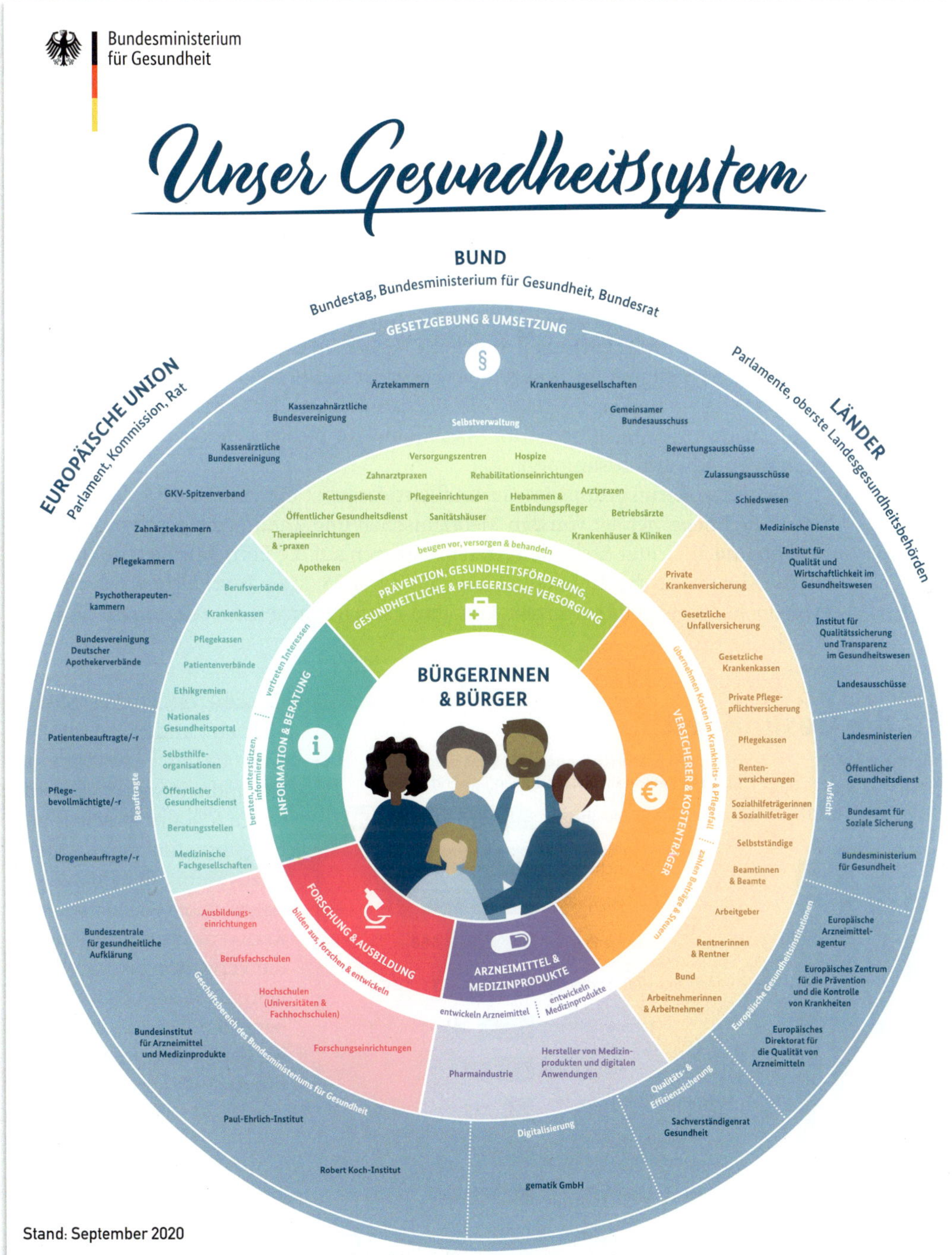

Der Staat gestaltet über die Gesetze nicht nur die rechtlichen Rahmenbedingungen im Gesundheitswesen, sondern übt vor allem auch eine Aufsichtsfunktion gegenüber den Krankenkassen und Leistungserbringern aus. Auf der Bundesebene ist das Bundesministerium für Gesundheit (BMG) die oberste Behörde. Ihm unterstehen weitere Behörden, die verschiedene Aufgaben vor allem der Überwachung von Teilbereichen des Gesundheitswesens wahrnehmen.

Die **Leistungserbringung** liegt im deutschen Gesundheitssystem weit überwiegend in der Hand privater und freigemeinnütziger Leistungserbringer, wie etwa privater Arztpraxen und Pflegedienste sowie freigemeinnütziger Krankenhäuser und Sozialstationen. Die Länder sind lediglich im Bereich der Universitätskliniken und psychiatrischen Landeskrankenhäuser als Träger auch in der Krankenversorgung tätig, wenngleich mit deutlich abnehmender Tendenz. Auch die Gemeinden sind Träger von Einrichtungen, z. B. von Krankenhäusern, Sozialstationen und Pflegeheimen.

Die **Finanzierung** des Gesundheitssystems erfolgt weit überwiegend aus Sozialversicherungsbeiträgen. Im Jahr 2019 wurden insgesamt ca. 407 Mrd. Euro für das Gesundheitswesen ausgegeben. Davon trug die gesetzliche Krankenversicherung ca. 57 % und die soziale Pflegeversicherung ca. 10 %. Durch die Ausweitung von Zuzahlungen und Leistungskürzungen der letzten Jahre hat der Anteil der privaten Haushalte an den Gesundheitsausgaben deutlich zugenommen. Im Jahr 1992 lag er noch bei 10,3 % und 2019 bereits bei 12,9 %.

Das Gesundheitswesen ist aber nicht nur Kostenfaktor, sondern auch ein sehr wichtiger Zweig der Volkswirtschaft mit hoher arbeitsmarktpolitischer Bedeutung. Die **Zahl der Beschäftigten** im Gesundheitswesen ist in den letzten Jahrzehnten kontinuierlich gestiegen und lag 2020 bei 5,7 Mio. Damit bietet das Gesundheitswesen mehr Arbeitsplätze als Metallindustrie, Maschinenbau, elektrotechnische Industrie und Automobilindustrie zusammen.

Die größte Berufsgruppe im Gesundheitswesen ist mit mehr als 873.000 Beschäftigten die Pflege, gefolgt von den Medizinischen und Zahnmedizinischen Fachangestellten und an dritter Stelle den Ärzten: Bezogen auf die Einrichtungen des Gesundheitswesens sind die Krankenhäuser mit ca. 1,25 Mio. Beschäftigten der größte Arbeitgeber, dicht gefolgt von den Arzt- und Zahnarztpraxen mit zusammen ca. 1 Mio. Beschäftigten.

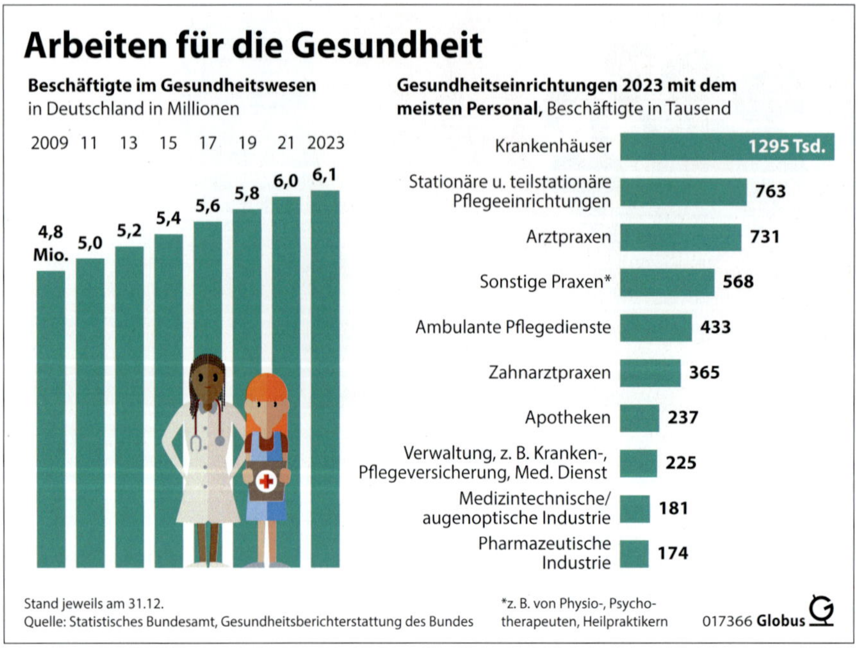

Obwohl es in den Medien vielfach anders dargestellt wird: In der Verwaltung des Gesundheitswesens arbeitet mit ca. 5 % aller Beschäftigten im internationalen Vergleich relativ wenig Personal. Darin eingeschlossen sind auch die Krankenkassen, bei denen die Verwaltungskosten lediglich ca. 5 % der Gesamtausgaben ausmachen. Auch dies ist, beispielsweise verglichen mit der PKV, ein relativ geringer Anteil.

Die ambulante ärztliche Versorgung

Im Zentrum des deutschen Gesundheitssystems steht die ambulante ärztliche Versorgung. Entsprechend der Unterteilung in die gesetzliche und die private Krankenversicherung ist auch die ambulante ärztliche Versorgung in zwei Bereiche gegliedert. Die ärztliche Versorgung der Kassenpatienten erfolgt durch **Vertragsärzte** der Krankenkassen und wird vertragsärztliche Versorgung genannt. Die ambulante ärztliche Versorgung der Privatpatienten erfolgt sowohl durch Vertragsärzte der Krankenkassen als auch durch reine Privatärzte. Sie wird privatärztliche Versorgung genannt. Als **Privatärzte** werden jene Ärzte bezeichnet, die keine Kassenzulassung als Vertragsärzte haben und ihre Leistungen den Patienten direkt in Rechnung stellen.

2019 gab es insgesamt ca. 159.846 ambulant tätige Ärzte. Die meisten davon sind als Vertragsärzte der GKV tätig und nur ein geringer Teil als reine Privatärzte. Ein wachsender Anteil arbeitet als angestellte Ärzte für eine der Vertrags- oder Privatarztpraxen.

Ambulante ärztliche Behandlung erfolgt in der Regel in der privaten Praxis eines einzelnen Arztes. Es gibt jedoch auch andere Organisationsformen, und diese haben in den letzten Jahren kontinuierlich zugenommen. Wenn mehrere Ärzte die Praxisräume und Geräte gemeinsam nutzen, aber ansonsten eigenständig bleiben und getrennt mit den Krankenkassen abrechnen, nennt man dies eine **Praxisgemeinschaft**. Legen sie ihre Patientenkarteien zusammen und rechnen auch gemeinsam mit den Kassen ab, ist es eine **Gemeinschaftspraxis**.

Durch die Gesundheitsreform 2004 ist eine weitere Organisationsform hinzugekommen, das **Medizinische Versorgungszentrum** (MVZ). Medizinische Versorgungszentren sind ärztlich geleitete Einrichtungen, in denen mindestens zwei Ärzte unterschiedlicher Fachgebiete als Vertragsärzte oder angestellte Ärzte tätig sind. MVZ wurden in den letzten Jahren vielfach auch an oder von Krankenhäusern gegründet, da Krankenhäuser in Deutschland nur in Ausnahmefällen ambulante ärztliche Behandlungen durchführen dürfen. Sie dürfen es in der Regel nur, wenn einzelne Krankenhausärzte eine so genannte „Ermächtigung“ von der Kassenärztlichen Vereinigung haben. Die Gründung eines MVZ bietet Krankenhäusern die Möglichkeit, ihr Leistungsspektrum durch Einbindung niedergelassener Ärzte in ein eigenes MVZ auch auf den Bereich der ambulanten Versorgung auszuweiten.

Die Organisation und Steuerung der ambulanten vertragsärztlichen Versorgung liegt in der Hand einer ganz besonderen Institution, der Kassenärztlichen Vereinigung. **Kassenärztliche Vereinigungen** (KV) sind Körperschaften des öffentlichen Rechts und vom Staat geschaffen. Es gibt für jedes Bundesland eine KV, lediglich Nordrhein-Westfalen verfügt über zwei. Die KV hat die Aufgabe, eine ausreichende ambulante ärztliche Versorgung im Land sicherzustellen und die Durchführung der Versorgung zu überwachen. Kassenärztliche Vereinigungen führen für alle Vertragsärzte ihres Bezirks die Vertrags- und Vergütungsverhandlungen mit den Krankenkassen, besetzen wichtige Ausschüsse für die Steuerung der ambulanten Versorgung gemeinsam mit den Krankenkassen und sind Interessenvertretungen der Vertragsärzte.

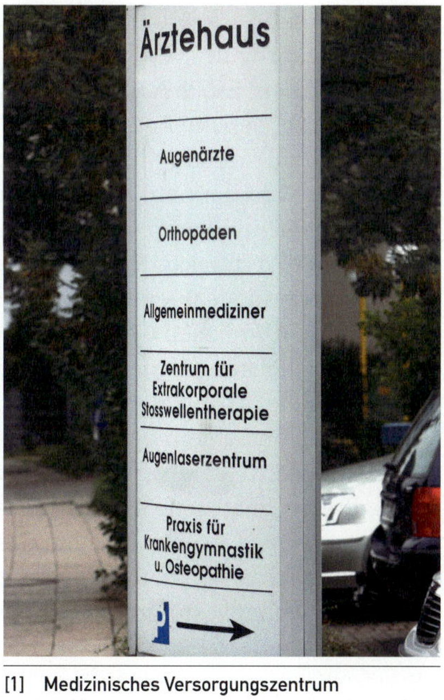

[1] Medizinisches Versorgungszentrum

Jeder Arzt wird automatisch mit der Zulassung als Vertragsarzt auch Pflichtmitglied in der zuständigen Kassenärztlichen Vereinigung [Abb. 1]. Die Vertragsärzte wählen ihre Vertreterversammlung, als eine Art Parlament der Vertragsärzte, und die Vertreterversammlung wiederum wählt den Vorstand der KV. Die Kassenärztlichen Vereinigungen sind im Grunde für alle Angelegenheiten der ambulanten vertragsärztlichen Versorgung zuständig und unterliegen einer engen staatlichen Aufsicht durch die jeweils zuständige Landesbehörde, in der Regel das Sozialministerium.

Auf der Bundesebene sind die Kassenärztlichen Vereinigungen in der Kassenärztlichen Bundesvereinigung zusammengeschlossen, die Verhandlungen mit den Spitzenverbänden der GKV führt und die Vertragsärzte gegenüber der Politik vertritt.

online

www.bundesaerztekammer.de
Hier finden Sie Informationen zur Bundesärztekammer.

Von den Kassenärztlichen Vereinigungen zu unterscheiden sind die Ärztekammern. Die **Ärztekammern** sind durch Landesrecht geschaffene Körperschaften des öffentlichen Rechts, die der Regelung und Überwachung der ärztlichen Berufsausübung dienen. Während in der KV nur die niedergelassenen Vertragsärzte Mitglied sind, gehören zu den Pflichtmitgliedern der Ärztekammern auch die Krankenhausärztinnen.

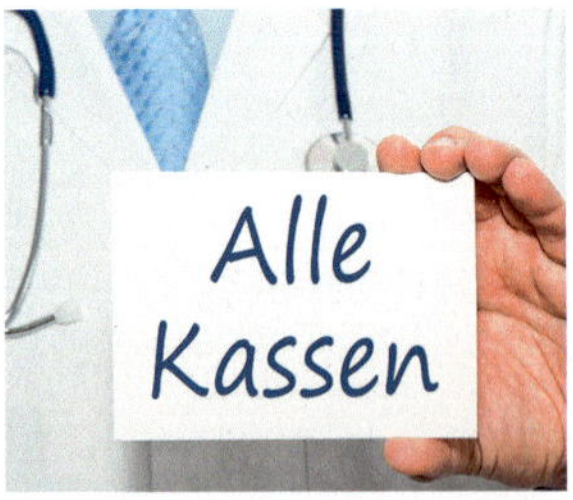

[1] Ärzte, die eine Arztpraxis führen möchten, die nicht nur Privatpatienten betreut, brauchen eine Kassenärztliche Zulassung

Vertragsarzt der Krankenkassen wird ein Arzt nur, wenn sie eine Zulassung hierzu erhält [Abb. 1]. Diese muss sie bei der zuständigen KV beantragen, deren Zulassungsausschuss dann über den Antrag entscheidet. Grundlage für die Vergabe von Zulassungen ist die Bedarfsplanung der KV. Darin ist festgelegt, wie viele Ärzte in welchen Regionen in welchen Fachgebieten gebraucht werden. Neue Zulassungen werden darum in der Regel nur ausgesprochen, wenn die in der Bedarfsplanung festgelegten Bedarfszahlen noch nicht überschritten sind. In den meisten ärztlichen Fachgebieten ist eine Niederlassung mittlerweile nur noch möglich, wenn ein Vertragsarzt seine Praxis aufgibt, beispielsweise aus Altersgründen.

Mit der Zulassung als Vertragsarzt übernimmt ein Arzt genau festgelegte Rechte und Pflichten. Das wichtigste Recht ist sicherlich die Berechtigung zur Teilnahme an der Versorgung von Kassenpatienten. Zur Vertragsarzttätigkeit gehören aber auch zahlreiche Pflichten, wie beispielsweise die Pflicht zur Einhaltung des Berufsrechts, die Pflicht in der Nähe der Praxis zu wohnen (Residenzpflicht) oder die Pflicht, am ärztlichen Notdienst teilzunehmen. Die zuständige Kassenärztliche Vereinigung hat auf die Einhaltung dieser Pflichten zu achten und Verstöße dagegen zu ahnden. Bei sehr schwerwiegenden Pflichtverletzungen kann die KV einem Arzt sogar die Zulassung entziehen.

Die **Vergütung** der vertragsärztlichen Versorgung erfolgt bis auf wenige Ausnahmen nicht direkt von den Krankenkassen an die einzelnen Ärzte, sondern über einen Gesamtbetrag, den die Kasse an die KV überweist. Jede einzelne Krankenkasse zahlt einen pauschalen Betrag für jedes Mitglied im Bezirk der jeweiligen KV an die Kassenärztliche Vereinigung, die so genannte „Gesamtvergütung". Die KV verteilt die Summe der Gesamtvergütungen aller Kassen nach genau festgelegten Schlüsseln an die einzelnen Vertragsärzte. Grundlage der Verteilung sind die Abrechungen der einzelnen Vertragsärzte über die im jeweiligen Quartal erbrachten Einzelleistungen, die diese an ihre KV reichen und die von der KV auf ihre Richtigkeit zu prüfen sind.

Die Einzelleistungen der Ärzte werden dann anhand einer bundsweit geltenden Honorartabelle für Vertragsärzte, dem so genannten „Einheitlichen Bewertungsmaßstab" (EBM), und einem für jede einzelne KV geltenden Honorarverteilungsmaßstab (HVM) aus der Gesamtvergütung bezahlt. Bis auf einige Ausnahmen besteht somit keine direkte finanzielle Beziehung zwischen Krankenkassen und einzelnen Vertragsärzten. Die Kassen zahlen die Gesamtvergütung – wie es juristisch heißt – „mit befreiender Wirkung" an die KV, was bedeutet, dass mit der Zahlung der Gesamtvergütung die Verantwortung für alles Weitere an die KV übergeht.

Krankenhausversorgung

Die Krankenhausversorgung wird in Deutschland im Jahr 2023 von insgesamt ca. 1925 Krankenhäusern mit ca. 476.924 Betten geleistet. Insgesamt ca. 1,2 Mio. Krankenhausbeschäftigte versorgen pro Jahr ca. 17,2 Mio. Fälle, die im Durchschnitt ca. 7,2 Tage im Krankenhaus verweilen.

Krankenhäuser befinden sich in unterschiedlicher Trägerschaft. Als öffentliche Krankenhäuser werden Kliniken bezeichnet, die sich in Trägerschaft einer öffentlichen Institution befinden (z. B. Gemeinde, Land, Anstalt öffentlichen Rechts). Als freigemeinnützige Krankenhäuser gelten Krankenhäuser von Trägern, die mit dem Betrieb des Krankenhauses religiöse, humanitäre oder soziale Zwecke verfolgen (z. B. Diakonie, Caritas, gemeinnützige Stiftungen). Als private Krankenhäuser gelten Kliniken von Trägern, die mit dem Betrieb des Krankenhauses erwerbswirtschaftliche Ziele verfolgen. Auf die einzelnen Träger entfielen 2023 die folgenden Anteile an der Zahl der Krankenhäuser und Betten

- **öffentliche Träger**: ca. 28,5 % der Krankenhäuser und 46,9 % der Betten
- **freigemeinnützige Träger**: ca. 31,5 % der Krankenhäuser und 32,5 % der Betten
- **private Träger**: ca. 40 % der Krankenhäuser und 20,6 % der Betten

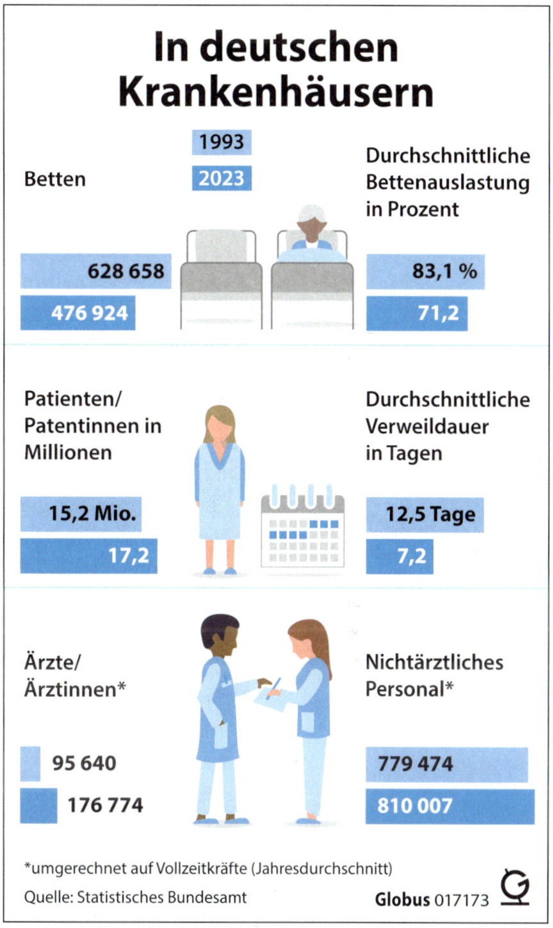

An den Zahlen wird bereits erkennbar, dass die öffentlichen Träger tendenziell eher größere Krankenhäuser betreiben und die privaten eher kleinere. So befinden sich die Universitätskliniken bis auf eine Ausnahme alle in der Trägerschaft eines Landes. Bei privaten Krankenhäusern handelt es sich überwiegend um kleine Belegkrankenhäuser, häufig mit weniger als 100 Betten. Allerdings sind hier seit einigen Jahren erhebliche Veränderungen zu beobachten. Öffentliche Träger ziehen sich zunehmend zurück und verkaufen Klinken an private Klinikketten, private Träger übernehmen zunehmend große und größte Krankenhäuser, darunter auch bereits ein Universitätsklinikum (Marburg / Gießen).

Das System der Krankenhausversorgung ist durch einige zentrale Strukturelemente geprägt:

- Der Staat hat den Sicherstellungsauftrag für eine ausreichende Krankenhausversorgung,
- es gibt eine staatliche Krankenhausplanung,
- die Krankenhausfinanzierung ist zweigeteilt (duale Finanzierung) und
- das Vergütungssystem beruht auf einem umfassenden Fallpauschalensystem.

Wie bereits eingangs zum Sozialstaatsgebot des Grundgesetzes ausgeführt, hat der Staat die Verpflichtung zur Daseinsvorsorge für seine Bürgerinnen und Bürger. Daraus wird auch abgeleitet, dass der Staat – in diesem Fall die Länder – einen **Sicherstellungsauftrag** für die Krankenhausversorgung hat. Die Länder sind letztverantwortlich dafür, dass es Krankenhauskapazitäten in ausreichendem Umfang und flächendeckend gibt. Sie müssen diese nicht selbst betreiben, solange andere Träger die Krankenhausversorgung in ausreichendem Maße gewährleisten.

Seit 1972 sind die Länder verpflichtet, eine **Krankenhausplanung** vorzunehmen. In den jeweiligen Landeskrankenhausplan sind alle Krankenhäuser aufzunehmen, die für die Versorgung der Bevölkerung notwendig und geeignet sind. Gegenwärtig sind ca. 98 % aller Krankenhäuser so genannte Plankrankenhäuser, also in den jeweiligen Krankenhausplan des Landes aufgenommen. Dies hat für die Krankenhäuser in zweierlei Hinsicht erhebliche Bedeutung. Zum einen haben nur Plankrankenhäuser einen Anspruch auf öffentliche Förderung ihrer Investitionskosten und zum anderen gilt mit der Aufnahme in den Krankenhausplan zugleich auch ein Versorgungsvertrag mit den Krankenkassen als abgeschlossen. Sie werden somit zugleich auch zur Versorgung von Krankenkassenpatienten zugelassen. Dies ist von entscheidender Bedeutung für die wirtschaftliche Existenz eines Krankenhauses, da ein Krankenhaus nur von der Behandlung von Privatpatienten in der Regel nicht existieren kann.

Die **Krankenhausfinanzierung** ist in zwei große Bereiche aufgeteilt. Die laufenden Betriebskosten werden von den Krankenkassen über die Pflegesätze und Fallpauschalen finanziert, die Investitionskosten von den Ländern über eine öffentliche Investitionsförderung.

DRG
Diagnosis Related Groups
engl. = diagnosebezogene Gruppen

Die **Vergütung** der Krankenhausleistungen erfolgte bis 2003/2004 überwiegend über tagesgleiche Pflegesätze. Derzeit erfolgt die Krankenhausfinanzierung über ein umfassendes DRG-Fallpauschalensystem auf Grundlage diagnoseorientierter Fallgruppen. In einem Fallpauschalensystem erhalten die Krankenhäuser für jeden Fall eine pauschale, verweildauerunabhängige Vergütung, die für alle Krankenhäuser einheitlich ist. Die Höhe der Fallpauschale richtet sich nach bestimmten einheitlich festgelegten Kriterien. Von besonderer Bedeutung sind im deutschen System die Diagnosen (Haupt- und Nebendiagnosen) sowie die tatsächlich erbrachten Leistungen. Über die Erfassung von Nebendiagnosen werden auch Komplikationen und Nebenerkrankungen einbezogen, die den Behandlungsaufwand unter Umständen erheblich erhöhen können. Darüber hinaus werden auch weitere kostenrelevante Abweichungen und Besonderheiten im Einzelfall berücksichtigt und unterschiedlich vergütet. So erhält ein Krankenhaus beispielsweise für jeden Behandlungstag, den ein Patient auf Grund von Komplikationen länger als für die betreffende Fallpauschale vorgesehen in der Klinik liegt, einen Zuschlag auf die Fallpauschale. Wird dagegen eine bestimmte Mindestverweildauer unterschritten, so erfolgt für jeden Tag der Unterschreitung ein Abschlag von der Fallpauschale.

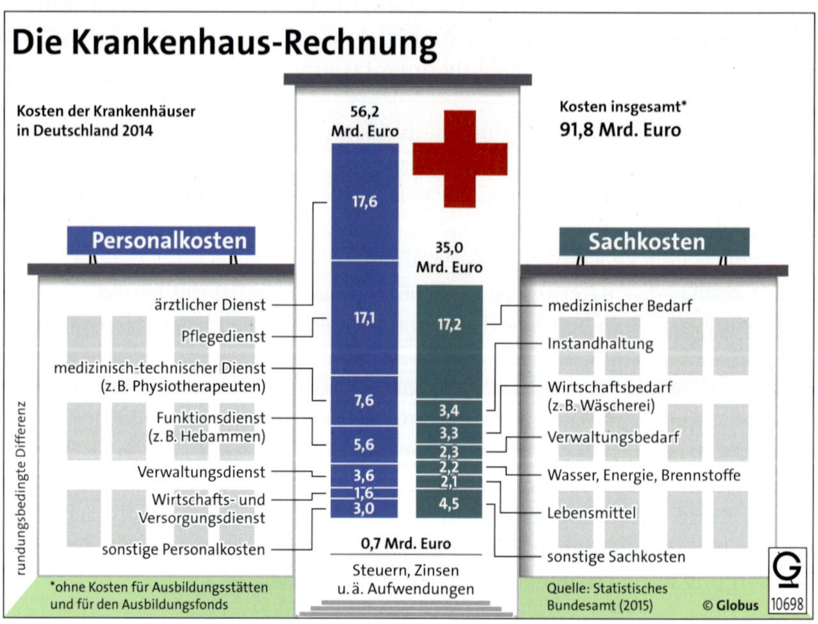

Ambulante Pflege

Die ambulante oder häusliche Pflege wird im Jahr 2024 von ca. 17.600 Pflegediensten und Sozialstationen erbracht. Dort arbeiten ca. 442.900 Beschäftigte, die insgesamt ca. 1.971.000 Pflegebedürftige versorgen. Im Jahr 2017 waren es noch 830.000 Patienten, d. h. es werden deutlich mehr Menschen in der ambulanten Pflege versorgt. Ambulante Pflegeeinrichtungen befinden sich zu ca. 67,8 % in privater, zu ca. 30,8 % in freigemeinnütziger und zu weniger als 1,4 % in öffentlicher Trägerschaft. Bei der recht hohen Zahl der Beschäftigten ist zu berücksichtigen, dass der Anteil der Teilzeitbeschäftigten in der ambulanten Pflege mit mehr als 70 % sehr hoch ist. Zudem arbeitet ein erheblicher Teil der Teilzeitbeschäftigten weniger als die Hälfte der tariflichen Arbeitszeit.

Im Unterschied zur ambulanten ärztlichen Behandlung und Krankenhausversorgung gibt es in der ambulanten Pflege keine **Bedarfs- oder Angebotsplanung**. Das Versorgungsangebot regelt sich im Wesentlichen durch Angebot und Nachfrage. Wenn eine Pflegeeinrichtung bestimmte, im | SGB XI festgelegte Bedingungen erfüllt, hat sie Anspruch auf einen **Versorgungsvertrag** mit den Pflegekassen. Ob diese Pflegeeinrichtung dann auch wirtschaftlich existieren kann, hängt vor allem davon ab, wie viele Pflegebedürftige ihre Leistungen in Anspruch nehmen. SGB XI | 130

Die Pflegebedürftigen haben sowohl in der ambulanten Pflege als auch in Pflegeheimen eine deutlich stärkere rechtliche Stellung als beispielsweise Patienten im Krankenhaus. Sowohl in der ambulanten als auch in der stationären Pflege muss ein individueller **Pflegevertrag** zwischen Pflegebedürftigen und der Einrichtung abgeschlossen werden. Im Pflegevertrag sind insbesondere Art und Umfang der Leistungen sowie die Vergütung zu vereinbaren.

Die Vergütung der ambulanten Pflegeleistungen erfolgt abhängig vom Kostenträger:

- SGB XI: häusliche Pflegehilfe von pflegeversicherten Personen wird nach Leistungskomplexen auf Grundlage einer Vergütungsvereinbarung zwischen den Kostenträgern und regionalen Trägerverbänden (sog. Grundpflege) vergütet
- SGB V: häusliche Krankenpflege nach § 37 und hauswirtschaftliche Leistungen
- nach § 38 erfolgen auf Grundlage eines Gebührenkatalogs
- SGB XII: „Hilfe zur Pflege“ und „Hilfe zum Alter“ bei unzureichendem Vermögen oder Versichertenstatus

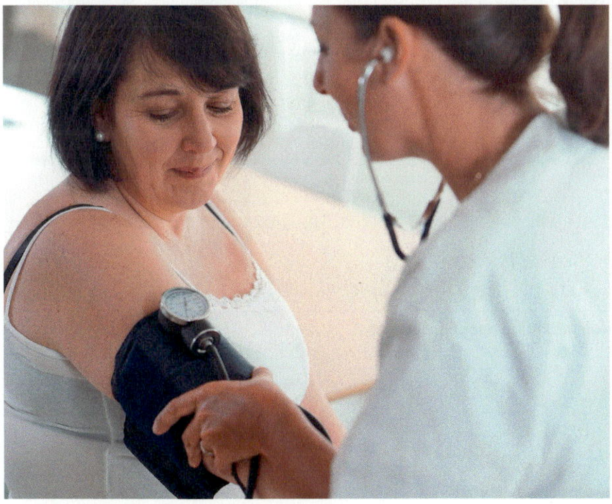

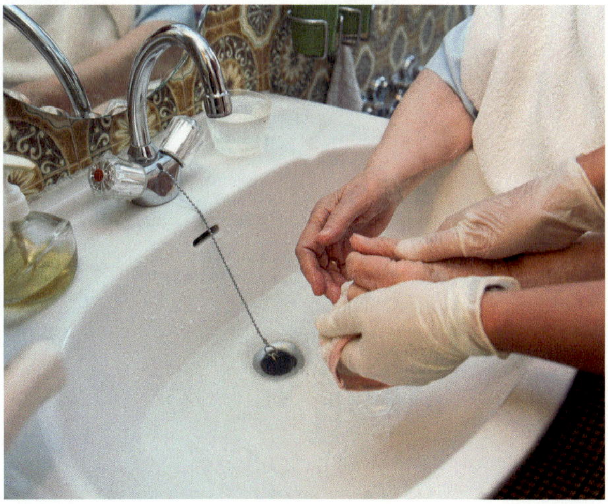

[1] Leistungen im Ambulanten Dienst

Die Organisationsstrukturen der ambulanten Dienste sind vielfältig und teilweise historisch gewachsen: So geht die heutige ambulante Pflege auf die Gemeindepflege durch Gemeindeschwestern zurück, die bis in die 1960er-Jahre in der BRD von Kirchengemeinden finanziert wurden. Hieraus entstand ab den 1970er-Jahren das Konzept der Sozialstation, bei dem unter einem Trägerdach (Kirchen oder Wohlfahrtsverbände) eine Vielzahl von Berufsgruppen ambulant (aufsuchend oder in einem Büro) tätig wurde. Sozialstationen sind heute eher größere Unternehmen, die neben den pflegerischen Leistungen nach SGB V und XI auch andere sozialpflegerische Dienste anbieten und eigene Räumlichkeiten für weitere Angebote nutzen. Private Pflegedienste hingegen sind vor allem nach Einführung der häuslichen Krankenpflege 1989 und der Pflegeversicherung 1995 entstanden und werden häufig durch Einzelpersonen (Pflegefachpersonen) geführt. Sie bieten in der Regel ausschließlich Leistungen nach SGB XI und SGB V an und sind meist kleiner als die Sozialstationen.

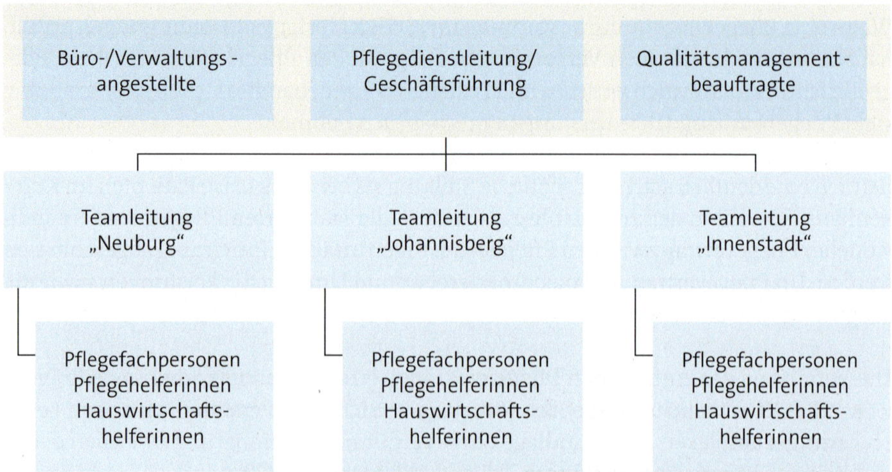

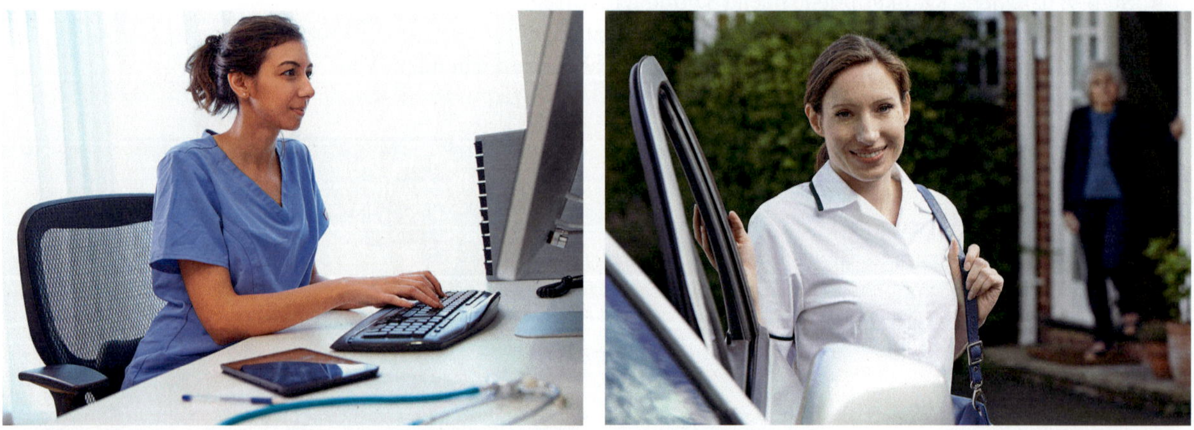

[1] Ambulante Pflegeeinrichtungen erhalten Investitionsförderungen z. B. für Büroeinrichtung oder Fahrzeuge

Stationäre Pflege

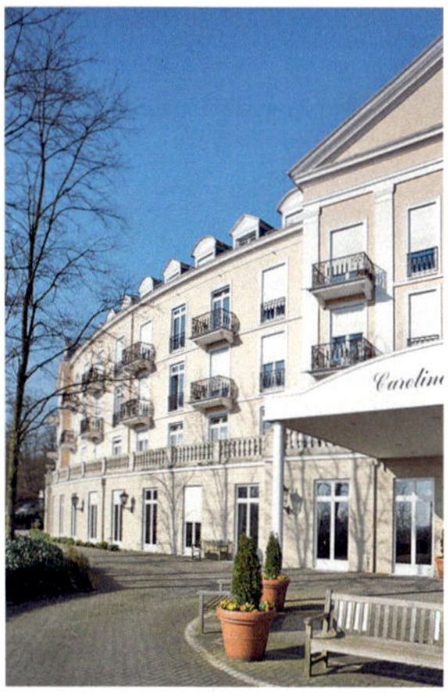

[2] Altenheim

Als „stationäre Pflege" wird im Sozialrecht die Pflege in Pflegeheimen bezeichnet. Pflege in Krankenhäusern fällt nicht unter diesen Begriff, obwohl auch Krankenhäuser stationäre Einrichtungen sind. Stationäre Pflege im Sinne des Sozialrechts wird im Jahr 2023 von insgesamt ca. 16.505 Pflegeheimen geleistet, in denen ca. 817.711 Beschäftigte zusammen ungefähr 918.000 Pflegebedürftige versorgen. Auch im Heimbereich ist der Anteil der Teilzeitbeschäftigten überproportional hoch, was bei der Zahl der Beschäftigten zu bedenken ist.

Pflegeheime befinden sich zu ca. 55 % in freigemeinnütziger, zu 41 % in privater und nur zu knapp 4 % in öffentlicher Trägerschaft. Sie erbringen weit überwiegend vollstationäre Pflege (ca. 95 % der Plätze), aber auch **teilstationäre Pflege** (nur tagsüber oder nachts) und **Kurzzeitpflege** (vorübergehende vollstationäre Pflege).

Auch für die stationäre Pflege existiert keine **Bedarfs- oder Angebotsplanung**, das Angebot richtet sich nach der Nachfrage. Der Zugang zum Versorgungssystem ist für Pflegeheime allerdings schwieriger als für ambulante Pflegeeinrichtungen, da sie zusätzlich zu den Bedingungen des SGB XI auch die durch das staatliche Heimrecht geforderten Voraussetzungen erfüllen müssen. Die entsprechenden Vorgaben finden sich im Heimgesetz, der Heimmindestbauverordnung, der Heimpersonalverordnung und den jeweiligen Landespflegegesetzen. Damit ist der Heimbereich ein sehr stark reglementierter Bereich, der sowohl von der staatlichen Heimaufsicht als auch vom Medizinischen Dienst der Krankenversicherung überwacht und kontrolliert wird.

Der Zugang zur Versorgung von Versicherten der sozialen Pflegeversicherung erfolgt über einen **Versorgungsvertrag**, den die Einrichtung mit den Pflegekassen abschließt. Der Versorgungsvertrag kann von den Pflegekassen mit der Frist von einem Jahr gekündigt werden, im Falle gröblicher Verletzung von Vertragspflichten ist auch eine fristlose Kündigung möglich. Als gröbliche Pflichtverletzung gilt beispielsweise, wenn Pflegebedürftige zu Schaden kommen oder nicht erbrachte Leistungen abgerechnet werden.

Auch im Pflegeheim muss ein individueller **Pflegevertrag** zwischen Einrichtung und Pflegebedürftigem abgeschlossen werden, in dem Art und Inhalt der Leistungen sowie das zu zahlende Entgelt festgehalten werden.

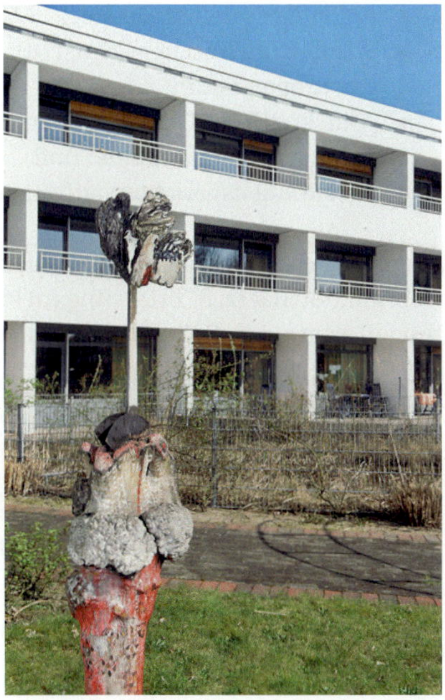

[3] Langzeitpflegeeinrichtung für Menschen im Wachkoma

Die **Vergütung** der stationären Pflege wird in Pflegesatzverhandlungen zwischen dem Heimträger und den Kostenträgern vereinbart. Kostenträger der Heimpflege sind neben den Pflegekassen vor allem die Sozialhilfeträger, da ein Teil der Bewohner in Pflegeheimen auch nach Einführung der Pflegeversicherung die auf sie entfallenden Heimkosten nicht aus eigenen Mitteln vollständig tragen kann. Hier wird der zuvor erwähnte Charakter der Pflegeversicherung als „Teilkasko-Versicherung" deutlich. Die Pflegeversicherung soll keine vollständige Bedarfsdeckung und Übernahme aller Heimkosten gewähren, sondern nur die Finanzierung der Grundpflege und sozialen Betreuung. Die Kosten für Unterbringung und Verpflegung sind von den Pflegebedürftigen zu tragen und je nach Landesregelung auch die nicht von den Ländern geförderten Investitionskosten. Diese können die Heime den Pflegebedürftigen gesondert in Rechnung stellen.

Öffentlicher Gesundheitsdienst

Neben der ambulanten und stationären Versorgung ist der Öffentliche Gesundheitsdienst (ÖGD) die dritte Säule des Gesundheitswesens. Ziel des ÖGD ist der Gesundheitsschutz, die Gesundheitshilfe sowie die Aufsicht über Berufe und Einrichtungen des Gesundheitswesens. Diese Aufgaben nehmen verschiedene Behörden auf Bundes, Landes- und kommunaler Ebene war.

Bundesministerium für Gesundheit | 133
Robert Koch-Institut | 69
Bundesinstitut für öffentliche Gesundheit | 67

Auf Bundesebene sind das |Bundesministerium für Gesundheit (BMG) und die ihm untergeordneten Bundesoberbehörden zuständig:

- |Robert Koch-Institut
- Bundesinstitut für gesundheitlichen Verbraucherschutz und Veterinärmedizin,
- Bundesinstitut für Arzneimittel und Medizinprodukte,
- Bundesamt für Sera und Impfstoffe (Paus-Ehrlich-Institut) sowie die
- |Bundesinstitut für öffentliche Gesundheit.

online

www.bioeg.de/was-wir-tun/oeffentlicher-gesundheitsdienst-oegd
Diese Seite gibt die Möglichkeit zur Suche der lokalen und regionalen Gesundheitsfachverwaltungen

Die Gesundheitsfachverwaltungen auf Länderebene und kommunaler Ebene lassen sich wie folgt unterteilen:

- oberste Landesgesundheitsbehörden: Gesundheits-, Arbeits- und Sozialministerien der einzelnen Bundesländer,
- höhere (mittlere) Landesgesundheitsbehörden: in einigen Bundesländern die Gesundheitsbehörden auf Regierungsbezirksebene sowie
- untere Landesgesundheitsbehörden: Gesundheitsämter [Abb. 1].

Die Aufgaben des ÖGD können in folgende Bereiche gegliedert werden:

- Seuchenhygiene und Gesundheitsschutz, z. B. Infektionsschutzmanagement im Rahmen der Corona-Pandemie
- Umwelthygiene und Toxikologie, z. B. Maßnahmen zur Verbesserung der Lebensmittelhygiene,
- |Gesundheitsförderung und Gesundheitsvorsorge,
- Jugendgesundheitspflege, z. B. schulärztliche Untersuchungen,
- Sozialmedizinischer Dienst [Abb. 2], z. B. Beratung und Unterstützung von jungen Eltern,
- Amtsärztlicher Dienst, z. B. ärztliche Begutachtung bei Invalidenrentenanträgen und
- |Gesundheitsberichterstattung und Epidemiologie.

Gesundheitsförderung | 51
Gesundheitsberichterstattung | 69

Hieran wird deutlich, dass der ÖGD zum Schutz der Bevölkerung sowohl eine Kontrollfunktion hat (z. B. Erfassung meldepflichtiger Erkrankungen) als auch Dienstleistungen erbringt (z. B. Schutzimpfungen, gesundheitliche Aufklärung und Beratung).

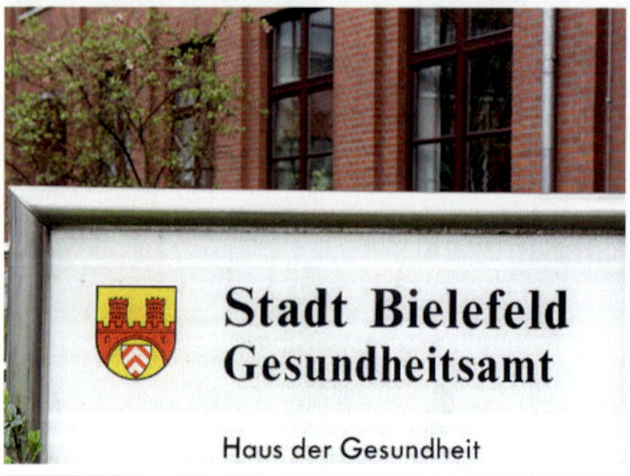

[1] Gesundheitsamt

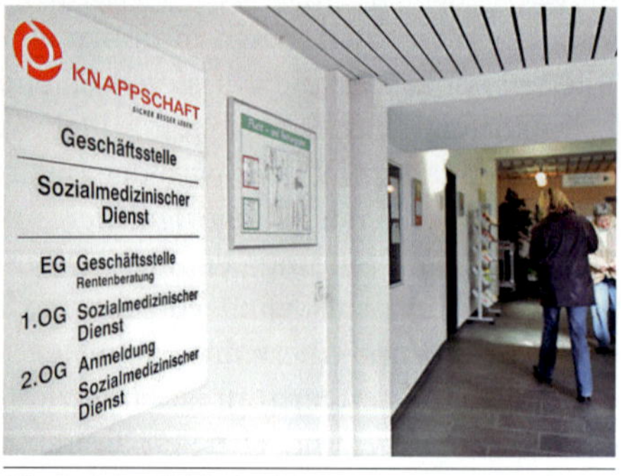

[2] Sozialmedizinischer Dienst

Freie Wohlfahrtspflege

Mit Freier Wohlfahrtspflege wird in Deutschland die Gesamtheit aller sozialen Hilfen bezeichnet, die auf freigemeinnütziger Grundlage und in organisierter Form erfolgen. Wie in den vorangegangenen Kapiteln beschrieben, ist ein großer Teil der Einrichtungen im Gesundheitswesen von freien Trägern geführt. Diese Einrichtungen stehen unter Trägerschaft einer der sechs großen Organisationen der freien Wohlfahrtspflege:

Arbeiterwohlfahrt www.awo.org	**Diakonie Deutschland** www.diakonie.de
Deutscher Caritasverband www.caritas.de	**Paritätischer Wohlfahrtsverband** www.paritaet.org
Deutsches Rotes Kreuz www.drk.de	**Zentralwohlfahrtsstelle der Juden in Deutschland** www.zwst.org

Die Verbände haben sich zur Bundesarbeitsgemeinschaft der freien Wohlfahrtspflege (BAGFW) zusammengeschlossen und vertreten nach eigenen Angaben bundesweit über 118.000 Einrichtungen und Dienste der Sozial- und Gesundheitspflege mit über 1,9 Mio. Mitarbeiter und ca. 3 Millionen ehrenamtlich Tätigen. Die Verbände der Freien Wohlfahrtspflege sind geprägt durch unterschiedliche weltanschauliche oder religiöse Motive und Zielvorstellungen. Gemeinsam ist allen, dass sie unmittelbar an die Hilfsbereitschaft und an die Solidarität der Bevölkerung anknüpfen.

online
www.bagfw.de
Hier finden Sie die Homepage der BAGFW.

Die Verbände der Freien Wohlfahrtspflege entwickelten sich Ende des 19. und Anfang des 20. Jahrhunderts als Antwort auf die wachsende Armut, die durch die zunehmende Industrialisierung entstanden war. Die Menschen, die sich in diesen Organisationen sammelten, wollten sich selbst oder anderen in Not geratenen Menschen helfen. Sie arbeiteten i. d. R. ehrenamtlich. Auch heute könnten die Verbände ohne ehrenamtliche Arbeit nicht existieren. Doch in Einrichtungen des Gesundheitswesens ist es inzwischen die Regel, dass professionell Pflegende, Ärzte und Mitglieder anderer Berufsgruppen für ihre Arbeit entlohnt werden.

Die Freie Wohlfahrtspflege ist auf Grund ihrer Leistungen für das Gemeinwesen ein wichtiger Bestandteil des |Sozialstaates. So berücksichtigt das |Subsidiaritätsprinzip unserer heutigen sozialen Sicherung ausdrücklich die Arbeit der Wohlfahrtsverbände: Erst wenn die Einzelne oder nicht staatliche Sozialgebilde (wie z. B. die Wohlfahrtsverbände) nicht in der Lage sind, sich zu helfen, bietet der Staat aktive Hilfeleistungen an.

Sozialstaat | 120
Subsidiaritätsprinzip | 121

Allen Wohlfahrtsverbänden ist gemein, dass sie den steuerrechtlichen Status der Gemeinnützigkeit haben. Sie sind von Körperschafts-, Gewerbe- und Vermögenssteuern befreit und unterliegen einem ermäßigten Umsatzsteuersatz. Damit unterscheiden sie sich von privaten Trägern. Ihre **Finanzierung** erfolgt durch

- Leistungsentgelte (Vergütungen für erbrachte Leistungen, wie z. B. Pflege),
- Eigenmittel aus Spenden oder Mitgliedsbeiträgen,
- Stiftungsgelder und
- öffentliche Gelder in Form von Zuwendungen und Zuschüssen.

3.2 Vernetzung, Koordination und Kooperation im Gesundheitswesen

3.2.1 Case Management

online

www.dgcc.de
Hier finden Sie die Seite der Deutschen Gesellschaft für Case Management.

Begriffsbestimmung

Case Management kennzeichnet das Bemühen, die einzelnen Angebote der Gesundheits- und Sozialversorgung besser miteinander zu vernetzen und den Bürgerinnen bei der Inanspruchnahme dieser Leistungen Orientierungshilfen zu geben.

In Anlehnung an die Deutsche Gesellschaft für Care und Case Management lässt sich Case Management wie folgt definieren: Case Management soll Fachkräfte im Sozial- und Gesundheitswesen befähigen, Versorgungsleistungen abzustimmen und die vorhandenen institutionellen Ressourcen koordinierend heranzuziehen. Aufgabe ist es, eine zielgerichtete Zusammenarbeit zu organisieren, zu kontrollieren und auszuwerten, die sich am konkreten Unterstützungsbedarf der einzelnen Person orientiert. An diesem Prozess wird die betroffene Person mit beteiligt.

Der so genannten **Case Managerin** kommt dabei die Aufgabe zu, die einzelnen Versorgungsleistungen zu koordinieren und die Klienten durch das Dickicht der Angebote zu führen. Case Managerinnen schätzen die Bedürfnisse der Klienten ein. Sie planen, koordinieren und sichern die Bereitstellung medizinischer und sozialer Dienstleistungen. Ziel ist eine Gewährleistung von Qualität, die untrennbar mit der Sicherung von Konsumentenrechten verknüpft ist.

Ursprung

Der Begriff Case Management lässt sich mit „Fallmanagement" übersetzen und stammt aus den USA, wo er seit den 1960er Jahren etabliert ist.

Das US-amerikanische Gesundheitssystem ist anders aufgebaut als das deutsche und weist im Vergleich größere Versorgungslücken auf. Es gibt bis heute kein einheitliches staatliches Gesundheitssystem, sondern verschiedene private und staatliche Anbieter von Krankenversicherungen. Die 2014 von Präsident Obama eingeführte Versicherungspflicht wurde 2019 von Präsident Trump wieder abgeschafft. Zudem sind die einzelnen Bereiche der Gesundheits- und Sozialversorgung nicht ausreichend miteinander verzahnt. Bereits vor längerer Zeit erkannte man, dass sich viele Menschen in diesem System nicht zurechtfinden und dadurch von bestimmten medizinischen, therapeutischen, pflegerischen und Sozialleistungen ganz oder teilweise ausgeschlossen bleiben. Vor dem Hintergrund dieser Probleme wurde das Case Management entwickelt.

Auch hierzulande besteht Optimierungsbedarf: Einzelne Gesundheitsleistungen werden nicht ausreichend aufeinander abgestimmt und Patienten nicht umfassend beraten. Dadurch erhalten nur wenige Betroffene die für ihren individuellen Fall bestmögliche Versorgung. Zudem hat die so genannte Kostenexplosion im Gesundheitswesen dazu geführt, dass Fragen der Effizienz in den Vordergrund gerückt sind. Verbessertes Fallmanagement wird vielfach als Möglichkeit zur Kostendämpfung gesehen.

Inzwischen haben sich die Idee und der Begriff des Case Managements ausgebreitet und sind zu einem wichtigen Bestandteil der gesundheitspolitischen und gesundheitswissenschaftlichen Diskussion geworden. Es gibt aber derzeit kein einheitliches Konzept, so dass sich Zielstellung und konkrete Umsetzung im Einzelfall deutlich voneinander unterscheiden können. Auch fallen die Effekte des Case Management sehr unterschiedlich und keinesfalls immer zufriedenstellend aus.

Case Management Regelkreis

In der oben genannten Begriffsbestimmung wird deutlich, dass es sich beim Case Management um ein prozesshaftes Geschehen handelt. Dieses lässt sich idealtypisch als Regelkreis darstellen [Abb. 1]:

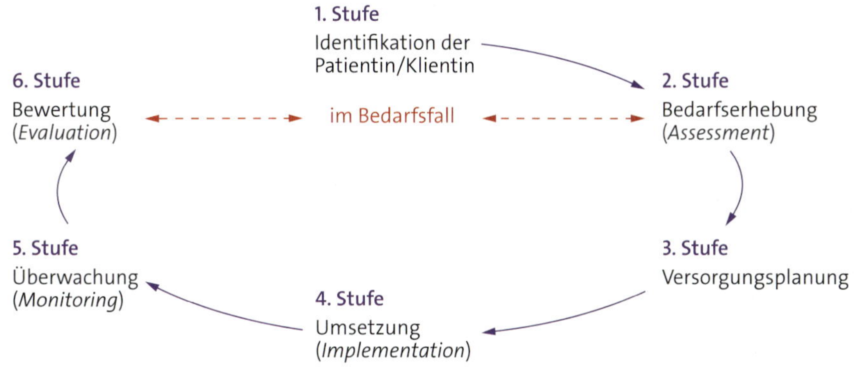

[1] Der Case Management – Regelkreis

In einem ersten Schritt erfolgt zunächst die **Identifikation** der Personen, die als „Case Management – Fall" in Frage kommen, da nicht alle Klienten ein komplexes Case Management benötigen. In der Regel handelt es sich dabei um Menschen mit hohem Versorgungsbedarf, beispielsweise aufgrund einer schwerwiegenden |chronischen Erkrankung.

chronisch | 19

Im **Assessment** wird die Lebenssituation der Betroffenen in den Blick genommen und ihre konkrete Bedarfslage eingeschätzt. Dieser Schritt ist vergleichbar mit den ersten Phasen des |Pflegeprozesses. Allerdings geht es hier nicht nur um pflegerelevante Aspekte, sondern um den Gesamtbedarf, also auch um medizinische, therapeutische und ggf. weitere pädagogische Erfordernisse.

Pflegeprozess | 435

Nach der Bedarfserhebung wird ein **Versorgungsplan** aufgestellt, in dem Ziele, einzelne Arbeitsschritte und die Verantwortungsbereiche aller Beteiligten festgelegt werden. Auch hier ist die Perspektive interdisziplinär. Die Klienten und ihr soziales Umfeld werden möglichst aktiv mit einbezogen.

Anhand des Versorgungsplans geschieht die **Umsetzung** der festgelegten Maßnahmen. Die einzelnen Berufsgruppen (z. B. Pflege, Sozialpädagogik und Medizin) erbringen ihre spezifischen Leistungen koordiniert unter einer gemeinsamen Zielperspektive.

Monitoring bedeutet, dass der Versorgungsprozess kontinuierlich überwacht wird. Dabei kann sowohl die Qualität einzelner Maßnahmen kontrolliert werden als auch deren Zusammenspiel. Die zielgerichtete Steuerung der Leistungserbringung steht im Vordergrund.

In der **Evaluationsphase** wird überprüft, ob die angestrebten Ziele erreicht worden sind. Eine solche zusammenfassende Bewertung kann an mehreren Stellen des Case Management–Prozesses stattfinden. Neben der eigentlichen Abschlussevaluation können bei längeren Verläufen ein oder mehrere Zwischenevaluationen sinnvoll sein. Sollte die Bewertung nicht zufriedenstellend ausfallen, muss eventuell das Assessment ergänzt und ein neuer Versorgungsplan aufgestellt werden.

Formen des Case Management

Der Regelkreis stellt lediglich ein allgemeines Modell dar, das zentrale Elemente des Case Management veranschaulicht. Die konkrete Ausgestaltung ist offen und lässt vielfältige Umsetzungsmöglichkeiten zu. In der Praxis finden sich zahlreiche, zum Teil höchst unterschiedliche Konzepte in Form von Modellversuchen, Projekten und mehr oder weniger etablierten Einzelmaßnahmen. Die einzelnen Ansätze sind bisher noch nicht ausreichend klassifiziert worden und unterscheiden sich in Bezug auf Anbieter, Zielgruppen, Dauer und Einsatzfelder. Im Folgenden werden drei mögliche Formen des Case Management dargestellt.

Klinische Behandlungspfade (auch englisch *Clinical Pathways*) sind institutionsbezogene Leitlinien, die den Behandlungsablauf bei einem Patienten von der Aufnahme bis zur Entlassung beschreiben. Ein solcher Behandlungspfad legt für alle Patienten einer Gruppe mit der jeweils gleichen medizinischen Diagnose fest, welche Untersuchungen, Behandlungen oder sonstigen Maßnahmen wann und wie durchzuführen sind. Es handelt sich also um eine standardisierte Form des Case Managements, das auf die Dauer des Klinikaufenthalts beschränkt ist. Klinische Behandlungspfade sind interdisziplinär, denn sie berücksichtigen nicht nur pflegerische und ärztliche, sondern alle für den jeweiligen Fall relevanten Versorgungsleistungen.

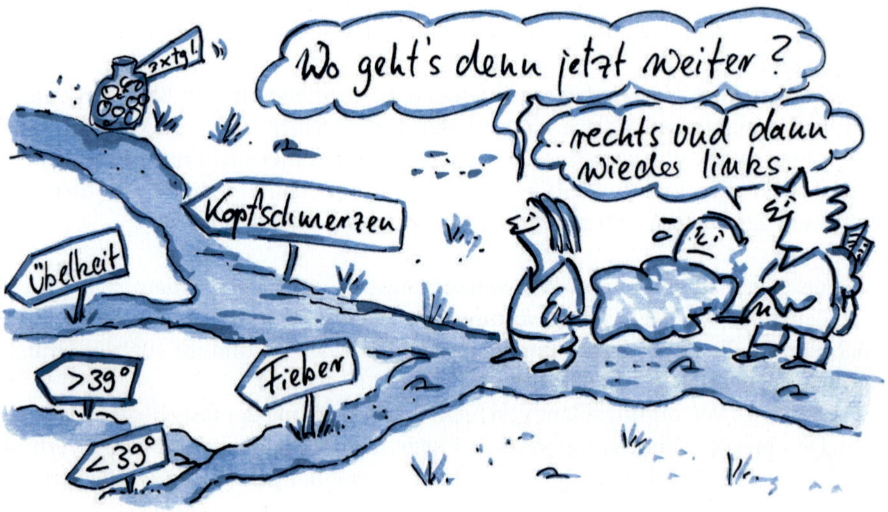
Wo geht's denn jetzt weiter?
. rechts und dann wieder links.
3xtgl.
Kopfschmerzen
Übelkeit
>39°
Fieber
<39°

online
www.dnqp.de

Das **Überleitungsmanagement** zielt darauf ab, Versorgungsbrüche zu vermeiden, die beim Übergang von einem in den anderen Sektor des Gesundheitssystems drohen. So kann ein durchdachtes Entlassungsmanagement dazu beitragen, dass sich unmittelbar nach der Entlassung aus dem Krankenhaus eine adäquate ambulante Betreuung anschließt. Dies beschränkt sich nicht nur auf die Pflegeüberleitung im eigentlichen Sinn, also beispielsweise von der stationären in die ambulante Pflege. Vielmehr werden alle an der weiteren Versorgung beteiligten Berufsgruppen und Personen in den Blick genommen. Eine solche interdisziplinäre Perspektive findet sich auch im Expertenstandard zum Entlassungsmanagement in der Pflege des DNQP. Dort ist ausdrücklich von Abstimmungsprozessen mit anderen Berufsgruppen und Angehörigen die Rede.

DNQP
Deutsches Netzwerk für Qualitätsentwicklung in der Pflege. Das DNQP erarbeitet die „Nationalen Expertenstandards" für die Pflege.

Beim **Kontinuierlichen Unterstützungsmanagement** begleitet die Case Managerin Klienten und ihr soziales Umfeld über den gesamten Betreuungsprozess hinweg. Es endet erst, wenn kein Unterstützungsbedarf mehr notwendig ist, also nach vollständiger Rehabilitation oder wenn sich die Situation des Klienten dauerhaft stabilisiert hat. Diese hoch komplexe Form des Case Management ist individuell auf jeden Einzelfall ausgerichtet und verläuft über Sektorengrenzen hinweg. Ein Beispiel für das kontinuierliche Unterstützungsmanagement ist der „Bunte Kreis“ Augsburg.

online
www.bunter-kreis.de
Hier finden Sie die Homepage des Bunten Kreises Augsburg e. V.

B 1994 gründeten Mitarbeiterinnen der Kinderklinik des Klinikums Augsburg den „Verein zur Familiennachsorge – Bunter Kreis e.V.“ mit dem Ziel, durch bessere Vernetzung der Betreuung die Nachsorge schwer chronisch kranker Kinder zu verbessern.
Diese Initiative hat sich inzwischen zu einem umfassenden Case Management – Modell entwickelt, in dessen Mittelpunkt die einzelne Familie mit ihrer individuellen Bedarfslage steht. Den Eltern wird möglichst früh, d. h. im Idealfall bereits nach der Diagnosestellung, eine Case Managerin zur Seite gestellt [Abb. 1]. Diese Aufgabe wird meist von einer Pflegefachperson übernommen. Je nach individueller Problemlage kommt aber auch eine Sozialpädagogin, Psychologin oder andere Experten in Frage.
Die Case Managerin organisiert und koordiniert alle Maßnahmen der Nachsorge, und zwar nicht nur im pflegerisch-medizinisch-therapeutischen, sondern auch im psychosozialen und sozialrechtlichen Bereich. Ihre Tätigkeit ist zwar auf die ambulante Nachsorge konzentriert [Abb. 2], jedoch nicht ausschließlich darauf beschränkt. Im Falle einer erneuten Einweisung in die Klinik gibt sie ihre Zuständigkeit nicht einfach ab, sondern bleibt als Ansprechpartnerin im Hintergrund. Damit ist ein dauerhaftes, sektorenübergreifendes Case Management gewährleistet.

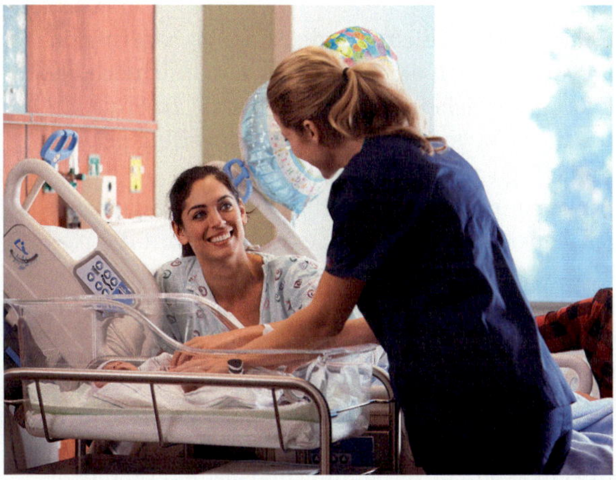

[1] Bereits im Krankenhaus beginnt die Nachsorgeberatung der jungen Mutter.

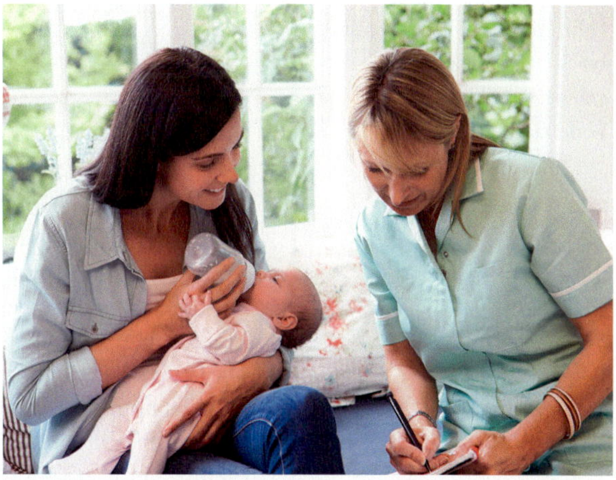

[2] Auch im häuslichen Bereich unterstützen speziell ausgebildete Pflegefachkräfte junge Mütter in den ersten Wochen bei der Pflege des Kindes.

Umsetzung des Case Management

Die **Rolle der Case Managerin** lässt sich über mehrere Funktionen beschreiben, die im Einzelfall – je nach zu Grunde liegendem Modell – geringfügig voneinander abweichen können. Die Funktionen werden in der Regel in ihrer englischen Originalbezeichnung belassen und *Gatekeeper* (Pförtner, Torwächter), *Broker* (Makler, Vermittler), *Advocate* (Anwalt) und *Supporter* (Unterstützer) genannt. Nicht alle Funktionen sind unbedingt in jeder Phase des Case-Management–Prozesses gleich relevant. In Abhängigkeit von der konkreten Form des Case Managements und der aktuellen Problematik kann mal die eine, mal die andere Funktion im Vordergrund stehen.

- In der Funktion *Gatekeeper* steuert die Case Managerin den Zugang zu Gesundheits- und Sozialdienstleistungen. Nach individueller Bedarfslage sowie nach Art und Umfang der zur Verfügung stehenden Ressourcen entscheidet sie, zu welchen Versorgungsangeboten ein Klient Zutritt erhält.
- In der Funktion *Broker* informiert die Case Managerin sich über die in Frage kommenden Angebote. Nach eingehender Überprüfung unterbreitet sie den Klienten entsprechende Versorgungsvorschläge und vermittelt zwischen ihr und den Anbietern.
- In der Rolle *Advocate* lenkt die Case Managerin den Blick auf die subjektiven Bedürfnisse der Klienten. Sie vertritt deren Interessen gegenüber anderen beteiligten Personen und Instanzen.
- In ihrer unterstützenden Funktion (*Supporter*) ist die Case Managerin bestrebt, die Klienten in ihren Autonomiebestrebungen zu bestärken. Im Vordergrund steht das so genannte |Empowerment. Dies bedeutet, die Klienten darin zu unterstützen, ihre Angelegenheiten selbstverantwortlich und selbstbestimmt in die Hand zu nehmen.

Empowerment | 55

B Die elfjährige Klara befindet sich in einer Rehabilitationsklinik, nachdem sie bei einem Unfall ein schweres Schädel-Hirn-Trauma erlitten hat. Sie leidet unter Konzentrationsstörungen und einer |Hemiparese und vermisst ihre beste Freundin.
In ihrer Funktion als Gatekeeperin muss die zuständige Case Managerin nun prüfen, welcher Versorgungsbedarf nach der Entlassung voraussichtlich bestehen wird. In Kenntnis der gesetzlichen Regelungen hat sie zu eruieren, welche Versorgungsansprüche Klara gegenüber ihrer Versicherung geltend machen kann (z. B. ambulante Ergo- und Physiotherapie).
Die Case Managerin als Brokerin muss einen Überblick über die regionalen ambulanten Einrichtungen haben und aus dem Gesamtspektrum die passenden Anbieter ermitteln. In Klaras Fall handelt es sich dabei um Praxen, die auf die Behandlung von Kindern und Jugendlichen mit |neurologischen Erkrankungen spezialisiert sind.
Die Case Managerin als Advocate setzt sich für Klaras Bedürfnisse ein. Als das interdisziplinäre Team der Rehaklinik eine Verlängerung des Klinikaufenthalts empfiehlt, setzt sich die Case Managerin umgehend mit dem MDK (Medizinischer Dienst der Krankenkassen) in Verbindung und plädiert vehement für die Verlängerung
Die Case Managerin als Supporter unterstützt Klara in der Verwirklichung ihrer Pläne. Im Gegensatz zu ihren ängstlichen Eltern und der vorsichtigen Ärztin will Klara nach ihrer Entlassung sofort wieder in die Schule gehen, um mit ihren Freundinnen zusammen zu sein. Die Case Managerin macht einen Termin mit der Schulpsychologin, um einen gemeinsamen Eingliederungsplan zu entwickeln.

Hemiparese
Halbseitenlähmung. Lähmung einer Körperhälfte bei Schlaganfall oder schweren Schädel-Hirn-Verletzungen.

neurologische Erkrankungen | 404

Disease-Management-Programme (DMP) 3.2.2

Ziele von Disease-Management-Programmen

In der Bundesrepublik leiden ungefähr 20 % der Bürger an einer chronischen Krankheit. Diese benötigen meist eine kontinuierliche ärztliche Betreuung und dauerhafte medikamentöse Therapie. Chronisch Erkrankte kommen aufgrund ihres meist komplexen Krankheitsverlaufs mit verschiedenen Anlaufstellen des Gesundheitssystems in Berührung, in der Regel zunächst mit dem langfristig die Behandlung durchführenden Hausarzt. Häufig sind aber eine zusätzliche Betreuung durch einen oder mehre Fachärzte sowie Akutbehandlungen im Krankenhaus notwendig. Aufgrund der eher kurativ ausgerichteten Organisationsstruktur des deutschen Gesundheitssystems gelingt es häufig nicht, hierbei kontinuierlich eine optimale Versorgung aufrechtzuerhalten. Vielfach entstehen Informationsverluste zwischen den einzelnen Behandlungsstationen und die Gefahr einer Über-, Unter- oder auch Fehlversorgung des Patienten. Durch ein schlechtes „Management" chronischer Krankheiten kann es zu einer Verschlimmerung und zu Folgeerkrankungen kommen, die einerseits mehr Leiden für die Betroffenen, andererseits aber auch erhebliche Mehrkosten im Gesundheitssystem verursachen. Dies soll durch eine Verbesserung der Versorgung im Rahmen von Disease-Management-Programmen verhindert werden.

kurativ
auf Heilung ausgerichtete Behandlung eines Patienten

Arten von Disease-Management-Programmen

Zu verschiedenen chronischen Erkrankungen bestehen Disease-Management-Programme (DMP) bei den Krankenkassen. Die gesetzlichen Grundlagen hierfür sind die §§ 137 f und 137 g SGB V sowie die Risikostrukturausgleichsverordnung und Richtlinien des Gemeinsamen Bundesausschusses. Diese Programme orientieren sich an der evidenzbasierten Medizin und enthalten verbindliche Behandlungsleitlinien. Ziel der Einführung dieser Programme ist eine bessere Versorgung chronisch Kranker. Sie werden im Risikostrukturausgleich besonders berücksichtigt. Es werden eine abgestimmte und koordinierte Behandlung chronisch Kranker sowie eine Kostensenkung angestrebt. Hierfür sollen sich niedergelassene Ärzte, Krankenhäuser, Apotheken und Rehabilitationseinrichtungen miteinander abstimmen und eine gemeinsame Therapiestrategie für die Patienten verfolgen.

evidenzbasierte Medizin | 527

Risikostrukturausgleich
Finanzausgleich zwischen den verschiedenen Krankenkassen, der aus ungleichen Versichertenstrukturen entstehende Nachteile durch Transferzahlungen ausgleicht. Die Zahlungen berücksichtigen Alter, Geschlecht, mitversicherte Familienangehörige und seit einigen Jahren auch den Krankheitsstatus der Versicherten. Besonders Versicherte mit chronischen Erkrankungen finden sich als Folge des Kassenwettbewerbs nicht gleichmäßig über alle Kassen und Kassenarten verteilt.

Für folgende Erkrankungen steht derzeit ein DMP zur Verfügung:

- Adipositas
- Asthma bronchiale
- Brustkrebs
- Chronische Herzinsuffizienz
- Chronischer Rückenschmerz
- COPD
- Depressionen
- Diabetes mellitus Typ 1 und Typ 2
- Koronare Herzkrankheit
- Osteoporose
- Rheumatoide Arthritis

Einige dieser Erkrankungen zählen zu den sogenannten „Zivilisationskrankheiten". Das bedeutet, dass sie durch die in der modernen Gesellschaft häufigen Lebensgewohnheiten und -umstände wie Bewegungsarmut, Fehlernährung, Stress und verbreitetes Risikoverhalten (z. B. Rauchen) hervorgerufen oder begünstigt werden. Sie treten somit sehr flächendeckend auf und verursachen einen erheblichen Anteil der medizinischen Versorgungskosten. Dieser Anteil soll durch die Vermeidung von Krankenhausaufenthalten, Komplikationen und Folgeschäden reduziert werden.

In regelmäßigen Dokumentationen werden Laborparameter, diagnostische Maßnahmen, Haupt- und Nebendiagnosen, therapeutische Maßnahmen, Schulungsmaßnahmen und die Daten der behandelnden Ärzte erfasst. Die Teilnahme ist freiwillig und wird häufig mit Bonusmaßnahmen wie Ermäßigungen, Sach- und Geldprämien belohnt. Die Patienten werden geschult, erhalten Informationsmaterial und werden an Kontrolltermine erinnert. Zum Anreiz kann die Praxisgebühr rückerstattet werden. Das Ausscheiden aus dem Programm erfolgt z. B. bei unzureichender Dokumentation, mangelnder Wahrnehmung von vereinbarten Arztterminen, bei Tod oder Wechsel der Krankenkasse.

Indikation	laufende Programme	Teilnehmer	Beginn
Asthma bronchiale	1.548	943.464	2005
Brustkrebs	1.484	106.853	2002
chronisch obstruktive Lungenerkrankung COPD	1.559	756.881	2005
Diabetes mellitus Typ 1	1.463	205.336	2004
Diabetes mellitus Typ 2	1.580	4.183.767	2002
koronare Herzkrankheit	1.539	1.859.088	2003
insgesamt	9.173	8.055.389	

[Tab. 1] Auswahl laufender Disease-Management-Programme und Teilnehmerzahlen (bundesweit). Quelle: Bundesversicherungsamt, 2017

Berücksichtigung von Disease-Management im Risikostrukturausgleich

Die Einführung von Disease-Management-Programmen erfolgte im Jahr 2002 mit dem „Gesetz zur Reform des Risikostrukturausgleichs in der gesetzlichen Krankenversicherung". Vor dem Hintergrund statistischer Erhebungen, die zeigten, dass 80 Prozent der Ausgaben für Versorgungsleistungen im Gesundheitswesen auf ungefähr 20 Prozent der Versicherten entfielen, von denen die meisten chronische Erkrankungen aufwiesen, wurde eine Verbesserung der Versorgung für diese Versicherten notwendig. Für die Kassen, die gezielte Behandlungsprogramme für chronisch Kranke einführten, konnte dies einen erheblichen finanziellen Mehraufwand zur Folge haben, indem sie für chronisch Kranke attraktiver wurden, deren Behandlung hohe Kosten verursachte. Durch eine zielgenauere Umverteilung der Ausgaben unter den einzelnen Krankenkassen sollten diese für ihren Mehraufwand entschädigt werden. Dies geschieht vor allem durch die bessere Berücksichtigung kostenintensiver chronischer Krankheiten bei den Versicherten.

Gesundheitsfonds | 129

Zur Förderung von Disease-Management-Programmen erhalten die gesetzlichen Krankenkassen aus dem Gesundheitsfonds Zuweisungen für jeden eingeschriebenen Versicherten zur Finanzierung von medizinisch notwendigen Aufwendungen wie Dokumentations- oder Koordinationsleistungen (sog. Programmkostenpauschale). Diese wurde vom GKV-Spitzenverband für das Jahr 2024 auf 141,60 Euro pro eingeschriebenem Versicherten festgelegt.

Integrierte Versorgung 3.2.3

Mit dem Konzept der integrierten Versorgung soll eine bessere Verzahnung einzelner Versorgungssektoren erreicht werden. Die verschiedenen Akteure in |ambulanten, |stationären und |rehabilitativen Bereichen des Gesundheitswesens kooperieren bzw. arbeiten dabei gemeinsam im Rahmen eines fach- und sektorenübergreifenden Versorgungsprozesses. Dies gilt auch für die Zusammenarbeit mit nichtärztlichen Berufsgruppen wie den therapeutischen und pflegerischen Berufen oder Apothekern. Traditionell arbeiten diese Bereiche im deutschen Gesundheitswesen eher isoliert und wenig aufeinander abgestimmt. Durch die integrierte Versorgung können Behandlungsabläufe optimiert und mittels der besseren Zusammenarbeit eine Versorgung aus einer Hand geschaffen werden. Ziel ist es, die Qualität und Transparenz der Versorgung zu steigern sowie die Wirtschaftlichkeit zu verbessern.

ambulante ärztliche Versorgung | 135
stationäre Pflege | 141
Rehabilitation | 89

Die gesetzliche Grundlage der integrierten Versorgung ist der § 140a und folgende des Fünften Sozialgesetzbuchs (|SGB V). Die Möglichkeit der integrierten Versorgung wurde mit der Gesundheitsreform der gesetzlichen Krankenversicherung im Jahr 2000 eingeführt. Dabei sollten Verträge zur integrierten Versorgung flächendeckend zwischen den Krankenkassen und verschiedenen Leistungserbringern geschlossen werden. Dies bedeutet, dass Verträge zur integrierten Versorgung zur Behandlung von Volkskrankheiten in einer größeren Region, etwa in mehreren Stadt- oder Landkreisen, gelten sollten, was in der bisherigen Praxis nur wenig umgesetzt wurde.

SGB V | 128

Den Krankenkassen stehen verschiedene Vertragspartner zur Verfügung. Hierzu gehören:

- einzelne Vertragsärzte und -psychotherapeuten
- Träger zugelassener Krankenhäuser
- Träger stationärer Vorsorge- und Rehabilitationseinrichtungen
- Träger ambulanter Rehabilitationseinrichtungen
- Pflegekassen und zugelassene Pflegeeinrichtungen
- Physiotherapeuten
- Ergotherapeuten
- Logopäden
- Sanitätshäuser und Apotheken

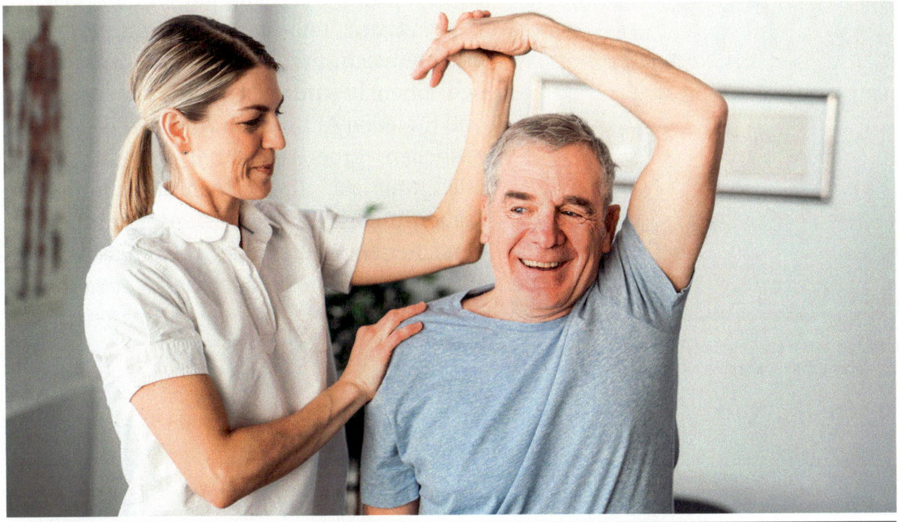

[1] Integrierte Versorgung soll auch die Abstimmung mit den therapeutischen Berufen (hier: Physiotherapie) verbessern.

3.2.4 Hausarztzentrierte Versorgung

Mit den Begriffen „**Hausarztzentrierte Versorgung**" (HZV) oder „**Hausarzt-Vertrag**" wird ein weiterer Weg zu erhöhter Effizienz im Gesundheitswesen bezeichnet. Hier ist der Hausarzt immer der erste Ansprechpartner für den Patienten und hat dann die Aufgabe eines „Lotsen" durch das Gesundheitssystem. Der Hausarzt behandelt den Patienten im Rahmen seiner allgemeinärztlichen Kompetenzen und entscheidet nach Bedarf über eine Überweisung an Fachärzte, Therapeuten oder über eine Einweisung ins |Krankenhaus zur stationären Behandlung. Für jede erfolgende Überweisung zu weiteren therapeutischen oder ärztlichen Bereichen ist erneut der Hausarzt zuständig und Informationen über den Patienten laufen an ihn zurück. Auf diese Weise behält dieser eine zentrale Steuerungs- und Koordinationsfunktion. So können verschiedene Fachärzte aufeinander abgestimmt, Mehrfachuntersuchungen vermieden oder die Verträglichkeit von durch unterschiedliche Ärzte verordneten Medikamenten beachtet werden. Der Hausarzt behält dabei den Überblick über den aktuellen Stand des Behandlungsverlaufs eines Patienten.

Krankenhausversorgung | 137

Dadurch, dass Überweisungen zu fachärztlichen und therapeutischen Stationen sehr viel gezielter erfolgen, ergeben sich wiederum Einsparungsmöglichkeiten. Wie bei den vorangehend beschriebenen Modellen, lassen sich Informationslücken beim Übergang zwischen ambulantem und stationärem oder zwischen verschiedenen fachärztlichen Bereichen vermeiden, indem unnötige Arztkontakte und vor allem Doppeluntersuchungen verhindert werden können. Grundlage für die Hausarztzentrierte Versorgung sollen wiederum |evidenzbasierte Leitlinien der ärztlichen Behandlung sein.

evidenzbasierte Leitlinien | 272
Sozialgesetzbuch V | 128

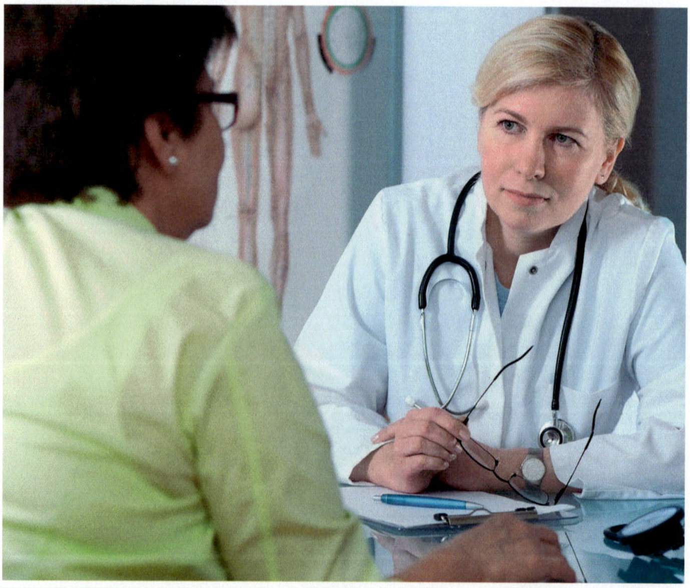

[1] Patienten verpflichten sich, immer zunächst einen bestimmten Hausarzt aufzusuchen. Dafür können sie Vergünstigungen von ihrer Krankenkasse erhalten.

Die gesetzliche Grundlage der Hausarztzentrierten Versorgung ist § 73b des |Sozialgesetzbuchs V (SGB V). Hiernach sind die Krankenkassen verpflichtet, mit qualifizierten Hausärzten entsprechende Verträge abzuschließen. Beteiligte Krankenkassen müssen ihren an der Hausarztzentrierten Versorgung teilnehmenden Versicherten einen speziellen Hausarzttarif anbieten. Im Gegenzug verpflichten sich diese Versicherten, ausschließlich einen bestimmten Hausarzt zu wählen und für jeden Arztbesuch zunächst diesen aufzusuchen. Eine Ausnahme von dieser Verpflichtung ist die Inanspruchnahme von Frauen- und Augenärzten. Den teilnehmenden Versicherten können die Krankenkassen Vergünstigungen wie beispielsweise Zuzahlungsermäßigungen oder Prämien als Anreiz anbieten.

Qualitätsmanagementsysteme im Gesundheitswesen 3.3

Entwicklung und Herkunft des Qualitätsmanagements 3.3.1

Qualitätsmanagement stammt ursprünglich aus der Industrie. Zur Hochzeit der Industrialisierung in der ersten Hälfte des 20. Jh. begannen Pioniere in den Wirtschaftswissenschaften, sich über den Qualitätsbegriff sowie die Umsetzung von Qualitätsansprüchen Gedanken zu machen. So stellte z. B. der Physiker Williams Edward Deming fest, dass 94 % aller Fehler durch das Management verursacht werden. Um dieses Problem anzugehen, entwickelte er den so genannten |Deming-Zyklus, der bis heute Grundlage für prospektive Qualitätsmanagementsysteme ist. **Prospektives Qualitätsmanagement** bedeutet, dass vor der Handlung das gewünschte Ziel in Form von Standards und Kriterien vorgegeben, also geplant wird.

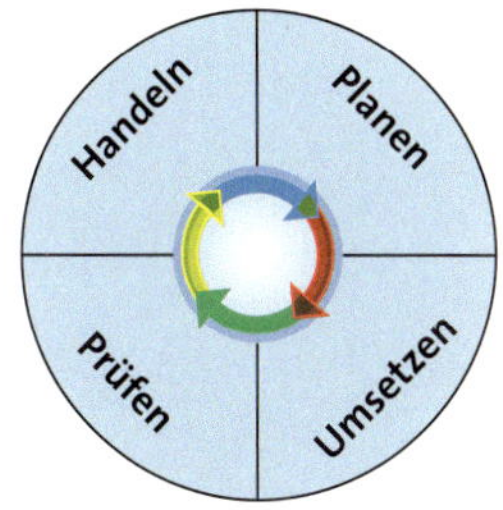

[2] Der Deming-Zyklus

Deming-Zyklus | 155

Zu den Grundsätzen des Qualitätsmanagements gehören:
- **Kundenorientierung:** Die Ansprüche der Kunden müssen regelmäßig ermittelt und im Arbeitsprozess umgesetzt werden.
- **Führungsaufgaben:** Die Mitarbeiter des Qualitätsmanagements sind dafür verantwortlich, dass das Qualitätsmanagementsystem ständig geprüft und verbessert wird.
- **Einbeziehung der Mitarbeiter:** Die Mitarbeiter des Qualitätsmanagements beziehen alle Mitarbeiter der Einrichtung, z. B. durch regelmäßige Gespräche oder Schulungen, in ihre Arbeit mit ein.

Prinzipiell werden zwei Methoden des Qualitätsmanagements unterschieden:

	Zentrale oder traditionelle Methode	Dezentrale oder dynamische Methode
	TOP DOWN	**BOTTOM UP**
	Das Management trifft die Entscheidungen und gibt die erarbeiteten Vorgaben an die Mitarbeiter weiter.	Die Mitarbeiter erarbeiten Vorschläge und geben diese an das Management weiter.
Vorteile	Professionelle Entscheidungen, schnelle Umsetzung	Professionalisierung und Motivation der Mitarbeiter, mittel- und langfristiger Nutzen
Nachteile	Akzeptanz der Entscheidungen häufig niedrig, da Entwicklung von „außen“, Lösung der Probleme häufig im Nachhinein, Entscheidungen veralten schnell	Hoher Personal- und Zeitaufwand, Motivationsanstrengung, die Implementierung von Entscheidungen kann nicht sofort erfolgen
	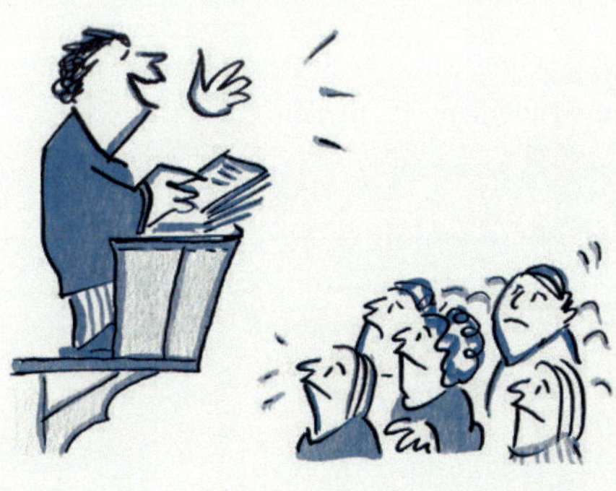	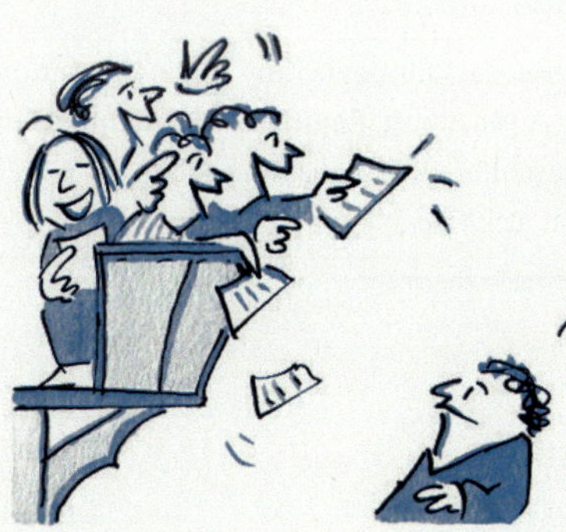

Im modernen Qualitätsmanagement werden beide Methoden eingesetzt.

3.3.2 Qualitätsdimensionen

Je nachdem, ob man eher die Bedingungen zur Entstehung von Qualität oder die Ergebnisse dieses Prozesses im Fokus hat, spricht man von Input- bzw. Output-Orientierung. Nach dem Dienstleistungsmodell von Donadebian gibt es drei unterschiedliche Dimensionen, die Qualität definieren. Ausgehend von diesem Modell ist es möglich, Bereiche zu identifizieren, in denen vorher definierte und festgelegte Qualitätsstandards nicht bzw. noch nicht erreicht werden und dann im Rahmen eines Qualitätsentwicklungsprozesses Verbesserungen in Gang zu setzen.

Folgende Qualitätsdimensionen bzw. -bereiche, die miteinander in Bezug stehen, bilden eine Grundstruktur:

Inputbereich alle Einflussfaktoren, die im Prozess der Leistungserbringung wirken		**Outputbereich** alle Faktoren, die das Ergebnis eines Prozesses definieren und näher bestimmen
Strukturqualität Qualität aller über einen längeren Zeitraum konstanten Rahmenbedingungen in einer Institution	**Prozessqualität** Qualität der Prozesse einer Institution	**Ergebnisqualität** Bestandsaufnahme und Evaluation der Effektivität und Effizienz der Arbeit in einer Einrichtung
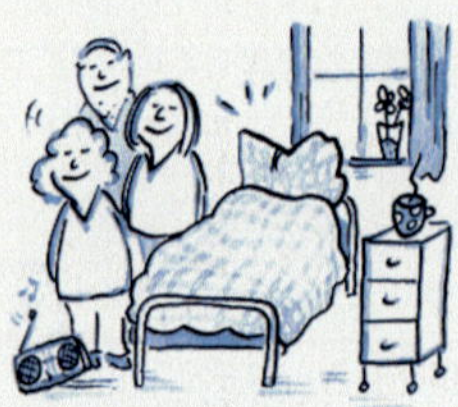		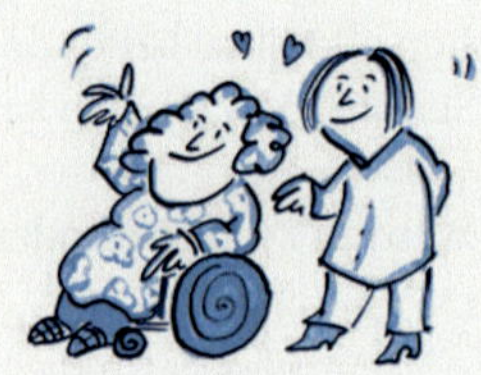
Diese bieten sozusagen den äußeren Rahmen und die Voraussetzungen für die erbrachte Qualität bzw. wirken sich als signifikante Dimension auf den Qualitätsprozess aus. So kann sich z. B. eine hohe Fluktuation der Mitarbeiter in einer Einrichtung negativ auf die Betreuungsqualität auswirken.	Festgehalten sind entsprechende Standardabläufe z. B. in Pflegeplanungen, Pflegedokumentationen, Hilfeplänen, Organisationshandbüchern. Aber nicht alle Leistungen sind in sinnvoller Weise standardisierbar. Wichtiger Indikator ist die Zufriedenheit der Leistungsempfänger.	Ausgehend vom IST-Stand werden z. B. in Entwicklungsplänen Ziele und Handlungsschritte formuliert. Dies dient der Dokumentation der bisherigen und perspektivischen Arbeit.
z. B. institutionelle Rahmenbedingungen wie Ausstattung, Raumgröße, Personalschlüssel, Mitarbeiterqualifikation, Leitbild	z. B. Betreuungsabläufe, Interaktion, Zufriedenheit von Klienten und Patienten	z. B. Gesundheitszustand von Klienten und Patienten

[Tab. 1] Qualitätsdimensionen

Umsetzung von Qualitätsmanagement 3.3.3

Der Ablauf eines Qualitätsmanagements umfasst verschiedene Schritte, die sich in einem Kreisprozess formieren. Zu Beginn des Prozesses ist es wichtig, sich über die bestehenden Möglichkeiten zu informieren und eigene Bedarfe sowie die Besonderheiten der Einrichtung und des Trägers zu klären.

Nach der Entscheidung für eine Vorgehensweise erfolgen die konkrete Planung mit der Festlegung der Qualitätsziele und die verbindliche Formulierung von Standards. Darüber hinaus werden Zuständigkeiten eingeteilt und die Überprüfung sowie Absicherung der vereinbarten und dokumentierten Ziele festgeschrieben.

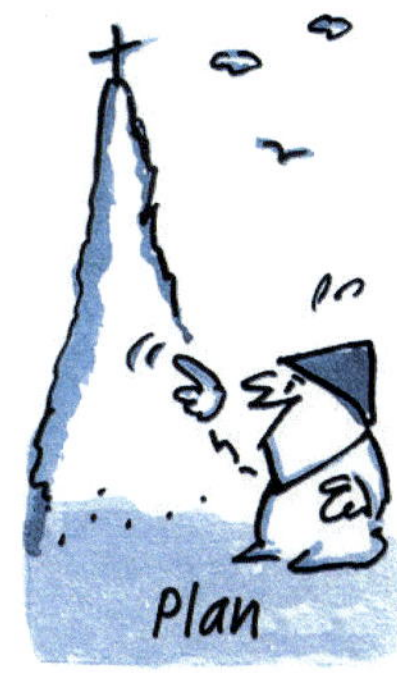

Phasen der Qualitätsentwicklung

Die Qualitätsentwicklung ist ein fortlaufender dynamischer Prozess innerhalb einer Einrichtung. Nach einer Planungsphase (Plan) werden die aufgestellten Maßnahmen in der Praxis umgesetzt (Do) und in einem weiteren Schritt in ihrer Wirkung überprüft (Check). In der abschließenden Phase des ersten Prozesszyklus erfolgt eine Bestandsaufnahme der gesammelten Erfahrungen (Act) als Grundlage für eine neue Maßnahmenplanung (Plan 2). Dabei werden alle Qualitätsentwicklungsschritte dokumentiert und somit nachvollziehbar, z. B. auch für externe Begutachter.

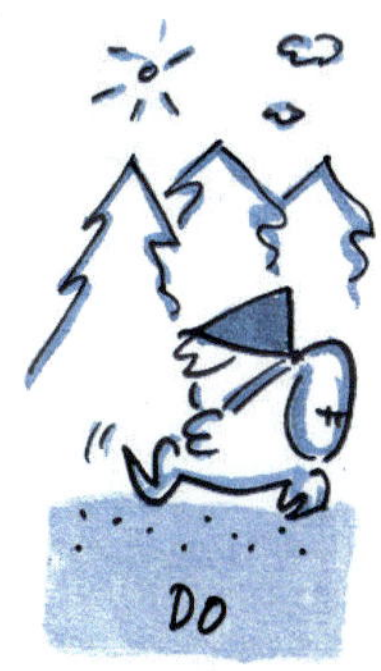

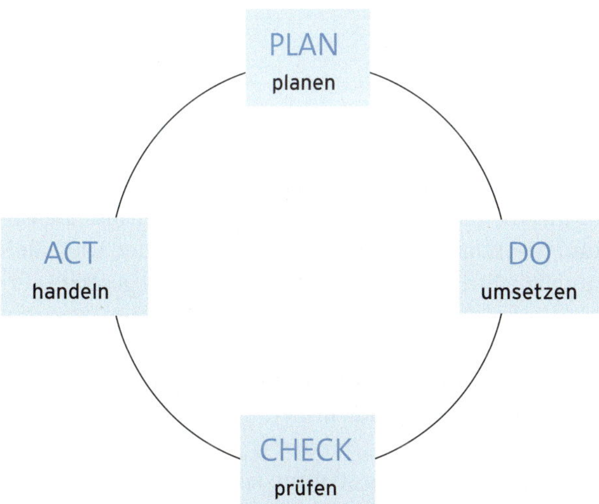

[1] Kreisprozess der Qualitätsentwicklung (Deming-Zyklus)

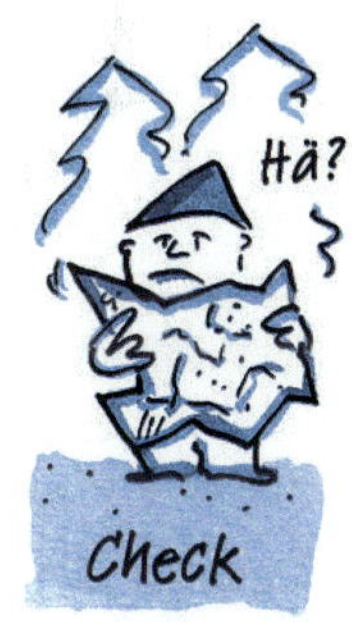

- Plan (Planung): Festlegung von Qualitätsbereichen, Erhebung des IST-Zustandes und Festlegung strategischer Ziele sowie konkrete Maßnahmenplanung – (Qualitätsbereiche können z. B. sein: Hygiene, Pflege, psychosoziale Betreuung, Kooperation mit Angehörigen, Beschwerdemanagement)
- Do (Umsetzung): Realisierung der geplanten Maßnahmen und Dokumentation der Erfahrungen
- Check (Prüfung): Überprüfung der Maßnahmen anhand der dokumentierten Erfahrungen, Evaluation des Qualitätsentwicklungsprozesses
- Act (Anpassung/Verbesserung): Die Erkenntnisse aus dem vorangegangenen Prozess gehen in eine neue Planung ein, dies bedeutet eine Nachbesserung bzw. den Neubeginn des Qualitätsentwicklungsprozesses.

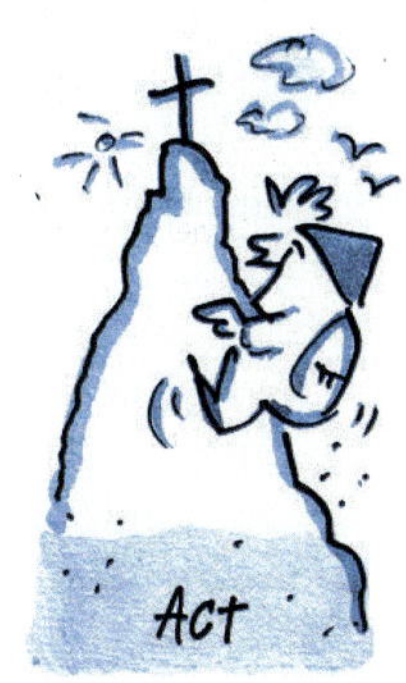

3.3.4 Qualitätsmanagementsysteme

Qualitätsmanagementsysteme sind bestimmte Methoden, mit denen ein Unternehmen geführt wird. Sie sind zunächst in der Industrie entstanden und wurden in den letzten Jahren auch für den Bereich des Gesundheitswesens adaptiert. Durch Qualitätsmanagementsysteme soll die Qualität bestimmter Prozesse und Abläufe in einer Einrichtung systematisch überprüft und verbessert werden.

Qualitätsmanagement umfasst verschiedene Schritte der Qualitätsentwicklung und Qualitätssicherung, die immer wieder auftreten. Das bedeutet eine permanente Weiterentwicklung in einem ständigen Qualitätsentwicklungsprozess.

DIN EN ISO 9000 ff.

Der Begriff DIN EN ISO 9000 ff. steht für eine Reihe von Institutionen, die sich um die Entwicklung und Sicherung von Qualitätsstandards von Produkten und Dienstleistungen bemühen.

DIN	**EN**	**ISO**	**9000 ff., z. B. 9000 : 2005**
↓	↓	↓	↓
Deutsches Institut für Normung e.V.	Europäische Norm	International Organization for Standardization	9000er Reihe veröffentlicht ab 12/2005

Diese Normenreihe (9000er Reihe) beschreibt Vorgehensweisen und Überlegungen zum Qualitätsmanagement und zur Qualitätssicherung. So ist zum Beispiel in der DIN EN ISO 9004 : 2005 unter Punkt 3.7 der Qualitätsbegriff beschrieben als „die Gesamtheit von Eigenschaften und Merkmalen eines Produktes oder einer Dienstleistung, die sich auf deren Eignung zur Erfüllung festgelegter oder vorausgesetzter Erfordernisse beziehen."

Qualitätsmanagement wird definiert als „derjenige Aspekt der Gesamtführungsaufgabe, welcher die Qualitätspolitik festlegt und verwirklicht."

Obwohl die Normenreihe 9000 ff. aus der Industrie stammt, können Aspekte hieraus durchaus im Gesundheitswesen angewendet werden. Wählt eine Einrichtung die DIN EN ISO 9000 ff. als Qualitätsmanagementsystem, müssen die entsprechenden Normen auf diese übertragen werden.

B Unter dem Punkt Qualitätsziele heißt es in der DIN EN ISO Norm, dass Qualitätsziele messbar sein müssen. Das bedeutet für eine Altenpflegeeinrichtung, dass Zielvorgaben auch für die Pflege konkret formuliert sein müssen. Hier bietet es sich an, vermehrt mit Pflegeassessmentinstrumenten zu arbeiten, um die Ergebnisse der pflegerischen Arbeit nicht nur zu dokumentieren, sondern auch messbar und damit transparent zu machen.

Pflegeassessment | 476

Total Quality Management (TQM)

Total Quality Management (TQM) steht für ein umfassendes Qualitätsmanagement. Der Grundgedanke dieses Systems stammt aus dem Bereich der Organisations- und Personalentwicklung. TQM fand in den 1990er Jahren vermehrt Aufmerksamkeit durch Unternehmen, die die Qualität ihrer Produkte oder Dienstleistungen langfristig verbessern wollten.

Dieses Qualitätsmanagementsystem legt seine Schwerpunkte u. a. auf Kundenzufriedenheit und die Einbindung von Mitarbeitern. Das Qualitätsmanagement definiert sich über die Beziehung vom Unternehmen zu seinen Kunden. Es ist ein sehr umfassendes Konzept, dass in neun Elemente [Abb. 1] untergliedert ist.

1. Führung
2. Politik und Strategie
3. Mitarbeitereinbindung
4. Partnerschaft und Ressourcen
5. Prozesse
6. Ergebnisse bezogen auf Mitarbeiter
7. Ergebnisse bezogen auf Kunden
8. Ergebnisse bezogen auf Gesellschaft
9. Schlüsselergebnisse

[1] 9 Elemente des TQM

TQM versteht sich nicht als ein einmaliges Projekt, sondern als ein kontinuierlicher Verbesserungsprozess. Zur Einführung des TQM-Konzeptes können wiederum andere Systeme, wie z. B. die DIN EN ISO 9000:2005 hinzugezogen werden. Das hierzulande bekannteste TQM-Modell ist das EFQM-Modell für Excellence.

EFQM-Modell für Excellence

Auch EFQM ist ein Qualitätsmanagementsystem, das ursprünglich nicht aus dem Gesundheitswesen stammt. EFQM steht hier für die European Foundation for Quality Management (Europäische Stiftung für Qualitätsmanagement). Das ist eine Organisation, die ihren Sitz in Brüssel hat und in Deutschland u. a. durch die Deutsche Gesellschaft für Qualität e. V. vertreten wird. Das EFQM-Modell für Excellence bietet die Möglichkeit, als Prüfungsinstrument, z. B. bei einer Zertifizierung, eingesetzt zu werden. Das Modell besteht aus neun Kriterien, die in Befähiger- und Ergebniskriterien unterteilt sind [Abb. 2].

online www.efqm.de

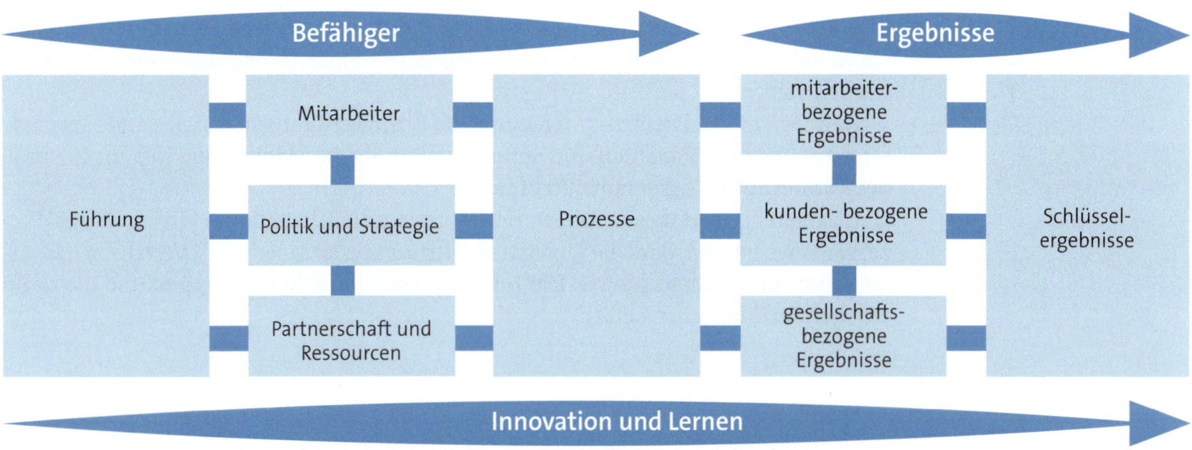

[2] EFQM-Modell für Excellence

3.3.5 Zertifizierung von Einrichtungen

zertifizieren
certus lat. = sicher, bescheinigen

Audit
audire lat. = hören, Prüfung von Prozessen, Aktivitäten, Ergebnissen

online

www.ktq.de
Weitere Informationen zu KTQ®

Einrichtungen im Gesundheitswesen können sich durch eine externe Organisation zertifizieren lassen. Diese Organisation muss zur Zertifizierung berechtigt sein und führt in der Regel sowohl die Beratung während des Zertifizierungsprozesses wie auch die Prüfung durch. Zertifizierungen erfolgen freiwillig und zusätzlich zu den Qualitätsprüfungen durch die Pflegekassen in ambulanten und stationären Pflegeeinrichtungen. Die Einrichtungen versprechen sich in der Regel neben einer Qualitätsverbesserung auch einen Marktvorteil. Durch ein Siegel einer anerkannten Organisation können sie ihre Klienten von einem hohen Leistungsniveau überzeugen. Abhängig von dem Gütesiegel oder -zeichen, nach welchem sich die Einrichtung zertifizieren lassen möchte, müssen Nachweise für das von der jeweiligen Organisation geforderte Qualitätsniveau erbracht werden. In der Regel werden Selbstassessments und Selbstaudits mit Fremdaudits und Fremdkontrollen verbunden.

Neben Zertifizierungsmaßnahmen nach DIN EN ISO, EFQM und TQM gibt es noch das gesundheitsspezifische KTQ® (Kooperation für Transparenz und Qualität im Gesundheitswesen). KTQ® bietet Einrichtungen des Gesundheitswesens sowohl Beratung als auch Prüfung ihres Qualitätsmanagementsystems an. Heute kommt KTQ® in allen zentralen Bereichen des Gesundheitswesens zum Einsatz.

Welche Organisation oder auch welches Qualitätsmanagementsystem im Endeffekt gewählt wird, ist abhängig von dem gewünschten und machbaren finanziellen wie zeitlichen Aufwand. Die Einführung eines Qualitätsmanagementsystems ist dabei unabhängig von einer Zertifizierung.

Kritiker solcher Zertifizierungen bemängeln ein statisches, technokratisches und damit reduziertes Verständnis von Qualitätssicherung. Sie befürchten, dass nach einer abgeschlossenen Zertifizierung alle Qualitätssicherungsprozesse abgeschlossen werden. Ein weiterer Kritikpunkt liegt darin, dass durch eine solche Form der Qualitätssicherung lediglich ein von Politik und Wirtschaft geforderter Mindeststandard erreicht werden soll.

Dennoch bieten Zertifizierungen und die damit verbundene zunehmende Transparenz durchaus für Patienten und deren Angehörige die Möglichkeit, sich im Gesundheitswesen etwas besser zurechtzufinden.

Unabhängig von diesen Diskussionen muss allen Beteiligten eines solchen Prozesses bewusst sein, dass die Qualtiätssicherungssysteme lediglich Verfahren darstellen, aber keine Inhalte bieten. Die Inhalte schaffen die Einrichtungen und die darin arbeitenden Menschen selber.

Soziale Lage, Gesundheit und Krankheit 3.4

Soziale Schicht, Gesundheit und Krankheit 3.4.1

Schichtspezifisches Gesundheits- und Krankheitsverhalten

Die fortschrittlichen westlichen Industrieländer haben ein stabiles Netz sozialer Sicherungsleistungen aufgebaut und verfügen über eine hohe Qualität in der medizinischen Versorgung. Dennoch gibt es in diesen Ländern eine nachgewiesene sozial bedingte Ungleichheit von Gesundheitschancen. Als Erklärung hierfür werden häufig sowohl das unterschiedliche Gesundheits- und Krankheitsverständnis als auch Gesundheitsverhalten genannt.

Gesundheitsbezogene Einstellungen und Verhaltensweisen bilden sich bereits im Kindes- und Jugendalter aus und festigen sich im weiteren Lebensverlauf. Frühkindliche Entwicklungsdefizite, gesundheitsschädigende Verhaltensweisen und Gewohnheiten lassen sich im späteren Leben nur noch schwer beeinflussen und bilden nicht selten die Basis einer langfristigen Krankheitsgeschichte. Für den Einzelnen bedeutet das eine Einbuße in der Lebensqualität und für die Gesellschaft hohe Kosten.

Das Bildungsniveau und der finanzielle Status eines Menschen haben einen wichtigen Einfluss auf Gesundheit und Gesundheitsverhalten. Das lässt sich an den Zusammenhängen zur Einkommenssituation und Stellung in der Arbeitswelt ablesen.

Symptomwahrnehmung

Menschen suchen medizinische Hilfe i. d. R. dann auf, wenn sie Krankheitssymptome verspüren und/oder unter ihnen leiden. Dabei variiert die Einschätzung von Symptomen sehr stark sowohl geschlechter- als auch bildungs- und einkommensabhängig.

Grundsätzlich sind Frauen eher in der Lage, Symptome an ihrem Körper wahrzunehmen und zu deuten. Je niedriger der Bildungsgrad und das Einkommen, desto seltener nehmen Menschen medizinische Hilfe in Anspruch. Dies steht jedoch im Widerspruch zum subjektiven Gesundheitsempfinden. Hier zeigt sich nämlich, dass mit sinkendem Bildungsgrad und Einkommen sowohl bei Männern als auch bei Frauen der Gesundheitszustand als schlechter empfunden wird, wie in [Abb. 1] und [Abb. 1, S. 160] am Beispiel der Prävalenz starker körperlicher Schmerzen deutlich wird. Prävalenz | 481

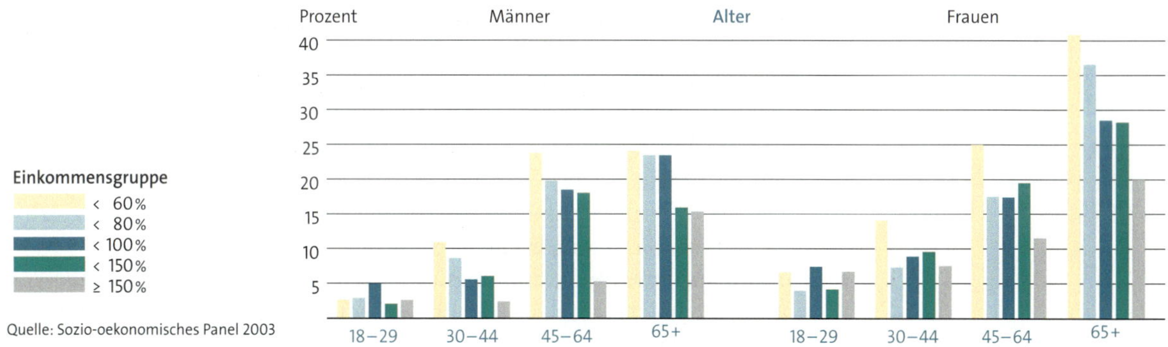

[1] Prävalenz starker körperlicher Schmerzen bei 18-Jährigen und älteren Männern und Frauen nach Einkommen

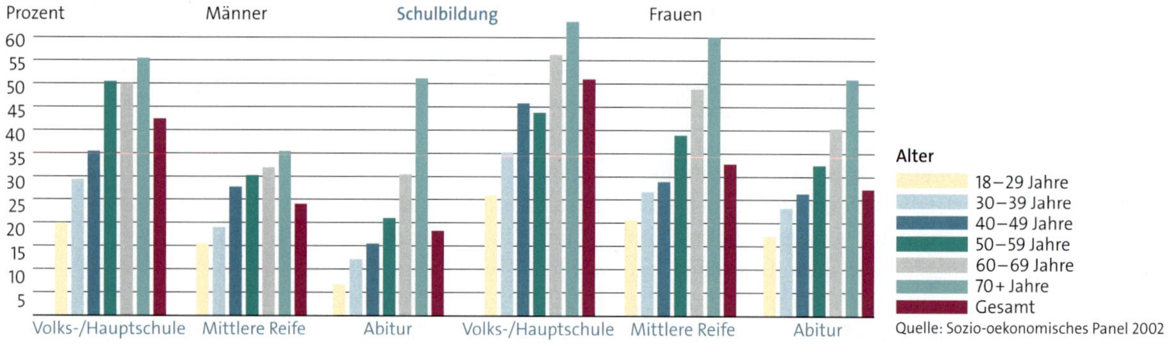

[1] Starke körperliche Schmerzen in den letzten vier Wochen nach Alter und Schulbildung

Schichtspezifische Einstellung

Menschen höherer Bildungsschichten verfügen häufig über mehr Wissen über Krankheiten und ihre Symptome. Sie können daher Erkrankungen und ihre Symptome eher deuten und schneller medizinische Hilfe in Anspruch nehmen. Menschen aus unteren Bildungsschichten verfügen dementsprechend über weniger medizinische Kenntnisse an sich sowie über das medizinische Versorgungssystem im Generellen. Hinzu kommt, dass die grundsätzliche Lebenseinstellung eher dahin tendiert, für den Moment zu leben, als für die Zukunft zu planen. Dies ist mit ein Grund, warum Vorsorgeuntersuchungen sowie anderen gesundheitsförderlichen oder präventiven Maßnahmen weniger Bedeutung beigemessen wird. Eine gesundheitssichernde Lebensführung steht seltener im Vordergrund als bei Menschen aus oberen Schichten.

Vorsorgeuntersuchung | 40, 342

Gesundheitsverhalten und -vorsorge

Das Gesundheitsverhalten hat einen wesentlichen Einfluss auf den Gesundheitsstatus. Es steht für alle Handlungen, die auf die Aufrechterhaltung folgender vitaler Faktoren ausgerichtet sind:

- die physische und psychische Unversehrtheit,
- die Verbesserung des subjektiven Wohlbefindens und
- die Vermeidung von Gesundheitsstörungen und Krankheiten.

Zahlreiche Studien belegen, dass das Gesundheitsverhalten von Menschen mit niedrigem Sozialstatus problematisch ist. Besonders folgende Bereiche fallen auf:

- Ernährungsverhalten: erhöhter Konsum von Süßigkeiten, zucker- und fetthaltigen Speisen, seltener vorhandene Essensroutinen, wie z. B. feste Mahlzeiten,
- Bewegungsverhalten: weniger sportliche Aktivitäten,
- Umgang mit |psychoaktiven Substanzen: häufigerer Konsum von Tabak, (psychoaktiven) Medikamenten und illegalen Substanzen; häufigerer Alkoholmissbrauch bei Männern aus unteren Schichten, bei Frauen wiederum findet sich Alkoholmissbrauch vermehrt in oberen Schichten,
- Inanspruchnahme von Versorgungsleistungen: seltenere Inanspruchnahme von Vorsorgeuntersuchungen und Präventivmaßnahmen (z. B. Schutzimpfungen), weniger Arztbesuche, insbesondere Facharztbesuche, häufig „zu spätes" Aufsuchen von Gesundheitseinrichtungen sowie
- Risikoverhalten: gehäufte Unfallquoten, insbesondere bei jungen Männern.

psychoaktiv
die menschliche Psyche beeinflussend

Ein niedriger Sozialstatus geht jedoch nicht zwangsläufig mit einem gesundheitsgefährdenden Verhalten einher. Nicht alle Menschen innerhalb der betrachteten Bevölkerungsgruppe verhalten sich gesundheitsgefährdend. Analysen des Gesundheitsverhaltens tragen dazu bei, die Angebote der |Gesundheitsförderung und |Prävention zielgerichteter zu planen.

Gesundheitsförderung | 51
Prävention | 38

Soziale Schicht und Krankheit

Sozialepidemiologische Befunde

In zahlreichen |sozialepidemiologischen Studien konnte nachgewiesen werden, dass es einen engen Zusammenhang zwischen der ökonomischen Situation von Menschen und der |Morbidität gibt. Viele chronische Leiden treten in der unteren Sozialschicht häufiger auf. So sind Schlaganfälle, Rückenschmerzen, chronische Bronchitis und Schwindel bei Männern in der Unterschicht häufiger als in der Oberschicht. Für Frauen lässt sich zusätzlich ein verstärktes Vorkommen von Herzinfarkten und Diabetes mellitus beobachten.

Sozialepidemiologie untersucht die Faktoren, die zur Verbreitung von gesundheitsbezogenen Zuständen und Ereignissen in Populationen führt, in Bezug auf die sozialen Einflüsse.

Auch die psychische Gesundheit ist in unteren Sozialschichten schlechter. Laut der Studie Gesundheit in Deutschland aktuell (GEDA 2014/2015-EHIS) sinkt mit steigendem Bildungsniveau die Häufigkeit einer selbstberichteten diagnostizierten Depression bei der Betrachtung der Gesamtbevölkerung auf etwa die Hälfte (untere Bildungsgruppe10,5 % vs. obere Bildungsgruppe 5,6 %.

Morbidität | 514

Mit Daten des Soziooekonomischen Panels aus den Jahren 1995 bis 2016 wurden Einkommensunterschiede in der |Mortalität und Lebenserwartung untersucht. Männer der Armutsrisikogruppe haben demnach eine mittlere Lebenserwartung von etwa 71 Jahren. Im Vergleich hierzu können Männer aus der höchsten Einkommensgruppe mit 79,6 Jahren 8,6 Jahre älter werden.

Mortalität | 516

Die soziale Ungleichheit bezogen auf die Sterblichkeitsrate ist in den letzten 25 Jahren relativ stabil geblieben.

Das Gefälle in der Lebenserwartung, Mortalität und Morbidität von Menschen der höchsten zu der niedrigsten sozialen Schicht wird mit folgenden, sich gegenseitig bedingenden Faktoren erklärt:

- vermehrtes gesundheitsschädigendes Verhalten sowie
- höhere materielle und psychosoziale Belastungen insbesondere durch erhöhte Stressfaktoren.

Schichtspezifische Belastungsfaktoren

Schichtspezifische Belastungsfaktoren wirken sowohl direkt als auch indirekt auf die Gesundheit von Menschen ein. Zu den Belastungsfaktoren der unteren Bevölkerungsschicht gehören:

- **prekäre Beschäftigungsverhältnisse**: Arbeitsverhältnisse sind durch niedrige Löhne und hohe Arbeitsplatzunsicherheit sowie ein hohes Arbeitsunfallsrisiko geprägt.
- **materielle Einschränkungen**: Niedrige Löhne und Arbeitslosigkeit führen zu finanziellen Einschränkungen, die sich auf alle Lebensbereiche auswirken.
- **schlechte Wohnlage**: Preisgünstiger Wohnraum bietet häufig eine geringe Lebensqualität (z. B. fehlende Grünflächen, hohe Bevölkerungsdichte, schlechte Infrastruktur).
- **soziale Instabilität**: Zerrüttete Familienverhältnisse (z. B. hohe Scheidungs- und Trennungsraten) gehören zu den psychosozialen Belastunsfaktoren.

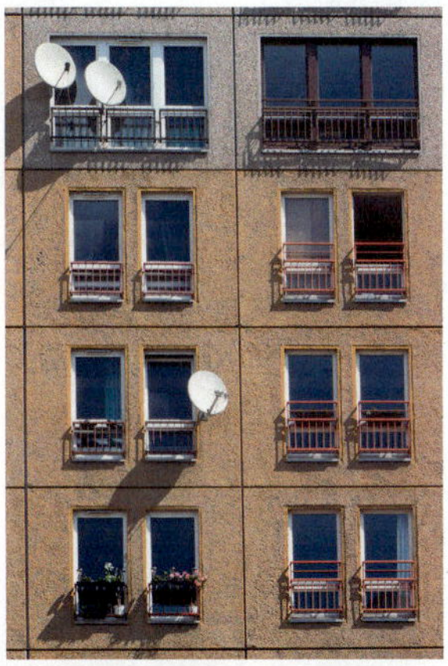

[2] Schlechte Wohnlagen verstärken schichtspezifische Belastungsfaktoren.

3.4.2 Arbeit und Arbeitslosigkeit

Sigmund Freud | 111

Bis auf wenige Ausnahmen ist für die meisten Menschen Arbeit die Grundlage der materiellen Existenzsicherung. Wie bereits aufgezeigt wurde, resultiert der soziale Status aus der beruflichen Tätigkeit. Neben ihrer sozialen Bedeutung hat Arbeit einen wichtigen Einfluss auf die Gesundheit. Bereits |Sigmund Freud definierte Gesundheit als die Fähigkeit lieben und arbeiten zu können. Ob Arbeit gesund erhält oder krank macht, hängt von den Arbeitsbedingungen ab. So gefährden Arbeitsplätze die Gesundheit, wenn

- die Arbeitsanforderungen permanent zu hoch sind,
- zu hoher Zeitdruck mit geringer Kontrolle bzw. Entscheidungsmöglichkeiten bestehen sowie
- hohe Arbeitsanforderungen und keine angemessene Entlohnung gegeben sind.

Arbeitsschutz | 75

Zu den Entlohnungen zählen nicht nur finanzielle Güter, sondern auch nicht materielle Vergütungen, wie z. B. Annerkennung und Achtung für die geleistete Arbeit, berufliche Aufstiegschancen oder Arbeitsplatzsicherheit. Ebenso können die Dauer und Lage der Arbeitszeit sowie die Beziehung zu Kollegen und Vorgesetzten die Gesundheit beeinflussen. Von drohendem Arbeitsplatzverlust, niedriger Kontrolle am Arbeitsplatz und geringer materieller und nicht materieller Entlohnung sind Beschäftigte unterer sozialer Positionen wesentlich stärker betroffen als Beschäftigte in höheren Berufspositionen.

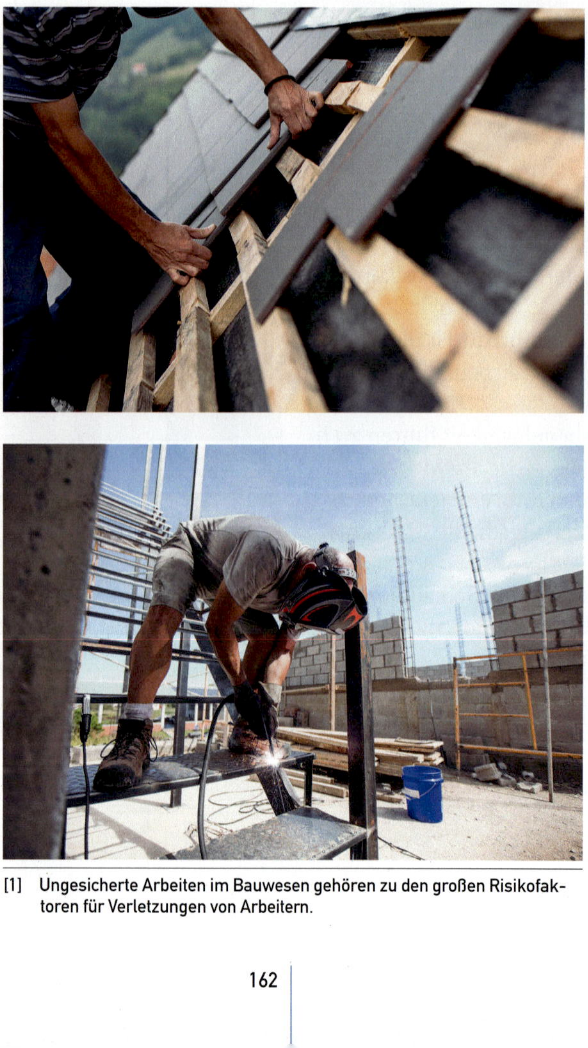

[1] Ungesicherte Arbeiten im Bauwesen gehören zu den großen Risikofaktoren für Verletzungen von Arbeitern.

Im Hinblick auf krankheitsbedingte Fehlzeiten waren laut Fehlzeiten-Report 2019 des Wissenschaftlichen Instituts der AOK (WIdO) die 13,9 Mio. AOK-versicherten Arbeitnehmer durchschnittlich jeweils 19,9 Tage krank geschrieben. Im Jahr 2007 waren es noch 16,3 Tage. Für die Zunahme der Fehlzeiten werden Erkrankungen des Atemsystems und die Zunahme psychischer Erkrankungen verantwortlich gemacht. Nach einer Stagnation 2013 legten diese entsprechend dem langjährigen Trend vor 2013 mit 9,7 % wieder deutlich zu und führten zu durchschnittlich 25,2 Krankheitstagen. Nicht nur die Häufung, sondern auch die Art der Erkrankung ist abhängig von der ausgeübten Tätigkeit. So spielen z. B. bei Arbeitskräften im Bauwesen Verletzungen und Erkrankungen des Bewegungssystems eine größere Rolle als bei Angestellten im Versicherungs- und Bankenwesen.

Durch umfassende |Arbeitsschutzmaßnahmen in den Betrieben hat sich das Unfallrisiko am Arbeitsplatz drastisch verringert und konnte von 2,1 Mio. auf etwa 1,3 Mio. gesenkt werden. Bei den als Berufskrankheit anerkannten Fällen rangierte im Jahr 2018 die Lärmschwerhörigkeit an erster Stelle. An zweiter Stelle lag der weiße Hautkrebs durch UV-Strahlung und an dritter Stelle durch Asbest verursachte Erkrankungen.

Die höchste Sterblichkeitsrate haben Männer in gering qualifizierten Berufen. Die niedrigste Sterblichkeitsrate weisen Männer mit hohem beruflichem Status auf.

Von **Arbeitslosigkeit** sind Menschen aus allen sozialen Schichten und Altersgruppen betroffen. Im Jahr 2019 waren 2,27 Mio. Menschen arbeitslos. Verliert ein Mensch seinen Arbeitsplatz, wird ihm die Möglichkeit genommen, selbst für seine Existenzsicherung zu sorgen. Die Gesundheitsrisiken von arbeitslosen Menschen sind schon lange bekannt. Bereits im Jahr 1933 wurde in der Studie „Die Arbeitslosen von Marienthal" die gesundheitlichen und sozialen Folgen von arbeitslos gewordenen Textilarbeitern in Österreich beschrieben. Auch heute belegen Untersuchungen, dass Arbeitslosigkeit ein Gesundheitsrisiko darstellt.

Arbeitslosigkeit stellt einen starken sozialen Stressor dar, der zu zahlreichen Reaktionen des Körpers führt (z. B. emotional, mental-kognitiv, verhaltensbezogenen und biochemischen Reaktionen). In der Folge reagieren die betroffenen Menschen mit vielfältigen körperlichen Störungen (z. B. erhöhter Blutdruck) sowie gesundheitsschädigenden Verhaltensweisen (z. B. erhöhter Alkohol- und Nikotinkonsum), die nicht selten zu manifesten Erkrankungen (z. B. Herzinfarkt) führen.

Stressor | 30, 49

manifest
deutlich, offenkundig, „handgreiflich"
manus, lat. = Hand

Arbeitslosigkeit wirkt sich aber vor allem negativ auf die psychosoziale Gesundheit aus. Die Folgen können u. a. sein:
- depressiven Störungen,
- Resignation,
- Rückzug,
- Familien- und Partnerschaftskonflikte,
- soziale Isolation, Schlafstörungen,
- Suchtmittelkonsum und
- suizidale Handlungen.

Studien zeigen, dass langzeitarbeitslose Männer und Frauen im Vergleich zu Erwerbstätigen deutlich häufiger von Depressionen betroffen sind.

online

Das Institut für Arbeitsmarkt und Berufsforschung bietet einen Überblick über Forschungsprojekte zu Erwerbslosigkeit und Teilhabe: www.iab.de/136/section.aspx/Bereichnummer/55

Die mit Arbeitslosigkeit verbundenen Lebensbedingungen rufen also in vielfältigen Fällen gesundheitliche Beeinträchtigungen hervor oder beschleunigen den Verlauf bestehender Krankheiten („Armut macht krank"). Gleichzeitig sind bereits erkrankte Personen auf dem Arbeitsmarkt verstärkt von Arbeitslosigkeit betroffen und sind auch schlechter in eine neue Arbeit zu vermitteln („Krankheit macht arm"). So weisen laut Statistik der Bundesagentur für Arbeit 25 % aller Arbeitslosen vermittlungsrelevante gesundheitliche Einschränkungen auf.

Die individuelle Bewältigung dieser Situation wird von zahlreichen Faktoren beeinflusst, wie z. B. Dauer der Arbeitslosigkeit, Lebensalter, Geschlecht, finanzielle Ressourcen, Bildungsstand/berufliche Qualifikation sowie soziale Unterstützung und Gesundheitsverhalten. Insbesondere die Variable „Dauer" der Arbeitslosigkeit beeinflusst das gesundheitliche Wohlbefinden. So zeigte sich in einer Untersuchung von 2005, dass die Lebenszufriedenheit bei Langzeitarbeitslosen genauso niedrig war wie bei pflegebedürftigen Menschen.

3.4.3 Armut und Gesundheit

Einkommenslage verschiedener Bevölkerungsgruppen

Erwerbstätigkeit hat eine zentrale Bedeutung für die soziale Lage des Individuums in der Gesellschaft. Wichtige, daran gebundene Ressourcen sind

- Einkommen,
- Berufsprestige,
- Entwicklung und Erweiterung von Fähigkeiten und Begabungen,
- Übernahme von Verantwortung sowie
- Teilhabe an Entscheidungsprozessen.

Grundsätzlich ist das Einkommen erwerbstätiger Personen abhängig von Schulbildung und beruflicher Qualifikation. Vielfach zeigt sich: Je höher der Schulabschluss, desto besser das Einkommen. Auch umgekehrt ist: Können keine Schul- bzw. Berufsabschlüsse nachgewiesen werden, resultieren daraus niedrige Einkommen.

Niedrige Löhne und fehlende Erwerbstätigkeit sind das häufigste Risiko für Armut. Aber auch einzelne Bevölkerungsgruppen sind aufgrund der sozialen Umstände von Armut eher betroffen als andere. So waren noch vor einigen Jahren in besonderem Maß ältere Frauen von Armut bedroht. Heute sind die Kinder in den Fokus der Betrachtung geraten und man spricht von Infantilisierung der Armut. Dies betrifft insbesondere kinderreiche Familien sowie Alleinerziehende. Auch Menschen mit Migrationshintergrund sind besonders häufig arm. Im Folgenden soll auf die einzelnen Bevölkerungsgruppen im Detail eingegangen werden.

Infantilisierung
„Verkindlichung“
infans, lat. = kindlich

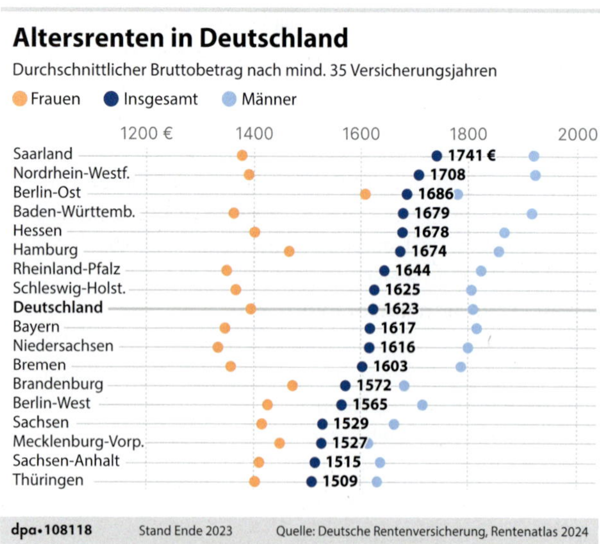

Einkommenslage älterer Menschen

Ältere Menschen ab 65 Jahren sind in der Regel nicht mehr erwerbstätig. Ihr monatliches Einkommen beziehen sie aus Renten- und Pensionsansprüchen, Ersparnissen sowie Einkünften aus Kapitalanlagen. Da das Rentensystem abhängig von den eingezahlten Beiträgen ist, erhalten Menschen, die während ihrer Erwerbstätigkeit niedrige oder keine Löhne bezogen haben, auch sehr niedrige Renten. Besonders niedrige Renten erhalten i. d. R. Frauen, die nicht erwerbstätig waren.

Generell weisen ältere Menschen in Deutschland eine relativ günstige Einkommenssituation auf. Im Jahr 2023 waren 18,4 % der Rentner und Pensionäre durch Armut gefährdet. Ihr Anteil stieg auf 19,6 % im Jahr 2024. In keiner der von Armut betroffenen Bevölkerungsgruppen ist der Zuwachs damit so groß wie bei Rentnern und Pensionären. Seit 2010 entspricht er mehr als 33 %. Die Zahl der Empfänger von Grundsicherung im Alter von über 65 Jahren lag 2023 1,2 Mio. Hierbei ist jedoch zu berücksichtigen, dass nicht alle Menschen, die hilfebedürftig sind, diese Ansprüche geltend machen. Untersuchungen zeigen, dass vor allem ältere Menschen staatliche Hilfen nicht in Anspruch nehmen. Gründe dafür sind:

- Informationsdefizite,
- Scham und Angst vor sozialer Ausgrenzung,
- fehlendes Bewusstsein für die eigene soziale Notlage sowie
- Angst, dass Unterhaltsansprüche an die Kinder gestellt werden.

Einkommenslage von Eltern mit Kindern

In Deutschland lebt über die Hälfte der Menschen in Familien und familienähnlichen Lebensgemeinschaften. Mehr als drei Viertel davon sind „herkömmliche" Familien mit verheirateten Eltern bzw. Stiefeltern. Die Mehrzahl der Familien mit Kindern lebt in sozial gesicherten Lebensverhältnissen.

Im Jahr 2019 waren 1,87 Mio Kinder und Jugendliche unter 18 Jahren im SGB II-Bezug. Mehr als ein Viertel aller Leistungsbezieher im SGB II sind somit Kinder und Jugendliche. Besonders häufig sind Kinder in alleinerziehenden Familien betroffen. Während von allen Familienhaushalten insgesamt lediglich etwa ein Fünftel Alleinerziehende sind, beträgt der Anteil der Kinder im SGB II-Bezug in einer Ein-Eltern-Familie im Bundesdurchschnitt 45,2 %. Insgesamt steigt die Armutsbetroffenheit jedoch in allen Familienhaushalten mit der Kinderzahl, obwohl es verschiedene familienpolitische Leistungen wie Kindergeld und Kinderzuschläge gibt.

Jedes fünfte Kind von Armut gefährdet

Anteil an allen Kindern unter 18 Jahren

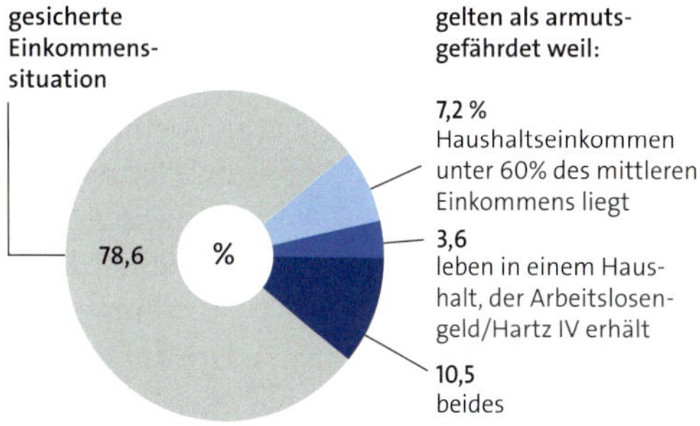

Daten von 2018

dpa•101257 rundungsbedingte Differenz Quelle: Bertelsmann Stiftung

Kinderarmut ist sein Jahren ein ungelöstes Problem in Deutschland. Während die Zahl im Westen stagniert, zeichnet sich im Osten insgesamt eine leicht positive Entwicklung ab. Nach einer Trennung kann es zu wirtschaftlichen Einbußen kommen (z. B. aufgrund doppelter Haushaltsführung). Fehlende Betreuungsangebote für Kinder verhindern nicht selten die Erwerbstätigkeit allein erziehender Mütter oder Väter. In der Konsequenz sind diese dann auf Bezug von Arbeitslosengeld angewiesen.

Die Corona-Krise wird die Situation für arme Kinder und ihre Familien verschärfen aufgrund steigender Arbeitslosenzahlen. Zudem verschlechtern Einkommenseinbußen durch Kurzarbeit die Situation von Familien, sodass mehr Familien SGB II-Leistungen beantragen werden müssen.

Sozialgeld richtet sich an hilfebedürftige Personen, die kein Arbeitslosengeld II oder Sozialhilfe erhalten. Das Sozialgeld wird durch das Sozialgesetzbuch II geregelt und vom Bund finanziert.

Einkommenslage von Menschen mit Migrationshintergrund

Die soziale Situation der ausländischen Bevölkerung in Deutschland unterscheidet sich wesentlich von der Situation der Gesamtbevölkerung. Die Armutsrisikoquote bei Menschen mit direktem Migrationshintergrund liegt bei über 25,7 % und damit weit über der Armutsrisikoquote der Gesamtbevölkerung (15,4 %). Die Ursache hierfür liegt vor allem in der hohen Erwerbslosigkeit dieser Zielgruppe. So war die Gesamtarbeitslosenquote von Menschen mit Migrationshintergrund in Deutschland 2020 bei 14,4 %. Je nach vorhandenen Bildungsabschlüssen variiert die Beschäftigungsquote sehr stark.

Auch hier sind die Kinder bei Erwerbslosigkeit der Eltern besonders betroffen.

Bevölkerung nach Migrationsstatus und überwiegendem Lebensunterhalt 2019

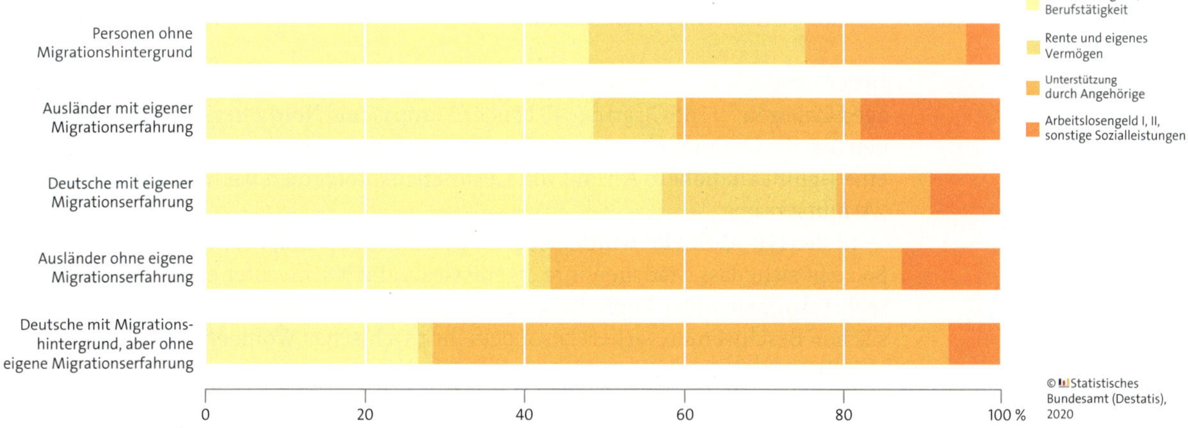

© Statistisches Bundesamt (Destatis), 2020

Kinderarmut

Bei der Betrachtung von Kinderarmut geht es um die Folgen familiärer Armut für das Kind und das Aufwachsen unter Armutsbedingungen. Kinder und Jugendliche nehmen die eigenen unterpriviligierten Lebensumstände angesichts des allgemein hohen Wohlstands in der Gesellschaft besonders stark wahr. Folgende Faktoren schränken die von Armut betroffenen Kinder und Jugendliche in ihrer Lebenswahrnehmung und Entwicklung stark ein:

- beengte Wohnverhältnisse, seltener ein Rückzugsort zum Lernen
- kein Computer und kein Internet, um digitale Bildungsangebote zu nutzen
- weniger und nicht so geschützte Spiel- und Freizeitmöglichkeiten im Wohnumfeld,
- kein oder selten möglicher Urlaub sowie
- weniger Taschengeld und damit verbunden Einschränkungen im Freizeitbereich.

Kinder und Jugendliche aus armen Familien verfügen häufig über einen schlechteren **Gesundheitszustand** als Kinder und Jugendliche aus wohlhabenden Familien. Dies kann sich lebenslang auswirken. Neben den körperlichen Problemen fällt auch die hohe Zahl der Kinder auf, die unter emotionalen und kognitiven Entwicklungsstörungen leiden. Relativ zuverlässige Erkenntnisse über den Gesundheitszustand von Kindern liefern die Einschulungsuntersuchungen. Die Ergebnisse werden landesweit verglichen und zusammengefasst. Die Zusammenhänge zwischen Gesundheit und sozialem Status lassen sich in allen Bundesländern ähnlich darstellen wie in Brandenburg [Abb. 1].

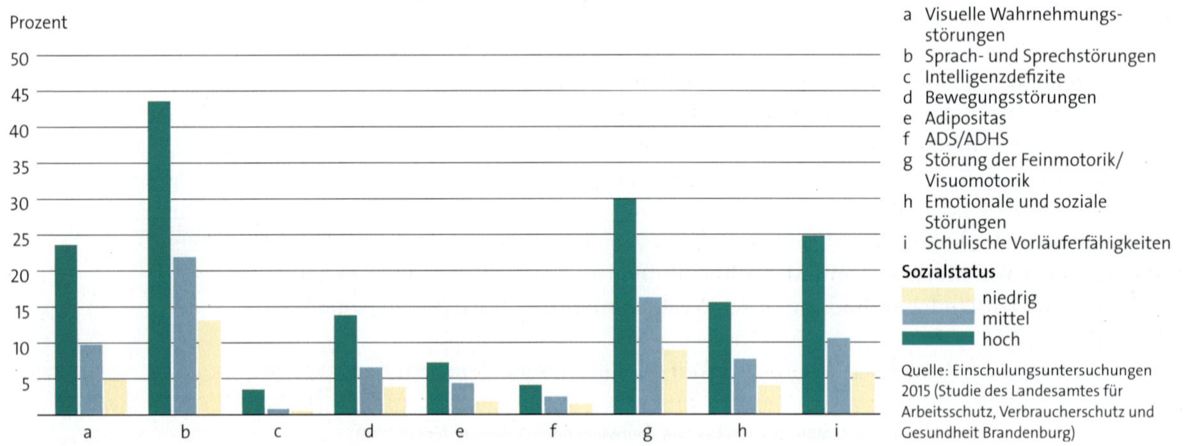

[1] Medizinisch relevante Befunde bei Einschülern und Einschülerinnen nach Sozialstatus

In der von der WHO unterstützen internationalen Studie „Health Behaviour in Schoolaged Children" (HBSC), an der 40 Länder Europas und Nordamerika teilnehmen, wurden u. a. die Gesundheitsprobleme von 11 – 15-Jährigen untersucht. Die Daten zeigten eine signifikant höhere Anzahl von Gesundheitsproblemen bei Jugendlichen aus der „Armutsgruppe".

In der HBSC-Studie wurden ebenso geschlechtsspezifische Differenzen deutlich. So zeigt sich, dass Mädchen ihre eigene Gesundheit schlechter einschätzen und vermehrt angeben, unter Kopf-, Bauch und Rückenschmerzen zu leiden. Neben den physischen Beschwerden variiert besonders ihr psychisches Wohlbefinden mit dem sozialen Status.

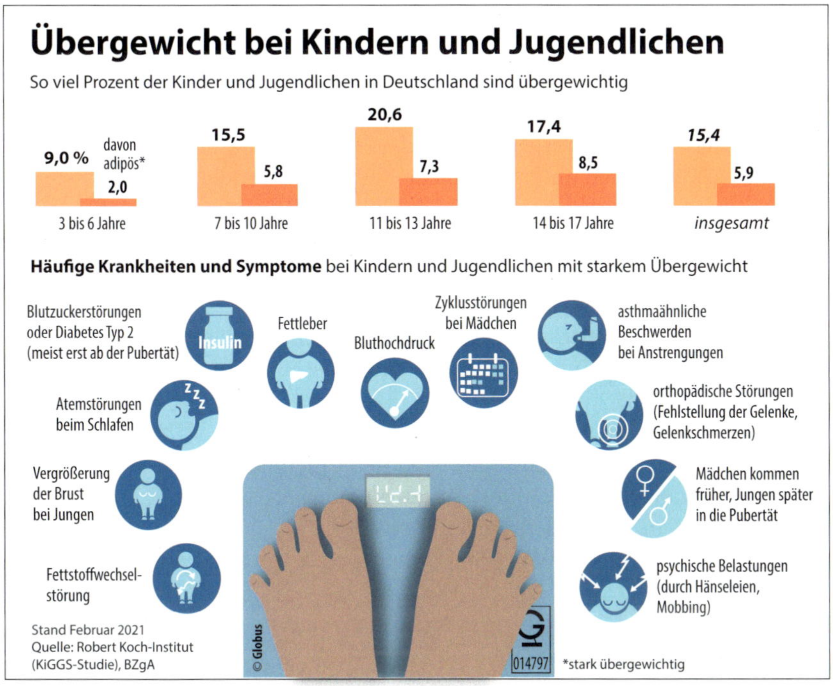

Die **familiäre Situation** armer Kinder ist häufig schwierig. Durch die wirtschaftlich prekäre Situation sind viele Eltern in ihrer Fähigkeit beeinträchtigt, die Bedürfnisse ihrer Kinder angemessen wahrzunehmen und darauf zu reagieren. Kinder erfahren seltener Unterstützung durch die Eltern. Gleichzeitig verfallen viele Eltern in einen stark einengenden und/oder inkonsistenten Erziehungsstil, der sich wiederum nachteilig auf die Persönlichkeitsentwicklung der Kinder auswirken kann.

Gerade in Deutschland haben Kinder aus armen Verhältnissen schlechtere **Bildungschancen**. Fehlen die wirtschaftlichen Ressourcen, werden seltener Bücher erworben oder am kulturellen Leben (z. B. Theater) teilgenommen – Erfahrungen, die sich positiv auf die Bildung von Kindern auswirken könnten. Jedoch sind sich Experten darin einig, dass niedrige Bildungschancen nicht alleine auf eine schlechte wirtschaftliche Situation zurückzuführen sind, sondern vielmehr auch in der Bildungsbiografie der Herkunftsfamilie sowie im deutschen Schulsystem an sich begründet sind. So erreichten von 100 Kindern „nicht akademischer" Eltern nur 46 die Sekundarstufe II (Oberstufe) im Vergleich zu 83 Kindern „akademischer" Eltern. Nur 23 % der Kinder „nicht akademischer" Eltern begann ein Hochschulstudium im Vergleich zu 83 % der Kinder akademisch ausgebildeter Eltern.

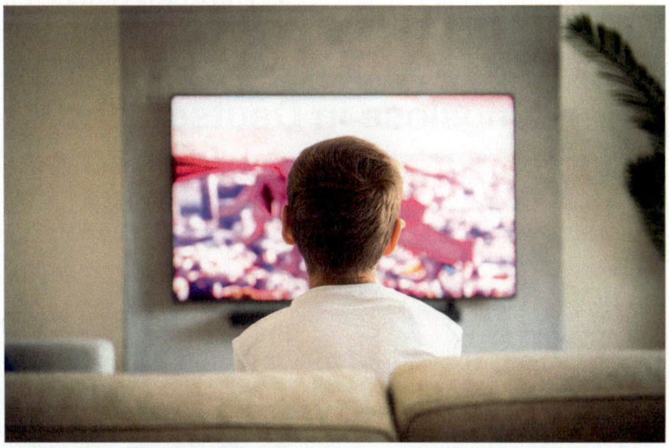
[2] Können Kinder und Jugendliche aus finanziellen Gründen nicht an organisierten Freizeitaktivitäten teilnehmen, ist z. B. langes Fernsehen zu Hause ein Ersatz.

Kinder und Jugendliche spüren besonders stark, wenn sie aufgrund Geldmangels nicht an **Freizeitaktivitäten** teilhaben können. In unserer heutigen konsumorientierten Gesellschaft sind Freizeitaktivitäten zunehmend kostenpflichtig. Nur noch selten gibt es kommunale Förderungen z. B. für Schwimmbäder. In der Folge lernen Kinder und Jugendliche aus armen Familien bestimmte Tätigkeiten nicht kennen. Sie können nicht schwimmen, lernen keine Musikinstrumente und nehmen nicht am gesellschaftlichen Leben z. B. in Vereinen teil.

Wohnungslosigkeit

Eine der schlimmsten Auswirkungen von Armut ist der Verlust der eigenen Wohnung. Wohnungslose Menschen entbehren neben der Wohnung weiterer elementarer Lebensgrundlagen wie Arbeit und sozialer Beziehungen und sind häufig vom Zugang zu sozialen Sicherungssystemen ausgeschlossen.

In der Gesellschaft werden unterschiedliche Begriffe verwendet, um die Personengruppe zu benennen. Zunehmend setzt sich der Begriff „wohnungslos“ für „ohne Wohnung lebende Personen“ durch, was eine Präzisierung der erfassten Personengruppe beinhaltet und eine Diskriminierung vermeidet. Mit dem Begriff „wohnungslos“ werden Menschen bezeichnet, die

- nicht über einen mietvertraglich abgesicherten Wohnraum verfügen,
- über die Kommune in einen Wohnraum eingewiesen bzw. mit Notunterkünften versorgt wurden,
- in Heimen, Anstalten, Asylen, Frauenhäusern usw. leben,
- bei Freundinnen, Verwandten oder Bekannten untergekommen sind,
- sich als Selbstzahler in Billigunterkünften einquartiert haben,
- als Aussiedlerin in Aussiedlerunterkünften oder
- ohne jegliche Unterkunft auf der Straße leben.

www.bag-wohnungslosenhilfe.de
Hier finden Sie die Homepage der Bundesarbeitsgemeinschaft Wohnungslosenhilfe.

Die Gründe für Wohnungslosigkeit von Erwachsenen sind vielfältig und treten häufig in Kombination auf:

- Mietschulden und Zwangsräumungen,
- Scheidung oder Trennung (meist von der Ehefrau),
- Arbeitslosigkeit und Krankheit,
- Alkohol- oder Drogenabhängigkeit,
- fehlende Resozialisierung nach Gefängnisaufenthalt oder
- psychische Störungen.

Die Ursachen von Wohnungslosigkeit bei Kindern und Jugendlichen unterscheiden sich von denen Erwachsener:

- materielle Not der Familie,
- Flucht vor Gewalt und/oder Missbrauch im Elternhaus,
- zu enge Wohnverhältnisse im Elternhaus,
- Flucht vor ständigen Konflikten mit anderen Familienmitgliedern oder
- Flucht aus Heimen.

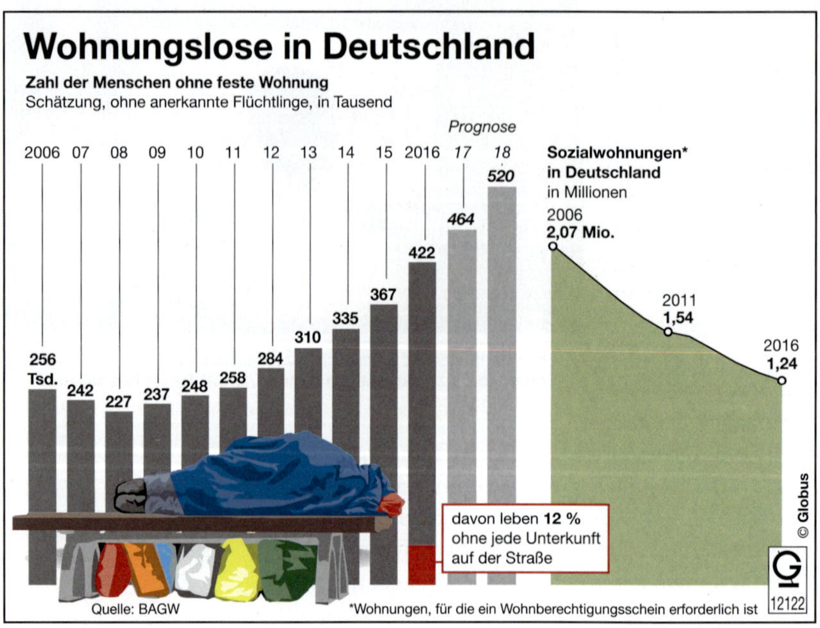

Insgesamt sind 23.7000, davon 15.9000 Männer, 59.000 Frauen und 19.000 Kinder (Stand 2018) ohne festen Wohnsitz. Dazu kommen 44.1000 wohnungslose anerkannte Flüchtlinge, sodass in Deutschland im Jahr 2018 678.000 Menschen ohne Wohnung lebten. Das heißt, sie verfügten über keinen mietvertraglich abgesicherten Wohnraum. Immer mehr ältere Menschen, Familien sowie EU-Bürgerinnen und Bürger haben keinen festen Wohnsitz.

Wohnungslose bilden keine homogene Gruppe. Sie befinden sich in unterschiedlichen Lebenslagen mit stark voneinander abweichenden Biografien. Dennoch gibt es Merkmale, die viele von ihnen teilen. Wohnungslose Menschen sind oft arbeitslos, meistens dauerarbeitslos. Häufig sind es an- oder ungelernte Arbeiterinnen und oft verfügen sie über besonders niedrige Schulabschlüsse. Nicht selten sind sie auch mit existenziellen Krisen (z. B. Partnerinverlust) konfrontiert gewesen, die die „soziale Abwärtsspirale“ mit ausgelöst haben.

Wohnungs- und Arbeitslosigkeit stellen einen Teufelskreis dar:

- Ohne Arbeit kann keine Wohnung angemietet werden.
- Ohne Wohnung ist kein reguläres Beschäftigungsverhältnis zu finden.

Wohnungslose sind in allen Lebensbereichen unterversorgt und ausgegrenzt. Sie sind sehr stark von gesellschaftlicher Verachtung, Isolation und sozialer Benachteiligung betroffen. Ihre Wohnungslosigkeit ist vielfach das Ergebnis eines langfristigen Verarmungs- und Ausgrenzungsprozesses, der alle Lebensbereiche betrifft. Sie führt langfristig zu einem weiteren sozialen Abstieg. Gleichzeitig haben Wohnungslose aufgrund vielfältiger Negativerlebnisse häufig eine große Skepsis gegenüber Hilfsangeboten. Zwischen dem ersten Wohnungsverlust und dem Auftauchen im Straßenmilieu (oder im Hilfesystem) können Jahre vergehen.

Gesundheitssituation wohnungsloser Menschen

Eine Übersichtsarbeit zum Gesundheitszustand wohnungsloser Menschen aus dem Jahr 2017 zeigt einen hohen Krankenstand. Ein Großteil der Betroffenen sind nach dieser Studie dringend behandlungsbedürftig und leiden besonders unter Erkrankungen

- der Atmungsorgane,
- der Verdauungsorgane,
- des Herz-Kreislauf-Systems und
- der Haut.

Des Weiteren fielen Verletzungen aufgrund von Straßenverkehrs- oder Arbeitsunfällen sowie gewalttätigen Übergriffen, Infektionskrankheiten, psychiatrischen und Suchterkrankungen auf. Ebenso wurde der Zahnstatus vielfach als sehr schlecht eingestuft.

Die Lebenserwartung wohnungsloser Menschen beträgt laut einer Studie des Hamburger Instituts für Rechtsmedizin 44,5 Jahre und somit 30 Jahre weniger als die der übrigen Bevölkerung. Obdachlose haben nach dieser Studie ein drei- bis viermal erhöhtes Risiko, vorzeitig zu sterben.

Trotz der schlechten Gesundheitssituation suchen wohnungslose Menschen selten medizinische Hilfe auf. Für die Nichtinanspruchnahme werden folgende Gründe aufgeführt:

- fehlender oder unklarer Krankenversicherungsstatus
- große Hemmschwelle, in eine Arztpraxis zu gehen (Angst vor Abweisung, Scham),
- fehlendes Vertrauen aufgrund negativer Erfahrungen mit medizinischem Fachpersonal,
- Sprachprobleme und Unwissenheit darüber, wo eine Arztpraxis ist
- fehlende Einsicht in die Notwendigkeit einer ärztlichen Behandlung.

3.5 Demografische Entwicklungen

3.5.1 Bevölkerungsstruktur

Demografie
gr. dẽmos= Volk, gráphein= (ein)ritzen, schreiben

Demografie ist die Beschreibung von Bevölkerungsentwicklungen. Sie berücksichtigt dabei die Geburtenentwicklung, das Sterbegeschehen und Wanderungsbewegungen. Deutschland zählt wie alle Industriegesellschaften zu den so genannten alternden Gesellschaften, da die Geburtenrate (Lebendgeborene je 1000 Einwohner) kontinuierlich sinkt. Lag sie 1960 noch bei 17,3 so sank sie bis auf 8,2 im Jahr 2023. Ursachen hierfür liegen unter anderem in der zunehmenden Individualisierung. In der Konsequenz bedeutet dies immer länger währende Ausbildungszeiten, zunehmende Schwierigkeiten beim Erwerbseinstieg, unbeständige Erwerbsverläufe und oftmals die scheinbare Unvereinbarkeit von Familie und Beruf.

Das Statistische Bundesamt schätzt, dass die Geburtenrate bis 2040 noch bis auf 7 Lebendgeborene je 1000 Einwohner zurückgeht.

Ein weiteres Merkmal der alternden Gesellschaft in Deutschland ist die steigende durchschnittliche Lebenserwartung der Bevölkerung. Folgende Eckdaten dienen als Beleg für die demografische Veränderung:

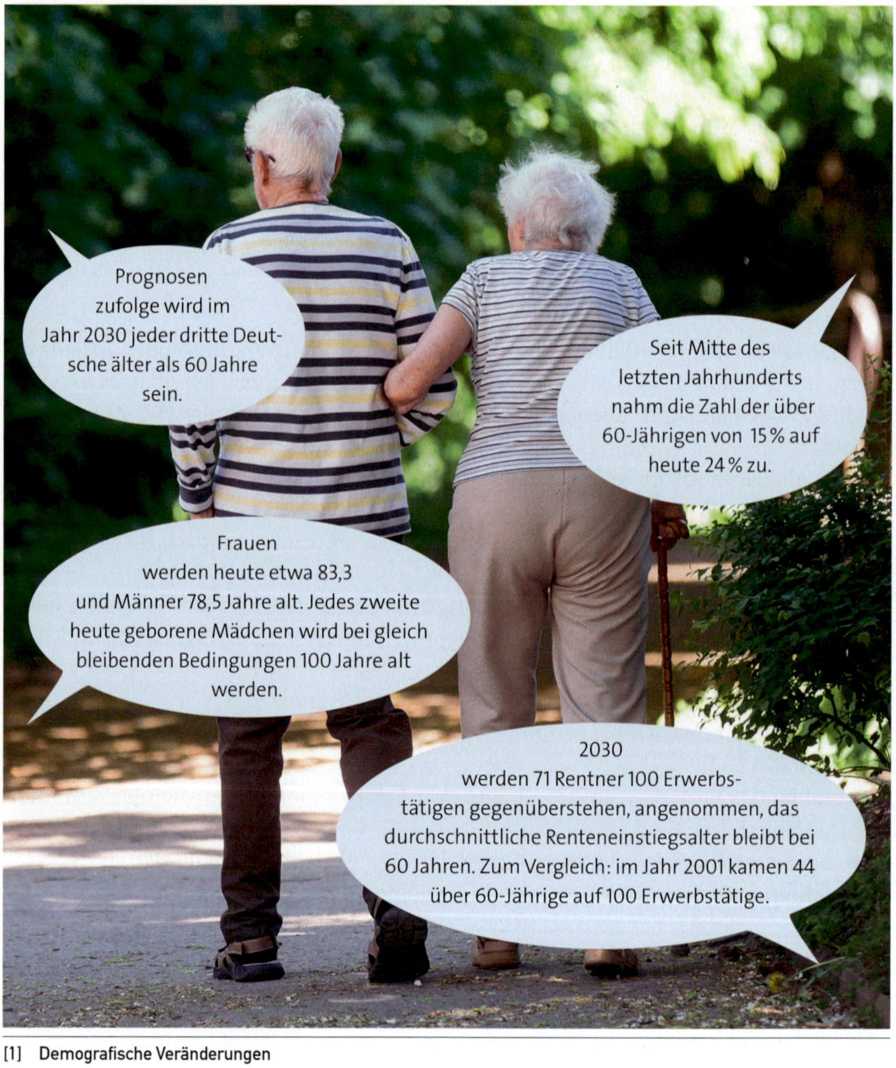
Prognosen zufolge wird im Jahr 2030 jeder dritte Deutsche älter als 60 Jahre sein.
Seit Mitte des letzten Jahrhunderts nahm die Zahl der über 60-Jährigen von 15 % auf heute 24 % zu.
Frauen werden heute etwa 83,3 und Männer 78,5 Jahre alt. Jedes zweite heute geborene Mädchen wird bei gleich bleibenden Bedingungen 100 Jahre alt werden.
2030 werden 71 Rentner 100 Erwerbstätigen gegenüberstehen, angenommen, das durchschnittliche Renteneinstiegsalter bleibt bei 60 Jahren. Zum Vergleich: im Jahr 2001 kamen 44 über 60-Jährige auf 100 Erwerbstätige.

[1] Demografische Veränderungen

Demografische Aspekte zum Altern

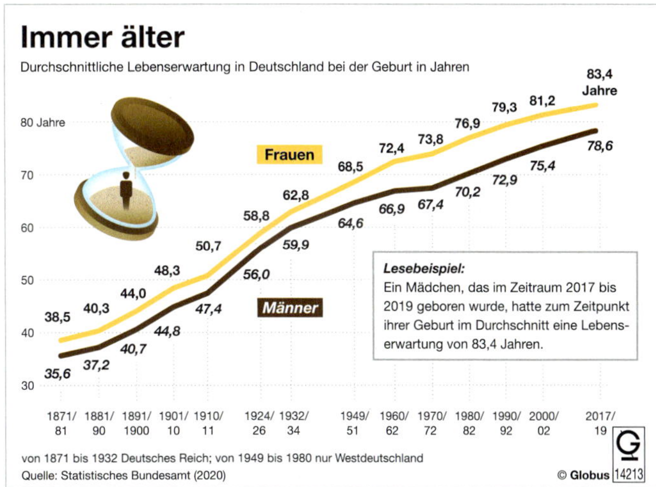

Die Berechnung der durchschnittlichen Lebenserwartung einer bestimmten Bevölkerung (*Population*) nimmt in der Diskussion um Altersfragen eine bedeutende Rolle ein. Die Lebenserwartung in Deutschland beträgt für neugeborene Jungen 78,5 Jahre, für neugeborene Mädchen 83,3 Jahre (Stand 2018).

Die durchschnittliche Lebenserwartung betrug vor 160 Jahren noch ca. 40 Jahre. Seit Beginn des 20. Jahrhunderts ist die Lebenserwartung kontinuierlich um drei Monate pro Jahr angestiegen und wird wohl weiter steigen. Allerdings können Kriege, Seuchen oder andere Katastrophen die Lebenserwartung stark einschränken, wie in den zentralafrikanischen Staaten, in denen die Lebenserwartung auf Grund der AIDS-Epidemie nur noch ca. 40 Jahre beträgt.

Die kontinuierliche Erhöhung der Lebenserwartung hat verschiedene Ursachen:

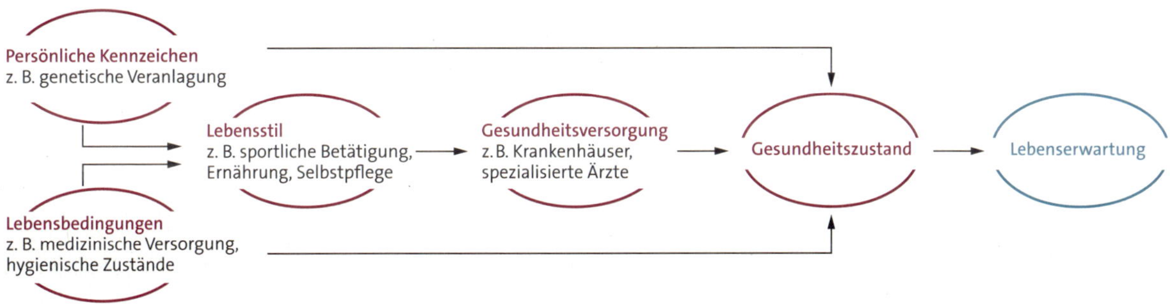
Persönliche Kennzeichen
z. B. genetische Veranlagung
Lebensstil
z. B. sportliche Betätigung, Ernährung, Selbstpflege
Lebensbedingungen
z. B. medizinische Versorgung, hygienische Zustände
Gesundheitsversorgung
z. B. Krankenhäuser, spezialisierte Ärzte
Gesundheitszustand
Lebenserwartung

[2] Ursachen der erhöhten Lebenserwartung

Auf Grund der immer älter werdenden Menschen und der sinkenden Geburtenraten verschiebt sich das Verhältnis von alten zu jungen Menschen. Experten sprechen hier von einer Umkehr der Alterspyramiden bzw. von ihrer Umwandlung hin zum Altersbaum. Dies hat unter anderem Einfluss auf die bestehenden Sozialsysteme, die wirtschaftlichen Verhältnisse und die Lebenssituation von alten Menschen.

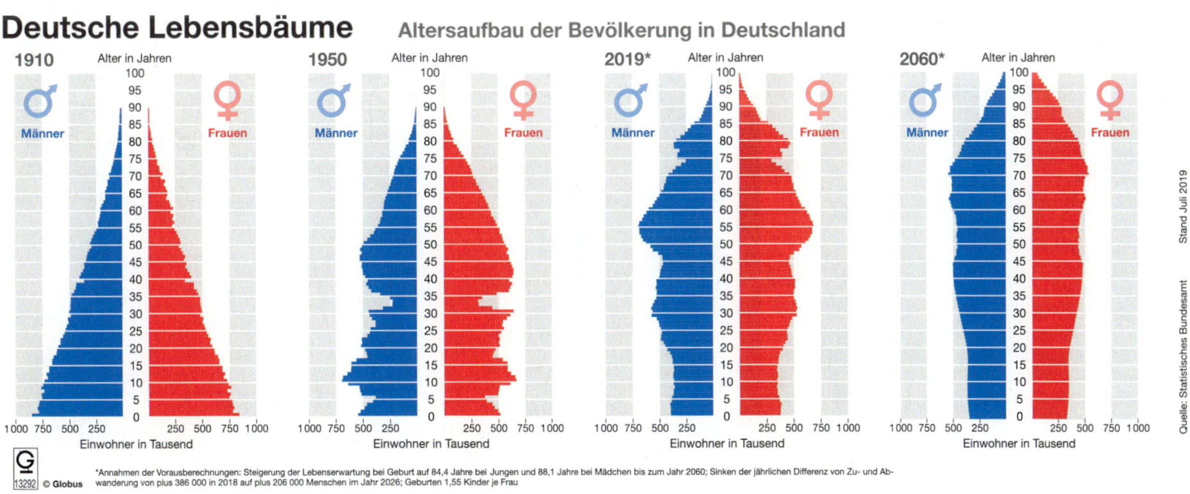

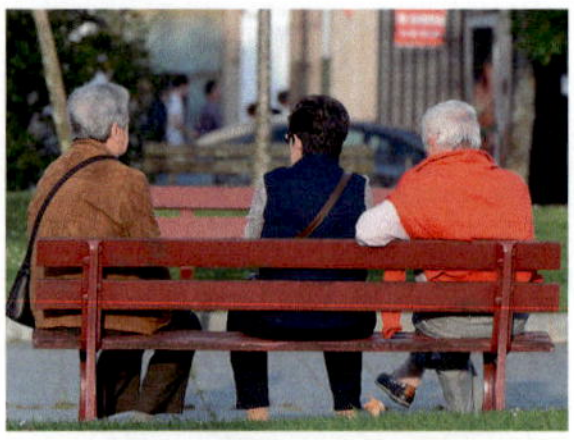

[1] Die Feminisierung im Alter beruht auf der niedrigeren Lebenserwartung von Männern z. B. durch Kriege.

In der alternden Gesellschaft verändern sich aber auch die Sozialstrukturen. Wie aus den Alterspyramiden deutlich wird, ist der heutige Anteil der über 60-jährigen Frauen überdimensional hoch. Dieses Phänomen wird **Feminisierung** der älteren Bevölkerung genannt. Auch die längere Lebenserwartung von Frauen ist eine Entwicklung des 20. Jahrhunderts. In Europa lag 2019 die Lebenserwartung der Frauen um 7 Jahre höher als die der Männer.

Man hat kaum gesicherte Erkenntnisse über die Gründe der „höhere Lebenserwartung" von Frauen, aber man vermutet, dass es sich eher um eine Übersterblichkeit der Männer handelt. Frauen leben also nicht länger, sondern die Männer sterben früher. Das mag auf den ersten Blick Wortklauberei sein, doch spielt dies bei der Ursachenforschung eine wesentliche Rolle. Wissenschaftler belegen die Theorie der Übersterblichkeit damit, dass in allen Altersgruppen (vom Säugling bis zum Hochbetagten) die Sterblichkeitsrate der Männer höher als die der Frauen ist. Folgende Ursachen hierfür werden angeführt:

- Das Erkrankungsrisiko von Männern ist höher.
- Das Unfallrisiko von Männern ist höher. Dies könnte an einer höheren Risikobereitschaft der männlichen Bevölkerung liegen.

Dies führt dazu, dass der Frauenanteil der Hochbetagten bis zu 70 % beträgt. In der Folge erleiden auch statistisch gesehen mehr Frauen alterstypische Erkrankungen. Weiterhin bedeutet die Übersterblichkeit der Männer, dass Frauen eher verwitwen als Männer. Das zieht wiederum das Problem der sowohl finanziellen als auch sozialen Versorgung alleinstehender, hochbetagter Frauen nach sich.

Ein weiteres für die demografische Entwicklung wichtiges Phänomen ist die **Individualisierung**, infolge des kulturellen und strukturellen Gesellschaftswandels. Sie ist durch folgende Veränderungen gekennzeichnet:

- Weltanschauungen und Lebensformen sind vielfältiger geworden. Man spricht hier auch von einer pluralistischen Gesellschaft.
- Durch die geforderte Flexibilität der Einzelnen wie auch durch die Mobilität der modernen Gesellschaft wechseln viele Menschen heute mehrmals im Leben ihren Wohnort. Beziehungen existieren häufig nicht mehr in festen vorgegebenen Strukturen.
- Die Geschlechterrollen haben sich verändert. Eheschließungen sind für Frauen keine notwendige existenzielle Grundlage mehr.
- Die Gestaltung der Lebensläufe hat an Individualität zugenommen.

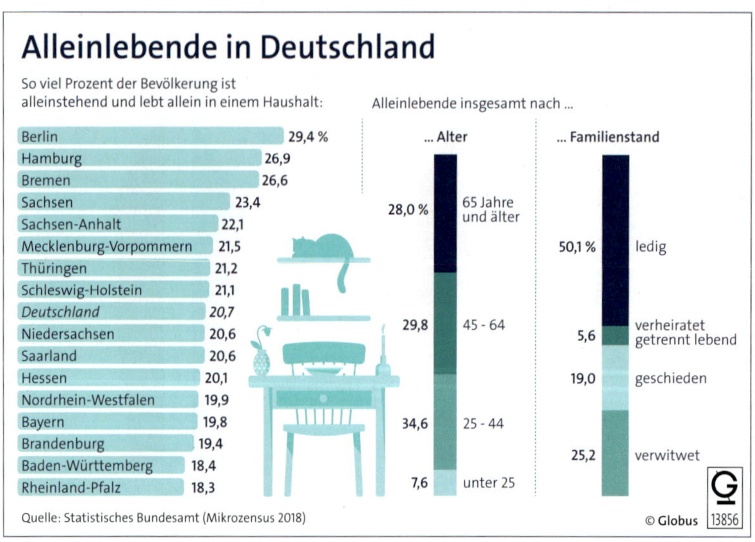

Die zunehmende Individualisierung und Feminisierung führt zu dem Phänomen, welches Soziologen die **Singularisierung** der Gesellschaft nennen. Gerade in den Großstädten wohnen viele (alte) Menschen in so genannten Einpersonenhaushalten, mit den daraus resultierenden Konsequenzen für die Versorgung im Alter.

Folgen der demografischen Entwicklung und des Strukturwandels 3.5.3

Um den zukünftigen pflegerischen und medizinischen Bedarf abzuschätzen, gibt es drei Thesen:

1 Kompression der Morbidität
2 Medikalisierungsthese
3 bimodales Konzept

Morbidität | 516

Die These **„Kompression der Morbidität"** geht davon aus, dass mit der Verlängerung der Lebenszeit auch eine Verlängerung der Arbeitszeit (Erwerbstätigkeit, Hauswirtschaftliche Tätigkeit in der eigenen Familie oder Ehrenamt) einhergeht. Hieraus resultiert eine Hinauszögerung altersbedingter Erkrankungen. Dies ist unter anderem einer gesünderen Ernährung, verbesserter Hygiene, effektiver Arbeitsschutzbestimmungen und der Nutzung besserer medizinischer Verfahren zu verdanken. Die heute 70-Jährigen sind körperlich und geistig so fit wie die etwa 65-Jährigen vor 30 Jahren. Dem Ideal, diese „jungen" Alten könnten auch länger arbeiten, ist die Tatsache entgegenzusetzen, dass etwa zwei Drittel der Langzeitarbeitslosen 45 Jahre und älter sind. Wem nützen also arbeitsfähige ältere Menschen, wenn der Arbeitsmarkt sie nicht braucht? Es gibt hier allerdings die Tendenz, dass Arbeitgeber in bestimmten Bereichen die Erfahrungen und Kompetenzen älterer Arbeitnehmer zu schätzen wissen.

Im Gegensatz zu dieser These geht die **Medikalisierungsthese** davon aus, dass die gewonnenen Lebensjahre mit funktionalen Einschränkungen, wie z. B. Bewegungseinschränkungen und Sinnesbeeinträchtigungen sowie zunehmender Multimorbidität verbracht werden, da Krankheiten mit langer Latenzzeit sowie chronische Erkrankungen im Alter zunehmen.

Multimorbidität
gleichzeitiges Vorhandensein mehrerer Erkrankungen

Latenzzeit
unbemerktes Vorhandensein von Krankheiten

Werden beide Thesen zusammengenommen, entsteht das **bimodale Konzept**. Es besagt, dass sich der Gesundheitszustand mit den Generationen zwar immer weiter verbessert, allerdings steigt auch der Anteil gesundheitlich beeinträchtigter und pflegebedürftiger älterer Menschen.

Aus der beschriebenen demografischen Entwicklung und dem Altersstrukturwandel ergeben sich folgende individuelle und gesellschaftliche Folgen:

Gesellschaftliche und individuelle Folgen der demografischen Entwicklung

- Der so genannte Ruhestand kann sowohl mit Begriffen wie Befreiung, Selbstverwirklichung und Entspannung als auch mit Verlustgefühlen und -ängsten verbunden sein.
- Der so genannte Generationenvertrag ist eine zunehmende Herausforderung, da immer mehr Ältere über 60 Jahren immer weniger Erwerbstätigen gegenüberstehen.
- Die Zahl der Anspruchsberechtigten in der Rentenversicherung, aber auch der Pflege- und Krankenversicherung nimmt zu.
- Ältere Menschen sind eine zunehmend umworbene Zielgruppe, deren Kaufkraft gefragt ist und die ihre Freizeit aktiv gestalten.
- Mit steigendem Alter erhöhen sich das Erkrankungsrisiko sowie die Gefahr der Hilfe- und Pflegeabhängigkeit. Dies bedeutet wachsende Anforderungen für Altenpflege, Geriatrie sowie unterstützende Angehörige.

Aufgabenstellungen

Kapitel 3.1

1 Erklären Sie die Begriffe Sachleistungsprinzip und Kostenerstattungsprinzip.
2 Nennen Sie die Versorgungsbereiche des deutschen Gesundheitssystems. Ordnen Sie ihnen tabellarisch die im jeweiligen Bereich relevanten Leistungserbringer und Leistungsträger zu.
3 Erklären Sie das Solidaritätsprinzip. Erläutern Sie dabei, wie innerhalb des Sozialversicherungssystems soziale Solidarität praktiziert wird.
4 Nennen Sie die Teilsysteme der sozialen Sicherung und ordnen Sie ihnen tabellarisch ihre jeweiligen Leistungen zu.
5 Erläutern Sie die Finanzierung der gesetzlichen Krankenversicherung.

Kapitel 3.2

1 Beschreiben Sie den Case Management Regelkreis. Erläutern Sie dabei die Maßnahmen, die die einzelnen Stufen beinhalten.
2 Beschreiben Sie die Rolle der Case Managerin in ihren einzelnen Funktionen.
3 Nennen Sie Erkrankungen für die derzeit Disease-Management-Programme vorliegen. Begründen Sie, warum die Schaffung solcher Programme vorrangig für diese Erkrankungen erfolgte.
4 Erläutern Sie die gemeinsamen Zielsetzungen, die Disease-Management-Programmen, Hausarztmodellen und der Integrierten Versorgung zu Grunde liegen.

Kapitel 3.3

1 Erläutern Sie die Grundsätze des Qualitätsmanagements.
2 Stellen Sie die zentrale und die dezentrale Methode des Qualitätsmanagements tabellarisch gegenüber, indem Sie deren Vor- und Nachteile gegeneinander abwägen.
3 Unterscheiden Sie verschiedene Qualitätsdimensionen unter Verwendung von Beispielen. Benennen Sie am Beispiel Ihrer Schule Inhalte der einzelnen Dimensionen von Qualität.
4 Erstellen Sie eine Grafik die den Kreisprozess der Qualitätsentwicklung zeigt. Formulieren Sie in Arbeitsgruppen Qualitätsentwicklungsschritte für ein fiktives Projekt, dokumentieren Sie diese und stellen Sie sie im Plenum vor.

Kapitel 3.4

1 Erläutern Sie den Zusammenhang zwischen Bildungsgrad, Einkommen und Gesundheit.
2 Nennen Sie schichtspezifische Belastungsfaktoren, die einen Einfluss auf Gesundheit haben.
3 Nehmen Sie Stellung zu der Aussage: „Erwerbstätigkeit hat eine zentrale Bedeutung für die soziale Lage des Individuums in der Gesellschaft“. Verwenden Sie wichtige, an Erwerbstätigkeit gebundene Ressourcen in Ihrer Erläuterung und beziehen sie sich auf die Möglichkeiten zur Entstehung von Gesundheit im Sinne der Ottawa-Charta der WHO von 1986 (S. 55). Diskutieren Sie Ihre Ergebnisse im Plenum.

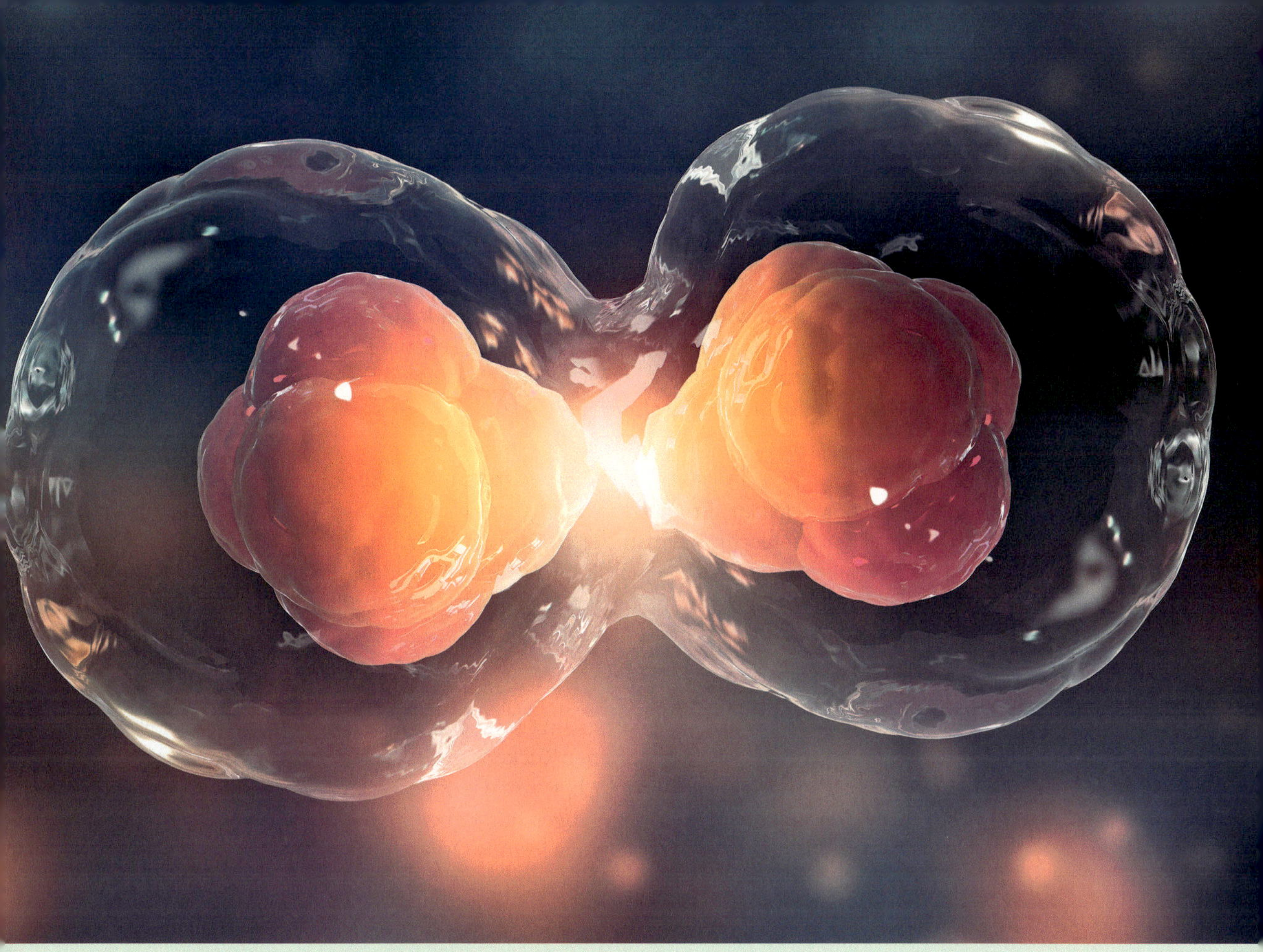

4

Die Komplexität des menschlichen Körpers

4 Die Komplexität des menschlichen Körpers

4.1 Grundbegriffe der Medizin

Jeder Mensch wird vielfach in seinem Leben krank. Krankheit und Leid sind unvermeidbar und eine Begleiterscheinung des Lebens. Kranksein ist ein subjektives Geschehen, das den leidenden Menschen existenziell bedroht, sein Selbstbild stört und sein Wohlbefinden einschränkt.

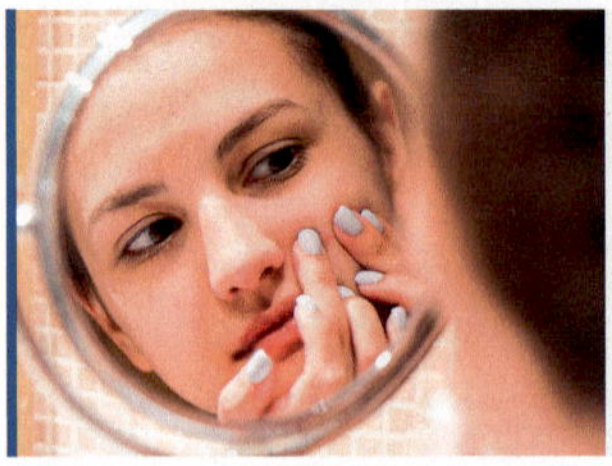

B Eine 14-jährige Schülerin entdeckt beim Blick in den Spiegel eklige Pickel in ihrem Gesicht. Sie ist geschockt. Sie fühlt sich hässlich und schlecht. Jeder in der Schule wird das sehen. Sie versucht, die Pickel auszudrücken. Die malträtierte Haut nässt; der Abdeckstift hält nicht. Bestimmt kommen die fiesen Pusteln von den fettigen Chips, die sie am Vorabend gegessen hat.

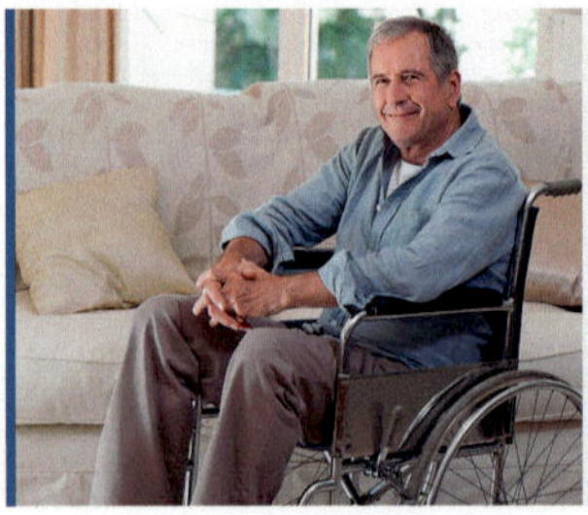

B Ein 57-jähriger Mann sitzt seit seiner Kindheit wegen einer Meningomyelozele (sog. offener Rücken) im Rollstuhl. Eine Myokarditis (Herzmuskelentzündung) hat sein Herz so geschwächt, dass er sich einer Herztransplantation unterzogen hat. Er benötigt eine Vielzahl Medikamente, damit sein Immunsystem das fremde Organ nicht abstößt. Nun kann er wieder mit seinem Rollstuhl herumfahren und sein Leben frei gestalten. Er strahlt: „Jetzt fühle ich mich wieder richtig gesund."

Jede Krankheit und Verletzung ruft beim Betroffenen ein Gefühl bzw. eine Phase des Traurigseins oder auch der Wut hervor; die Einschränkung der körperlichen Integrität, der Schmerzfreiheit und Leistungsfähigkeit ist nicht immer leicht zu bewältigen; dies zu verarbeiten braucht Zeit und Kraft. Viele Krankheiten sind zudem Ausdruck des unwiderruflichen Alterns; den Verlust der Fähigkeit, Kinder zu bekommen, die schwindende Potenz, Schönheit und Jugendlichkeit zu verarbeiten und sich der Gewissheit des Todes zu stellen, fällt jedem Menschen auf seine persönliche Weise schwer. Die passenden Antworten auf den buchstäblich schmerzhaften Alterungsprozess werden durchaus nicht nur in Praxen und Kliniken, mit Spritzen und Tabletten gegeben; lebenserfahrene Psychologie, solidarische Mitmenschlichkeit, auch empathische Seelsorge und nicht zuletzt einfühlender Humor sind oft die beste „Medizin".

Verdrängung
unbewusstes Vergessen einer ungeliebten Tatsache

Rationalisierung
vordergründig vernünftiges Erklären emotional belastender Umstände

Wie stark ein Mensch unter Symptomen leidet und wie lange er mit dem Arztbesuch wartet, hängt von vielen Faktoren ab; dies sind vor allem eigene Erfahrungen inkl. schwerer Krankheitsverläufe im sozialen Umfeld, Schmerzempfindlichkeit, Angst, Stress, Schuldgefühle und Vorstellungen von der Krankheitsentstehung. Sichtbare Blutungen, z. B. beim Husten, aus Blase oder Darm, führen die meisten Menschen zum Arzt. |**Verdrängung** oder |**Rationalisierung** können jedoch zum Verleugnen der Symptome führen: „Was von selbst kommt, geht auch von selbst"; „Das war sicher der Stress" usw. Oft spielen Scham, Schuldgefühle oder Angst vor unangenehmen Untersuchungen oder schwerer Krankheit eine große Rolle, wenn Menschen verzögert oder überhaupt nicht zum Arzt gehen: „Ich will es lieber gar nicht wissen."

Ein Mensch, der sich krank fühlt, geht keinesfalls gleich zum Arzt. Er durchläuft (außer im **akut**, also plötzlich auftretenden Notfall) verschiedene Stufen der Hilfesuche:

Symptomwahrnehmung „Ich bin krank": z. B. Halsschmerzen, Schluckbeschwerden

↓

Abwarten – Hoffnung auf Selbstheilung; bei Nichterfolg oder Verschlimmerung:

↓

Versuch der Selbstbehandlung mittels eigener Erfahrungen aus früheren Erkrankungen, z. B. Gurgeln. Ggf. Informationssuche im Internet oder in der Gesundheitsliteratur. Falls nicht erfolgreich:

↓

Zuhilfenahme erfahrender Personen des persönlichen Umfeldes; dies können Laien oder Angehörige medizinischer Berufe sein. Diese erweiterte Selbsthilfe kann z. B. in der Schmerzmitteleinnahme auf den Tipp einer Freundin hin bestehen. Falls nicht erfolgreich:

↓

Aufsuchen professioneller Hilfe. Gang zur Apotheke und Einnahme frei verkäuflicher Medikamente, z. B. Halsschmerztabletten. Falls nicht erfolgreich:

↓

Aufsuchen des Hausarztes. (Auch bei Notwendigkeit einer Arbeitsunfähigkeitsbescheinigung.)
Der Arzt untersucht den Kranken und verordnet z. B. bei einer bakteriellen Mandelentzündung ein Antibiotikum. Falls dies nicht hilft:

↓

Der Patient konsultiert erneut den Hausarzt; sollten dessen weitere therapeutische bzw. diagnostische Maßnahmen nicht helfen, überweist er zum Facharzt. Falls nicht erfolgreich:

↓

Der Facharzt schickt den Patienten ggf. zu weiteren Spezialisten oder ins Krankenhaus, etwa wenn eine Operation nötig ist (z. B. Entfernung der Mandeln).

Die meisten Menschen haben eine eigene Vermutung über die Ursache ihrer Krankheit; man nennt dies **Kausalitätsbedürfnis**. „Da hatte ich mich an einem Ast gestoßen und nun heilt es nicht", berichtet ein 79-jähriger Hobbygärtner. Tatsächlich hat er hellen Hautkrebs an der Stirn.

Die medizinische Psychologie kennt auch die Begriffe **primären und sekundären Krankheitsgewinn**; damit sind verschiedene positive Aspekte des Krankseins gemeint. Primärer Krankheitsgewinn ist die psychische Entlastung, die entsteht, wenn ein seelischer Konflikt in ein Symptom umgesetzt wird. Sigmund Freud beschrieb die Konversionsneurose, bei der der Körper unbewusste Probleme in Funktionsstörungen und Krankheit ausdrückt. Heute drückt der Begriff **Somatisierung** (gr. soma = Körper) aus, dass unverarbeitete bzw. unbewusste innere Konflikte in körperliche Symptome umgesetzt werden. Als sekundärer Krankheitsgewinn werden praktische Vorteile bezeichnet, die der Patient durch die Krankheit erlangt, wie Entlastung von (unangenehmer) Arbeit und Alltagspflichten sowie vermehrte Ruhe. Auch intensivere Aufmerksamkeit, Interesse und Mitgefühl des sozialen Umfeldes sind positive Begleiterscheinungen von Krankheit. Finanzielle Vorteile wie Krankengeld, Schmerzensgeld und ggf. Rentenzahlungen zählen ebenfalls zum sekundären Krankheitsgewinn. Manch einer „feiert krank"; auf der anderen Seite können leistungsbezogene Persönlichkeiten Einschränkungen ihrer Arbeitsfähigkeit oft schlecht akzeptieren und arbeiten buchstäblich bis zum Umfallen.

4.1.1 Der Arztbesuch

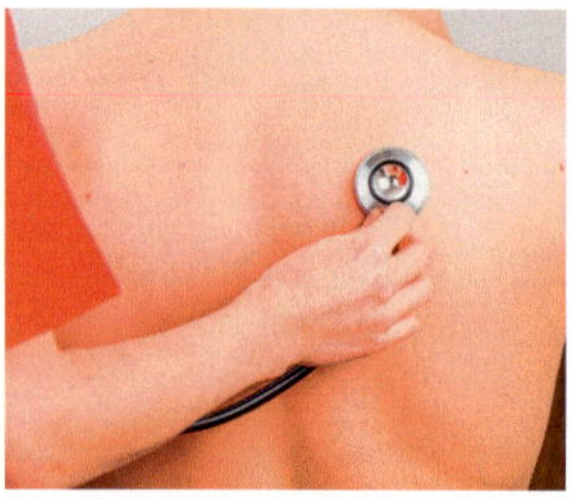

[1] Auskultation

Der **Patient** kommt zum Arzt. Er schildert seine **Symptome** bzw. Beschwerden und der Arzt stellt weiterführende Fragen zum Spontanbericht des Patienten. Symptome können **subjektiv**, also nur für den Patienten fühlbar sein (Schwindelgefühl, Unwohlsein, Kopfschmerzen), oder **objektiv**, d. h. auch für den Arzt erkennbar oder messbar sein (Hautausschlag, Lähmung, Fieber).

Die Befragung des Kranken bzw. Erhebung der Krankengeschichte, die **Anamnese**, ist die wichtigste diagnostische Maßnahme der Medizin. Sie liefert in ca. 90 % aller Fälle die entscheidenden Hinweise für die Diagnosestellung. Untersuchungen dienen vor allem der Bestätigung oder dem Ausschluss der bereits im Gespräch gefassten **Verdachtsdiagnose**.

Die Anamnese umfasst die **jetzige Anamnese** (den Grund des Arztbesuches bzw. aktuelle Beschwerden), die **frühere Anamnese** (frühere Erkrankungen, Operationen, Allergien, Genussmittel- und Drogenkonsum, Medikamenteneinnahme usw.), die **Familienanamnese** (bei Blutsverwandten aufgetretene Erkrankungen), die **vegetative Anamnese** (unwillkürlich ablaufende Körperfunktionen wie Schlaf, Schwitzen, Wasserlassen usw.), die **soziale Anamnese** (Familienstand, Beruf) sowie ggf. die **psychische** bzw. **psychiatrische Anamnese**, die Stimmung, Antrieb und Biografisches betrifft. Kann der Patient selbst anamnestische Angaben machen, spricht man von **Eigenanamnese.** Liegt ein Kommunikationshindernis vor (Sprachbarriere, Bewusstlosigkeit, Persönlichkeitsveränderungen, Säugling usw.), wird jemand aus dem Umfeld des Patienten befragt; es wird die **Fremdanamnese** erhoben.

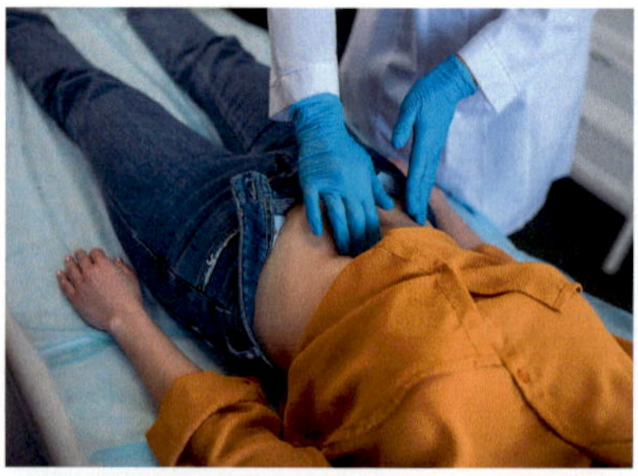

[2] Palpation des Bauchraums

Der Arzt untersucht den Patienten zunächst klinisch, d. h. mit einfachen Mitteln – seinen eigenen Sinnen und einfachen Untersuchungsgeräten bzw. Hilfsmitteln. Die Reihenfolge bei der klinischen Untersuchung ist: Betrachten (**Inspektion**), Abtasten (**Palpation**), Beklopfen (**Perkussion**) und Abhören mit dem Stethoskop (**Auskultation**). Eine komplette körperliche Untersuchung inkl. Haut, sichtbarer Schleimhaut, Blutdruck- und Pulsmessung wird **Ganzkörperstatus** genannt. Funktionstests und apparative Untersuchungen können im Bedarfsfall folgen. Die Inhalte der Anamnese und therapeutischer Gespräche sowie sämtliche Untersuchungsergebnisse werden aus medizinischen und juristischen Gründen genau dokumentiert. Ärztliche Dokumente einschließlich Röntgenbildern, Laborwerten, Befunden und Berichten anderer Ärzte müssen im Regelfall zehn Jahre lang aufbewahrt werden.

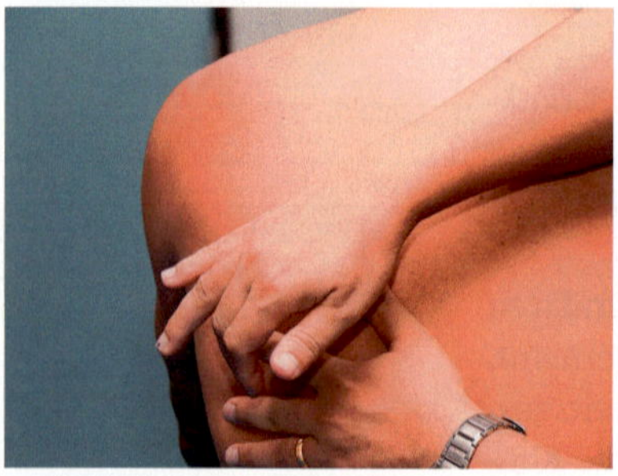

[3] Perkussion

Instrumente für die klinische Untersuchung

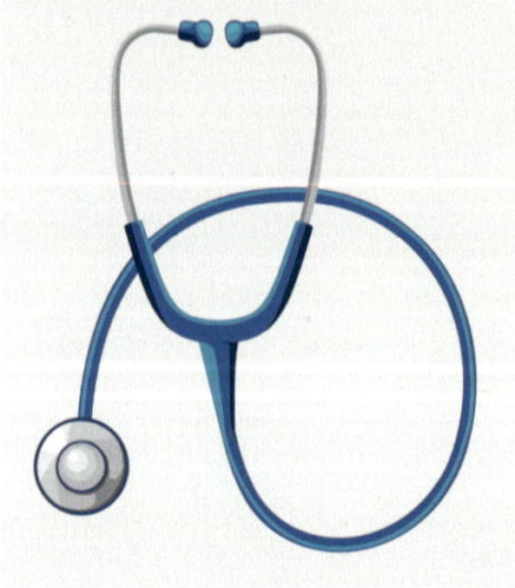

Stethoskop

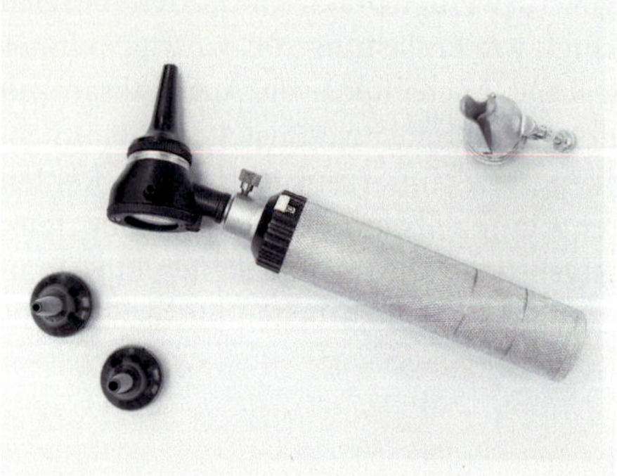

Otoskop (Ohrenspiegel)

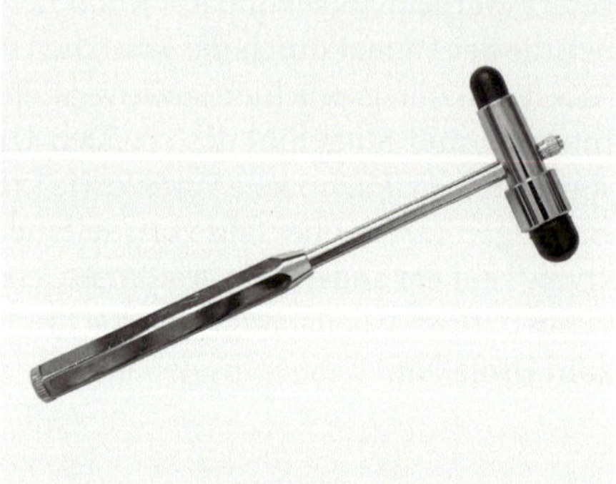

Reflexhammer

Um eine große Anzahl einzelner Befunde in kurzer Zeit dokumentieren und schnell wiederfinden und aufrufen zu können, wird in der Medizin vieles abgekürzt. Auch werden anatomische Begriffe (z. B. lat. pulmo = Lunge, cor = Herz) als Kurzworte benutzt.

Abkürzung	Bedeutung	Erläuterung / Beispiel
o. B.	ohne Befund	Der Befund ist normal; es liegt kein pathologischer (krankhafter) Befund vor. Pulmo o. B. heißt: Das Abhören der Lunge (lat. pulmo) ergab einen Normalbefund.
V. a.	Verdacht auf	Es besteht der Verdacht, dass eine bestimmte Krankheit (Diagnose) vorliegt; V. a. Bronchial-Ca. (Lungenkrebs) bei chronischem Husten eines Rauchers.
Z. n.	Zustand nach	Der Patient hatte diese Krankheit; Z. n. Herzinfarkt bedeutet, dass der Patient kranke Herzkranzgefäße hat; der abgelaufene Herzinfarkt hat dies bewiesen.
z. A.	zum Ausschluss	Um sicher zu sein, dass eine bestimmte Krankheit **nicht** vorliegt, schreibt man dies auf Überweisungen; z. B. bei chronischem Husten fordert man eine Lungenspiegelung an mit der Kurzformel „z. A. Bronchial-Ca.“.
+/–	positiv bzw. negativ	Positiv heißt im medizinischen Sprachgebrauch, dass etwas nachweisbar ist, z. B. Antikörper gegen das HI-Virus; negativ heißt, dass etwas nicht nachweisbar ist. HIV-negativ bedeutet, dass keine Antikörper gegen HIV gefunden wurden.
Ø	kein, nicht	Ein bestimmter Befund liegt nicht vor; Ø Herzgeräusch heißt, dass die Herztöne normal sind.
Ca.	carcinoma	lat. = Krebs (Karzinom); Bronchial-Ca. = Lungenkrebs, Mamma-Ca. = Brustkrebs, Zervix-Ca. = Gebärmutterhalskrebs, Prostata-Ca. = Krebs der Vorsteherdrüse
rez.	rezidivierend	wiederkehrend; die Patientin leidet unter rez. Harnwegsinfekten heißt, dass sie häufig an Blasenentzündungen leidet
chron.	chronisch	Lang andauernd; bei einem Kind liegt eine chronische Bronchitis vor heißt, dass es ständig Husten hat (Ggs. **akut**).

Vertrauen ist die Basis

Alle Gesprächsinhalte und Befunde unterliegen der ärztlichen **Schweigepflicht**, von der den Arzt und jeden mit der Pflege und Behandlung von Patienten betrauten Menschen nur ein wichtiger Grund (z. B. ein Verbrechen) oder der Patient selbst (für Gutachten o. Ä.) entbinden kann. Der Schweigepflicht unterliegen alle Mitarbeiter, die mit Daten und Informationen des Patienten in Kontakt kommen, auch z. B. Reinigungspersonal. Sie gilt auch Arbeitgebern, Ehepartnern und der Familie gegenüber. Sie endet nicht mit dem Tod. Ein Bruch der Schweigepflicht ist eine Straftat nach § 203 StGB.

Grundsatzfragen

„Vor der Therapie die Diagnose“, mahnt ein Oberarzt seine Assistenzärzte. Er möchte verhindern, dass ohne gründliche Diagnostik vorschnell Therapien stattfinden, die weder zielgerichtet noch gerechtfertigt sind – und den Patienten schaden. Starke Medikamente gegen Kopfschmerzen lindern zwar zunächst die Beschwerden – behandeln aber den ursächlichen Hirntumor nicht und verzögern sogar dessen Erkennung. Vielleicht wird sogar der richtige Zeitpunkt für eine Operation verpasst.

„Vor der Diagnose die Therapie“, ermahnt ein Allgemeinmedizin-Professor angehende Hausärzte. Er möchte verhindern, dass Menschen unnötig aufwendiger und belastender Diagnostik unterzogen werden, obwohl diese keine Konsequenz hätte. Das richtige, „gesunde“ Maß zwischen abwartendem und aktivem Vorgehen zu finden, ist eine Herausforderung in allen Bereichen und Berufen des Gesundheitswesens.

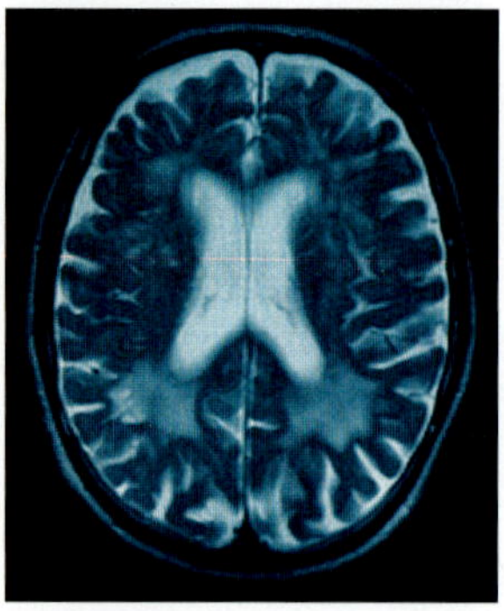

[1] Kernspinaufnahme (MRT) des Kopfes

Psychosomatik
Lehre von den Wechselwirkungen von Körper und Seele auf das Krankheitsgeschehen

Ein schwer krebskranker, sterbender Mensch hat neuerdings Kopfschmerzen und Gangstörungen. Muss nun eine **Kernspinaufnahme** des Kopfes angefertigt werden, um zu sehen, ob er Hirnmetastasen hat [Abb. 1]. Hier sind Schmerztherapie und Sturzprophylaxe wichtiger.

Der hippokratische Leitsatz „niemals schaden" ist bei jedem Menschen und jedem Kranksein zu beachten und immer wieder individuell und situativ richtig auszulegen.

Therapie erfolgt oft **symptomatisch**, d. h. sie richtet sich nur gegen die Beschwerden. Schmerzmitteleinnahme gegen Rückenschmerzen findet täglich millionenfach statt.

Die Ursache „Bewegungsmangel bei sitzender Tätigkeit" wird oft nicht angegangen. Sport in den Alltag zu integrieren wäre eine **kausale**, d. h. ursächliche Therapie. Bei chronischen Beschwerden mit starker Muskelverspannung können auch Dauerstress oder eine Depression ursächlich sein. In diesem Fall können eine Psychotherapie und/oder **psychosomatisch** ausgerichtete Kur ein kausaler Behandlungsansatz sein. Eine Therapie kann **spezifisch**, d. h. genau zielgerichtet stattfinden (Operation zur Entfernung einer geplatzten Bandscheibe) oder **unspezifisch**, d. h. allgemein hilfreich sein (Kräftigung der Muskulatur und Erlernen von Entspannungsübungen bei Rückenschmerzen).

Die therapeutische Beziehung – eine Partnerschaft?

Die Wahrscheinlichkeit, dass ein Patient Therapiemaßnahmen durchführt, ist je nach Persönlichkeit und Motivation des Menschen und Art der verordneten Maßnahmen sehr verschieden. Die **Therapietreue**, also das „Maß", wie gut sich der Patient an die Vorgaben des Arztes bzw. Therapeuten hält, wird als **Compliance** bezeichnet. Beschließt eine Diabetesberaterin z. B., dass ein Typ-2-Diabetiker „unbedingt abnehmen und sich mehr bewegen muss", und gibt ihm lapidar vor, dass er im nächsten Quartal um zehn Kilogramm leichter wiederkommen soll, wird er sicher keine gute Compliance aufweisen. Man spricht dann von **Non-Compliance** (engl. = fehlende Therapietreue). Der Patient wird an seinem liebgewonnenen Lebensstil nichts ändern und wahrscheinlich die Behandlung abbrechen.

Der Begriff **Adhärenz** (engl. **Adherence** = Befolgung) beschreibt die Umsetzung von Therapiezielen, die Patient und Therapeut gemeinsam entwickelt und festgelegt haben. Naturgemäß klaffen die Vorstellungen oft weit auseinander; vor allem, wenn es um Lebensstiländerungen (Rauchstopp, Abnehmen) oder belastende, langfristige Therapiemaßnahmen geht (regelmäßige Rückengymnastik, Einhaltung vieler, zeitraubender Termine z. B. bei Allergiebehandlungen, mehrfach tägliche Medikamenteneinnahme, häufig erforderliche Selbstverletzung zum Zweck regelmäßiger Blutzuckermessungen).

Abschreckung wirkt weniger motivierend als positive Ziele. Mithilfe der **motivierenden Gesprächsführung** nach Miller und Rollnick kann schrittweise die Motivation des Patienten unter Nutzung seiner Ressourcen geweckt und gestärkt werden. Statt „Wenn Sie so weitermachen, sind Sie in Kürze tot", fragt man z. B.: „Was machen Sie mit Ihrem Enkelkind am liebsten?" Man arbeitet mit dem Patienten die Quellen seiner individuellen Lebensfreude heraus; „Welche drei Dinge in Ihrem Leben sind Ihnen am wichtigsten?" kann das Eigeninteresse an notwendigen Maßnahmen eher aktivieren als „wenn Sie die Tabletten nicht nehmen, ist der nächste Infarkt sicher".

Eine **philanthropische Grundeinstellung**, **Empathie** (Einfühlung) und **authentisches Interesse** an der Persönlichkeit des Gegenübers sind Grundvoraussetzungen für eine gelingende therapeutische Beziehung. Jeder Patient spürt, ob man es gut und ehrlich mit ihm meint. Bei allem Engagement und Idealismus ist es jedoch wichtig, die Grenzen der eigenen „Wirksamkeit" realistisch einzuschätzen. Gesundheitsbewusstsein, Motivation, Konsequenz und Durchhaltevermögen sind nicht bei jedem Menschen vorauszusetzen.

Diagnostik nach Maß

Art und Umfang weiterführender Untersuchungen sind ebenfalls für jeden Menschen und jede Situation auszuwählen. Fachärztliche Diagnostik im Anschluss an hausärztliche (auch primärärztliche genannt, da der Hausarzt oft zuerst aufgesucht wird) besteht ebenfalls aus Anamnese und klinischer Untersuchung. Natürlich fragt und untersucht ein HNO-Arzt mit anderen Schwerpunkten als ein Orthopäde. Oft wird eine sog. **bildgebende Diagnostik** durchgeführt, d.h. durch Darstellung des erkrankten Körperteils versucht man die Diagnose zu finden, zu sichern oder auszuschließen.

Bildgebende Diagnostikverfahren der Medizin

Diagnostikmethode	Verfahren	Vorteile (V), Nachteile (N), Sonstiges (S)
Sonografie 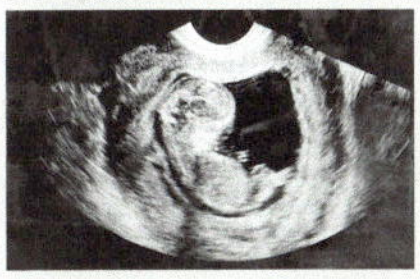 Embryo im Mutterleib	Ultraschall, d.h. vom Menschen nicht hörbare Schallwellen > 20.000 Hz, werden von Geweben unterschiedlich stark reflektiert.	V: unschädlich auch für Kinder, geeignet in der Schwangerschaft; gute Weichteilabbildung, mit Kontrastmittel zusätzliche strahlenfreie Darstellungsmöglichkeiten; mit Doppler-Technik Blutflusserkennung möglich N: Knochen- bzw. Frakturdarstellung eingeschränkt und nur bei Kindern möglich, Gelenkdarstellung v.a. bei der Säuglingshüfte S: diagnostische Qualität u.a. vom Untersucher abhängig
Röntgen 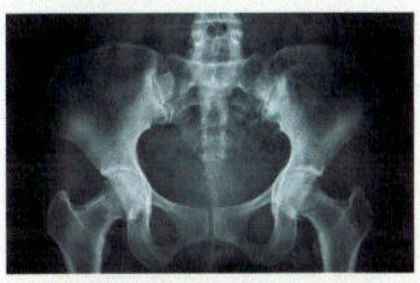 Röntgenbild des Beckens mit Hüftgelenken	Röntgenstrahlen werden von Geweben unterschiedlich absorbiert, weshalb Filme bzw. Speichermedien verschiedene Grautöne annehmen.	V: gute Knochendarstellung, relativ kostengünstig, geringer Zeitaufwand N: keine Gelenk- und Weichteilabbildung; Strahlen sind schädlich für sich teilende Zellen, was v.a. Kinder und Schwangere, aber auch das Team betrifft S: Strahlenschutz für Patienten, Hilfs- und Fachkräfte ist zu beachten
Computertomografie (CT) 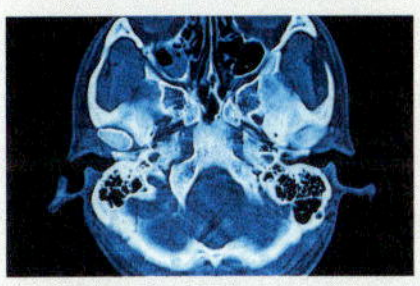 CT-Aufnahme des Kopfes	verfeinerte Röntgentechnik mit Erstellung vieler Schichtbilder	V: deutlich verbesserte Weichteildarstellung als im Röntgenbild, v.a. bei Verwendung von Kontrastmittel; relativ geringer Zeitaufwand, daher akut z.B. bei V.a. Hirnblutung bei Schlaganfall hilfreich N: Strahlenbelastung, Allergiegefahr und starke Nierenbelastung durch die notwendigen Kontrastmittel S: neue Geräte und digitale Bilddarstellung, z.B. „Spiral-CT" ermöglichen eine relativ geringe Strahlenbelastung
Magnetresonanztomografie (MRT, Kernspin) 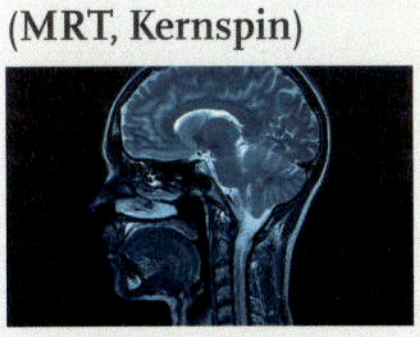 MRT (Kernspin) von Kopf und Hals	Ein starker Magnet bringt verschiedene Moleküle des Körpers unterschiedlich stark in Schwingung.	V: gute Weichteildarstellung, auch von Gehirn, Gelenken mit Kapsel und Bändern usw., oft nativ = ohne Kontrastmittel möglich; strahlenfrei N: ggf. psychische Belastung durch Untersuchung „in der Röhre" und Lärmbelastung während der Untersuchung; zeitaufwändig S: einfühlsame Begleitung und ggf. Beruhigungsmittel ermöglichen auch bei Ängsten die Untersuchung; für sehr adipöse und Angstpatienten gibt es große und offene Geräte
Endoskopie 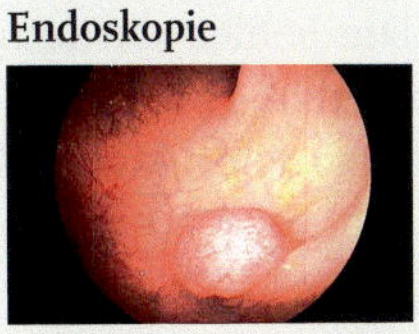 Endoskopisches Bild eines Polyps der Dickdarm-Schleimhaut	Einsicht in Hohlorgane mithilfe eines schlauch- oder stabförmigen Endoskops mit Licht und Videotechnik; sog. Spiegelung	V: gute Beurteilbarkeit von Hohlorganen durch direkte Einsicht, therapeutische Eingriffe und Probennahme möglich, z.B. bei **Gastroskopie** (Magen-), **Koloskopie** (Dickdarm-), **Laparoskopie** (Bauchhöhlen-) und **Arthroskopie** (Gelenkspiegelung) N: Organverletzung und Infektion des Gelenks bzw. der Bauchhöhle möglich, in der Bauchhöhle auch Verwachsungen

4.1.2 Laborchemische Untersuchungen

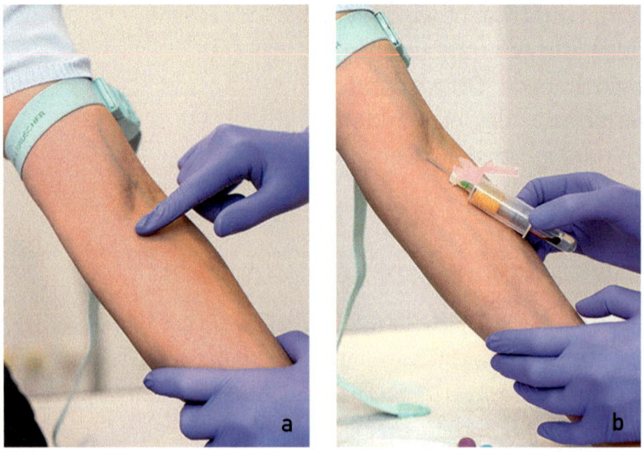

[1] Venöse Blutentnahme: a) Ertasten der Vene, b) Venenpunktion

Oftmals wird zur Diagnosestellung und vor allem zur Verlaufsbeurteilung chronischer Krankheiten eine Labordiagnostik notwendig [Abb. 1]. Die Körperflüssigkeiten Blut und Urin sind die am häufigsten untersuchten Materialien. Um korrekte Werte und damit richtige Aussagen zum Gesundheitszustand des Patienten zu erhalten, ist eine penible Einhaltung der vorgeschriebenen Bedingungen wichtig. Eine zu schnell durchgeführte Blutentnahme lässt Blutkörperchen platzen, sodass ihr Inhalt ins Blutserum bzw. -plasma ausläuft (sog. **Hämolyse**, gr. = Blutauflösung). In zu lange gelagertem Urin vermehren sich stets Bakterien, was einen Harnwegsinfekt vortäuschen kann, und flüchtiges Ankreuzen der klein gedruckten Laborbögen führt zu fehlenden oder überflüssigen Testungen ggf. unwiederbringlichen Materials. Blutentnahmen sind Körperverletzungen, die eine Einwilligung voraussetzen; bei chronisch Kranken führen sie mittelfristig zu relevanten Blutverlusten. Unüberlegte, ungezielte Diagnostik führt zu ggf. schädlichen Folgeuntersuchungen. Auf der anderen Seite können auch durch unterlassene Tests Schäden entstehen. Normabweichungen müssen richtig interpretiert werden, da sie nur ein Teil der Diagnostik sind. Es gilt der Leitsatz: „Wir behandeln Menschen, nicht Werte."

Bewertung von Laborwerten und Messergebnissen

Außerhalb der Norm heißt nicht unbedingt „krank" und in der Norm heißt nicht immer „gesund". Jeder Messwert bezieht sich auf einen Normbereich. Relevant sind hierfür die Größe und Zusammensetzung des Kollektivs, d. h. der Gruppe von Menschen, mit deren Werten der Normbereich bestimmt bzw. festgesetzt wurde. Eine Messung der Leberwerte bei 100 20-Jährigen kurz nach Silvester zur Festlegung eines Normbereichs dürfte zu einer so hohen Norm führen, dass krankhaft erhöhte Werte nicht als abweichend erkannt würden. Eine Virushepatitis (infektiöse Leberentzündung) könnte unerkannt bleiben. Da 20-jährige Frauen häufig Eisenmangel haben, würde die Normfestlegung für die Blutfarbstoffwerte aus demselben Kollektiv eine zu niedrige Norm ergeben – eine Blutarmut würde nur noch bei extrem erniedrigten Werten erkannt. Aus der mathematischen Definition des Normbereichs heraus erfasst der Normbereich nur 95 % der normalen Werte. Bezogen auf die Medizin heißt das, dass 5 % der Gesunden Messwerte außerhalb der Norm haben. Je stärker die Abweichung eines Wertes von der Norm aber ist, desto höher ist die Wahrscheinlichkeit, dass dieser Abweichung eine Krankheit zugrunde liegt. Andererseits kann auch ein Schwerkranker normale Werte haben – besteht z. B. bei der Leberzirrhose die Leber statt aus Leberzellen fast nur noch aus Narbengewebe, können keine Zellenzyme mehr ansteigen und die Leberwerte bleiben „normal". Außer diesen grundsätzlichen Erwägungen ist bei der Interpretation von Messergebnissen zu bedenken, dass Fehler bei Entnahme, Lagerung und Transport von Blutproben diese Materialien stark verändern und relevante Abweichungen erzeugen können. Vereinfacht lässt sich sagen: Die Fehler vor dem Komma passieren vor dem Labor, die Fehler nach dem Komma im Labor. Laboranalysen sind streng qualitätsgesichert, können aber nur mit dem eingesandten Material arbeiten.

Hierarchie des Lebens – vom Organismus zur Zelle 4.2

Der menschliche Körper ist ein **Organismus**: ein hoch organisierter Verbund großer und kleiner Untereinheiten, von denen jede ihre speziellen Aufgaben, Eigenschaften und Fähigkeiten besitzt. Allen, auch den kleinsten lebenden Bausteinen des Körpers, den Zellen, ist gemeinsam, dass sie die besondere Kombination aus Erbanlagen (**Genen**) besitzen, die das Individuum kennzeichnen.

Den Organismus teilt man ein in **Organsysteme**, die jeweils für eine große gemeinsame Aufgabe zuständig sind. So ist der Verdauungsapparat für Aufnahme und Zerlegung der Nahrung zuständig, das Nervensystem für Reizaufnahme, Informationsverarbeitung und Steuerungsaufgaben. Aufgaben des Urogenitalsystems (Harn- und Geschlechtstrakt) sind Entgiftung und Fortpflanzung.

Alle Organsysteme unterliegen der Steuerung durch Nerven- und Hormonsystem und arbeiten stets vernetzt. Jedes System besteht aus einigen **Organen** (gr. = Werkzeugen), welche Teilaufgaben übernehmen. Um für diese gerüstet zu sein, bestehen alle Organe aus verschiedenen **Geweben**. Jedes Gewebe ist aus unzähligen **Zellen** zusammengesetzt.

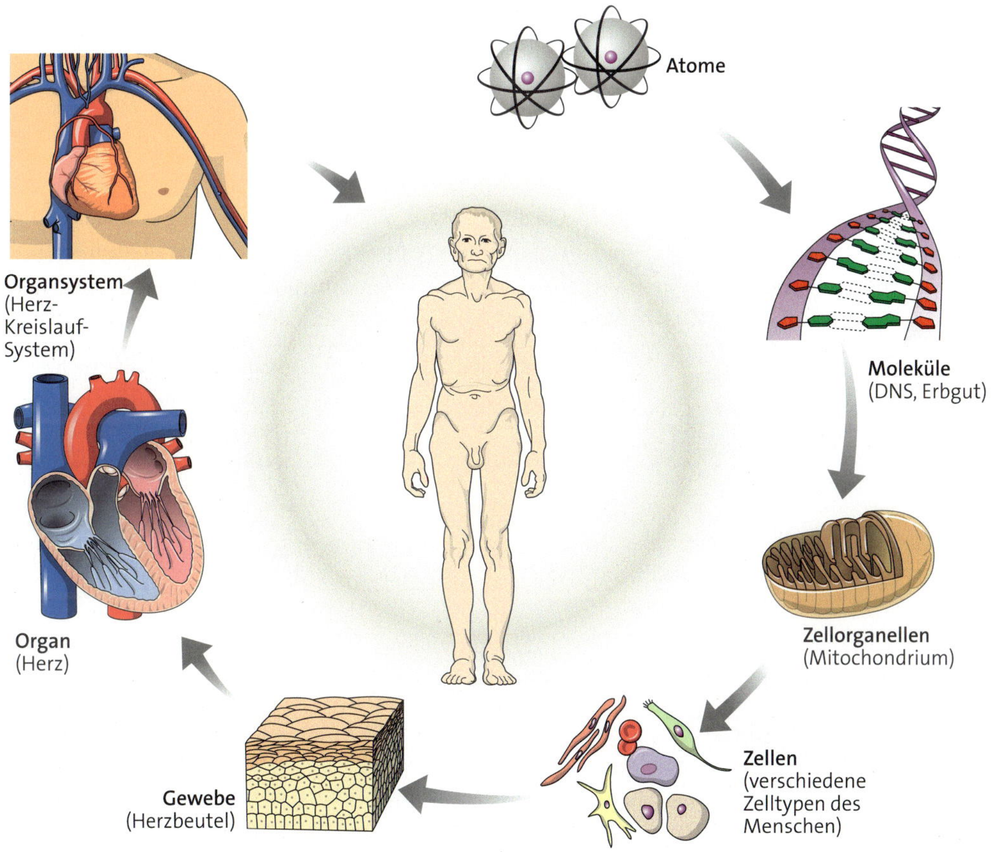

4.2.1 Aufbau der menschlichen Zelle

Die Zelle ist ein gut organisierter „Klein-Organismus“, dessen Untereinheiten, die **Organellen**, wiederum ihre speziellen Aufgaben erfüllen.

Die Zelle mit ihren Funktionseinheiten: Organellen

	Organelle	Funktion
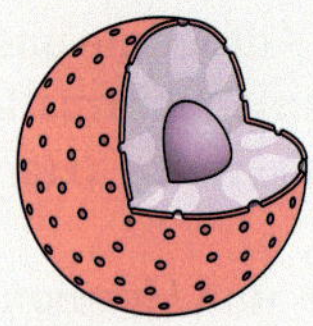	Zellkern mit Kernporen und Kernkörperchen	Sitz der Erbsubstanz, Vorbereitung und Steuerung der Zellteilung
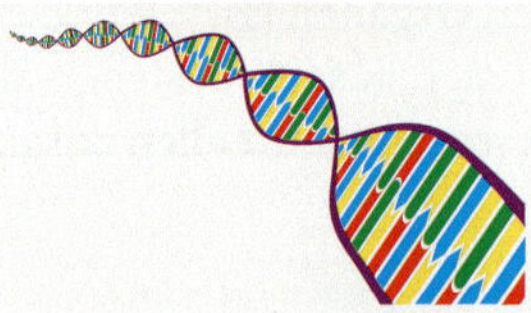	Desoxyribonucleic Acid (DNA) Desoxyribonukleinsäure (DNS)	Erbsubstanz; die langen DNA-Moleküle sind während der Zellteilung verdichtet und als Chromosomen sichtbar
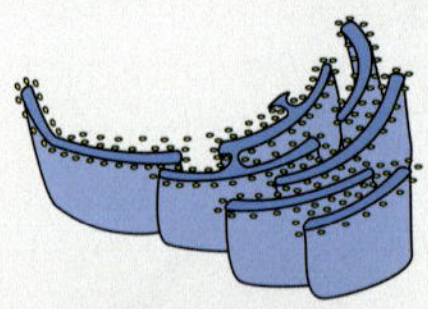	endoplasmatisches Retikulum (ER)	Netzwerk der Zelle, Eiweißsynthese, Sekretbildung usw.
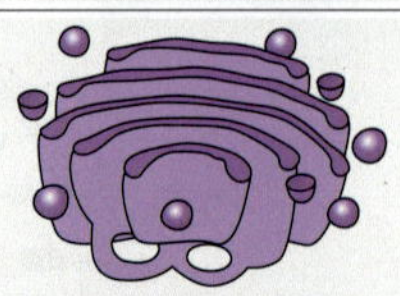	Golgi-Apparat (sprich: Goldschi-Apparat)	Speicherung der Produkte bzw. Sekrete aus dem ER
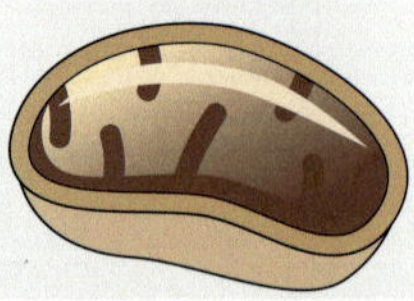	Mitochondrium (Mehrzahl: Mitochondrien)	Kraftwerk der Zelle: stellt der Zelle leicht nutzbare Energie zur Verfügung, indem es Nährstoffe in ATP umwandelt
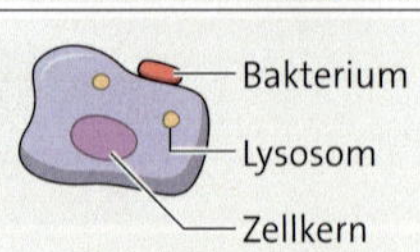	Lysosom	löst Fremdstoffe auf, ohne der Zelle selbst zu schaden
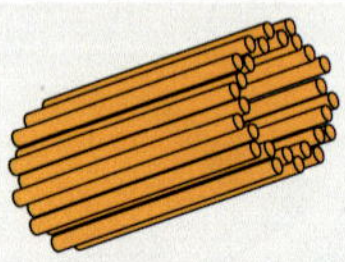	Zentriolen = Polkörperchen	Pole bei der Mitose (= Zellteilung): lenken die Chromosomen bei der Zellteilung
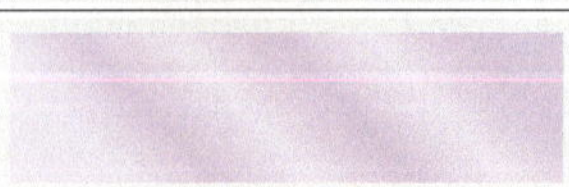	Zytoplasma = Zellsaft	enthält alle Nährstoffe und Organellen der Zelle
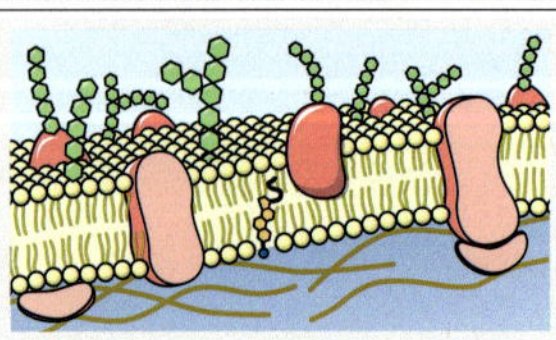	Zellmembran	umhüllt die Zelle, grenzt sie ab und regelt den Stoffaustausch

Vorgänge an der Zellmembran

Die Zelle arbeitet sehr ökonomisch; sie verwendet z. B. Membrananteile universell als Umhüllung von Lysosomen, Golgi-Apparat und endoplasmatischem Retikulum [Abb. 1]. So geht kein wertvolles Material verloren. „Abfälle“ entstehen fast überhaupt nicht; erst nach vielen Jahren mit entsprechend zahlreichen Zellteilungen und hohem Umsatz von Energieträgern (Substraten) kommt es zur geringgradigen Ansammlung nutzloser Stoffe im Zytoplasma, die man als Lipofuszin oder Alterspigment bezeichnet.

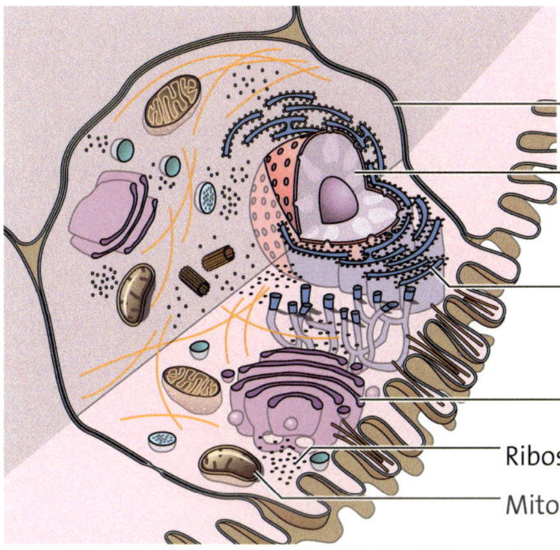

[1] Grundaufbau der Zelle

Die Zellteilung (Mitose)

Die meisten Zellen des menschlichen Körpers sind zur Zellteilung (**Mitose**) fähig. Die Mitose dient der Zellvermehrung und -erneuerung. Sie ermöglicht Wachstum und Regeneration. **Regeneration** umfasst die Zellerneuerung z. B. an Haut und Schleimhäuten sowie Heilungsvorgänge. Auch Blut- und Immunzellen werden ständig nachgebildet.

Bei der Mitose entstehen aus einer sog. Mutterzelle zwei Tochterzellen mit gleichem **Chromosomensatz**, also identischem Erbmaterial.

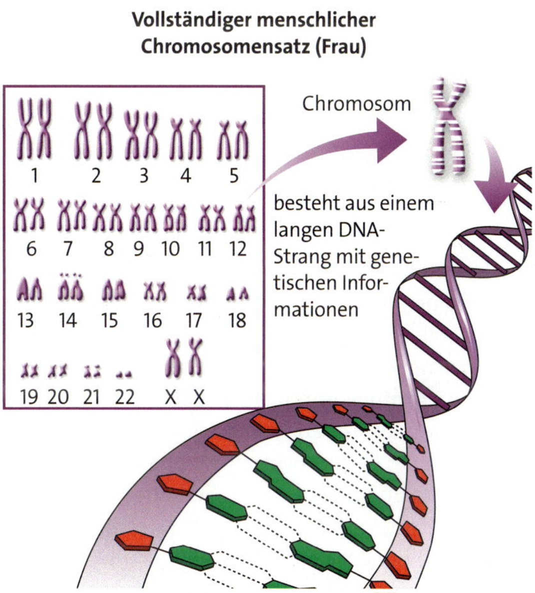

[2] Vom Chromosom zur DNA

Die langen, spiralförmigen DNA-Moleküle werden für die Zellteilung zunächst verdoppelt. Dann werden sie fest zusammengerollt, um die DNA vor Rissen und Verlusten bei der Zellteilung zu schützen. Die „transportsicher gepackte“ DNA ist nun als Chromosomen erkennbar. Jedes Chromosom besteht aus zwei identischen Hälften, den **Chromatiden.** Die Mitose verläuft in vier Phasen [Abb. S. 186].

1. Prophase 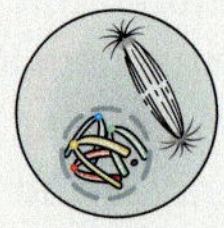	Die DNA-Stränge wurden verdoppelt und verdichtet. Je zwei in der Mitte verbundene Chromatiden bilden die Chromosomen. Die Zentriolen wandern an die Pole und spannen das Zellskelett auf.
2. Metaphase 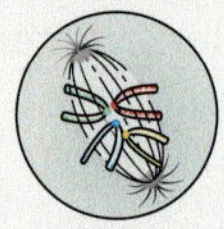	Die Chromosomen sammeln sich in der Mitte und heften sich mit an die Fäden des Zellskeletts.
3. Anaphase 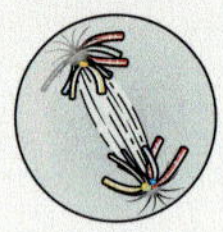	Die Chromosomen teilen sich längs in Chromatiden. Diese wandern entlang der Fäden des Zellskeletts zu den beiden Polen.
4. Telophase 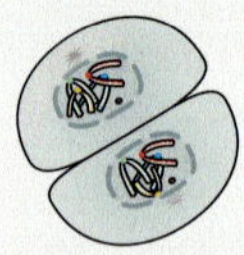	Mutter- und Tochterzelle schnüren sich so ab, dass Zytoplasma und Organellen gleichmäßig verteilt werden. Die Zellen trennen sich.

W Während der Mitose ist die DNA sehr empfindlich für schädliche Einflüsse (**Noxen**). Vielfältige Noxen können **Mutationen** (Veränderungen der Erbsubstanz) bewirken. Diese können zum Teil repariert werden, aber auch das Absterben der betroffenen Zelle (**Apoptose**) oder deren sog. bösartige Entartung bewirken: Sie wird zur Krebszelle. Ionisierende Strahlung, z. B. Röntgen- oder radioaktive Strahlung, schädigt v. a. Ungeborene, Säuglinge und Kinder, weil im Wachstum besonders viele Mitosen stattfinden. Schwangere dürfen daher nur im Notfall geröntgt werden. Sonnenbrände vor der Pubertät erhöhen das Hautkrebsrisiko beträchtlich.

Die Reifeteilung (Meiose)

Für die Fortpflanzung werden weibliche und männliche Keimzellen benötigt: Ei- und Samenzellen. Die Keimzellen vereinigen sich bei der Befruchtung und bilden die erste Zelle des neuen Menschen, die **Zygote**. Damit bei der Vereinigung von Ei- und Samenzelle die Chromosomenzahl von 46 konstant bleibt, darf jede Keimzelle nur den halben Chromosomensatz enthalten, d. h. 23 Chromosomen. Bei der **Meiose**, der **Reifeteilung**, wird der Chromosomensatz halbiert. Darum heißt die Meiose auch **Reduktionsteilung**. Ihr Endprodukt sind die Keimzellen.

Die Meiose verläuft in zwei Abschnitten, der ersten und zweiten meiotischen Teilung. [Abb.1] Bei der ersten Teilung gibt es eine Besonderheit: zunächst lagern sich die Chromosomen nah aneinander und tauschen Abschnitte aus. Dies dient der Durchmischung bzw. **Rekombination** (Neukombination) der DNA. Der Austausch vervielfacht die genetischen Kombinationsmöglichkeiten. Die Gene des Menschen, dessen Keimzellen sich in der Meiose bilden, stammen je zur Hälfte von seiner Mutter und seinem Vater. Das aus den Keimzellen entstehende Kind bekommt durch die Rekombination keine kompletten Chromosomen seiner Großmutter oder seines Großvaters. Durch die Rekombination entstehen rekombinierte, aus Genen beider Großeltern neu zusammengesetzte Chromosomen. Im Anschluss an die Rekombination trennen sich die Chromosomenpaare. Dabei halbiert (reduziert) sich der Chromosomensatz von 46 auf 23.

Die **zweite meiotische Teilung** verläuft wie eine Mitose. Dabei teilen sich die Chromosomen in ihre Hälften, die Chromatiden. So entstehen bei der Meiose aus einer Urkeimzelle vier Keimzellen. Im ersten Schritt trennen sich die Chromosomenpaare (46 → 23) und im zweiten Schritt die Chromatiden. Beim Mann entstehen durch die Meiose jeweils vier Samenzellen (**Spermatozoen**). Bei der Frau erhält eine der Zellen fast alles Zytoplasma der Urkeimzelle und wird damit zur funktionstüchtigen Eizelle (**Oozyte**). Die drei restlichen Zellen sind funktionslos und sterben ab.

Da jede Samenzelle entweder ein X- oder ein Y-Chromosom enthält, hängt das Geschlecht des Kindes davon ab, mit welcher Samenzelle des Mannes sich die Zygote bildet. Enthält sie ein Y-Chromosom entsteht ein Junge, mit einem X-Chromosom ein Mädchen.

Nicht ganz „halbe-halbe" wird das Genmaterial eines Menschen von Mutter und Vater beigesteuert. Bei der Vereinigung von Samen- und Eizelle gibt das Spermatozoon nur seine DNA in die Oozyte ab. Das Zytoplasma der Zygote stammt vollständig aus der Eizelle. Deshalb sind die Mitochondrien des Menschen einschließlich ihrer Gene ausnahmslos mütterlichen Ursprungs.

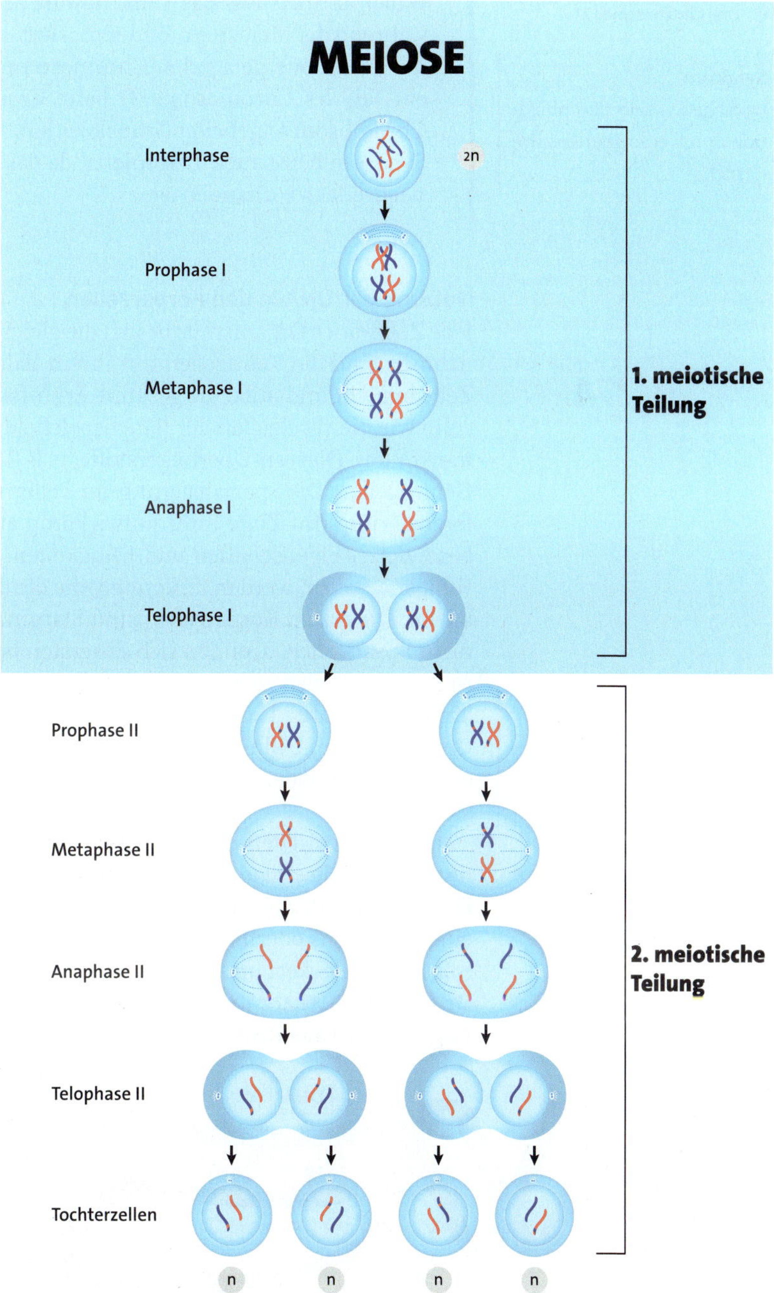

[1] Meiose

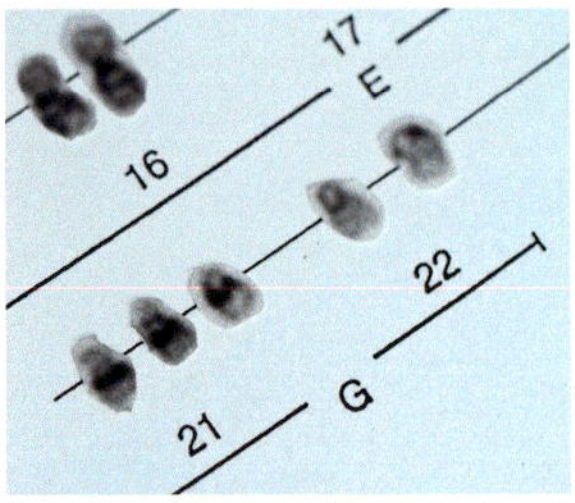

[1] Drei Chromosomen 21

Syndrom
typische Symptomkombination durch eine gemeinsame Ursache

W Für die Gen-Rekombination zu Beginn der Meiose legen sich die Chromosomen eng aneinander und überkreuzen Teile ihrer Chromatiden, ähnlich wie übereinandergeschlagene Beine. Dieses **Crossing-over** dient dem Austausch einander entsprechender Chromosomenstücke. Kommt es dabei zu Unregelmäßigkeiten, d.h. gehen DNA-Abschnitte verloren oder überzählige Abschnitte werden eingebaut, kann dies zu Krankheiten führen. Ein Beispiel für eine Krankheit mit überzähliger DNA ist das **Down-|Syndrom**. Dabei ist meistens das Chromosom 21 entweder dreimal vorhanden, weil während der Meiose ein Fehler passiert ist (**Non-Disjunction**, Nicht-Trennung der aneinandergelagerten Chromosomen oder Chromatiden). Seltener wird ein Teil des Chromosoms 21 beim Crossing-over fälschlich an ein anderes Chromosom angeheftet (**Translokation**, Verlagerung von Genen). Das Down-Syndrom heißt auch **Trisomie 21**, da das Chromosom 21 bzw. sein Genmaterial dreifach vorhanden ist.

Nutzung der DNA in den Körperzellen

Jede Zelle eines Organismus besitzt die gleiche DNA mit den identischen Genen. Ausnahmen sind die Keimzellen mit ihrem halben Chromosomensatz. Aber nicht jede Zelle braucht und nutzt die gesamte Erbinformation. Eine Gehirnzelle bildet kein Insulin wie die Inselzellen der Bauchspeicheldrüse. Eine Inselzelle bildet keine Neurotransmitter, (Nerven-Überträgerstoffe, z.B. Dopamin oder Serotonin) wie bestimmte Gehirnzellen. Die Spezialisierung der Zellen auf ihre besonderen Aufgaben heißt **Differenzierung**. Im Zuge ihrer Entwicklung aus der Zygote gewinnen die Zellen ihre besonderen Eigenschaften und Fähigkeiten. Dabei verlieren sie die **Pluripotenz**, die Fähigkeit, „alles“ werden zu können, die die ersten Zellen nach der Befruchtung noch haben. Die ersten Körperzellen sind Stammzellen, aus denen alle Gewebe des Organismus entstehen. Trennen sich die ersten beiden aus der Zygote entstandenen - pluripotenten - Zellen vollständig, entstehen eineiige Zwillinge. Schon in frühen Entwicklungsstadien des |Embryos entscheidet sich, welche Zellen welche Organe und Gewebe bilden. Differenzierung geht auf Kosten der Pluripotenz. Aus einer spezialisierten Körperzelle, z. B. einer Mundschleimhautzelle, kann kein Mensch mehr entstehen.

Embryo
ungeborenes Kind in den ersten drei Schwangerschaftsmonaten

Um ihre typischen Eigenschaften zu entwickeln, bestimmte Stoffe zu bilden usw., nutzt jede Zelle einige Gene der in ihrem Zellkern befindlichen DNA. Ein Gen ist ein DNA-Abschnitt, der eine bestimmte Information enthält, z.B. für die Herstellung eines Hormons oder Enzyms. Um das Gen zu nutzen, wird der entsprechende DNA-Abschnitt gelockert und kopiert. Das Kopieren ist wichtig, damit das wertvolle DNA-Original den Zellkern nie verlässt und weder verloren geht noch beschädigt wird. Die Kopie besteht aus **RNA** (Ribonucleic Acid, Ribonukleinsäure).

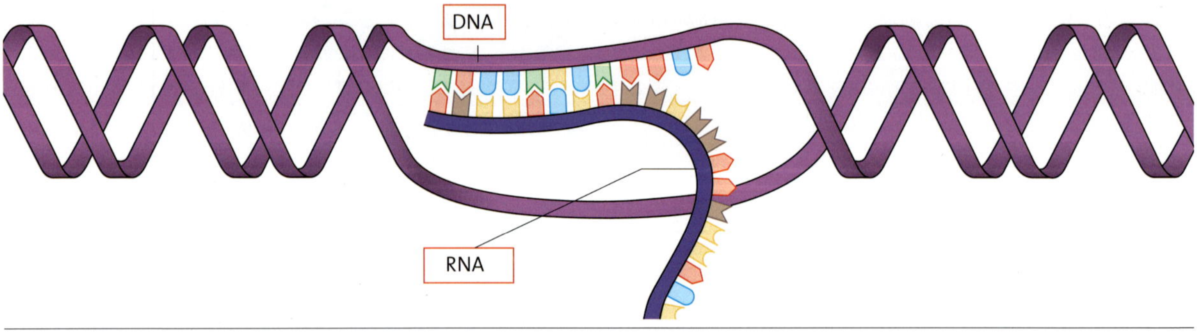

[2] RNA: Kopie der DNA, die den Zellkern verlässt

Einen bestimmten Menschen noch einmal auf die Welt zu bringen, ist für manche Wissenschaftler ein Traum und eine Verführung. Einen Organismus zu „kopieren" nennt man **Klonen**. Klonen hat Ähnlichkeit mit der vegetativen Vermehrung bei Pflanzen, d. h. der Ablegerbildung. Die aus einem Teil bzw. einer Körperzelle des Ursprungsorganismus entstehenden Nachkommen haben alle die identische Erbinformation, dieselbe wie der Ursprungsorganismus. Bei der Meiose und der Verschmelzung der Keimzellen, also der geschlechtlichen Vermehrung, gibt es bei Tieren – wie dem Menschen – jedoch einen noch ungeklärten „DNA-Verjüngungsvorgang". Dieser konnte bisher in keinem Labor nachgeahmt werden. Zwar gibt es Versuche, Säugetiere zu klonen, indem die DNA aus einer Körperzelle entnommen und in eine Eizelle, deren DNA entfernt wurde, eingesetzt wird. Die entstehenden Organismen, z. B. das Klonschaf „Dolly", altern aber sehr schnell und sind nicht gesund. Ihr Erbmaterial ist biologisch so alt wie das des Gen-Spenders. Deshalb kommen geklonte Jungtiere quasi im Alter ihrer Eltern auf die Welt.

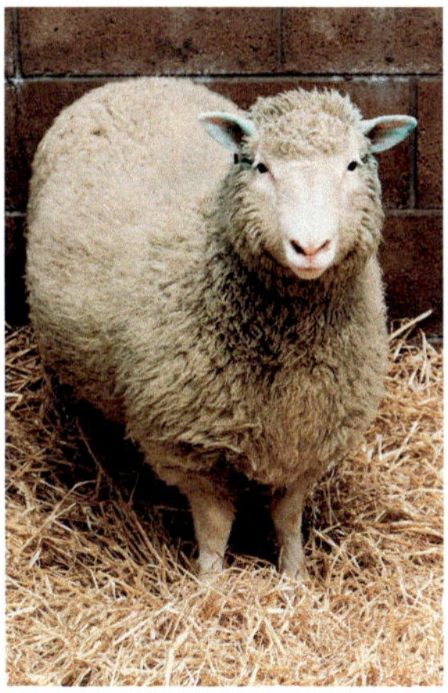

[3] Klonschaf Dolly

An den Zellkern angeschlossen ist ein umfangreiches Röhrensystem, das **endoplasmatische Retikulum (ER)**. Hier werden mithilfe von RNA-Stücken als „Baupläne" Stoffe gebildet. Dies sind z. B. Hormone wie Insulin, Pigmente für Haut und Haare oder Verdauungsenzyme. Das ER ist teilweise mit **Ribosomen** ausgestattet, in denen die **Proteinsynthese** (Eiweißbildung) stattfindet [Abb. 4]. ER mit Ribosomen heißt raues ER, ohne Ribosomen glattes ER. Im glatten ER werden Stoffe synthetisiert, die keine Proteine sind.

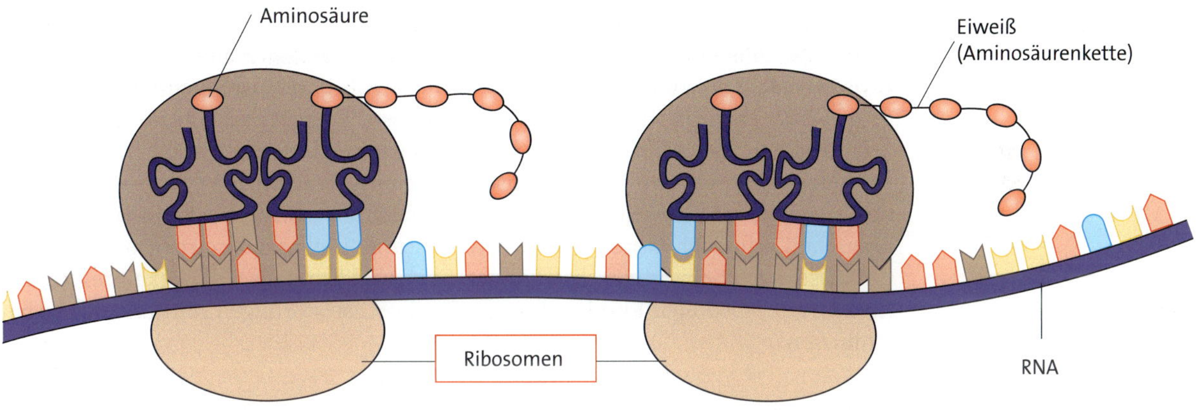

[4] Proteinsynthese: Auf der Grundlage des „Bauplans", der RNA, werden Aminosäuren zu Proteinen verknüpft

Das Ablesen und Kopieren der Gene und die Produktion von Stoffen werden genau gesteuert. Gene können an- und abgeschaltet werden. Der Körper geht ökonomisch vor und produziert nach Bedarf. Stoffe, die bevorratet werden müssen, wie Adrenalin in Nebennierenzellen für Stresssituationen, werden im ER gebildet und im Golgi-Apparat gespeichert. So können sie im Bedarfsfall, z. B. bei einer Vollbremsung im Straßenverkehr, sofort ins Blut abgegeben werden und wirken.

4.2.2 Genetik und Epigenetik

Genetik ist die Vererbungslehre, die Wissenschaft von Genen und ihrer Wirkung. Sie erforscht, wie Erbanlagen funktionieren, wie sie weitergegeben werden und wie sie sich verändern (**mutieren**). Die Gesamtheit der Gene, die ein Mensch auf seiner DNA besitzt, ist sein **Genom**. Viele Teile des Genoms dienen den Grundfunktionen der Zellen wie dem Stoffwechsel. Diese Gene werden in allen Zellen genutzt, d. h. exprimiert. Andere Gene kodieren spezielle Funktionen, z. B. für die Hormonbildung in spezialisierten Drüsenzellen. Diese Spezialgene sind zwar in jeder Körperzelle vorhanden, in den meisten aber inaktiviert. Aktivierung und Inaktivierung geschehen auf chemischem Wege. Man kann sie sich vorstellen wie das Aufschließen oder Verplomben eines Schlosses.

Die **Humangenetik** beschäftigt sich mit Erkrankungen des Menschen, die auf defekte, fehlende oder überzählige Gene bzw. DNA-Abschnitte zurückgehen. Humangenetiker beraten z. B. Eltern, die ein Kind mit einem krankmachenden DNA-Defekt bekommen haben, über die Wiederholungswahrscheinlichkeit bei einem weiteren Kind. Sie untersuchen auch Patienten mit unklaren Krankheiten auf Unregelmäßigkeiten ihres Erbmaterials, um bei seltenen Syndromen die Diagnose zu finden. Die humangenetischen Untersuchungsmethoden umfassen eine gründliche Familien- und Eigenanamnese, die genaue Dokumentation körperlicher Abweichungen und Symptome sowie molekularbiologische Techniken. Es gibt Datenbanken wie Face2Gene, die Spezialisten in aller Welt helfen, vom Aussehen der Patienten auf seltene genetische Defekte zu schließen.

online www.Face2Gene.com

Epigenetik (wörtlich: Was zur Genetik noch hinzukommt), ist eine Wissenschaft, die sich mit der Aktivierung bzw. Inaktivierung von Erbanlagen durch äußere Einflüsse beschäftigt. Nicht jedes Gen kommt zur Ausprägung, d. h. macht sich in irgendeiner Eigenschaft des Körpers bemerkbar. Die Epigenetik erforscht Einflüsse auf die **Gen-Expressivität**, d. h. die Frage, warum bzw. wie sich Erbinformationen körperlich ausprägen bzw. in Form von Krankheiten auswirken. Epigenetische Studien haben gezeigt, dass eineiige Zwillinge unter unterschiedlichen Lebensweisen und -bedingungen Veränderungen ihrer zunächst identischen Erbanlagen entwickeln. Auch werden Einflüsse von Stress, Umweltgiften, Ernährungsfaktoren u. v. m. auf die Erbanlagen der Menschen erforscht. Unter- oder Überernährung, seelische Traumen und toxische Einflüsse in der Schwangerschaft können Gene und damit die Anfälligkeit des Kindes für z. B. stressbedingte Krankheiten und Stoffwechselstörungen sein Leben lang beeinflussen.

4.2.3 Gewebearten

Der Magen ist mit einer robusten Schleimhaut ausgekleidet, die sich mit ihrer dicken Schleimschicht gegen die eigene aggressive Säure abschottet – sonst würde der Magen sich selbst verdauen. Unter der Schleimhaut liegt die Magenmuskulatur, die notwendig ist, um den Nahrungsbrei weiterzubewegen. Bei Magenkrämpfen spürt man ihre verstärkte Tätigkeit. Nervenzellen senden Informationen vom Magen an Drüsen und Gehirn und zurück. Bindegewebe verbindet die einzelnen Gewebeschichten miteinander. Die äußere Deckschicht des Magens ist nicht säurefest, aber sehr glatt, damit keine Reibung mit anderen Bauchorganen entsteht. Für jede Teilfunktion der Organe ist somit die richtige Gewebeart in der optimal passenden Variante vorhanden [Tab. unten].

Die wichtigsten Gewebearten

1. Binde- und Stützgewebe

lockeres Bindegewebe; wasserreich, faserarm

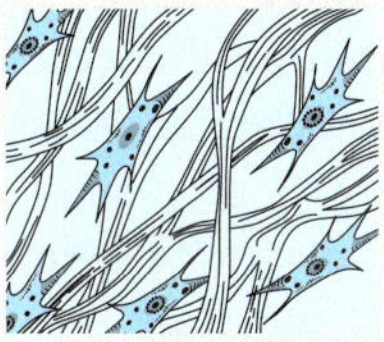

straffes Bindegewebe = faserreiches Sehnengewebe

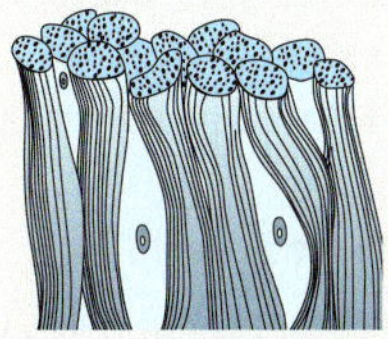

Fettgewebe; speichert Energie, isoliert und polstert

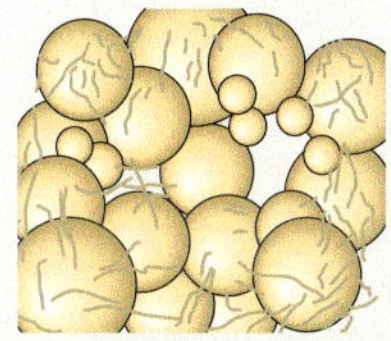

hyaliner Knorpel = Gelenk- und Nasenknorpel

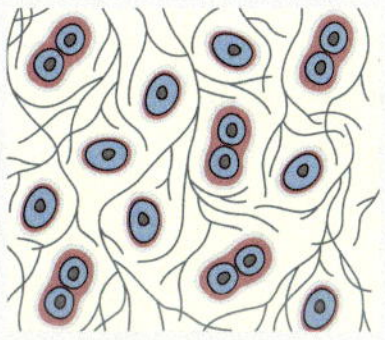

Faserknorpel = Bandscheibenknorpel

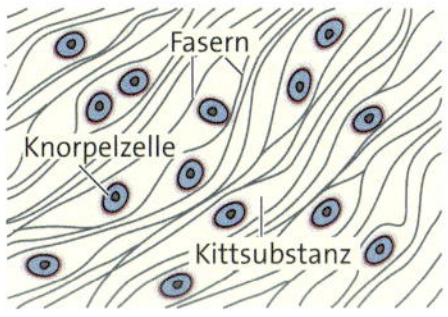

Knochen; fest und gering elastisch

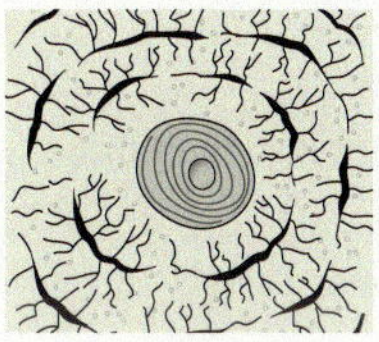

2. Muskelgewebe

quergestreifte Muskulatur = Skelettmuskulatur; willkürlich steuerbar

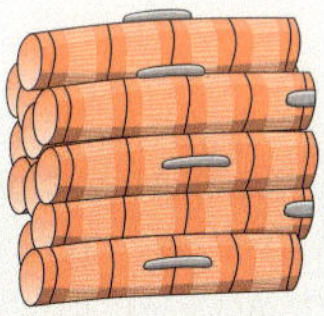

glatte Muskulatur = Eingeweidemuskulatur; automatisch (vegetativ) gesteuert

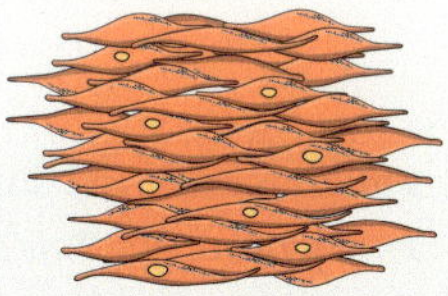

quergestreifte Herzmuskulatur; automatisch (vegetativ) gesteuert

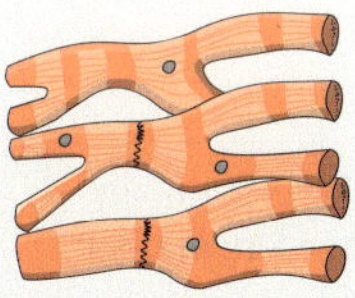

3. Epithelgewebe

mehrschichtiges verhorntes Plattenepithel = Körperhaut

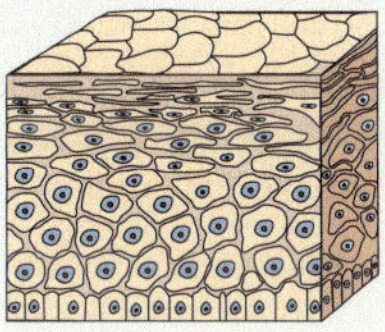

Epithel, das eine Drüse, z. B. eine Schweißdrüse, auskleidet

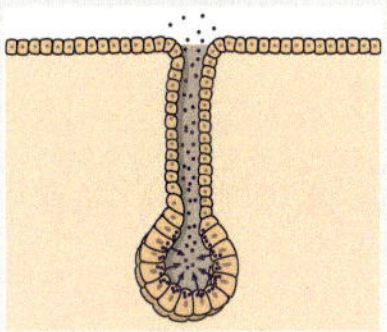

4. Nervengewebe

Nervenzellen im Gehirn; untereinander vernetzt

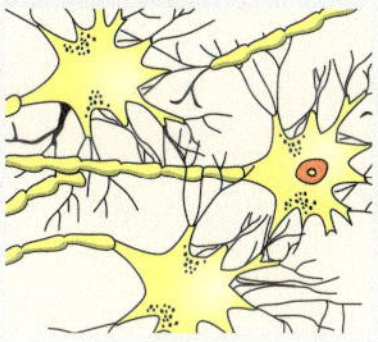

W Eine Krebsgeschwulst, die von Epithelgewebe ausgeht, nennt man **Karzinom**. Häufig sind: Bronchialkarzinom (Lungenkrebs, ausgehend von der Bronchialschleimhaut), Mammakarzinom (Brustkrebs; die weibliche Brust ist eine mit Epithel ausgekleidete Drüse), Kolonkarzinom (Dickdarmkrebs, ausgehend von der Darmschleimhaut) und Magenkarzinom (Krebs der Magenschleimhaut). Krebs der anderen Gewebearten bezeichnet man überwiegend als **Sarkom**; z. B. Neurosarkom (Nervenkrebs), Myosarkom (Muskelkrebs) oder Fibrosarkom (Bindegewebskrebs). Blutkrebs heißt davon abweichend **Leukämie** (gr. Weißblütigkeit), weil die extrem vermehrten weißen Blutkörperchen Blutproben hell erscheinen lassen.

Epithelien gibt es in besonders vielen Varianten, da Epithelgewebe alle inneren und äußeren Oberflächen bedeckt und viele verschiedene Anforderungen erfüllen muss. Auch Drüsen, die ihr **Sekret** (ihre Absonderungen) an innere oder äußere Oberflächen abgeben, sind mit Epithel ausgekleidet. Die Außenfläche des Körpers ist die Haut; sie enthält Schweiß-, Duft- und Talgdrüsen. Innere Oberflächen sind z. B. die Schleimhäute des Verdauungstrakts vom Mund bis zum After. Speicheldrüsen, Bauchspeicheldrüse u. a. geben ihre Sekrete in den Verdauungskanal ab. Drüsen, die ihr Sekret direkt ans Blut abgeben, sind Hormondrüsen, z. B. Schilddrüse, Eierstöcke und Nebennieren.

Epithel		Besonderheit	Vorkommen (Beispiele)
einschichtiges Plattenepithel	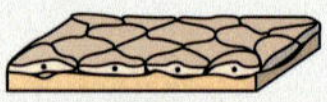	besonders dünn, lässt Stoffaustausch zu („Plattenepithel", weil es in der Aufsicht an Straßenpflaster erinnert)	Lungenbläschen Bauchfell (Überzug u. a. des Darms)
mehrschichtiges **unverhorntes** Plattenepithel	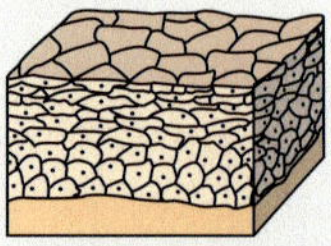	hohe Belastbarkeit und Dehnfähigkeit, weich und glatt	Mundschleimhaut, Speiseröhre, Vagina
mehrschichtiges **verhorntes** Plattenepithel	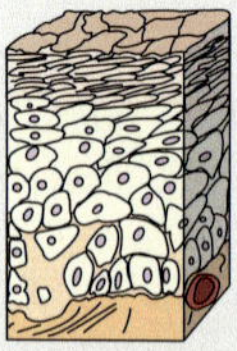	gute Schutzwirkung vor Verletzung und UV-Strahlen; für Zusatzfunktionen hat die Haut zusätzlich Drüsen, Haare, Pigment usw.	äußere Körperhaut
Zylinderepithel (mit oder ohne Saughaare)	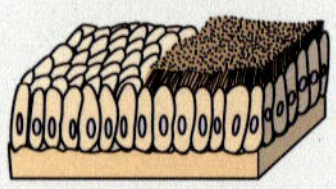	widerstandsfähiges, dünnes Epithel aus zylinderförmigen Zellen, kann mit Saughärchen viel Flüssigkeit aufnehmen: wichtig im Darm	Gallenblase, Darmschleimhaut
Flimmerepithel (Zylinderepithel mit Transporthaaren)	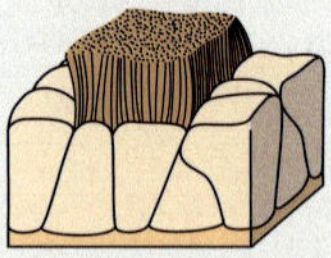	die beweglichen Härchen transportieren Fremdstoffe (z. B. Bakterien und Schleim aus den Bronchien)	Atemwege: Bronchien, Nase
Übergangsepithel	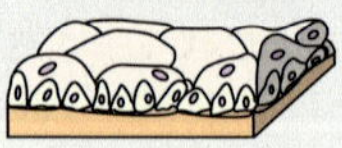	dehnbares Epithel für Hohlorgane mit wechselndem Füllungszustand	Harnblase, Harnleiter

Einige Epithelien haben Drüsenfunktionen. Sie enthalten einzelne Drüsenzellen oder bilden vollständige Drüsen. **Drüsen** sind Organe, die Flüssigkeiten, Schleim oder andere **Sekrete** (Absonderungen) bilden bzw. abgeben. Es gibt exokrine und endokrine Drüsen.

Eine **exokrine Drüse** [Abb. 1a S. 193] gibt ihr Sekret an eine Oberfläche ab. Das kann eine äußere Oberfläche (die Haut) sein, die durch eine Schweißdrüse befeuchtet wird. Exokrine Drüsen können aber auch an innere Oberflächen Sekrete abgeben, z. B. in den Atemwegen und im Darm. Die Sekrete exokriner Drüsen sind sichtbar (Tränen, Speichel, Nasensekret usw.).

Eine **endokrine Drüse** [Abb. 1b] gibt ihr Sekret direkt ins Blut ab; sie bildet Hormone. Das sind chemische Stoffe, die auf dem Blutweg Funktionsänderungen im Körper bewirken. Treffen sie im Körper auf den passenden Rezeptor, lösen sie an der betreffenden Zelle eine Funktionsänderung aus. Das Stresshormon Adrenalin löst z. B. eine Beschleunigung der Herzfrequenz aus. Nur die Bauchspeicheldrüse arbeitet gleichzeitig exokrin und endokrin. Ein Sonderfall sind die Keimdrüsen (Hoden und Eierstöcke); sie bilden sowohl Keimzellen als auch Sexualhormone.

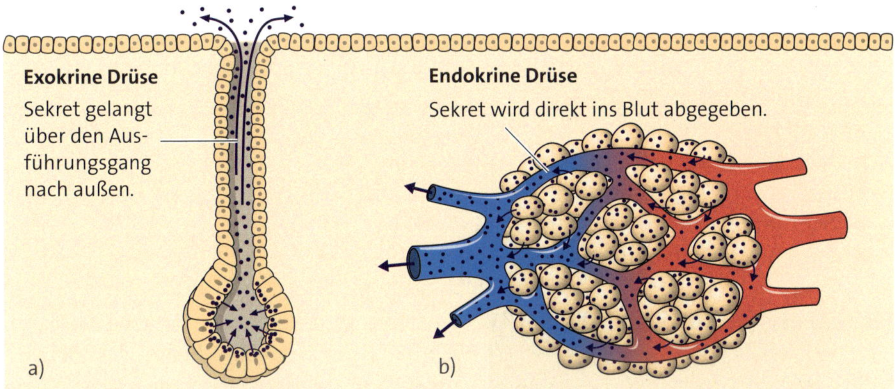

[1] a) exokrine Drüse b) endokrine Drüse

Drüse(n) Beispiele	Sekret(e) Beispiele	Drüsenart	
		exokrin	endokrin
Speicheldrüsen	Speichel	×	
Drüsenzellen im Magenepithel	Magenschleim, Magensäure, Magensaft	×	
Bronchialdrüsen	Bronchialsekret	×	
Prostata	größter Anteil der Samenflüssigkeit	×	
Drüsen des Gebärmutterhalses	hormonabhängig: festes oder flüssiges Sekret	×	
Schilddrüse	Thyroxin (T_4), Thyronin (T_3) Calcitonin		× × ×
Nebennieren	Cortison, Adrenalin		×
Bauchspeicheldrüse	Bauchspeichel mit Verdauungsenzymen Insulin, Glukagon, Somatostatin, Ghrelin, pankreatisches Polypeptid	×	×
Eierstöcke	Eizellen Östrogen, Gestagen	Keimdrüsen	×
Hoden	Samenzellen Testosteron		×

[Tab. 1] Drüsenarten

4.2.4 Die Entzündung

Die **Physiologie** beschreibt und erklärt die Vorgänge im gesunden Körper; die **Pathophysiologie** befasst sich mit den Körperfunktionen bei Krankheit. Zu den häufigsten pathophysiologischen Vorgängen gehört die Entzündung (lat. **inflammatio** = **Inflammation**). Jeder, der schon mal eine Verbrennung, etwa einen Sonnenbrand, hatte, kennt die Symptome: Der erkrankte Körperteil ist rot, heiß (Ent-„Zündung"), geschwollen, schmerzhaft und am liebsten schont man ihn. Diese fünf Symptome der Entzündung beschrieb der griechische Arzt und Anatom Galen schon vor fast 2.000 Jahren [Abb. 1]:

- Rötung (lat. rubor)
- Überwärmung (lat. calor)
- Schwellung (lat. tumor)
- Schmerz (lat. dolor)
- Funktionsstörung (lat. functio laesa)

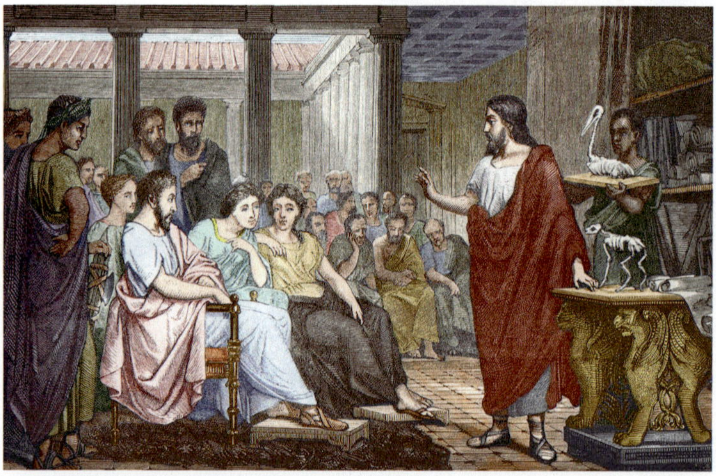

[1] Der römische Gelehrte Claudius Galenus, genannt Galen (129–199), war nach Hippokrates der bedeutendste Arzt in der Antike. Er hielt Anatomie-Vorlesungen im Friedenstempel in Rom. Grafische Rekonstruktion aus dem Jahr 1866.

Auslöser der Entzündung ist eine **Noxe**: ein Einfluss, der Gewebe schädigt. Die Schädigung kann physikalisch sein (Hitze, Kälte, Strahlen, mechanische Schädigung), toxisch (Bienen- oder Brennnesselgift) oder infektiös (Infektionen durch Mikroorganismen wie Viren oder Bakterien). Die Reaktion auf die Schädigung ist stets eine Entzündung, eine Reaktion der Gefäße, des Bindegewebes und des Immunsystems, deren Ziel eine komplette Wiederherstellung des geschädigten Gewebes ist. Die Fachbegriffe für Entzündungen der verschiedenen Organe enden auf **-itis**, z. B. **Dermatitis** (Entzündung der Haut), **Rhinitis** (Nasenentzündung = Schnupfen), **Zystitis** (Blasenentzündung); eine Ausnahme ist die Lungenentzündung (**Pneumonie**).

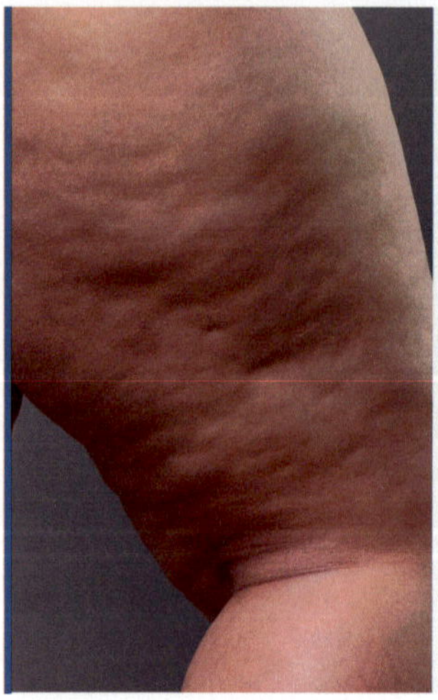

W **„Cellulite"** ist die französische Variante des medizinischen Begriffs Zellulitis. Letzteres ist eine bakterielle Infektion des Unterhautgewebes. Zellulitis liegt z. B. bei der Wundrose, dem Erysipel, vor. Als Cellulite oder Orangenhaut wird im kosmetischen Zusammenhang weibliches Fettgewebe mit eingedellter Oberfläche bezeichnet. Der Begriff soll medizinisch klingen und Gegenmittel anzupreisen helfen. Bei Frauen ist das Fettgewebe vielfach unterteilt, d. h. mit Bindegewebe **septiert**. Dies führt bei entsprechender Füllung zu einer unregelmäßigen Oberfläche. Männer mit reichlichem Fettansatz haben glattere „Kurven" als übergewichtige Frauen. Bei ungünstiger Veranlagung und ausgeprägtem Übergewicht entsteht ggf. das **Lipödem**. Diese Gewebeschwellung beruht auf Fettleinlagerungen und dadurch bedingtem Lymphstau. Physikalische Therapie, Abnehmen und ggf. Fettabsaugung können helfen, den Befund zu bessern. Die beste Vorbeugung liegt in Sport, z. B. Radfahren, Normalgewicht und fettarmer Ernährung.

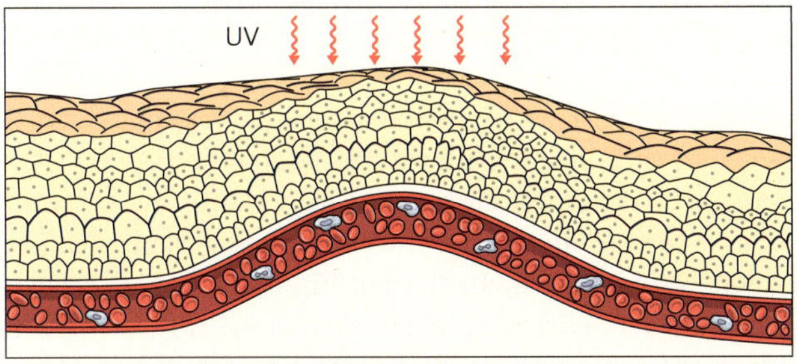

Am Anfang steht eine Schädigung der Haut, z. B. durch zu viel UV-Licht. Gewebe wurde zerstört und der Körper möchte dies reparieren. Dazu benötigt er weiße Blutkörperchen (= Leukozyten), Nährstoffe und Sauerstoff. Diese werden mit dem Blutstrom in das geschädigte Hautgebiet geliefert.

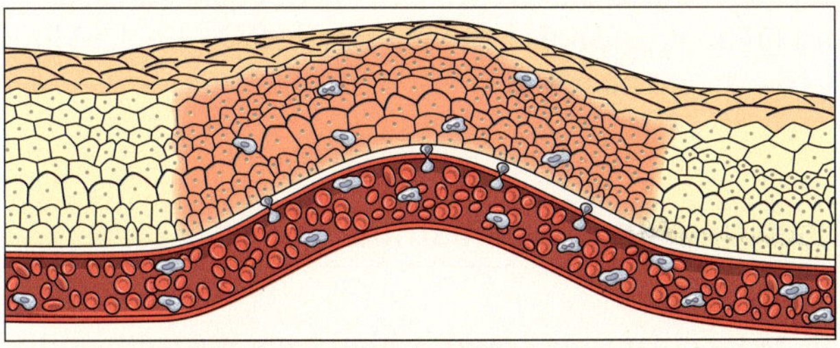

Die Durchblutung in der betroffenen Region wird verstärkt. Die entzündete Stelle der Haut sieht daher rot aus (Rötung). Die Blutgefäße sind erweitert und das Blut fließt langsamer. Dadurch können die weißen Blutkörperchen (als "Arbeiter" im Entzündungsgeschehen) besser aus den Blutgefäßen „aussteigen“. Durch die Weitstellung der Gefäße nehmen diese mehr Platz ein (Schwellung) und geben mehr Wärme ab (Überwärmung).

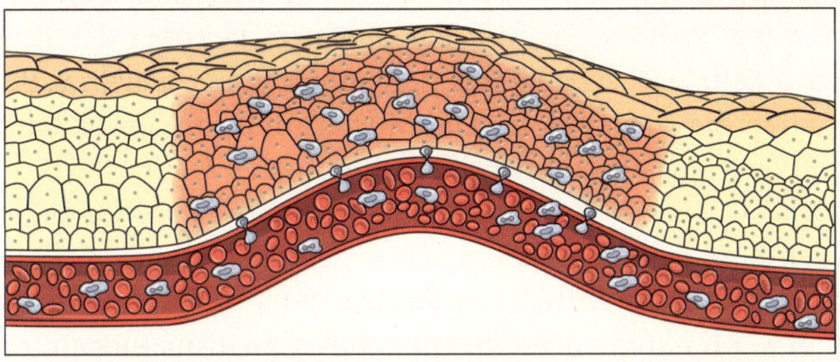

Die weißen Blutkörperchen arbeiten auf Hochtouren. Sie fressen zerstörte Zellen und Bruchstücke sowie eingedrungene Bakterien und Fremdstoffe. Sie fordern auf chemischem Wege Verstärkung an, also noch mehr Leukozyten. Diese chemischen Nachrichten sind Entzündungsstoffe. Die Entzündungsstoffe rufen Schmerzen hervor.

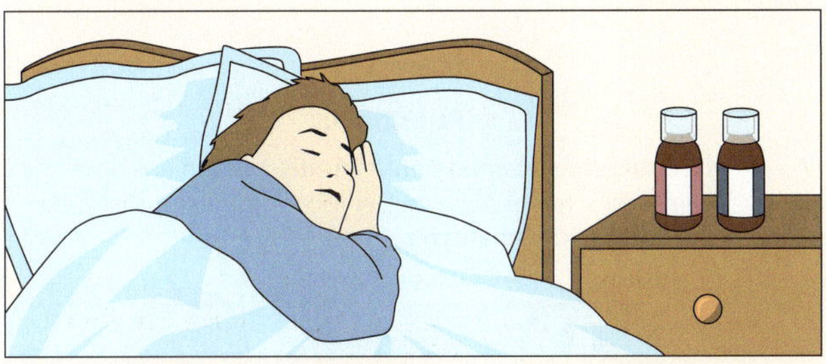

Bei Entzündungen auf kleinem Gebiet (z. B. Insektenstich) nimmt man den Schmerz nur an der betroffenen Stelle wahr. Sind größere Körperteile entzündet (Sonnenbrand am ganzen Rücken), so werden sehr viele Entzündungsstoffe gebildet und der ganze Mensch fühlt sich krank. Der entzündete Körperteil ist mit der „Baustelle Entzündung“ voll beschäftigt und kann seine normale Funktion zurzeit nicht erfüllen (Funktionsverlust oder Funktionsstörung).

[1] Verlauf einer Entzündung (schematisch dargestellt am Beispiel Sonnenbrand)

W Eine Entzündung ist eine sinnvolle Reaktion auf eine Gewebeschädigung. Sie dient der Wiederherstellung geschädigter Gewebe, d. h. der Heilung. Startet das Immunsystem aber ohne adäquaten Anlass eine Entzündung und stoppt sie nicht, kann dies dem Körper schaden. Krankhaft ist eine starke Immunreaktion auf harmlose Umweltstoffe wie Pollen und Nahrungsmittel. Man nennt sie **Allergie** (gr. andere, falsche Reaktion). Auch bei **Autoimmunerkrankungen**, bei denen das Immunsystem körpereigenes Gewebe angreift, liegt eine fehlgesteuerte, schädliche Entzündung vor. Häufige Autoimmunerkrankungen sind z. B. Gelenkrheuma (chronische Polyarthritis) und Multiple Sklerose. Sowohl Allergien als auch Autoimmunreaktionen bessern sich durch die Gabe von Cortison, einem körpereigenen entzündungshemmenden Hormon der Nebennierenrinde (lat. cortex = Rinde). Diese Wirkstoffe sind jedoch auf Dauer sehr nebenwirkungsreich. Der Körper selbst nutzt zur Entzündungsregulation – wohl dosiert.

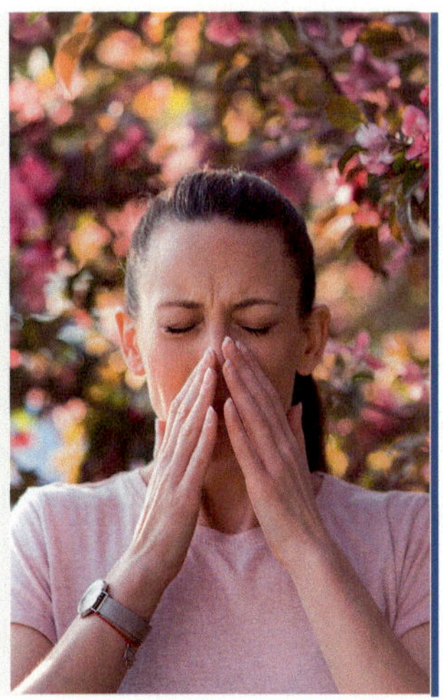

4.3 Infektionen – ein ewiges Thema der Menschheit

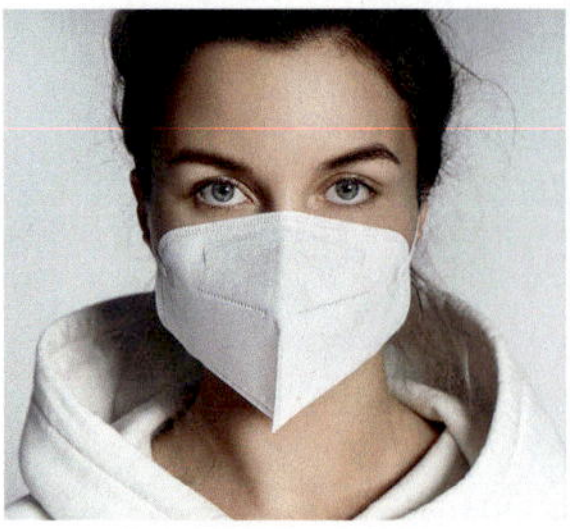

[1] FFP2-Masken dienen dem Infektionsschutz

Infektion bedeutet Ansteckung; sie beinhaltet das Eindringen **pathogener** (krank machender) Mikroorganismen und ihre Vermehrung im menschlichen Körper. Unser Organismus ist für sie attraktiv, da er Nährstoffe wie Eiweiß, Zucker und Fett enthält und außerdem Wärme, Wasser sowie Schutz vor Umwelteinflüssen bietet. Unter den **Mikroorganismen** (Kleinstlebewesen), die **in Bakterien, Viren, Pilze** und **Protozoen** (tierische Einzeller) eingeteilt werden, gibt es nützliche, harmlose, unter Umständen krank machende und eindeutige Krankheitserreger. Den **Makroorganismus** (den großen Organismus), den der Mikroorganismus besiedelt bzw. befällt – in der Humanmedizin ist dies der Mensch –, nennt man **Wirt**.

4.3.1 Koexistenz von Mensch und Mikroorganismus

Das Zusammenleben mit Mikroorganismen zum beidseitigen Nutzen nennt man **Symbiose**. Das Gegenteil einer Symbiose ist der **Parasitismus**, bei dem der **Parasit** einseitig Nutzen erzielt und dem Wirt schadet [Abb. 1]. **Symbionten** besiedeln z. B. die weibliche Scheide und bilden die Vaginalflora. Die Milchsäurebakterien bilden ein pilzfeindliches Milieu mit einem pH-Wert um 4 und halten so die Vagina gesund; sie nutzen dafür Nährstoffe und Wärme; Mikro- und Makroorganismus profitieren vom Zusammenleben. Gelangen Keime der Vaginalflora an andere Körperstellen oder gar in eine Wunde, sind sie auch dort ungefährlich und sterben einfach ab. Mikroorganismen, die nie Infektionen bzw. Krankheiten hervorrufen, nennt man **apathogen** (nicht krank machend).

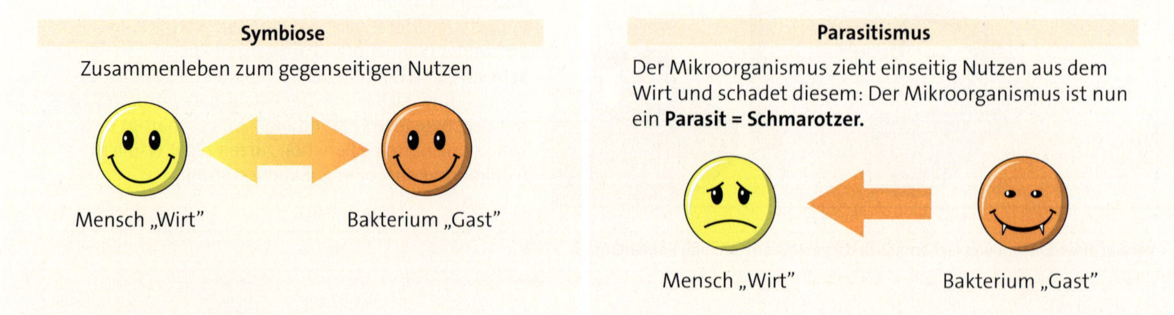
Symbiose
Zusammenleben zum gegenseitigen Nutzen
Mensch „Wirt"
Bakterium „Gast"
Parasitismus
Der Mikroorganismus zieht einseitig Nutzen aus dem Wirt und schadet diesem: Der Mikroorganismus ist nun ein **Parasit = Schmarotzer.**
Mensch „Wirt"
Bakterium „Gast"

[2] Symbiose und Parasitismus

AIDS | 212

Pneumocystis-Pneumonie
Pneumonie (Lungenentzündung) durch den opportunistischen Erreger **Pneumocystis jiroveci**

Einige Keime, z. B. die Bakterien Staphylokokken (Traubenkokken), haben Unterarten, welche die Haut besiedeln und deren Schutz und Nährstoffe nutzen, ohne zu schaden, aber bei schwachem Immunsystem zu Erkrankungen, z. B. Herzklappenentzündung (Endokarditis), führen können. Solche Mikroorganismen werden als **fakultativ pathogen** bezeichnet; das bedeutet, sie können unter bestimmten Umständen krank machend sein. Da sie quasi auf eine günstige Gelegenheit (lat. opportunitas) warten, nennt man sie **Opportunisten**. Häufige opportunistische Krankheitserreger sind Pilze; mit ihnen sind Haut und Schleimhäute jedes Menschen besiedelt; „nur" bei jedem Dritten liegt aber eine symptomatische Pilzerkrankung vor. Diabetiker leiden häufig unter **Mykosen** (Pilzerkrankungen); oft wird bei Auftreten einer hartnäckigen Pilzinfektion der Diabetes mellitus erst diagnostiziert. Opportunistische Infektionen wie die |Pneumocystis-Pneumonie sind typisch für |AIDS.

Es gibt auch Bakterien, die an einem Ort nützlich, an einem anderen pathogen sind. Die Keime der Darmflora (Escherichia coli, Enterokokken usw.) halten den Darm gesund, indem sie das Wachstum gefährlicher Erreger wie Salmonellen vermindern, Nährstoffe erschließen und Vitamin K bilden, das für die Blutgerinnung wichtig ist. Gelangen Darmkeime jedoch in großer Anzahl durch die Harnröhre in die Blase, entsteht ein Harnwegsinfekt. Auch Wundinfektionen durch Darmkeime sind gefürchtet.

Besonders gefährlich sind **obligat pathogene** (stets krank machende) Erreger. Dringen sie in unseren Körper ein, ist eine Erkrankung so gut wie sicher. Zu den obligat pathogenen Organismen gehören das Tuberkelbakterium, Malariaerreger und das humane Immunschwäche-Virus (HIV). Der Nachweis dieser Erreger kann nie bedeuten, dass der Mensch die Keime einfach nur mit sich trägt; bei einem positiven Test liegt auch eine Erkrankung vor.

Infektionsfördernde Erregerfaktoren

Auch unter den pathogenen Keimen gibt es mehr und weniger gefährliche Vertreter. Die Infektionskraft, also das Maß für die Fähigkeit, Krankheiten auszulösen, nennt man **Virulenz**. Es gibt einige **Virulenzfaktoren**, die es Mikroorganismen besonders leicht machen, den Menschen zu infizieren, sich in ihm zu vermehren und dem Immunsystem ein Schnippchen zu schlagen. Dazu gehört es, in großer Anzahl aufzutreten, klein und leicht zu sein – beim Atmen und vor allem Niesen befördert ein Kranker genug Viren in die Luft, um z. B. in einem Klassenzimmer jeden mit Erkältungsviren zu infizieren. Weitere wichtige Virulenzfaktoren sind eine rasche Vermehrung (z. B. Salmonellen), Haftfähigkeit durch Schleimkapsel (Pneumokokken, häufige Pneumonieerreger), die Tarnung als körpereigenes Gewebe (Streptokokken, Scharlacherreger), schnelle Veränderung der Oberflächenstrukturen (Grippevirus, HIV) und die jahrelange Verkapselung, um bei schwächer werdendem Immunsystem auszubrechen (Tuberkelbakterien).

Ein relativ neuer, extrem gefährlicher Virulenzfaktor ist die weltweit um sich greifende **Antibiotikaresistenz** (Widerstandskraft bzw. Unempfindlichkeit gegen antibakterielle Medikamente). Indem sich Bakterien der Wirkung dieser Arzneimittel erwehren, haben sie leichtes Spiel beim Auslösen schwerer, oftmals unbehandelbarer und somit tödlicher Infektionen – vor allem bei immunschwachen |multimorbiden Patienten. Unter dem vielfachen Einsatz von Antibiotika erlernen Mikroorganismen, Antibiotika chemisch zu „knacken“, sich an die Substanzen zu gewöhnen und sie im Extremfall sogar zu nutzen. MRSA (methicillin-resistenter Staphylokokkus aureus) und weitere multiresistente Bakterien führen v. a. bei **multimorbiden** Patienten zu kaum therapierbaren Infektionen. Diese treten häufig als Wundinfektion, Lungenentzündung und/oder Blutvergiftung (**Sepsis**) auf.

multimorbide
Subst. Multimorbidität; mehrfach krank; gleichzeitiges Vorhandensein mehrerer Diagnosen oder Erkrankungen

W **Kinderkrankheiten** heißen so und sind bei Kindern häufig, weil die Erreger derart ansteckend sind, dass jeder Mensch beim Erstkontakt erkrankt – und fast nur Kinder noch empfänglich sind. Masern, Mumps, Röteln und Varizellen (Windpocken) können ab der Pubertät sehr schwere, auch tödliche Krankheitsverläufe (Gehirnentzündung, Lungenentzündung u. a.) mit sich bringen. Medikamente gegen Masern-, Mumps- und Rötelnviren gibt es nicht. Aufgrund der kleiner werdenden Familien (und damit abnehmender Infektionswahrscheinlichkeit im Kleinkindalter) traten diese Virusinfektionen in den letzten Jahrzehnten in immer höherem Lebensalter auf – schwere Verläufe häuften sich. Daher lautet die Empfehlung der |**STIKO**, Kleinkinder ab einem Jahr gegen **MMRV** (**Masern, Mumps, Röteln** und **Varizellen**) zu impfen. Die Empfehlung gilt ab Jahrgang 1971 – wer Kinder hat, plant oder betreut, sollte sie und sich selbst schützen.

STIKO
Ständige **Impfko**mmission am Robert Koch-Institut; Expertenkommission, die öffentliche Impfempfehlungen erarbeitet und aktualisiert
www.rki.de

Infektionsfördernde Wirtsfaktoren

In der Erkältungszeit sitzen stets Kranke und damit Virusträger in der Klasse. Manchmal fehlt ein Drittel aller Schüler und Lehrer – und warum bleiben 70 % vom selben Virus verschont?

Aus Sicht des Virus sind jene Wirte die besten, die am nächsten am frisch Erkrankten sitzen. Diese sind der höchsten Erregermenge ausgesetzt. Ist der Sitznachbar zudem Raucher und hat deshalb chronisch entzündete Schleimhäute, ist er ein ideales Opfer. Es ist leicht, in seine schadhaften Epithelien einzudringen, ohne von gut beweglichen Flimmerhärchen gefasst und hinausbefördert zu werden, denn Raucher haben keine Härchen zur Schleimhautreinigung. Geschädigte Zellen bieten überall im Körper ein ideales Milieu für Mikroorganismen. Nützliche Bakterien (Symbionten), die Krankheitskeimen schaden könnten, fehlen ebenfalls. Ist der Infizierte jetzt noch unausgeschlafen, hat Alkohol konsumiert und daher trockene Schleimhäute und uneffektive Abwehrzellen, breitet sich die Infektion ungehindert aus. Auch Stress fördert Infektionen und begünstigt eine Infekthäufung. Durch das vermehrt ausgeschüttete Stresshormon **Cortisol** (Cortison) werden alle Entzündungs- und Heilungsvorgänge gebremst. Eisenmangel (durch starke Menstruationsblutungen, Blutspenden, Fehlernährung usw.) mindert die Immunabwehr, da Eisen ein Enzymbestandteil von Abwehrzellen ist.

Cortisol (Cortison) = körpereigenes entzündungshemmendes Hormon, das therapeutisch gegen gefährliche Entzündungen, z. B. allergische Reaktionen, eingesetzt wird.

Eine **genetische Disposition** (ererbte Neigung) zu Infektionen lässt manche Menschen jeden Magen-Darm-Infekt und andere ständig Blasenentzündungen bekommen. Bei ihnen tragen die Schleimhautoberflächen geeignete **Rezeptoren** (Kontaktmoleküle), an denen sich Krankheitserreger besonders leicht befestigen können.

4.3.2 Resistenz – die angeborene Abwehr des Körpers

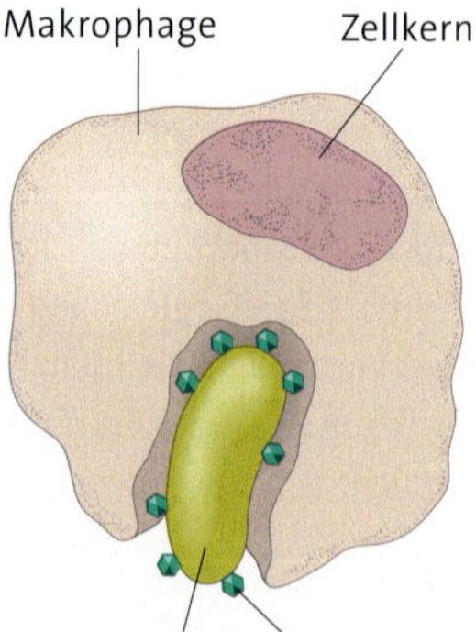

[1] Der Makrophage phagozytiert den Erreger und registriert dessen Eigenschaften.

Alle Körperöffnungen lassen zwangsläufig auch Krankheitserreger ein. Wir können nicht aufhören zu atmen und zu essen, um keine Infektionen zu bekommen. Die angeborene Widerstandskraft des Körpers ist die natürliche **Resistenz**; sie besteht in unspezifischen Schutzvorrichtungen und -maßnahmen, die sich gegen Mikroorganismen aller Art richten. Dazu gehören eine intakte Haut, feuchte, gut durchblutete Schleimhäute, die Keime abfangen und sie hinausbefördern, sowie die Magensäure, die mit ihrem pH-Wert zwischen 1 und 2 fast alle Keime abtötet. Auch die Spülfunktion der Blase, die bei jedem Wasserlassen Millionen Keime entfernt, und die antibakterielle Substanz **Lysozym** in der Tränenflüssigkeit sind wirksame Resistenzfaktoren. Gute Ernährung, genügend Flüssigkeit, ausreichend Schlaf und wenig negativer Stress (Disstress) fördern die Resistenz.

Um die unvermeidlich eindringenden Keime einzufangen, zu bewerten und gezielte Abwehrvorgänge einzuleiten, patrouillieren im Blut und in den Geweben unzählige Abwehrzellen. Alle Zellen der Immunabwehr sind **Leukozyten** (weiße Blutkörperchen). Die **Makrophagen** (Riesenfresszellen) **phagozytieren** zunächst alles Fremde, z. B. Bakterien [Abb. 1]. **Phagozytose** ist die Aufnahme eines Stoffes oder Fremdkörpers in eine Zelle. Ein Fremdstoff, der das Immunsystem zu einer Reaktion anregt, heißt **Antigen**. Nach der Aufnahme in sein Inneres stellt der Makrophage die besonderen Eigenschaften des Eindringlings fest und prüft, ob dieser gefährlich ist. Findet er Virulenzfaktoren, informiert und aktiviert der Makrophage spezialisierte Immunzellen, damit diese gezielt gegen den Erreger vorgehen. Ähnliche Aufgaben erfüllen die dendritischen Zellen; dies sind Zellen mit stark verästelter Oberfläche, die darauf spezialisiert sind, Lymphozyten Antigene zu präsentieren. Damit geht die **angeborene = unspezifische** Immunabwehr in die **spezifische = adaptive** Immunabwehr über.

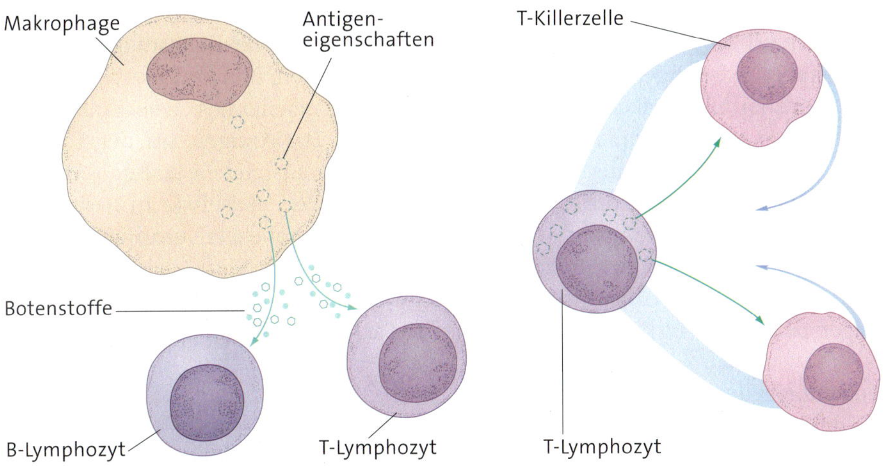

[2] Der Makrophage informiert T- und B-Lymphozyten über die phagozytierten Antigene.

Das Immunsystem: unspezifische Abwehr

Koordination der Immunabwehr

Krankheitserreger vermehren sich im Körper so schnell wie möglich. Jede Infektion schwächt und schädigt den Wirt; im Extremfall tötet sie ihn sogar. Da Mikroorganismen über raffinierte Virulenzfaktoren verfügen, muss auch die Immunabwehr differenziert vorgehen, um effektiv zu sein. Infektionserreger müssen möglichst komplett eliminiert werden. Bereits erworbene Erreger-Informationen und Erfahrungen des Immunsystems aus früheren Krankheiten müssen bei späterem Erregerkontakt abrufbar sein.

Das Ziel aller Abwehrmaßnahmen ist die **Immunität**, d. h. lebenslanger Schutz vor bekannten Erregern. Wenn man immun ist, ist man gegen die betreffende Krankheit sicher gefeit.

Makrophagen bzw. dendritische Zellen sind Teil der unspezifischen Abwehr. Sie nehmen Antigene auf, analysieren sie und präsentieren diese bei Bedarf den Zellen der spezifischen (adaptiven = anpassungsfähigen) Abwehr [Abb. 2]. Diese stellt sich auf jedes Antigen genau (spezifisch) ein. Es gibt zwei Hauptgruppen von Lymphozyten: **B- und T-Lymphozyten**, benannt nach ihren „Ausbildungsorten", dem Knochenmark (engl. **b**one marrow) und dem **T**hymus.

Das Immunsystem: spezifische Abwehr

Die T-Lymphozyten registrieren und speichern die Antigeninformationen, benachrichtigen **T-Killerzellen** und locken sie chemisch an. Diese nehmen gezielt die eingedrungenen Erreger bzw. von diesen befallene Körperzellen in Angriff und zerstören sie. Bei Infektionen sind die Krankheitserreger sehr zahlreich und vermehren sich ständig. Zur Verstärkung rufen die T-Lymphozyten deshalb ein großes Team zusammen. Das Immunsystem kommuniziert mittels Botenstoffen wie **Interleukin** und **Interferon**, die sich mit dem Blutstrom rasch im ganzen Körper verteilen. **T-Helferzellen** unterstützen die T-Killerzellen. Allerdings sind diese Zellen so aktiv, dass sie auch körpereigenes Material angreifen, wenn ihre Tätigkeit nicht reguliert wird. Zur Eingrenzung der Helferzell-Aktivität sind die **T-Suppressorzellen** notwendig (lat. suppressor = Unterdrücker). So bewerkstelligen die T-Lymphozyten mit ihren Untergruppen den zellulären Teil der Immunabwehr [Abb. 3].

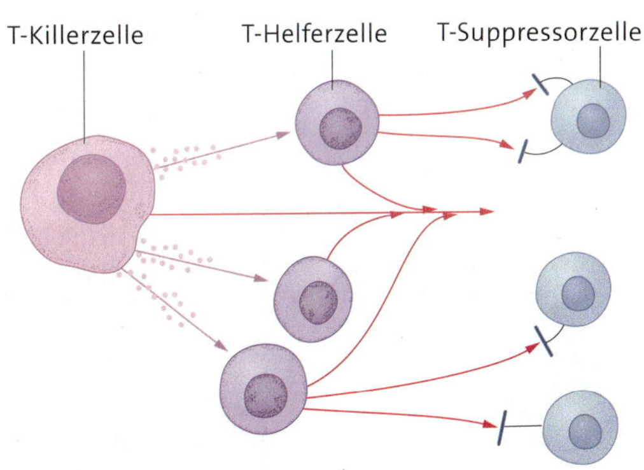

[3] T-Helferzellen intensivieren den Effekt der T-Killerzellen und werden von Suppressorzellen reguliert.

Auch die **B-Lymphozyten** werden von den Makrophagen über die Antigeneigenschaften informiert. Sie fertigen spezifische **Antikörper** an; dies sind exakt auf die jeweilige Antigenoberfläche angepasste Eiweißmoleküle, die mit dem Blut und anderen Körperflüssigkeiten in alle Winkel des erkrankten Körpers gelangen und sich bei Kontakt mit dem Antigen sofort fest an dessen Oberfläche binden. Das Antigen bzw. der Antigenträger, der Mikroorganismus, ist damit inaktiviert. Der entstandene **Antigen-Antikörper-Komplex** kann leicht durch Makrophagen, besonders vielseitige Immunzellen, phagozytiert und quasi entsorgt werden [Abb. 1]. Die B-Lymphozyten erbringen die **humorale Immunabwehr** (lat. humor = Flüssigkeit), denn ihre Antikörper (**Immunglobuline**) sind in allen Körperflüssigkeiten nachweisbar. Immunglobuline sind immer erregerspezifisch: Antikörper gegen Rötelnviren schützen nicht vor Masern.

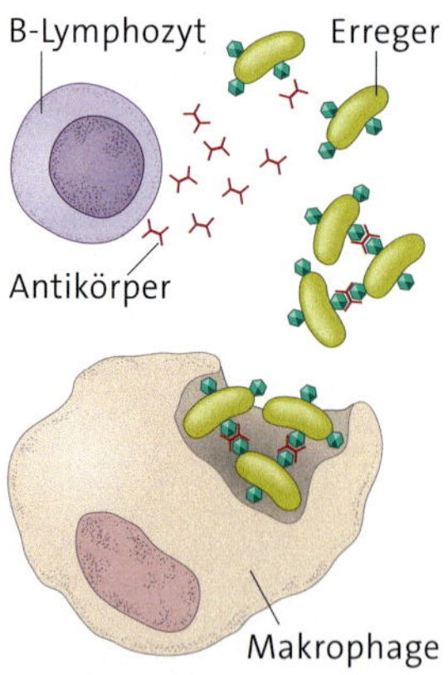

[1] B-Zellen produzieren passgenaue Antikörper, die mit den Erregern Antigen-Antikörper-Komplexe bilden. Makrophagen phagozytieren diese.

Gedächtniszellen als Immunarchiv

Um die mit viel Aufwand erlangte Fähigkeit, ein bestimmtes Antigen zellulär und humoral zu bekämpfen, nicht zu verlieren bzw. erlernte Antigeneigenschaften nicht zu vergessen, werden **Gedächtniszellen** (**Memory-Zellen**) der B- und der T-Lymphozyten gebildet [Abb. 2]. Diese merken sich die Eigenschaften eines jeden Antigens, mit dem der Organismus je Kontakt hatte. Schätzungen zufolge sind dies im Leben 10^{18} Antigene. Bei erneutem Kontakt mit bekannten Antigenen wird sofort die Anzahl der T- und B-Lymphozyten erhöht, die Erreger sekundenschnell in Antigen-Antikörper-Komplexen gebunden und damit unschädlich gemacht. Man ist **immun**. Hat jemand z. B. eine Masernerkrankung überstanden und atmet erneut Masernviren ein, werden diese sofort von den lebenslang zirkulierenden Antikörpern erfasst. Auch Impfungen erzeugen zelluläre und humorale Immunität – allerdings ohne das Risiko der Krankheit. Da Immunität stets das Ergebnis eines Lernvorgangs ist, besteht sie bei der Geburt noch nicht; der Erwerb umfangreichen „Erregerwissens" kostet das Immunsystem viel Zeit und Arbeit. Um die Immunität gegen bestimmte Erreger bzw. Krankheiten zu messen, bestimmt man die Konzentration der spezifischen Antikörper im Blut. Diese korreliert bei Hepatitis B und Röteln gut mit dem tatsächlichen Schutz. Misst man den Rötelntiter (die Verdünnungsstufe, bei der das antikörperhaltige Blutserum noch Rötelnviren neutralisiert), kann dies aussagen, ob der Mensch gegen Röteln immun ist oder geimpft werden sollte. Bei medizinischem Personal überprüft der Betriebsarzt die Konzentration der Antikörper gegen Hepatitis-B-Virus. Ab 100 IE/ml (IE = internationale Einheiten) besteht ein belastbarer Schutz gegen Hepatitis B. Die Leistung der zellulären Abwehr ist nicht routinemäßig messbar.

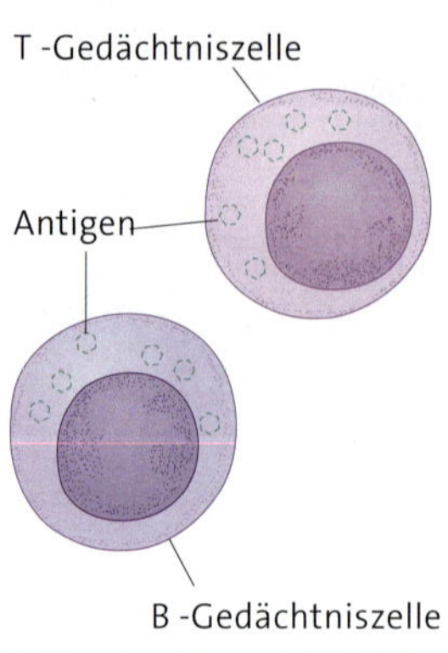

[2] Gedächtniszellen speichern lebenslang Antigeninformationen.

W **Das Immunsystem im Blutbild ...**
Abwehrzellen können als **Differenzialblutbild** (auch großes Blutbild genannt) bestimmt und gezählt werden. Dazu wird Venenblut schon im Probenröhrchen mit einem **Antikoagulans** (gerinnungshemmenden Mittel) vermischt, damit es flüssig bleibt. Zählgeräte und/oder Laborfachkräfte stellen dann fest, wie die **Leukozyten** sich in die verschiedenen Untergruppen aufteilen. Man spricht vom Differenzialblutbild, weil die Leukozytenarten unterschieden (differenziert) werden. Normabweichungen sind häufig und keinesfalls immer krankhaft. Man lässt ein Differenzialblutbild z. B. anfertigen, wenn im sog. kleinen Blutbild (Zählung der roten und weißen Blutzellen und der Blutplättchen, Bestimmung des Blutfarbstoffs und des Zellanteils am Blutvolumen) eine **Leukozytose** (Vermehrung der Leukozyten) aufgefallen ist. Das Differenzialblutbild erlaubt oft Rückschlüsse auf die Entzündungsursache, z. B. virale bzw. bakterielle Infektion, allergische Immunreaktion oder unspezifische Entzündung.

Differenzialblutbild

Leukozyten-Untergruppen	Funktion / Normwert / ↑ erhöht durch (Beispiele)
stabkernige Granulozyten „junge" Granulozyten 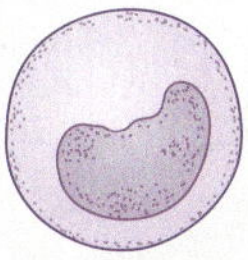	**Phagozytose** bis 5 % der Leukozyten ↑ schwere bakterielle Infektionen
segmentkernige Granulozyten normale Granulozyten = „Mikrophagen" 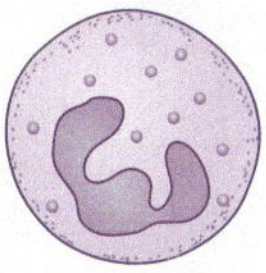	**Phagozytose** 40–70 % der Leukozyten ↑ bakterielle Infektionen und unspezifische Entzündungen (Rauchen, Sonnenbrand u. v. m.)
eosinophile Granulozyten 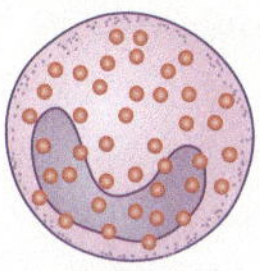	**Parasitenabwehr, Allergien** bis 4 % der Leukozyten ↑ Allergien; Parasitenbefall, z. B. Madenwurmbefall im Darm
basophile Granulozyten 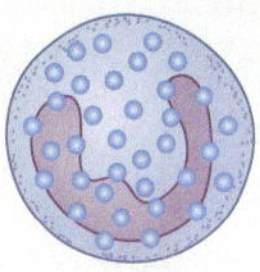	**Allergien** bis 1 % der Leukozyten ↑ Nieren- und Darmkrankheiten, bakterielle Infektionen, Einnahme der Pille
Lymphozyten 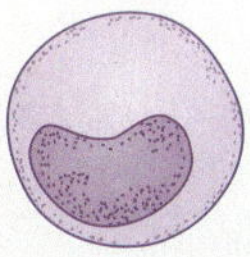	**Immunabwehr, z. B. Virusabwehr** 25–40 % der Leukozyten ↑ Virusinfektionen
Monozyten 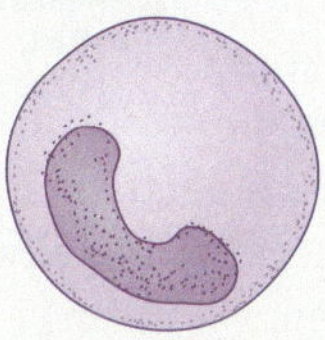	**bilden Makrophagen; Phagozytose** bis 7 % der Leukozyten ↑ Mononukleose (Pfeiffersches Drüsenfieber), bakterielle Infektionen, Leukämie, chronische Darmkrankheiten

Mikrophagen sind kleine Fresszellen; sie phagozytieren Fremdstoffe aller Art; man sieht große Mengen von ihnen als Eiter um Fremdkörper in der Haut oder bei bakteriellen Infektionen, z. B. in gelbem oder grünem Bronchial- bzw. Nasensekret.
Granulozyten = sog. Körnchenzellen; ihr Zytoplasma enthält Granula (lat. Körnchen)
eosinophil und **basophil** = mit bestimmten Farbstoffen rot bzw. bläulich anfärbbar

W **Auf die Helfer kommt es an ...**

Bei AIDS ist die Zahl der T-Helferzellen der entscheidende Messwert für die Immunfunktion. Sie wird regelmäßig bestimmt und die virushemmende Therapie entsprechend angepasst. T-Helferzellen heißen **CD4**-Zellen und T-Suppressorzellen **CD8** (engl. **c**luster of **d**estination = Untergruppe). Hat ein HIV-Infizierter weniger CD4- als CD8-Zellen, ist er immunschwach. Umgekehrt ist es bei der Autoimmunkrankheit Sarkoidose: Die CD4-Zahl ist in befallenen Geweben mehrfach höher als die CD8-Zahl – die Zerstörung betroffener Organe muss z. B. mithilfe von Cortison unterbunden werden.

Autoimmunkrankheit
Krankheit, bei der das Immunsystem körpereigene Strukturen angreift; z. B. rheumatoide Arthritis

4.3.3 Mikrobiologie – große Welt im Kleinen

Prion
(engl. aus **pro**tein + infec**tion**) infektiöses Eiweißteilchen, das zu schwammartigen Veränderungen der Gehirnsubstanz führen kann; Erreger des Rinderwahnsinns BSE und der Creutzfeldt-Jakob-Krankheit beim Menschen

Die **Mikrobiologie** ist die Lehre von den Kleinstlebewesen: Organismen, die mit bloßem Auge nicht zu erkennen sind. Zu diesen gehören Bakterien, Viren, Pilze und Protozoen. Tierische Parasiten wie Zecken, Kopfläuse oder Stechmücken sind keine Mikroorganismen, sondern Spinnentiere, Insekten etc. |**Prionen** wie der BSE-Erreger sind reine Eiweißpartikel und besitzen nicht alle Kennzeichen des Lebens: Über die Fähigkeit zur Bewegung, zu Wachstum und Vermehrung, zur Reizaufnahme und -verarbeitung sowie über einen eigenen Stoffwechsel verfügen sie nicht.

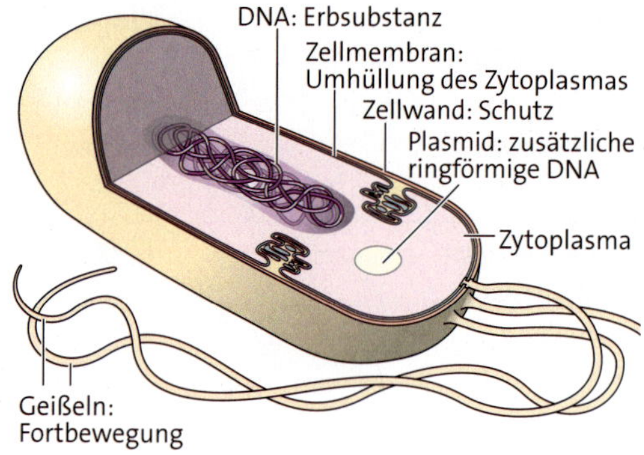

[1] Grundaufbau der Bakterienzelle

Kugeln, Ketten, Stäbchen, Spiralen – bakterielle Vielfalt

Bakterien (gr. bakteria = Stock, Stab) sind einzellige Lebewesen ohne Zellkern [Abb. 1]. Wie der Name besagt, sind viele stäbchenförmig [Abb. 3]. Ihre Haupt-Erbsubstanz (DNA) liegt spiralförmig gerollt im Zytoplasma; weiteres Erbmaterial liegt in Form kleiner Ringe, der Plasmide, vor. Diese können zwischen Bakterien ausgetauscht werden, um z. B. Antibiotikaresistenzen weiterzugeben. Die Zellwand umschließt das Zytoplasma und schützt vor äußeren Einwirkungen. Unterschiede im Zellwandaufbau machen sich u. a. beim Färben bemerkbar, das notwendig ist, um Bakterien mithilfe des Lichtmikroskops zu erkennen. Nach Hans Gram werden Bakterien in **gramnegative** (rot angefärbte) und **grampositive** (blau angefärbte) Bakterien eingeteilt. Das Gramverhalten, d. h. die Färbbarkeit nach Gram, geht mit Zellwandeigenschaften einher, die sich auf die Antibiotikatherapie auswirken.

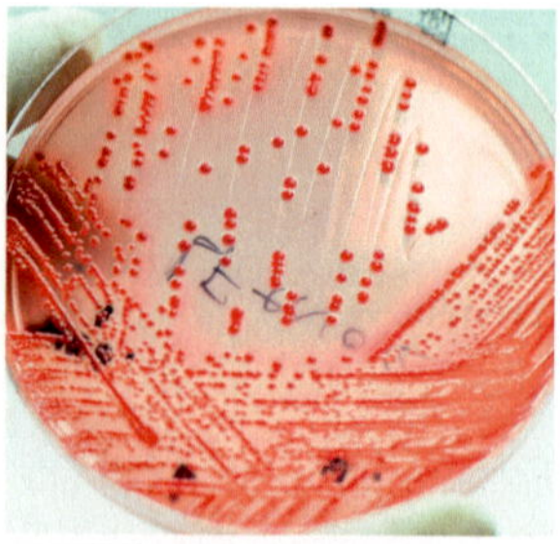
[2] Punktförmige Kolonien mit je ca. 10 Mio. Bakterien auf einem Nährboden

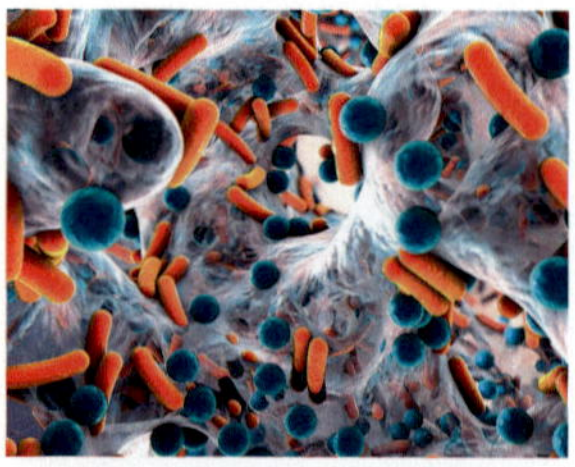
[3] Verschieden geformte Bakterien bei Zahnfleischentzündung im elektronenmikroskopischen Bild: Stäbchen (orange), Kokken (blau)

Bakterien vermehren sich durch Zellteilung auf Nährböden; man kann sie in flüssigen oder auf festen Nährstoffmedien anzüchten [Abb. 2]. Im Alltag macht sich die rasante Bakterienvermehrung bei gutem Nährstoffangebot bemerkbar, wenn sich pathogene Bakterien in Salaten oder Desserts vervielfältigt haben: Brechdurchfall ist eine typische Folge. In der Lebensmittelindustrie nutzt man apathogene Bakterien; z. B. bei der Joghurtherstellung wandeln Laktobazillen Laktose (Milchzucker) in Milchsäure um.

Manche Bakterien bewegen sich mit peitschen- oder propellerartigen Geißeln fort; andere besitzen klebrige Schleimkapseln für eine gute Haftfähigkeit in Duschköpfen, Infusionsschläuchen und Atemwegen. Manche Bakterien (**Aerobier**) benötigen Sauerstoff (gr. aer = Luft); sie befallen daher gern die Lunge; andere vertragen keinen Sauerstoff und sind deshalb auf tiefe Körperhöhlen spezialisiert (**Anaerobier**). **Sporenbildner** wie Tetanuserreger können lange Zeit ohne Wasser und Nährstoffe überleben – klein eingerollt und mehrschichtig verpackt. Einfache Maßnahmen zur |**Desinfektion** überleben Sporen (widerstandsfähige bakterielle Dauerformen) unbeschadet. Geräte zur |**Sterilisation** müssen Sporen zuverlässig abtöten und werden fortlaufend daraufhin überprüft.

Desinfektion
Inaktivierung, Entfernung oder Hemmung pathogener Keime, um Infektionen zu verhindern; erzeugt Keimarmut (**Antisepsis**)

Sterilisation
komplette Entfernung oder Abtötung aller Mikroorganismen einschließlich ihrer Dauerformen (Sporen); erzeugt Keimfreiheit (**Asepsis**)

W **Antibiotika** (Ez. das Antibiotikum), als Medikament anwendbare antibakterielle Stoffe (z. B. Penicilline oder Tetrazykline) stören den bakteriellen Stoffwechsel oder Zellwandaufbau und reduzieren so die Bakterienmenge. Das Immunsystem muss die restlichen Erreger bekämpfen – ohne effektive Immunabwehr hilft kein antibakterielles Medikament. Antibiotika müssen in der Regel noch einige Tage nach dem Rückgang der Symptome eingenommen werden. Eine hohe Erreger-Restmenge erhöht die Gefahr eines Rückfalls und die Entwicklung einer Antibiotikaresistenz. Antibiotika können Allergien und andere Nebenwirkungen mit sich bringen und sind rezeptpflichtig. Einige Substanzen, z. B. Amoxicillin, können die Wirkung der Pille stören. Bei Virusinfekten helfen Antibiotika nicht, da Viren völlig anders als Bakterien aufgebaut sind.

Viren – obligate Zellparasiten

Viren (lat. virus = Gift) sind mit ca. 100 nm Durchmesser etwa 100-mal kleiner als Bakterien. Man vermutete sie als lebende Krankheitserreger schon lange bevor man sie nachweisen konnte. Dies gelang mit dem Elektronenmikroskop in den 1930er Jahren. Viren sind wie Bakterien vielgestaltig, haben aber einen gemeinsamen Grundaufbau [Abb. 5]. Sie sind allein nur eingeschränkt lebensfähig, da ihnen der eigene Stoffwechsel fehlt. Deshalb sind sie **obligate Zellparasiten**; sie befallen eine Wirtszelle, programmieren deren Erbsubstanz um und zwingen sie, so lange Viren zu produzieren, bis sie daran zugrunde geht. Viren können daher nur auf lebenden Zellen, d. h. Zellkulturen oder z. B. Hühnereiern, angezüchtet werden. Unbelebte Nährböden sind zur Viruszucht nicht geeignet.

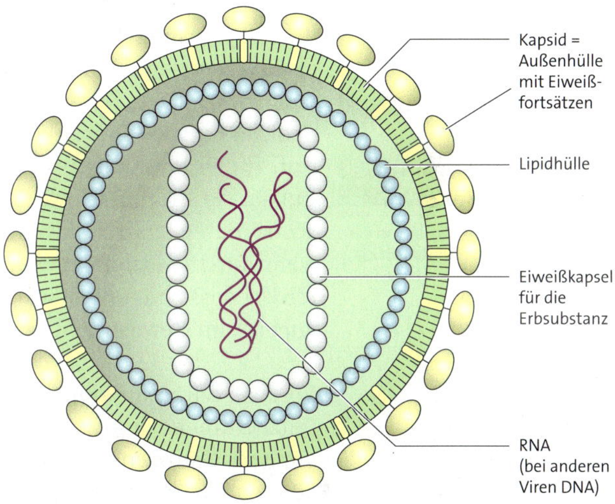

[4] **Grundaufbau eines Virus am Beispiel des HI-Virus (schematisch)**

Virusvermehrung (schematisch)	
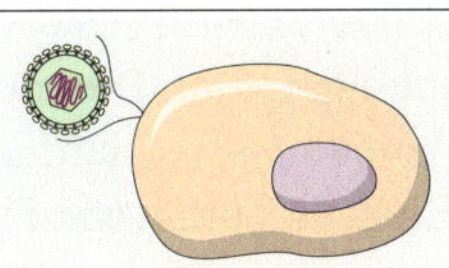	Das Virus befestigt sich mit seinen Kapsid-Fortsätzen an einem Zellmembran-Rezeptor der Wirtszelle.
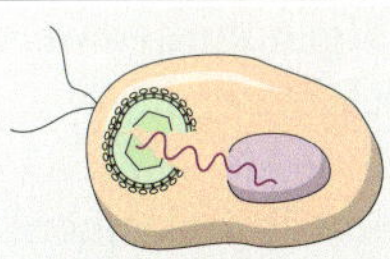	Die Virus-Erbsubstanz (DNA oder RNA) wird in den Zellkern eingeschleust und in die Erbsubstanz der Wirtszelle eingebaut. Die Zelle kann nicht mehr zwischen eigener und Virus-Erbsubstanz unterscheiden.
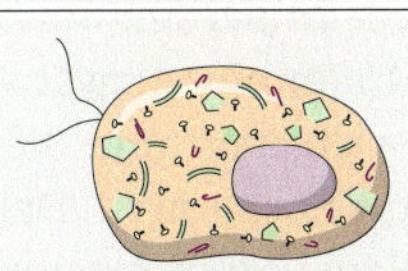	Die Wirtszelle ist gezwungen, anhand des „Bauplans“, den die eingebaute Virus-Erbsubstanz vorgibt, neue Viren zu produzieren.
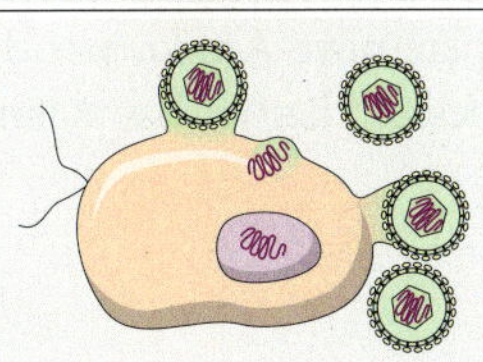	Nachdem 200–300 Viren fertiggestellt sind, sind die Wirtszelle und ihre Nährstoffvorräte erschöpft. Sie geht zugrunde und setzt dabei die neuen Viren frei. Diese sind sofort in der Lage, neue Zellen zu befallen.

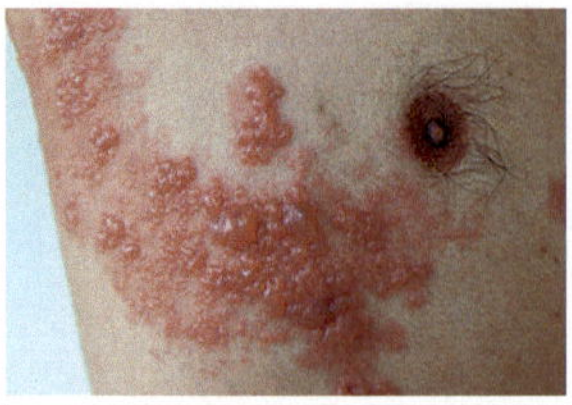

[1] Gürtelrose

Gegen einige Viren wurden Medikamente entwickelt, die **Virustatika** (Virostatika, virushemmende Arzneimittel). Sie können gegen Herpesviren und die damit verwandten Erreger von Windpocken (Varizellen) und Gürtelrose (Herpes zoster, [Abb. 1]) eingesetzt werden. Gegen das HI-Virus gibt es mehrere Substanzen, die nach Plan eingenommen werden müssen, um die Virusvermehrung zu begrenzen und Resistenzen vorzubeugen. Unter rechtzeitig begonnener und professionell durchgeführter antiviraler Therapie können HIV-Infizierte viele Jahre bis Jahrzehnte „gesund", d. h. frei von Immunschwäche und opportunistischen Infektionen, bleiben.

Pilze – Opportunisten auf Schritt und Tritt

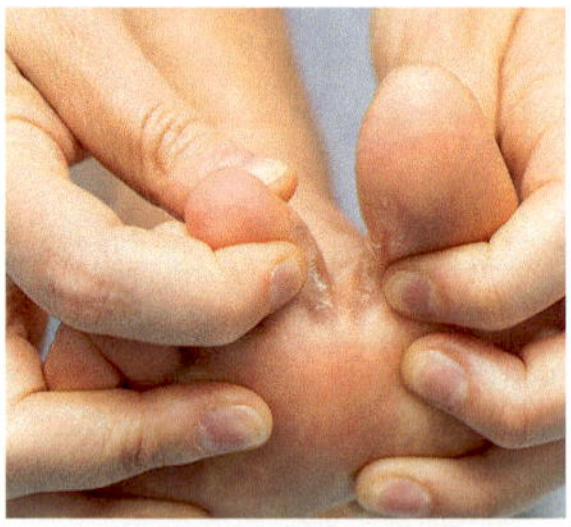

[2] Fußpilz (Mykose der Haut in den Zehenzwischenräumen) ist die häufigste Mykose beim Menschen.

Pilze bilden eine eigene biologische Kategorie mit ca. 10^6 Arten. Sie sind Einzeller, können aber einen großen Verband, das **Myzel**, bilden. Pilzvermehrung geschieht durch Sprossung (**Sprosspilze**) oder Sporen (**Sporenpilze**). Wir nutzen einige Pilzarten als Speisepilze, andere (Hefepilze) zur Herstellung von Bier und Brot.

Sehr häufig sind Erkrankungen durch Pilzinfektionen beim Menschen; der Fachbegriff für Pilzkrankheiten lautet **Mykosen** [Abb. 2]. Da viele Pilze Opportunisten sind, nutzen sie Immunschwäche aus und befallen daher gern Säuglinge und alte Menschen, deren Immunabwehr naturgemäß schwach ist. Auch Schwächungen der Abwehr durch Alkoholismus, spezielle Medikamente oder AIDS sowie Pilzwachstum fördernde Bedingungen wie feuchte Kammern in Sportschuhen und hohes Nährstoffangebot im Gewebe bei Diabetikern sind Risikofaktoren für Mykosen.

Voraussetzung für eine erfolgreiche und nachhaltige Behandlung mit **Antimykotika** (pilzhemmenden Arzneimitteln) ist das Erkennen und Beheben pilzfördernder Bedingungen. Östrogene, auch die Östrogene der Pille, regen das Pilzwachstum an und können bei empfindlichen Frauen zu einer Häufung von Vaginalmykosen führen. Nagelpilz erfordert eine mehrmonatige Therapie; bei ausgeprägtem Befall muss diese innerlich erfolgen.

Auf Reisen und in Speisen – Protozoen sind international

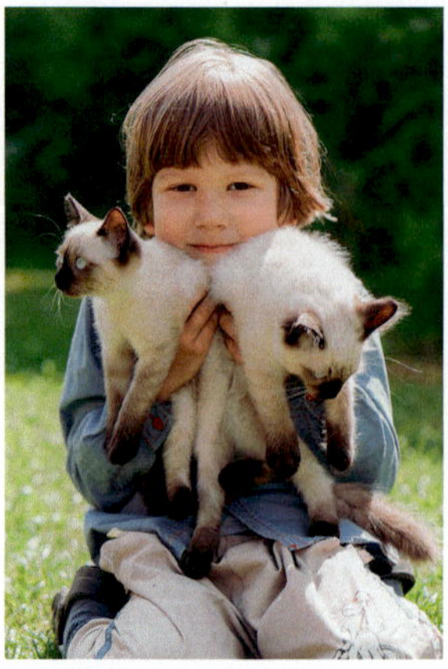

[3] Katzenkontakt in der Kindheit ermöglicht eine frühe, ungefährliche Toxoplasmoseinfektion.

Protozoen sind einzellige tierische Organismen, auch Urtierchen genannt. Die meisten Protozoenkrankheiten sind Tropenkrankheiten: Malaria, Amöbenruhr, Giardiasis und Leishmaniose kommen heute in Deutschland nur durch Einschleppung vor. Eine Ausnahme ist die **Toxoplasmose**, deren Erreger mit nicht durchgegarten Lebensmitteln wie Räucherschinken oder durch Gartenerde (Katzenkot) aufgenommen werden [Abb. 3]. Toxoplasmose in der Schwangerschaft gefährdet das Ungeborene.

Im Laufe des Lebens infiziert sich fast jeder Mensch hierzulande mit Toxoplasmen. Bei intaktem Immunsystem entwickelt sich jedoch keine Krankheit. In der Schwangerschaft ist die Immunabwehr „toleranter", weil die werdende Mutter einen zwar verwandten, aber immunologisch doch fremden Organismus in sich trägt und dieser nicht bekämpft werden darf. Auch ist das Abwehrsystem des Fetus noch unreif. Daher sollten Schwangere nur durchgegartes Fleisch essen und z. B. Räucherschinken meiden. Weist ein Bluttest (Privatleistung) früher gebildete Toxoplasmose-Antikörper, d. h. eine zurückliegende Infektion, bei der Schwangeren nach, besteht keine Toxoplasmosegefahr mehr.

W Die Chemoprophylaxe, d.h. die vorbeugende Einnahme wirksamer Malariamedikamente, ist bei Reisen in Risikogebiete unbedingt einzuhalten [Abb. 4]. Nicht immer gelingt es, bei malariakranken Reiserückkehrern rechtzeitig die Diagnose zu stellen und eine spezifische Therapie einzuleiten, sodass immer wieder schwere Malariaverläufe tödlich enden.

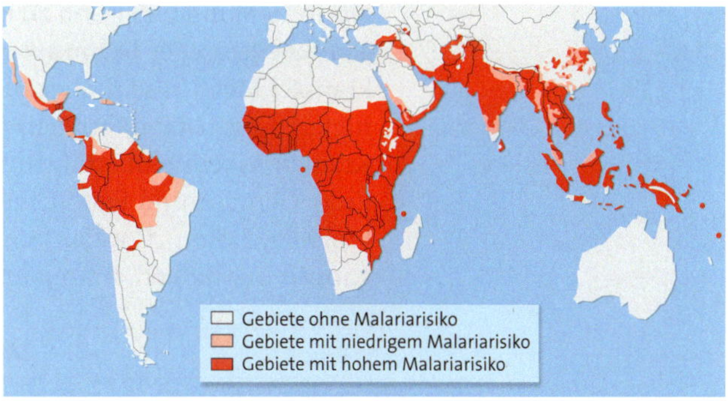

[4] Karte zur Malariaverbreitung

Aufgabenstellungen

1 Finden Sie je zwei Beispiele für a) primären und b) sekundären Krankheitsgewinn.
2 Hatten Sie schon einmal eine leichte, problemlos selbst behandelbare Erkrankung und sind dennoch zum Arzt gegangen? Welche Gründe hatten Sie für den Arztbesuch?
3 Nennen Sie a) drei subjektive und b) drei objektive Symptome.
4 Erläutern Sie den Unterschied zwischen einer chronischen und einer rezidivierenden Bronchitis.
5 Ein Patient hat auf seinem Überweisungsschein zum Radiologen gelesen, dass dort „V. a. Bronchial-Ca." steht. Im Internet hat er gefunden, dass Bronchial-Ca. Lungenkrebs heißt. Er fragt Sie, warum der Arzt ihm nicht gesagt hat, dass er Lungenkrebs hat.
Wie reagieren Sie?
6 Sie sind Gesundheitsberaterin des stark übergewichtigen 47-jährigen Lastwagenfahrers Dieter S., der oft tagelang unterwegs ist und nur an Raststätten anhält, um die vorgeschriebenen Pausen einzuhalten und Mahlzeiten (meistens fleischreiches Fastfood) einzunehmen. Abends trifft er dort Kollegen und trinkt mit ihnen ein „Bierchen".
Herr S. leidet unter Bluthochdruck und hatte bereits einen Herzinfarkt. Er fürchtet sich vor Nebenwirkungen der verordneten Medikamente und nimmt sie nicht regelmäßig ein.
   a Welche Verbesserungen seiner Lebensweise raten Sie Herrn S.?
   b Warum sollte Herr S. seine Lebensweise ändern?
   c Wie können Sie Herrn S. zur Umsetzung der von Ihnen als notwendig erachteten Lifestyle-Änderungen motivieren?
7 Nennen Sie die Unterschiede zwischen Computertomografie und Magnetresonanztomografie.
8 Nennen Sie drei Zellorganellen und ihre Funktionen.
9 Welchen Sinn hat eine Entzündung?
10 Wie können Sie Ihre unspezifische und spezifische Abwehr gegen Influenza (Grippe) stärken?
11 Warum lassen sich Viren nur mit lebenden Zellen, z. B. in Hühnereiern, anzüchten?
12 Warum sollten Schwangere auf Mett, Räucherschinken und Salami verzichten?

Mund zu Mund und Hand zu Hand – Infektionswege

Krankheitserreger bekommt man aus einer sog. Infektionsquelle. Dies kann ein erkrankter Mensch sein, aber auch ein **kontaminierter** (mit Mikroorganismen verunreinigter) Gegenstand, erregerhaltiges Wasser oder Lebensmittel. Auch Tiere können Krankheitskeime übertragen, sogar ohne selbst krank zu sein. Erreger sind überall: Erde, Gemüse und Fußböden enthalten Tetanuserreger, jede Pfütze bietet einen mikrobiologischen „Cocktail" einschließlich Legionellen und Mykobakterien und Türklinken in Kliniken, Praxen und Schulen sind Umschlagplätze für Viren.

Die wichtigsten Infektionswege

	Übertragungsart	Stationen der Erreger	Krankheitsbeispiele
	1. Lebensmittelinfektion (Infektion durch den Verzehr von kontaminiertem Essen oder Wasser)		
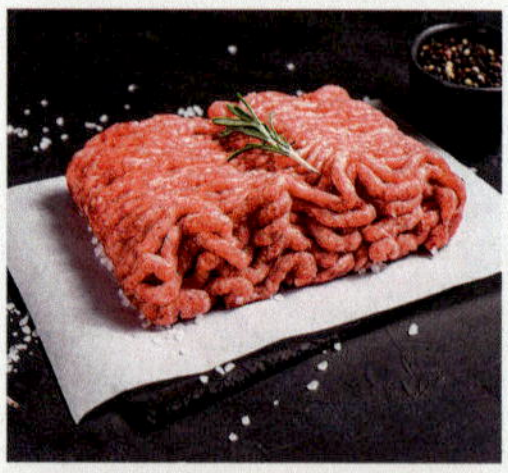	**Verzehr kontaminierter Lebensmittel**	**Lebensmittel** enthält Erreger → **Mensch** isst das Fleisch	Salmonellen-Durchfall (durch rohes Ei oder unvollständig gegartes Geflügelfleisch), Trichinose (durch trichinenhaltiges rohes Schweinefleisch), BSE (durch Rinderhirn)
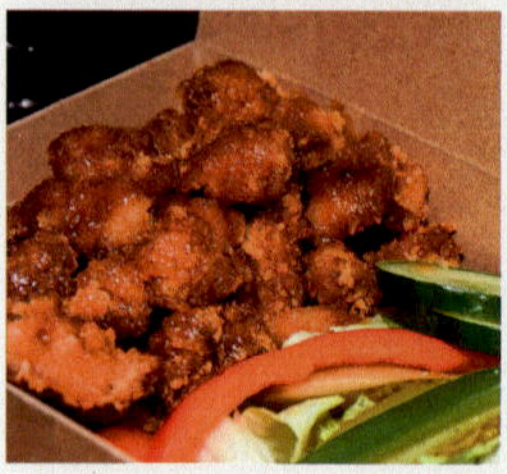	**Verzehr von Lebensmitteln, die unsauber zubereitet wurden** → fäkal-orale Übertragung	erkrankter **Mensch** berührt mit kontaminierten Händen **Lebensmittel** → Erreger gelangen in Lebensmittel → anderer **Mensch** isst das Lebensmittel	Hepatitis A und E, E. coli-Reisedurchfall sowie Erreger zahlreicher weiterer Durchfallerkrankungen
	2. perkutane Infektion (Infektion durch Verletzung der Haut)		
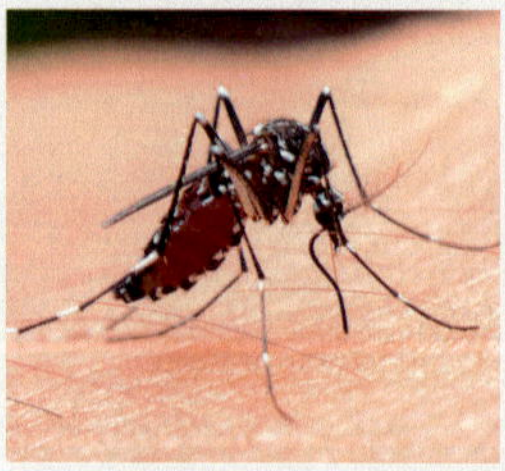	**über tierische Überträger**, z. B. Zecken, Mücken	**Mensch** → **Mücke** → **Mensch**, ggf. über weitere Zwischenwirte	Malaria, Schlafkrankheit, Borreliose, FSME, Fleckfieber
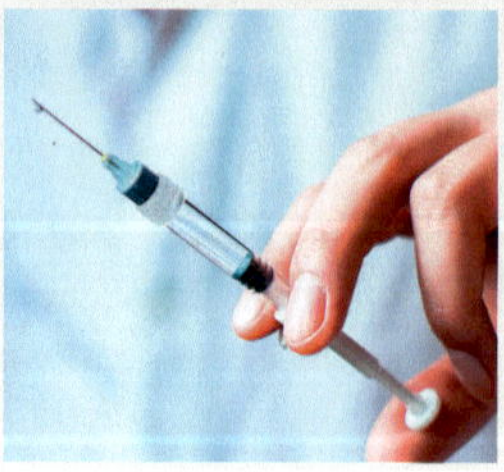	**durch medizinische Maßnahmen mit unsterilen Instrumenten**	**Mensch** → **medizinische Instrumente** → **Mensch** (oder Übertragung durch kontaminierte Blutprodukte)	AIDS, Hepatitis B und C, Syphilis (= Lues)

	3. Kontaktinfektion (Infektion durch Kontakt mit infektiösen Menschen oder mit kontaminierten Gegenständen)		
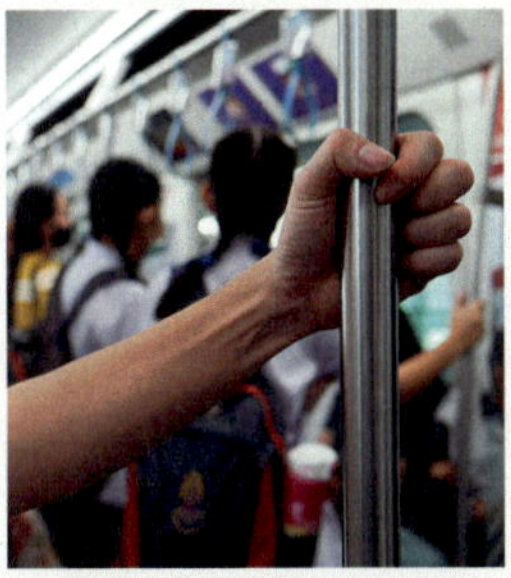	**Tröpfcheninfektion (Partikel ≥ 5 µm Durchmesser)** **aerogene Infektion (Partikel < 5 µm Durchmesser)**	**Mensch** → **Mensch** oder **Mensch** → **Gegenstand** (z. B. Türklinke) → **Mensch** oder **Mensch** → **Atemluft** → **Mensch**	Grippe, grippale Infekte, Masern, Mumps, Röteln, Keuchhusten, Diphtherie, Tuberkulose, Varizellen, Covid-19 u.v.m.
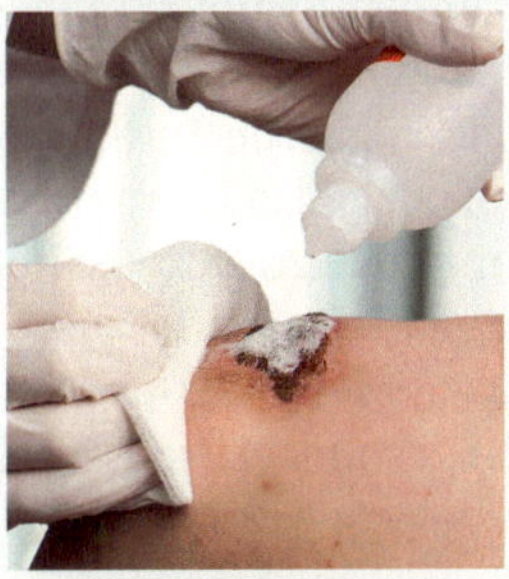	**direkte Kontaktinfektion (früher Schmierinfektion)**	**Mensch** (kontaminierte Haut) → **Mensch** (Haut)	beim Verbandwechsel eitriger Wunden: Verbreitung von Eiterbakterien oder Trachomerregern am Auge mit den Folgen Wundinfektionen, Hautinfektionen und Bindehautentzündungen
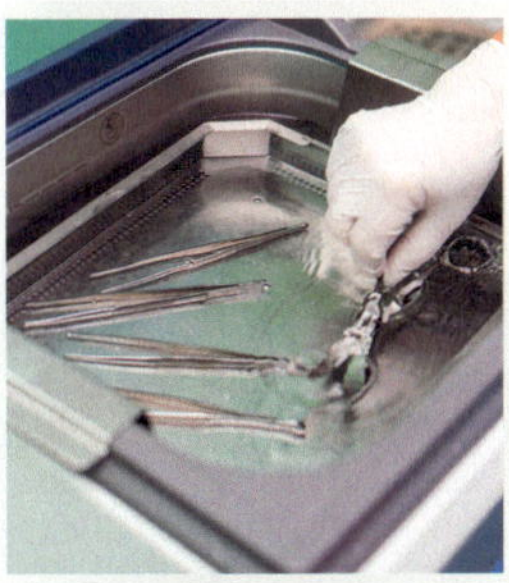	**indirekte (mittelbare) Kontaktinfektion (früher Schmierinfektion)**	**Mensch** → **Gegenstand** (z. B. Handtuch, Augentropfen, Untersuchungsgeräte, Akupunkturnadeln, chirurgische Instrumente) → **Mensch**	ansteckende Bindehautentzündung: Leider besteht die Gefahr mittelbarer Schmierinfektionen bei vielen medizinischen Maßnahmen, daher ist es unbedingt erforderlich, hygienegerecht zu arbeiten!
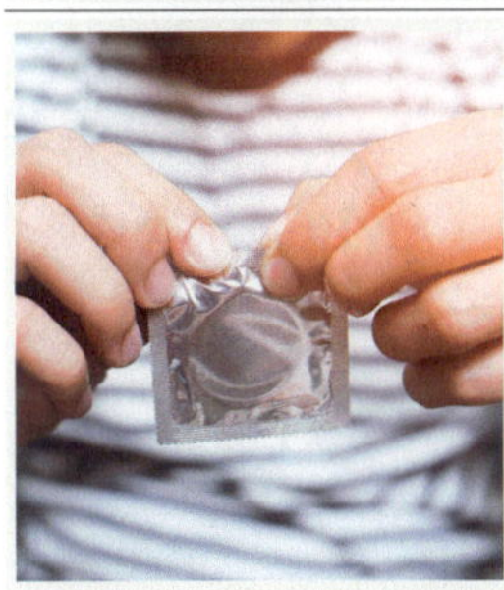	**sexuelle Übertragung**	**Genitale** eines Menschen → **Genitale** des Sexualpartners und/oder vom Blut des einen Partners → zum Blut des anderen Partners v. a. bei verletzungsträchtigen Praktiken	AIDS, Syphilis (= Lues), und viele andere STI/STD (sexuell übertragbare Infektionen/Krankheiten) wie Gonorrhö (Tripper), Hepatitis A,B,C und D, Chlamydien-, Pilz- und Herpesinfektionen, Krankheiten durch HPV (humane Papillomviren) wie Anogenitalwarzen und Anogenitalkrebs
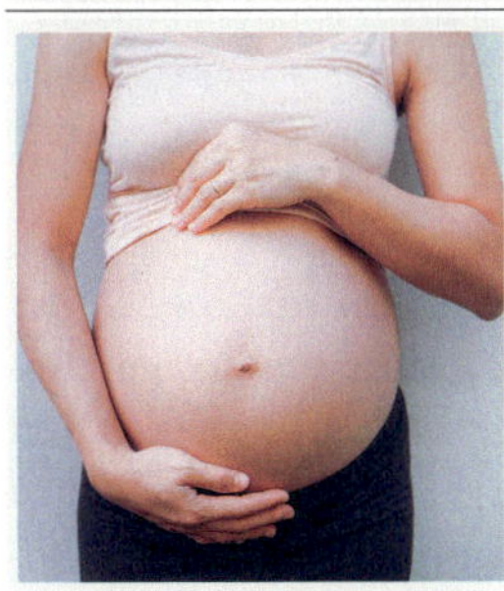	**vertikale Übertragung =** „senkrechte" Übertragung	**Mutter** → **ungeborenes Kind** oder **Mutter** → auf das **Kind** während der Geburt (über Blutkontakt)	Hepatitis B Syphilis (= Lues) Röteln, Ringelröteln, Windpocken (= Varizellen), Genitalherpes

Ablauf einer Infektionskrankheit

Die **Infektion** mit einem Erreger verläuft unbemerkt; auch seine Vermehrung geschieht noch symptomlos. Erst die Gegenwehr des Immunsystems erzeugt Beschwerden. Man fühlt sich krank. Botenstoffe wie Interferon erzeugen **Prodromalsymptome** (Vorläufersymptome), unspezifische Beschwerden wie Muskel- und Gliederschmerzen, Schwächegefühl, Müdigkeit und das starke Bedürfnis, jede Aktivität einzustellen und sich hinzulegen. Der Körper braucht nun alle Ressourcen zur Erregerbekämpfung. Die Zeit zwischen Infektion und Symptomen ist die **Inkubationszeit**. Sie kann von Stunden (grippaler Infekt) bis zu sechs Monaten (Hepatitis B) dauern. Während der Inkubationszeit steigt die Erregermenge an und der betroffene Mensch kann sehr ansteckend sein, ohne es zu wissen. Bei grippalen Infekten, Covid-19 und viralen Magen-Darm-Infekten z. B. steckt man sich bei scheinbar gesunden – weil symptomlosen – Mitmenschen an, die reichlich Erreger verbreiten. Mit den Symptomen beginnt definitionsgemäß die **Infektionskrankheit**. Nach den Prodromalbeschwerden zeigen erst die **Organsymptome** an, wo das Problem sitzt; z. B. signalisieren Niesen und Husten, dass es sich um einen Atemwegsinfekt handelt. Sobald das Immunsystem Oberhand über die Erreger gewonnen hat, gehen die Symptome zurück; die **Rekonvaleszenz** (Gesundungsphase) beginnt. Es werden weniger Botenstoffe ausgeschüttet, weil nicht mehr so viele Abwehrzellen rekrutiert werden müssen. Die betroffenen Organe (z. B. die Bronchien) sind aber noch nicht gesund. Da von Viren befallene Zellen von T-Killerzellen abgetötet wurden, müssen Defekte in den Schleimhäuten erst abheilen, was Tage bis Wochen dauern kann. Auf den geschädigten Epithelien können sich zunächst die dort stets vorhandenen Bakterien vermehren und zu eitrigem Sekret führen. Die Sekrete rein viraler Infektionskrankheiten sind wasserklar.

Schematischer Verlauf einer Infektionskrankheit

Infektion Eindringen und Vermehrung der Erreger	**Inkubationszeit** Zeit zwischen Infektion und Symptomen	**Infektionskrankheit** Symptome durch Gegenwehr des Immunsystems	**Rekonvaleszenz** Gesundungsphase
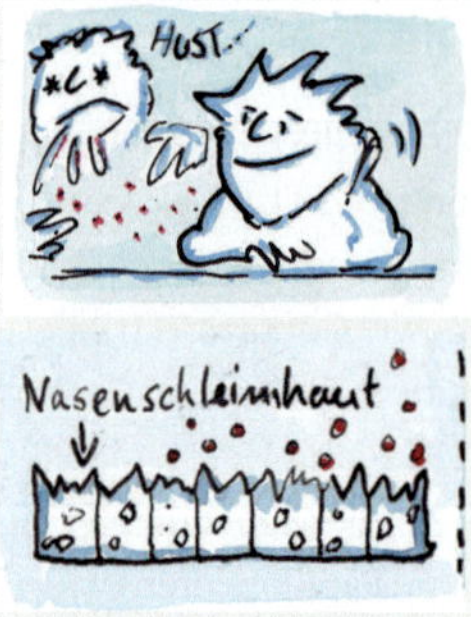	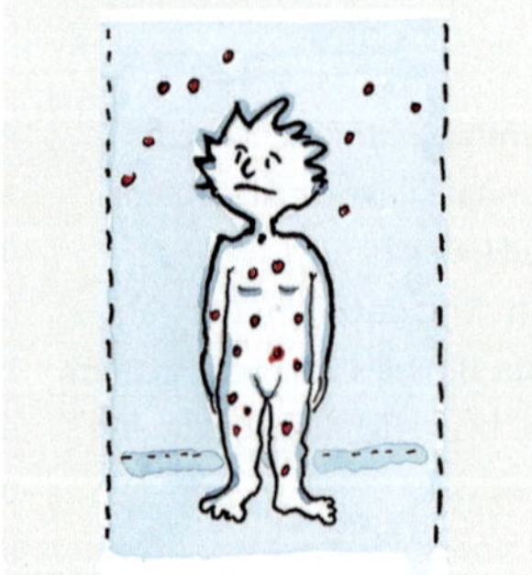	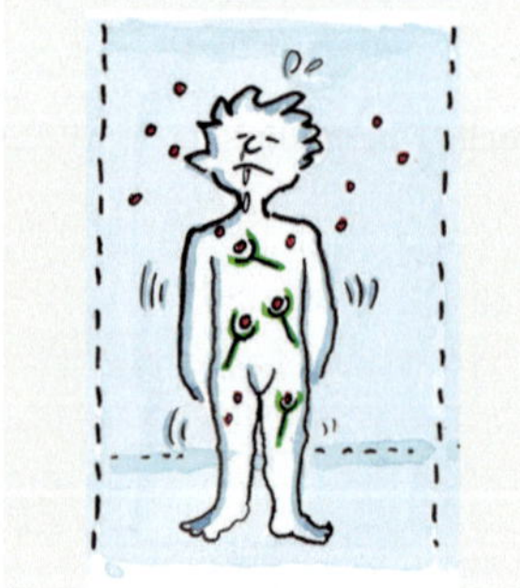	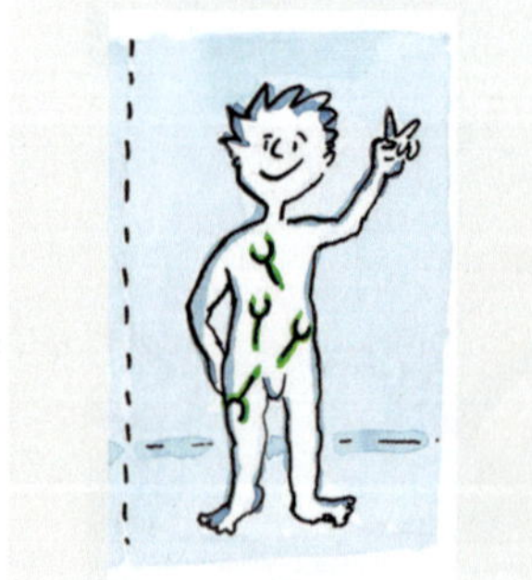
z. B. Tröpfcheninfektion bei Grippe	1–3 Tage während dieser Zeit vermehren sich die Erreger weiter, bis das Immunsystem aktiv wird	erste Prodrome, d. h. unspezifische Vorläufersymptome (z. B. Müdigkeit, Gliederschmerzen)	ggf. wochenlange Phase verminderter Leistungsfähigkeit

Gegen den soeben überwundenen Erreger ist der Mensch nun **immun**, aber in der Rekonvaleszenz ist er noch nicht ganz gesund und sehr anfällig für neue Erreger. Daher ist es ratsam, sich auszukurieren, bevor man wieder unter (kranke) Leute geht und seine vollen Aktivitäten aufnimmt. Unvollständige Heilungsverläufe kommen vor in Form von **Defektheilung** (eine schwere Bronchitis kann die Bronchien überempfindlich machen) oder **chronischem Verlauf** (nicht ausgeheilte Hepatitis B verläuft ggf. lebenslang). Besiegen die Erreger die Immunabwehr, stirbt der Kranke [Abb. 1].

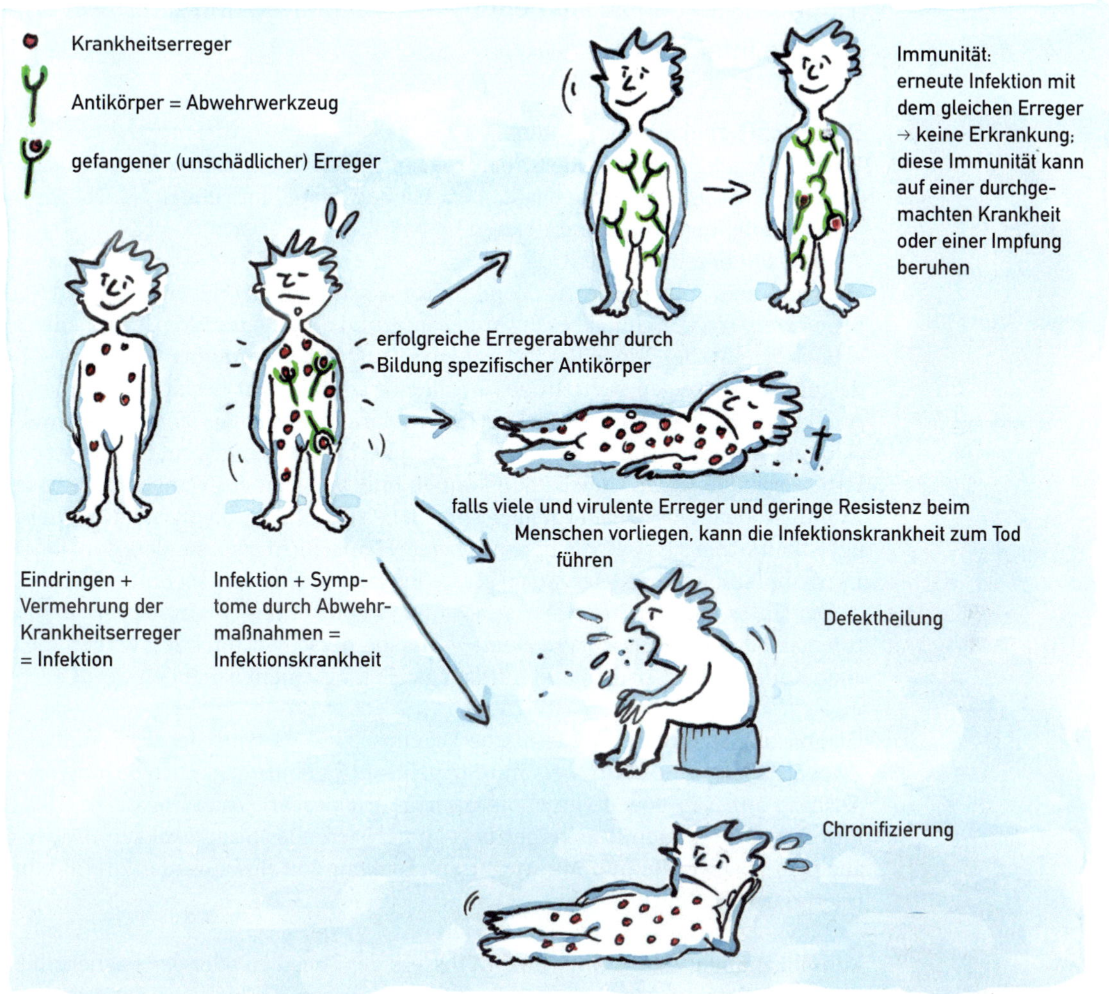

[1] Spontane Verläufe von Infektionskrankheiten

Fieber muss ich bekämpfen ist ein häufiger und unreflektierter Therapieversuch. „Gib mir die Macht, das Fieber zu erzeugen, und ich heile jede Krankheit", sagte der Arzt Parmenides schon um 500 v. Chr. Bei Fieber arbeitet die Immunabwehr ca. 20-mal effektiver. Dieser hohe Energieaufwand des Körpers geht mit schlechtem Befinden einher, damit der Kranke sich schont und die Abwehr ungestört arbeiten kann. Durch die medikamentöse Temperatursenkung fühlt sich der Kranke zunächst besser, als es seinem Zustand entspricht – doch die Selbstheilung wird gestört und verzögert. Oft senken Arzneimittel das Fieber auch nicht – es wird schließlich gebraucht und so lange durch hochkonzentrierte Botenstoffe aufrechterhalten, bis es seine Funktion erfüllt hat. Kann ein Kranker wegen Kopf- und Gliederschmerzen nicht einschlafen, ist die Einnahme eines niedrig dosierten schmerz- und fieberdämpfenden Mittels evtl. sinnvoll. Paracetamol, Ibuprofen und Acetylsalicylsäure (Aspirin®) bewirken eine verminderte Bildung von Botenstoffen und helfen daher gegen Fieber und Schmerzen zugleich.

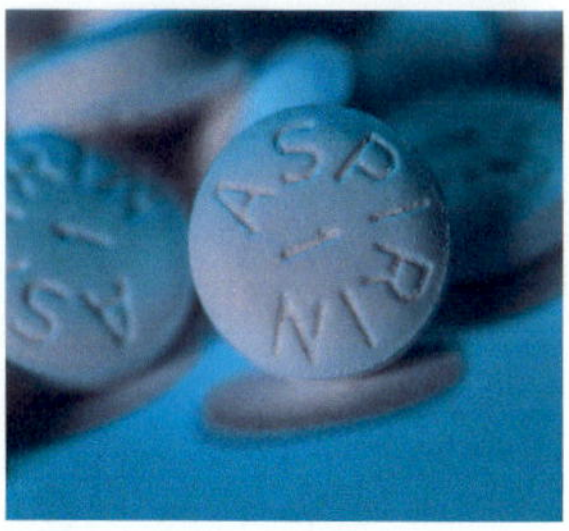

4.3.4 Häufige Infektionskrankheiten – eine bakteriell und zwei viral ausgelöste Infektionen

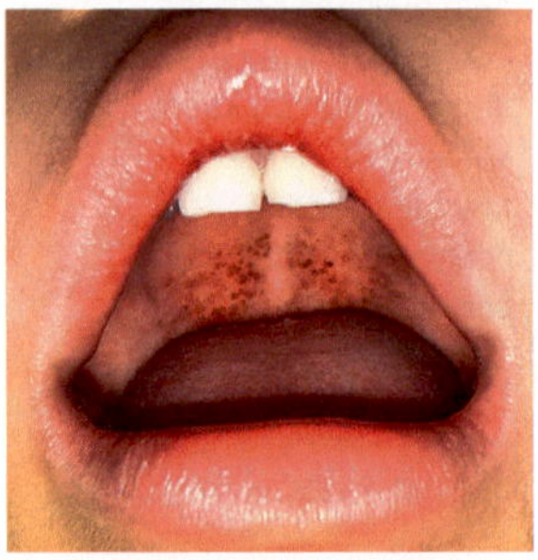

[1] Scharlachtypischer Ausschlag am Gaumen

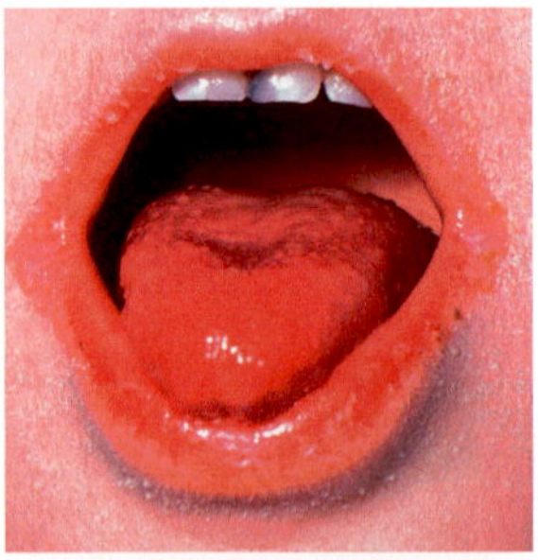

[2] Himbeerzunge

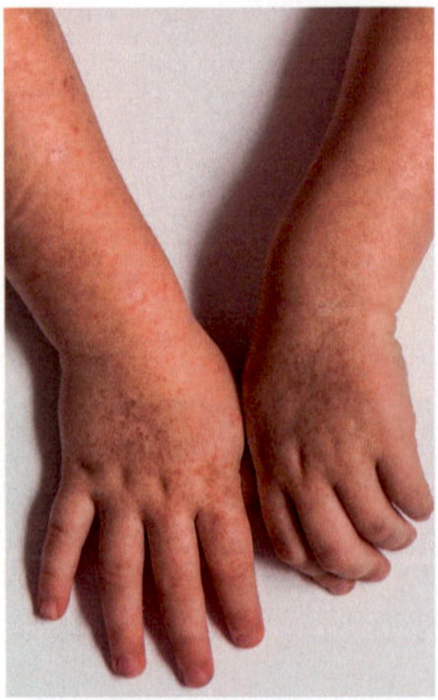

[3] Scharlachexanthem

Scharlach/Streptokokken-Angina

Erreger: Beta-hämolysierende **Streptokokken**; kettenförmig angeordnete Kugelbakterien, die Blut auflösen können (sog. Beta-Hämolyse auf bluthaltigen Nährböden).

Infektionsweg: Tröpfcheninfektion.

Inkubationszeit: 2–4 Tage.

Symptome: Nach unspezifischen Prodromalsymptomen (Fieber, Kopf- und Bauchschmerzen) starke Schluckbeschwerden aufgrund der Entzündung der **Tonsillen** (Rachenmandeln), der **Tonsillitis** (lat. = Mandelentzündung; **Angina tonsillaris** = Mandelenge). Ggf. zeigen sich eitrige Tonsillenbeläge und ein fleckiger, scharlachroter Ausschlag am Gaumen [Abb. 1]. Der Patient spricht wegen der Tonsillenschwellung „kloßig". Innerhalb von Tagen wird die zunächst belegte Zunge vom Rand her zur sog. Himbeerzunge [Abb. 2]. Gleichzeitig können eine ausgeprägte Wangenröte sowie ein **Exanthem** (Hautausschlag) vor allem in den Leisten und Armbeugen auftreten [Abb. 3]; ggf. schält sich nach zwei Wochen die oberste Hautschicht insbesondere der Hände ab. Die Lymphknoten im Kieferwinkel schwellen an und sind druckschmerzhaft.

Der Unterschied zwischen Scharlach und Streptokokken-Angina besteht nur in der Intensität des Hautausschlags. Beide Varianten derselben Infektion bergen die gleichen Komplikationsrisiken und müssen gleich konsequent behandelt werden.

Diagnostik: Anamnese und klinische Diagnose sind im typischen Fall eindeutig; in Zweifelsfällen Erregernachweis mit Schnelltest (Ergebnis liegt nach 5 min vor) oder Abstrich auf Nährboden (Ergebnis nach 24 h ablesbar). Allerdings sind 10 % der Bevölkerung symptomlose Träger beta-hämolysierender Streptokokken. Daher darf auch ein positiver Befund nur im Zusammenhang mit Beschwerden und Befunden interpretiert werden.

Komplikationen: Akut kann sich ein **Abszess** der Tonsillen oder des Rachens bilden. Einige Wochen nach der akuten Tonsillitis kann eine fehlgeleitete Immunreaktion entstehen. Durch die „Tarnung" der Streptokokken, d. h. der Ähnlichkeit ihrer Oberflächenantigene mit körpereigenen Strukturen, entstehen selten Entzündungen und Schäden der Herzklappen und Herzinnenschicht (Poststreptokokken-Endokarditis), der Nieren (Poststreptokokken-Glomerulonephritis) und/oder der Gelenke (sog. rheumatisches Fieber). Es kann zu Herzklappenschäden mit der Notwendigkeit einer Klappenersatz-Operation und zum Nierenversagen kommen.

Therapie: Penicillin (bei Penicillinallergie z. B. Clarithromycin oder Clindamycin) hilft, die Erkrankung abzukürzen und Komplikationen zu verhindern. Die Ansteckungsgefahr endet 24 h nach Einnahmebeginn. Das Antibiotikum muss in der Regel 7 Tage lang 3-mal täglich eingenommen werden.

Besonderheiten: Die Krankheit erzeugt keine Immunität; eine Impfung existiert nicht. Man kann jederzeit wieder erkranken, wenn auch ohne Hautausschlag (also schwerer erkennbar). Als unspezifische Maßnahme gegen Neuansteckung ist es wichtig, sich auszukurieren. Bei häufiger Erkrankung kann eine **Tonsillektomie** (operative Entfernung der Rachenmandeln) sinnvoll sein, da die Tonsillen, eigentlich Abwehrorgane, als Erregerreservoir wirken können.

Influenza – die globale Krankheit (Virusgrippe, echte Grippe, engl. „Flu")

Erreger: Influenzavirus Typ A (seltener B oder C); dieses verändert ständig seine Antigenstruktur [Abb. 4] und löst daher jährliche Epidemien (örtlich und zeitlich begrenzte Ausbrüche) und im Abstand von Jahren bis Jahrzehnten Pandemien (weltweite Ausbrüche) aus. Pandemien treten auf, wenn wenn die Immunität der Weltbevölkerung gegen das aktuelle Virus gering ist oder fehlt. Die wichtigen Influenza-antigene **Hämaglutinin** und **Neuraminidase** werden mit H und N abgekürzt und jede Variante mit einer Zahl versehen, z. B. H1N1 und H5N1. Enges Zusammenleben von Mensch und Tier kann Neukombinationen und neue Influenza-A-Viren (Vogelgrippe, Schweinegrippe usw.) erzeugen; der internationale Flugverkehr sorgt für eine rasche globale Verbreitung.

Lernen am Modell: Grippeviren

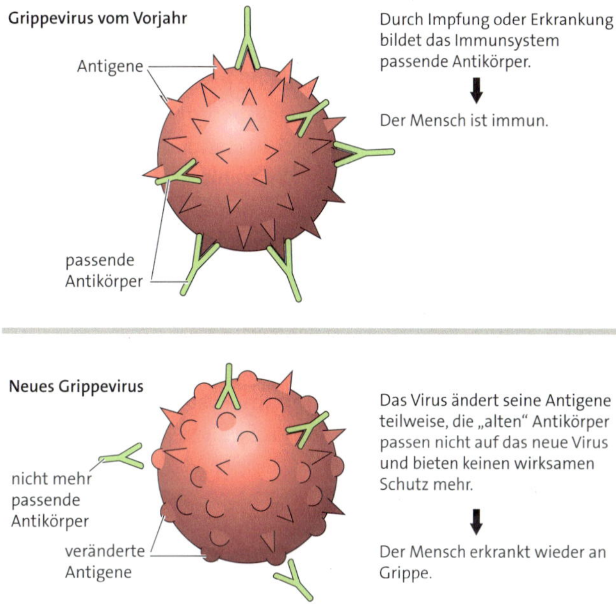

[4] Veränderung der Oberflächenstruktur bei Viren

Infektionsweg: Aerogen (Einatmen virushaltiger Tröpfchen), über Gegenstände, die man anfasst, und anschließendes Berühren von Schleimhäuten (Augenreiben usw.).

Inkubationszeit: Wenige Stunden bis Tage.

Symptome: Typisch sind plötzlicher Beginn und starke Muskelschmerzen, hohes Fieber, Kopfschmerzen, Niesen, trockener, schmerzhafter Husten und ein verquollenes Gesicht. Die Erkrankung dauert ca. eine Woche, die Rekonvaleszenz zieht sich über mehrere Wochen hin.

Diagnostik: Typische Symptome und passende Anamnese sind während einer Grippeepidemie sicherere Kriterien als ein objektiver Virusnachweis mittels Nasenabstrich und **PCR**. Die PCR bleibt Zweifelsfällen vorbehalten.

Komplikationen: Pneumonie (Lungenentzündung); selten Myokarditis (Herzmuskelentzündung) mit ggf. tödlichen Herzrhythmusstörungen. Hält das Fieber mehr als drei Tage an oder kehrt es wieder, liegt der Verdacht einer Superinfektion nahe, d. h., die virusgeschädigten Schleimhäute wurden zusätzlich mit Bakterien infiziert. Kennzeichen sind viel eitriges Sekret und ein Fieberrückfall. Nasennebenhöhlenvereiterung, bakterielle Mittelohrentzündung oder Pneumonie durch Erreger wie **Pneumokokken** und **Haemophilus influenzae** (typisches Influenza-Folgebakterium) sind häufige Komplikationen der Virusgrippe.

Therapie: Patienten ohne Vorerkrankungen benötigen nur symptomatische Maßnahmen: Ruhe, viel Flüssigkeit, ggf. Hustenstiller und ausnahmsweise Schmerzmittel. Bei schweren Grundkrankheiten oder Immunschwäche sollte eine frühzeitige Virustatikaeinnahme erfolgen, um den Krankheitsverlauf abzumildern [Abb. 5].

Prävention: Influenzaimpfung mindestens 14 Tage vor der Grippesaison, die meistens Ende Dezember beginnt. Für die Impfstoffherstellung werden die vier häufigsten Virusvarianten der Welt (festgestellt durch die WHO) verwendet. Kurzfristige Antigenänderungen können nicht berücksichtigt werden. Bei leichten bis mäßigen Antigenänderungen schützt die Impfung sehr gut, bei ausgeprägten Antigenmutationen bietet sie einen Teilschutz. Ratsam und sinnvoll ist die Impfung für jeden Menschen ab 60 Jahren, chronisch Kranke und alle Beschäftigten des Gesundheitswesens – nicht nur, da diese oft Viren ausgesetzt sind, sondern auch, da sie im eigenen Krankheitsfall Patienten usw. anstecken. Das einzige medizinische Impfhindernis ist die sehr seltene schwere, sog. **anaphylaktische** Hühnereiweißallergie.

PCR
Polymerase-**K**etten-**R**eaktion (engl. chain); empfindliche Erregernachweismethode durch Aufspüren spezifischer Erbsubstanz

online
Aktuelle Informationen zur Grippesituation finden sich unter **www.rki.de**.

Anaphylaxie
schwerste allergische Reaktion, die im anaphylaktischen Schock (Allergieschock) münden und unbehandelt tödlich verlaufen kann

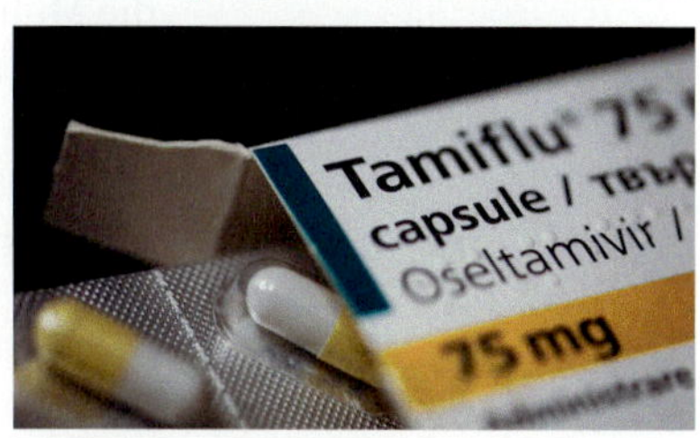

[5] Virustatikum

online

www.liebesleben.de
www.aidshilfe.de/kompetenz-netz-hivaids

HIV-Infektion und AIDS (engl. Acquired Immunodeficiency-Syndrome)

Erreger: HI-Virus (HIV), das humane Immunschwäche-Virus; die Krankheit AIDS wurde als erworbenes Immunschwäche-Syndrom erstmals 1981 in San Francisco beschrieben. AIDS ist eine beim Menschen neu aufgetretene Krankheit (sog. emerging infectious disease). Eingefrorene Blutproben und Krankheitsgeschichten zeigten, dass schon in den 1950er Jahren HIV-Infektionen und AIDS vorkamen.

Infektionswege: Über Blut (auch Transfusionen), sexuell (Analverkehr birgt das höchste Risiko), perkutan durch kontaminierte Spritzen (Fixer, unsterile medizinische Instrumente) und vertikal (von der Mutter zum Kind, während der Geburt). Mückenstiche, Händedruck, Küssen und Gegenstände wie Handtücher gelten als sicher.

Mykosen | 196

Symptome: Die frische HIV-Infektion kann (muss nicht) ein akutes fieberhaftes Krankheitsbild mit Schluckbeschwerden, Lymphknotenschwellungen und Hautausschlag erzeugen, das von selbst wieder abklingt. Bei gutem Gesundheitszustand zum Infektionszeitpunkt treten lange keine Symptome auf; nach ca. zehn Jahren – bei Unterernährung, Tuberkulose (Afrika!) usw. erheblich früher – entwickelt sich eine Immunschwäche. Typisch dafür sind opportunistische Infektionen, z. B. Herpes zoster und andere Herpesvirus-Infektionen wie das Kaposi-Sarkom, ausgedehnte Mykosen, Pneumocystis-jiroveci-Pneumonie und Toxoplasmose. Die Krankheit verläuft in mehreren Stadien [Abb. 1], die mit immer weiterer Verringerung der T-Helferzellen einhergehen. Da T-Helferzellen und Nervenzellen bevorzugt von HIV attackiert werden, kommt es zur Immunschwäche und zu geistigem Abbau, Lähmungen usw.

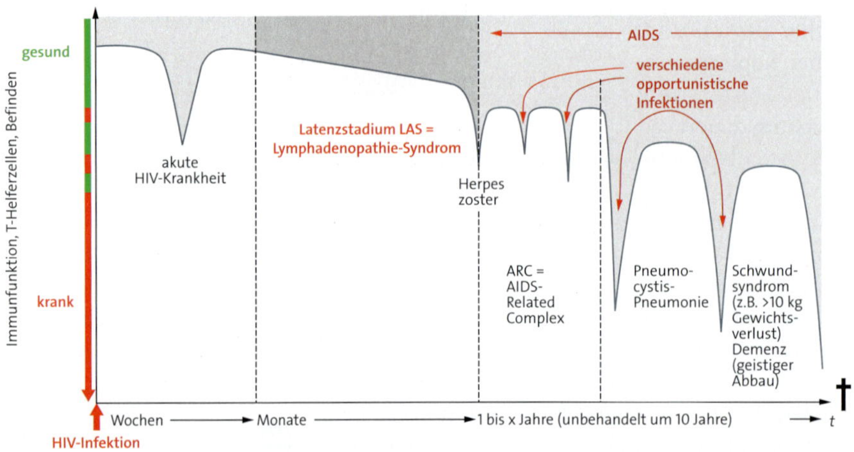

[1] Klinischer Verlauf nach unbehandelter HIV-Infektion

Diagnostik: Die modernen Labortests untersuchen das Blutserum auf Antikörper gegen HIV und auf das p24-Antigen des Virus (HIV-Test der 4. Generation). Sie werden im Fall einer frischen Infektion nach wenigen Wochen positiv. Die Antikörperbildung dauert einige Wochen bis Monate. Um schon in den ersten Wochen nach einer Risikosituation Klarheit zu haben, ob eine Infektion erfolgt ist, kann eine PCR Genmaterial des HI-Virus schon vorher nachweisen. Arztpraxen und Gesundheitsämter führen die HIV-Tests kostenlos durch. Labore berechnen ca. 20 €. PCR-Tests sind teurer und müssen privat bezahlt werden.

Verlaufskontrollen bei HIV-Infizierten umfassen die Zählung der T-Helferzellen und die Bestimmung der sog. Viruslast (mit PCR gemessene Virusmenge) im Blut.

Therapie: Keine Therapie kann bisher die Viren ganz aus dem Körper entfernen. Nur die Übertragung auf das Kind bei der Geburt kann durch Medikamente, welche die Mutter vor der Entbindung einnimmt, verhindert werden, diese Tabletten (ca. 5 €) können sich die meisten infizierten Frauen (z. B. in Afrika) nicht leisten; teilweise behindern auch weltanschauliche Gründe den Einsatz. Eine gute Kombinationstherapie, von erfahrenen Spezialisten individuell durchgeführt, erhält viele Lebensjahre. Opportunistische Infektionen erfordern zusätzlich spezifische Therapien.

Prävention: Testung von Blutprodukten, Senkung von Übertragungsrisiken durch Kondomanwendung und in medizinischen Berufen durch hygienisches Arbeiten. **PreP** nennt sich die vorbeugende Einnahme HIV-hemmender Medikamente durch Menschen, die ein riskantes Sexualleben führen und sich auf diese Weise schützen möchten. PreP ist eine Kassenleistung und wird in spezialisierten Praxen angeboten.

Präexpositionsprophylaxe (PrEP)
vorbeugende Dauereinnahme von Virostatika bei hohem HIV-Infektionsrisiko

W **Von wegen „Da passiert schon nichts!"**
Das Vorgehen bei berufsbedingten Nadelstichverletzungen muss umgehend mit dem Betriebsarzt abgesprochen werden. Es gibt die Möglichkeit sofortiger medikamentöser Behandlung (**Postexpositionsprophylaxe; PEP**) bei Verdacht auf eine frische Infektion. Diese steht jedoch nicht überall schnell genug zur Verfügung, ist teuer und evtl. nebenwirkungsreich. Auch schützt sie nicht immer. Das Verschweigen eines Nadelstiches mit dem Risiko der Infektion ohne vorbeugende Therapie ist aber in jedem Falle gefährlicher. Die Infektionsrate nach kontaminiertem Nadelstich beträgt bei Hepatitis B ca. 30 %, bei Hepatitis C 3 % und bei HIV 0,3 %. Viruslast und Verletzungsgröße sind wichtige Einflussfaktoren auf das individuelle Ansteckungsrisiko.

Die Erstmaßnahmen nach einem Nadelstich oder einer vergleichbaren Verletzung sind:
1. Fördern der Blutung z. B. durch Streichen bzw. leichten Druck in Richtung Fingerkuppe
2. Desinfektion der verletzten Stelle mit einem Hautdesinfektionsmittel
3. Kontaktieren des Betriebsarztes bzw. **D**-Arztes (von den Berufsgenossenschaften zugelassener Arzt, sogenannter **Durchgangsarzt**)

Postexpositionsprophylaxe (PEP)
vorbeugende Therapie nach wahrscheinlicher Infektion mit gefährlichem Erreger

Aufgabenstellungen

1 Sie planen eine Grillparty im Sommer. Welche Speisen bergen das höchste Risiko einer Lebensmittelinfektion für Sie und Ihre Gäste?
2 Wie können Sie einer solchen Lebensmittelinfektion durch Speisenauswahl, Zubereitung und Küchenhygiene vorbeugen?
3 Erklären Sie die Begriffe Infektion, Inkubationszeit und Infektionskrankheit.
4 Warum sind Menschen während der Inkubationszeit am stärksten infektiös?
5 Was spricht grundsätzlich für und gegen die Einnahme entzündungshemmender bzw. fiebersenkender Schmerzmittel bei fieberhaften Infekten?
6 Vergleichen Sie die Gebrauchsinformationen von Schmerz- bzw. Fiebermitteln mit den Wirkstoffen Acetylsaliclysäure, Ibuprofen und Paracetamol.
   a Welchen Wirkstoff würden Sie im Bedarfsfall für sich selbst wählen?
   b Welchen Wirkstoff würden Sie im Bedarfsfall für ein sechs Monate altes Kind wählen?
   c Begründen Sie Ihre Wahl.
7 Warum wird jedes Jahr ein neuer Influenzaimpfstoff hergestellt?
8 Warum fällt der HIV-Antikörper-Nachweis in den ersten Wochen nach einer HIV-Infektion trotz hoher Viruslast negativ aus?
9 Nennen Sie Beispiele für opportunistische Infektionen, die als Zeichen der Immunschwäche bei AIDS auftreten.

4.3.5 Schutzimpfung – künstliche Immunisierung

Seit Edward Jenner mit Kuhpockensekret gegen Pocken impfte, haben mehr als 200 Jahre Forschungs- und Entwicklungsarbeit gut wirksame und verträgliche **Vakzinen** (Impfstoffe) hervorgebracht. Das Prinzip ist stets, dem Immunsystem Antigene gefährlicher Erreger anzubieten, damit es eine Immunität gegen diese entwickelt, ohne dass der Mensch dem Risiko einer Erkrankung ausgesetzt wird: **Tetanus** (Wundstarrkrampf) ist nahezu unbehandelbar und führt zu quälenden Krämpfen und Ersticken, Tollwut verläuft immer, Diphtherie in 30 % der Fälle tödlich. Weil es das Ziel jeder Impfung ist, Immunität zu induzieren, nennt man sie auch **Immunisierung**. Da unser Abwehrsystem nicht auf jedes Impfstoffantigen reagiert – es unterscheidet zwischen echter Infektion und Impfantigenen – und viele Erreger sich häufig ändern (z. B. HIV), gibt es nicht gegen alle ernsten Infektionskrankheiten Vakzinen.

Es gibt **Aktiv-** und **Passivimpfungen**. Die Hauptbestandteile der Aktivimpfstoffe sind Antigene [Tab. 1]. Bei Passivimpfungen wird ein Antikörperkonzentrat gespritzt, das aus Blut- bzw. Plasmaspenden gewonnen wurde. Die Antikörper binden die Antigene und das Immunsystem bleibt "passiv" [Tab. 2].

Art des Aktivimpfstoffes	Krankheitsbeispiele	Vor- und Nachteile
Lebendimpfstoff lebende, vermehrungsfähige, aber wenig virulente Erreger	**Viruskrankheiten:** Masern, Mumps, Röteln, Varizellen, Gelbfieber, Denguefieber, Rotaviren **Bakterielle Krankheiten:** Typhus (Schluckimpfung)	V: hoch immunogen, ggf. lebenslange Immunität N: ggf. leichte, nicht ansteckende „Impfkrankheit"; Risiko für Immungeschwächte und Schwangere
Vektorimpfstoff lebende, aber nicht vermehrungsfähige Viren schleusen das Antigen oder dessen Bauplan in die Zelle ein	**Viruskrankheiten:** Covid-19 (Impfstoffe von AstraZeneca und Jonson&Jonson), Ebola	V: kostengünstig; unkomplizierte Lagerung N: Antikörperbildung gegen das Vektorvirus macht eine Zweitimpfung schwierig
Totimpfstoff abgetötete Erreger oder Teile davon oder reine, gentechnisch hergestellte Erregerantigene oder Erreger-RNA, die den Bauplan für Erreger-Antigene enthält	**Viruskrankheiten:** Hepatitis A und B, FSME, Tollwut, Herpes zoster RSV, HPV; mRNA: Covid-19 **Bakterielle Krankheiten und Erreger:** Pertussis (Keuchhusten), Hib (Haemophilus influenzae b), Pneumokokken, Meningokokken, Tetanus, Diphtherie, Typhus	V: weniger Nebenwirkungen als bei Lebendimpfstoff; ungefährlich bei Immunschwäche und Schwangerschaft N: geringere Immunogenität, häufigere Impfung nötig, auch bei Immunschwäche risikolos einsetzbar
Toxoid-Impfstoff unschädliche Variante des Erregergifts (Toxin)	**Bakterielle Krankheiten:** Tetanus, Diphtherie	V: schützt vor dem Virulenzfaktor Toxin N: wiederholte Impfungen notwendig

Immunogenität
Fähigkeit, das Immunsystem anzuregen

Reaktogenität
Tendenz eines Impfstoffes, spürbare Reaktionen hervorzurufen

Neben Antigenen und Hilfsstoffen brauchen manche Impfstoffe Wirkverstärker, sog. **Adjuvanzien**. Diese lenken die Aktivität des Immunsystems gezielt auf das Antigen und verstärken die Immunantwort. Adjuvantierte Impfstoffe sind stärker **immunogenen**, aber auch stärker **reaktogen** als nicht adjuvantierte Vakzinen. Das spürt der Impfling evtl. am Tag nach der Impfung. Eine Sonderform der aktiven Impfung ist die **maternale Impfung**. Maternal („mütterlich") bedeutet, dass die Schwangere geimpft wird, damit der Fetus, also ihr Kind, von ihr gebildete Antikörper als sog. Nestschutz erhält. Für die Frau ist es eine Aktivimpfung, für das Kind eine Sonderform der Passivimpfung mit Antikörpertransport über die Nabelschnur. Beispiele sind die Grippe-, Covid-, Pertussis- und RSV-Impfung. Jeweils eine Impfung schützt hier zwei Menschen.

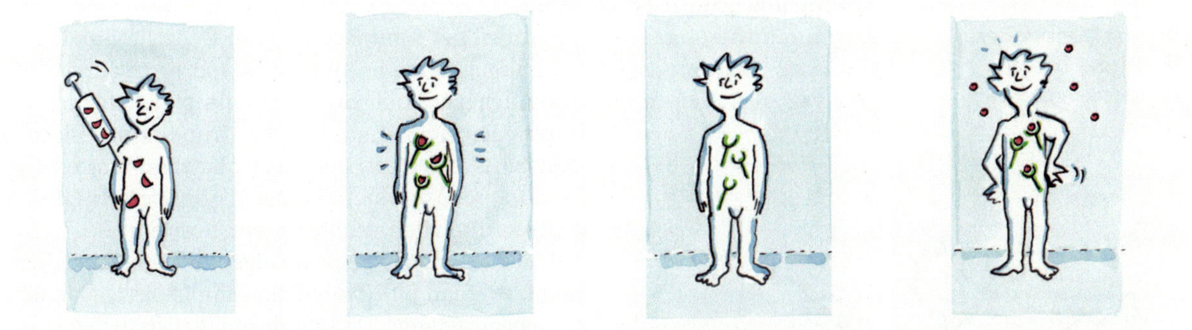

Impfung des gesunden Menschen mit ungefährlichen Antigenen, ggf. mit Wiederholung(en)	Bildung eigener Antikörper und Abwehrzellen ohne oder mit wenigen Symptomen	Die aktiv gebildete Immunität beginnt nach etwa zwei Wochen und hält lange, ggf. lebenslang an.	Bei Eindringen des echten Erregers wird dieser sofort gebunden und unschädlich gemacht.

[Tab. 1] Immunität durch aktive Impfung

- Krankheitserreger
- Teil des Krankheitserregers bzw. abgetöteter/abgeschwächter Krankheitserreger
- Antikörper

Passivimpfung – Sofortschutz im Notfall

Ein Fall aus der Praxis: Ein Kind hat auf dem Spielplatz eine Spritze mit Kanüle gefunden und mit seinem Spielkameraden Impfung gespielt „mit echtem Piks“. Die Wahrscheinlichkeit ist hoch, dass die Spritze mit Hepatitis-B-Viren kontaminiert war. Wie die Impfpasskontrolle ergibt, hatten die Eltern eine Routineimpfung gegen Hepatitis B im Säuglingsalter abgelehnt. Nun erhält das Kind eine **Passivimpfung** [Tab. 2] mit konzentrierten Antikörpern gegen Hepatitis B. Eine Nachtestung nach sechs Monaten ergibt, dass das Kind sich nicht angesteckt hat.

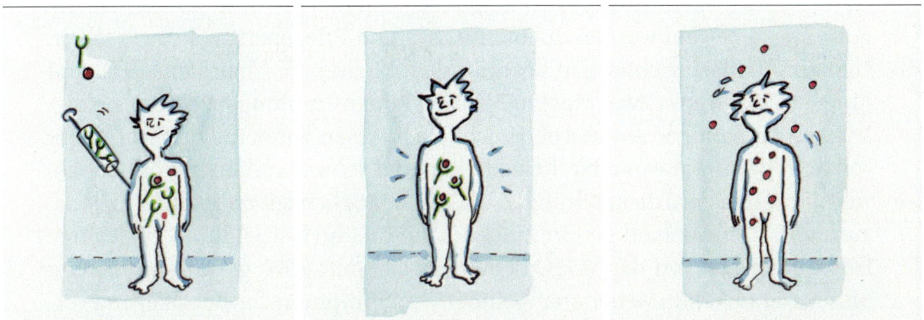

Antikörpergabe nach wahrscheinlicher Infektion	Sofortschutz, der anhält, bis die Antikörper abgebaut sind	Späterer Erregerkontakt führt zur Infektionskrankheit

[Tab. 2] Passivimpfung – Sofortschutz im Notfall

Immunglobuline werden aus Plasmaspenden gewonnen. Das Infektionsrisiko für den Empfänger ist minimal, da die Spenden getestet und schonend behandelt werden, um ggf. vorhandene Viren zu inaktivieren. Die Vazkinen wirken sofort und werden daher nach Nadelstichverletzung einer ungeimpften Person gegeben. Der Körper baut die Eiweißstoffe innerhalb weniger Wochen ab. Damit endet die Schutzwirkung.

- Krankheitserreger
- Teil des Erregers
- fremde Antikörper

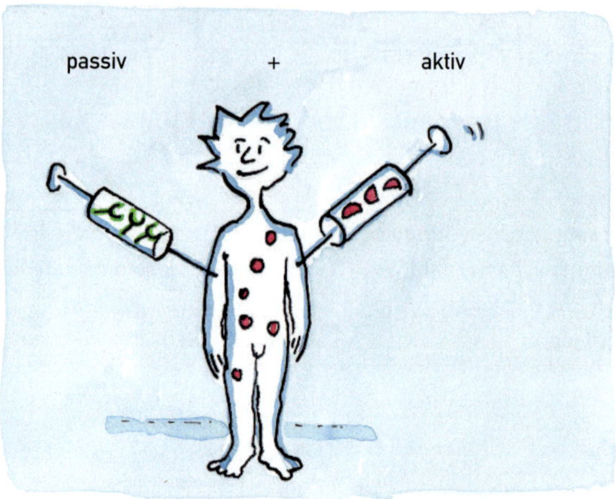

[1] Sofort- und Langzeitschutz: Simultanimpfung aktiv + passiv. Bei wahrscheinlicher Infektion gleichzeitig:
- passive Impfung: Sofortschutz;
- aktive Impfung: eigener Langzeitschutz.

Lernen am Modell: Hautnerven und Injektionstechnik

Aktivimpfung schützt am längsten

Aktivimmunisierung führt zu nachhaltiger Schutzwirkung, da Gedächtniszellen als Resultat des Lernvorgangs, dessen Ergebnis die Immunität ist, spezifisch auf das Antigen reagieren. Auch wenn, wie bei den häufig angewandten Totimpfstoffen, mehrere Impfungen nötig sind, um die Grundimmunisierung (den Basisschutz, der nur noch alle zehn Jahre aufgefrischt werden muss) zu erzeugen, lohnt sich der Einsatz, denn der Infektionsschutz ist immer verfügbar.

Um die Anzahl der notwendigen Injektionen klein zu halten, werden oft Kombinationsimpfstoffe verwendet, z. B. gegen Tetanus, Diphtherie und Keuchhusten.

Passivimpfstoffe sind nicht immer gleich verfügbar, z. T. extrem teuer und bergen als Blutprodukte ein – wenn auch sehr geringes – Infektionsrisiko.

Es gibt auch die Möglichkeit, für Sofort- und Langzeitschutz gleichzeitig zu impfen; man gibt dann je eine aktive und passive Impfung an verschiedenen Körperstellen – bei gleicher Injektionsstelle würden sich beide Komponenten naturgemäß neutralisieren. Man nennt die Kombination aktiv-passive **Simultanimpfung**, da sie quasi zeitgleich erfolgen muss, um zu wirken [Abb. 1]. Im Fall der Nadelstichverletzung der spielenden Kinder (s. S. 215) ist sie die optimale Impflösung.

Deutschland hat wieder eine Impfpflicht ...

In Deutschland wurde nach den Masern-Ausbrüchen der letzten Jahre eine Masern-Impfpflicht eingeführt. Kinder, die in Kitas oder bei Tagesmüttern betreut werden, medizinisches und Pflegepersonal sowie alle in Gemeinschaftseinrichtungen beschäftigten Menschen – Jahrgang 1971 und jünger– bekommen zwei Masern-Mumps-Röteln-Impfungen, sofern sie diese (oder vorhandene Antikörper) nicht nachweisen können. Die Impfpflicht soll helfen, impfpräventable Krankheiten, die schwer verlaufen können, soweit wie möglich zurückzudrängen und nach Möglichkeit zu eradizieren (auszurotten). Deutschland gehört zu den Ländern, die bisher durch zu geringe Impfquoten die von der WHO schon für das Jahr 2000 geplante weltweite Masern-Eradikation wegen mangelnder Durchimpfung der Bevölkerung verhindert haben. Da es keinen reinen Masern-Impfstoff gibt, sondern nur MMR-Impfstoff, verbessert die Impfpflicht auch die Herdenimmunität, d. h. den Gemeinschaftsschutz, gegen Mumps und Röteln.

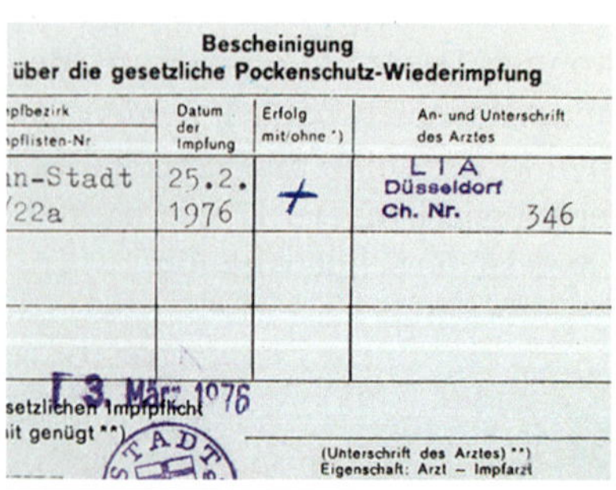
Bescheinigung
über die gesetzliche Pockenschutz-Wiederimpfung

...pfbezirk ...pflisten-Nr	Datum der Impfung	Erfolg mit/ohne *)	An- und Unterschrift des Arztes
...n-Stadt /22a	25.2. 1976	+	LIA Düsseldorf Ch. Nr. 346

...setzlichen Impfpflicht 3. März 1976
...it genügt **)
(Unterschrift des Arztes) **) Eigenschaft: Arzt – Impfarzt

[2] Durch Pflichtimpfung wurden die Pocken 1977 weltweit ausgerottet (eradiziert).

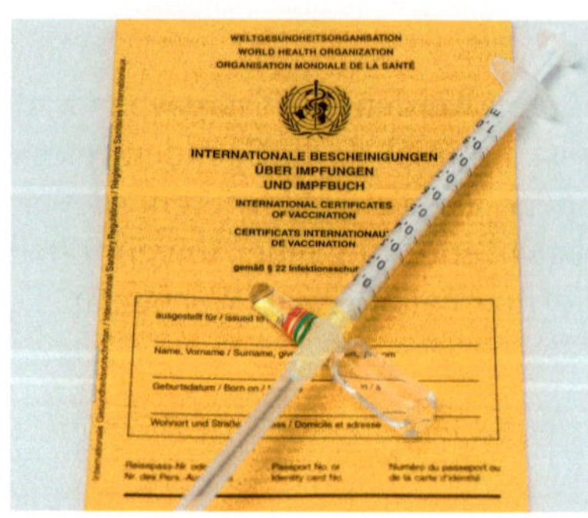

[3] Internationaler Impfpass gemäß WHO

STIKO-Impfplan (Stand April 2025, aktuelle Änderungen: www.rki.de, www.pei.de)		
Frühestes empfohlenes Impfalter	**Von der STIKO öffentlich empfohlene Impfung gegen**	**Abkürzung im Impfpass/Bemerkung**
2 Monate	**1. Impfung:** Diphtherie-Tetanus-Pertussis, Haemophilus influenzae b, Hepatitis B, Polio (6fach-Impfung), Pneumokokken, Meningokokken B	DTaP Hib, HB IPV = inaktivierte Poliovakzine (keine Schluckimpfung!) Pneumokokken (Pneu), Men B
6–16 Wochen	2–3 Impfungen gegen Rotaviren	Schluckimpfungen
4 Monate	**2. Impfung:** Diphtherie-Tetanus-Pertussis, Haemophilus influenzae b, Hepatitis B, Polio (6fach-Impfung), Pneumokokken, Men B	DTaP Hib IPV, Pneu, Men B
Frühgeborene	6fach-Impfung und Pneumokokken	zusätzliche Impfung mit 3 Monaten
11–14 Monate	**3. Impfung:** Diphtherie-Tetanus-Pertussis, Haemophilus influenzae b, Hepatitis B, Polio (6fach-Impfung), Pneumokokken **1. Impfung:** Masern-Mumps-Röteln + Varizellen	DTaP, Hib, HB, IPV, Pneu, MMR+V } Grundimmunisierung abgeschlossen
12–24 Monate	Meningokokken C	einmalige Impfung, die bis zum 18. Lebensjahr nachgeholt werden kann
15–23 Monate	**2. Impfung:** Masern-Mumps-Röteln-Varizellen	MMRV
ab Geburtsjahr 1971	einmalig MMR	für nicht oder nur einmal gegen MMR Geimpfte
5–6 Jahre	**1. Auffrischimpfung:** Diphtherie-Tetanus-Pertussis	TdaP; ab 5 Jahren d-Impfstoff statt D gegen Diphtherie; enthält weniger Antigen, ist daher nebenwirkungsärmer; entsprechend ab 10 Jahren ap- statt aP-Impfstoff gegen Pertussis
9–14 (17) Jahre	HPV-Impfung 2 x im Monat 0 und 6, bei Impfung nach dem 13. (14.) Lebensjahr 3 x (0, 2, 6)	alle Mädchen und Jungen; schützt vor Gebärmutterhalskrebs und Genitalwarzen durch HP-Viren
9–17 Jahre	**2. Auffrischimpfung:** Diphtherie-Tetanus-Pertussis **1. Auffrischimpfung:** Polio	Tdap IPV falls Impfungen fehlen, diese nachholen
ab 18 Jahre	Diphtherie-Tetanus-Pertussis	alle 10 Jahre Auffrischung; auch nach längeren Abständen nur eine Impfdosis geben, sofern Grundimmunisierung (4-malige Impfung) erfolgte
Schwangere	Diphtherie-Tetanus-Pertussis	im letzten Drittel jeder Schwangerschaft
ab 60 Jahre	Pneumokokkenimpfung	Standard ab 60 J., bei Grundkrankheiten ab 18 J.
ab 60 Jahre	Grippe (Influenza) und Covid-19	Jeden Herbst mit aktuellem Impfstoff: Standard ab 60 J. und für Schwangere, bei Grundkrankheiten ab 6 Monaten, auch med. und Pflegepersonal, pflegende Angehörige
ab 50 Jahre	Herpes zoster 2 x im Monat 0 und 2–6	Standard ab 60 J., bei Grundkrankheiten ab 50 J.
ab 75 Jahre	RSV	Standard ab 75 J., bei schwerer Grundkrankheit ab 60 J.
weitere Indikations- und beruflich erforderliche Impfungen	MMRV, Grippe, Hepatitis A und B, FSME, Varizellen, Tollwut, Rotaviren, Meningokokken (B, C und andere), Polio	bei besonderer Gefährdung/Anfälligkeit; berufliche Indikationsimpfungen zahlt die BG (evtl. über die KV) oder der Arbeitgeber

[Tab. 1] Empfehlungen der Ständigen Impfkommission (STIKO) am Robert Koch-Institut; Epid Bull 4/2025

4.4 Der Bewegungsapparat

Der Halte- und Bewegungsapparat des Menschen, kurz Bewegungsapparat genannt, besteht aus einem **aktiven** und einem **passiven Anteil**. Den aktiven Teil bildet die Skelettmuskulatur; sie bewegt sich selbst. Den passiven Anteil bildet das **Skelett** (Knochengerüst), bestehend aus Knochen, Gelenken und Bändern; diese werden bewegt. Die Steuerung aller Bewegungen geschieht im **Zentralnervensystem** (ZNS), d. h. in **Gehirn** und **Rückenmark**. Das Skelett verleiht unserem Körper Statur und Größe. Die Muskulatur, die durch Sehnen mit dem Skelett verbunden ist, ermöglicht uns Bewegung und Fortbewegung und beeinflusst unsere Haltung. Die Skelettmuskulatur unterliegt unserem Willen; wir können uns so bewegen und fortbewegen, wie wir es möchten. Haltung, Körpersprache und Mimik werden zusätzlich durch unbewusste seelische Vorgänge und Gefühle beeinflusst. Daher bedeutet „Haltung" sowohl körperliche Spannung als auch innere Einstellung. Psychosomatische Zusammenhänge zu den häufigen Erkrankungen und Beschwerden des Bewegungsapparates gibt der Volksmund in zahlreichen Formulierungen wie „buckeln", „geknickt sein", „eine schwere Last tragen", „hartnäckig sein", „kein Rückgrat haben", „sich gerädert fühlen" wieder.

4.4.1 Knochengewebe

Das menschliche Skelett besteht aus über 200 Knochen plus ca. 50 Sesambeinen, winzigen, in Sehnen eingelassenen Knochen. Das Skelett wiegt ca. 15 % unseres Körpergewichts. Hätten wir massive Knochen, wären diese ca. zehnmal so schwer; um sie zu tragen, wäre sehr viel Muskulatur und Energie erforderlich – durch die Leichtbauweise spart der Körper Baustoffe und erzielt dennoch eine hohe Festigkeit und Belastbarkeit sowie das notwendige Maß an Flexibilität.

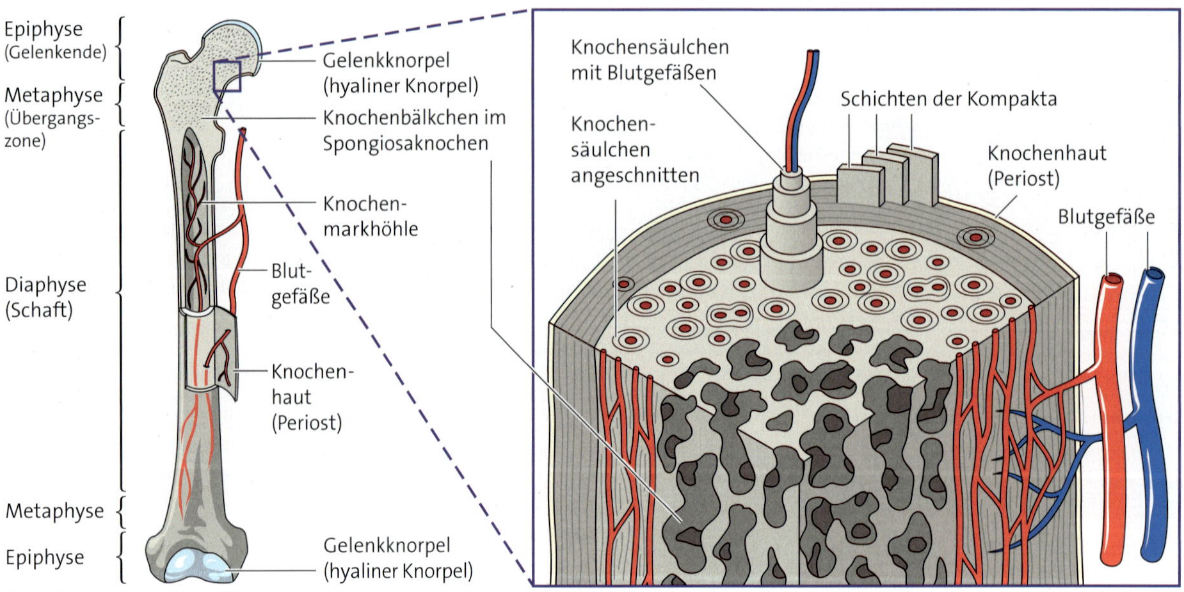

[1] (links) Aufbau eines Röhrenknochens am Beispiel des rechten Oberschenkelknochens; (rechts) Detail mit Spongiosa- und Kompaktaanteilen

Es gibt zwei Arten Knochen: den harten, dichten, schalenförmig aufgebauten **Lamellenknochen (Kompakta)** und den leichten, schwammartig aufgebauten Bälkchenknochen (**Spongiosa**). Der Schaft der langen Röhrenknochen (z. B. Oberschenkel- und Oberarmknochen) besteht aus Kompakta; Spongiosa füllt die Gelenkenden der Röhrenknochen und die kurzen Knochen wie Wirbel- und Handwurzelknochen. Blutgefäße beliefern die Knochen mit Nährstoffen und Sauerstoff.

Das Knochenmark ist Ort der Blutbildung und daher sehr gut durchblutet. Man kann bei Kindern mittels Spezialkanülen Infusionen direkt ins Knochenmark einleiten, wenn im Notfall keine Blutgefäße unter der Haut punktierbar (zum Einstechen einer Hohlnadel geeignet) sind. Für die Diagnostik bestimmter Blutkrankheiten wird eine Knochenmarksprobe durch Einstich (Punktion) in den Beckenknochen gewonnen [Abb. 1].

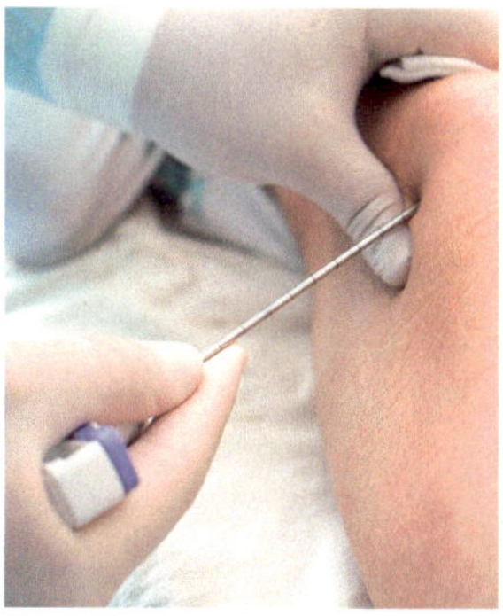

[2] Knochemarkspunktion: Einstich in den Beckenknochen zur Gewinnung einer Knochenmarksprobe

Die Knochenhaut, das **Periost**, überzieht den Knochen; es ist reich an Nerven; stößt man sich z. B. das Schienbein, spürt man die Reizung der Periostnerven in Form eines intensiven Schmerzes. Der Knochen wird ständig regeneriert und dabei umgebaut; Veränderungen des Körpergewichts, der Statur, der körperlichen Aktivität und Belastung, der Ernährung sowie des Hormonhaushaltes wirken sich auf die Knochenqualität aus. Die kleinste Baueinheit des Knochens ist das **Osteon** (Knochensäulchen); um ein zentrales Blutgefäß herum findet zwiebelschalenartig Substanzaufbau durch **Osteoblasten** (Knochen aufbauende Zellen) statt. Alte Osteone werden durch baggerartig arbeitende **Osteoklasten** (Knochen abbauende Zellen) nach und nach aufgelöst. Bis etwa zum 25. Lebensjahr überwiegt der Aufbau der Knochensubstanz; danach verliert man immer mehr Knochenmasse; die Häufigkeit von **Osteoporose** (verminderter Knochenmasse und erhöhter Brüchigkeit) und **Frakturen** (Knochenbrüchen) nimmt mit fortschreitendem Alter zu.

Die langen Röhrenknochen haben einen gemeinsamen Grundaufbau [Abb. 1]; in der Mitte liegt die **Diaphyse** (der Schaft); zwischen Diaphyse und Gelenkenden (den **Epiphysen**) liegen die **Metaphysen** (Übergangszonen). Die Markhöhle des Schaftes ist bei Kindern ausschließlich mit blutbildendem rotem Knochenmark, bei Erwachsenen teils mit rotem und teils mit mit dem stark fetthaltigen gelben Knochenmark angefüllt. Benötigt man eine Knochenmarkprobe zur Diagnostik der blutbildenden Zellen (z. B. bei Leukämie), so entnimmt man diese in Kurznarkose mit einer Spezialkanüle aus dem Beckenkamm nahe dem Kreuzbein. [Abb. 2]

Knochenfugen (Synarthrosen)

Die Knochen des Skeletts sind miteinander verbunden, sowohl durch Gelenke als auch durch spaltlose Knochenfugen. Dabei gibt es mehr und weniger feste bzw. enge Verbindungen. Eine Knochenverbindung ohne Spalt nennt man **Synarthrose** (Knochenfuge; auch unechtes Gelenk; [Abb. 3]). Sehr fest und völlig unbeweglich sind **Synostosen** (knöcherne Verbindungen); z. B. bestehen die untersten Teile der Wirbelsäule, Kreuzbein und Steißbein, jeweils aus mehreren zusammengewachsenen Wirbeln. Der knöcherne Schädel besteht aus Knochenplatten, die zunächst durch Bindegewebsstränge verbunden sind (**Syndesmose**) und mit der Zeit verknöchern, d. h. verzahnt miteinander zur Synostose verwachsen – der kindliche Schädel ist elastischer als der erwachsene. Verbindet der strapazierfähige Faserknorpel Knochen miteinander, spricht man von einer **Synchondrose** (Knorpelfuge).

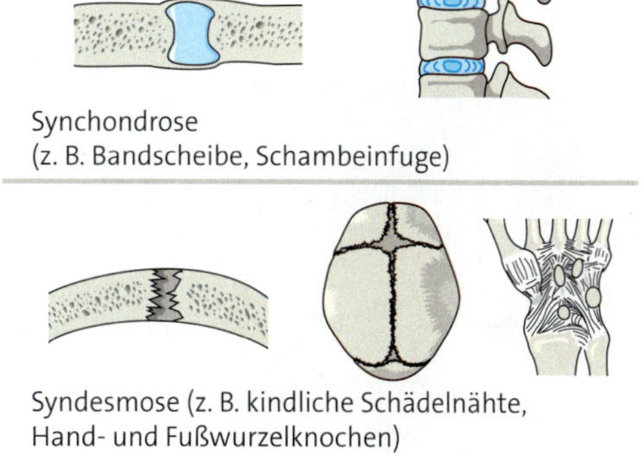

[3] Synarthrosen

4.4.2 Gelenke

Eine bewegliche Knochenverbindung mit Spalt ist ein Gelenk (**Diarthrose**). Gelenke haben einen gemeinsamen Grundaufbau [Abb. 1]. Die Form der beteiligten Knochen sowie Art und Menge der Bänder, die das Gelenk umfassen, bestimmen Beweglichkeit und Stabilität des Gelenks. Der knöcherne **Gelenkkopf** liegt in der knöchernen **Gelenkpfanne**; die aufeinandertreffenden **Gelenkflächen** sind mit **hyalinem** (glasartig aussehendem) **Knorpel** überzogen; dieser hat eine sehr glatte Oberfläche, schützt den Knochen vor Abnutzung und federt Stöße ab. Der Knorpel wird von der Gelenkflüssigkeit **Synovia** (sog. Gelenkschmiere) ernährt. Die Synovia benetzt den Knorpel ständig; sie wirkt als eine Art „Flüssigknorpel", denn sie enthält den wichtigen Knorpelbestandteil Hyaluronsäure, womit sie winzige Knorpeldefekte auffüllen und raue Stellen glätten bzw. reparieren kann.

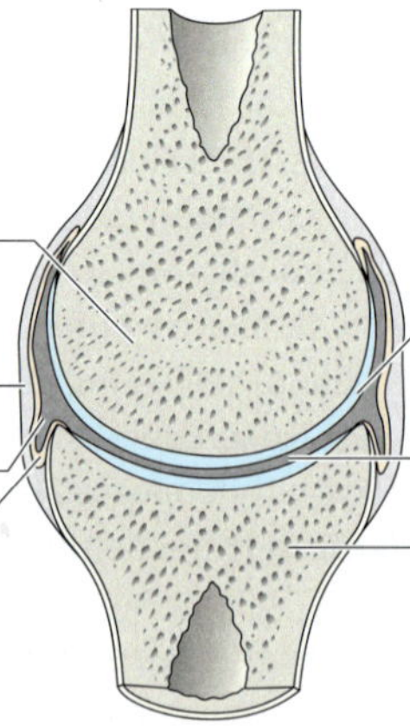

[1] Aufbau eines Gelenks

Die Synovia wirkt außerdem als sehr effektiver Schmierstoff, der ein nahezu reibungsfreies Gleiten der Gelenkflächen ermöglicht. Die Synovia wird von der Innenschicht der **Gelenkkapsel**, der **Synovialis**, gebildet und regeneriert. Die Gelenkkapsel besteht außen aus Bindegewebe; sie umschließt und schützt das Gelenk. Die hohe Beweglichkeit, die man als Kind hat, kann man nur durch ständiges Training mit Dehnung der gelenknahen Bänder aufrechterhalten, wie man es von Tänzern und Artisten kennt. Angeborene Unterschiede in der Elastizität des Bandapparates lassen manche Menschen **hypermobil** (gelenkig), andere eher „steif" wirken. Längerfristige Ruhigstellung von Gelenken bei Bettlägerigkeit oder Verletzung (z. B. im Gipsverband) kann zur **Kontraktur** (krankhafter Verkürzung) von Bandstrukturen führen; diese kann nur in Frühstadien durch Gymnastik oder Krankengymnastik behandelt bzw. rückgängig gemacht werden.

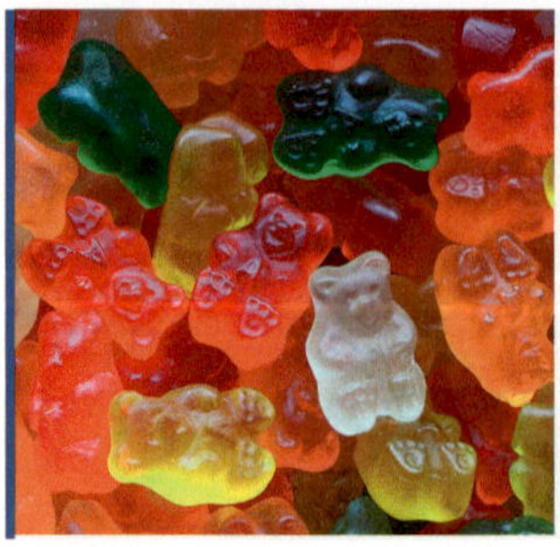

Gummibärchen für die Knie ...
W oder Kollagenpulver für straffere Haut werden empfohlen und beworben. Gelatine, ein Bestandteil nicht veganer Fruchtgummis, besteht aus Kollagen. Das Bindegewebsprotein stammt aus geschlachteten Tieren. Isst ein Mensch Kollagen, ob als Fruchtgummi, Teil eines Fleischgerichts oder Pulver, wird es im Darm verdaut. Der Körper verbraucht es nach Bedarf, z. B. als Energieträger. Wir können die Nährstoffnutzung nicht steuern - deshalb hilft Kollagen weder gegen Falten noch gegen Arthrose.

Gelenkarten

Gelenke kommen in verschiedenen Varianten vor, je nach anatomischer Lage und biomechanischen Erfordernissen [Tab. unten].

Gelenkarten und Beispiele	Charakteristika
Gelenke mit drei Bewegungsachsen	
Kugelgelenk: Schulter- und Hüftgelenk 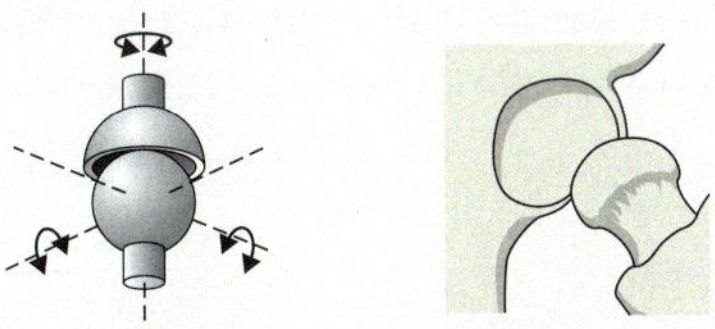	Der kugelförmige Gelenkkopf liegt in der passenden Schale (Gelenkpfanne). Bewegungen um drei Achsen sind möglich.
Gelenke mit zwei Bewegungsachsen	
Eigelenk: Handgelenk 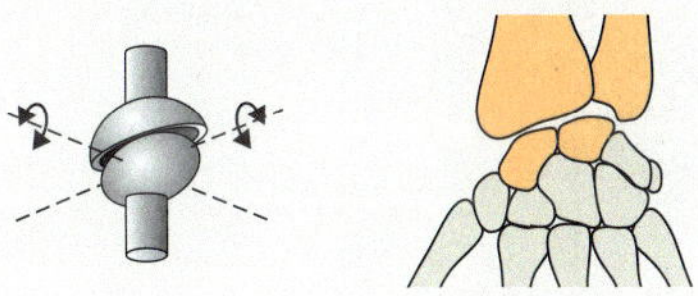	Die Form des Gelenkkopfes (aus den Gelenkenden von Elle und Speiche) erinnert an ein (halbes) Ei; die Pfanne bilden Handwurzelknochen.
Sattelgelenk: Daumensattelgelenk 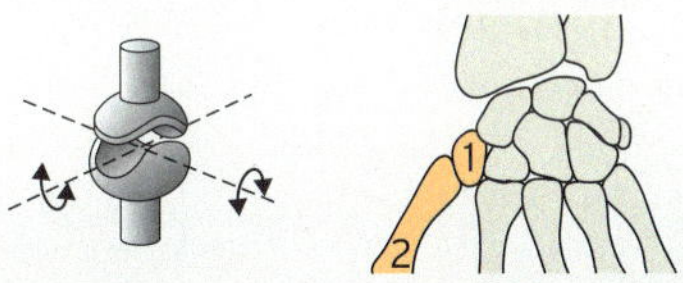	Gelenk zwischen dem Trapezknochen (1) und dem Mittelhandknochen des Daumens (2); zwei gleich geformte sattelartige Gelenkflächen greifen ineinander und ermöglichen es, den Daumen zu opponieren (der Handfläche gegenüberzustellen).
Gelenke mit einer Bewegungsachse	
Scharniergelenk: z. B. Ellenbogengelenk, Fingergelenke 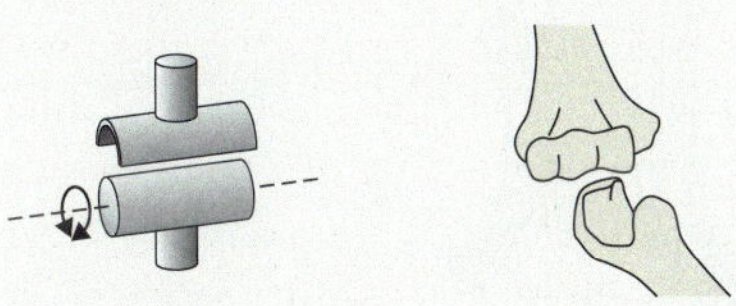	Der walzenförmige Gelenkkopf liegt in der rinnenförmigen Pfanne, die vom körpernahen Gelenkende der Elle gebildet wird. Der Arm kann gebeugt und gestreckt werden.
Radgelenk: Gelenk zwischen Elle und Speiche am Ellenbogen 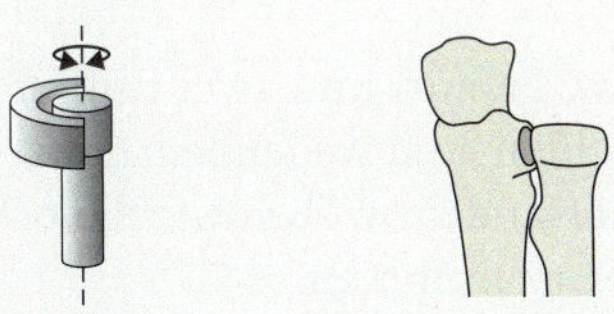	Die von der Elle gebildete Gelenkpfanne umfasst den zapfenförmigen Gelenkkopf der Speiche; das Gelenk ermöglicht die Drehung der Handfläche nach oben (Supination) und unten (Pronation).

Wer rastet, der rostet ...

Bei jeder Gelenkbewegung erhält der Gelenkknorpel durch eine Art Pumpvorgang eine „Extraportion“ Blut und damit frische Nährstoffe. Daher ist der Zustand der Gelenke neben genetischen und Ernährungsfaktoren vor allem von der Aktivität des Menschen abhängig.

4.4.3 Das Skelett (Knochengerüst)

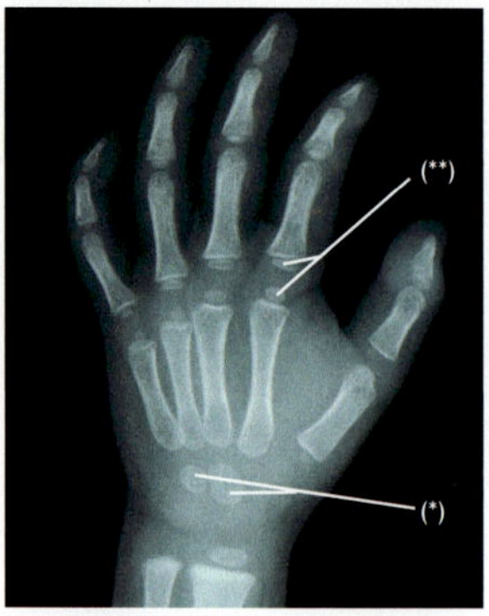

[1] Röntgenbild der linken Hand eines Kindes: Die Handwurzelknochen (*) und die kugelförmigen Epiphysenkerne der Mittelhandknochen (**) sind erst teilweise verknöchert.

Unser Skelett bildet sich schon im Mutterleib vollständig aus. Es besteht zunächst ausschließlich aus Knorpel und bildet sich allmählich in Knochen um; die Verknöcherung wird mit dem Ende des Wachstums, bei Mädchen mit ca. 16, bei Jungen mit etwa 18 Jahren, abgeschlossen. Solange das Wachstum anhält, sind die Epiphysenkerne (kugelförmige Verknöcherungszonen der Gelenkenden) auf dem Röntgenbild erkennbar. Da Knorpel weniger röntgendicht ist als Knochen, kann das Röntgenbild der Hand Anhaltspunkte zur Bestimmung von Alter und Wachstumsfortschritt liefern [Abb. 1 und 2].

Das Skelett [Abb. 3] gliedert sich in Schädel (**Cranium**), Rumpfskelett, Schulter- und Beckengürtel sowie **Extremitäten** (Gliedmaßen). Das Rumpfskelett wird aus Wirbelsäule (**Columna vertebralis**) und Brustkorb (**Thorax**) gebildet.

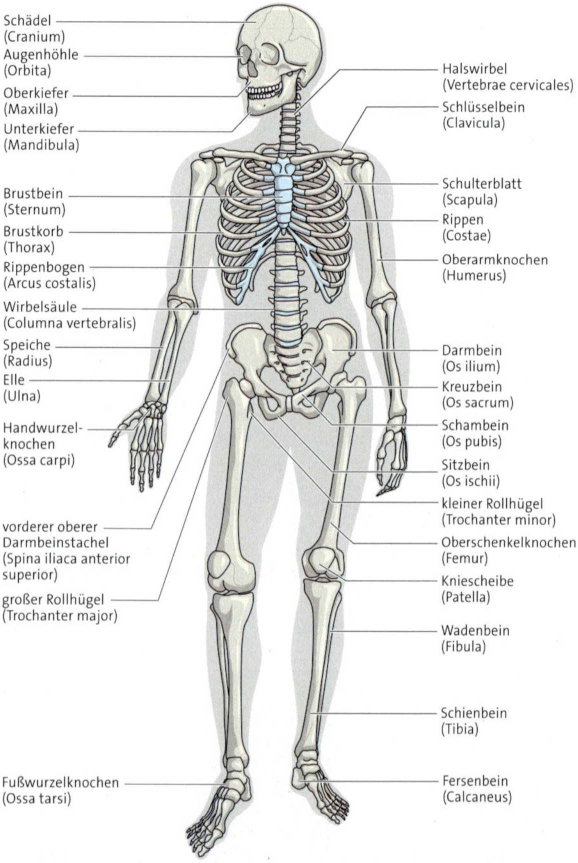

[3] Das menschliche Skelett von vorne gesehen

Der Schultergürtel ist am Rumpfskelett gelenkig befestigt und besteht auf jeder Seite aus Schlüsselbein (**Clavicula**) und Schulterblatt (**Scapula**). Der Beckengürtel ist aus dem mittigen Kreuzbein (**Os sacrum**, sprich „Oss sakrum") und beidseits je einem Hüftbein (**Os coxae**) zusammengesetzt, welches wiederum aus den drei Teilen Sitzbein (**Os ischii**), Schambein (**Os pubis**) und Darmbein (**Os ilium**) besteht. Obere und untere Extremität haben jeweils einen rumpfnahen langen Röhrenknochen (**Humerus** bzw. **Femur**) und zwei rumpfferne Knochen: Speiche und Elle (**Radius** und **Ulna**) bzw. Schien- und Wadenbein (**Tibia** und **Fibula**). Hand- und Fußskelett setzen sich jeweils aus Hand- bzw. Fußwurzelknochen, Mittelhand- bzw. Mittelfußknochen sowie Endgliedern zusammen.

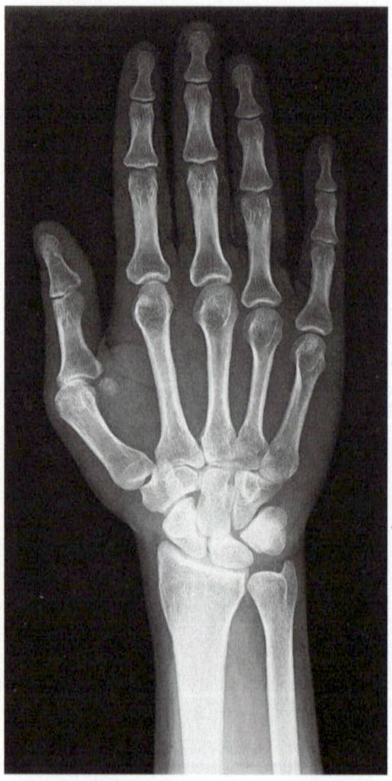

[2] Beim Erwachsenen sind Handwurzelknochen und Epiphysen komplett verknöchert. Am Daumen sieht man ein kugelförmiges Sesambein.

Der häufigste Knochenbruch des Menschen ...
ist der handgelenksnahe (sog. distale) Speichenbruch. Dies liegt daran, dass vom Krabbelalter an bei jedem Vornüberfallen reflektorisch die Hände ausgestreckt werden, um das Gesicht vor einem Aufprall zu schützen. Da Kinder noch sehr elastische Knochen haben, kommen sie bei Stürzen oft ohne Knochenbruch davon. Mit zunehmendem Lebensalter und geringerer Knochendichte entstehen leichter Frakturen (Knochenbrüche).

Die Wirbelsäule (Columna vertebralis)

Man nennt die Wirbelsäule auch Achsenskelett, da sie die Längsachse des Körpers bildet. Sie besteht aus 24 Einzelwirbeln sowie Kreuz- und Steißbein, die jeweils aus mehreren zusammengewachsenen Wirbeln bestehen. Die Abschnitte Halswirbelsäule (HWS), Brustwirbelsäule (BWS) und Lendenwirbelsäule (LWS) haben jeweils sieben, zwölf bzw. fünf Wirbel [Abb. 4].

Die Wirbel (**Vertebrae**) haben einen gemeinsamen Grundaufbau [Abb. 1, nächste Seite]. Die beiden obersten Wirbel, **Atlas** und **Axis**, sind anders geformt als die übrigen Wirbel, da ihre Funktion eine besondere ist; der Atlas „trägt“ den Kopf, der zapfenförmige Axis ermöglicht Kopfdrehungen. Alle Wirbel sind miteinander beweglich verbunden.

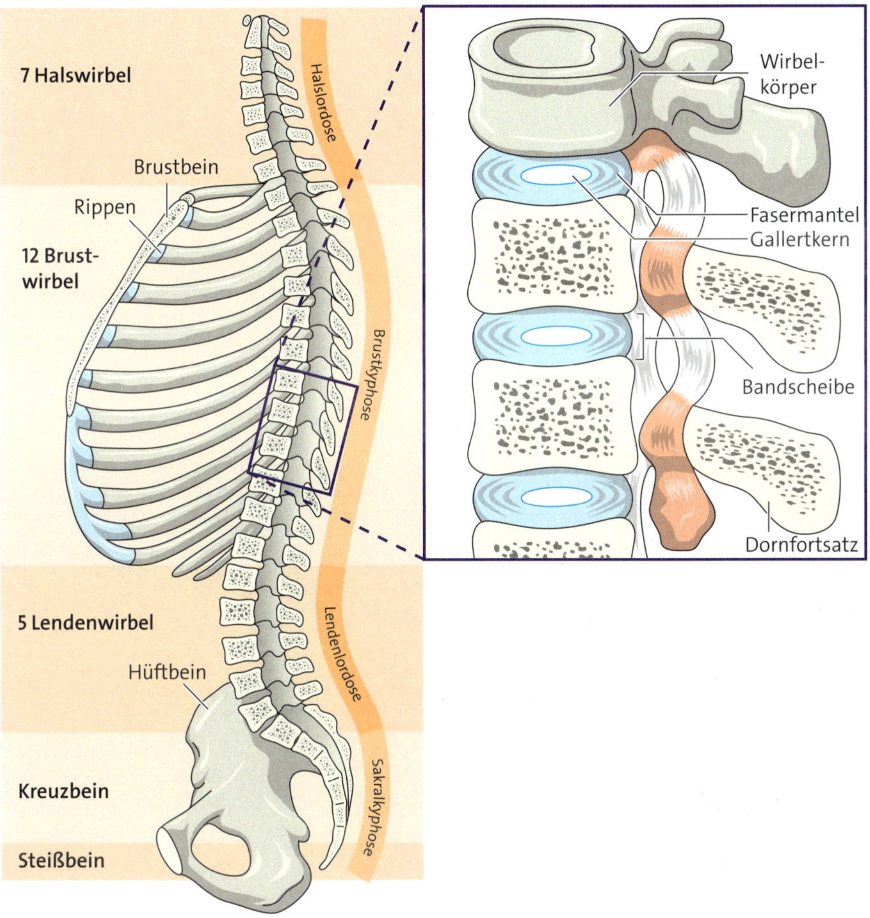

Die Wirbelsäule wird in folgende Abschnitte unterteilt:	
Halswirbel-säule (HWS)	7 Wirbelkörper
Brustwirbel-säule (BWS)	12 Wirbelkörper
Lendenwirbel-säule (LWS)	5 Wirbelkörper
Kreuzbein	
Steißbein	

[4] Wirbelsäule

Zwischen zwei Wirbelkörpern befindet sich je eine Bandscheibe. Die festen, dicken, aus robustem Faserknorpel bestehenden Scheiben sind mit einem wasserreichen Gallertkern gefüllt [Abb. 4, rechts].

Die Bandscheiben ermöglichen elastische Bewegungen der Wirbelsäule und federn Stöße ab. Eine gesunde Wirbelsäule hat eine **Doppel-S-Form**; die Biegung von HWS und LWS nach vorn **(ventral)** nennt man **Lordose**, die Biegung von BWS und Sacrum nach hinten (dorsal) ist eine **Kyphose**. Abweichungen von der physiologischen Form prädestinieren zu Funktionsstörungen und Beschwerden der Wirbelsäule sowie der sie umgebenden Muskulatur.

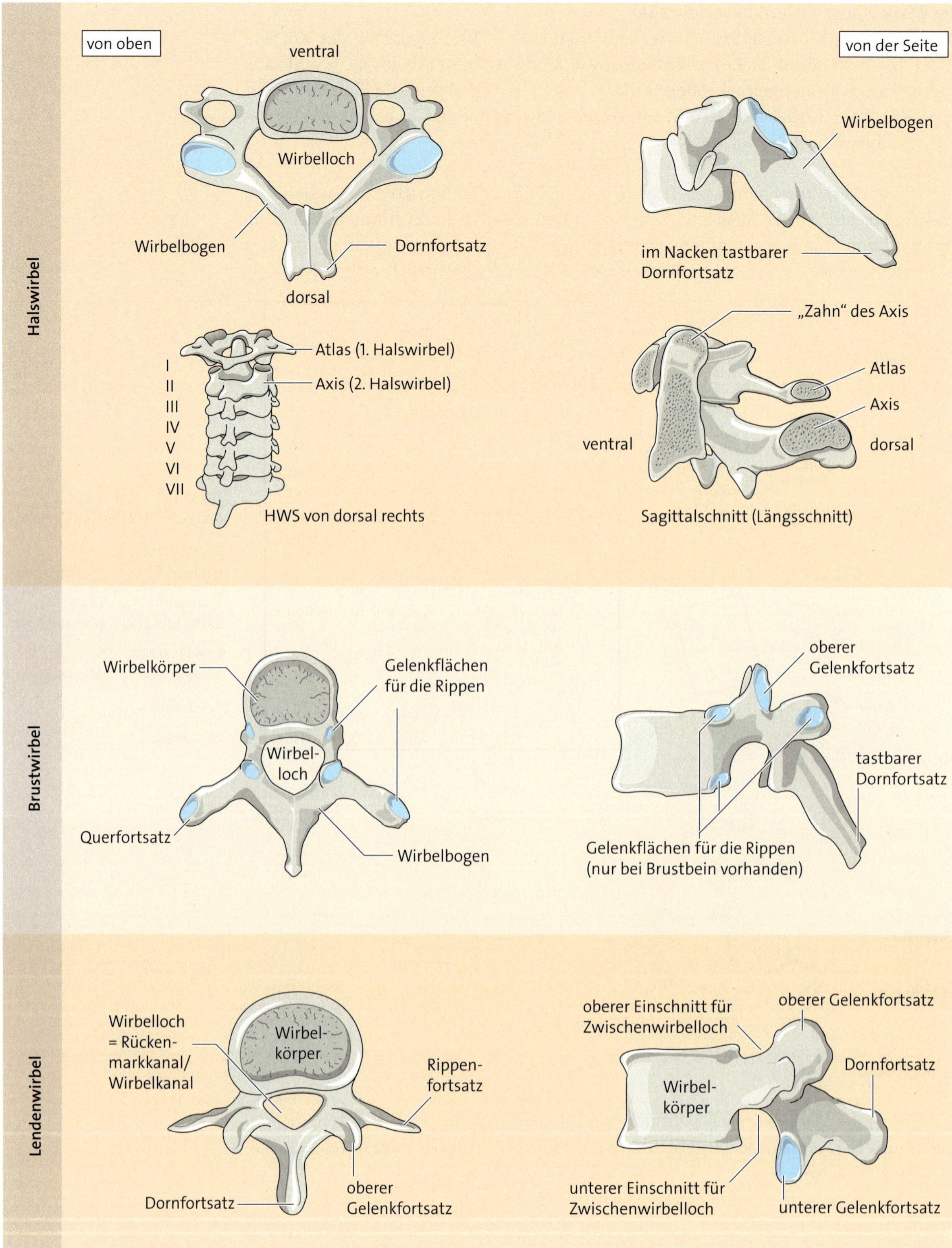

[1] Aufbau der Wirbel

Die Skelettmuskulatur

Von den drei Arten |Muskelgewebe des menschlichen Körpers befindet sich die einzige willkürlich steuerbare Art im Bewegungsapparat: die quer gestreifte Skelettmuskulatur. Sie wird aufgrund des mikroskopischen Bildes so bezeichnet; die Querstreifung entsteht durch die regelmäßige Anordnung der Muskelproteine **Aktin** und **Myosin** [Abb. 2]. Zur Betätigung eines Muskels erhält dieser einen nervalen Reiz, den er unter Energieverbrauch in eine **Kontraktion** (Zusammenziehen) umsetzt. Dabei schieben sich Aktin und Myosin ineinander; mit dem Elektronenmikroskop kann man dies belegen. Am Muskel selbst spürt man eine Verkürzung und gleichzeitige Verdickung des sog. Muskelbauches, wenn man ihn betätigt, d. h. anspannt.

Muskelgewebe |191

W **Muskeln sind die Verbrennungsmotoren unseres Körpers ...**
Sie haben den höchsten Energieverbrauch aller Gewebe und produzieren viel Wärme. Wenn wir frieren, arbeiten sie unwillkürlich, indem sie zittern, um mit ihrer „Abwärme“ andere Gewebe zu schützen. Viel Muskelmasse geht mit einem hohen Energieverbrauch einher; gut trainierte Muskeln verbrauchen auch in Ruhe viele Kalorien, da sich durch Training Blutgefäße und Mitochondrien vermehren. Fasten wir, baut der Körper nicht Fett, sondern zuerst den „Energiefresser“ Muskulatur ab, um Kalorien zu sparen; der Grundumsatz sinkt und der Jo-Jo-Effekt beginnt.

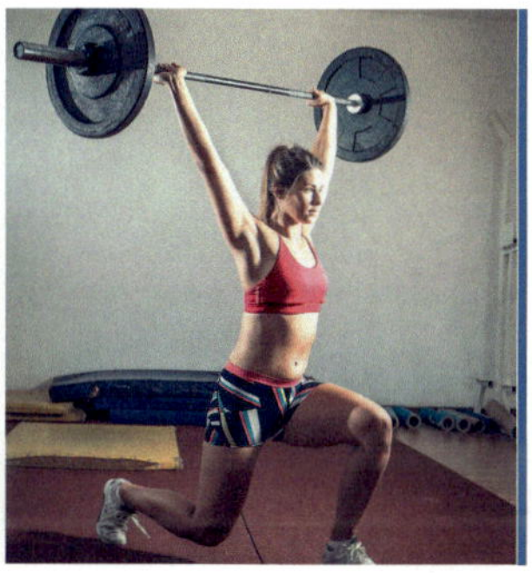

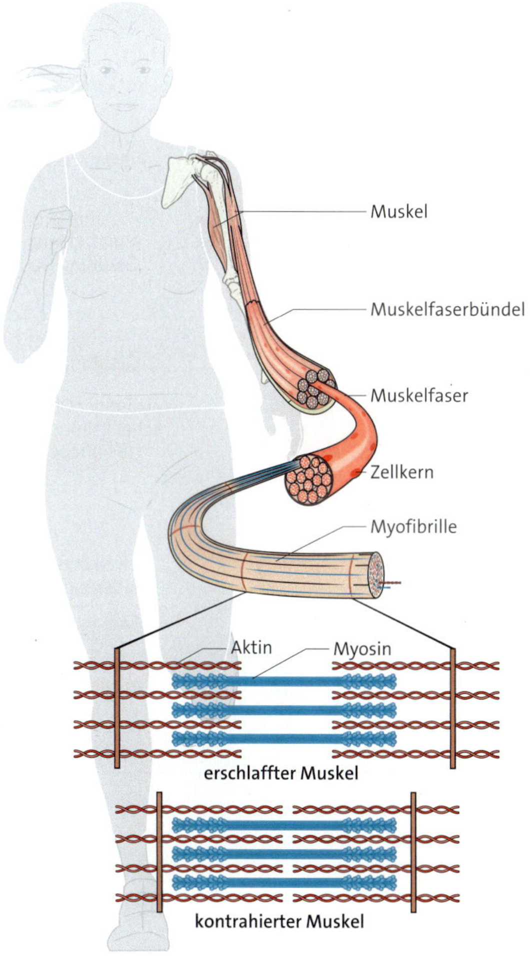

[2] Aufbau eines Skelettmuskels

Die Skelettmuskulatur bestimmt zusammen mit dem Skelett die Körperhaltung; durch sie können wir uns fortbewegen und arbeiten, d. h. Kraft ausüben. Anatomisch hat jeder Muskel einen **Ursprung** und einen **Ansatz**; dies sind die Stellen, an denen er mit einer Sehne an einem Knochen befestigt ist. Muskeln ziehen stets von einem Knochen zu einem anderen; wird ein Muskel betätigt, bewegt er ein oder mehrere Gelenke.

Muskelkontraktion

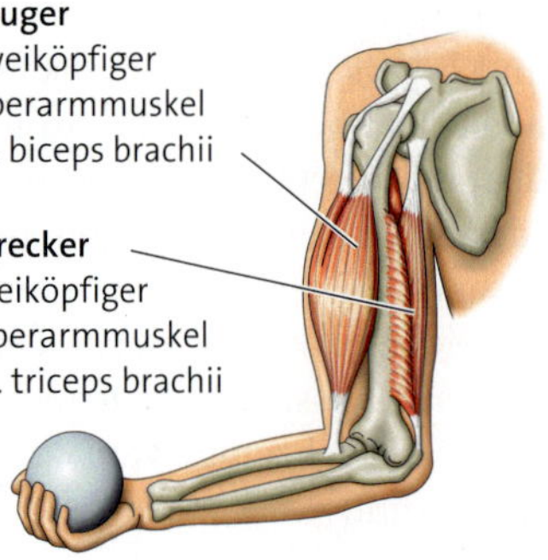

[1] Armbeuger und Armstrecker

Koordinierte Bewegungsabläufe und eine gesunde Haltung erfordern gleichsinnig und gegensinnig arbeitende Muskeln, **Agonisten** und **Antagonisten.** Typische Agonisten sind Strecker wie die Anteile des vierköpfigen Oberschenkelmuskels, typische Antagonisten sind Beuger und Strecker des Oberarmes [Abb. 1].

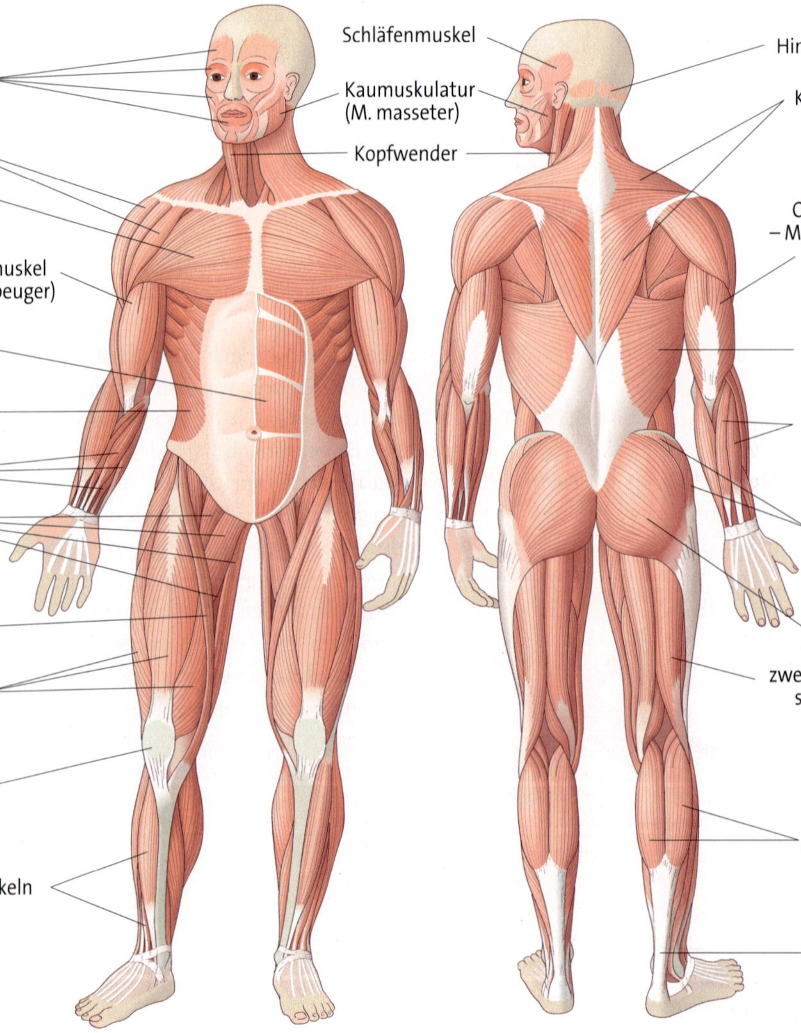

[2] Die oberflächennahe Skelettmuskulatur des Menschen

Der Zahn der Zeit – Umbau- und Abbauvorgänge der Gewebe

Der Bewegungsapparat wird lebenslang beansprucht und unterliegt fortwährend Umbauvorgängen, die vor allem durch Lebensweise und Veranlagung beeinflusst werden. Der Körper „verschleißt" nicht wie ein technischer Werkstoff, der sich einfach abnutzt und dabei an Substanz verliert wie ein abgefahrener Reifen. Im lebenden Organismus finden verschiedene Anpassungsvorgänge statt, wenn Überlastung oder andere Noxen Gewebe schädigen. Bei Überlastung bzw. erhöhten Anforderungen kann ein Gewebe oder Organ an Größe zunehmen; dies geschieht durch Zellvermehrung (**Hypertrophie**) oder Vergrößerung der einzelnen Zellen (**Hyperplasie**). Beispiele für Hypertrophie sind der Muskelaufbau durch Training und die Schwielenbildung durch starke Beanspruchung der Haut. Die Kropfbildung bei manchen Schilddrüsenkrankheiten ist ein hyperplastischer Vorgang.

Bei allen Geweben nehmen mit dem Alter Zellzahl und Qualität ab; deutlich ist dieser Gewebsschwund, die **Atrophie**, an der Haut zu sehen. Vor allem durch Strahlenschäden erleiden immer wieder Zellen Mutationen und werden von Immunsystem abgebaut; die Haut wird dünner, faltiger und die Pigmentierung wird unregelmäßiger; Altersflecken entstehen. Den fortschreitenden Abbau bzw. Verlust an Gewebe und -qualität nennt man **Degeneration**. Das Gegenteil ist die fortlaufende und bei Verletzung einsetzende Zell- und Gewebserneuerung, die **Regeneration**.

Findet eine Gewebeschädigung statt, die der Körper nicht reparieren kann, kann es zum lokalen Gewebstod kommen, z. B. beim Druckgeschwür (**Dekubitus**). Es tritt bei Bettlägerigen auf, wenn bestimmte Risikofaktoren zusammenkommen, allen voran die völlige **Immobilität** (Unbeweglichkeit) bei Schwerkranken und Gelähmten. Abgestorbene Gewebeteile nennt man **Nekrosen**. Nekrosen färben sich schwarz. Auch mangelnde Durchblutung kann zur Nekrosebildung führen; diese nennt man **Gangrän**. Man unterscheidet feuchte und trockene Gangrän [Tab. unten].

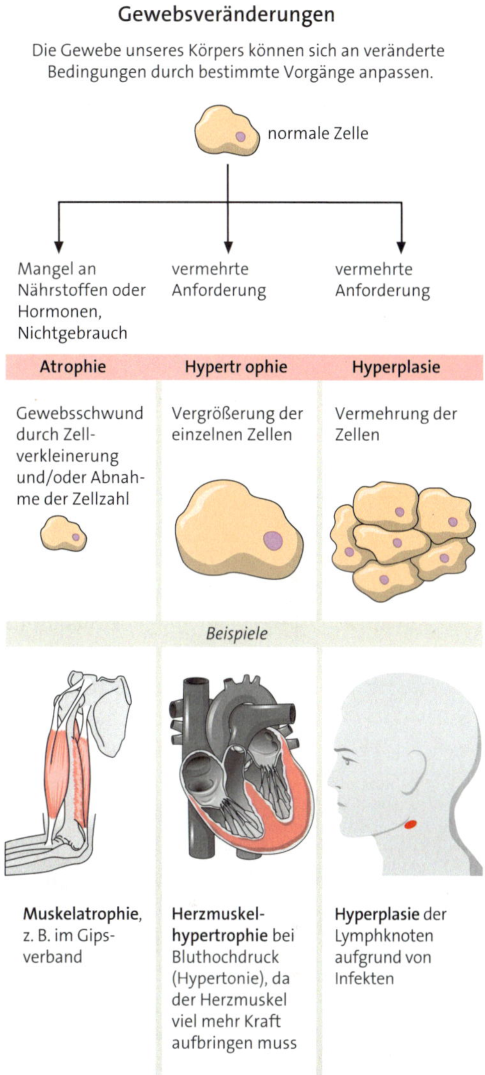

Regeneration gut verheilte Narbe	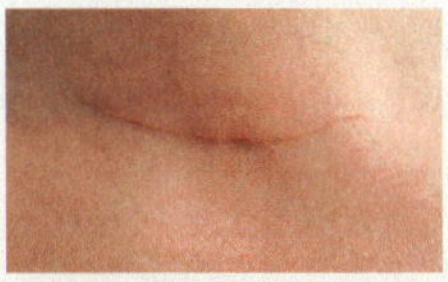	**trockene Gangrän** sog. Raucherbein	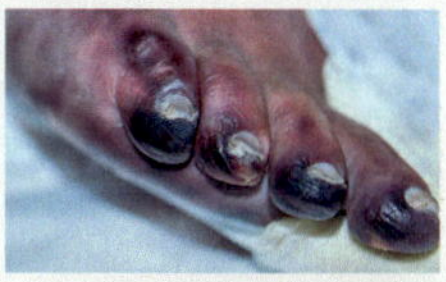
Degeneration atrophische Altershaut mit Pigmentstörungen und Elastizitätsverlust	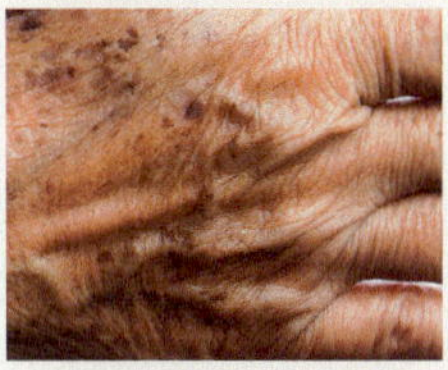	**feuchte Gangrän** typische Komplikation des diabetischen Fußes	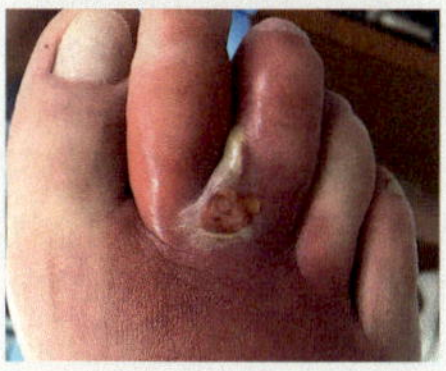
Nekrose Liegegeschwür (Dekubitus)	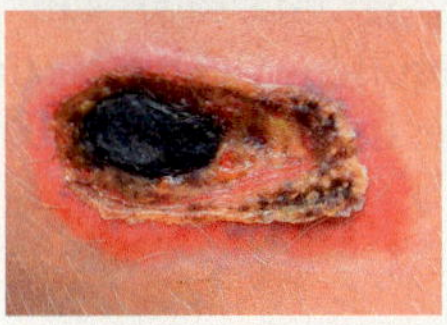		

4.4.4 Erkrankungen des Halte- und Bewegungsapparates

Arthrose – der unvermeidliche „Gelenkverschleiß"

Arthrose ist die häufigste degenerative Gelenkerkrankung; der Begriff leitet sich von gr. arthros = Gelenk und der Endung -ose = nichtentzündliche Erkrankung ab. Arthrose entsteht durch ein Missverhältnis zwischen Beanspruchung und Belastbarkeit bzw. Regenerationsfähigkeit der Gelenke. Jeder Mensch ab ca. 30 Jahren hat Arthrose, d. h. pathologische Ab- und Umbauvorgänge seiner Gelenke. Pathophysiologisch betrachtet beginnt die Arthrose mit einer **Knorpelschädigung**. Diese kann durch ein einmaliges Ereignis wie eine Verletzung entstehen, ist aber meistens das Ergebnis einer Summe kleiner Schädigungen, die sich unbemerkt über lange Zeit ereignen. Risikofaktoren für eine Überbeanspruchung der Knorpelflächen sind **unphysiologische**, d. h. die Kompensationsfähigkeit des Organismus überfordernde **Belastungen**. Diese können durch Übergewicht entstehen, durch überlastende Arbeit und übertriebenen Sport sowie durch Gelenkfehlstellungen, bei denen punktuell extreme Kräfte auf den Knorpel einwirken. Es gibt auch eine **Disposition** (Krankheitsneigung) zur Arthrose; nicht jeder Mensch hat robuste Gelenke. Das Alter selbst ist ein besonders starker Arthroseförderer. Auch mangelnde Belastung kann den Knorpel schädigen, da Bewegung die Blutversorgung und Regeneration aller Gelenkstrukturen verbessert.

Jede Schädigung des Gelenkknorpels führt zu vermehrtem Druck auf den darunter liegenden Knochen. Dieser verdickt sich daraufhin und reagiert mit Wachstum am Gelenkrand. Die entstehenden zackenförmigen Knochenauswüchse, die **Osteophyten**, sind charakteristische Arthrosezeichen im Röntgenbild. Auch der im Zuge des Knorpelabbaus schmaler werdende Gelenkspalt ist ein typisches Röntgenzeichen. Der rau gewordene Knorpel ist außerdem ein Reiz für das Immunsystem; Abwehrzellen, die wie in allen Geweben auch im Gelenkspalt zirkulieren, reagieren auf die Oberflächenschäden mit einer Entzündung. Diese führt zu einer hohen Konzentration an Leukozyten und **Entzündungsmediatoren** (chemischen Stoffen, die mit Entzündungen einhergehen) im Gelenk. Eigentlich sind Entzündungen Reparaturvorgänge; diese repariert bzw. heilt jedoch nicht, sondern schädigt das kranke Gelenk weiter. Die bei fortgeschrittener Arthrose vor allem nach Belastungen auftretende schmerzhafte **Arthritis** (Gelenkentzündung) nennt man **aktivierte Arthrose**. Das betroffene Gelenk zeigt die Kardinalsymptome (Hauptsymptome) der |Entzündung. Frühsymptome erzeugt die Arthrose nicht; erst ein fortgeschrittener Gelenkab- und -umbau sind symptomatisch; Schmerz und Bewegungseinschränkung dominieren.

Entzündung | 194

Diagnostik: Um die Diagnose Arthrose zu stellen, sind neben Anamnese und klinischer Untersuchung Röntgenaufnahmen und ggf. CT oder MRT sinnvoll. Bei der Arthroskopie (Gelenkspiegelung) kann man sowohl die Knorpelflächen beurteilen als auch therapeutische Eingriffe durchführen. Häufig wird das Kniegelenk arthroskopisch untersucht und operiert; insbesondere |Meniskusschäden sind so mit einem minimalen Eingriff therapierbar.

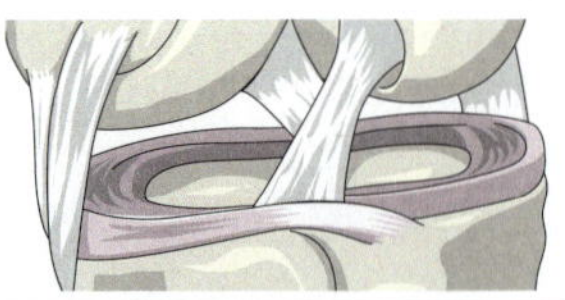

[1] Menisken

Menisken
(Sing. **Meniskus**; gr. = Halbmond) sichelförmige Faserknorpelscheiben, welche die relativ inkongruenten Gelenkflächen des Kniegelenks einander anpassen

Therapie: Die Therapie der Arthrose besteht nur bei der aktivierten Arthrose in kurzfristiger Ruhigstellung und Kühlen; langfristig wirken Bewegung mit wenig Gelenkbelastung (Schwimmen, Wassergymnastik, Radfahren in niedrigen Gängen usw.) und Wärmeanwendung günstig. Schmerzmitteleinnahme sollte nur ausnahmsweise erfolgen, um Magen, Nieren und Leber nicht zu schädigen. **Physiotherapie** (Krankengymnastik, Wärmeanwendung, ggf. Massage) kann zur Lockerung verspannter und verhärteter Muskeln um das betroffene Gelenk herum beitragen. Leider schonen viele Arthrosepatienten ihre Gelenke; Inaktivität verstärkt jedoch den Krankheitsprozess.

Übergewicht und Arthrose:
ein Teufelskreis

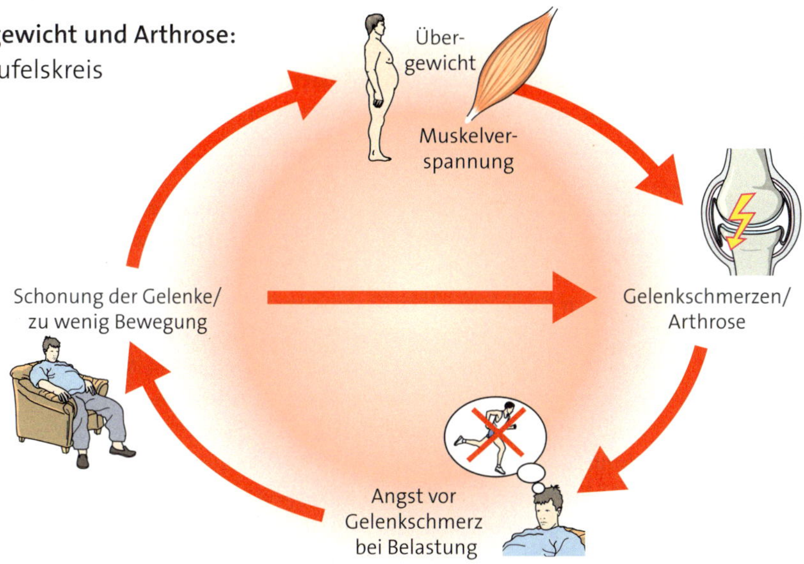

So lange wie möglich nutzt man **konservative** (nicht chirurgische) **Therapiemethoden**; sind diese ausgeschöpft, kann eine **operative** (chirurgische) Therapie **indiziert** (angezeigt, d. h. notwendig) sein. Gelenkersatz erfolgt am häufigsten an Hüft- und Kniegelenken. Das künstliche Gelenk nennt man **Total-Endoprothese (TEP)**; eine **Prothese** ist ein künstlicher Ersatz für einen Körperteil (gr. endo = innen); die TEP wird in den Körper eingebracht [Tab. 1].
Arthrotischer Umbau findet in allen Gelenken statt; aufgrund anatomischer und biomechanischer Gegebenheiten sind bestimmte Gelenke besonders prädestiniert. Die Häufigkeit symptomatischer Arthrosen ist: Hüfte (**Coxarthrose**) > Knie (**Gonarthrose**) > Wirbelsäule (**Spondylarthrose, Osteochondrose**) > Schulter (**Omarthrose**) > Daumensattelgelenk (**Rhizarthrose**). Individuell kann die Reihenfolge abweichen.

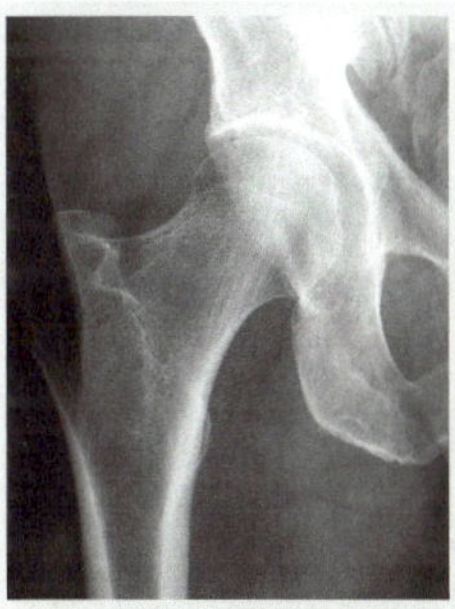

a) Röntgenbild eines gesunden rechten Hüftgelenks mit glatten Oberflächen an Kopf und Pfanne

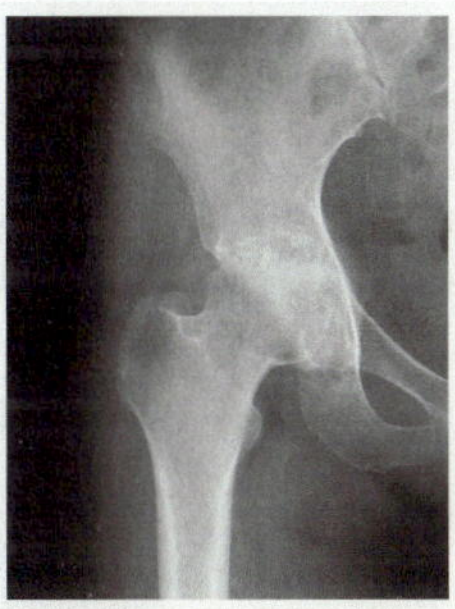

b) Röntgenbild bei schwerer Koxarthrose rechts; der Gelenkkopf ist verformt und kaum von der Pfanne abgrenzbar; der Gelenkspalt ist nicht mehr erkennbar

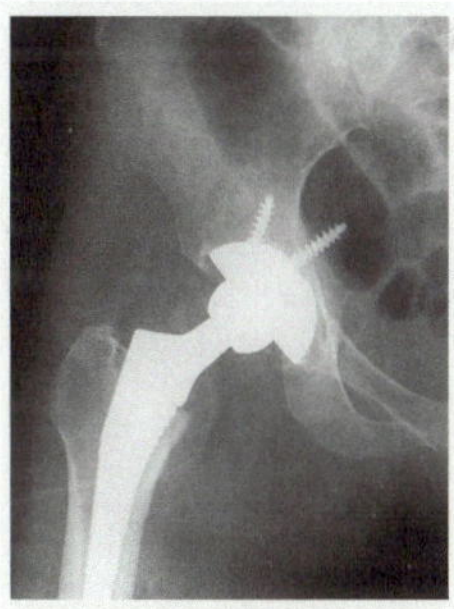

c) Total-Endoprothese (Hüft-TEP) als Ersatz für das abgebildete arthrotische Hüftgelenk; es gibt viele TEP-Modelle mit unterschiedlicher Haltbarkeit.

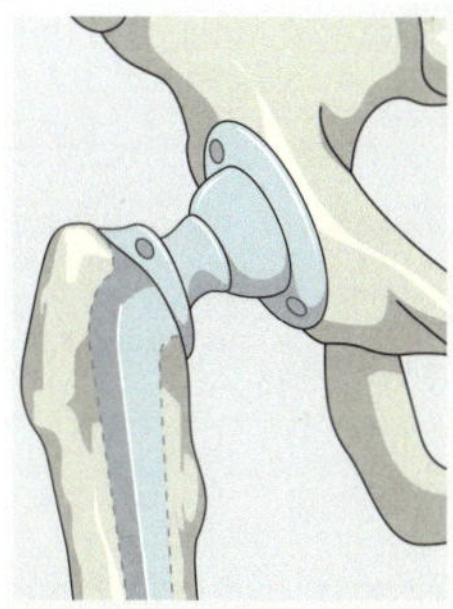

d) Operationsprinzip: Der Gelenkkopf wird entfernt, die Pfanne ausgefräst; die beiden Endoprothesenteile werden mit Knochenzement (einem verträglichen „Zweikomponentenkleber") in der Markhöhle des Femurs bzw. im Hüftbein verankert.

[Tab. 1] Coxarthrose (Arthrose des Hüftgelenks)

Präventiv ist es wichtig, sich (und damit die Gelenke) gesund zu ernähren, lebenslang gelenkschonende Bewegung zu betreiben und Übergewicht zu vermeiden. Fehlstellungen sollten frühzeitig behandelt werden; extreme Befunde erfordern eine **Umstellungs-Osteotomie**, d. h. eine Operation, die die Stellung der gelenkbildenden Knochen korrigiert [Tab. 1].

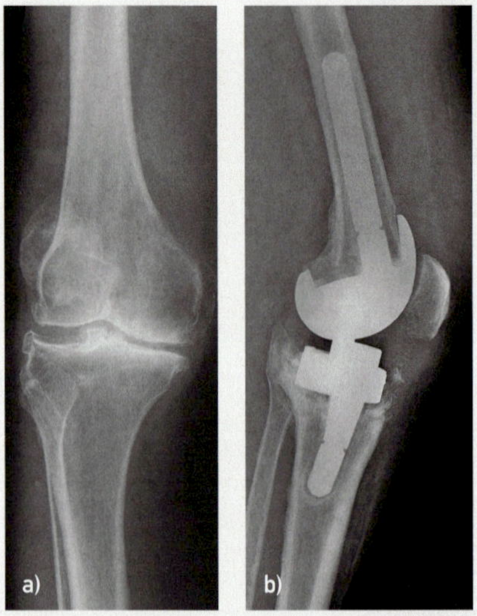

Fehlstellungen der Knochen erhöhen das Arthroserisiko erheblich, da der Knorpel – und damit der darunterliegende Knochen – an manchen Stellen viel zu stark belastet wird. Die Abbildungen zeigen eine Fehlstellung des Kniegelenks a) und das Ergebnis der chirurgischen Therapie nach verfrüht eingetretener Arthrose b).

a) Das rechte Bein des Patienten hat eine ausgeprägte Fehlstellung, die die Innenseite des Gelenks überlastet hat; es ist dadurch früh eine Arthrose entstanden (Gelenkspalt verschmälert, Knochen verhärtet – d. h. weißer als normal abgebildet). Wäre hier bereits in der Jugend eine chirurgische Achsenkorrektur durch Umstellungsosteotomie – d. h. eine Operation, die die Fehlstellung z. B. durch Entnahme eines keilförmigen Knochenstücks korrigiert – erfolgt, hätte der Einsatz einer Totalendoprothese (TEP), also der Einsatz einer Kniegelenkprothese, vermieden oder verzögert werden können.

b) Aufnahme nach Einsatz eines künstlichen Kniegelenks (TEP)

[Tab. 1] Arthrose des Knies durch Gelenkfehlstellung vor und nach und chirurgischer Therapie (TEP)

Wichtig sind Früherkennung und Behandlung kindlicher Hüftentwicklungsstörungen (**Hüftdysplasie** = Hüftgelenksfehlbildung und **Hüftluxation** = ausgerenktes Hüftgelenk [Abb. 1]); Ultraschalluntersuchungen der Säuglingshüfte sind fester Bestandteil des Kinder-Vorsorgeprogramms. Bei entsprechendem Befund erfolgt eine konservative Therapie z. B. mittels Spreiz-Beuge-Schiene [Abb. 2]; selten sind Operationen erforderlich. Die rechtzeitige Therapie verhindert Fehlbelastung und Früharthrose.

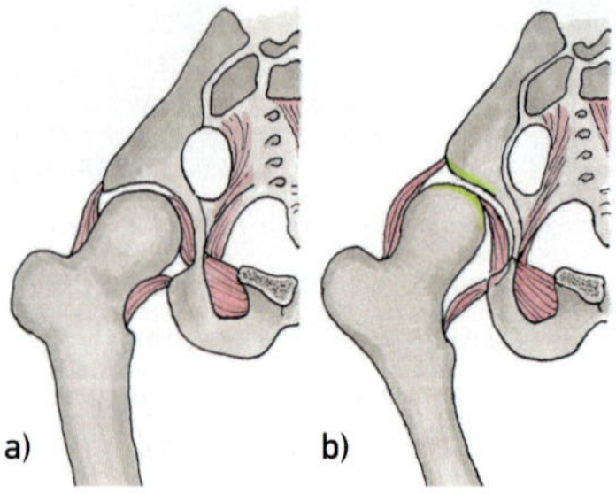

[1] a) Normal ausgebildetes Hüftgelenk; die Gelenkpfanne umschließt den Femurkopf vollständig.
b) Angeborene Hüftdysplasie mit Luxation; die unvollständig ausgebildete Gelenkpfanne umschließt den Femurkopf nicht, sodass dieser sich nach kranial (kopfwärts) verlagert.

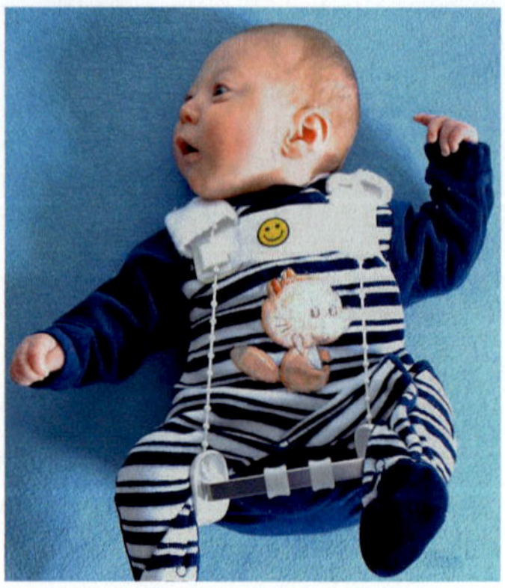

[2] Zwei Monate alter Säugling mit Spreiz-Beuge-Schiene

Volkskrankheit Rückenschmerzen

Sie hatten noch nie Rückenschmerzen? Das wäre ungewöhnlich. Unser „Rückgrat“, das nicht nur aus Knochen, Bandscheiben und mehreren Hundert, die Wirbelsäule umgebenden Muskeln besteht, sondern auch seelische Befindlichkeiten zum Ausdruck bringt, ist häufig Ort krankhaften Geschehens. In der Krankmeldestatistik ist der lapidare Begriff „Rücken“ mit ca. 25 % der Fehltage führend und damit Auslöser hoher Arbeitsausfälle und enormer Krankheitskosten. Zusammenhänge zwischen Psyche und Rücken sind evident. Der Volksmund weiß: Wer „buckeln“ muss, wem „zu viel aufgeladen“ wird, der kann das auf Dauer nicht „schultern“.

Das große Thema Rückenschmerz teilt sich in viele Einzelphänomene und Diagnosen auf. Am häufigsten sind Schmerzen im Bereich von HWS und LWS. Diese besonders beweglichen und biegsamen Wirbelsäulenabschnitte werden mechanisch stark beansprucht. Es kommt zu Muskelverspannungen und -verhärtungen; diese entstehen besonders dann, wenn einseitige Beanspruchung (Sitzen, Stehen, Heben) mit Bewegungsmangel und Muskelschwäche einhergeht.

Aus dem Rückenmark treten jeweils zwischen zwei Wirbelkörpern beidseits die Rückenmarknerven aus [Abb. 3], von denen jeder ein Segment, einen streifenförmigen Teil des Körpers, versorgt [Abb. 4].

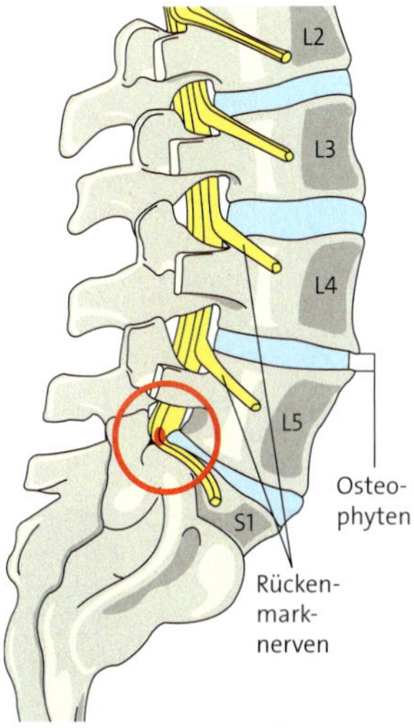

[3] Austritt der Rückenmarknerven aus dem Rückenmark im Bereich der LWS: Kompression eines Rückenmarknervs durch Bandscheibenvorfall zwischen den Wirbeln L5 und S1 (roter Punkt im Ring).

Diese Nerven müssen nach ihrem Austritt aus dem Rückenmark durch die Muskulatur, die die Wirbelsäule umgibt und hält, hindurch. Ist die Rückenmuskulatur verspannt, wird der Nerv eingeengt und gedrückt; er sendet „Schmerz!“. Schmerz verstärkt **reflektorisch**, d. h. über unbewusste Nervenverschaltungen, wiederum die Verspannung – ein Teufelskreis. Der Schmerz-Verspannungs-Kreislauf kann akut oder chronisch verlaufen.

Plötzlich auftretender Schmerz im LWS-Bereich wird als **Lumbalgie** oder **Lumbago** (Lendenschmerz) [Abb. 5] bezeichnet. Der Volksmund nennt die Lumbalgie Hexenschuss – als das Wort im Mittelalter geprägt wurde, schrieb man jedes unerklärliche Übel Hexen zu.

Die Lumbalgie entsteht, wenn eine plötzliche „falsche“ Bewegung, z. B. Heben mit gebeugtem Rücken, ausgeführt wird, ohne dass man sich vorher warm gemacht, d. h. ausreichend bewegt hat. Es kann sein, dass der sog. Ischiasnerv, ein dicker Nerv, der aus mehreren Rückenmarknerven gebildet wird und von der LWS ins Bein zieht, gereizt wird. Dann „schießt“ ein stechender Schmerz bis ins Bein: die **Lumboischialgie**, ein Schmerz in Lendenbereich und Ischiasnerv.

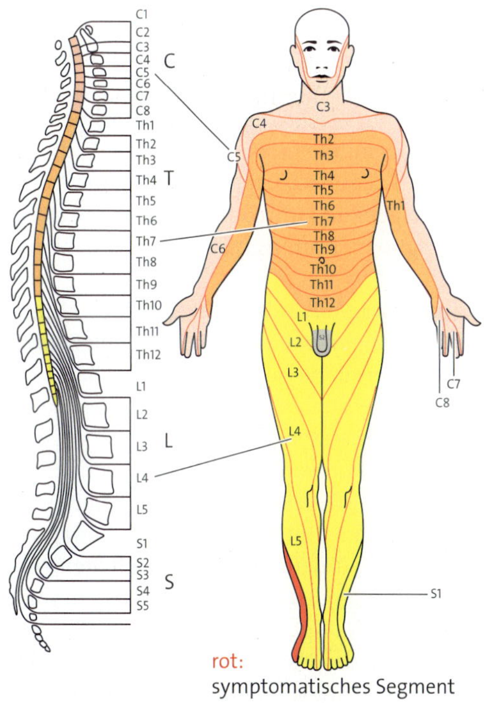

[4] An jedem Wirbelkörper verlässt das zugehörige Paar Rückenmarknerven den Wirbelkanal.

Lernen am Modell: Rückenmark und Rückenmarknerven

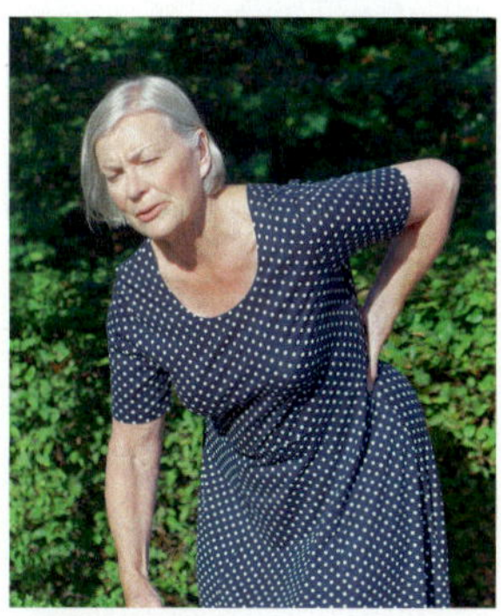

[5] Lumbalgie

Die Therapie der Lumboischialgie besteht in leichten Fällen aus Wärmezufuhr (durch Salben, Infrarotlicht, Körnerkissen usw.) und leichter, rückenschonender Bewegung [Abb. 1 und 2]. Auch leichte (Haushalts-)Tätigkeiten ohne schweres Heben und Tragen sind geeignet. Körperliche Schonung wird nur empfohlen, wenn zunächst schmerzbedingt keine Bewegung möglich ist. Die Gabe von Schmerzmitteln trägt dazu bei, den Schmerz-Verspannungs-Kreislauf zu beenden, birgt aber kurz- und langfristige Gesundheitsrisiken. Auf lange Sicht sind die Kräftigung der Rückenmuskulatur und rückenschonendes Arbeiten und Heben, wie es in Kursen wie der sog. Rückenschule gelehrt wird, notwendig [Abb. 4–7]. Physiotherapie (Krankengymnastik und ggf. Massage) dient der Linderung, ist aber nur wirksam, wenn der Patient selbst anschließend regelmäßig kräftigende „Gesundengymnastik“ betreibt.

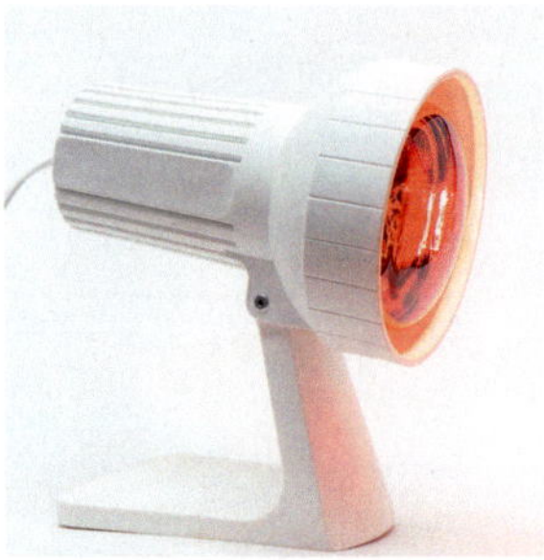

[1] Rotlichtlampe

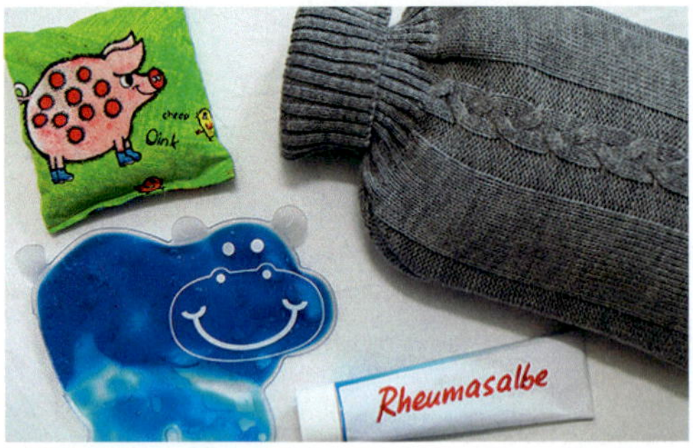

[2] Lokale Wärmeanwendung wirkt muskelentspannend und schmerzhemmend.

Tritt die schmerzauslösende Verspannung der Wirbelsäulenmuskulatur im Bereich der HWS und des Kapuzenmuskels (M. trapezius) auf, kann es zum **Spannungskopfschmerz** kommen; d. h. der Schmerz, der von den hier eingeengten Nerven ausgelöst wird, lokalisiert sich im Kopf, an Stirn und Schläfen. Oft spielen bei Spannungskopfschmerz Stress bzw. Überlastung eine Rolle. Schwindelgefühl kann hinzukommen, da die verspannte Nackenmuskulatur die Durchblutung der Gleichgewichtsorgane einschränken kann. Therapie und Prävention sind auch hier nur ausnahmsweise Schmerzmittel, Wärmeanwendung und Massage, mittelfristig sind Bewegung und buchstäblich Ent-Spannung indiziert. In schweren Fällen kann eine Verhaltenstherapie (Psychotherapie) sinnvoll sein.

Der Bandscheibenvorfall

Im Laufe des Lebens unterliegt die Wirbelsäule unausweichlich degenerativen Veränderungen; die Wirbelkörper verändern sich arthrotisch, die Bandscheiben verlieren Wasser und werden flacher. Da Knochen, Bandscheiben und die umgebende Muskulatur exakt aufeinander abgestimmt sind und harmonisch zusammenarbeiten, erfordert das Kürzerwerden der Wirbelsäule Anpassungsvorgänge der Muskeln. Diese gehen mit gehäuft auftretenden Funktionsstörungen (Verspannung, Schmerz) einher.

Bei gutem Trainingszustand sind degenerationsbedingte Beschwerden relativ selten.

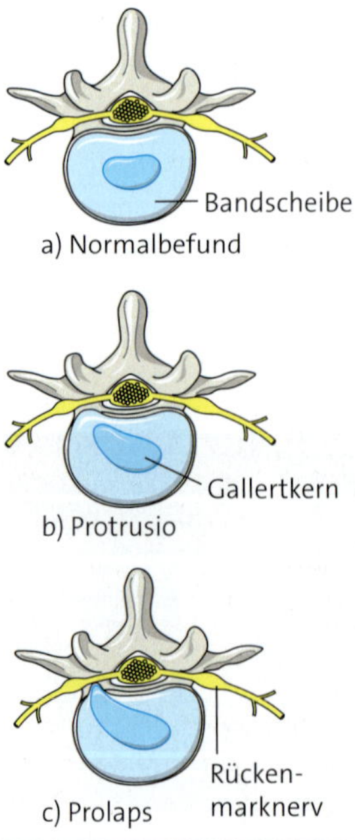

[3] Stadien des Bandscheibenvorfalls

Ausgeprägte Bandscheibenschäden können zu mechanischen bzw. anatomischen Veränderungen wie dem **Bandscheibenvorfall** (**BSV**, gr. **Diskusprolaps**) führen. Der mürbe gewordene Fasermantel einer Bandscheibe gibt (oft ohne besonderen Auslöser) nach und reißt; der unter Druck stehende Gallertkern schiebt sich durch den Fasermantel nach außen [Abb. 3]. Drückt die ausgetretene Bandscheibensubstanz auf einen Rückenmarknerven, treten Schmerzen im entsprechenden Segment auf ([Abb. 4]).

Da jeder Rückenmarknerv ein Segment mit den Qualitäten **Sensibilität** (Gefühl) incl. Schmerz und **Motorik** (hier: Bewegungsfähigkeit) versorgt, kommt es neben Schmerzen zu **neurologischen Defiziten** (Einschränkungen und Ausfällen von Nervenfunktionen). Diese treten auf in Form von Gefühlsstörungen, z. B. Taubheitsgefühl oder Kribbeln, ggf. motorischen Störungen wie Schwäche (**Parese**) und bei starker Schädigung des Nervs auch Lähmungserscheinungen (**Plegie**). Bei der **neurologisch-klinischen Untersuchung**, in der Motorik, Sensibilität und **Reflexe** geprüft werden, fallen entsprechende Befunde auf. Mit Reflexen sind in diesem Fall **Muskeleigenreflexe** (**MER**) gemeint, d. h. unwillkürliche Bewegungsantworten von Muskeln auf bestimmte Reize, z. B. Hochschnellen des Unterschenkels nach Beklopfen der Kniesehne mit einem Reflexhammer.

Die Lokalisation (der Ort) pathologischer Befunde lässt auf den Ort des Bandscheibenschadens schließen. Bildgebende Diagnostik (CT, MRT) kann den Verdacht bestätigen und den BSV genau darstellen, auch das Ausmaß (**Protrusio** = Vorwölbung oder **Prolaps** = Vorfall) wird erkennbar. Herkömmliches Röntgen stellt Knorpel und damit Bandscheiben nicht dar.

Lernen am Modell: Bandscheibenvorfall

Bandscheibenvorfälle im Bereich der unteren LWS bzw. des Kreuzbeins können durch Druck auf die entsprechenden Nerven die Funktion von Blase und Mastdarm beeinträchtigen; dies kann zu Blasen- und Darmentleerungsstörungen, aber auch zu **Inkontinenz** (unwillkürlichem Harn- und/oder Stuhlabgang) führen.

Die Therapie ist von Ausmaß und Schwere der Symptome abhängig. Schmerzmittel und Maßnahmen zur Lockerung verspannter Muskulatur sind oft nötig; Ruhe sollte nur bei Bedarf eingehalten werden. Physiotherapie ist sehr wichtig, um schmerzverstärkenden Muskelhartspann zu vermeiden. Wie andere Verletzungen unterliegen auch Bandscheibenvorfälle spontanen Heilungsvorgängen; ausgetretenes Material vernarbt, schrumpft dabei und zieht sich allmählich vom Nerven zurück. Nur bei Vorliegen von **Alarmsymptomen** wie Lähmungen, Blasen- oder Mastdarmstörungen oder konservativ unbeherrschbaren Schmerzen ist eine Operation indiziert. Dabei wird das zerstörte Bandscheibenmaterial entfernt und als Bandscheibenersatz ein künstlicher Platzhalter z. B. aus Titan eingesetzt. Eine mehrwöchige konservative Therapie schließt sich an.

Alarmsymptome
(engl. red flags)
Symptome, die auf eine Komplikation hindeuten

Präventiv wirken regelmäßige Bewegung und das Vermeiden unphysiologischer Belastungen; in jedem Falle vermeiden kann man den Diskusprolaps bei ausgeprägter Disposition bzw. Degeneration jedoch nicht. Rückengerechtes Arbeiten zeichnet sich dadurch aus, dass Belastungen der Wirbelsäule bei gebeugtem Rücken vermieden werden.

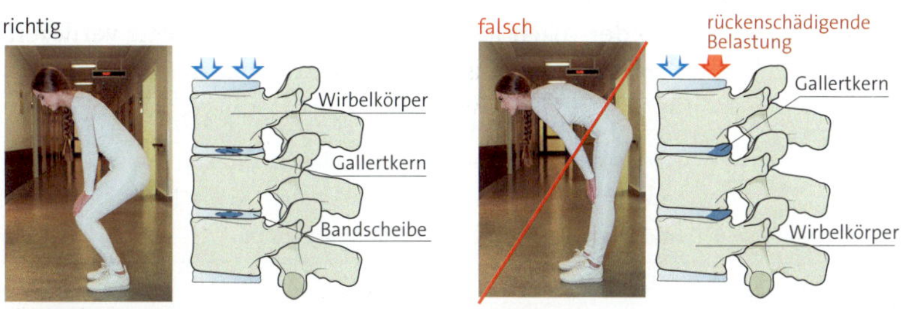

[4] Beugen

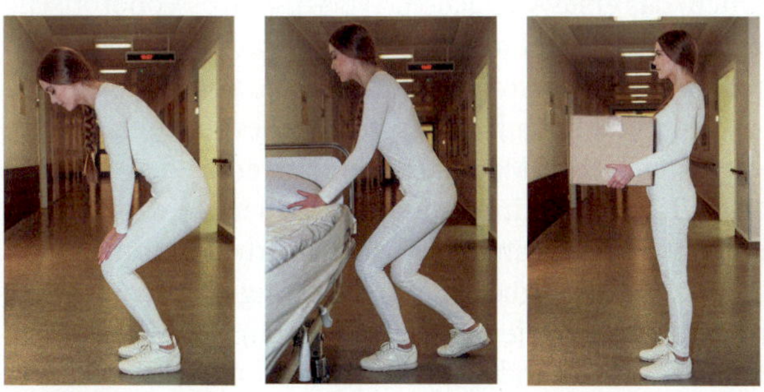

[5] Richtig

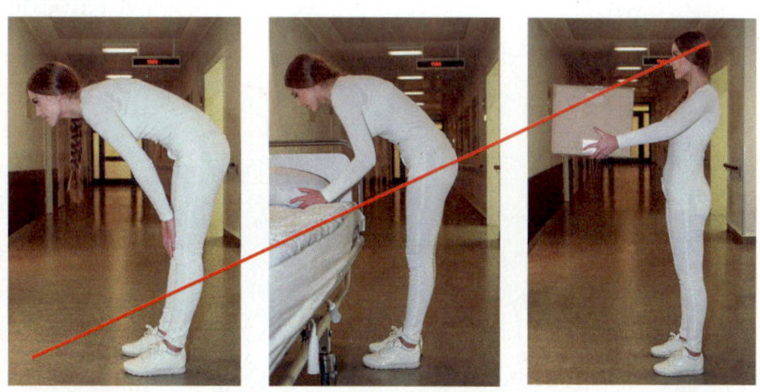

[6] Falsch

Osteoporose

Unter **Osteoporose** versteht man eine Verminderung der Knochenmasse, die mit erhöhter **Frakturneigung** (Knochenbrüchigkeit) einhergeht. Die wichtigsten Risikofaktoren zeigt folgende Tabelle:

Risikofaktor	Wirkung auf die Knochenqualität
hohes Alter	Alle Gewebe unterliegen der altersbedingten Degeneration.
weibliches Geschlecht und frühe Menopause (letzte Monatsregel)	Frauen haben ab der Menopause einen geringeren Geschlechtshormonspiegel; dieser reicht nicht aus, um die Knochenmasse zu erhalten.
Veranlagung	Osteoporose kommt familiär gehäuft vor.
Untergewicht	Mangelndes Körpergewicht geht mit mangelnder Knochenmasse einher. Manche Krankheiten erzeugen Untergewicht und Osteoporose, z. B. Essstörungen, Rheuma und Krebs.
Bewegungsmangel	Solange man das Skelett belastet, baut sich Knochensubstanz auf; beendet man die sportliche Aktivität, baut sich vermehrt Knochen ab. Sport wirkt nur knochenstärkend, solange er durchgeführt wird.
Fehlernährung	Bei Kalziummangel sowie Mangel an den Vitaminen D, B_{12}, K und Folsäure fehlen dem Knochen notwendige Bausteine.
Medikamente	Cortison und andere Immunsuppressiva (Medikamente, die krankhafte Immunreaktionen unterdrücken), Krebsmittel, Antidepressiva, Säureblocker und überdosierte Schilddrüsenhormone fördern Osteoporose
Genussmittel/Alltagsdrogen	Rauchen, Alkohol und extreme Koffeinmengen hemmen den Knochenaufbau; Cola bindet Kalzium im Magen-Darm-Trakt.
Sonstiges	Schilddrüsenüberfunktion, Essstörungen, Magen-OPs zum Abnehmen, chronisch entzündliche Darmerkrankungen und Infektionen, rheumatische Krankheiten, Krebs, Dauerstress und Depressionen schaden dem Knochen.

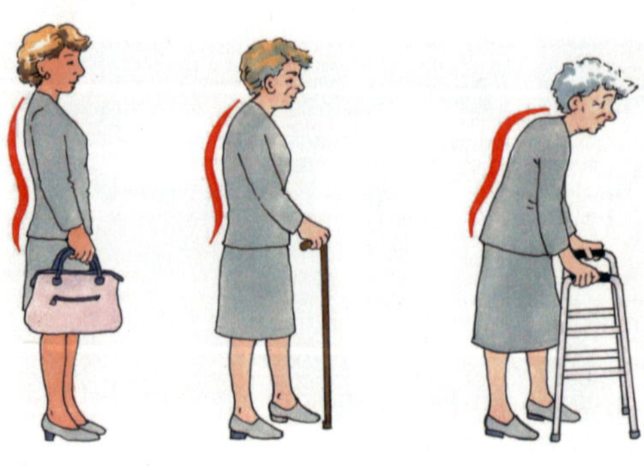

[1] Zunehmender Rundrücken durch Osteoporose

Osteoporose erzeugt keine Frühsymptome; oft ist eine **Fraktur** (ein Knochenbruch) das erste Anzeichen. Typisch sind osteoporotische **Spontanfrakturen**, d. h. Frakturen ganz ohne **Trauma** (Verletzung). Auch Knochenbrüche durch Bagatelltraumata, also ohne ein zur Auslösung einer Fraktur adäquates (passendes) Trauma, kennzeichnen die Osteoporose. Manche Patienten werden deutlich kleiner, weil ihre Wirbelkörper immer flacher werden; der Größenverlust kann bis zu 20 cm betragen. Durch Wirbelfrakturen kann zudem eine extreme Wirbelsäulenverbiegung entstehen, z. B. wenn der oder die **frakturierten** (gebrochenen) Wirbel Keilform annehmen. Der Volksmund kennt den zunehmenden Rundrücken alter Frauen als „Witwenbuckel" [Abb. 1]. Ca. 80 % der Osteoporosekranken sind Frauen. Osteoporose kann mit extremen Schmerzen einhergehen, auch wenn keine frischen Frakturen nachzuweisen sind. Chronische Schmerzen behindern eine ausreichende körperliche Aktivität, verschlechtern die Lebensqualität und treiben als Stressfaktor den weiteren Knochenabbau voran.

Die Diagnostik besteht in der frühzeitigen **Osteodensitometrie** (Knochendichtemessung). Diese ist bei Vorliegen von Risikofaktoren indiziert; die Krankenkassen übernehmen die Kosten (ca. 40 €) zumeist erst, wenn eine Spontanfraktur die Osteoporose bereits bewiesen hat. Nur Messungen nach der DEXA-Methode (**D**ual **X**-Ray **A**bsorptiometry) sind aussagekräftig bzw. von gesicherter Qualität. Dabei wird die Knochenmasse der LWS und eines Oberschenkelhalses mit sehr wenig Röntgenstrahlung gemessen. Ein Diagramm stellt das Ergebnis bildlich dar.

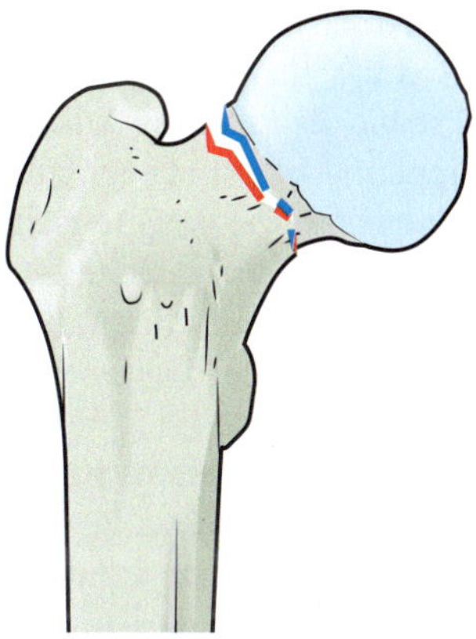

[2] Oberschenkelhalsfraktur: typische Frakturlinie im Femurhals

Die **manifeste** (ausgeprägte) Osteoporose ist ein volkswirtschaftlicher Faktor; sie erzeugt vor allem durch die zahlreichen Hüftfrakturen (Oberschenkelhalsfrakturen, [Abb.2]) alter Menschen enorm viel **Morbidität** (Krankheitshäufigkeit) und Kosten für Pflege und Behandlung.

Bei bekannter Osteoporose behandelt man wenn möglich die zugrunde liegende Krankheit, z. B. eine Schilddrüsenüberfunktion. Um Knochensubstanz aufzubauen und die Frakturgefahr zu senken, wird die Versorgung mit Kalzium und Vitamin D optimiert; 1.000 IE (internationale Einheiten) Vitamin D und 1 g Kalzium am Tag werden empfohlen; Kalzium sollte man aus natürlichen Quellen, d. h. mit Mineralwasser und Milchprodukten, aufnehmen; bei Vit. D reicht die Ernährung nicht aus. Arzneimittel aus der Substanzklasse der Bisphosphonate, z. B. Alendronat, senken die Osteoklastenaktivität und damit bei längerer Einnahme die Frakturhäufigkeit; andere Wirkstoffe sind Reservemittel, die man einsetzt, wenn die Standardtherapie ineffektiv oder unverträglich ist.

Sehr wichtig ist die **Sturzprophylaxe**, die u. a. eine Verbesserung der Koordination durch Üben sowie eine Optimierung der Wohnungseinrichtung (Sicherung bzw. Beseitigung von Teppichkanten, Kabeln usw.) und des Umfeldes (Kennzeichnung und Beleuchtung von Treppenstufen usw.) umfasst. Die Behandlung eingeschränkter Seh- und Hörfähigkeit im Alter ist zur Sturz- und Frakturprophylaxe ebenfalls unabdingbar. Der konsequente Einsatz von **Hüftprotektoren** [Abb. 3] und Gehhilfen (angepasster Gehstock, Unterarmgehwagen = Rollator [Abb. 4]), wirken sich günstig auf die Frakturrate aus.

online

Osteoporose-Selbsttest, aktuelle Informationen und Leitlinien zur Osteoporose unter **www.osd-ev.org/osteoporose/osteoporose-test/**

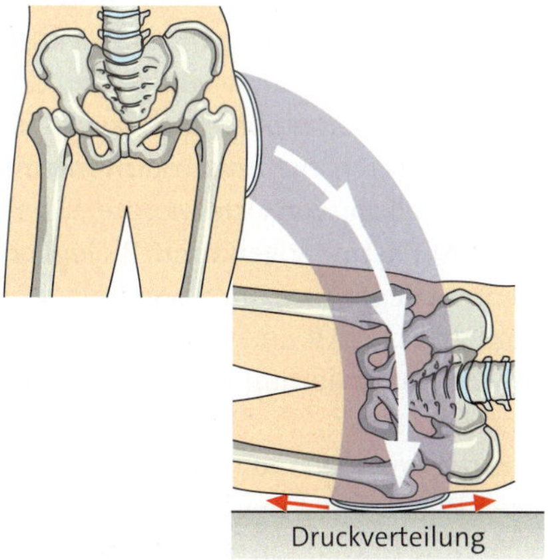

[3] Wirkung des Hüftprotektors

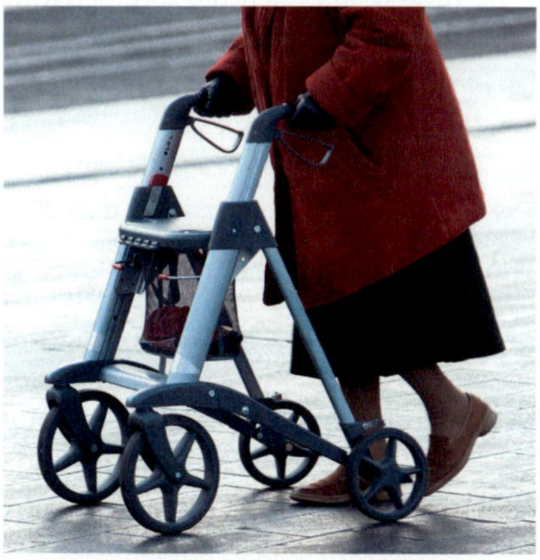

[4] Bei Gehstörungen und allgemeiner Schwäche können Gehwagen Stürzen vorbeugen.

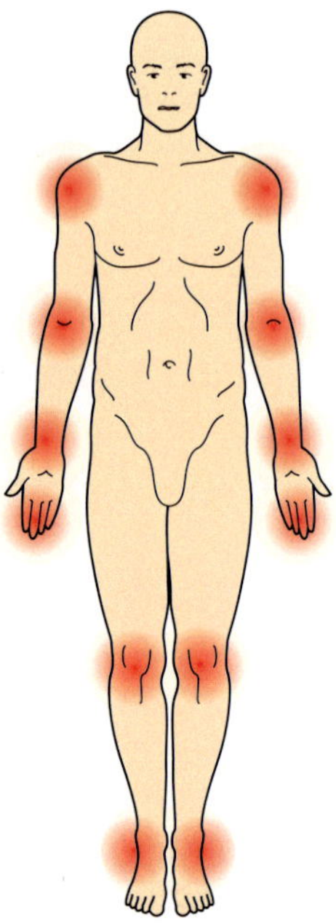

[1] Chronische Polyarthritis mit symmetrischem Befall mehrer Gelenke. Meist sind Hände, Kniegelenke, Ellenbogen und Schultern betroffen.

Rheuma – das quälende „Gliederreißen"

Das griechische Wort Rheuma bedeutet Reißen. Gemeint sind als reißend empfundene Schmerzen im Bewegungsapparat. Da viele Krankheiten mit rheumatischen Schmerzen im Bewegungsapparat einhergehen, spricht man vom rheumatischen Formenkreis. Dazu gehört vor allem die **rheumatoide Arthritis (rA)**, die im allgemeinen Sprachgebrauch mit Rheuma gemeint ist. Andere Bezeichnungen der rA sind **primär chronische Polyarthritis (PcP, cP.)** [Abb. 1] und chronisches Gelenkrheuma. **Morbus Bechterew (Spondylitis ankylosans**, gr. = versteifende Wirbelentzündung), der besonders häufig bei jungen Männern auftritt und u. a. zu einer schmerzhaften Versteifung der Wirbelsäule führen kann, sowie die **Psoriasis-Arthritis**, die arthritische Form der Hautkrankheit Schuppenflechte, sind ebenfalls rheumatische Krankheiten. Einige seltenere Diagnosen wie Wegenersche Granulomatose, Sjögren-Syndrom und Sarkoidose zählen im weiteren Sinne dazu. Auch die vielen unterschiedlichen **Kollagenosen** (entzündliche Erkrankungen mit Beteiligung des Bindegewebes wie der Lupus erythematodes) haben Gemeinsamkeiten mit Rheuma.

Alle genannten Krankheiten sind **Autoimmunkrankheiten**; auf dem Boden genetischer Veranlagung und unbekannter Auslöser (z. B. eigentlich harmloser Virusinfektionen) kommt es zur Fehlleitung des Immunsystems; es betrachtet körpereigene Strukturen als zu bekämpfende Antigene und greift Gelenkschleimhäute und andere Gewebe an.

Die entstehenden Entzündungen führen zu Schmerzen, allgemeinem Krankheitsgefühl und z. T. schweren Gelenkschäden mit ausgeprägten Verformungen [Abb. 2]. Bei einigen Krankheiten sind auch andere Organe wie Augen, Nieren, Lunge, Haut, Schleimhäute und Nervensystem von z. T. zerstörend wirkenden Entzündungen betroffen.

online

Informationen zu rheumatischen Krankheiten bietet die große Selbsthilfe-Organisation Rheuma-Liga: **www.rheuma-liga.de**

Die Diagnostik umfasst neben Anamnese, klinischer Untersuchung und bildgebenden Verfahren eine spezielle rheumatologische Labordiagnostik; der Verlauf der Entzündungsaktivität und der Therapieeffekt können bei einigen Krankheiten mithilfe spezieller **Parameter** (Messwerte) im Blut beurteilt werden.

Diagnose und Therapie obliegen Rheuma-Spezialisten, den **Rheumatologen**. Therapeutisch ist einerseits eine schmerzlindernde **Medikation** (Arzneimitteltherapie) wichtig; hier werden Substanzen wie Acetylsalicylsäure (ASS), Diclofenac, Ibuprofen, Naproxen und Indometacin eingesetzt. Man nennt sie **NSAR** (**n**icht**s**teroidale, d. h. nichtcortisonartige **A**nti**r**heumatika). Sie vermindern Entzündungen und Schmerzen, schädigen aber die Magenschleimhaut und auf Dauer die Nieren. Für die Dauertherapie und zur Einsparung von NSAR sind weitere, die Entzündungsaktivität senkende Substanzen wichtig, um Gelenkzerstörungen entgegenzuwirken und das Allgemeinbefinden sowie die Prognose zu bessern. Beispiele sind das körpereigene entzündungshemmende Hormon **Cortison**, das jedoch die Entstehung von Osteoporose, Übergewicht und Diabetes fördert, **Methotrexat (MTX)** und sogenannte **Biologika**, d. h. biotechnologisch hergestellte Antikörper gegen Entzündungsstoffe, wie Infliximab. Biologika sind besser verträglich als NSAR und Cortison, bergen aber ebenfalls erhebliche Risiken, z. B. die Reaktivierung einer im Körper schlummernden Tuberkulose – und sind sehr teuer.

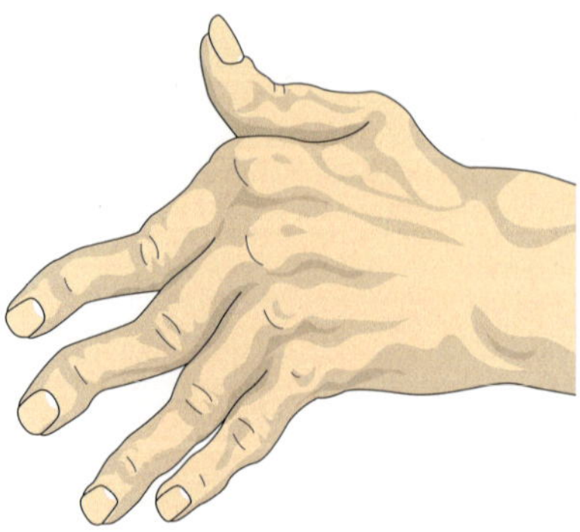

[2] Gelenkverformung der Hand im Spätstadium der chronischen Polyarthritis

„Das" Mittel gegen Rheuma gibt es nicht; wichtig sind neben der individuell angepassten, konsequenten medikamentösen Behandlung regelmäßige Physiotherapie sowie psychosoziale Begleitung. Eine wirksame Prävention ist nicht möglich, da die Entstehungsmechanismen rheumatischer Krankheiten weitgehend unbekannt sind und genetische Faktoren eine Rolle spielen.

Aufgabenstellungen

1 Erklären Sie die Begriffe a) Rückenmark und b) Knochenmark mit der jeweiligen anatomischen Lage, prinzipiellem Aufbau und Funktion(en).
2 Aus welchen Abschnitten bestehen die Röhrenknochen, z.B. Femur und Humerus? Nennen Sie jeweils den deutschen und den Fachbegriff.
3 Was verbindet und was unterscheidet Osteoblasten und Osteoklasten?
4 Nennen Sie die Aufgaben der Synovia.
5 Erläutern Sie die Funktion der Synovialis.
6 Nennen Sie fünf Gelenkarten mit Bewegungsachsen und Beispielen.
7 Welche Abschnitte hat die Wirbelsäule und aus wie vielen Wirbeln bestehen diese?
8 Definieren Sie den Begriff Atrophie und erklären Sie die Atrophie-Entstehung am Beispiel a) der sogenannten Altershaut und b) der Osteoporose. Gehen Sie dabei auf die pathogenetischen Faktoren ein.
9 a) Durch welche Faktoren entsteht die Arthrose?
b) Wie können Sie für sich selbst eine Arthroseentstehung möglichst lange hinausschieben?
10 Was ist der Unterschied zwischen der Lumbalgie (Lumbago) und der Lumboischialgie?
11 Wie können Sie sich vor der sehr unangenehmen Lumbalgie/Lumboischialgie bei beruflichen und privaten Tätigkeiten schützen?
12 Bei Rückenschmerzen gibt es sogenannte „red flags" oder Alarmsymptome.
a) Welche sind dies?
b) Wofür sprechen sie?
13 Sie erhalten das Angebot eines kostenlosen MRTs ihrer Wirbelsäule zu Ausbildungszwecken in einer radiologischen Praxis. Sie wissen, dass Bandscheibenvorfälle besonders gut mithilfe des Kernspins darstellbar sind. Rückenbeschwerden haben Sie nur ab und zu bei Stress und Überlastung, z.B. hatten Sie eine Lumbalgie, nachdem Sie einem Freund beim Umzug geholfen haben. Nehmen Sie das MRT-Angebot an?
14 a) Wann sind Sie zuletzt gestürzt?
b) Wäre dieser Sturz vermeidbar gewesen? Wenn ja, wie?
c) Wenn Sie Osteoporose hätten, hätten Sie sich dann wahrscheinlich bei dem Sturz eine Fraktur zugezogen?

4.5 Die Dosis macht das Gift – Grundlagen der Arzneimitteltherapie

Dosis sola facit venenum – lat. sinngemäß: „Alle Dinge sind Gift und nur die Dosis macht, dass ein Ding kein Gift ist". Mit dem berühmten Ausspruch brachte Paracelsus schon im Mittelalter die Problematik der Arzneitherapie treffend auf den Punkt.

Arzneimittel sind Stoffe oder Zubereitungen von Stoffen, die zu unterschiedlichen Zwecken eingesetzt werden [Tab. 1]:

1. Heilung, Verhütung, Linderung oder Erkennung von Krankheiten	▪ Antibiotika zur Therapie bakterieller Infektionen ▪ Cholesterinsenker bzw. Blutfettsenker zur Verhütung von Herzinfarkten ▪ Schmerzmittel zur Linderung von Arthrose- und Rheumaschmerzen ▪ Kontrastmittel zur Diagnostik von Hohlorganen, z. B. Blutgefäßen, Magen, Darm oder ableitenden Harnwegen
2. Beeinflussung von Beschaffenheit, Zustand oder Funktion des Körpers oder der Seele	▪ Medikamente zur Erweiterung der Pupille zum Betrachten des Augenhintergrundes ▪ Impfstoffe zur Erzeugung spezifischen Infektionsschutzes (Immunisierung) ▪ Hormongabe zur Verhinderung des Eisprungs (Ovulationshemmer, sog. Pille) ▪ Psychopharmaka zur Therapie psychischer Krankheiten bzw. krankhafter seelischer Zustände
3. Ersatz körpereigener Stoffe	▪ Schilddrüsenhormone bei Schilddrüsenunterfunktion ▪ Geschlechtshormone zur Linderung von Wechseljahrsbeschwerden (Hormonersatztherapie) ▪ Gerinnungsfaktoren für Bluter

[Tab. 1] Beispiele für Anwendungsgebiete von Arzneimitteln

Arzneimittel nennt man auch **Medikamente** oder **Pharmaka** (gr. = Gifte, Medikamente).

Die Wissenschaft **Pharmazie** beschäftigt sich mit der Entwicklung, Herstellung, Lagerung und Abgabe von Arzneimitteln; der **Pharmazeut** ist **Apotheker**. Zwar dürfen Apotheker im gesetzlichen Rahmen auch Arzneimittel zubereiten, die meisten Medikamente sind heute jedoch industriell hergestellte **Fertigarzneimittel**. Bei **Dermatologen** (Hautärzten) ist die Verordnung individuell hergestellter Medikamente in Form von Salbenmischungen weiterhin üblich.

online
Arzneimittelkommission der deutschen Ärzteschaft
www.akdae.de

Die Herstellung, Zulassung, Registrierung, Verschreibung und Abgabe von Arzneimitteln regelt das **Arzneimittelgesetz (AMG)**. Ziel des Gesetzes ist ein Höchstmaß an Sicherheit für die Anwender bzw. Patienten. Neue Wirkstoffe unterliegen einem langwierigen mehrstufigen Zulassungsverfahren. Dennoch kommt es vor, dass seltene Nebenwirkungen trotz akribischer Prüfung erst Jahre nach der Zulassung auffallen, da sie z. B. nur bei sehr seltenen Abweichungen von Körperfunktionen auftreten. Die **Arzneimittelkommission der deutschen Ärzteschaft** sammelt alle Verdachtsmeldungen relevanter Nebenwirkungen und veröffentlicht diese im Bedarfsfall. Die Vervollständigung und Aktualisierung des Wissens zu jeder auf dem Markt befindlichen Arzneisubstanz erfordert die Aufmerksamkeit und Mitarbeit aller an der Arzneitherapie Beteiligten.

W Die Arzneimittelgesetze ...
sind im Laufe der Zeit immer strenger geworden – auch durch Negativerfahrungen. Die Einführung des Opiats Heroin als Hustenstiller um 1900 und Bestrebungen, die bald nach seiner Zulassung bekannt werdenden Fälle von Heroinabhängigkeit mit Kokain zu behandeln (u. a. durch Prof. Sigmund Freud, der auch selbst Substanzen dieser Art einnahm), sowie die Contergan-Katastrophe in den 1960er Jahren sind dramatische Beispiele für Arzneimittelrisiken.

Der für die Wirkung eines Arzneimittels relevante Inhaltsstoff ist der **Wirkstoff**. Wirkstoffe haben einen international geltenden Namen, den **Generic Name**. Im Falle des Schmerz- und Fiebermittels Aspirin® ist der Wirkstoff die **Acetylsalicylsäure** (ASS), die unter dem internationalen Namen acetylsalicylic acid bekannt ist. Aspirin® ist ein gesetzlich geschützter **Handelsname. Generika** sind sog. Nachahmerpräparate, die pharmazeutische Unternehmen auf den Markt bringen dürfen, sobald der Patentschutz des Originalpräparates (in diesem Falle Aspirin®) abgelaufen ist; der Patentschutz gilt für zehn Jahre. Ein entsprechendes Generikum ist ASS-ratiopharm®. Da die Entwicklungskosten für neue Arzneimittel enorm hoch sind und sich in der Zeit des Patentschutzes amortisieren müssen, können Generikahersteller Substanzen zu niedrigeren Preisen anbieten. Das Gesetz schreibt in Deutschland vor, dass ärztlich verordnete Arzneimittel bei der Herausgabe durch den Apotheker bei gesetzlich Versicherten durch preisgünstigere Generika ersetzt werden müssen. Ob Generika aber in jedem Falle den Originalpräparaten gleichwertig sind, ist umstritten, da auch bei identischem Wirkstoff durch andere Begleitstoffe und Herstellungsweise Unterschiede in Ausmaß und zeitlichem Verlauf der Wirkung entstehen können. Allein die verschiedenen Namen und Verpackungen der Arzneimittel können zu gefährlichen Verwechslungen führen, vor allem bei Patienten, die viele Medikamente einnehmen müssen (sog. **Multimedikation** oder **Polypharmazie**). Nach Schätzungen der Krankenkassen nehmen in Deutschland etwa sieben Millionen Patienten täglich mindestens fünf verschiedene verschreibungspflichtige Medikamente ein. Nicht jeder alte Mensch kann z. B. Medikamente mit den Wirkstoffen Propafenon, Phenprocoumon und Propanolol sicher unterscheiden – insbesondere, wenn die Packungen sich ähneln. Neben der Sicherheit ist die **Compliance** bzw. **Adhärenz** (Therapietreue) durch den erzwungenen Präparateaustausch in besonderem Maße gefährdet.

Arzneimittel, die nur einen Wirkstoff enthalten, sind **Monopräparate**; Präparate mit zwei oder mehreren Wirkstoffen nennt man **Kombinationspräparate**. Kombinationspräparate verbessern die Compliance, erhöhen aber das Risiko unerwünschter Wirkungen.

Ist die Anwendung eines Medikaments sinnvoll bzw. notwendig, so ist das Mittel **indiziert**. Das Gegenteil der **Indikation** ist die **Kontraindikation**; diese ist ein Umstand, der die Anwendung eines Arzneimittels einschränkt (**relative Kontraindikation**) oder verbietet (**absolute Kontraindikation**). Beispielsweise ist Penicillin bei Scharlach indiziert; eine Penicillinallergie ist eine absolute Kontraindikation, da sie in seltenen Fällen (unbehandelt) tödlich verlaufen kann. Erkrankt ein Penicillinallergiker an Scharlach, erhält er ein anderes Antibiotikum, z. B. Clarithromycin. Viele Medikamente sind in der Schwangerschaft kontraindiziert, müssen aber von der Schwangeren dennoch eingenommen werden, wenn sie dringend indiziert sind, z. B. Antiepileptika bei Anfallsleiden. Verschiedene Institutionen sammeln und verwalten Informationen zur Arzneimittelanwendung in der Schwangerschaft.

online

Informationen zu Medikamenten in der Schwangerschaft
www.embryotox.de

Arzneimittelgruppen und -formen

Arzneimittel teilt man nach Indikationen (Anwendungsgebieten) in **Arzneimittelgruppen** ein. Beispiele sind **Analgetika** (Schmerzmittel), **Antiarrhythmika** (Arzneimittel gegen Herzrhythmusstörungen) und **Ophthalmika** (Arzneimittel zur Anwendung am Auge) sowie Impfstoffe.

Unter **Arzneimittelformen** versteht man Zubereitungen aus Wirkstoff(en) und Hilfsstoff(en), die die Einnahme bzw. Anwendung von Arzneimitteln einfacher und sicherer machen. Kein Patient könnte einer Tüte mit Pulver täglich genau 75 µg (Mikrogramm = Millionstel Gramm) L-Thyroxin (Schilddrüsenhormon) entnehmen, ohne schwerwiegende Überdosierungen zu erleiden. Die häufigste Arzneimittelform ist die **Tablette** (frz. = Täfelchen); sie wird aus Wirkstoff und Hilfsstoffen wie Laktose (Milchzucker) gepresst. **Filmtabletten** haben eine glatte, die Einnahme erleichternde Oberfläche. **Retardtabletten** zeichnen sich durch eine verzögerte **(retardierte)** Wirkstoffabgabe aus. Bittere Stoffe sind leichter zu schlucken, wenn sie mit einem glatten Zuckermantel umgeben, d. h. als **Dragee** zubereitet sind. **Kapseln** erleichtern die Einnahme schlecht schmeckender pulver- und körnchenförmiger Substanzen. Traditionelle Arzneimittelformen sind **Tee** und **Pulver**. Zäpfchen (**Suppositorien**) zum Einführen in den Mastdarm sind von Vorteil, wenn der Patient nicht schlucken kann, will oder darf (z. B. vor einer Operation). **Injektionslösungen** werden als **Injektion** (Spritze) gegeben, **Infusionslösungen** als Tropf verabreicht. **Dosieraerosole** werden inhaliert, Salben, Cremes und Sprays auf die Haut aufgetragen.

Tablette (Tbl.)

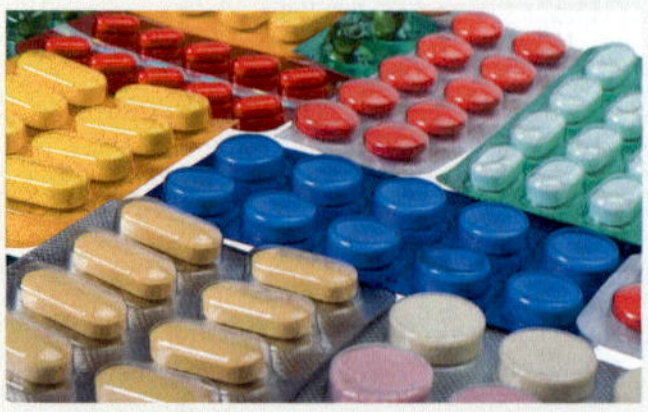

Retardtablette und - kapsel

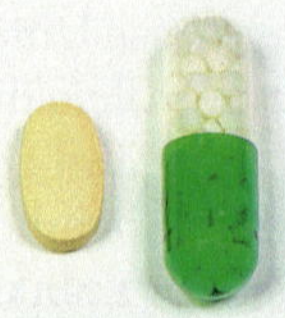

Dragee (Drg.)

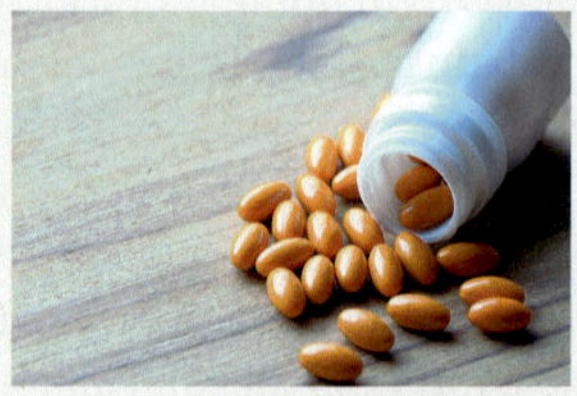

Kapsel (Kps.)

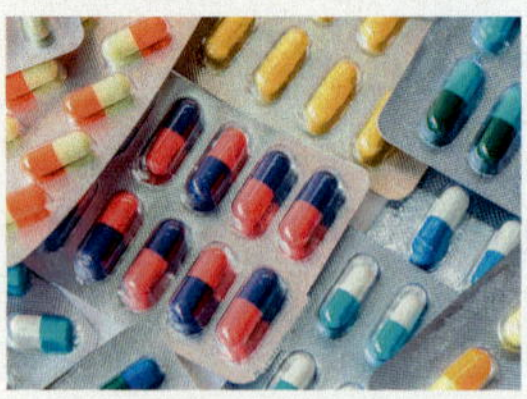

Tee

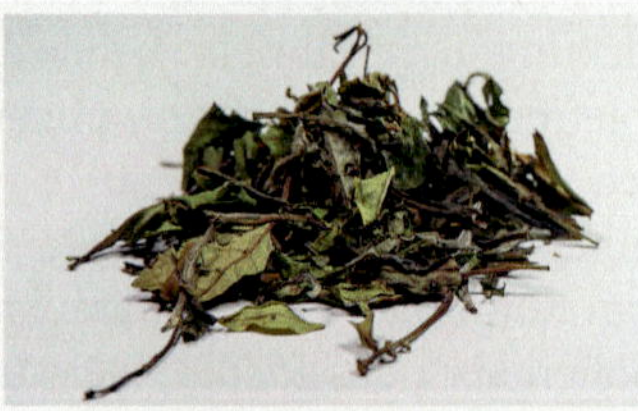

Dosieraerosol (DA)

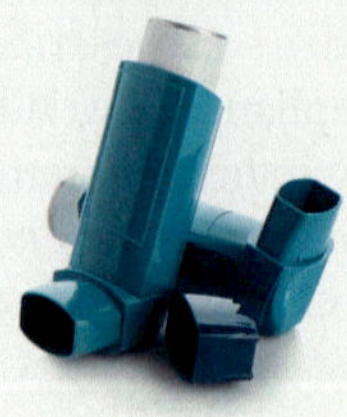

Injektionslösung

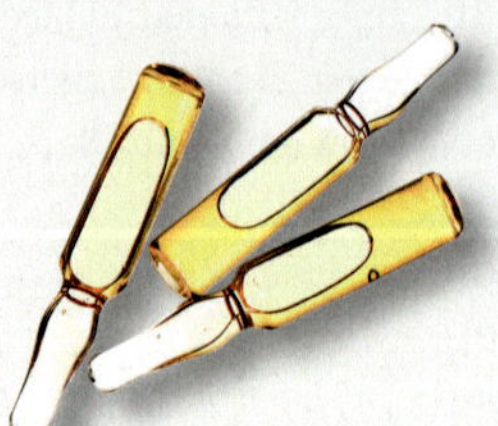

Salbe und Fettsalbe

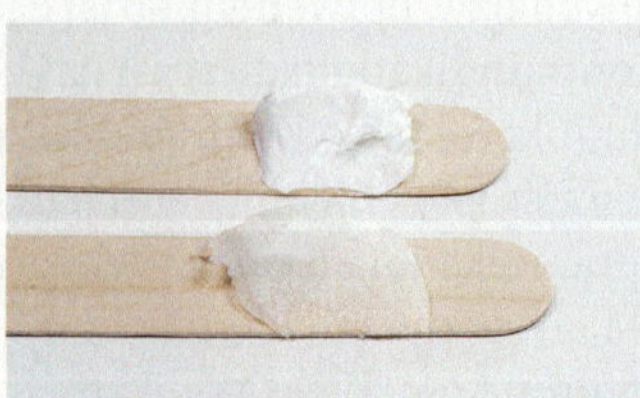

Zäpfchen = Suppositorium (Supp.)

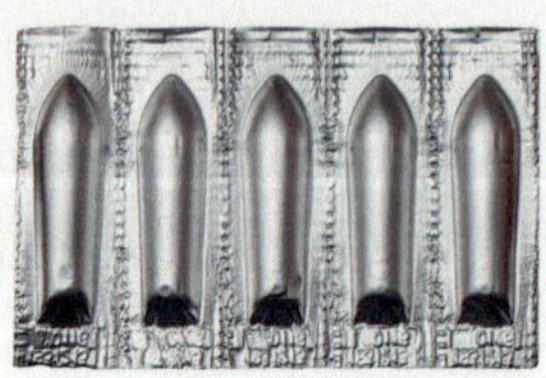

Arzneimittelpackungen

Das abgebildete Beispiel einer Arzneimittelpackung illustriert die Verpackungsvorschriften für Medikamente.

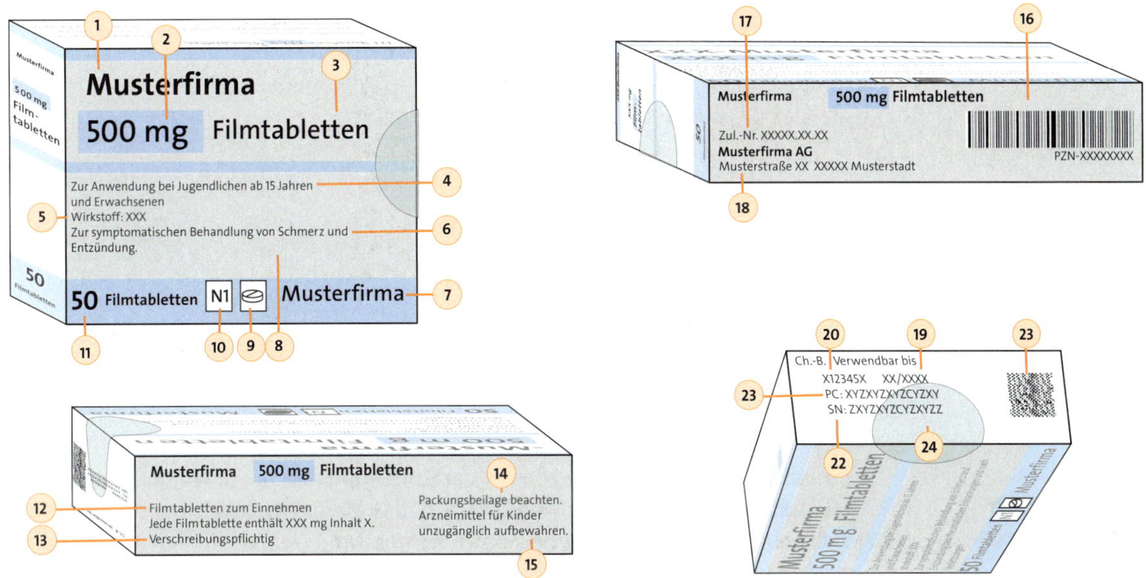

[1] Beispiel einer Arzneimittelpackung

1 Name des Arzneimittels
2 Wirkstoffgehalt je Einzeldosis
3 Applikationsform
4 Personengruppe, falls nicht für alle Altersklassen geeignet
5 Wirkstoff(e)
6 allgemeinverständliche Hinweise zur Anwendung
7 Name bzw. Logo der Herstellerfirma
8 Information in Blindenschrift
9 Symbol für die Applikationsform und mögliche Teilbarkeit
10 Packungsgröße als N (Normgröße); N1 für kurzfristige, N2 für mittelfristige und N3 für langfristige Behandlung
11 Packungsinhalt als konkrete Menge
12 Applikationsart
13 Abgabevorschrift (Ap, Rp oder BtM)
14 Hinweis auf die Packungsbeilage
15 Kinderschutzhinweis, ggf. auch Lagerungshinweis bezüglich Licht und Temperatur
16 PZN (Pharmazentralnummer) mit Strichcode
17 Zulassungsnummer
18 Herstelleradresse
19 Verfallsdatum, das bei richtiger Lagerung gilt, ggf. auch Haltbarkeit nach dem Öffnen der Packung, z. B. bei Augentropfen und Salben
20 Chargenbezeichnung, Sicherheitsmerkmale der Umverpackung (Pflicht seit 2019)
21 Produktcode
22 SN = Packungsnummer
23 Data Matrix Code
24 Klebesiegel

W **Kuriose Nebenwirkungen ...**
können sogar dazu führen, dass Arzneimittel bzw. Wirkstoffe allein zur Erlangung dieser Nebenwirkung(en) eingesetzt werden: Interferon, das z.B. bei multipler Sklerose gespritzt wird, und bestimmte Augentropfen zur Behandlung des grünen Stars, die die Wimpern länger und dichter wachsen lassen. Die Hauptwirkung sowie die Kosten der Medikamente verbieten eine Anwendung zu kosmetischen Zwecken. Mexiletin, ein Herzmedikament, wirkt zufällig auch gegen anlagebedingten Haarausfall bei Männern und Frauen. Diese Nebenwirkung als Hauptwirkung zu nutzen ist (wie alle wirksamen Haarwuchsmittel) sehr teuer – und der Effekt hält nicht über die Dauer der Anwendung hinaus an. Weitere ungewöhnliche Nebenwirkungen sind das Wachstum der Augenwimpern durch Augentropfen mit dem Wirkstoff Latanoprost und das Blausehen durch Viagra® (das nicht an der Tablettenfarbe liegt).

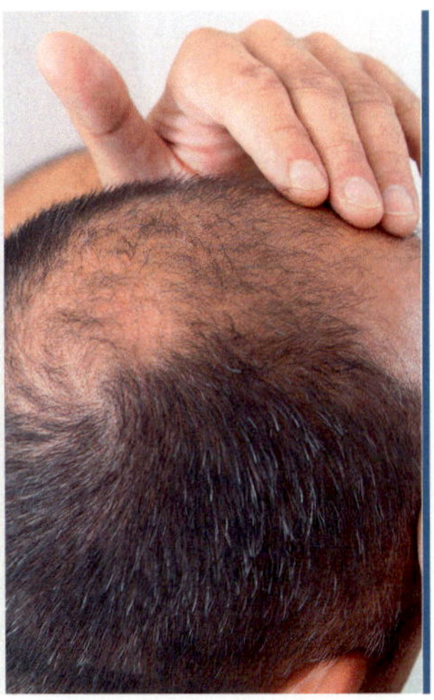

Arzneimittelapplikation

Arzneimittel können **lokal** (**topisch**; örtlich) oder **systemisch** (im ganzen Körper) angewendet werden.

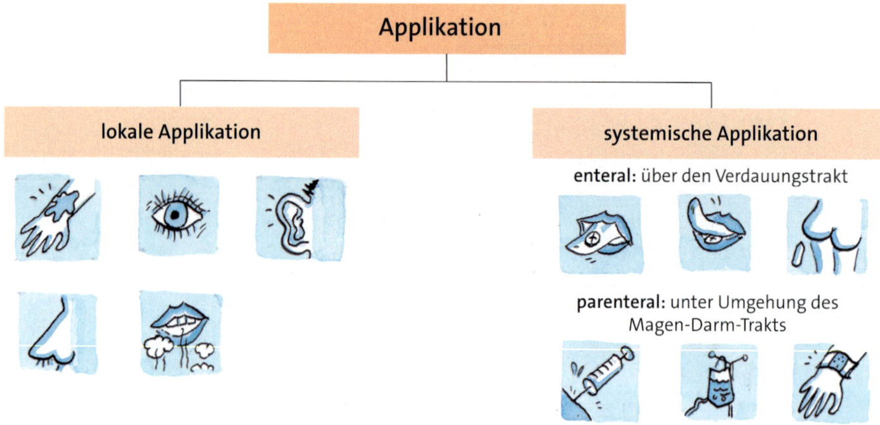

Die meisten Medikamente werden systemisch **appliziert** (angewendet). Die häufigste **Applikationsart** ist die **orale** Einnahme, d. h. das Medikament wird geschluckt (lat. os, sprich „ohs" = Mund). Orale und **rektale** Anwendung (rektal = in den Mastdarm) nutzen den Magen-Darm-Trakt; diesen Applikationsweg nennt man **enteral**. Dazu gehört auch das Einsprühen von Spray oder Einlegen von Tabletten unter die Zunge (**sublinguale** Anwendung). Applikationsarten, die den Magen-Darm-Trakt umgehen, nennt man **parenteral**. **Injektion**, **Infusion** und **Inhalation** nutzen den parenteralen Weg, auch Medikamentenpflaster, die Wirkstoffe **perkutan** (durch die Haut) in den Blutkreislauf abgeben. Lokale Anwendung kann systemische Nebenwirkungen hervorrufen; abschwellendes Nasenspray kann Blutdruck und Puls erhöhen und bei Säuglingen schwere Nebenwirkungen, z. B. Herzrasen und Schlaflosigkeit, hervorrufen.

Abgabevorschriften für Arzneimittel

Das AMG gibt die **Abgabevorschrift** für Arzneimittel vor; die Abstufungen sind **Btm** (sog. **Bet**äubungs**m**ittel; nur mit Spezialrezept erhältlich, z. B. Morphin gegen starke Schmerzen), **Rp** (**r**ezept**p**flichtig; nur in Apotheken und gegen ärztliche Verordnung erhältlich, z. B. Antibiotika), **Ap** (**a**potheken**p**flichtig, z. B. rezeptfreie Schmerzmittel) und ohne Abgabevorschrift frei verkäufliche Arzneimittel, z. B. niedrig dosierte Johanniskrautpräparate. Letztere dürfen im Drogerie- oder Supermarkt verkauft werden. Dass dort keine Beratung zu Risiken und Nebenwirkungen stattfindet, heißt nicht, dass diese Mittel unbedingt harmlos sind. Johanniskraut kann die Pille unwirksam machen und Mittel, die das Immunsystem anregen sollen, stehen im Verdacht, Autoimmunkrankheiten zu fördern. Nicht unter das AMG fallen Präparate, die zwar arzneimittelähnlich aussehen können, aber als sog. **Nahrungsergänzungsmittel** (z. B. Abmagerungsmittel, Vitaminpräparate) oder **Kosmetika** (z. B. Salben zur Hautpflege) gelten; diese Produkte werden anders bzw. weniger gründlich geprüft als Arzneimittel. In Werbung und Packungsaufschrift dürfen keine Heilungsversprechen gemacht werden; oft werden diese aber suggeriert. Nicht rezeptpflichtige Arzneimittel nennt man auch **OTC-Arzneimittel** (engl. **O**ver **t**he **C**ounter = über den Ladentisch). Sie dienen vor allem der **Selbstmedikation**.

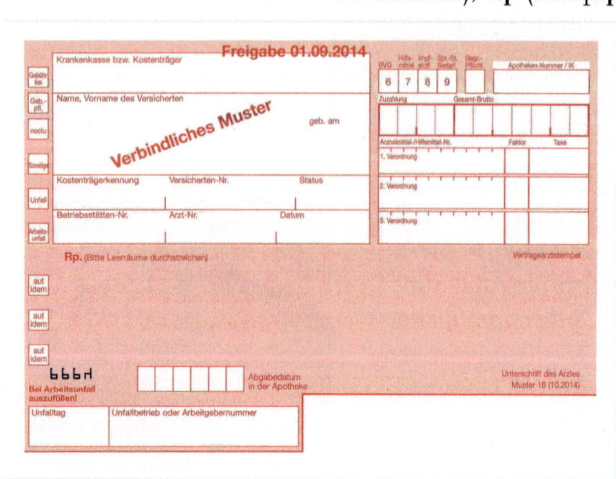
Freigabe 01.09.2014
Krankenkasse bzw. Kostenträger
Name, Vorname des Versicherten
geb. am
Verbindliches Muster
Kostenträgerkennung | Versicherten-Nr. | Status
Betriebsstätten-Nr. | Arzt-Nr. | Datum
Zuzahlung | Gesamt-Brutto
Apotheken-Nummer / IK
6 7 8 9
Faktor | Taxe
1. Verordnung
2. Verordnung
3. Verordnung
Rp. (Bitte Leerräume durchstreichen)
Vertragsarztstempel
aut idem
aut idem
aut idem
6661
Bei Arbeitsunfall auszufüllen!
Abgabedatum in der Apotheke
Unterschrift des Arztes Muster 16 (10.2014)
Unfalltag | Unfallbetrieb oder Arbeitgebernummer

[1] Kassenrezept: Kassenärztliche Bundesvereinigung KdöR / Muster aus der Vordruckmustersammlung der Kassenärztliche Bundesvereinigung KdöR, abrufbar unter https://www.kbv.de/html/formulare.php, Stand 03.02.2020

Zu Risiken und Nebenwirkungen ...

Die mit der Anwendung eines Arzneimittels angestrebte Wirkung ist die **Hauptwirkung**. Sie ist untrennbar mit bestimmten **unerwünschten Arzneimittelwirkungen** (UAW) – kurz **Nebenwirkungen** genannt – verbunden, die mit dem Wirkmechanismus der Substanz zwangsläufig einhergehen. So schädigen Antibiotika pathogene Bakterien, zu deren Bekämpfung sie eingesetzt werden; z. B. wirkt bei Scharlach Penicillin sehr sicher gegen die krank machenden A-Streptokokken. Da jedoch antibiotische Wirkstoffe auch die Zahl apathogener und nützlicher Bakterien reduzieren, sind typische Nebenwirkungen von Antibiotikatherapien Vaginalmykosen und Durchfall (durch Einflüsse auf Scheiden- und Darmflora).

Die Neigung bzw. Wahrscheinlichkeit, bestimmte unerwünschte Effekte zu erleiden, ist individuell verschieden. Sie hängt z. B. von der persönlichen Disposition des Menschen ab; manche Patienten sind „magenempfindlich" und vertragen daher keine entzündungshemmenden Schmerzmittel wie Aspirin®. Einige, v. a. ältere Patienten, entwickeln Unruhezustände nach Gabe bestimmter Beruhigungsmittel, z. B. im Rahmen von Kurznarkosen bei Magenspiegelungen. Letzteres nennt man **paradoxe Reaktion:** Es kommt zur umgekehrten Wirkung, dem Gegenteil des erwünschten Effekts. Nebenwirkungen kommen sowohl bei bestimmungsgemäßem als auch bei nicht bestimmungsgemäßem Arzneimittelgebrauch (d. h. bei Missbrauch) vor. Sie sind wahrscheinlicher, wenn eine erhöhte Dosis und zusätzliche weitere Medikamente (d. h. eine **Begleitmedikation**) eingenommen werden, da es dann eher zu **toxischen** (giftartigen) Wirkungen und **Wechselwirkungen** (**Interaktionen**) kommt.

W Viele Schmerzmittel (**Analgetika**) greifen die Magenschleimhaut an. ASS (z. B. Aspirin®), Diclofenac (z. B. Voltaren®), Ibuprofen und verwandte Stoffe aus der Substanzklasse der **NSAR** (**n**icht**s**teroidale **A**nti**r**heumatika) reizen den Magen. Ihre schmerzstillende Wirkung basiert auf der Prostaglandinsynthesehemmung: Sie vermindern die Entstehung dieser Entzündungshormone. **Prostaglandine** sind aber notwendig, damit die Magenschleimhaut eine dicke und zähe Schleimschicht bilden kann, die sie vor der (Selbst-)Verdauung durch die Magensäure schützt. Nimmt ein Patient NSAR ein, kommt es auf seine individuelle Empfindlichkeit an, ob eine Magenschleimhautentzündung (**Gastritis**) oder sogar ein Magengeschwür (**Ulkus**) entsteht. Dies hängt u. a. von der Begleitmedikation ab: Cortison vervielfacht die magenschädigende Wirkung der NSAR, Protonenpumpenblocker wie Omeprazol vermindern sie. Auch der Nikotin- und Alkoholkonsum, die die Magensäureproduktion verstärken, sowie das Alter sind relevant; eine atrophisch dünne Schleimhaut ist empfindlicher als eine jugendliche. NSAR sollten nach dem Essen eingenommen werden; bei Übelkeit, Durchfall und Erbrechen müssen sie abgesetzt und der Arzt konsultiert werden. Der Einsatz von NSAR *gegen Magenschmerzen* ist riskant und verstärkt Beschwerden.

Pharmakodynamik und -kinetik

Die **Pharmakologie** (Arzneimittellehre) befasst sich mit den Wechselbeziehungen zwischen Arzneimitteln und Organismus. Sie umfasst u. a. die Teilgebiete Pharmakodynamik und Pharmakokinetik. Die **Pharmakodynamik** ist die Lehre von den Arzneimittelwirkungen. Sie erklärt die spezifischen Effekte der einzelnen Pharmaka und wie diese im Körper zustande kommen, d. h. Wirkweise und Wirkmechanismus. Die **Toxikologie**, die Lehre von den Giften und ihrer Wirkung, gehört zur Pharmakodynamik, da die Giftwirkung bzw. schädliche Arzneimittelwirkung dosisabhängig ist.

Pharmakodynamik
gr. pharmakon = Gift, Wirkstoff; gr. dynamis = Kraft, Wirkung
Arzneimittelwirkung

Pharmakokinetik
gr. kinesis = Bewegung
Verlauf der Arzneimittelkonzentration im Körper

Die **Pharmakokinetik** beschreibt, wie sich ein Arzneistoff im Körper verteilt, d. h. wie er aufgenommen (**resorbiert**) wird, wie und wo er sich ausbreitet und ggf. gespeichert wird, ob und wie der Stoff umgebaut (**metabolisiert**, „verstoffwechselt") und auf welche Weise, durch welche Organe (z. B. Leber, Nieren) und wie schnell er ausgeschieden wird [Abb. 1]. Dabei werden Aspekte wie Alter, Geschlecht, ethnische Herkunft und Genvarianten der Menschen, die mit dem Arzneimittel behandelt werden sollen, berücksichtigt. Ein wichtiger neuer Forschungszweig ist die **Pharmakogenetik**, die Lehre von genetisch bedingten Unterschieden in der Pharmakokinetik und -dynamik.

Rezeptor-Modell und Schlüssel-Schloss-Prinzip

Pharmakokinetik und -dynamik bedingen einander. Ein Stoff muss resorbiert und transportiert werden, um überhaupt wirken zu können. Auch die Arzneimittelzubereitung, Lagerung und -darreichung sind wichtige Stationen auf dem Weg eines Arzneistoffs zu seinem Wirkort. Pharmakodynamik und -kinetik bedienen sich zahlreicher Modelle, um komplexe Vorgänge bzw. Strukturen darzustellen. Besonders wichtig ist das **Rezeptor-Modell** [Abb. 2]. Es illustriert die Interaktion eines Wirkstoffmoleküls (**Agonist** bzw. **Effektor**) mit dem Rezeptor, an dem der Wirkstoff seinen Effekt erzielt. Rezeptoren sind biologische Strukturen, z. B. bestimmte Membranproteine, an denen sich die Effektormoleküle anlagern und dadurch eine Zustands- bzw. Funktionsänderung der betreffenden Membran oder Zelle bewirken. Rezeptoren werden auch als Empfangsmoleküle bezeichnet. Viele Rezeptoren sind spezifisch, d. h. es passt nur ein bestimmtes Effektormolekül an den Rezeptor, ebenso wie ein Schlüssel nur ein ganz bestimmtes Schloss öffnen kann (**Schlüssel-Schloss-Prinzip**).

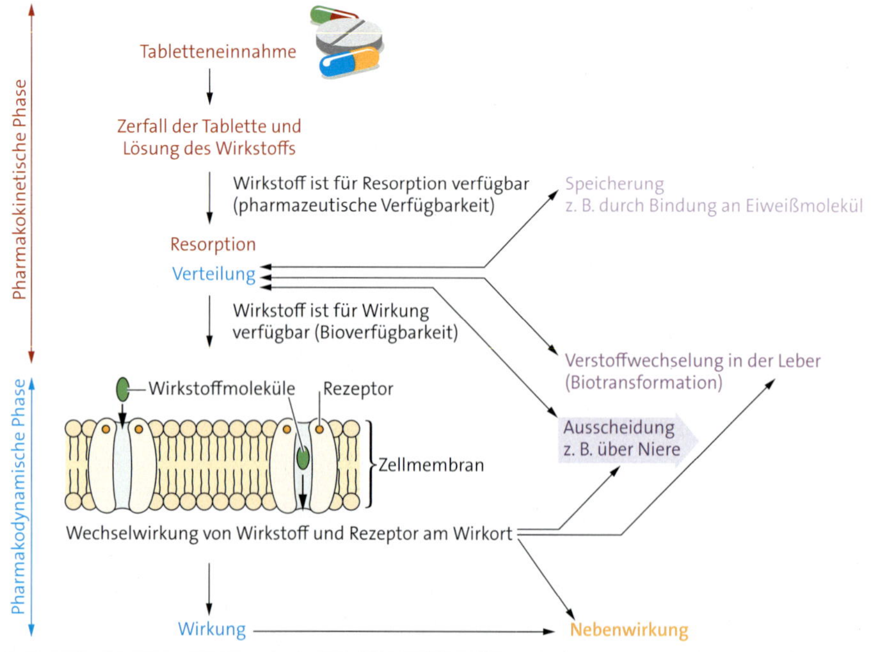

[1] **Pharmakokinetik und Pharmakodynamik eines Arzneimittels**

Typ-1-Diabetes | 363

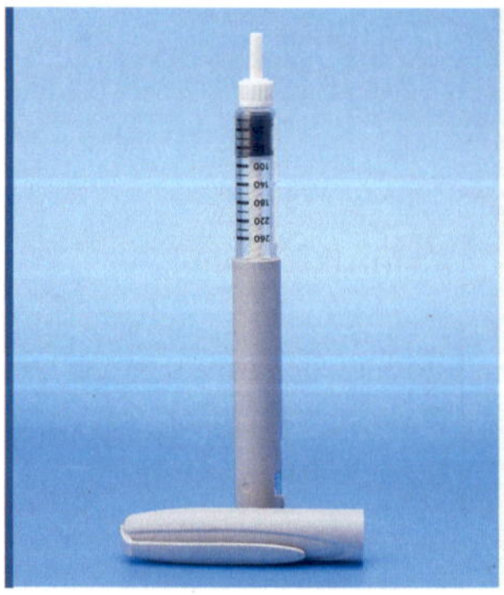

B Ein Molekül des Blutzucker senkenden Hormons Insulin lagert sich an den passenden Membranrezeptor, den Insulinrezeptor, an. Daraufhin öffnet sich die Zellmembran für Glukosemoleküle. Der Blutzuckerspiegel sinkt und die Zelle erhält Glukose für ihren Energiestoffwechsel. Der „Schlüssel" Insulin hat sich an das „Schloss" Insulinrezeptor angelagert und damit den Glukosekanal geöffnet. Diese Rezeptorbindung ist reversibel, d. h. der Rezeptor wird anschließend wieder frei. Bildet ein Mensch wie beim Typ-1-Diabetes kein Insulin, kann kein anderer Stoff die Insulinfunktion übernehmen und der Mensch stirbt, wenn er keine regelmäßigen Insulininjektionen erhält.

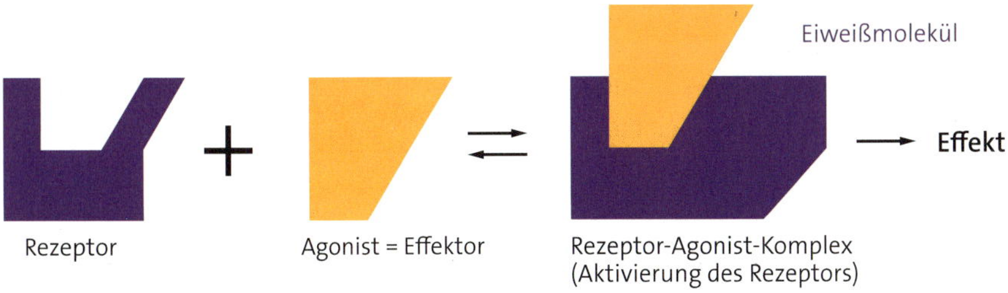

[2] Das Schlüssel-Schloss-Prinzip

Arzneimitteldosierung

Dosis bedeutet Gabe. Dies ist die verabreichte bzw. eingenommene Menge eines Arzneimittels. Die meisten Wirkstoffe werden in Milligramm (mg) dosiert, z. B. 20 mg Atorvastatin täglich zur Cholesterinspiegelsenkung. Die Dosis des Schilddrüsenhormons L-Thyroxin wird dagegen in Mikrogramm (μg, 1/1.000 mg) angegeben, z. B. 75 μg täglich bei Schilddrüsenunterfunktion. Manche Wirkstoffe werden in Internationalen Einheiten dosiert, z. B. 1.000 I. E. (= 25 μg) Vitamin D täglich als Vorbeugung bzw. Therapie gegen Osteoporose.

Dosisbegriff	Definition	Beispiele
Einmaldosis	verabreichte Menge bei einmaliger Einnahme	30 mg Ulipristal als „Pille danach"
Einzeldosis	auf einmal eingenommene Dosis	500 mg Amoxicillin oder 1 Mio. I. E. Penicillin 3 x tgl. bei bakterieller Infektion
Tagesdosis	Summe der Einzeldosen in 24 Stunden	3 Mio. I. E. Penicillin am Tag bei bakterieller Mandelentzündung
Gesamtdosis	im Rahmen einer Behandlung benötigte Menge	bei einer Nierenbeckenentzündung 3 x tgl. 500 mg Amoxicillin über 10 Tage = 1.500 mg Tagesdosis und 15 g Gesamtdosis
Erhaltungsdosis	für gleichmäßige Wirkung regelmäßig nötige Dosis	eine Tablette à 500 mg Amoxicillin alle 8 Stunden
Toxische Dosis	Dosis, die Vergiftungserscheinungen bewirkt	200 μg L-Thyroxin (doppelte Normaldosis) täglich für eine normalgewichtige Frau
Letale Dosis	tödliche Dosis	abhängig von der Toxizität der Substanz von 2- bis 3-facher Einzeldosis bis 1.000-facher Dosis

Die **therapeutische Breite** (therapeutischer Quotient) ist das Verhältnis zwischen therapeutischer und toxischer Dosis. So kann die dreifache Tagesdosis eines bestimmten Herzmedikaments bereits tödlich wirken, während eine dreißigfache Dosis der „Pille" zwar z. B. Übelkeit erzeugt, aber kaum zu gefährlichen Effekten führen kann.

Überdosis ist die laienhafte Bezeichnung für eine toxische oder letale Dosis.

W Zur **hormonellen Verhütung** kann eine Frau täglich eine Einzeldosis von 30 μg Levonorgestrel einnehmen. Die ist sowohl **Tages-** als auch **Erhaltungsdosis.** Vergisst sie diese, kann eine **Einmaldosis** von 1.500 μg Levonorgestrel (PiDaNa®) ggf. eine Schwangerschaft verhindern. Verhütet eine Frau 30 Jahre lang mit der Pille Yasmin®, beträgt die **Gesamtdosis** 24,6 g Drospirenon und 2,46 g Ethinylestradiol – 8.212 Dragees aus 391 Packungen. Mehrere der Dragees auf einmal wirken als **toxische Dosis**, die Übelkeit und Erbrechen erzeugt. Dass ein Mensch eine **letale Dosis** der „Pille" einnimmt, ist bei ihrer geringen Toxizität aber unwahrscheinlich.

Schwerwiegende Neben- und Wechselwirkungen

Das ideale Arzneimittel bewirkt allein den gewünschten Effekt, lässt sich einfach und sicher anwenden sowie problemlos steuern. Leider wirken aber die meisten Stoffe auch „neben“ ihrem eigentlichen Ziel, da sich ihre Rezeptoren auch in Organen befinden, die eigentlich nicht behandelt werden sollten. So machen manche antiallergischen Mittel (Antihistaminika) müde, da sie nicht nur Heuschnupfensymptome lindern, sondern auch im ZNS an Histaminrezeptoren binden. Betablocker reduzieren einen krankhaft erhöhten Blutdruck und bestimmte Herzrhythmusstörungen, blockieren aber auch die Stresshormonwirkung an den Bronchien und können so bei Asthmatikern Luftnot erzeugen. Oft ist es eine schwere ärztliche Entscheidung, wenn ein Arzneimittel z. B. wegen einer Schwangerschaft kontraindiziert ist, aber aus wichtigen Gründen, z. B. wegen eines Anfallsleidens (Epilepsie), dennoch gegeben werden muss.

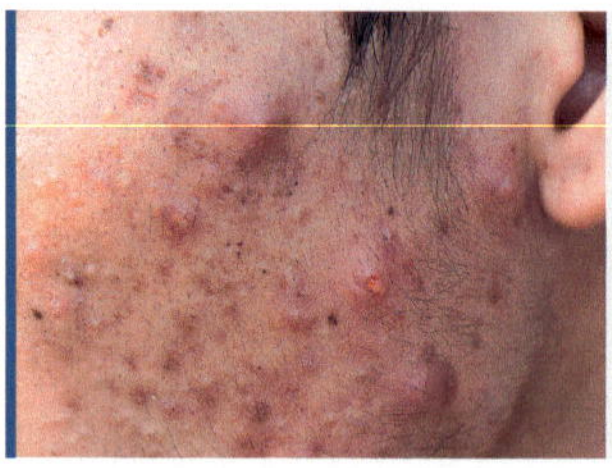

B Der hochpotente Aknewirkstoff Isotretinoin kann schwere und schwerste Akne innerhalb weniger Monate wirksam behandeln. Es reduziert die Bildung bestimmter Epithelzellen, weshalb die Einnahme in der Schwangerschaft strengstens verboten ist – es kommt sonst unweigerlich zu kindlichen Fehlbildungen. Durch die Störung der Epithelregeneration erzeugt es eine starke Austrocknung von Haut und Schleimhäuten.

online

www.akdae.de/Arzneimittelsicherheit/index.html

Häufigkeit unerwünschter Arzneimittelwirkungen

Häufigkeitsangabe	Die Nebenwirkung tritt bei
sehr häufig tritt mindestens bei jedem 10. Patienten auf	≥ 10 % der Patienten auf.
häufig tritt mindestens bei jedem 100. Patienten auf	≥ 1 % bis ≤ 10 % der Patienten auf.
gelegentlich tritt mindestens bei jedem 1.000. Patienten auf	≥ 0,1 % bis ≤ 1 % der Patienten auf.
selten tritt mindestens bei jedem 10.000. Patienten auf	≥ 0,01 % bis ≥ 0,1 % der Patienten auf.
sehr selten tritt mindestens bei jedem 100.000. Patienten auf	< 0,01 % der Patienten auf.

W Die Medikamentenbestellung in **Online-Apotheken** hat den Nachteil, dass die Beratung des Apothekers ganz fehlt oder in Form standardisierter Warnhinweise erfolgt. Dies hat Informationsdefizite und Verunsicherung zur Folge. Die fehlende persönliche Ansprache birgt die Gefahr, dass wichtige Hinweise ignoriert werden oder die Medikamenteneinnahme aus Angst gänzlich unterbleibt.

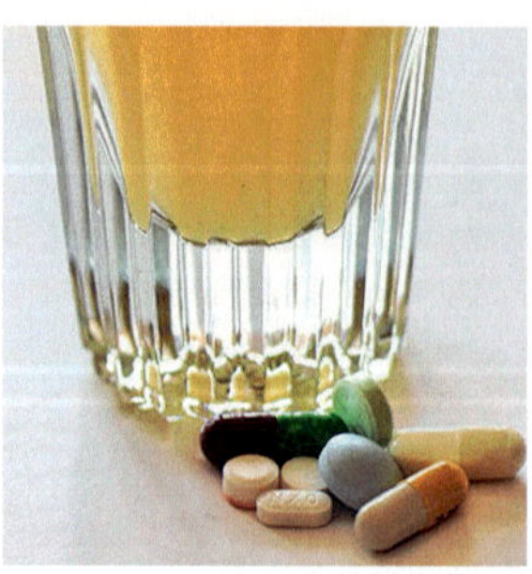

[1] Nahrungsbestandteile können mit Arzneimitteln interagieren.

Nahrungsmittel und Medikamente

Nahrungsbestandteile können die Medikamentenwirkung sowohl verstärken als auch abschwächen und sogar aufheben: Grapefruitsaft verändert die Wirksamkeit zahlreicher Arzneistoffe durch Hemmung des Enzyms CYP3A4. Ein Glas (200 ml) Grapefruitsaft kann die Wirkung und Nebenwirkungen z. B. bestimmter Blutdrucksenker, Immunsuppressiva, Virustatika (z. B. gegen HIV) und Arzneimittel gegen Herzrhythmusstörungen (Antiarrhythmika) für gut 24 Stunden deutlich verstärken.

Antibiotika vom Tetracyclin-Typ, z. B. Doxycyclin, dürfen nicht mit Milch zusammen eingenommen werden. Die Wirkstoffe verbinden sich im Gastrointestinaltrakt mit Kalcium aus der Milch und können dann nicht resorbiert werden, sondern werden als feste chemische Verbindung (Komplex) mit dem Stuhl ausgeschieden. Gleiches gilt für Eisenpräparate, die nicht mit Milch, Magnesium, Kalzium usw. eingenommen werden dürfen, da sonst der resorbierte Anteil zu stark absinkt.

Dosis-Wirkung-Beziehungen

Zahlreiche Faktoren beeinflussen, wann, wie stark und wie anhaltend ein Arzneimittel wirkt.

Einflussfaktor	Erklärung	Effekt auf die Arzneimittel-Wirkung	Gegen- bzw. Vorsichtsmaßnahme
Applikationsart	Art der Arzneimittelgabe, z. B. Injektion, orale Gabe, als Medikamentenpflaster	je nach Art der Arzneimittelgabe bzw. -anwendung wirkt das Mittel rasch oder spät und die Wirkung hält kurz oder länger an	für eine sofortige Wirkung ist z. B. eine intravenöse Injektion sinnvoll, bei über mehrere Stunden gewünschter Wirkung eine orale Gabe
Halbwertszeit des Medikaments ($t_{1/2}$) Dauer, bis die Konzentration des Wirkstoffs im Blutplasma auf die Hälfte abgesunken ist	Stoffe mit kurzer Halbwertszeit werden schnell abgebaut bzw. ausgeschieden, Stoffe mit langer $t_{1/2}$ werden langsam abgebaut bzw. ausgeschieden	bei kurzer $t_{1/2}$ muss das Medikament häufig gegeben werden, damit es wirkt; bei langer $t_{1/2}$ kann es zur Anreicherung (**Kumulation**) kommen	Anpassung des Dosisintervalls an die Halbwertszeit, ggf. zusätzliche Abenddosis, damit der Patient durchschlafen kann, Auslassen bestimmter Dosen bei Kumulation
Wechselwirkungen mit Medikamenten und/oder Nahrung und/oder Alkohol und/oder Nikotin und anderen Drogen	Interaktionen bei der Resorption, Metabolisierung und Pharmakodynamik	Wirkstoffe können durch Interaktion nicht, vermindert, anders oder verstärkt aufgenommen werden und/oder wirken	keine Einnahme von Tetrazyklinen mit Milch, keine Kombination von Alkohol und Psychopharmaka
Lebensalter	Leber- und Nierenfunktion lassen im Alter nach	Medikamente werden langsamer abgebaut und ausgeschieden	Durch längere $t_{1/2}$ nehmen Wirkungen und UAW zu
Begleiterkrankungen wie Leber- oder Nierenschwäche wirken ähnlich wie hohes Lebensalter			
Genetik	angeborene Varianten des Stoffwechsels und der Rezeptoren verändern Wirkung und Kinetik	Medikamente wirken schlechter, gar nicht, anders oder stärker	Pharmakogenetik beachten; ACE-Hemmer wirken z. B. bei Farbigen kaum blutdrucksenkend
Schwangerschaft	Das ungeborene Kind kann Arzneistoffe nicht oder langsamer abbauen oder seine Entwicklung wird durch sie gestört	Kumulation im kindlichen Körper, teratogene (fruchtschädigende, das ungeborene Kind schädigende) Wirkungen	besondere Vorsicht mit Medikamenten für gebärfähige Frauen; ggf. Schwangerschaft vor Einnahme ausschließen

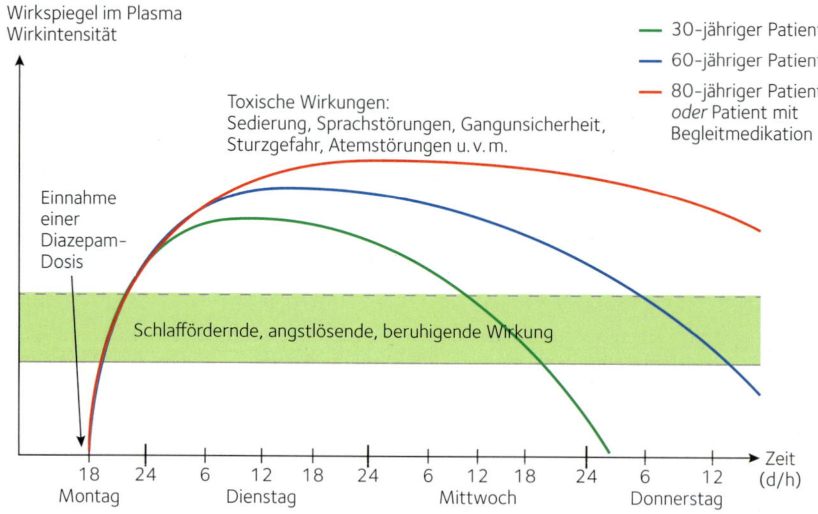

[1] Diazepam (z. B. Valium®) ist ein gut wirksames und preisgünstiges beruhigendes, angstlösendes und schlafförderndes Mittel aus der Substanzgruppe der Benzodiazepine. Problematisch ist neben der Gefahr der Missbrauchs- und Suchtentwicklung die lange biologische Halbwertszeit des Wirkstoffs. Bei jungen, gesunden Menschen beträgt diese ca. 48 Stunden. Damit ist bei abendlicher Einnahme zum Einschlafen schon ein Hangover am Folgetag sicher. Im Alter ist die Halbwertszeit auf ca. 80 Stunden verlängert. Wirksame Abbauprodukte des Diazepams wirken erheblich länger mit Halbwertszeiten deutlich über 100 Stunden. Bei täglicher Einnahme am Abend oder während der Nacht kommt es rasch zur Kumulation mit anhaltenden toxischen Effekten.

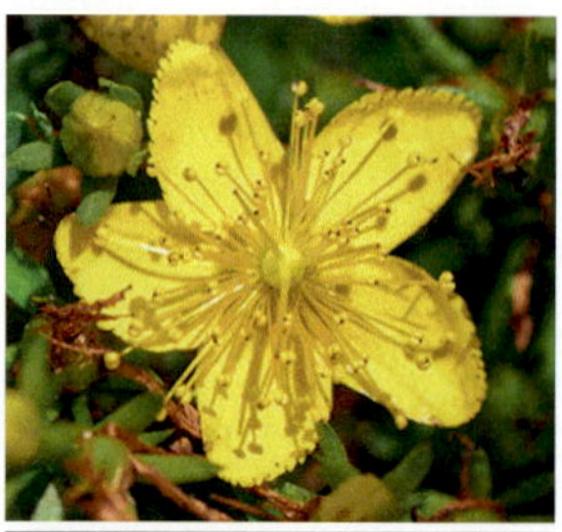
[2] Johanniskraut

Wechselwirkungen mit Phytopharmaka

Pflanzliche Arzneimittel (**Phytopharmaka**) sind bei vielen Patienten beliebter als synthetische Medikamente. Sie werden für harmloser gehalten, weil sie natürlicher erscheinen. Vor allem in der Selbstmedikation sind frei verkäufliche Phytopharmaka verbreitet. Allerdings geht auch hier die pharmakologische Wirkung stets mit einem Neben- und Wechselwirkungsrisiko einher. Besonders oft gibt es Wechselwirkungen zwischen Johanniskraut-Präparaten und anderen Arzneimitteln [Abb. 2]. Die Wirkung anderer Antidepressiva und Opiat-Schmerzmittel kann gefährlich verstärkt oder verändert werden – bis zum gefürchteten Serotonin-Syndrom, einem lebensbedrohlichen Erregungszustand. Zudem kann Johanniskraut die Pille unwirksam machen.

Homöopathische Arzneimittel bergen keine Wechselwirkungsrisiken, da sie keine pharmakologisch wirksamen Stoffe enthalten, solange sie in sog. potenzierter Form (mit den Buchstaben D oder C und einer Zahl gekennzeichnet) und nicht als wirkstoffhaltige Urtinktur (mit dem Zeichen Ø) verabreicht werden.

Suggestionseffekte – Placebo und Nocebo

Placebo
lat. = ich werde gefallen
Scheinmedikament

Ein **Placebo** ist ein wirkstofffreies **Scheinmedikament**. Es wird gegeben, um eine rein psychologische bzw. suggestive Wirkung zu entfalten. Der **Placeboeffekt** bedeutet, dass allein durch die Erwartung, dass ein Medikament Beschwerden lindert oder gar heilt, der gewünschte Effekt eintritt. Placebos sind nicht verordnungsfähig; es gibt kein Rezept über „50 kleine rote Zuckerpillen, als Schlafmittel täglich zur Nacht einzunehmen". Sollte ein Patient herausfinden, dass er ein Placebo erhalten hat, dürfte das Arzt-Patienten-Verhältnis zerrüttet sein – obwohl viele Patienten auch dann Medikamente wünschen oder fordern, wenn nichtmedikamentöse Maßnahmen oder ein Abwarten der Selbstheilung ausreichend wären.

Erfahrungsgemäß spielt die „Droge Arzt oder Apotheker" eine Rolle bei der Verträglichkeit und Wirkung verordneter oder empfohlener Arzneimittel. Ist der Mensch, der das Mittel verabreicht, von dessen positiver Wirkung überzeugt, wird er bewusst und unbewusst anders kommunizieren, als wenn er selbst nichts davon hält.

Daher ist es nicht nur aus juristischen Gründen wichtig, Patienten notwendige Arzneimittel und den Umgang mit ihnen gut zu erklären.

Verpackung, Zubereitung, Geschmack, Preis und das Setting beim Kauf spielen ebenfalls eine psychologische Rolle. Oft erwartet der Patient bzw. Kunde bei einem teuren, bitteren und in der Apotheke gekauften Mittel mit komplizierter Einnahmevorschrift eine intensivere Wirkung als bei einem beim Discounter gekauften, preisgünstigen Präparat.

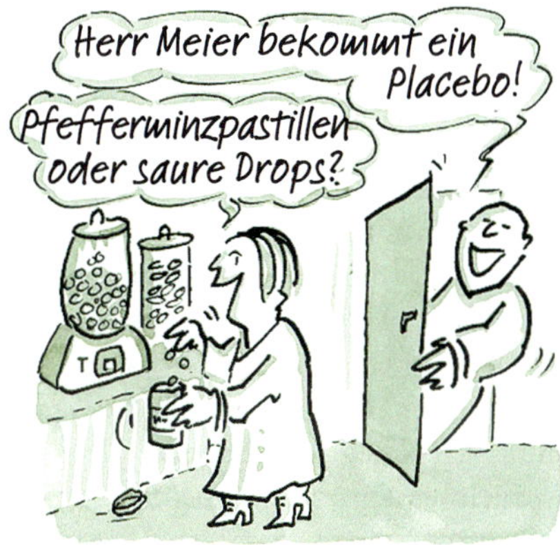

W **Herr Doktor, ich will eine Spritze!** Oft fordern Patienten eine Injektion, da sie sich davon eine ausgeprägtere Wirkung erhoffen. Der Arzt soll z. B. gegen den „bösen“ Schmerz beherzt mit einer spitzen, starken „Waffe“ vorgehen. Allerdings gibt es keine riskantere Applikationsform für Schmerzmittel als die intramuskuläre (i. m.) Injektion in den Gesäßmuskel. Nach Gerichtsurteilen ist es ein ärztlicher Kunstfehler, Schmerzmittel i. m. zu injizieren, die besser und sicherer oral eingenommen werden können.

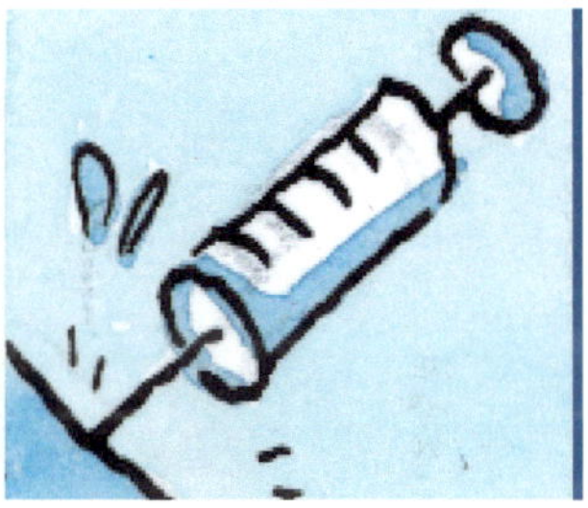

Das Gegenteil eines Placebos ist ein **Nocebo**, ein Medikament, das mit Sicherheit schadet bzw. Probleme erzeugt. Hat der Patient eine negative Erwartung an ein Medikament, wird er eher Beschwerden nach der Einnahme verspüren. Furcht vor „Chemie“, das Gefühl der Fremdbestimmung, Stress sowie schlechte Erfahrungen verstärken den Nocebo-Effekt. Lange, Angst einflößende Beipackzettel tragen ebenfalls stark dazu bei. Es gibt daher auch Bestrebungen, Gebrauchsinformationen so zu fassen, dass der Patient nicht abgeschreckt, sondern motiviert wird, das verordnete Präparat einzunehmen.

Nocebo
lat. nocebo = ich werde schaden

Förderung der Compliance und Adhärenz

Unzählige Tonnen ungebrauchter Arzneimittel landen jedes Jahr im Abfall. Angst und Unsicherheit, überflüssige Verordnungen sowie mangelnder Überblick über die Medikamentenvorräte sind Ursachen dieses teuren und umweltschädlichen Missstands. Die **Compliance** bzw. die **Adhärenz** zu fördern ist eine wichtige Aufgabe für alle an Verordnung und Verabreichung Beteiligten. Adhärenz fördernde Faktoren sind:

- nur notwendige und so wenige Medikamente wie möglich zu verordnen
- die Anzahl an Medikamenten und Tagesdosen durch Nutzung von Kombinationspräparaten gering zu halten
- die Verwendung von **Dosetten (Dispensern)** [Abb. 3]
- ein konstruktiver Dialog mit dem Patienten, um die Motivation zur Einnahme zu überprüfen und zu verbessern

Compliance | 180
Adhärenz | 180

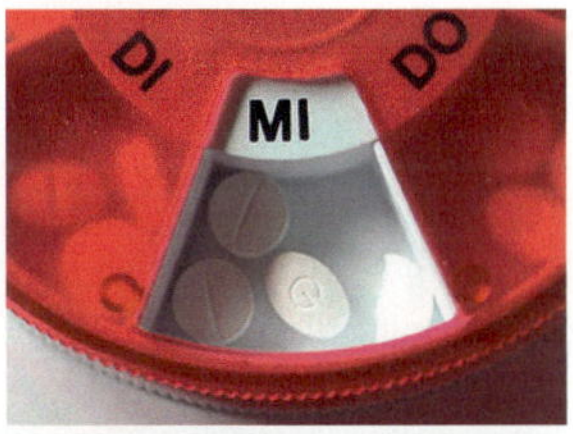

[3] Dosette zum übersichtlichen Dosieren von Medikamenten

W Ein rätselhaftes **Krähensterben** im Park einer großen Universitätsklinik konnte aufgeklärt werden. Die Vögel waren nicht, wie zunächst befürchtet, an einer gefährlichen Vogelgrippe verendet. Die Pathologen, die die Kadaver sezierten, fanden den wahren Grund: Die Tiere hatten die bunten Pillen aufgepickt, die die Patienten der internistischen Klinik aus den Fenstern geworfen hatten …

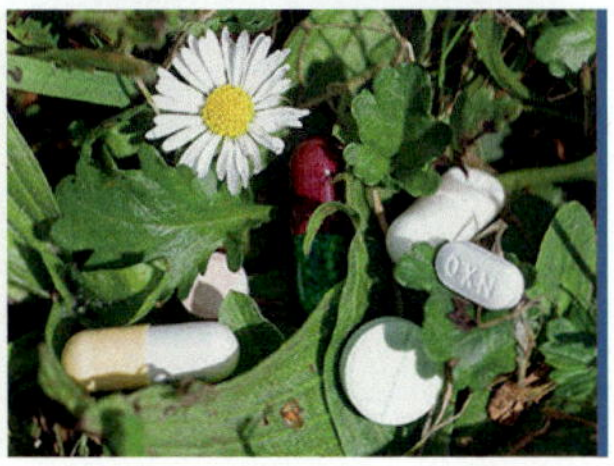

Missbrauch, Abhängigkeit und Sucht

Sucht | 414

Viele Arzneimittel entfalten ihre Haupt- oder Nebenwirkungen im ZNS. Insbesondere zentral wirksame Analgetika und Tranquilanzien (Beruhigungsmittel) bergen die Gefahr von Missbrauch, Abhängigkeit und Sucht.

Missbrauch ist der nicht bestimmungsgemäße, schädliche Gebrauch, d. h. die Einnahme ohne Indikation oder der fortgesetzte Konsum trotz bestehender somatischer und/oder psychischer Schäden.

Abhängigkeit ist durch eine Anpassung des Organismus an die Substanz gekennzeichnet, erkennbar an dem starken Drang, den Stoff zu konsumieren, sowie eine verminderte Wirkung mit Toleranzentwicklung und Dosissteigerung. Abhängigkeit kann sich psychisch und/oder physisch manifestieren.

Sucht zeichnet sich zusätzlich durch die Vernachlässigung wichtiger Tätigkeiten bzw. Pflichten aus; das gesamte Streben, alle Kraft und Zeit sind auf die Beschaffung und den Konsum des Suchtmittels gerichtet. Die Tendenz zu übermäßigem Arznei- bzw. Suchtmittelgebrauch ist individuell und situativ unterschiedlich gemäß dem Leitsatz „Sucht hat immer eine Geschichte“.

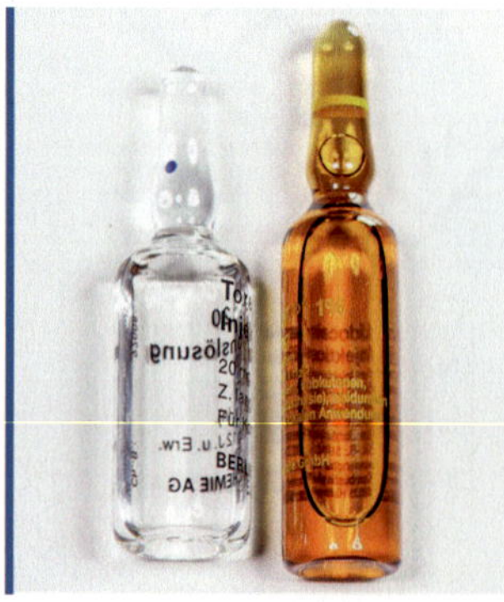

W Menschen, deren Gehirn schon im Mutterleib bzw. in der Kindheit an **Suchtstoffe** gewöhnt wurde, werden mit erhöhter Wahrscheinlichkeit selbst abhängig. Häufig ist der Konsum dämpfend wirkender Stoffe, wie z. B. Beruhigungsmittel, Alkohol und Cannabis, auch ein Versuch der Selbstbehandlung bei seelischen Krankheiten.
Mögliche Abhängigkeit und Sucht müssen schon bei der Verordnung von Arzneimitteln bedacht werden. Bestimmte Beruhigungsmittel sollten nur ausnahmsweise und in der kleinsten Packungsgröße verordnet werden. Das Thema Missbrauch muss bei geringstem Verdacht angesprochen werden; Hilfe und Therapie sind zu vermitteln bzw. anzubieten.

Auch in der Erziehung kann Suchtprophylaxe verwirklicht werden; das Vertrauen in die selbstheilenden körperlichen und seelischen Kräfte des Menschen wird am besten ausgebildet und gestärkt, wenn nicht bei jedem Wehwehchen umgehend zu Medikamenten gegriffen wird. Selbst homöopathische Globuli, die pharmakologisch völlig unbedenklich (weil wirkstofffrei) sind, suggerieren z. B. einem erkälteten Kleinkind, dass man stets etwas schlucken muss, um wieder gesund zu werden.

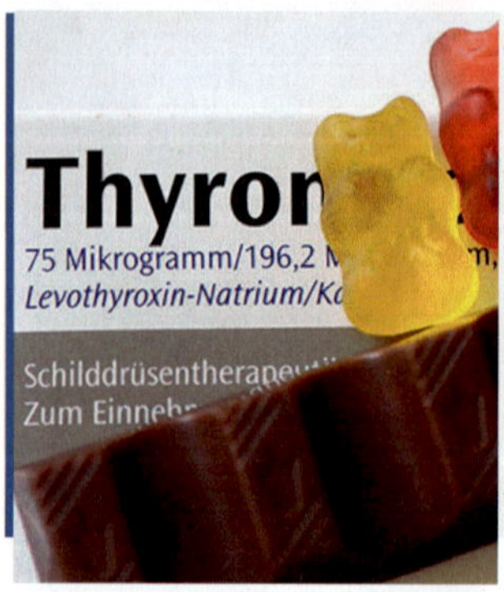

W Eine angehende Pflegefachkraft bittet kurz vor ihrem Examen um ein Rezept über L-Thyroxin, denn sie esse aus Nervosität jetzt sehr viel Süßes und wolle nicht zunehmen. Das Medikament könne doch den Energieverbrauch erhöhen. Antwort der Ärztin: Arzneimitteleinnahme ohne Indikation ist Missbrauch. Außerdem drohen einige Nebenwirkungen: Neben Händezittern, Schlaflosigkeit und Unruhe bis hin zur Psychose kann es zu Haarausfall, starkem Juckreiz, Durchfall und Osteoporose kommen – sowie zur Gewichts*zunahme* durch Appetitsteigerung. Eine Verordnung, selbst auf Privatrezept, wäre keine ärztliche Handlung, sondern Dealen.

Arzneimittel alternativer Therapierichtungen

Die meisten hierzulande angewandten Arzneimittel werden in Laboren entwickelt und in Fabriken hergestellt. Viele Patienten fürchten sich vor „Chemie" und wünschen sich naturheilkundliche Medikamente. Mehrere Therapierichtungen verwenden pflanzliche Arzneimittel (**Phytopharmaka**). Sie enthalten nicht nur einen Wirkstoff, sondern Pflanzenteile oder -auszüge, die Wirkstoffgemischen mit vielen Begleitstoffen entsprechen. Phytopharmaka werden vor allem bei Befindlichkeitsstörungen, d.h. leichten Symptomen, die keine schulmedizinische Therapie erfordern bzw. gegen die kein spezifisches Mittel zur Verfügung steht, angewandt. Beispiele sind sog. Bauchwehtees für Kinder, die Fenchel-, Kümmel- und Anisfrüchte mit ihren krampflösenden Ölen enthalten, sowie Blasentees, die mit Goldrute [Abb. 1] und Bärentraubenblättern leichte Harnwegsbeschwerden lindern können.

Schulmedizin
Der Begriff Schulmedizin bedeutet eigentlich Hochschulmedizin. Er bezeichnet die medizinischen Methoden und Mittel, die der universitären Lehre entsprechen.

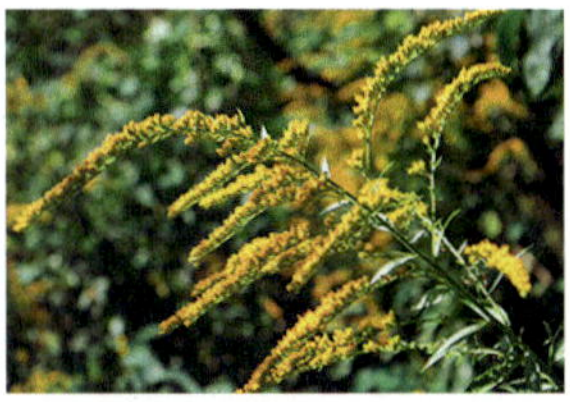

[1] Goldrute

Die **Homöopathie** ist eine ca. 250 Jahre alte Behandlungsmethode. Sie stammt aus vorwissenschaftlicher Zeit, als kranke Menschen durch Aderlässe, Abführmaßnahmen usw. durch Bader und Ärzte zu Schaden kamen. Sie beruht auf so stark verdünnten Pflanzenstoffen, dass nachweislich keine pharmakologische Wirkung möglich ist. Die ärztliche Zusatzbezeichnung Homöopathie wird deshalb von den Ärztekammern nicht mehr anerkannt. Schaden kann die Homöopathie psychologisch (s. S. 250) und bei Unterlassen einer notwendigen medizinischen Therapie.

Homöopathie | 108

Die **anthroposophische Medizin** (Anthroposophie, wörtl. = Weisheit vom Menschen), die in den Lehren Rudolf Steiners (1861–1925) ihren Ursprung hat, nutzt sowohl phytotherapeutische als auch nach eigenen Methoden homöopathieähnlich „potenzierte" Zubereitungen. Die Mittel beruhen z.B. auf Eingebungen Steiners und folgen der sog. anthroposophischen Menschen- und Naturerkenntnis. Manches entlehnt sich der mittelalterlichen Signaturenlehre, d.h. man kommt mit geisteswissenschaftlichen Methoden wie phänomenologischen Analogschlüssen zur Auswahl von Pflanzen für bestimmte Organe oder Indikationen. Strenge Anthroposophen lehnen Impfungen ab, weil Kinderkrankheiten dafür da seien, Kinder geistig-seelisch reifen zu lassen.

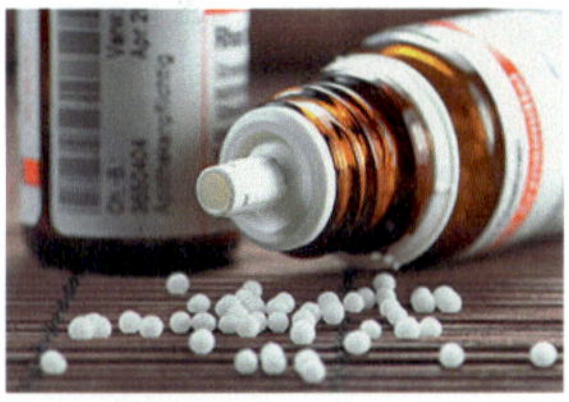

[2] Homöopathische Globuli

Aufgabenstellungen

1 Was bedeutet der Begriff Indikation? Nennen Sie drei Begriffe für Arzneimittel und ihre Indikation.
2 Erläutern Sie die Unterschiede der Arzneimittelformen Tablette, Filmtablette, Dragee, Kapsel.
3 Was bedeuten die Abkürzungen Btm, Rp und Ap im Zusammenhang mit Arzneimitteln?
4 Bestimmte Milchprodukte, die Zucker und spezielle Milchsäurebakterien enthalten, werden mit der Aussage beworben, dass sie das Immunsystem anregen bzw. stärken. Diskutieren Sie diese Aussage mit Ihrem Sitznachbarn. Beziehen Sie die Frage, ob es sich um ein Arzneimittel handelt, ob Nebenwirkungen und Kontraindikationen bestehen und ob die Produkte für Schwangere und Menschen mit geschwächtem Immunsystem geeignet sind, in Ihre Diskussion ein.
5 Was ist der Unterschied zwischen einer Einmaldosis und einer Einzeldosis?
6 Bei einer Medikamentenbestellung in Online-Apotheken fehlt die Beratung des Apothekers oder sie erfolgt in Form standardisierter Warnhinweise. Diskutieren Sie mit einem Sitznachbarn, welche Folgen und Gefahren Sie durch die fehlende persönliche Ansprache erwarten.
7 Erklären Sie den Begriff Missbrauch und nennen Sie das Synonym.
8 Was versteht man unter dem Placeboeffekt?
9 Was unterscheidet Placebo und Nocebo?
10 Was unterscheidet Phytotherapie und Homöopathie?
11 Nennen Sie Einflussfaktoren auf den Medikamenten-Wirkspiegel, Art und Dauer der Wirkung.

4.6 Aufbau und Funktionen des Blutes

Lernen am Modell: Blutaufbau, Blutgerinnung

Arteriosklerose

Das Blut ist unser „Lebenssaft"; die Flüssigkeit, die sich in unseren Blutgefäßen befindet und durch die Pumptätigkeit des Herzens lebenslang im Körper zirkuliert. Die Blutmenge beträgt 6 bis 8 % des Körpergewichts; je höher der Muskelanteil eines Körpers ist, desto höher ist auch sein Blutanteil. Männer und Kinder haben daher ca. 8 % Blut, Frauen ca. 6 %. Ein Mensch mit 50 kg Körpergewicht hat 3 bis 4 Liter Blut, bei 80 kg sind es 4,8 bis 6,4 Liter.

Unser Blut erfüllt wichtige Transportfunktionen. Es transportiert **Gase**: O_2 von der Lunge zu den Zellen und CO_2 von den Zellen zur Lunge. Es versorgt die Gewebe mit **Wasser** und **Nährstoffen**, Mineralstoffen, Spurenelementen und Vitaminen. Abfallstoffe bzw. Stoffwechselendprodukte bringt es zu den Ausscheidungsorganen (Lunge, Leber, Nieren). **Hormone** gelangen mit dem Blut von den endokrinen (hormonbildenden) Organen zu den Erfolgsorganen. Auch **Wärme** verteilt das Blut im Körper. Außerdem erfüllt das Blut Abwehrfunktionen; es beinhaltet die **Immunabwehr**, denn es enthält Abwehrzellen und Antikörper und transportiert Botenstoffe. Abwehrvorgänge lassen sich daher mithilfe von Blutuntersuchungen nachweisen und differenzieren. Auch die **Blutgerinnung**, die bei Verletzungen Blutverluste verhindern soll, findet im Blut und durch Blutbestandteile statt. Da auch Arzneistoffe und Drogen mit dem Blut transportiert werden, eignen sich Blutproben, um die Spiegel (Konzentrationen) bestimmter Wirkstoffe zu überprüfen und Drogen bzw. Alkohol qualitativ und quantitativ nachzuweisen.

4.6.1 Zusammensetzung des Blutes

Damit das Blut gute Fließeigenschaften erhält und auch die dünnsten Kapillaren (Haargefäße) passieren kann, enthält es mehr flüssige als feste Bestandteile. Der flüssige Anteil des fließenden, ungeronnenen Blutes ist das **Plasma**. Es macht 55 % der Blutmenge aus. Das Blutplasma besteht aus 90 % Wasser, 8 % Plasmaproteinen und 2 % gelösten Stoffen. Die festen Bestandteile, die Blutzellen, bilden ca. 45 % des Blutes. Gerinnt Blut, verbindet sich das Gerinnungseiweiß **Fibrin** mit Zellen zum **Thrombus** (Gerinnsel) [Abb. 1]. Der flüssige Anteil des geronnenen Blutes ist das **Serum**. Der prozentuale Zellanteil am Blutvolumen heißt **Hämatokrit (Hkt)**. Er ist Bestandteil des sog. kleinen Blutbildes, das aus wichtigen **Parametern** (Messwerten) des Blutes, vor allem der Menge der Blutzellen, besteht [Tab. 2].

SI-System
Système international d'unités = Internationales Maßeinheitensystem

Die Werte des Blutbildes werden zumeist mit automatischen Methoden wie der **Durchflusszytometrie** bestimmt, die auf Veränderungen eines elektrischen Feldes durch passierende Blutzellen beruht. Die Zellzahlen werden auf die |**SI-Einheit** Liter bezogen; um unübersichtliche Zahlen mit vielen Nullen zu vermeiden, nutzt man für Vielfache und Bruchteile **Präfixe** (Vorsätze; [Tab. 1]).

Präfixe für Bruchteile (Abkürzung)					
Dezi (d) 10^{-1}	Milli (m) 10^{-3}	Mikro (µ) 10^{-6}	Nano (n) 10^{-9}	Piko (p) 10^{-12}	Femto (f) 10^{-15}
Präfixe für Vielfache (Abkürzung)					
Hekto (h) 10^{2}	Kilo (k) 10^{3}	Mega (M) 10^{6}	Giga (G) 10^{9}	Tera (T) 10^{12}	

[Tab. 1] Präfix-Übersicht

Die **Erythrozyteneigenschaften MCV**, **MCH** und **MCHC** sind errechnete Werte auf der Basis von Hkt, Erythrozytenzahl und Hb. Sie helfen bei der Differenzierung von **Anämien** (Formen der **Anämie**, der Blutarmut).

Das sog. große Blutbild umfasst zusätzlich das Differenzialblutbild, bei dem der Anteil der einzelnen Leukozytenarten festgestellt wird. Im manuell angefertigten Blutausstrich [Abb. 2] erkennt man alle Blutzellarten einschließlich der verschiedenen Leukozyten-Untergruppen.

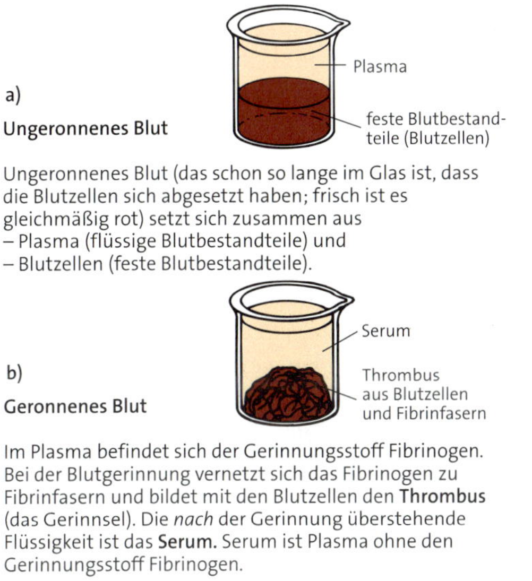

[1] **Blutbestandteile**

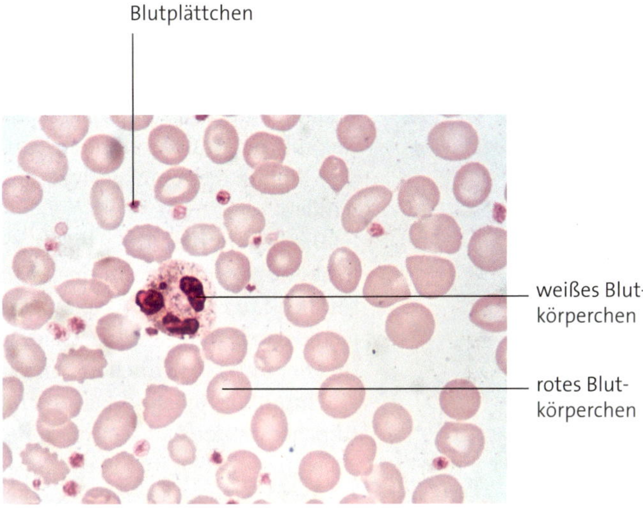

[2] **Angefärbte Blutkörperchen unter dem Mikroskop**

Blutwert und Definition	Normbereich ♂ Mann ♀ Frau	Beispiele der Bedeutung von Normabweichungen ↑ erhöht ↓ erniedrigt
Hämatokrit (Hkt) [Zellanteil des Blutvolumens]	♂ 40–52 % ♀ 37–47 %	↑ O_2-Mangel, Rauchen, Blutdoping ↓ Anämie, z. B. Eisenmangel, Blutspenden
Hämoglobin (Hb) [Blutfarbstoff]	♂ 14–18 g/dl ♀ 12–16 g/dl	↑ O_2-Mangel, Rauchen, Blutdoping ↓ Anämie, z. B. Eisenmangel, Blutspenden
Erythrozyten [rote Blutkörperchen]	♂ 4,6–6,2 Mio./µl ♀ 4,2–5,4 Mio./µl oder /pl	↑ O_2-Mangel, Rauchen, Blutdoping ↓ Anämie, z. B. Blutverlust/Blutspenden
Leukozyten [weiße Blutkörperchen]	4.000–10.000/µl oder 4,0–10/nl	↑ Entzündungen, Rauchen ↓ Virusinfekte
Thrombozyten [Blutplättchen]	150.000–400.000/µl oder 150–450/nl	↑ Entzündungen, Rauchen ↓ Autoimmunkrankheiten
MCV (mittleres korpuskuläres Volumen = Volumen eines Erythrozyten)	81–99 fl	↑ Alkoholkonsum, Vitamin-B_{12}- und Folsäuremangel ↓ Eisenmangel
MCH (mittleres korpuskuläres Hämoglobin = Hämoglobin pro Erythrozyt)	28–32 pg	↑ Alkoholkonsum, Vitamin-B_{12}- und Folsäuremangel ↓ Eisenmangel
MCHC (Hämoglobingehalt von 100 ml Erythrozyten)	32–36 g/dl	↑ genetische Blutkrankheiten ↓ Eisenmangel

[Tab. 2] **Das kleine Blutbild. (Hinweis: Normbereiche und Einheiten können von Labor zu Labor leicht abweichen.)**

4.6.2 Eigenschaften und Aufgaben der Blutbestandteile

Erythrozyten sind die Sauerstoffträger des Blutes. Sie enthalten den eisenhaltigen Farbstoff Hämoglobin, der sie zur Sauerstoffbindung befähigt. Eisenmangel ist daher eine häufige Ursache der Blutarmut (Anämie); ohne die nötigen Baustoffe kann der Körper nicht genügend Hb bilden. Erythrozyten haben keinen Zellkern, messen ca. 7 µm im Durchmesser und sind am Rand 2 µm dick. Sie sind sehr flexibel und können so auch die kleinsten Kapillaren passieren. Ihre Lebensdauer beträgt ca. 120 Tage; vor allem in der Milz werden alte Blutzellen aus dem Blut herausgefiltert und ihre Bestandteile, insbesondere das wertvolle Eisen, recycelt. Die Blutbildung erfolgt im Knochenmark. Junge Erythrozyten erkennt man an ihrer netzförmigen Zeichnung, die Resten des Zellkerns bzw. des endoplasmatischen Retikulums entspricht; man nennt sie daher **Retikulozyten**. Bei erhöhtem Bedarf an Erythrozyten, z. B. nach Blutverlusten, steigt ihre Menge an, vorausgesetzt, Eisen, Folsäure und Vitamin B_{12} sind ausreichend vorhanden.

Immunabwehr | 199

Die Leukozyten (die weißen Blutkörperchen) sind Abwehrzellen, die unterschiedliche Aufgaben im Rahmen der Immunabwehr erfüllen. Leukozyten haben eine wesentlich kürzere Lebensspanne als Erythrozyten; auch sie werden im Knochenmark gebildet und ständig ersetzt. Sie haben Zellkerne und lassen sich aufgrund ihrer Größe und der unterschiedlichen Anfärbbarkeit ihrer Bestandteile differenzieren.

Thrombozyten sind keine echten Zellen, sondern Teilstücke spezieller Zellen des Knochenmarks. Hauptaufgabe der Thrombozyten ist die Blutstillung durch schnelles Zusammenballen im Verletzungsfall sowie die Aktivierung der Blutgerinnung.

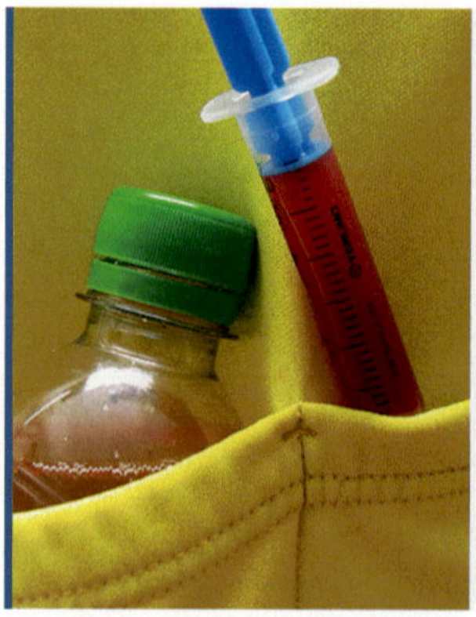

W Blutdoping im Sport findet statt, weil eine hohe Anzahl Erythrozyten mehr Sauerstoff transportiert und die Leistungsfähigkeit deutlich steigert. Manche Sportler dopen direkt mit Blut, indem sie Eigenblut einlagern und sich vor dem Wettkampf retransfundieren lassen. Alternativ spritzen sich manche Dopende das Blutbildungshormon Erythropoetin (wörtl. Blutbildungshormon), das die Nieren bilden und das für Patienten ohne Nierenfunktion gentechnisch hergestellt wird. Es regt die Erythrozytenbildung enorm an. Jede Form des Blutdopings erhöht den Hämatokrit und macht das Blut dickflüssiger. Todesfälle durch spontane Gerinnselbildung (Thrombosen) kommen daher vor. Doping ist strafbar; dies gilt sowohl für die Sportler als auch für die beteiligten Ärzte.

4.6.3 Blutgerinnung

Fast jede Verletzung geht mit einer Beschädigung von Blutgefäßen einher. Um Blutverluste bei inneren und äußeren Verletzungen zu minimieren, aktivieren Gewebsverletzungen und andere Auslöser die Blutgerinnung (**Koagulation**). Nach einer Gefäßverletzung kontrahiert sich zunächst die Muskulatur der beschädigten Gefäßwand. Schnell lagern sich Thrombozyten an (**Thrombozytenaggregation**) und bilden einen vorläufigen, noch löslichen **Thrombus** (Gerinnsel). Dieser wird durch Fibrinfäden, die sich aus dem Plasmabestandteil **Fibrinogen** bilden, durchsetzt und umschlossen. Durch die Verfestigung und Schrumpfung der Fibrinfäden wird Serum aus dem Thrombus herausgepresst; das Gerinnsel wird unlöslich und fest. Die Koagulation erfordert das Vorhandensein einer Vielzahl funktionstüchtiger Blutbestandteile, vor allem der **Gerinnungsfaktoren I–XIII**.

Die komplizierte Reaktionskette, die dem Gerinnungsvorgang zugrunde liegt, wird auch **Gerinnungskaskade** genannt, weil die regelhafte Abfolge der zahlreichen Teilschritte im Schaubild an einen Wasserfall (frz. cascade) erinnert [Abb. 1]. Die Gerinnungskaskade kann durch unterschiedliche Auslöser gestartet werden; sie verläuft jedoch immer über die Umwandlung von Prothrombin in Thrombin und endet stets damit, dass Fibrin und damit ein fester Thrombus entsteht.

Es gibt zwei Hauptwege, in die Kaskade einzutreten: den **endogenen (intrinsischen)** Weg, der innerhalb des Blutgefäßes startet und der z. B. bei Arteriosklerose aktiviert wird, und den **exogenen (extrinsischen)** Weg, der bei Verletzungen bzw. Gefäßverletzungen ausgelöst wird. Bei jedem Koagulationsvorgang sind Thrombozyten und Gerinnungsfaktoren beteiligt. Endogene und exogene Aktivierung können auch gleichzeitig und miteinander kombiniert stattfinden.

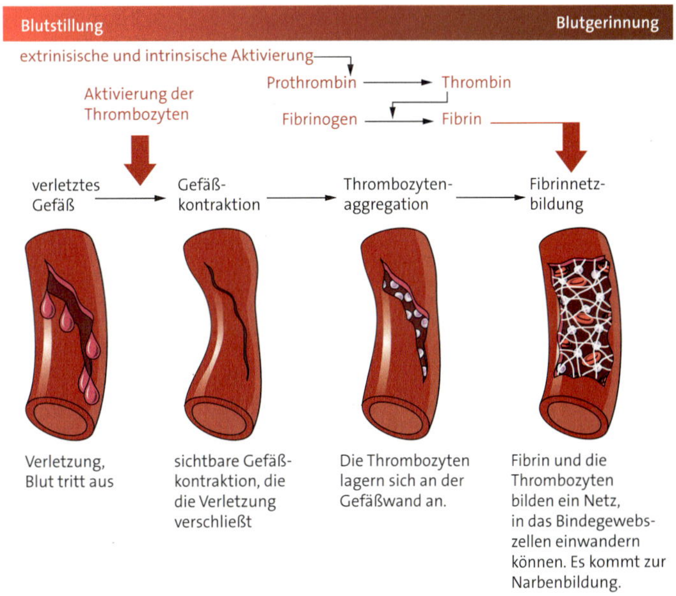

[1] Von der Blutstillung zur Blutgerinnung

endogen; intrinsisch
aus innerer Ursache; von innen heraus; hier: innerhalb des Blutgefäßes beginnend

exogen; extrinsisch
von außen; aus äußerer Ursache; hier: durch (Gefäß) verletzung ausgelöst

Im Zuge der Wundheilung wird jeder Thrombus nach und nach wieder abgebaut; Gerinnung und **Thrombolyse** (Thrombusauflösung) müssen im Gleichgewicht stehen. Eine verstärkte Gerinnungsneigung des Blutes nennt man **Thrombophilie**; dabei bilden sich spontan in Blutgefäßen Gerinnsel (sog. **Thrombosen**), was mit der Gefahr tödlicher **Lungenembolien** (Einschwemmen von Thromben in die Lungenstrombahn) einhergeht. Patienten mit Thrombophilie müssen **Antikoagulanzien** (Blutgerinnungshemmer) einnehmen oder spritzen. Eine zu langsam bzw. unvollständig stattfindende Gerinnung charakterisiert auf der anderen Seite die erbliche Bluterkrankheit (**Hämophilie**). Den Betroffenen müssen Gerinnungsfaktoren aus Blut- bzw. Plasmaspenden ggf. täglich, im Verletzungsfall in erhöhter Dosis injiziert werden. Da die Gerinnungsfaktoren Eiweiße sind, können sie nicht eingenommen werden – der Magen-Darm-Trakt würde die wertvollen Proteine verdauen, d. h. unwirksam machen und zerstören.

Störungen der Blutgerinnung

Um die Blutgerinnung eines Menschen zu beurteilen, ist zunächst die Anamnese wichtig. Sind in der Familie oder beim Patienten selbst auffallend starke Blutungen aufgetreten, die ggf. Transfusionen erforderten? Haben Entbindungen zu schweren Blutverlusten geführt? Kommt es auffallend oft zu blauen Flecken bzw. Blutergüssen (**Hämatomen**)? Treten Hämatome auch an Stellen geringer mechanischer Belastung, d. h. am Rumpf, auf?

Werden diese und ähnliche Fragen bejaht, besteht der Verdacht auf eine Blutgerinnungsstörung (**Koagulopathie**, in schweren Fällen **Hämophilie**). Vor Operationen und Entbindungen sollte eine solche Störung bzw. Krankheit abgeklärt werden, um im Falle einer Blutung rechtzeitig und zielgerichtet behandeln zu können. Die häufigste Koagulopathie ist das **von-Willebrand-Jürgens-Syndrom**. Durch einen Mangel an **Faktor-VIII-Trägerprotein** (dem **von-Willebrand-Faktor**) kommt es je nach Variante des **Syndroms** zu unterschiedlich starken Störungen der Koagulation mit verlängerter Blutungszeit. Je nach Schwere des Faktormangels wird der Patient bei Bedarf mit dem Hormon Desmopressin oder mit Faktorenkonzentrat intravenös behandelt.

Syndrom
typische Kombination von Symptomen durch eine gemeinsame Ursache

Auf der anderen Seite kann eine **Hyperkoagulabilität (Thrombophilie)**, d. h. verstärkte Gerinnungsneigung, bestehen. Oft sind beim Patienten selbst und im familiären Umfeld gehäuft Thrombosen aufgetreten. Neben Zigarettenrauchen und hormonellen Einflüssen (Schwangerschaft oder Einnahme der Pille) können auch hier erbliche Faktoren ursächlich sein. Am häufigsten besteht ein Mangel an Protein C, Protein S oder Antithrombin. Bei Bettlägerigkeit oder nach Operationen (die die Gerinnung stets aktivieren, weil Gewebe bzw. Gefäße verletzt werden) sind die betroffenen Patienten sehr durch Thrombosen und nachfolgende Lungenembolien gefährdet. Ggf. muss während der gesamten Schwangerschaft mit Heparin eine Antikoagulation durchgeführt werden, um Thrombosen zu verhindern.

Hämostaseologie
Lehre von der Blutgerinnung und ihren Störungen

INR
International **N**ormalized **R**atio
wichtiger Gerinnungstest, der verlässlichere Ergebnisse als der früher gebräuchliche Quick-Test liefert; Normbereich um 1

W Bluttests, die die Blutgerinnung und ihre Störungen untersuchen, sind |**hämostaseologische** Untersuchungen. Die wichtigste ist die Thromboplastinzeit, die als |**INR** gemessen wird; der INR hat den früher gebräuchlichen **Quick**-Test weitgehend abgelöst. Auch die PTT (**p**artielle **T**hromboplastinzeit [-**t**ime]) ist ein Basistest der Hämostaseologie. Jeder Gerinnungstest misst bestimmte Abläufe und Faktoren der Gerinnungskaskade; kein Test kann alle Faktoren einschließlich qualitativer oder quantitativer Mängel sicher erfassen. Auch die Bestimmung der Thrombozytenzahl (im kleinen Blutbild) ist ein grundlegender Test, denn ohne eine ausreichende Menge Blutplättchen kann sich kein Thrombus bilden.

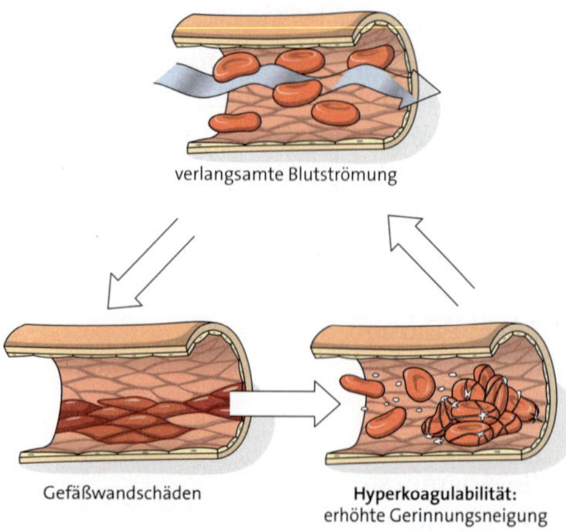

[1] Virchow'sche Trias

Arterien | 263
Venen | 263

Thrombose und Lungenembolie

Unter einer Thrombose versteht man den kompletten oder fast kompletten Verschluss eines Blutgefäßes durch spontane Thrombusbildung. Die Gerinnselbildung findet statt, ohne dass eine Verletzung am Ort der Gerinnung vorliegt. Thrombosen können in |Arterien und in |Venen vorkommen. In den meisten Fällen entstehen sie aber in den tiefliegenden Beinvenen (tiefe Venenthrombose, TVT).

Die Ursachen der Thromboseentstehung sind vielfältig; mehrere Faktoren können dazu beitragen. Die drei wichtigsten pathogenetischen Faktoren der Thrombose nennt man nach ihrem Erstbeschreiber Rudolf Virchow (sprich Wirchoh) **Virchowsche Trias** [Abb. 1]:

1. **Gefäßwandschäden** (Arteriosklerose in Arterien, Entzündungen in Venen) sind ein Risikofaktor, da sie die endogene (intrinsische) Gerinnung aktivieren können.
2. Eine **verlangsamte Blutströmung**. Zum Beispiel bei langem Sitzen (Autofahrt, Flugreise) oder durch Druck auf eine Vene durch einen Tumor kann der Blutfluss behindert und verlangsamt werden, was zur spontanen Koagulation prädestiniert.
3. Kommen nun noch eine **Hyperkoagulabilität** des Blutes durch eine Operation (besonders am Bewegungsapparat, z. B. Hüft- oder Knieoperation), Schwangerschaft, Rauchen und/oder Flüssigkeitsmangel hinzu, kann leicht eine Thrombose entstehen.

Je mehr Risikofaktoren vorliegen, desto wahrscheinlicher wird eine Thrombose. Die Symptome der tiefen Venenthrombose sind oft nur gering ausgeprägt und werden daher meist übersehen. Schwellung und Überwärmung sowie eine **livide** (dunkelrot-bläuliche) **Verfärbung** der betroffenen Extremität sind typisch.

Diagnostik: Bei Verdacht auf eine Thrombose bestehen mehrere diagnostische Möglichkeiten. Klinische Befunde können dafür sprechen und die Verdachtsdiagnose wird wahrscheinlicher, wenn bestimmte Druckpunkte am Bein im Venenverlauf schmerzhaft sind.

W Die klinische Diagnose „Thrombose" muss vor einer Therapie gesichert werden; Ultraschalluntersuchungen, vor allem die **Duplexsonografie**, die den Blutfluss darstellt, können den Thrombus und ggf. die entstandene Blutstauung nachweisen. Gegebenenfalls wird eine radiologische Venendarstellung mit Kontrastmittel, die **Phlebografie**, durchgeführt. Als Labortest stehen die **D-Dimere** zur Verfügung; diese Thrombusbruchstücke sind Produkte der Thrombolyse, die nach jeder stattgefundenen Gerinnung auftritt. Ein vermehrter Nachweis der D-Dimere spricht bei entsprechenden klinischen Symptomen für eine Thrombose.

Duplexsonografie
spezielle Variante der Ultraschalluntersuchung, mit der Blutfluss und Richtung des Blutflusses in Gefäßen beurteilt werden können

Therapie: Therapeutisch wird der Patient mit Kompressionsstrümpfen versorgt und muss Bettruhe einhalten, um die Ablösung des Thrombus von seinem Entstehungsort weniger wahrscheinlich zu machen. Die Gabe hoher Dosen **Heparin** und ggf. anderer **Antikoagulanzien** stoppt eine Vergrößerung des Thrombus. Der Körper selbst betreibt seine allmähliche Auflösung, die Thrombolyse.

Die gefürchtete Komplikation der Thrombose ist die Ablösung eines Thrombus aus einer Vene und seine Einschwemmung mit dem Blutstrom in die Lunge. Man fasst die Sequenz (Folge) von Thrombose und Embolie auch im Begriff **Thromboembolie** zusammen. Über den Weg Beinvene-Beckenvene-untere-Hohlvene-rechtes-Herz-Lungenarterie [Abb. 2] gelangt der abgelöste Thrombus als **Embolus** (gr. Geschoss) in die Lungenstrombahn.

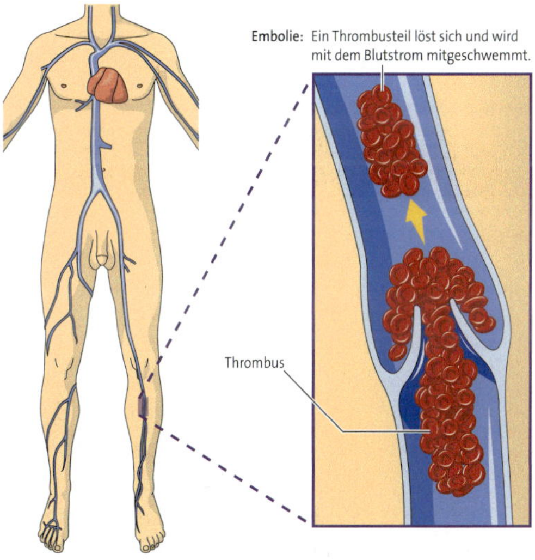

[2] Embolus wird mit dem Blutstrom mitgeschwemmt

Je nach Größe des Embolus kann eine kleinere Lungenarterie oder auch die gesamte Arteria pulmonalis mit einem Mal verschlossen sein. Das rechte Herz kann augenblicklich versagen, wenn es den hohen Widerstand des verstopften Gefäßes nicht überwinden kann. Der plötzliche Herztod durch **Rechtsherzversagen** ist eine typische und gefürchtete Folge von Thrombose und Lungenembolie. Kleinere Lungenembolien werden vom Patienten überlebt; Husten, Luftnot und Thoraxschmerzen können dabei auftreten, werden aber nicht immer als Zeichen einer Lungenembolie erkannt.

Wird eine Lungenembolie rechtzeitig erkannt (Anamnese, Risikofaktoren, klinische Untersuchung mit Puls und Atemfrequenz, D-Dimere, CT, EKG, Ultraschall des Herzens), kann sie ähnlich wie die Thrombose mit Heparin behandelt werden. Auch apparative Maßnahmen zur **Rekanalisierung** (Wiedereröffnung) des verstopften Pulmonalarterienastes sind ggf. möglich.

Prävention: Ergeben die Risikofaktoren einen entsprechend hohen **Score**, wird eine konsequente **Thromboembolieprophylaxe** durchgeführt. Wichtig ist das Tragen gut angepasster und richtig angelegter **m**edizinischer **T**hromboseprophylaxe**s**trümpfe (**MTS**); auch **A**nti**t**hrombose**s**trümpfe (**ATS**) genannt. Nach Operationen soll die sogenannte **Frühmobilisation** erfolgen, d. h., der Patient steht (mit Hilfe) auf, sobald es ihm möglich ist. Die Mobilisation senkt zusammen mit der subkutanen Heparingabe das postoperative Thromboserisiko. Nach erlittener Thrombose kann eine **orale Antikoagulation**) ein Rezidiv verhindern. Die Dauer der oralen Antikoagulation richtet sich nach dem Risikoscore.

Score
engl. = Rechnung; Punktzahl; Maßzahl für eine Wahrscheinlichkeit bzw. ein Risiko; das Risiko steigt mit der Punktzahl

Risikoscore für Thrombosen
Errechnen der Maßzahl des Thromboserisikos u. a. mit den Parametern Alter, weibliches Geschlecht, Operationen, Bettruhe, Malignom

orale Antikoagulation
Behandlung mit Tabletten, deren Wirkstoff die Blutgerinnung hemmt

4.6.4 Blutgruppen

AB0
sprich A-B-Null

Schon vor langer Zeit versuchten Menschen, Verletzten mit schweren Blutverlusten Fremdblut zu **transfundieren** (übertragen). Bei Verwendung von Tierblut scheiterten die Versuche stets, mit dem Blut anderer Menschen häufig. Karl Landsteiner entdeckte den Grund hierfür und erhielt 1930 den Nobelpreis für die Beschreibung der **Blutgruppen** [Abb. 2]. Das |**AB0-System nach Landsteiner** ist das wichtigste Blutgruppensystem, das für das Transfusions- und auch **Transplantationswesen** (Transplantation = Organverpflanzung von Mensch zu Mensch) weiterhin von großer Bedeutung ist [Abb. 1].

Jeder Mensch hat auf seinen Erythrozyten entweder Antigen A, Antigen B, beide oder keines von beiden; dies definiert die Blutgruppen A, B, AB und 0 (Null) [Abb. 1]. Gegen das jeweils andere Antigen besitzt der Mensch von Geburt an, also ausnahmsweise ohne vorherigen Kontakt mit dem Immunsystem, Antikörper. Diese Antikörper zirkulieren ständig im Plasma und führen bei Kontakt mit dem passenden fremden Antigen, also bei Transfusion von Blut der falschen Blutgruppe, sofort zur **Agglutination** (Blutverklumpung).

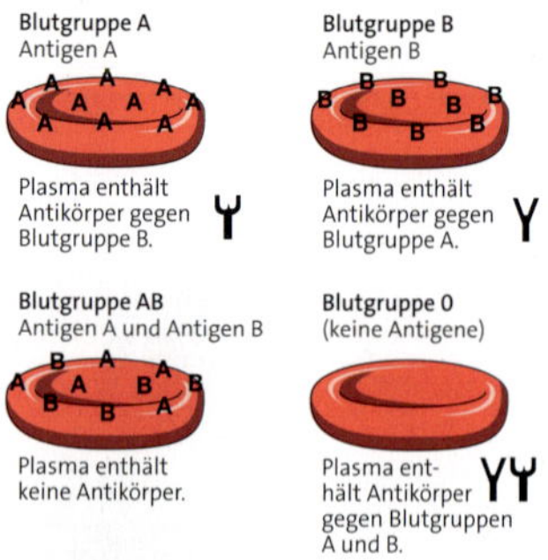

Antigene und Antikörper

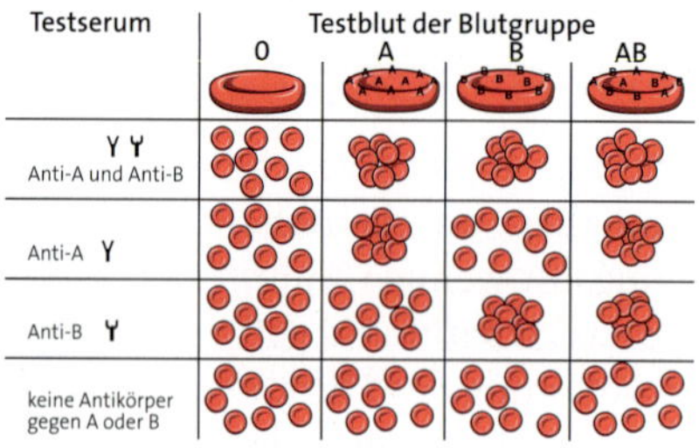

Bestimmung der Blutgruppe mit Testseren

[1] AB0-Blutgruppen nach Landsteiner

Der Antigen-Antikörper-Kontakt bewirkt das Platzen der fremden Erythrozyten (**Hämolyse**); Nierenschäden und ein Kreislaufschock können auftreten und ggf. zum Tode des Empfängers führen. Man spricht vom **Transfusionszwischenfall**, den es mit entsprechender Vorbereitung, passend ausgewählten Blutkonserven, umfangreichen Tests vor und intensiver Beobachtung des Patienten während der Bluttransfusion zu verhindern gilt.

Immunglobulin | 215

Heute werden Blutspenden nicht nur nach AB0 klassifiziert, sondern zusätzlich nach den Erythrozytenantigenen **Rhesusfaktor** und **Kell-System**. Es wird nur selten **Vollblut** (Plasma mit Blutzellen) transfundiert, sondern meistens Erythrozytenkonzentrat. Das Plasma wird nach der Spendengewinnung abgetrennt und separat weiterverarbeitet, z. B. für die Gewinnung von Gerinnungsfaktoren (s. o.) und |Immunglobulinen. Dass man Blut der Gruppe Null jedem transfundieren (sog. **Universalspender**) und Gruppe AB alle Blutgruppen empfangen könne (sog. **Universalempfänger**), weil keine Antigene bzw. Antikörper vorhanden sind, gilt heute als **obsolet**, d. h. ist medizinisch überholt. Bluttransfusionen vorzubereiten und durchzuführen sind extrem anspruchs- und verantwortungsvolle Tätigkeiten. Das meiste Spenderblut erhalten Patienten bei großen Operationen mit hohem Blutverlust (z. B. Hüftoperationen) oder hohem Blutbedarf wie Herzoperationen. Bei Letzteren ersetzt die Herz-Lungen-Maschine während der OP die Herztätigkeit; ihr umfangreiches Schlauchsystem muss mit Blut gefüllt werden, um einen funktionierenden Kreislauf außerhalb des Patientenkörpers aufzubauen (**extrakorporale Zirkulation**). Hohen Transfusionsbedarf haben auch Krebspatienten unter Chemotherapie, da **Zytostatika** (die Zellteilung hemmende Krebsmedikamente) nicht nur die Vermehrung von Krebszellen, sondern auch aller Blutzellen bremsen. Nur wenige Prozent der Blutspenden werden für Unfallverletzte benötigt. Besonders in der sommerlichen Urlaubszeit werden Blutspenden knapp, da viele regelmäßige Spender dann nicht zur Verfügung stehen.

Spenden Sie Blut?
Aus ethischer Sicht sollte jeder gesunde Mensch spenden. Blut ist nicht synthetisch herstellbar. Die übliche Spendenmenge von 500 ml enthält 250 mg Eisen und entspricht bei einer schlanken Frau bis zu 20 % der Gesamtblutmenge. Durch die Menstruation (ca. 900 ml/Jahr) haben viele Frauen im gebärfähigen Alter allerdings bereits Eisenmangel. Da maximal 10 % des Nahrungseisens vom Körper aufgenommen werden, sind 2.500 mg Eisen nötig, um den Verlust durch eine Spende auszugleichen. Ohne konsequente Einnahme von Eisenpräparaten ist dies nahezu unmöglich. Plasmaspenden sind etwas weniger riskant. Der Verlust an Plasmaeiweißen, Mineralstoffen und Spurenelementen erfordert aber eine gute Ernährung und kann bei häufigem Spenden zu Immunschwäche, allgemeinem Leistungsabbau u. a. führen.

Rhesus-Inkompatibilität

Auch der Rhesusfaktor ist ein Erythrozytenantigen. Das Vorhandensein des Rhesusfaktors symbolisiert ein **D** (sowie C und E) bei der Angabe der Blutgruppe. Ist das wichtigste Rhesus-Antigen D nicht vorhanden, schreibt man ein **d**. 15% der Menschen haben den Rhesusfaktor nicht; ihre Blutgruppe ist z. B. A negativ **dd**; genauer **ccddee**; c und e sind dabei weniger entscheidend. Im Gegensatz zum AB0-System entwickelt ein Mensch nur dann Antikörper gegen D, wenn er Rhesus-negativ ist *und* Blutkontakt mit D-haltigem, also Rhesus-positivem Blut hat. Dies kommt bei regelrecht durchgeführten Transfusionen nicht vor.

Allerdings kann bei der Konstellation, dass eine Schwangere Rhesus-negativ ist und ihr Partner Rhesus-positiv, der unvermeidliche Übertritt von Erythrozyten des Kindes (das aufgrund des Erbgangs wahrscheinlich D haben wird) in den mütterlichen Kreislauf eine Antikörperbildung zur Folge haben.

Ab der zweiten Schwangerschaft (mit Rhesus-positivem Kind) treten die Rhesus-Antikörper durch die Plazenta zum Fetus über und schädigen bzw. zerstören dessen Erythrozyten. Dies überlebt das Kind unbehandelt nicht. Daher werden Blutgruppe und Rhesusfaktor aller Schwangeren untersucht; bei Rhesus-negativen Frauen wird eine **Rhesus-Prophylaxe mit Anti-D** (Antikörpern gegen D) durchgeführt, um ggf. in den mütterlichen Kreislauf übertretende D-haltige kindliche Erythrozyten zu binden und eine eigene Antikörperbildung zu verhindern. Sind beide Eltern Rhesus-negativ, ist eine Antikörpergabe nicht nötig. Inzwischen gibt es Tests, die kindliche Erythrozyten aus dem Blut der Schwangeren herausfiltern und den kindlichen Rhesusfaktor bestimmen. Dadurch kann vielen Müttern eine unnötige Passivimpfung erspart werden.

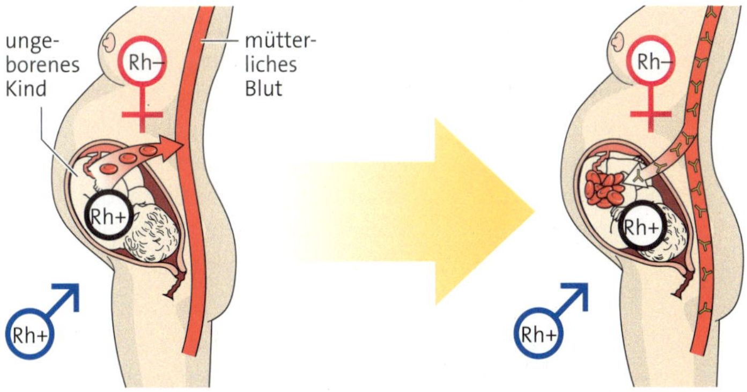

1. Schwangerschaft

Mann Rh+, Frau Rh–

Der Übertritt kindlicher Rh+-Erythrozyten (mit Antigen D) nach Entbindung, Fehlgeburt oder Schwangerschaftsabbruch führt zur Antikörperbildung durch das mütterliche Immunsystem.

2. Schwangerschaft

Mann Rh+, Frau Rh–

Antikörper aus dem mütterlichen Blut binden an kindliche Erythrozyten und verklumpen diese; das Kind kann sterben.

4.6.5 Wichtige hämatologische Erkrankungen

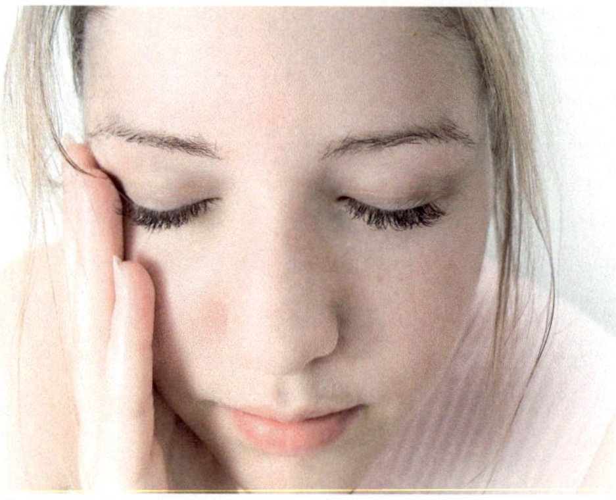

[1] Müdigkeit und blasse Haut infolge einer Anämie

Anämie – meistens liegt es am Eisenmangel

Ein Mangel an Hämoglobin, Erythrozyten und/oder ein erniedrigter Hämatokrit definieren die häufig vorkommende **Blutarmut** (**Anämie**). Typische Symptome sind Müdigkeit und Infektanfälligkeit [Abb. 1]. Blässe ist oft vorhanden, aber ein unsicheres Zeichen bei Menschen mit anlagebedingt roten Wangen oder dunklem Teint. Haarausfall, brüchige Nägel, Müdigkeit und Depressionsneigung kommen ggf. bei Anämien vor. Herz- und Lungenkrankheiten, die mit Luftnot und Leistungsschwäche einhergehen, verschlimmern sich bei Anämien, da Sauerstoffträger (Erythrozyten) fehlen.

Die Ursachen der Anämien sind unterschiedlich; Eisenmangel ist bei Frauen und Jugendlichen am häufigsten. Das Wachstum, häufige und starke Menstruationsblutungen und Schwangerschaft sowie Stillzeit verbrauchen viel Eisen. Vegane und vegetarische Ernährung, hoher Milchverzehr sowie häufige Diäten führen dem Körper zu wenig Eisen zu. Kaffee und schwarzer Tee binden Eisen im Magen-Darm-Trakt, sodass es nicht aufgenommen werden kann. Spendet ein Mensch mit **latentem** (noch nicht symptomatischem) **Eisenmangel** Blut, können Hb, Hkt und Erythrozytenzahl so stark abfallen, dass es zur **manifesten** (eindeutig bestehenden) **Anämie** kommt.

Die Verdachtsdiagnose Anämie beruht auf Anamnese und klinischer Untersuchung und wird mithilfe des kleinen Blutbildes bestätigt. Wichtig ist der Ferritin-Wert im Serum; **Ferritin** gibt den **Eisenspeicher** des Körpers wieder. Diesen gilt es aufzufüllen, auch wenn die Anämie sich bereits gebessert hat. Therapeutisch werden Eisenpräparate verordnet; diese sollen mit Vitamin C (z. B. Orangensaft) eingenommen werden, um die Aufnahme zu verbessern; dennoch bleibt die **resorbierte** (aufgenommene) Menge unter 10 % des oral Eingenommenen. Somit muss die Therapie über Monate durchführt werden. Leider sind viele Eisenpräparate für Magen und Darm schlecht verträglich; ggf. muss daher Eisen per Infusion oder Injektion verabreicht werden. Präventiv wirkt die Vermeidung der o. g. Ernährungsfehler.

Da auch **Vitamin B_{12}** (in tierischen Nahrungsmitteln) und **Folsäure** (in grünem Gemüse) für die Blutbildung unerlässlich sind und Vitamin B_{12} bei einigen Magen-Darm-Erkrankungen nicht aus der Nahrung aufgenommen werden kann, beinhaltet eine gründliche Anämiediagnostik auch die Blutspiegel dieser Stoffe. Nierenkrankheiten erzeugen über den **Erythropoetinmangel** eine Anämie; Blutverluste, z. B. unbemerktes Magen- oder Darmbluten, können ebenfalls ursächlich sein. Krebserkrankungen und chronische Infektionen hemmen die Blutbildung im Sinne der **Tumor-** bzw. **Infektanämie**. Kombinationen verschiedener Anämietypen kommen vor und sind ggf. schwierig zu diagnostizieren.

W **Kein Eisen ohne Diagnose ...**

Zwar ist Eisenmangel häufig, aber ohne Bestimmung des Blutbildes und Ferritins sollte kein Eisenpräparat eingenommen werden. Bei der **Hämochromatose**, der erblichen Eisenspeicherkrankheit, speichert die Leber zu viel Eisen. Dies führt auf Dauer zu Gelenkschmerzen und zur Leberzirrhose, die zu Leberversagen und Leberkrebs führen kann. Die Therapie der Hämochromatose besteht in regelmäßigen Aderlässen, die dem Körper Eisen entziehen. Bei Frauen kann allein die Menstruation eine wirksame „Therapie“ darstellen; bei ihnen wird die Diagnose oft erst nach der Menopause gestellt.

Leukämie – die „Weißblütigkeit"

online
Deutsche Knochenmarkspenderdatei
www.dkms.de

Bei **Leukämie**, einer Form von **Blutkrebs**, ist die Leukozytenzahl so hoch, dass Blutproben hell erscheinen (gr. Leukämie = Weißblütigkeit). Die Ursache der unkontrollierten Vermehrung einer einzelnen funktionsunfähigen Knochenmarkzelle ist weitgehend unbekannt. Neben genetischer Disposition spielen Risikofaktoren eine Rolle: Noxen wie ionisierende Strahlung, Benzol (Leukämie trat früher bei Tankwarten gehäuft auf; heute sind Tankstellen sicherer) sowie einige Viren und Medikamente wie Zytostatika und Immunsuppressiva können zur Krankheitsentstehung beitragen. Es gibt akut und chronisch verlaufende Leukämien.

Da der kranke Zellstamm das Knochenmark quasi überwuchert, geht die Bildung der normalen Leukozyten, der Erythrozyten und Thrombozyten stark zurück. Symptome der Leukämie sind daher schwere fieberhafte Infekte, Anämie und Blutungen durch **Thrombozytopenie** (Mangel an Blutplättchen). Die vermutete Diagnose wird über das Blutbild mit Differenzialblutbild und eine Knochenmarkuntersuchung bestätigt.

Die Therapie besteht in der Gabe von **Zytostatika**. Ggf. erfolgt eine Hochdosistherapie, welche die Bildung gesunder und kranker Knochenmarkzellen unterdrückt, und eine anschließende Stammzellgabe mit dem Ziel, eine neue, gesunde Blutbildung zu erreichen. Man reichert **autogene** (eigene) Knochenmark-**Stammzellen** aus dem Patientenblut an und gibt diese nach der Hochdosistherapie wieder in die Blutbahn zurück, damit sie das Knochenmark neu „bevölkern". Auch mit einer **Knochenmarktransplantation**, bei der **allogene** (von einem anderen Menschen stammende) Knochenmark- bzw. Stammzellen übertragen werden, kann man bestimmte Leukämieformen therapieren. Allerdings müssen die Antigene von Knochenmarkspender und -empfänger wie bei den meisten Transplantationen (Organverpflanzungen) sehr genau übereinstimmen. Zu diesem Zweck gibt es internationale Knochenmarkspenderdateien.

Knochenmark zu spenden ist eine ggf. sehr belastende und schwächende mehrtägige Prozedur, kann aber helfen, einem anderen Menschen das Leben zu retten.

Aufgabenstellungen

1 Errechnen Sie Ihre eigene Blutmenge und welchen Anteil Ihres Blutes Sie verlieren würden, wenn Sie 500 ml Blut spenden würden.
2 Welche Aufgaben erfüllt das Blut?
3 Wie wird der flüssige Anteil des a) ungeronnenen Blutes und b) des geronnenen Blutes bezeichnet? Erklären Sie, was beide voneinander unterscheidet.
4 Welche Messwerte bzw. Parameter sind Bestandteil des kleinen Blutbildes?
5 Welche Parameter enthält das große Blutbild (Differenzialblutbild) zusätzlich?
6 Welche Risikofaktoren tragen zur Entstehung einer tiefen Beinvenenthrombose nach Operationen bei?
7 Erläutern Sie die Maßnahmen der postoperativen Thromboseprophylaxe.
8 Beschreiben Sie, wie eine Lungenembolie entsteht und welche Symptome bzw. Komplikationen sie nach sich ziehen kann.
9 Warum ist es wichtig, dass bei Rhesus-negativen Müttern der Rhesusfaktor des Neugeborenen bestimmt wird?
10 Warum erhalten nicht alle Mütter nach der Geburt die Anti-D-Prophylaxe?
11 Wie sollte die Ernährung zusammengesetzt sein, wenn ein (erneuter) Eisenmangel vermieden werden soll?
12 Befragen Sie Ihre Mitschüler und Lehrer, wer bereits Blut oder Plasma gespendet hat und welche Erfahrungen er bzw. sie gemacht haben. Hat sich bereits jemand für die DKMS registrieren lassen, d. h. wurde typisiert? Welche Motivation und welche Erfahrung kann der- oder diejenige berichten?

4.7 Herz und Kreislauf

4.7.1 Großer und kleiner Kreislauf

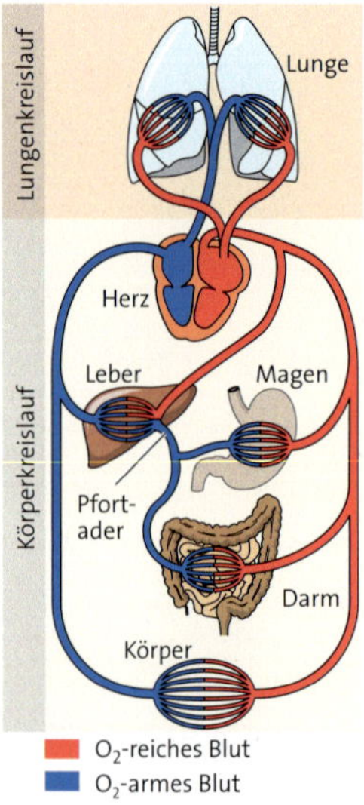

[1] **Kleiner und großer Kreislauf (Schemazeichnung)**

Das Herz (lat. **cor**) ist das zentrale Organ des **kardiovaskulären Systems** (Herz-Kreislauf-Systems). Es liegt im Thorax (Brustkorb), umschlossen von den beiden Lungenflügeln. Rippen und Brustbein schützen es vor Verletzungen. Die notwendige Bewegungsfreiheit, die für die Pumpfunktion des Herzens erforderlich ist, ist trotz der geschützten Lage gegeben.

Aufgabe des Herzens ist es, Blut durch den Körper zu pumpen und so die kontinuierliche **Zirkulation** (lat. = **Kreislauf**) und die Versorgung aller Zellen mit Sauerstoff und Nährstoffen zu gewährleisten. Dies geschieht im **großen Kreislauf**, dem **Körperkreislauf** [Abb. 1]. Das Herz pumpt O_2-reiches Blut in die Körperarterien; die Zellen erhalten und verbrauchen den Sauerstoff und geben CO_2 ins Blut ab. Das CO_2-reiche Blut gelangt über die Körpervenen zum Herzen zurück. Nun passiert es den **kleinen Kreislauf (Lungenkreislauf)**, um CO_2 an die Atemluft abzugeben und erneut O_2 aufzunehmen. Da die Lunge dem Herzen direkt benachbart liegt, ist der Lungenkreislauf anatomisch viel kleiner als der große Körperkreislauf [Abb. 1].

4.7.2 Der Aufbau des Herzens

Das Herz ist ein Hohlorgan, das vor allem aus Muskulatur, der speziellen Herzmuskulatur, besteht. Die Muskelschicht des Herzens nennt man **Myokard** [Abb. 2].

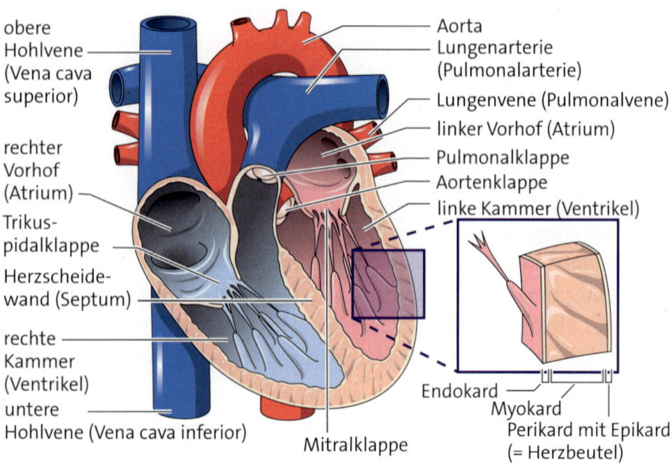

[2] Herzaufbau

O_2-armes Blut führende Gefäße
O_2-reiches Blut führende Gefäße

Die Herzgröße entspricht beim gesunden Menschen etwa der Größe seiner Faust. Das Herz besteht aus der rechten und linken Herzhälfte, die man vereinfacht als **rechtes** und **linkes Herz** bezeichnet. Das **Septum**, die Herzscheidewand, trennt das linke vom rechten Herzen. Das rechte Herz pumpt das Blut durch den kleinen Kreislauf; es hat eine dünnere Muskelschicht als das linke Herz, das den großen Kreislauf versorgt und dafür mehr Kraft aufbringen muss. Jede Herzhälfte besteht aus dem **Atrium** (Vorhof) und dem **Ventrikel** (der Kammer). Atrium und Ventrikel werden jeweils durch eine Herzklappe getrennt. Die Herzklappen sind ventilartige Gebilde, die die Richtung des Blutflusses bestimmen; sie sind durch den Druck des Blutes nur in eine Richtung zu öffnen. Zwischen Atrium und Ventrikel befindet sich jeweils eine **Segelklappe**; im rechten Herzen besteht diese aus drei Segeln (**Dreisegelklappe** = **Trikuspidalklappe**), im linken Herzen aus zwei Segeln (**Zweisegelklappe** = **Bikuspidalklappe** = **Mitralklappe**). Die Mitralklappe ähnelt einer Mitra (Bischofsmütze) und wurde deshalb nach ihr benannt [Abb. 3].

Als **Taschenklappen** werden die Klappen zwischen linkem Ventrikel und **Aorta** (der Hauptschlagader), d. h. die **Aortenklappe**, sowie die Klappe zwischen rechtem Ventrikel und Lungenschlagader (**Pulmonalarterie**), d. h. die **Pulmonalklappe**, bezeichnet.

Auch die Taschenklappen verhindern einen Rückfluss des Blutes bzw. bestimmen seine Flussrichtung. Sie besitzen jeweils drei gleich große Taschen und erinnern in der Aufsicht an einen Mercedesstern.

Die innere Oberfläche des Herzens sowie die Herzklappen sind mit einer dünnen, sehr glatten Schicht überzogen, dem **Endokard**. Es entspricht der Innenschicht der Blutgefäße, dem **Endothel**. Das Endokard ermöglicht eine verwirbelungsarme Strömung, bei der keine Erythrozyten verletzt werden und eine Thrombusbildung verhindert wird, da Thrombozyten sich vor allem an rauen Stellen anlagern. Damit das Herz sich widerstandsfrei gegenüber den umgebenden Organen bewegen kann, ist es im Herzbeutel (**Perikard**) gelagert, der eine dünne Schicht Gleitflüssigkeit enthält. Das Perikard besteht aus dem **Epikard**, das dem Myokard direkt aufliegt, und einer festen bindegewebigen Außenschicht.

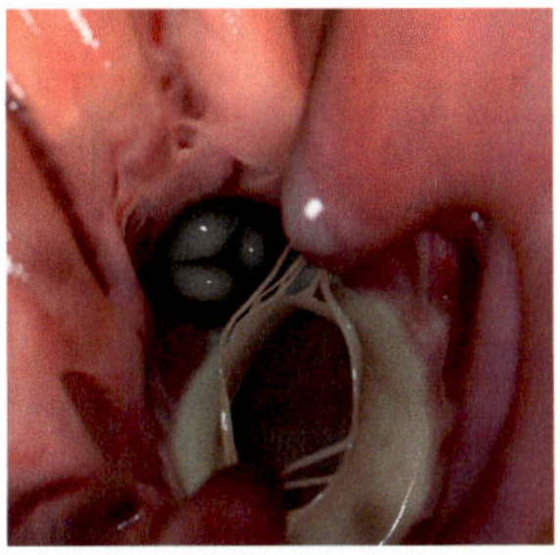

[3] Herzklappen: Aortenklappe (links oben), Mitralklappe (rechts unten)

Die Blutgefäße (Adern) 4.7.3

Alle Blutgefäße sind schlauchförmige Organe, durch die das Blut fließt. Sie entspringen aus dem Herzen und führen das Blut zu ihm zurück; dabei bilden sie ein geschlossenes System [Abb. 4], in dem das Blut buchstäblich im Kreis läuft, d. h. zirkuliert.

Blutgefäße, die Blut vom Herzen weg führen, heißen Arterien (Schlagadern). Blutgefäße, die Blut zum Herzen hin führen, heißen Venen (Blutadern).

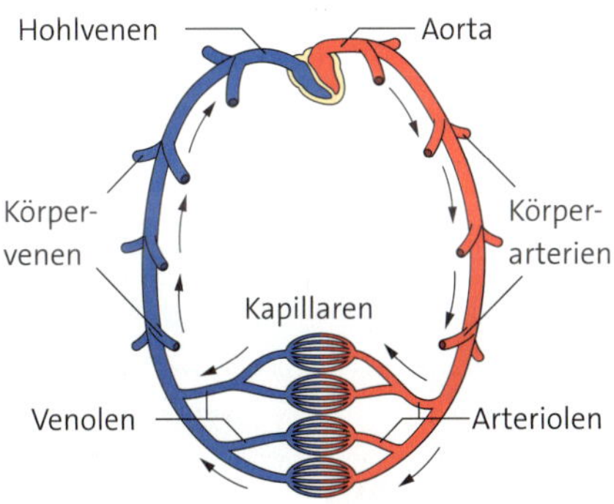

[4] Geschlossenes System der Blutgefäße (Körperkreislauf)

In der Anatomie kürzt man Arterie mit **A.** (sprich „**Arteria**") und Vene mit **V.** (sprich „**Vena**") ab. Arterien und Venen haben einen dreischichtigen Wandaufbau: innen das Endothel, in der Mitte eine Muskelschicht und außen Bindegewebe, das die Ader mit dem umgebenden Gewebe verbindet [Abb. 1, S. 264]. Arterien haben eine dickere Muskelschicht als Venen, da sie dem Blutdruck standhalten müssen, den das Herz bei seiner Pumptätigkeit aufbaut. Die Druckwelle ist an oberflächennahen Körperarterien als **Puls** tastbar. Die Muskelschicht der Arterien bestimmt auch den Blutdruck mit; ist die Gefäßmuskulatur angespannt, sind Fließwiderstand und Blutdruck hoch. Manche Medikamente gegen Bluthochdruck (Kalziumantagonisten, Beta-Blocker) senken gezielt den arteriellen Gefäßwiderstand und normalisieren so den Blutdruck.

Die Arterien verzweigen sich in immer kleinere Äste; sie bilden die **Arteriolen**, bevor sie in die dünnsten Blutgefäße, die **Kapillaren** oder Haargefäße, übergehen [Abb. 5]. Die Arteriolen sind **Widerstandsgefäße**, d. h. sie regeln den Zufluss in das angeschlossene Kapillarsystem. Die Gesichtsrötung, die auftritt, wenn man im Winter nach Aufenthalt im Freien einen warmen Raum betritt, wird durch Arteriolen geregelt; bei Kälte drosseln sie die Hautdurchblutung, um Energieverluste gering zu halten. Auch beim emotionalen Erröten sind Arteriolen im Spiel.

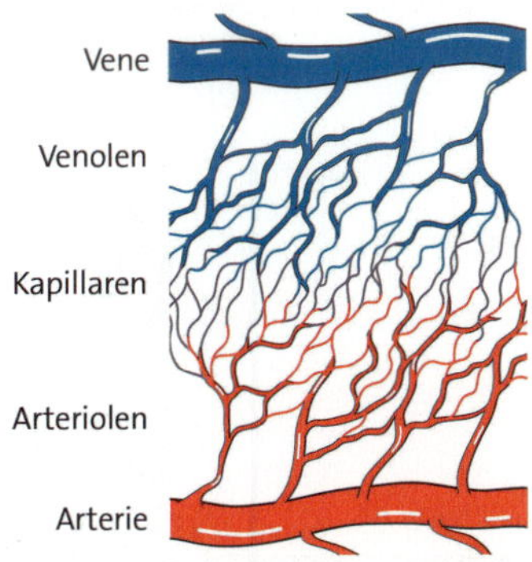

[5] Zwischen Arterien und Venen liegt das Kapillarsystem.

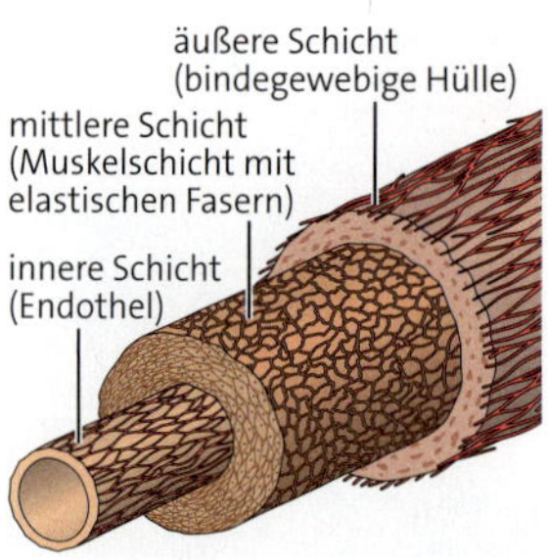

[1] **Grundaufbau der Arterien und Venen**

Die Kapillaren sind extrem dünnwandig und zahlreich. Dadurch bilden sie eine riesige Oberfläche für den Gas- und Stoffaustausch sowohl in den Geweben als auch um die Lungenbläschen herum. Nachdem das Blut die Kapillaren passiert hat, fließt es durch die **Venolen** in die **Venen** und zurück zum Herzen. Das Blut der unteren Körperhälfte fließt durch die **untere Hohlvene (V. cava inferior)** und das Blut der oberen Körperhälfte durch die **obere Hohlvene (V. cava superior)** in den rechten Vorhof.

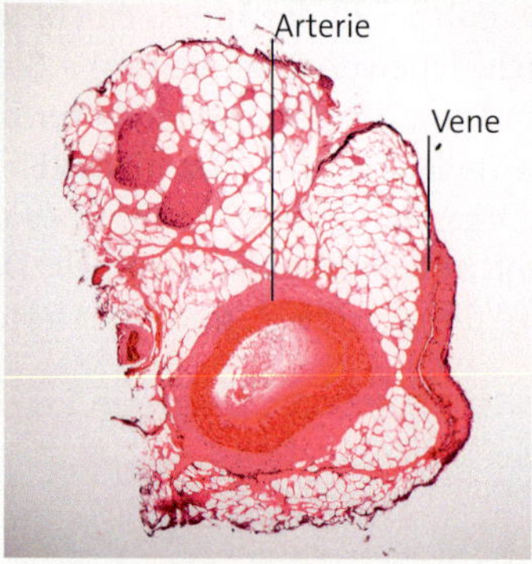

Arterie und Vene (Wandaufbau schematisch):
An diesem gefärbten Gewebeschnitt unter dem Mikroskop erkennt man links eine Arterie im Querschnitt und rechts eine (kollabierte, d. h. flach gedrückte) Vene. Durch ihre starke Muskelschicht ist die Arterie dickwandiger; die Vene hat eine dünnere Muskelschicht. Um die Blutgefäße herum ist das schwächer angefärbte Binde- bzw. Fettgewebe zu sehen. Durch die direkte Nachbarschaft von Arterien und Venen überträgt sich der Arteriendruck auf die Venen und fördert den Rückstrom des Blutes zum Herzen.

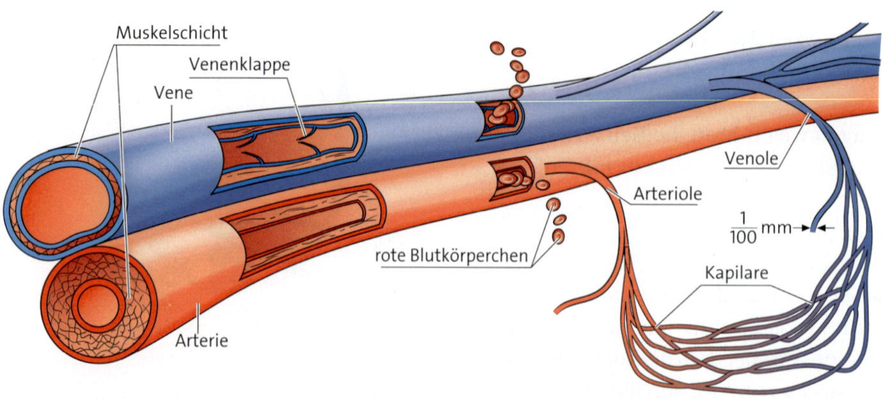

[2] **Der Bluttransport in den Venen wird durch den Puls der benachbarten Arterien unterstützt.**

Venen haben eine schwächere Muskelschicht als Arterien. Sie benötigen die Nachbarschaft der Arterien sowie spezielle Klappen, die Venenklappen, um den Blutfluss in Richtung Herz gegen die Schwerkraft zu bewerkstelligen [Abb. 2]. Einzig die Venen des Kopfes besitzen keine Klappen; deshalb staut sich das Blut beim Kopfstand. An der Hautoberfläche erweitern sich die Venen bei Hitze, um dem Körper die Wärmeabgabe zu erleichtern. Da man Blutproben zumeist aus Venen gewinnt und diese bei manchen Menschen im Unterhautfettgewebe versteckt liegen, bezweckt man mit warmen Armbädern und Muskelbetätigung (Hanteln) vor dem Blutabnehmen eine Venenerweiterung und bessere Punktionsbedingungen.

Entzündung | 194

W **Warum pocht es bei Entzündungen?**
Verschiedene Schädigungen werden vom Gewebe mit einer |Entzündung beantwortet. Diese ist durch die fünf Entzündungssymptome Rötung, Schwellung, Überwärmung, Schmerz und Funktionsstörung gekennzeichnet.
Die vermehrte Durchblutung kann so stark sein, dass im entzündeten Gebiet ein Puls spürbar wird. Dieser wäre mit feineren Messmethoden auch im gesunden Gewebe tastbar, aber unsere Wahrnehmung bemerkt ihn erst bei der entzündungsbedingten Hyperämie (verstärkten Durchblutung).

Das lymphatische System 4.7.4

Das lymphatische System dient der Abwehr von Krankheitserregern, Fremdstoffen und malignen Zellen. Zum lymphatischen System gehört ein dichtes Netz dünner **Lymphgefäße**, die alle in Richtung Herz führen und mit der Flüssigkeit **Lymphe** gefüllt sind [Abb. 3]. Die Lymphe transportiert Wasser, Fremdstoffe und Erreger aus den Geweben und aus dem Darm resorbiertes Fett. Die Lymphgefäße beginnen als Kapillaren in den peripheren Geweben und vereinigen sich mehrfach zu größeren Sammelgefäßen, die schließlich in den **Ductus thoracicus**, das größte Lymphgefäß des Körpers, einmünden [Abb. 4]. Dieser führt die Lymphe in eine herznahe Vene und damit dem Kreislauf zu. Auf dem Weg, den die Lymphe bis zur Einmündung ins herznahe Venensystem zurücklegt, passiert die Lymphe zahlreiche Lymphknoten als Filterstationen. **Lymphknoten** sind kleine Organe, in denen intensive Abwehrvorgänge vonstatten gehen [Abb. 3]; sie sind reich an Lymphozyten und tragen zu deren Differenzierung bei. Lymphknoten filtern Fremdstoffe aus der Lymphe heraus und halten z. B. maligne Zellen fest. Dabei nimmt jeder Lymphknoten Lymphe aus einem bestimmten Teil des Körpers auf. Bei Krebserkrankungen findet man daher ggf. einen Befall der **regionalen Lymphknoten**, der die Streuung der malignen Zellen in den ganzen Körper eine Zeit lang verhindern kann. Bei Operationen strebt man daher an, nicht nur den Tumor, sondern auch die regionalen Lymphknoten zu entfernen.

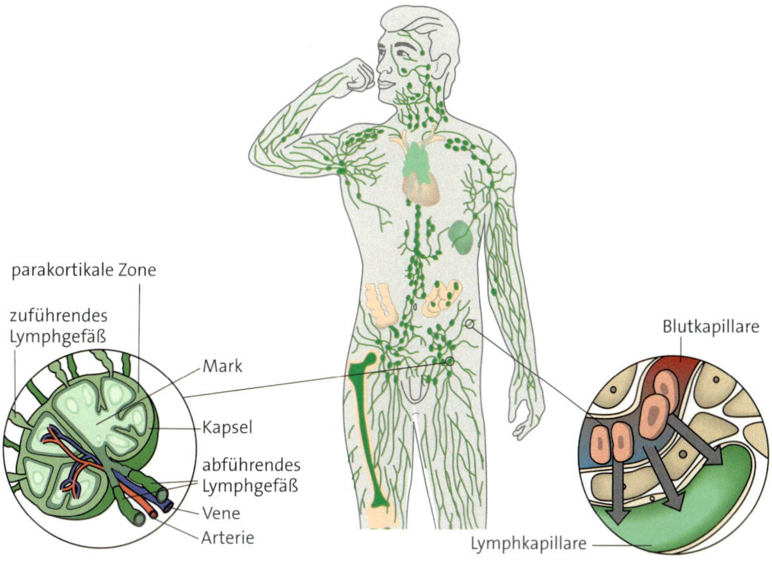

[3] Aufbau von Lymphknoten und Lymphkapillaren

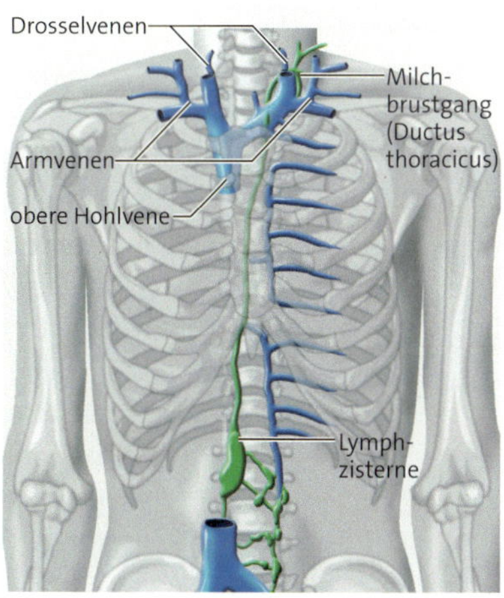

[4] Verlauf der großen Lymphgefäße

Wird ein Lymphknoten durch Fremdstoffe oder Krankheitserreger besonders beansprucht, schwillt er zumindest zeitweise an. Dies ist besonders häufig am Kieferwinkel (dem Winkel, den der Unterkiefer vorn am Hals bildet) zu beobachten, da die Kieferwinkellymphknoten viele Erreger, die in den Mund bzw. Rachen eindringen, verarbeiten müssen. Auch in der Leiste hat fast jeder Mensch tastbare Lymphknoten, denn kleine Verletzungen (z. B. durch Rasur) oder Entzündungen, Tätowierungen, selbst Mückenstiche und Haarbalgentzündungen („Pickel"), lassen die regionalen Lymphknoten anschwellen und ggf. zeitweise druckschmerzhaft werden. Der Druckschmerz entsteht durch die Dehnung der bindegewebigen Kapsel des Lymphknotens, wenn dieser anschwillt. Viel seltener vergrößern sich Lymphknoten, weil sie Krebszellen enthalten oder weil das lymphatische System selbst eine maligne Erkrankung entwickelt hat, ein malignes Lymphom. Der Begriff **Lymphom** hat eine doppelte Bedeutung; zum einen bedeutet es einfach beschreibend **„geschwollener Lymphknoten"**, zum anderen auch **„maligne Erkrankung des Lymphsystems"**. Letzteres bezeichnet man daher der Klarheit halber als **malignes Lymphom**. Zum lymphatischen Abwehrsystem gehören auch die Rachen- und Gaumenmandeln, die sog. **Peyer-Plaques** im Darm (Ansammlungen lymphatischen Gewebes im Dünndarm), sowie Leber und Milz. Bei Erkrankungen, die das lymphatische Abwehrsystem besonders fordern, schwellen daher Lymphknoten, Leber und Milz an.

4.7.5 Blutkreislauf und Herzaktion

Blutkreislauf

Abhängig vom Sauerstoffgehalt unterscheidet man **arterielles** (O_2-reiches) und **venöses** (O_2-armes) **Blut**.

Im Körperkreislauf führen die Arterien arterielles Blut und die Venen venöses Blut; im Lungenkreislauf ist es umgekehrt.

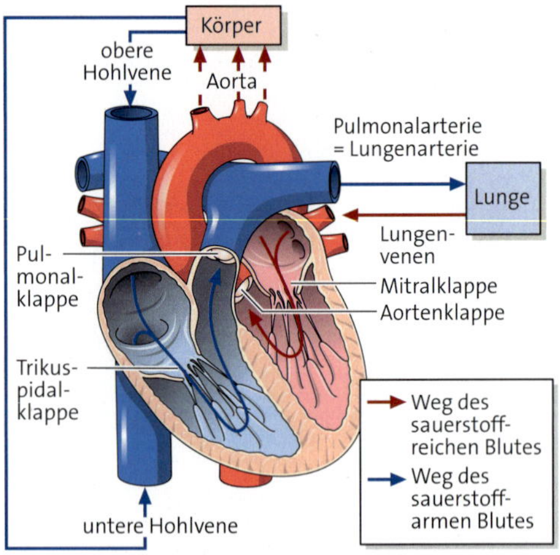

[1] Der Weg des arteriellen und des venösen Blutes

Bei anatomischen Zeichnungen muss man sich stets vergewissern, ob Arterien und Venen rot bzw. blau gekennzeichnet werden oder arterielles und venöses Blut. Der Weg des Blutes durch das Herz wird üblicherweise von den beiden Hohlvenen aus [Abb. 1] beschrieben:

Das O_2-arme Blut aus dem Körper gelangt durch die **obere und untere Hohlvene** ins **rechte Atrium**. Die Vorhofmuskulatur pumpt es in den rechten Ventrikel; dabei öffnet sich die **Trikuspidalklappe.** Durch die Pumpleistung des Vorhofs wird die Kammer schnell und effektiv gefüllt und das Herz spart Kraft. Der **rechte Ventrikel** nimmt das Blut auf und befördert es durch die **Pulmonalklappe** in die **Pulmonalarterie.** Diese teilt sich in zwei große Äste für beide Lungenflügel; sie verzweigt sich weiter und mündet in die **Lungenkapillaren**, die die Lungenbläschen umspannen. Dort wird CO_2 in die Atemluft abgegeben und O_2 ins Blut aufgenommen. Das nun arterielle Blut fließt durch die **Pulmonalvenen** (Lungenvenen) ins **linke Atrium**. Das linke Atrium pumpt das Blut durch die **Mitralklappe** in den **linken Ventrikel**. Dieser befördert das Blut durch die **Aortenklappe** in die Hauptschlagader des Körpers, die **Aorta**. Aus der Aorta entspringen die **Körperarterien**, die sich in **Arteriolen** und **Kapillaren** verzweigen. In den Körperkapillaren wird O_2 aus dem Blut gegen CO_2 aus dem Gewebe ausgetauscht; das Blut ist wieder venös und fließt durch **Venolen** und **Venen** zum rechten Herzen zurück.

Herzaktion

Jede Herzaktion, jeder „Herzschlag" besteht aus zwei Anteilen; der **Systole** (sprich Sýstole, der Austreibungsphase) und der **Diastole** (sprich Díastole, der Füllungsphase). In der Systole kontrahiert sich das Myokard (es zieht sich zusammen), in der Diastole erschlafft es [Abb. 2]. Die Phasen der Herzaktion gehen mit den charakteristischen **Herztönen (HT)** einher, die mit einem Stethoskop leicht gehört werden können. Die Herztöne entstehen durch den Klappenschluss: 1. HT = Segelklappenschluss und 2. HT = Taschenklappenschluss. Daher markiert der 1. HT den Beginn der Systole, der 2. den Beginn der Diastole. Der 1. HT klingt etwas dunkler als der 2. HT durch die gleichzeitige Kontraktion der Kammermuskulatur. Den 1. HT hört man am besten linksseitig über dem Herzen (dort, wo man das „Klopfen" des Herzens tasten kann). Der 2. HT ist am deutlichsten rechts neben dem Brustbein oberhalb des Herzens (über der Aorta) zu auskultieren. Tastet man gleichzeitig den Puls, stellt man fest, dass je zwei Herztöne einer Pulswelle – also Herzaktion – entsprechen. Während die Herz*töne* physiologisch sind, sind Herz*geräusche* pathologisch; sie können Anzeichen für Strömungshindernisse oder Rückfluss im Herzen sein, z. B. durch Herzklappenfehler. Die **Herzfrequenz (HF)**, die Anzahl der Herzaktionen pro Minute, liegt beim gesunden Erwachsenen in Ruhe bei ca. 60 bis 80 Schlägen. Herz- und Pulsfrequenz stimmen normalerweise überein, sodass man die HF mithilfe der Pulsmessung feststellen kann.

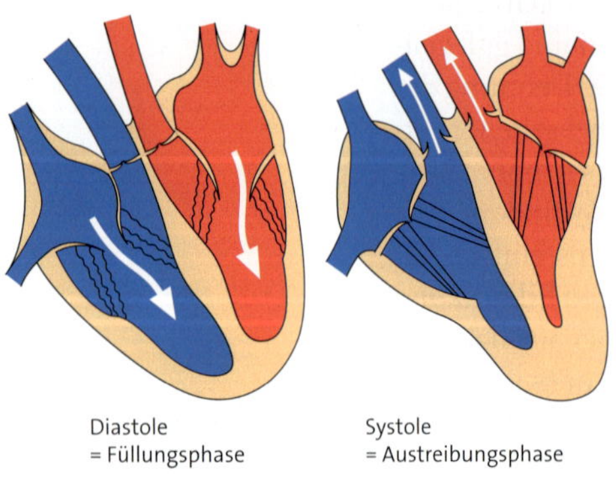

[2] Die beiden Arbeitsphasen des Herzens

Das Reizleitungssystem des Herzens

Für seine Pumptätigkeit benötigt das Herz Impulse; diese erhält es in Form von Stromreizen durch das **vegetative** (unwillkürlich und automatisch arbeitende) **Nervensystem**. Einflussfaktoren auf Pumpfunktion und Herzfrequenz sind u.a. körperliche Aktivität, psychische Situation und Schilddrüsenfunktion. Auch Medikamente, Genussmittel (Koffein) sowie Drogen beeinflussen die Herztätigkeit. Spezialisierte Zellen des Myokards bilden das **Reizleitungssystem des Herzens** [Abb. 3]. In diesem entstehen elektrische Impulse und werden so weitergeleitet, dass eine optimal koordinierte Tätigkeit aller Myokardzellen resultiert. So arbeitet das Herz gleichzeitig effektiv und ökonomisch. Oberste Instanz des Reizleitungssystems ist der **Sinusknoten**. Er gibt die Herzschlagfolge vor und wird deshalb als Schrittmacher des Herzens bezeichnet. Der normale Herzrhythmus heißt daher **Sinusrhythmus**. Vorhofleitungsfasern leiten jeden Impuls des Sinusknotens, der eine Herzaktion auslösen soll, an den **AV-Knoten** weiter. Dieser liegt am Übergang zwischen **A**trium und **V**entrikel und heißt deshalb eigentlich **Atrioventrikularknoten**. Er verzögert den erhaltenen Impuls leicht; diese minimale Pause nutzen die Vorhöfe, um die Kammern zu füllen. Vom AV-Knoten gelangt der Stromreiz über das im Septum liegende **His-Bündel** zu den Ventrikeln. Das His-Bündel teilt sich in zwei Stränge für die Ventrikel auf, den linken und rechten **Tawara-Schenkel**. Die Tawara-Schenkel münden in die dünnen **Purkinje-Fasern**, die zu den Zellen des Kammermyokards führen; bei diesen löst der ankommende Stromreiz eine Kontraktion aus.

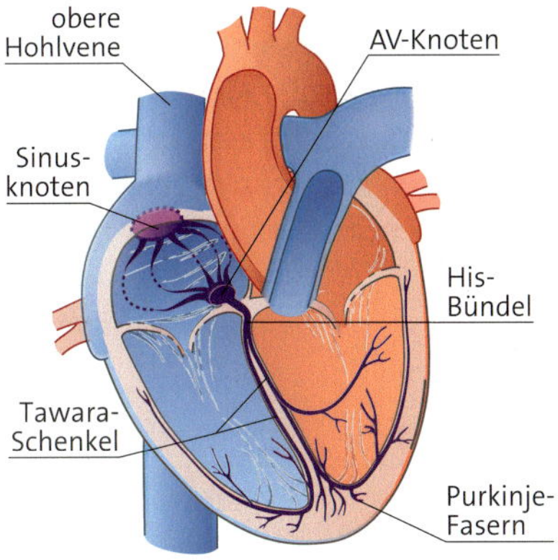

[3] Reizleitungssystem des Herzens

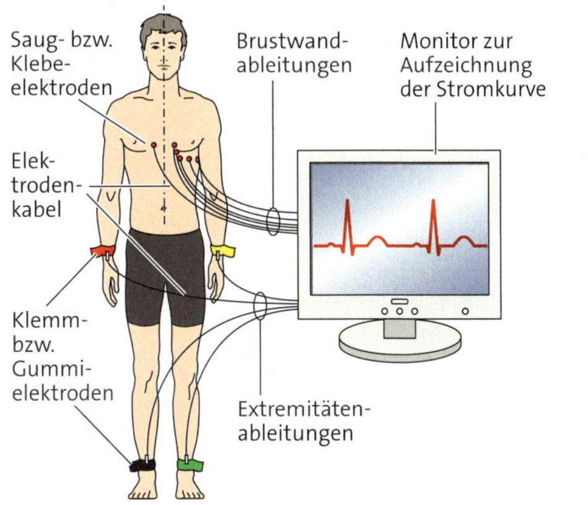

[4] Lage der Extremitätenelektroden, mit den Ampelfarben bezeichnet

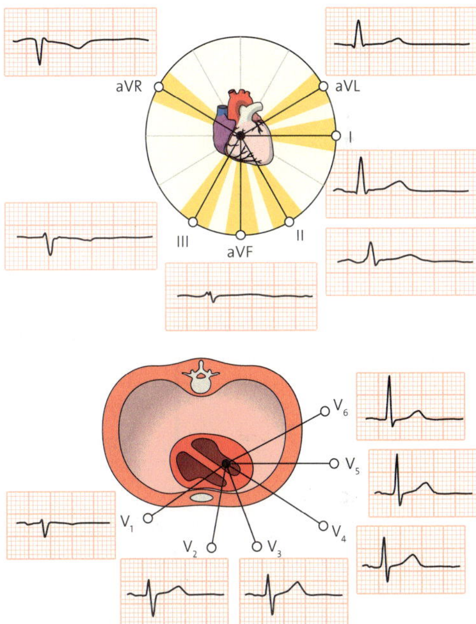

[5] 12-Kanal-EKG (schematisch dargestellt): Die Extremitätenableitungen I, II, III, aVR, aVL und aVF ergeben zusammen einen „Stern" in der Frontalebene, in dem aus 6 Richtungen Ströme „abgehört" werden. Die Brustwandableitungen V_1–V_6 „erfühlen" die Herzströme in der Transversalebene = Horizontalebene.

Diagnostik: Das **EKG** (**Elektrokardiogramm, Herzstromkurve**) ist eine Methode zur Untersuchung von Herzfrequenz und Herzrhythmusstörungen sowie zur Erkennung bestimmter Herzkrankheiten. Das EKG-Gerät nimmt herzeigene Ströme (genau genommen Potenzialdifferenzen) auf, verstärkt sie und zeichnet sie digital oder auf Papier als fortlaufende Kurve auf. Die Lage der **Elektroden** (Stromfühler) am Körper ist festgelegt [Abb. 4]. Durch das herzeigene Reizleitungssystem und die EKG-Methodik entstehen über bestimmten Teilen des Herzens charakteristische Stromkurven, die sog. **Ableitungen**. Ein **Standard-Ruhe-EKG** besteht aus **zwölf Ableitungen**, die zwölf Perspektiven auf das Herz entsprechen [Abb. 5].

Erregungsleitung des Herzens

Die Ableitungen I, II, III, aVL, aVR und aVF sind die **Extremitätenableitungen** und V_1, V_2, V_3, V_4, V_5 und V_6 die **Brustwandableitungen**. Veränderungen in den Stromkurven einzelner Ableitungen entsprechen Veränderungen bestimmter Teile des Herzens. Man kann z. B. einen Herzinfarkt mittels EKG grob lokalisieren im Sinne eines Vorderwand- oder Hinterwandinfarktes.

Herzinfarkt | 275

Spürt ein Patient Herzrhythmusstörungen nur ab und zu, z. B. in bestimmten Situationen, bildet das Ruhe-EKG diese meistens nicht ab. Ein tragbares Gerät kann die Herzstromkurve als Langzeit-EKG über 24 oder 48 h aufzeichnen. Der Patient füllt einen Protokollbogen aus, auf dem er Aktivitäts- und Ruhephasen während des Untersuchungszeitraums notiert. Die Aufzeichnungen des Geräts werden digital ausgelesen und ärztlich befundet, d. h. beschrieben und bewertet.

Schematische Darstellung der einzelnen EKG-Abschnitte

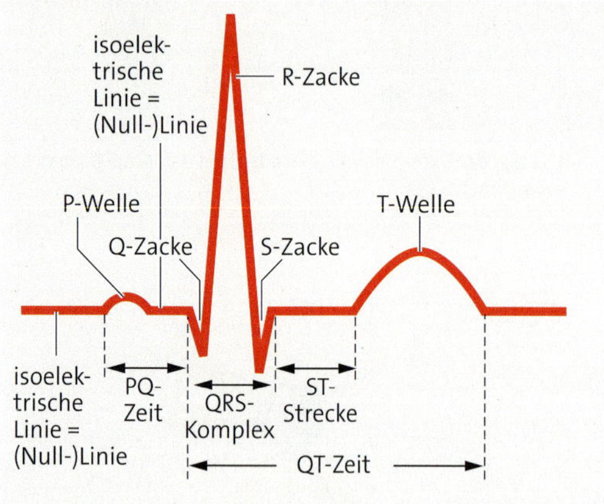

Teil der EKG-Kurve	Entsprechender Vorgang im Herzmuskel
P-Welle	elektrische Erregung und Kontraktion der Vorhöfe
PQ-Zeit	Kontraktion der Vorhöfe, d. h. Zeit zwischen Erregung der Vorhöfe und der Ventrikel
Q-Zacke	Erregung des Kammerseptums (der Herzscheidewand)
QRS-Komplex	Erregungsfluss in die Kammern, Kammerkontraktion (die Erregung läuft etwa kreisförmig in die Kammermuskulatur, was Zacken in verschiedene Richtungen erzeugt)
ST-Strecke	komplette Erregung der Kammern, weiterhin Kammerkontraktion
T-Welle	Rückbildung der Kammererregung

W **Herzstolpern** ... kommt bei jedem Menschen vor. Niemand hat eine völlig regelmäßige Herzschlagfolge. Vor allem in Ruhe spüren auch Gesunde ab und zu ein „Stolpern". Meistens haben die Extraschläge (Extrasystolen) keinen Krankheitswert [Abb. 1]. Belastungsabhängige Herzrhythmusstörungen sind eher pathologisch; sie können z. B. auf Durchblutungsstörungen des Herzmuskels hinweisen und müssen abgeklärt werden.

An der Quelle – die Herzkranzgefäße

Das Herz schlägt durchschnittlich 70-mal pro Minute, 4.200-mal pro Stunde, 100.000-mal am Tag und in 70 Lebensjahren etwa 2,5 Billionen Mal. Für diese Leistung benötigt es ständig Sauerstoff und Nährstoffe. Das Herz wird durch eigene Blutgefäße versorgt. Da diese das Herz an einigen Stellen kranzähnlich umfassen, nennt man sie **Koronargefäße** (Herzkranzgefäße; lat. corona = Kranz). Beide **Koronararterien**, die rechte und die linke, entspringen aus der Aorta kurz oberhalb der Aortenklappe [Abb. 2]. Dadurch erhält das Myokard das sauerstoffreichste Blut des Körpers – es kommt direkt von der Lunge. Das Herz kann zudem verschiedene Energieträger nutzen: Fett, Kohlenhydrate, Milchsäure u. a. – für seine pausenlose Pumptätigkeit braucht es reichlich Kalorien und kann nicht wählerisch sein.

Die Koronararterien verzweigen sich im Myokard in Arteriolen und Kapillaren; die **Koronarvenen** münden in den rechten Vorhof.

Wie alle Arterien werden die Koronararterien lebenslang durch den Blutdruck belastet. Ist dieser zu hoch und/oder bestehen noch andere Risikofaktoren, entsteht verfrüht eine |**Arteriosklerose** (Adernverkalkung bzw. -verengung). Kommt es dadurch zum Verschluss einer Koronararterie, so stirbt der nicht mehr durchblutete Teil des Myokards ab – man nennt dies |**Herzinfarkt**.

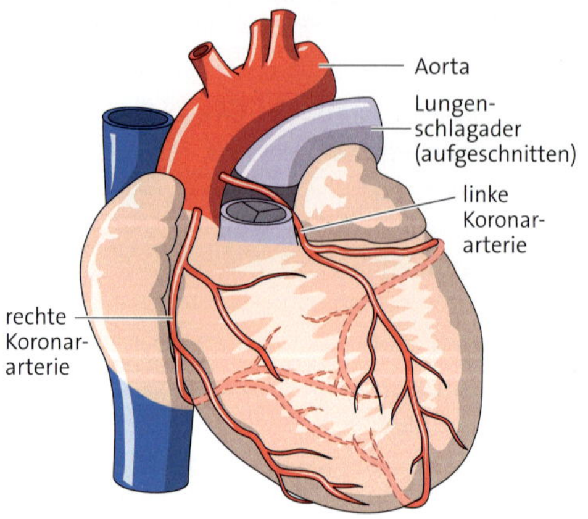

[2] Herzkranzgefäße

Blutdruck und Blutdruckmessung

Unter dem Blutdruck versteht man den Druck, der erforderlich ist, um das Blut durch die Arterien bis in die Kapillaren zu pumpen. Je weiter die Strecke ist, desto höher ist der erforderliche Druck. Im Körperkreislauf herrscht daher ein Blutdruck von ca. 120/80 **mmHg** (sprich 120 zu 80 Millimeter HG) und im Lungenkreislauf von ca. 22/10 mmHg. Die Einheit **Millimeter Quecksilbersäule** stammt von den ersten Blutdruckmessgeräten, die tatsächlich mit einer Quecksilbersäule maßen. Nach dem Erfinder der Blutdruckmessung, dem italienischen Kinderarzt S. **Riva-Rocci** (sprich Riwa-Rotschi [Abb. 3 und 4]), verwendet man für den Blutdruck die Abkürzung **RR**.

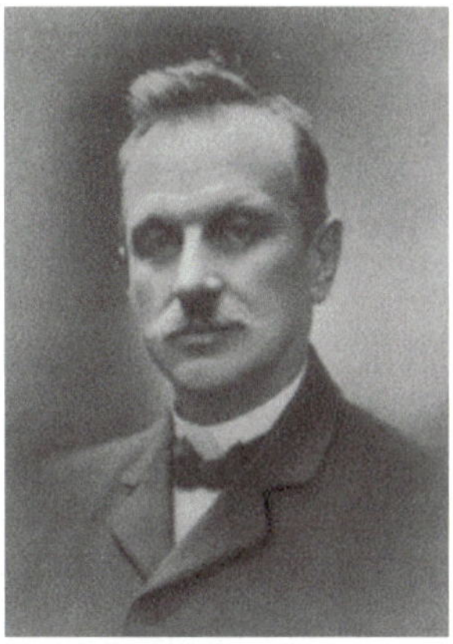

[3] Prof. Scipione Riva-Rocci (1863–1937), ital. Kinderarzt

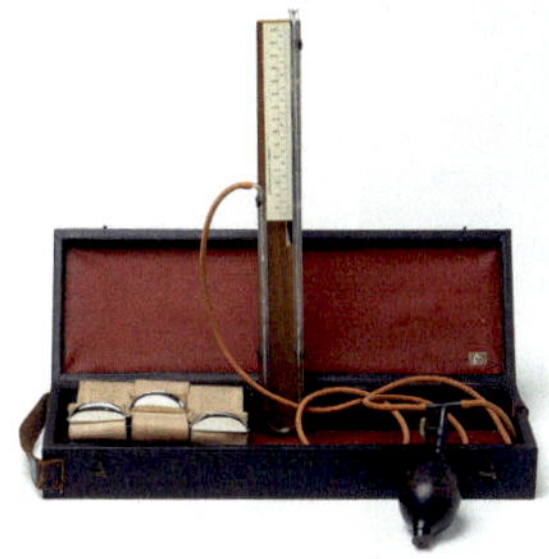

[4] Blutdruckmessgerät nach Riva-Rocci: das „Sphygmomanometer" mit Quecksilbersäule von 1896

Der Blutdruck wird durch die Kraft bestimmt, mit der das Herz in der Systole pumpt, sowie durch den Gefäßwiderstand. Verhärtete, arteriosklerotische Arterien gehen mit erhöhten RR-Werten einher. Daher haben viele Menschen im Alter erhöhten Blutdruck. Der Messwert besteht aus zwei Anteilen, dem systolischen und dem diastolischen RR. Der **systolische RR** entspricht dem Druck, mit dem das Herz das Blut in die Arterien pumpt. Die Druckwelle wird in der Arterienwand gespeichert; die elastische Wand gibt den Druck ab und pumpt so das Blut in der Diastole weiter, während das Herz sich neu füllt [Abb. 5]. Deshalb fällt der Blutdruck auch in der Diastole nie auf Null ab, sondern nur auf den niedrigeren, den **diastolischen RR**-Wert. So kommt ein kontinuierlicher Blutfluss zustande, obwohl das Herz nur in der Systole pumpt. Da die Arterien nie weniger als den diastolischen RR aushalten müssen, ist der diastolische Wert wichtig für die Beurteilung des Bluthochdrucks.

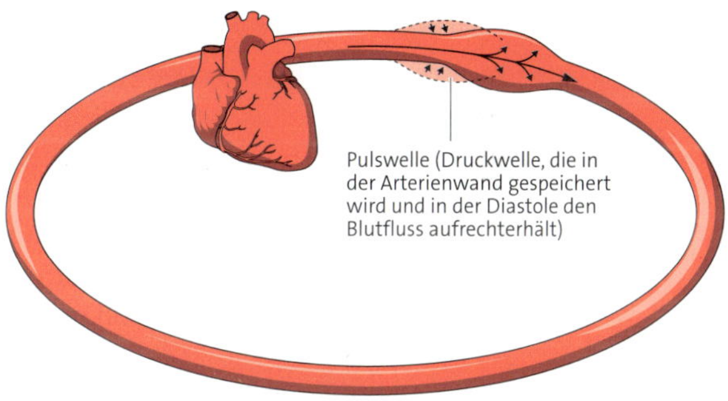

[5] Druckspeicherung und -abgabe in der Arterienwand

Für die **Blutdruckmessung nach Riva-Rocci** wird ein geeichtes Blutdruckmessgerät mit Oberarmmanschette und ein Stethoskop benötigt. Das RR-Messgerät besteht aus **Manschette**, Schlauch und **Manometer** (Druckmesser) [Abb. 6]. Die Manschette wird an den Oberarm des entspannt sitzenden Patienten angelegt, der Puls ertastet und die Manometerschraube geschlossen. Dann wird die Manschette so weit aufgepumpt, bis der Puls nicht mehr tastbar ist (der Manschettendruck entspricht dann dem systolischen RR). Nun wird die Manschette um weitere 20–30 mmHg aufgepumpt. Durch Öffnen der Manometerschraube wird die Luft jetzt langsam abgelassen (ca. 3 mmHg pro Sekunde). Beim Erreichen des systolischen Blutdrucks ist ein deutliches pulssynchrones Pochen hörbar, die Korotkow-Töne. Beim weiteren Luftablassen werden die Töne leiser und hören schließlich ganz auf. **Der Druck beim ersten hörbaren Korotkow-Ton entspricht dem systolischen Blutdruck, beim letzten deutlich hörbaren Ton dem diastolischen Blutdruck**. Sehr wichtig für korrekte Werte ist das richtige Verhältnis zwischen Oberarmdicke und Manschettengröße. Die Standardmanschette ist für einen Oberarmumfang von 24 bis 32 cm gedacht (Aufschrift beachten). Bei dünneren Armen werden zu niedrige, bei dickeren zu hohe RR-Werte gemessen. Ein optimaler RR-Wert liegt beim Erwachsenen in Ruhe unter 120/80 mmHg.

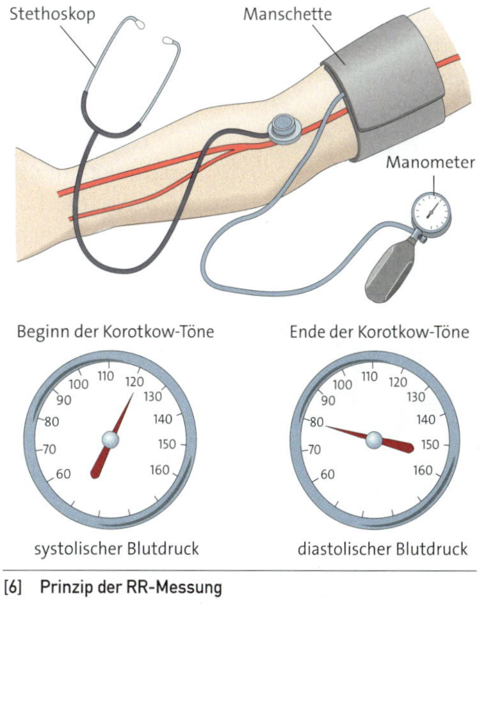

[6] Prinzip der RR-Messung

4.7.6 Herz-Kreislauf-Erkrankungen

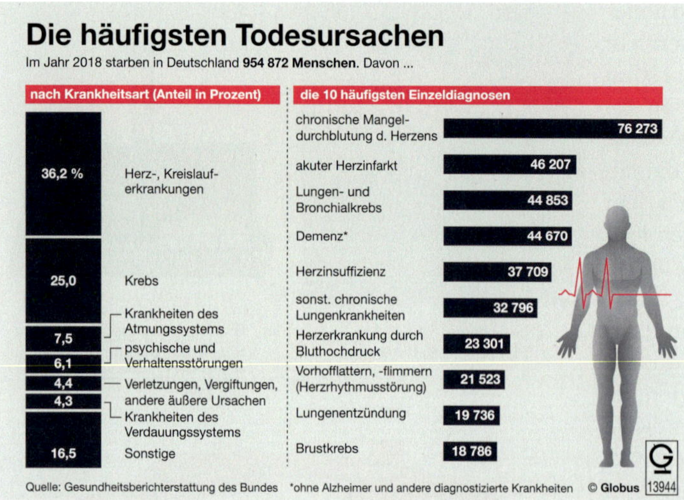

Erkrankungen des kardiovaskulären Systems liegen in der Todesursachenstatistik an erster Stelle. Dies hat mehrere Gründe:

- Falsche Lebensweise, die Übergewicht und Wohlstandskrankheiten fördert, ist sehr verbreitet. Dies fördert Arteriosklerose und ihre Folgekrankheiten.
- Die gestiegene Lebenserwartung macht Herz-Kreislauf-Krankheiten durch degenerative Vorgänge (normale Alterserscheinungen) häufiger.
- Infektionen sind heute relativ gut behandelbar und verlaufen selten tödlich; auch bei Krebserkrankungen hat sich die Prognose durch neue Therapieoptionen stark verbessert, dies erhöht die relative Häufigkeit der Herz-Kreislauf-Krankheiten.
- Altersschwäche ist als Todesursache „medizinisch unkorrekt"; d. h. für die Todesfeststellung durch den Arzt fordert das Gesetz die Dokumentation einer Krankheit bzw. eines pathologischen Todesmechanismus auch bei uralten Menschen; oft geht dann die Diagnose „Herzversagen" in die Statistik ein.

Die |**Prävention** vermeidbarer |**Morbidität** (Krankheitshäufigkeit) und |**Mortalität** (Sterblichkeit) ist eine wichtige Aufgabe aller Beteiligteren des Gesundheitswesens.

Prävention | 38
Morbidität | 514
Mortalität | 516

Bluthochdruck (Hypertonie) – ständig „auf 180"?

Hypertonie (arterielle Hypertonie; Hypertension; Bluthochdruck) ist definiert als ein chronisch bestehender Blutdruck von > 140/90 mmHg. Hypertonie liegt bei Erwachsenen – abhängig vom Alter – bei 20 bis 50 % vor. Viele **Hypertoniker** (Bluthochdruckkranke) wissen nichts von ihrer Krankheit; die meisten sind nicht oder nicht ausreichend behandelt.

Hypertonie ist fast immer asymptomatisch (erzeugt keine Symptome); sie ist nicht schmerzhaft und ruft meistens erst dann Beschwerden hervor, wenn sie zu schweren Folgekrankheiten wie Nierenversagen oder Schlaganfall geführt hat. Viele Hypertoniker führen sich nachweislich bei erhöhten Werten sogar besser als bei **Normotonie** (normalem RR). Blutdruckkrisen, d. h. Entgleisungen des Blutdrucks über 200 mmHg systolisch, gehen z. T. mit Kopfdruck, Schwindelgefühl u. a. Symptomen einher. Da sich der Körper mit der Zeit aber an hypertone Werte gewöhnt, kann man sich auf Symptome bei Hypertonie keinesfalls verlassen.

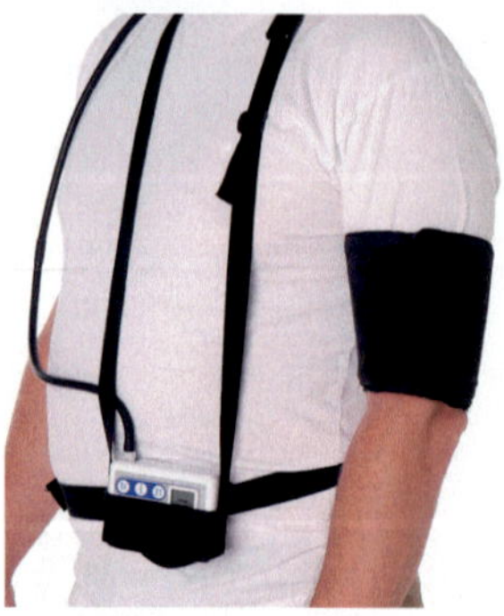

[1] Patient mit Langzeit-Blutdruckmessgerät

Die Diagnosestellung erfordert mehrere Messungen; oft ist eine **Langzeit-Blutdruckmessung (24-h-RR-Messung)** erforderlich; sie dient dazu, den Durchschnitts-RR und den Tagesverlauf zu beurteilen. Der 24-h-RR hilft auch, eine Hypertonie von einem unter Anspannung (z. B. beim Arztbesuch) kurzfristig erhöhten Wert zu unterscheiden. Allerdings steigt bei Blutdruckgesunden der RR auch vor Menschen mit weißem Kittel nicht an; der „Weißkittel-Hochdruck" ist ein Indikator dafür, dass ein Mensch eine Hypertonie hat oder entwickelt. Oft ist der Blutdruck in der Entstehungsphase der Hypertonie **labil**, also wechselnd und nur bei Belastung erhöht, dann aber ständig **hyperton** (zu hoch).

Grafische Darstellung der 24-h-RR-Messung eines 42-jährigen Patienten, der zwei Antihypertensiva (Blutdruck senkende Medikamente) einnimmt

Patient: Soldat der britischen Armee, 42 Jahre

BD bedeutet Blutdruck (mmHg)

HF bedeutet Herzfrequenz (Schläge/min)

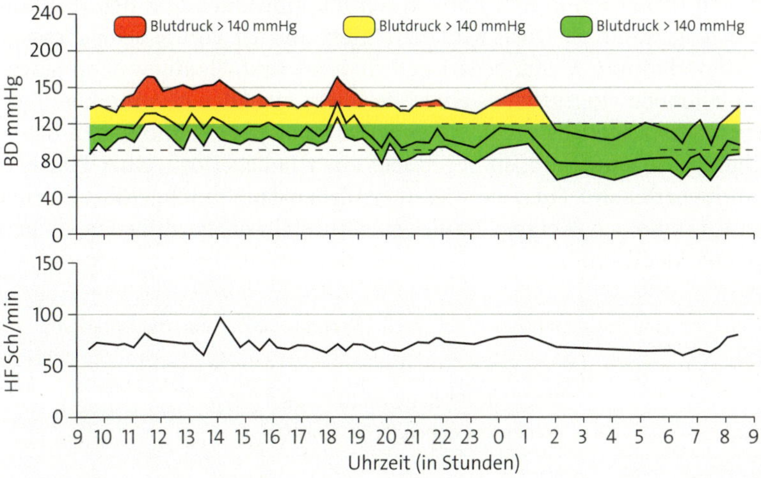

Medikation:

- Beta-Blocker (Metoprolol)
- ACE-Hemmer (Enalapril)

Beurteilung: erhöhte systolische RR-Werte während des gesamten Arbeitstages und am Abend; der Patient ging spät zu Bett (2:00 Uhr; er erhielt aufgrund des dargestellten Befundes zusätzlich ein drittes Antihypertensivum und zeigte darunter normale RR-Werte).

Ursache der arteriellen Hypertonie ist meistens eine entsprechende genetische Veranlagung; man spricht von der **primären** oder **essenziellen Hypertonie**. Diese wird umso eher manifest, je mehr Risikofaktoren der Patient hat: Übergewicht, Rauchen, regelmäßiger Alkoholkonsum, Bewegungsmangel, Schlafmangel und Stress tragen zur Hypertonie bei. Bei Frauen ist die Einnahme der Pille oft ein Auslöser. Hypertonie durch Medikamente (Hormone, z. B. Cortison, Schmerzmittel vom NSAR-Typ) sowie in der Folge anderer Erkrankungen wie Nieren- oder Schilddrüsenkrankheiten nennt man **sekundäre Hypertonie**. Typisch für die sekundäre Hypertonie ist ein fehlendes Absinken des Blutdrucks während des Nachtschlafs, erkennbar im 24-h-RR-Protokoll.

Ein zu hoher Kochsalzkonsum kann eine Hypertonie verschlimmern und ihre Therapie erschweren. Blutdruckgesunde entwickeln jedoch durch viel Salz allein keine Hypertonie. Auch ein hoher Lakritzverzehr kann eine Hypertonie erzeugen [Abb. 1].

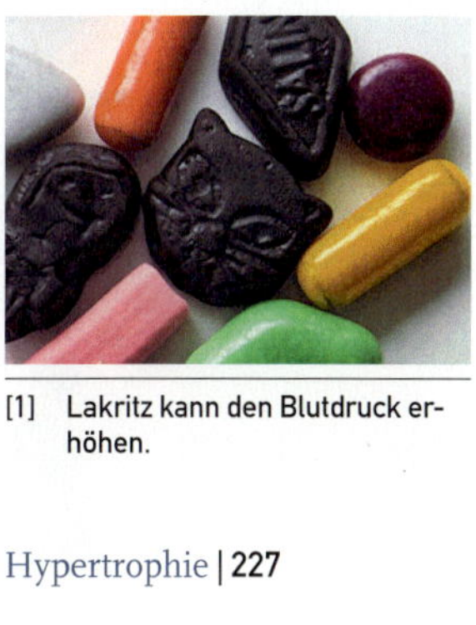

[1] Lakritz kann den Blutdruck erhöhen.

Komplikationen der Hypertonie sind alle arteriosklerotischen Krankheiten; in erster Linie erhöht sie aber das Risiko, einen Schlaganfall zu erleiden, eine Nierenschwäche zu entwickeln und zu erblinden. Viele Dialysepatienten haben ihre Nierenfunktion allein durch unbehandelten Bluthochdruck verloren (**Dialyse** bzw. **Hämodialyse** = maschinelle Blutwäsche bei fehlender Nierenfunktion).

Das Myokard passt sich dem erhöhten Gefäßwiderstand bei Hypertonie mit der Zeit durch Verdickung an; es kommt zur |**Hypertrophie** des Herzmuskels. Auf Dauer resultiert oft eine **Herzinsuffizienz** (Herzschwäche); der chronisch überlastete Muskel erlahmt allmählich.

Hypertrophie | 227

online
www.leitlinien.de

Leitlinien
Empfehlungen für die Diagnostik und Therapie häufiger Erkrankungen, die von medizinischen Fachgesellschaften erarbeitet werden und nach **Evidenz** (nachgewiesener Wirksamkeit) geordnet sind.

Die Therapie der sekundären Hypertonie besteht – wenn möglich – in der Behandlung der Grundkrankheit bzw. dem Absetzen auslösender Medikamente; andernfalls oder zusätzlich wird therapeutisch wie bei essenzieller Hypertonie vorgegangen. Bei leichter essenzieller Hypertonie wirken ggf. allein Lebensstiländerungen; Ausdauersport, salzarme, vorwiegend pflanzliche Kost und Gewichtsabnahme wirken günstig. Bei hochgradiger Hypertonie ist sofort eine medikamentöse Therapie indiziert. **Antihypertensiva** (Arzneimittel gegen Bluthochdruck) werden individuell und den |Leitlinien entsprechend ausgewählt; die Dosis wird dem Effekt und der Verträglichkeit entsprechend gewählt und immer wieder bedarfsgerecht angepasst. Häufig werden Medikamentenkombinationen eingesetzt, da ein Mittel allein nicht den gewünschten Erfolg bewirkt. Synergistisch (gleichsinnig) wirkende Substanzen zu kombinieren hat den Vorteil geringerer Nebenwirkungen gegenüber einer hohen Dosis einer Einzelsubstanz. Die **antihypertensive Therapie** wird meist **lebenslang** durchgeführt; normalisiert sich der RR unter der Therapie, ist dies ein Grund für die Fortführung, nicht für das Absetzen der Medikation.

Antihypertensiva (Auswahl der am häufigsten eingesetzten Substanzklassen, für die eine Prognosebesserung und Schutz vor Hypertonie-Langzeitschäden gesichert sind)

Substanzklasse, Wirkstoffbeispiele	**Vorteile**	**Beispiele für Kontraindikationen (KI) und Nebenwirkungen (NW);** ***Sonstiges***
ACE-Hemmer: Ramipril Enalapril Lisinopril	unterstützen die Herzfunktion, schützen die Nieren vor Diabetesschäden	KI: Schwangerschaft, Nierenschwäche NW: Husten bei 10 % der Patienten, Schwäche- und Schwindelgefühl sowie Müdigkeit bei allen Antihypertensiva in der Einstellungsphase (erste Wochen)
AT_1-Blocker: Candesartan Losartan, Valsartan	wie ACE-Hemmer	Husten unter 1 % *etwas teurer als ACE-Hemmer*
Betablocker: Bisoprolol Metoprolol	schützen das Herz vor Stresshormonen und vor (erneutem) Herzinfarkt	KI: Asthma bronchiale, z. T. Herzschwäche, bestimmte Herzrhythmusstörungen NW: verlangsamte Herzschlagfolge, geringe Gewichtszunahme, Müdigkeit *gut wirksam gegen einige Arten von Herzrhythmusstörungen; schützen manche Migränepatienten vor Schmerzattacken*
lang wirksame Kalziumantagonisten: Amlodipin, Lercanidipin	stoffwechselneutral (kein Einfluss auf Blutzucker und Harnsäure)	KI: Herzinsuffizienz, frischer Herzinfarkt, Schwangerschaft NW: Kopfschmerzen, Beinödeme (teilweise dosisabhängig)
Diuretika (Torasemid, Indapamid, HCT)	erhöhen die Kochsalzausscheidung	KI: unbehandelte Gicht NW: Blutzuckeranstieg, Gichtanfall

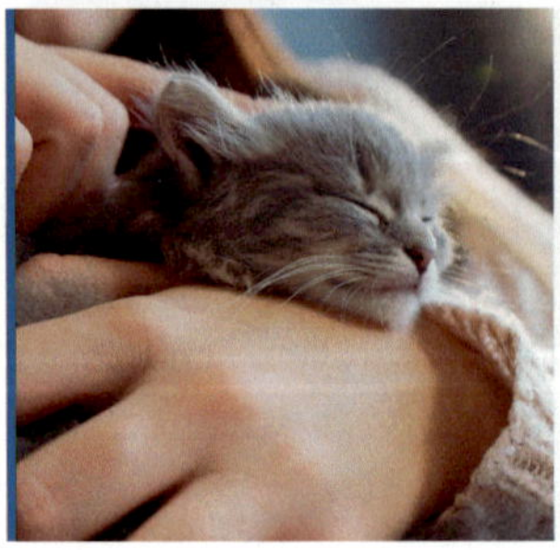

W

Die Katze und der Blutdruck ...

„Herr Doktor, ich bin 70, da ist 170 Blutdruck doch normal!" – dachte man früher. Es hat sich aber gezeigt, dass Menschen, die ein hohes Alter in geistiger Frische erreichen, lebenslang RR-Werte „wie ein junges Mädchen" behalten – ideal sind <120/<80 mmHg. Wer schlank ist, sich viel bewegt, viel pflanzliche Kost zu sich nimmt – und eine Katze hat, ist im Vorteil. Eine Katze, das haben Studien gezeigt, trägt zur Entspannung bei und ist so wirksam wie eine blutdrucksenkende Tablette.

Arteriosklerose

Faltenbildung, geistiger Abbau, Herzinfarkt, Schlaganfall, Impotenz und Erblindung haben in den meisten Fällen eine gemeinsame Ursache: nachlassende bzw. mangelnde Durchblutung. Die Unterversorgung von Organen mit O_2 und Nährstoffen geht mit Funktionsstörungen und beschleunigter Gewebedegeneration einher. **Arteriosklerose** (**Atherosklerose**) ist definiert als degenerative Arterienerkrankung, die zur **Verhärtung** und zum **Elastizitätsverlust** der Arterienwände und zur **Einengung des Arterienlumens** (des Innenraums der Arterien) führt. Typisch für die Arteriosklerose sind **Plaques** (Ablagerungen) auf dem Endothel, die Cholesterin, Zellen, Bindegewebsfasern und Kalk enthalten.

Arteriosklerose ist eine Alterserscheinung, die durch bestimmte **Risikofaktoren** verstärkt und verfrüht auftritt und die charakteristische Krankheiten mit sich bringt [Tab. unten]. Ein Risikofaktor ist ein gesundheitsschädlicher Umstand, der mit einer erhöhten Krankheitswahrscheinlichkeit einhergeht. Einige weniger „harte" Risikofaktoren wie Gicht, Entzündungen, Zahnbetterkrankungen, Mangel an bestimmten Vitaminen, Nährstoffen und Spurenelementen kommen hinzu; immer wieder werden weitere Faktoren entdeckt und die Reihenfolge ihrer Bedeutung verändert.

Risikofaktoren für Arteriosklerose und ihre Folgekrankheiten

Risikofaktor	Erklärung	Beeinflussbarkeit
Hypertonie	Bluthochdruck	ja
Hyperlipidämie bzw. Hypercholesterinämie bzw. Dyslipidämie	zu hoher Blutfettspiegel zu hoher Cholesterinspiegel hohes schädliches (LDL-) und niedriges gutes (HDL-)Cholesterin	ja
Diabetes mellitus	Zuckerkrankheit	ja
Nikotinkonsum/-sucht	Zigarettenrauchen	ja
Alter		nein
männliches Geschlecht		nein
genetische Disposition	kardiovaskuläres Ereignis bei einem erstgradigen Verwandten unter 60 Jahren	nein
Übergewicht / Adipositas	erhöhter Körperfettanteil vor allem im Bauchbereich	ja
Stress, Depression	hoher Stresshormonspiegel	ja/nein

Wichtig ist, dass sich bei Vorliegen mehrerer Faktoren das Risiko nicht z. B. bei zwei Faktoren verdoppelt und bei drei Faktoren verdreifacht, sondern multipliziert bzw. potenziert. Das persönliche Risiko, in den nächsten zehn Jahren ein sog. **kardiovaskuläres Ereignis** (**Herzinfarkt** oder **Schlaganfall**) zu erleiden, lässt sich bei Kenntnis des Gewichts, der RR- und Blutfettwerte berechnen (s. Online-Hinweis).

online

www.herzstiftung.de
bietet einen individuellen Risikotest

Die Pathogenese der Arteriosklerose beginnt mit minimalen **Gefäßverletzungen** durch mechanische Belastung, d. h. hohen Blutdruck und Verwirbelungen des Blutstroms an Gabelungsstellen und/oder mit **streifenförmigen Fettablagerungen** in Arterien. Diese Veränderungen lösen den Versuch des Immunsystems aus, die entstehenden Ablagerungen zu entfernen. Leider helfen die Abbauversuche nicht, sondern verschlimmern die Gefäßverengung weiter, weil Entzündungszellen und Bindegewebe das Lumen weiter einengen.

Pathogenese der Arteriosklerose

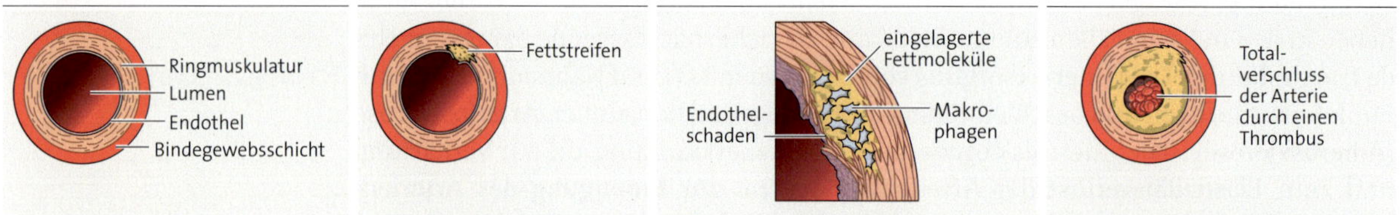

1. normale Arterie	2. erste Fettstreifen (Plaques)	3. Makrophagen wandern in die Plaque ein, phagozytieren Fett und bleiben liegen. Bindegewebsfasern verkapseln die Immunzellen, um die Plaque zu glätten.	4. Das Lumen ist stark verengt. Platzt die Plaque auf, lagern sich Thrombozyten an die raue Stelle an; der so entstehende Thrombus verschließt das Lumen komplett.

Die Symptomatik der Arteriosklerose ist davon abhängig, welches Organ bzw. welche Organe so stark betroffen sind, dass Beschwerden durch Mangeldurchblutung auftreten. Die Arterieneinengung an sich können wir nicht spüren, da Blutgefäße keine sensiblen Nerven haben. Beispiele arteriosklerotischer Krankheiten sind die **periphere arterielle Verschlusskrankheit** (Schaufensterkrankheit bzw. Raucherbein), die **koronare Herzkrankheit** (Angina pectoris und Herzinfarkt) und die **Zerebralsklerose** (Demenz und Schlaganfall). Da alle Blutgefäße zusammenhängen und den gleichen Bedingungen unterliegen, bildet sich Arteriosklerose nie nur lokal, sondern stets **generalisiert** (im ganzen Körper).

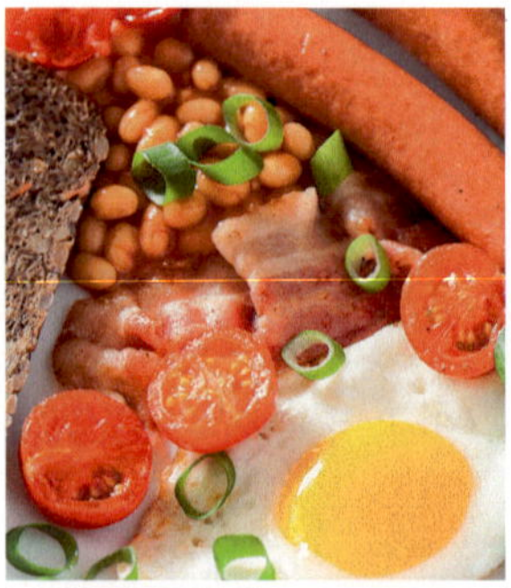

[1] Cholesterinreich: schottisches Frühstück

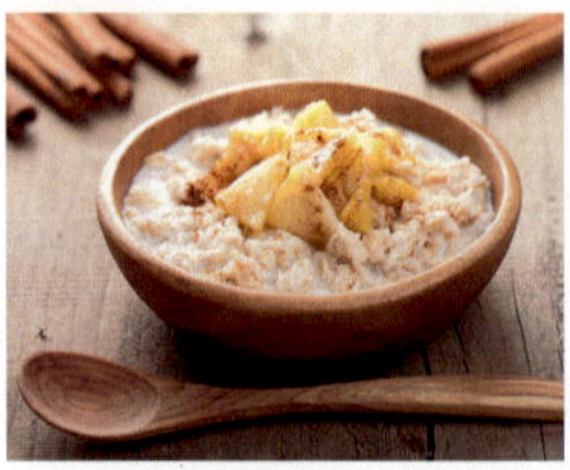

[2] Natürliche Cholesterinsenker: Hafer und Äpfel

W Cholesterin ist ein fettähnlicher Stoff, der als Membranbestandteil und Grundbaustein für Hormone lebenswichtig ist. Zu viel Cholesterin lagert sich jedoch in Arterien ab. Da die Leber es selbst bildet, sollte die Nahrung nur wenig Cholesterin enthalten [Abb. 1]. Das „schlechte" LDL-Cholesterin (Low Densitiy Lipoprotein) fördert Ablagerungen, das „gute" HDL-Cholesterin (High Density Lipoprotein) wirkt Plaques entgegen. Eine vorwiegend pflanzliche Kost senkt das Gesamtcholesterin (den sog. Cholesterinspiegel); sie erhöht HDL, senkt LDL und hilft, Ablagerungen teilweise wieder abzubauen.

Das Gesamtcholesterin sollte < 200 mg/dl liegen, das HDL > 40 mg/dl. Den Zielwert des LDL bestimmt das individuelle kardiovaskuläre Risiko; nach Herzinfarkt soll es < 50 mg/dl liegen, bei hohem Risiko < 70 mg/dl und bei mittlerem Risiko < 70 mg/dl. Das Verhältnis LDL/HDL wird nicht mehr berechnet, da das LDL relevanter ist. Statine wie Rosuvastatin oder Atorvastatin senken effektiv das LDL und damit das Risiko. Sie können ab 10 % 10-Jahres-Risiko für ein kardiovaskuläres Ereignis verordnet werden.

Periphere arterielle Verschlusskrankheit (pAVK)

Definition: Symptomatische Arteriosklerose der Beingefäße [Abb. 3].

Symptome: Beinschmerzen zunächst bei Belastung; der erhöhte Blutbedarf der Muskulatur beim Gehen kann nicht gedeckt werden, sodass der auftretende Schmerz Pausen erzwingt. Der Begriff **Schaufensterkrankheit** illustriert, dass Betroffene alle paar Meter, quasi vor jedem Schaufenster, stehen bleiben müssen; der Fachbegriff lautet **Claudicatio intermittens**. Bei Fortschreiten der pAVK wird die schmerzfreie Gehstrecke immer kürzer; schließlich bestehen Schmerzen auch in Ruhe und es kann zum Absterben (|**Gangrän**) von z. B. Zehen kommen.

Gangrän | 227

Die Diagnostik umfasst neben der klinischen Untersuchung (u. a. Puls- und RR-Messung sowie Beurteilung der Haut an den Beinen) die **Angiografie** (radiologische Gefäßdarstellung).

Die Therapie zielt auf die Behandlung der Risikofaktoren; vorrangig ist der kompromisslose Rauchstopp. Möglich sind durchblutungsfördernde Maßnahmen, vor allem aktives Training (Gehen, Radfahren), um die Bildung neuer (kleiner) Blutgefäße anzuregen, die als **Kollateralen** (Umleitungen) für verstopfte Arterien wirken können. Medikamente und ggf. verschiedenartige Eingriffe zur Wiedereröffnung (**Angioplastie**), zum Ersatz (z. B. Gore-Tex®-**Gefäßprothesen**) oder zur Umgehung (**Bypass**) einzelner verschlossener Arterien können ggf. Symptome lindern. Manchmal ist die zumindest teilweise Amputation des oder der betroffenen Beine unausweichlich.

Prävention: Nicht rauchen; Behandlung der Risikofaktoren.

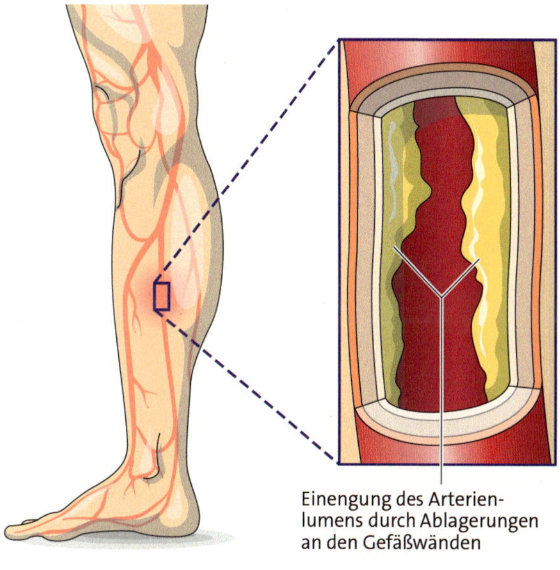

[3] Arteriosklerose einer Beinarterie mit Einengung des Arterienlumens

Koronare Herzkrankheit (KHK) und Myokardinfarkt (Herzinfarkt)

Definition: Bei der koronaren Herzkrankheit besteht eine Mangeldurchblutung des Myokards aufgrund einer **Koronarsklerose** (Arteriosklerose der Koronararterien).

Symptome: Bei zunehmender Verengung der Koronararterien kommt es – zunächst bei Belastung – zu O_2-Mangel im Myokard. Der unterversorgte Myokardanteil schmerzt. Der Patient spürt bei Anstrengung **Angina pectoris**, ein schmerzhaftes Engegefühl in der Brust. Nicht immer tritt der Schmerz nur in der Brust auf [Abb. 4]. Typisch ist gleichzeitig auftretende **Dyspnoe** (sprich Düspnö; Luftnot), da das Myokard unter O_2-Mangel nicht effektiv arbeitet und somit weniger sauerstoffreiches Blut durch den Körper pumpt. Zunächst löst nur Belastung die Angina aus, in Ruhe geht sie zurück; bei Zunahme der Koronarsklerose kann sie jedoch schon bei geringster Belastung und schließlich auch in Ruhe auftreten.

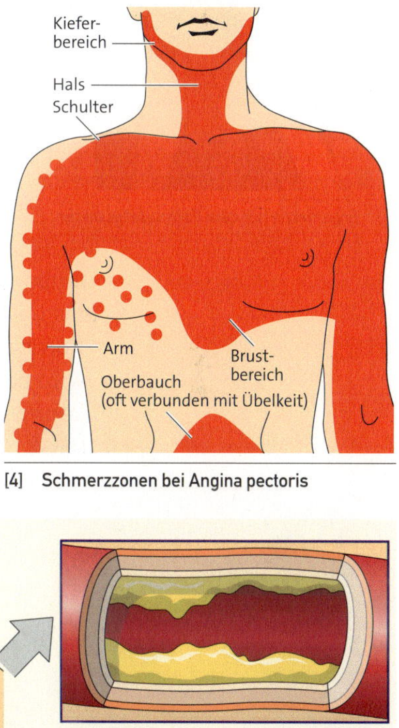

[4] Schmerzzonen bei Angina pectoris

Der komplette Verschluss einer Koronararterie führt zum **Myokardinfarkt (Herzinfarkt**; Absterben eines nicht durchbluteten Myokardanteils [Abb. 5]).

Beim Myokardinfarkt sind die Brustschmerzen meist schwerer und anhaltender als bei Angina pectoris; oft besteht Todesangst und dem Patienten bricht kalter Schweiß aus. Bei Frauen sind Übelkeit und Bauchschmerz häufig. Da sich der Komplettverschluss einer Koronararterie, d. h. ein Herzinfarkt, ggf. nicht ganz plötzlich entwickelt und durch einen Eingriff rückgängig gemacht werden kann, wird der drohende und frische Infarkt als akutes **Koronarsyndrom (ACS)** bezeichnet.

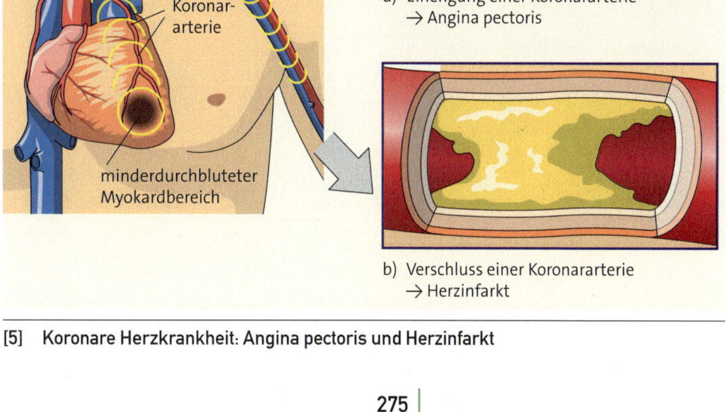

[5] Koronare Herzkrankheit: Angina pectoris und Herzinfarkt

Manche Patienten kollabieren; auch Erbrechen kommt vor. Im unversorgten Myokard können schwerste **Herzrhythmusstörungen** wie das **Kammerflimmern** entstehen. Dabei lebt der Herzmuskel zwar noch, arbeitet aber so uneffektiv, dass kein Blut gefördert wird, sofort Bewusstlosigkeit und unbehandelt rasch der Tod eintritt. Man spricht vom **plötzlichen Herztod** oder **Sekundenherztod**. Etwa ein Drittel der vom Myokardinfarkt betroffenen Menschen sterben den Sekundenherztod, noch bevor ärztliche Hilfe bereitsteht. Ca. 30 % der Myokardinfarkte verlaufen **symptomlos** (sog. **stummer Infarkt**); oft kommen diese bei Diabetikern vor, da ihnen durch Nervenschäden das Schmerzempfinden fehlen kann.

Bei Frauen treten oft atypische Beschwerden auf, z. B. im Bauchraum, die nicht mit dem Herzen in Verbindung gebracht werden.

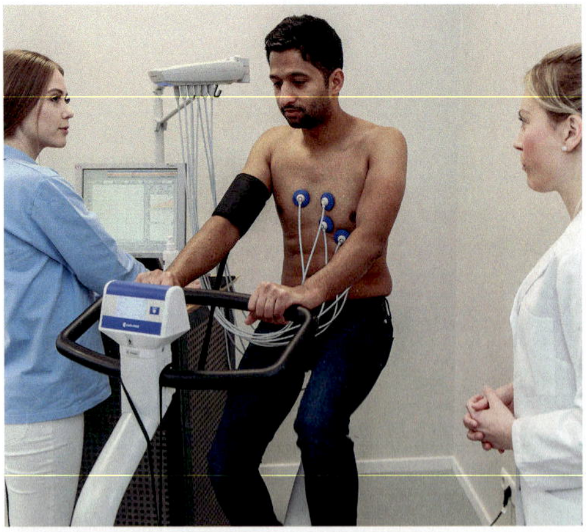

[1] Ergometrie auf dem Fahrradergometer

Diagnostik: Die Diagnostik der KHK erfolgt bei entsprechender Anamnese zunächst mit einem Ruhe-EKG; ist dieses normal und suggeriert die Anamnese dennoch eine KHK, wird z. B. beim Hausarzt eine **Ergometrie** (ein **Belastungs-EKG**) durchgeführt. Dabei tritt der in Ruhe beschwerdefreie Patient unter EKG-Kontrolle und ärztlicher Aufsicht auf dem Fahrradergometer [Abb. 1]. Die Leistung, die der Patient erbringt, wird langsam und systematisch gesteigert; RR, EKG und das Befinden des Patienten werden ständig kontrolliert. Erhält das Myokard nicht genug Sauerstoff, um die geforderte Leistung zu erbringen, treten ggf. typische EKG-Veränderungen auf. In diesem Falle und bei Auftreten von Angina pectoris ist das Ergometrie-Ergebnis „positiv", die Belastung wird abgebrochen. Dann ist ggf. weitere Diagnostik indiziert, z. B. eine **Koronarangiografie** (Röntgendarstellung der Herzkranzgefäße im Rahmen einer **Herzkatheteruntersuchung**). Dabei wird ein dünner **Katheter** (Hohldraht) unter **Lokalanästhesie** (lokaler Betäubung) in die Leistenarterie eingebracht und durch die Aorta **retrograd** (rückwärts) bis ins linke Herz vorgeschoben [Abb. 2 und 3]. Der Katheter wird nacheinander in beide Koronararterien eingeführt; gibt man nun durch den Katheter Röntgenkontrastmittel, wird das Lumen der Arterien auf dem Röntgenschirm sichtbar. Engstellen (**Stenosen**) können mit Spezialtechnik (**PCI**, **p**erkutane **K**oronar-**I**ntervention) aufgeweitet werden [Abb. 4].

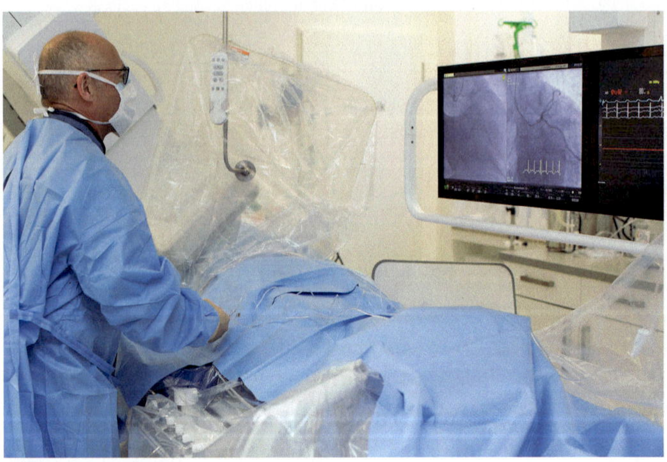

[2] Koronarangiografie

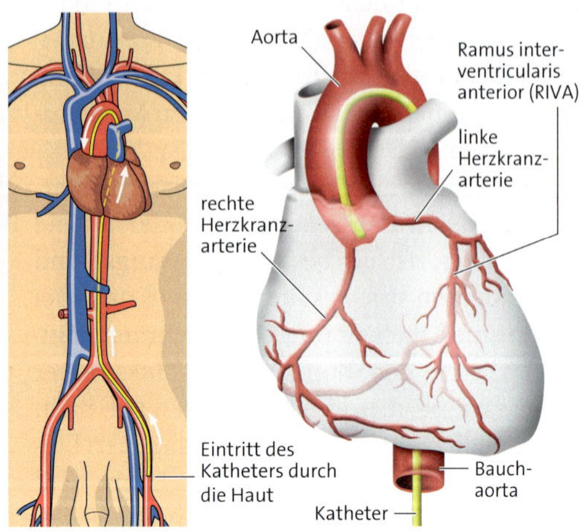

[3] Prinzip der Koronarangiografie

Die Einlage von **Stents** (Gefäßstützen) kann helfen, geweitete Stellen offen zu halten. Diagnostische und therapeutische Angiografien gehen mit einer Strahlenbelastung einher. Da selten bei der Herzkatheteruntersuchung – einer Prozedur innerhalb eines zumeist kranken Herzens – gefährliche Rhythmusstörungen auftreten, wird diese in Speziallabors von erfahrenen Teams unter ständiger Bereitschaft zur **Reanimation** (Wiederbelebung) durchgeführt. Die **Letalität** (Sterblichkeit) der diagnostischen Koronarangiografie beträgt weniger als 0,2 %.

Leben nach dem Herzinfarkt

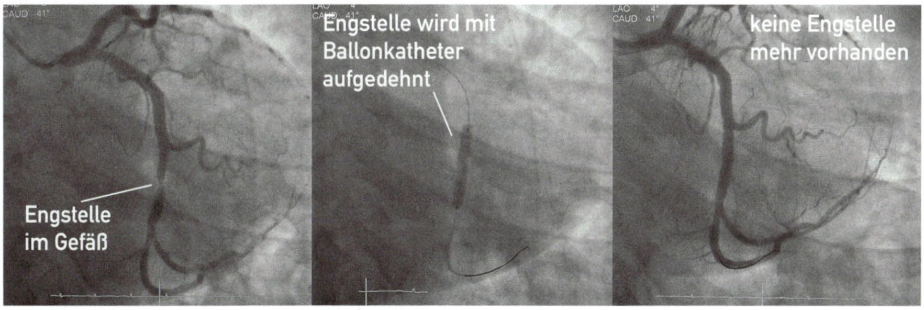

[4] Erfolgreiche PCI der verengten rechten Herzkranzarterie

Die Therapie der KHK richtet sich gegen die bekannten Risikofaktoren der Arteriosklerose. Entscheidende Bedeutung hat neben dem Lebensstil die medikamentöse Therapie. Sie optimiert Blutdruck, Blutzucker-, Fett- und Cholesterinspiegel, bessert bzw. ökonomisiert die Herzleistung und kann dadurch vielfach Herzinfarkte verhindern, ihr Ausmaß vermindern und die Lebenserwartung der KHK-Patienten deutlich verbessern.

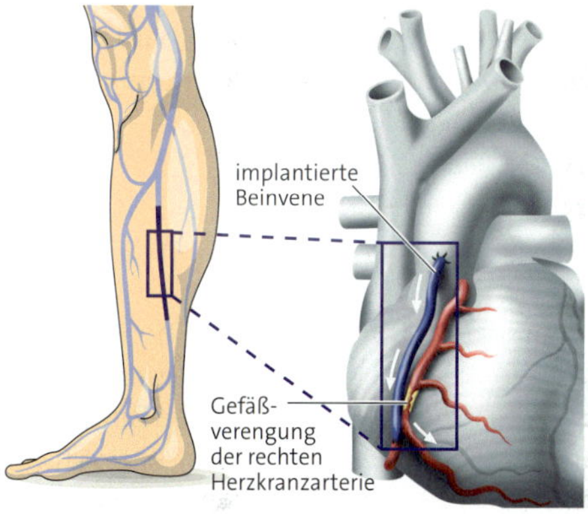

[5] Prinzip der Bypass-Operation

Bei nachgewiesenen Stenosen der Koronararterien kann eine PCI oder auch eine **Bypass-Operation** sinnvoll, symptomlindernd und ggf. lebensrettend sein. Bei der Bypass-Operation (Bypass engl. = Umleitung, Umgehung) wird ein Stück Beinvene oder ein „entbehrliches" Arterienstück als Umgehung für einen oder mehrere stark verengte Koronararterienabschnitte eingesetzt [Abb. 5]. Durch das Gefäßtransplantat wird der minderdurchblutete Myokardanteil wieder mit Blut versorgt. Die Bypass-OP ist eine Operation am offenen Herzen, für die der Thorax längs des Brustbeins eröffnet wird. Die Letalität der Operation ist abhängig von Lebensalter, Zahl der betroffenen Gefäße und Begleiterkrankungen des Patienten; durchschnittlich beträgt sie 3 %.

Für die Diagnose des akuten Herzinfarkts ist die typische Symptomatik hinweisend, aber nicht entscheidend. Oft zeigt das EKG infarkttypische Veränderungen [Abb. 6]. Bluttests wie der **Troponin-Test** können die frische Herzmuskelschädigung nachweisen. Der Troponinwert steigt bei Myokardschäden innerhalb von Stunden an. Deshalb wird beim akuten Koronarsyndrom bzw. bei Patienten mit unklaren Brustschmerzen, v. a. bei negativem EKG, mehrfach im Abstand weniger Stunden Troponin bestimmt. Steigt der Blutspiegel von Stoffen, die in Herzmuskelzellen vorkommen, an, spricht das für das Absterben und „Auslaufen" dieser Zellen.

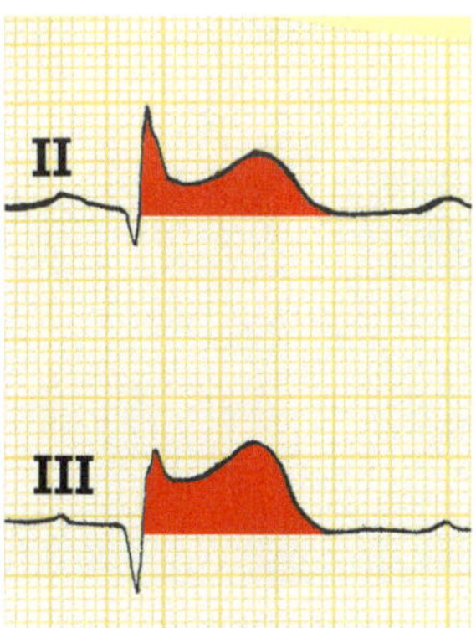

[6] Typische ST-Strecken-Hebung beim frischen Herzinfarkt

Troponin T und I
sind Muskelproteine, die in der Herzmuskulatur vorkommen, bei Zellschäden des Myokard vermehrt freigesetzt werden und daher der Diagnostik des Herzinfarkts dienen.

Enzyme, die in Muskel- und Herzmuskeln vorkommen, können bei Herzmuskelschädigungen ebenfalls ansteigen. Erhöhte Blutspiegel der CK und CK-MB (Kreatinkinase und Kreatinkinase Muscle-Brain) treten erst viele Stunden nach dem Herzinfarkt an und sprechen für eine Nekrose von Teilen des Herzmuskels. Solange der von der Durchblutung abgeschnittene Myokardbezirk noch nicht abgestorben ist, kann das verschlossene Koronargefäß durch eine **Akut-PCI** (**Primär-PCI**), also einen unverzüglichen Herzkathetereingriff, **rekanalisiert** (wieder eröffnet) werden. Damit wird der im Entstehen begriffene Herzinfarkt (d. h. der Zelltod in Teilen des Myokards) verhindert; man macht quasi das Infarktereignis rückgängig. Je mehr Zeit bis zur Gefäßeröffnung verstreicht, desto mehr Zellen sterben ab; die **Kardiologen** (Herzspezialisten) sagen daher „Time is Muscle". Innerhalb von 12 (maximal 24) h ist die PCI Erfolg versprechend [Abb. 1]. Bei entsprechendem Befund kann sich eine Bypass-Operation an die PCI anschließen.

Nekrose
lokaler Gewebstod

Da heute ein frischer Infarkt nicht mehr nur medikamentös auf der Intensivstation behandelt wird, sondern die Akut-PCI ihn quasi verhindern kann, spricht man vom **akuten Koronarsyndrom**, wenn ein Infarkt droht oder im Entstehen begriffen ist, weil sich eine Koronararterie verschließt.

Prävention: Oft ist der Herzinfarkt das erste KHK-Symptom eines Patienten; da Herzinfarkte oft tödlich verlaufen, kommt der Früherkennung der KHK bzw. der Risikoerkennung und -senkung große Bedeutung zu. RR, Anamnese inkl. Familienanamnese sowie die Messung des Blutzuckers und Gesamtcholesterins sind Bestandteile der Früherkennungsuntersuchung Check-up 35, die von den gesetzlichen Krankenkassen angeboten wird. Ein gesunder Lebensstil ist wichtig, die konsequente Behandlung der Arteriosklerose fördernden Krankheiten und Risikofaktoren ratsam.

online
Risiko-Test der Deutschen Herzstiftung und Informationen zu Herzkrankheiten
www.herzstiftung.de/risiko

Arteriosklerose | 273

Die Tertiärprophylaxe, d. h. die Maßnahmen, die bei Infarktpatienten ein erneutes Ereignis (den sog. **Reinfarkt**, sprich Re-Infarkt) verhindern sollen, umfassen regelmäßige Bewertung und konsequente medikamentöse Therapie der Risikofaktoren, auf die Herzleistung angepasste Bewegung und gesunde Lebensweise. Koronarsportgruppen und Selbsthilfeverbände helfen, die Maßnahmen auch nach der Akuttherapie und **AHB** (**A**nschluss**h**eil**b**ehandlung nach dem Klinikaufenthalt, einer mehrwöchigen Rehabilitationsmaßnahme) im Alltag weiterzuführen [Abb. 2].

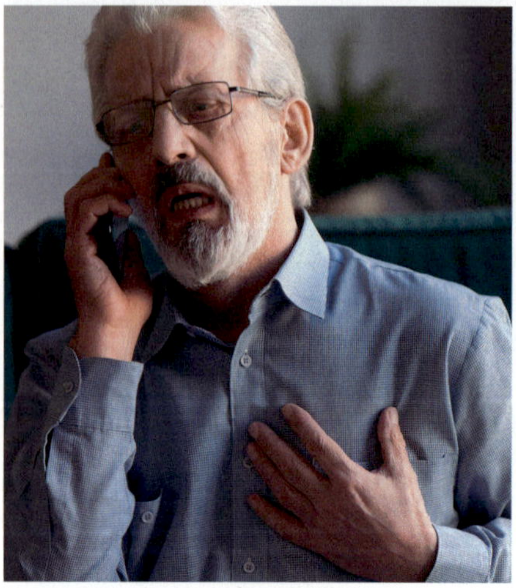

[1] Jeder Herzinfarkt ist ein Notfall.

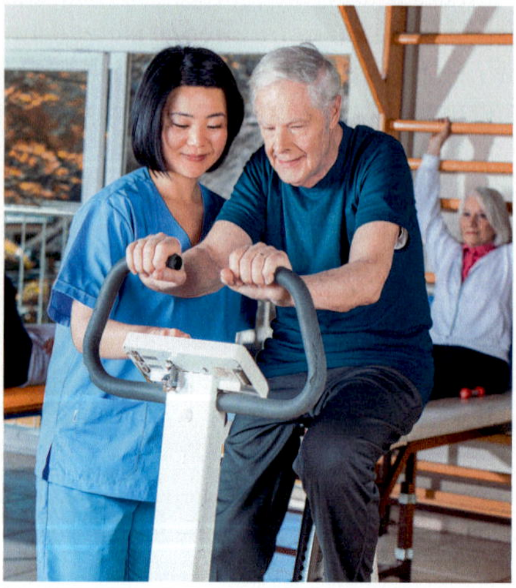

[2] Rehabilitation nach einem Herzinfarkt

Herzinsuffizienz (Herzleistungschwäche)

Bei der Herzinsuffizienz kann das Herz nicht die erforderliche Pumpleistung erbringen. Der Patient verliert seine Leistungsfähigkeit. Herzinsuffizienz kann akut oder chronisch verlaufen. Häufige Ursachen sind Myokardschäden durch KHK oder lang andauernde Überlastung des Myokards bei unzureichend behandelter Hypertonie, Herzklappenfehlern oder chronischen Lungenkrankheiten. Eine **Myokarditis** (Herzmuskelentzündung) durch Infektions- und Autoimmunkrankheiten schädigt das Myokard und kann ebenfalls zur Insuffizienz führen. Auch Alkoholmissbrauch kann das Muskelgefüge des Herzens dauerhaft schwächen.

Die **Rechtsherzinsuffizienz** erzeugt neben **Leistungsschwäche** und **Dyspnoe** (Luftnot) im Tagesverlauf zunehmende **Beinödeme** (**Ödeme** = pathologische Flüssigkeitsansammlungen im Gewebe), weil das rechte Herz das ankommende Blut nicht schnell genug weiterpumpt und es so zum Rückstau in die Venen kommt [Abb. 3]. Die Blutzellen und -proteine bleiben in den Venen, Blutplasma wird z. T. ins Gewebe gepresst. Es kann zu Druckgefühl im Oberbauch durch Leberstauung und Appetitlosigkeit durch venösen Blutstau im Magen-Darm-Bereich kommen.

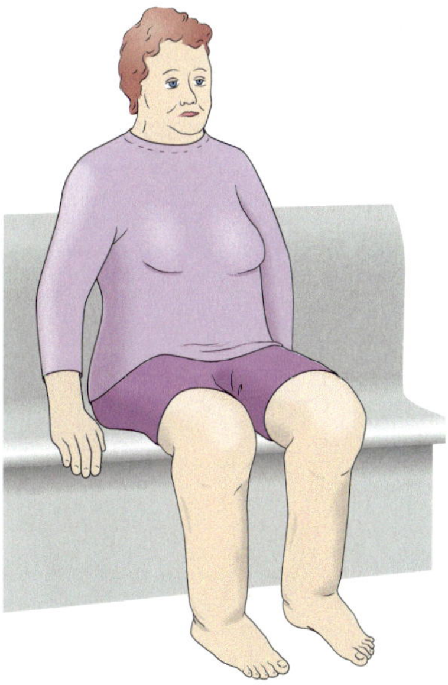

[3] Patientin mit Beinödemen bei Rechtsherzinsuffizienz

Die **Linksherzinsuffizienz** erzeugt neben **Müdigkeit**, **Leistungsschwäche** und **Dyspnoe Husten**, der mit Bronchitis und Asthma verwechselt werden kann, da sich das Blut in die Lunge zurückstaut und dort Ödeme erzeugt [Abb. 4]. Im Extremfall (akutes **Lungenödem**) laufen die Alveolen (Lungenbläschen) voll Wasser bzw. Schaum; unbehandelt erstickt der Patient.

Bei zunehmender chronischer Herzinsuffizienz wird der Patient immer schwächer. Der Fachverband **NYHA** (**N**ew **Y**ork **H**eart **A**ssociation) teilt die Erkrankung in vier Schweregrade ein:

- **NYHA I** – Dyspnoe bei schwerer Belastung
- **NYHA II** – Dyspnoe bei mittelschwerer Belastung
- **NYHA III** – Beschwerden bei leichter Belastung
- **NYHA IV** – Dyspnoe schon in Ruhe

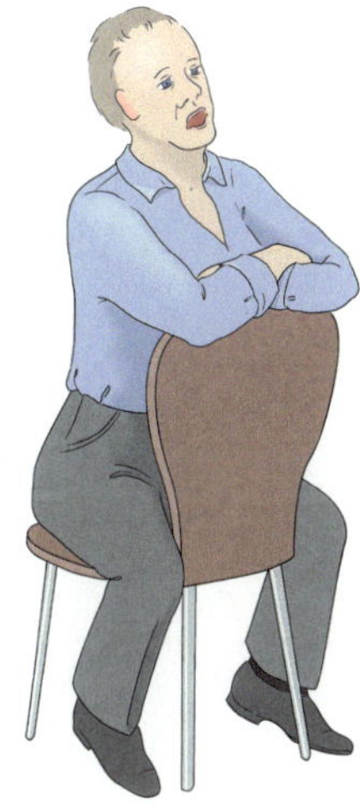

[4] Patient mit Atemnot bei Linksherzinsuffizienz

Schwere Herzinsuffizienz verläuft oft tödlich.

Ein zu niedriger RR (arterielle Hypotonie) ist bei Herzinsuffizienz ein Zeichen nachlassender Pumpleistung und anders als bei herzgesunden Menschen ein schlechtes prognostisches Zeichen.

Beim akuten Myokardinfarkt kann eine akute Herzinsuffizienz auftreten; der Patient verstirbt ggf. im **kardiogenen Schock** (akutem Pumpversagen), weil sein Herz kein Blut mehr fördern kann. Reanimationsbemühungen verlaufen bei funktionslosem Herzmuskel erfolglos. Die Verdachtsdiagnose Herzinsuffizienz wird durch die klinische Untersuchung und vor allem die **Echokardiografie** (Ultraschall des Herzens) bewiesen. Echokardiografisch lässt sich die Pumpleistung der Ventrikel genau messen. Oft zeigt das Röntgenbild der Brustorgane ein verbreitertes, „ausgeleiertes“ Herz.

Die Therapie erfolgt wenn möglich kausal, z. B. indem ein Herzklappenfehler operiert wird. Medikamente unterstützen und entlasten das Herz und verbessern Prognose und Lebensqualität oft für lange Zeit. In manchen Fällen kommt eine Herztransplantation infrage. Oft muss der Patient während der Wartezeit bis zum Erhalt eines geeigneten Spenderorgans oder während seiner restlichen Lebensspanne mit einem mechanischen **Assist-System**, einem das Herz unterstützenden Apparat, leben.

Präventiv sind die Risikofaktoren der Arteriosklerose anzugehen; Infektionskrankheiten sollten auskuriert werden, um eine Myokarditis weniger wahrscheinlich zu machen. Krank Sport zu treiben oder schwer zu arbeiten ist riskant. Diabetes schädigt das Herz schwer und erfordert wie die arterielle Hypertonie eine konsequente Therapie.

Zerebralsklerose (Arteriosklerose der Hirngefäße)

Da Arteriosklerose generalisiert auftritt, betrifft sie auch die **hirnversorgenden Arterien** und die Blutgefäße im Gehirn selbst [Abb. 1]. Die Folgen und Symptome der Zerebralsklerose sind vielfältig; alle Arten akuter und chronischer Funktionsstörungen des unterversorgten und schließlich degenerativ veränderten Zentralnervensystems kommen vor. Nachlassende Sinnesleistungen und zunehmender Schwindel sind häufig. Persönlichkeitsveränderungen mit und ohne **Demenz** (Verlust geistiger Fähigkeiten und Persönlichkeitsabbau) sind typische Phänomene. Ein großer Teil der Demenzkrankheiten ist durch Gefäßschäden bedingt (**vaskuläre Demenz**); der viel bekanntere Morbus Alzheimer liegt keinesfalls allen Fällen zugrunde. Die Demenzwahrscheinlichkeit erhöht sich mit denselben Risikofaktoren wie die Arteriosklerose. Alkoholmissbrauch macht sie noch wahrscheinlicher.

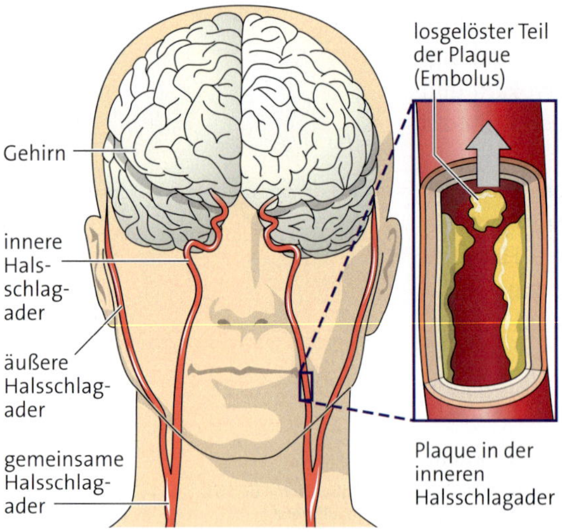

[1] Arteriosklerose in der Halsschlagader: Aus der Plaque können sich Teile lösen, die mit dem Blutstrom mitgeschwemmt werden und eine kleine Hirnarterie verschließen (Hirnembolie/Hirninfarkt).

Akute **Ischämien** (Durchblutungsstörungen) können durch „zäh fließendes“ Blut bedingt sein, aber auch durch einen Gefäßverschluss oder – bei **Ruptur** (Einriss) eines Hirngefäßes – durch eine Blutung. In allen Fällen wird ein Teil des Gehirns nicht mit Blut versorgt und zeigt Funktionsausfälle. Diese kommen in verschiedenen Schweregraden vor.

Eine akute Durchblutungsstörung des Gehirns mit Funktionsausfällen ist ein **Schlaganfall**. Der Fachbegriff ist **Hirninsult** oder **Hirninfarkt**. Ein älterer Begriff ist Apoplex. Beim Schlaganfall stirbt Hirngewebe ab. Früher unterschied man zwischen Durchblutungsstörungen mit vorübergehender Symptomatik (TIA und PRIND) und dem Schlaganfall mit bleibenden Defiziten. Bei einer **TIA** (sprich tia; **t**ransitorische **i**schämische **A**ttacke; vorübergehende, anfallsartige Durchblutungsstörung) bilden sich die klinisch feststellbaren Symptome innerhalb von 24 h zurück. Beim **PRIND** (**pr**olongiertes **i**schämisches **n**eurologisches **D**efizit; anhaltende neurologische Ausfälle durch Blutmangel) dauert die Symptomrückbildung bis zu einer Woche. Die Prognose (Heilungsaussicht) der Patienten mit vorübergehenden Ereignissen entspricht aber der nach einem Schlaganfall.

Hirninsulte kommen hauptsächlich auf zwei Arten zustande: meistens durch einen Gefäßverschluss (ischämisch, Subst. Ischämie), seltener durch eine Blutung (**hämorrhagisch**, Subst. **Hämorrhagie**). In beiden Fällen wird Hirngewebe nicht mehr mit Blut, Sauerstoff und Nährstoffen versorgt. Beide Varianten führen deshalb zu Funktionsstörungen oder -ausfällen des betroffenen Hirnareals. Je nachdem, welcher Gehirnteil betroffen ist, entstehen unterschiedliche neurologische Symptome. Typisch sind Sprachstörungen, Kollaps, Bewusstlosigkeit, halbseitige Schwäche (**Parese**) oder vollständige Lähmung (**Plegie**) unterschiedlicher Schweregrade.

Den akuten Hirninsult diagnostiziert man klinisch-neurologisch und mithilfe eines CTs bzw. MRTs des Kopfes bzw. Gehirns. Mit den bildgebenden Verfahren lassen sich frische und alte Infarkte nachweisen. Abgestorbenes Gewebe wird zum Hohlraum, der mit Gehirnflüssigkeit aufgefüllt wird. Die Sicherung der Diagnose Zerebralsklerose geschieht durch Doppleruntersuchungen der hirnversorgenden Arterien, v. a. der Halsschlagadern.

Schlaganfallpatienten sollen so schnell wie möglich in Spezialabteilungen, sog. Stroke-Units, gebracht werden. Es geht darum, möglichst viel Hirngewebe zu retten; je früher behandelt wird, desto besser. „Time is Brain" ist die Devise. Gerinnsel bzw. Emboli können aus den Schlagadern mit Kathetertechnik entfernt oder medikamentös aufgelöst werden. Blutungen können durch eine Bohrung abgelassen werden. Deshalb wird zunächst geklärt, welche Art des Insults (Verschluss oder Blutung) vorliegt.

Leben nach dem Schlaganfall

online

Das Klinikum Bethel bietet ein Video: Lächeln-Sprechen-Arme-Hoch
www.youtube.com/watch?v=SmZZLGnbWxc

Lächeln, Sprechen, Arme hoch! Dem entspricht auf Englisch etwa: FAST = Face-Arms-Speech-Time. Gibt es Probleme bei diesem Test, kann ein Schlaganfall vorliegen. „Time" bedeutet dann, unverzüglich den Notruf 112 zu wählen. Time is Brain.

Nach einem Schlaganfall folgt eine langwierige und multidisziplinäre Nachbehandlung zur möglichst weitgehenden Rehabilitation. **Logopädie** und **klinische Linguistik** (Stimm- und Sprachtherapie), **Ergotherapie** (Beschäftigungs- und Arbeitstherapie, die motorische und Alltagsfähigkeiten rehabilitiert) sowie **Physiotherapie** (u.a. Krankengymnastik) sind beteiligte Disziplinen. Die internistische Nachbehandlung umfasst die Behandlung des Bluthochdrucks und anderer Risikofaktoren, um ein **Rezidiv** (erneutes Ereignis) zu vermeiden.

Beim Erwachsenen ist der Hirninsult eine typische Bluthochdruckfolge. Daher dienen Früherkennung und konsequente Behandlung der Hypertonie der Schlaganfallprophylaxe am meisten. Nach einem Schlaganfall oder Herzinfarkt nehmen die meisten Patienten **ASS** (Acetylsalicylsäure, z. B. Aspirin® protect) ein, da dieses Medikament Thrombozyten glättet und damit ihre spontane Zusammenballung (**Thrombozytenaggregation**) und Thrombusbildung in arteriosklerotisch verengten Gefäßen weniger wahrscheinlich macht. Auch bei pAVK wird ASS als **Thrombozytenaggregationshemmer (TAH)** eingesetzt. Zur Durchblutungsförderung werden 100 – 300 mg/Tag mit langsamer Freisetzung eingesetzt; zur Schmerztherapie sind mindestens 500 mg mit rascher Freisetzung nötig. Eine allgemeine Versorgung mit ASS zum Schutz jedes Erwachsenen vor Myokard- und Hirninfarkt wird nicht empfohlen. Bei Vorhofflimmern [Abb. 2] sind stärkere Gerinnungshemmer notwendig, um wiederholten embolischen Hirninsulten vorzubeugen.

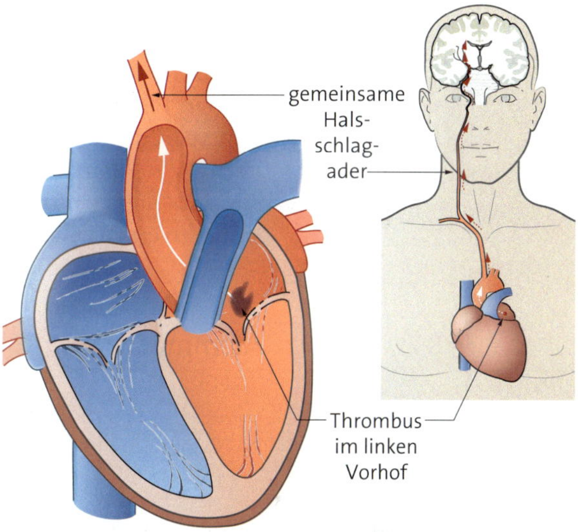

[2] Ein Thrombus aus dem linken Vorhof führt zum embolischen Hirninsult. Dies ist einen typische Folge des Vorhofflimmerns. Vorhofflimmern ist eine häufige Herzrhythmusstörung, bei der die Vorhöfe nicht pumpen und sich Thromben bilden.

Aufgabenstellungen

1 Beschreiben Sie den Weg des Blutes durch das Herz.
2 Nennen Sie die Risikofaktoren der Arteriosklerose.
3 Erläutern Sie die typischen Symptome der koronaren Herzkrankheit.
4 Üben Sie die Blutdruckmessung nach Riva-Rocci. Der Proband muss fünf Minuten gesessen haben. Messen Sie auch bei einem Mitschüler, der gerade gejoggt ist, gleich nach der Anstrengung.
5 Warum ist die Adhärenz bezüglich der Medikamenteneinnahme bei Bluthochdruckpatienen nicht sehr gut?
6 Was bewirkt die ASS-Einnahme nach Schlaganfall und Herzinfarkt sowie bei pAVK?

4.8 Atmung und Atmungsorgane

4.8.1 Äußere und innere Atmung

Unter Atmung versteht man alle Vorgänge im Zusammenhang mit Aufnahme und Nutzung des lebenswichtigen Gases O_2 (Sauerstoff). Man unterscheidet die **äußere Atmung** als Einatmen von Luft in die Lungen und Gasaustausch in den Alveolen (Lungenbläschen) und die **innere Atmung** oder **Zellatmung** als Verwertung des Sauerstoffs in den Zellen. Die **Respiration**, die äußere Atmung, setzt sich aus **Inspiration** (Einatmung) und **Exspiration** (Ausatmung) zusammen.

Die innere Atmung dient der Energiegewinnung; es findet die sog. Verbrennung statt, bei der die Zelle aus O_2 und kohlenstoffhaltigen Energieträgern Energie gewinnt und CO_2 erzeugt. Dies ist bei Körpertemperatur möglich, weil die chemischen Prozesse enzymatisch vonstattengehen. **Enzyme** sind Biokatalysatoren, d. h. Stoffe, die biochemische Reaktionen bei Körpertemperatur ermöglichen und dabei selbst nicht verbraucht werden. Die Mitochondrien sind Sitz der **Atmungskette**; darunter versteht man ein **Enzymsystem**, das der Zellatmung, d. h. der Energiegewinnung unter O_2-Verbrauch, dient. Zwischen äußerer und innerer Atmung findet der Transport von O_2 und CO_2 auf dem Blutwege statt. Die Steuerung der Respiration erfolgt unbewusst durch das Atemzentrum des Gehirns. Die Atmung ist eine **Vitalfunktion**, d. h. eine für das Leben essenzielle (grundlegende) Körperfunktion.

4.8.2 Atemmechanik

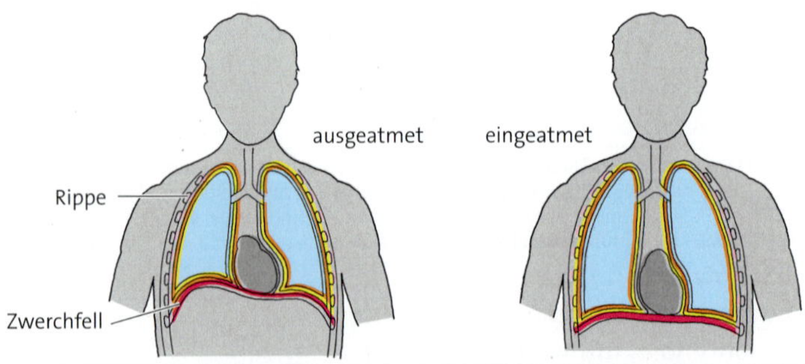

[1] Atembewegungen (Bauchatmung)

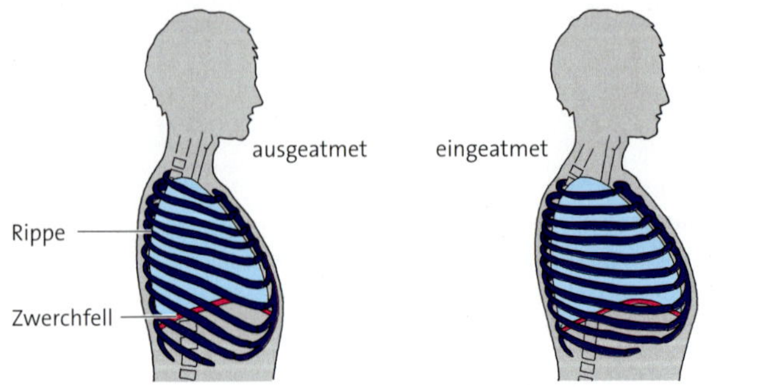

[2] Atembewegungen (Brustatmung)

Die Inspiration ist ein aktiver Vorgang, der Muskelarbeit erfordert. Das **Diaphragma** (Zwerchfell), ein kuppelförmiger Muskel, der das **Abdomen** (den Bauchraum) vom **Thorax** (Brustraum) trennt, kontrahiert sich und senkt sich dabei (Bauchatmung). Die **Interkostalmuskulatur** (Zwischenrippenmuskulatur) hebt die Rippen an [Abb. 1 und 2].

Normalerweise nutzt der Mensch Bauch- und Brustatmung zugleich; beide vergrößern den Thorax, wodurch Luft angesaugt wird. Bei erhöhtem Sauerstoffbedarf wird zusätzlich die **Atemhilfsmuskulatur** am Hals aktiviert; dies geschieht bei Läufern nach dem Zieleinlauf (Aufstützen der Hände in die Taille) und bei Asthmakranken im Anfall. Die Exspiration verläuft in Ruhe passiv durch die physikalischen Rückstellkräfte des Thorax; hierfür ist keine Muskelarbeit nötig. Bei **forcierter Exspiration** (beim heftigen Ausatmen und beim Husten) arbeiten die Interkostalmuskeln, der **M. latissimus dorsi** (breiter Rückenmuskel) und die Bauchmuskulatur mit; bei Bronchitis kann ihre Überlastung zu schmerzhaftem Muskelkater im Bereich von Brust und Rücken führen.

Aufbau und Funktion der Atemwege 4.8.3

Beim Aufbau der Atemwege wird unterschieden in die

- **oberen Atemwege**: Nase (mit Nasenhöhle, Nasenmuscheln und Rachenmandeln), Nasennebenhöhlen, Rachen und Mund und die
- **unteren Atemwege**: Kehlkopf, Luftröhre, Bronchien und die Lunge mit Bronchiolen und Alveolen [Abb. 3].

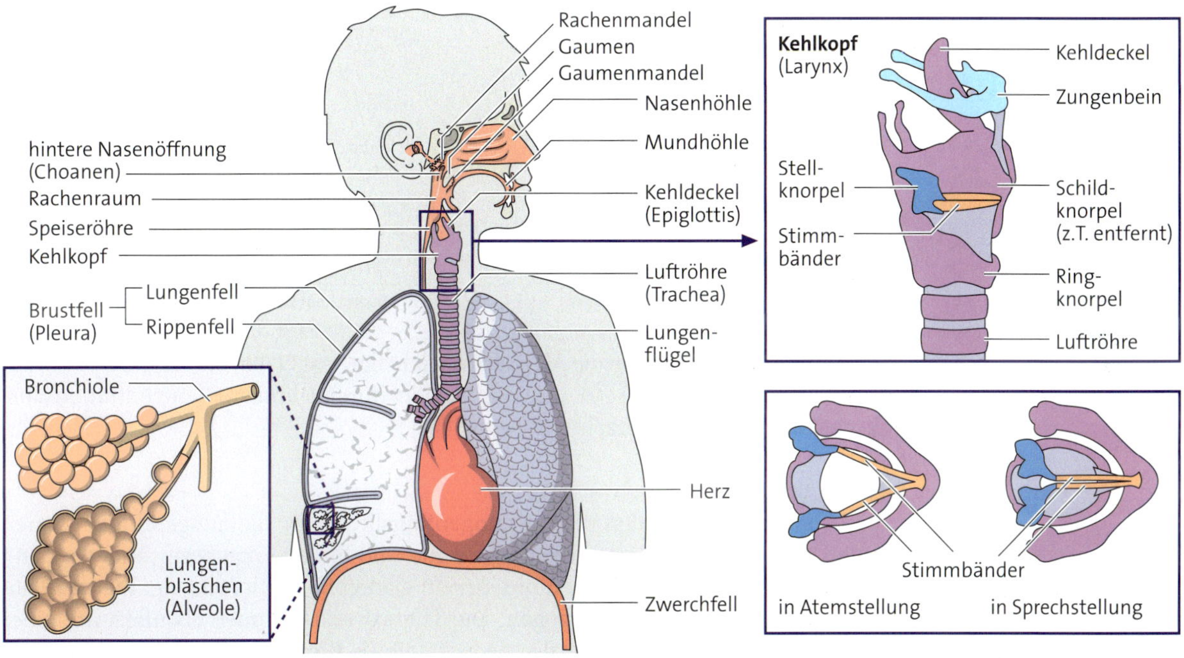

[3] Die Atmungsorgane

Gasaustausch in den Lungen

Da wir nicht reinen Sauerstoff einatmen, sondern das Gasgemisch Luft, das stets Staub, Ruß, Pollen und Krankheitserreger enthält, dienen die Atemwege auch der Reinigung und Aufbereitung der Atemluft. Die Härchen des Naseneingangs filtern grob die eingeatmete Luft; die große Schleimhautoberfläche der Nasenhöhle, der Nebenhöhlen und des Rachens befeuchtet und erwärmt sie. Auf den feuchten Schleimhäuten bleiben die meisten Staubteilchen, Bakterien und Viren haften. Die Oberflächenhärchen des Flimmerepithels befördern Fremdstoffe und Krankheitserreger in Richtung Rachen aus den Atemwegen heraus. Werden diese dann verschluckt, macht die Magensäure sie unschädlich.
Bei Nasenatmung werden alle genannten Verbesserungen der eingeatmeten Luft genutzt; atmen wir durch den offenen Mund, kommt kältere und fast ungereinigte Luft in die Bronchien – häufigere Infekte und Husten durch den Kältereiz sind die Folge. Bei sehr hohem O_2-Bedarf (Leistungssport, z. B. Radfahren) muss durch den Mund geatmet werden, da die Nasenwege zu eng sind, um sehr schnell viel Luft zu atmen.

Bei der Nasenatmung passiert die Atemluft folgende Organe: Naseneingang – Nasenhöhle – Pharynx (Rachen) – Larynx (Kehlkopf) – Trachea (Luftröhre) – Bronchien – Bronchiolen (kleinste Bronchialäste) – Alveolen (Lungenbläschen).

Bei der Mundatmung ist der Weg der Atemluft kürzer: Os (sprich: ohs; Mund) – Pharynx (Rachen) usw. (Rest wie bei der Nasenatmung).

Aufbau der Bronchien

Die Bronchien haben einen mehrschichtigen Aufbau, der zwei Muskelschichten beinhaltet. Die innere Muskelschicht verläuft **radiär** (strahlenförmig), die äußere **zirkulär** (ringförmig). Die radiären Bronchialmuskeln kontrahieren sich bei hohem Sauerstoffbedarf, z. B. beim Sport; dadurch wird der Querschnitt der Bronchien größer [Abb. 1]; so kann mehr Luft pro Atemzug gefördert werden.

Bei **Asthma** kontrahiert sich die Ringmuskulatur so stark, dass der Bronchialquerschnitt verringert wird; kommen z. B. während eines Infekts Schleimhautschwellung und Schleimbildung hinzu, wird die Atmung stark behindert [Abb. 2].

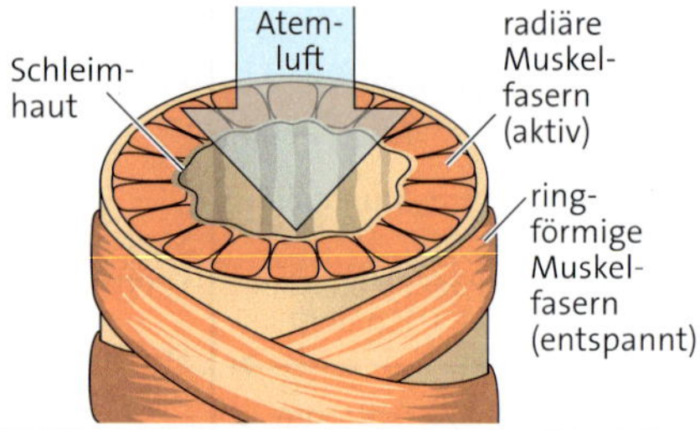

[1] Querschnitt eines gesunden Bronchus

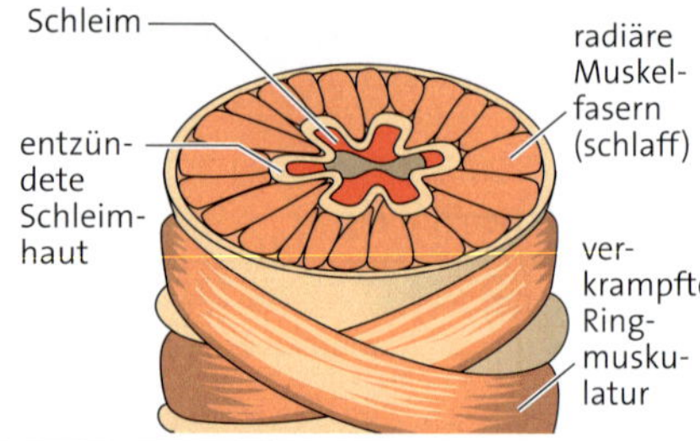

[2] Querschnitt eines erkrankten Bronchus

Sobald die eingeatmete Luft die Alveolen erreicht hat, tritt O_2 ins Blut und CO_2 aus dem Blut in die Atemluft über [s. Abb. 4]. Dies geschieht durch **Diffusion** (Konzentrationsausgleich aufgrund eines Konzentrationsgefälles).

Aufbau der Lunge

Die Lunge besteht aus den beiden **Lungenflügeln** ([Abb. 3]; die Lungenflügel können analog zum Herzen vereinfachend als rechte und linke Lunge bezeichnet werden). Jeder Lungenflügel ist mit einer dünnen, sehr glatten Epithelschicht, der **Pleura** (**Pleura visceralis**; **Lungenfell**), überzogen. Die Thoraxwand ist innen ebenfalls mit einer Pleuraschicht, der **Pleura parietalis**, bedeckt, die als **Rippenfell** bezeichnet wird. Zwischen beiden Pleurablättern befindet sich eine kleine Menge Gleitflüssigkeit; diese ermöglicht ein reibungsfreies Gleiten der Lunge im Thorax und verhindert, dass sich die beiden Pleurablätter voneinander lösen. So wird sichergestellt, dass die Lungen immer der Thoraxwand anliegen und Bewegungen des Thorax und des Zwerchfells folgen.

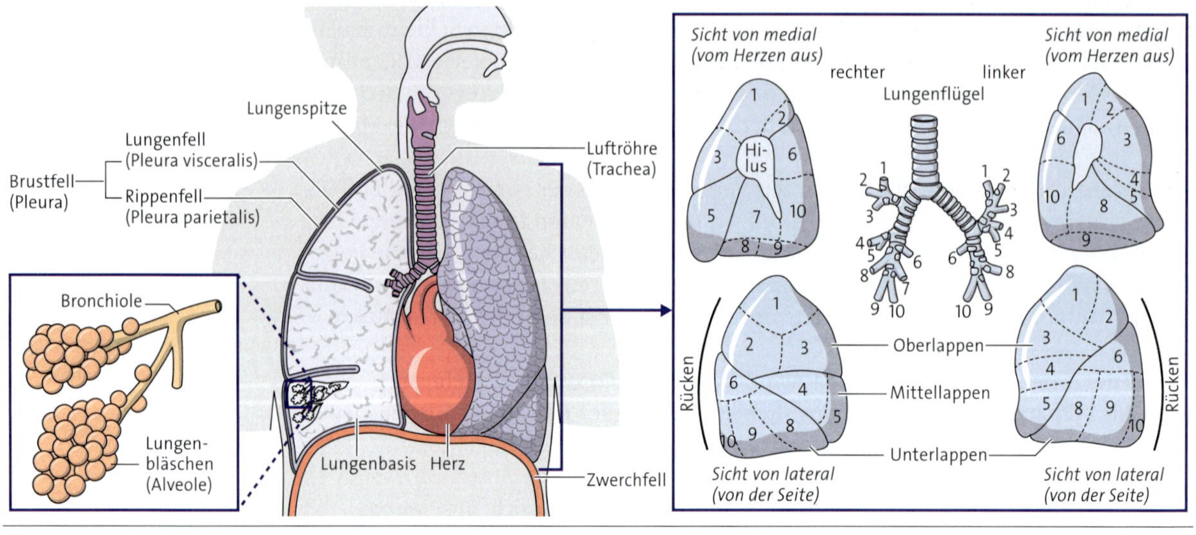

[3] Lage der Lungen- und Lungensegmente

Jeder Lungenflügel besteht aus mehreren **Segmenten** (Teilstücken); da links das Herz liegt, ist der linke Lungenflügel etwas kleiner als der rechte; beide bestehen aus je neun annähernd pyramidenförmigen Segmenten. Die Segmente sind funktionelle und anatomische Einheiten, die jeweils über einen eigenen Bronchus, den Segmentbronchus, an den gleichseitigen Hauptbronchus angeschlossen sind.

Ist ein Segmentbronchus durch Krankheit, z. B. einen Tumor, verschlossen, wird seine Durchblutung gedrosselt und er faltet sich zusammen (**Atelektase**); dadurch entsteht mehr Platz für die benachbarten gesunden Segmente, die sich reaktiv leicht ausdehnen, um den Verlust an Lungenkapazität zumindest teilweise auszugleichen.

Die beiden **Hauptbronchien** gehen aus der Trachea hervor; der rechte verläuft steiler, da er im Gegensatz zum linken nicht das Herz „umgehen" muss. Versehentlich eingeatmete, d. h. aspirierte Fremdkörper (s. u. Aspiration) gelangen daher fast immer in die rechte Lunge bzw. verschließen einen ihrer Bronchien.

Aus der Trachea hervorgehend, verzweigen sich die beiden Hauptbronchien für die Lungenflügel und teilen sich dann weiter in **Segmentbronchien** auf. Diese gehen in noch kleinere Äste, die **Bronchiolen**, über, die wie Trachea und Bronchien aber noch Knorpelspangen besitzen. Die Knorpelspangen verhindern einen Kollaps, d. h. ein Zusammenklappen der Bronchialwand und damit einen Verschluss des Bronchiallumens. Am Ende der Atemwege gelangt die Atemluft an ihr Ziel, in die **Alveolen**, in denen der Gasaustausch – der Zweck der Atmung – stattfindet [Abb. 4].

An der Verzweigungsstelle der Hauptbronchien liegen weitere wichtige anatomische Strukturen der Lunge; dort teilen sich die Pulmonalarterien und -venen auf und dort befinden sich auch die Lymphknoten, die die Lymphe aus der rechten und linken Lunge filtern. Diese wichtige Verzweigungsstelle der Bronchien und Blutgefäße ist der **Hilus** (Pl. Hili; Lungenwurzel). Verschiedene pathologische Prozesse, z. B. Lungenkrebs, Tuberkulose und andere Infektionskrankheiten, Sarkoidose (eine Autoimmunkrankheit) sowie maligne Lymphome können ein Anschwellen der **Hiluslymphknoten** bewirken. Eine Hiluslymphknotenvergrößerung, die oft im Routine-Röntgenbild auffällt, muss daher immer genau abgeklärt werden, um eine maligne Krankheit oder eine therapiebedürftige Infektions- bzw. Autoimmunkrankheit rechtzeitig zu erkennen und gezielt behandeln zu können.

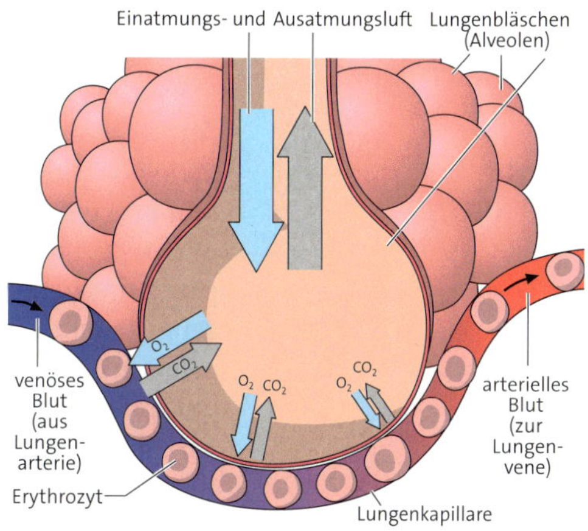

[4] Gasaustausch in der Lunge

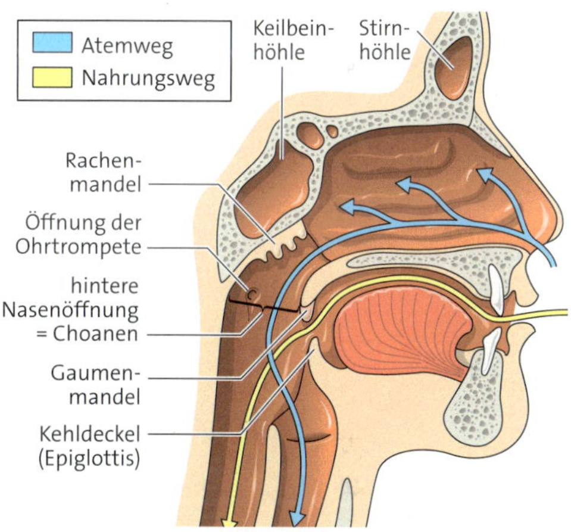

[5] Schematische Darstellung der Überkreuzung von Nahrungs- und Atemwegen

Atemwege und Speisewege

Im Rachen kreuzen sich Atem- und Nahrungswege. Sie werden durch die **Epiglottis**, den Kehldeckel, getrennt [Abb. 5]. Die Epiglottis besteht aus elastischem Knorpel; sie legt sich über den Kehlkopfeingang und verschließt ihn, sobald man schluckt. Gelangt bei unkonzentriertem Essen oder staubförmigen Nahrungsbestandteilen (z. B. Puderzucker) Nahrung dennoch in die Luftwege, setzt der Hustenreflex ein, um den Fremdstoff hinauszubefördern. Der Hustenreflex schützt uns weitgehend vor einer **Aspiration** (dem Ansaugen bzw. Einatmen von Fremdkörpern. Säuglinge und Kleinkinder neigen besonders zur (ggf. tödlichen) Aspiration; Spielzeug mit Knöpfen, Perlen usw. ist daher erst ab drei Jahren zugelassen und Erdnüsse, die besonders leicht aspiriert werden, sind erst ab vier Jahren erlaubt.

4.8.4 Erkrankungen der Atemwege

Atemwegsinfektionen

Viele Infektionen betreffen obere und untere Atemwege zugleich, da diese anatomisch und funktionell verbunden sind und ähnliche Oberflächenrezeptoren besitzen, an denen bestimmte Erreger haften können. Aufgrund dieser Rezeptoren befällt eine Erregerart meistens nur ein Organsystem, z. B. die Atemwege; ein Magen-Darm-Virus erzeugt keinen Schnupfen, sondern Magenschmerzen und Durchfall.

Beim grippalen Infekt bestehen oft gleichzeitig **Rhinitis** (Nasenschleimhautentzündung; Schnupfen), **Pharyngitis** (Rachenentzündung; kratzendes Gefühl im Hals), **Laryngitis** (Kehlkopfentzündung mit Heiserkeit), **Tracheitis** (sprich: Trache-ítis; Luftröhrenentzündung mit Husten und Schmerzen im Bereich der Trachea) und **Bronchitis** (Entzündung der Bronchialschleimhaut mit tiefer sitzendem Husten). Bei hochvirulenten Erregern wie dem Influenzavirus und/oder schlechter Resistenz des Infizierten kann es zur **Pneumonie** (Lungenentzündung) kommen; diese ist oft durch hohes Fieber, Thoraxschmerzen und schweres Krankheitsgefühl gekennzeichnet. Seltener ist die **Pleuritis** (Brustfell- bzw. Rippenfellentzündung), die mit atemsynchronen Schmerzen einhergeht. Durch Zuschwellen einer oder beider Ohrtrompeten (schlauchförmiger Verbindungsröhren beidseits zwischen Rachen und Mittelohr) kann es zu einer **Otitis media** (Mittelohrentzündung) kommen [Abb. 1].

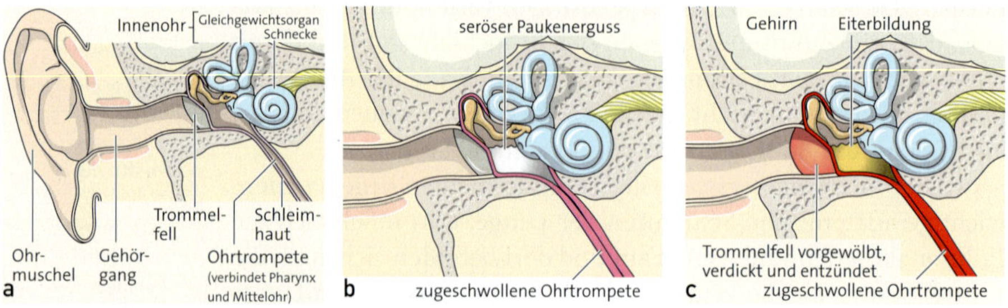

[1] Schematische Darstellung der Pathogenese der Otitis media.
a) Normale Anatomie: Die offene Ohrtrompete belüftet das Mittelohr.
b) Paukenerguss durch Abflussstörung der Ohrtrompete.
c) Superinfektion: akute eitrige Otitis media.

Superinfektion
zusätzliche Infektion eines erkrankten Organs

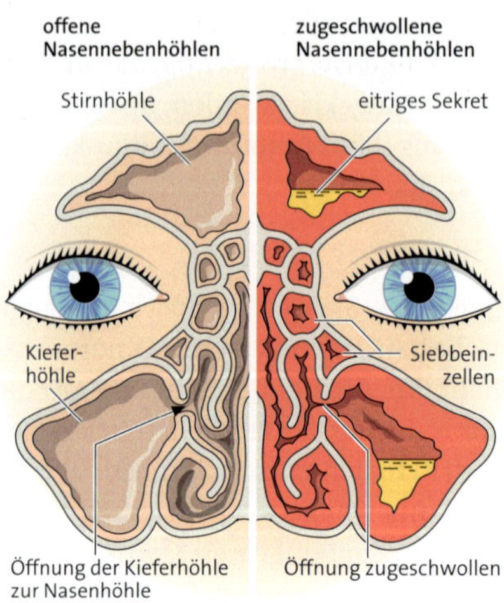

[2] Links: Normale Kiefer- und Stirnhöhle; rechts: entzündete Kieferhöhle mit Schleimhautschwellung, die die Öffnung völlig verschließt. Sekret sammelt sich an und es kommt zur bakteriellen Superinfektion mit Eiterbildung.

Fließt Sekret aus den Nasennebenhöhlen nicht ab und dient Bakterien als Nährboden, kann sich eine bakterielle **Sinusitis** (Nasennebenhöhlenentzündung) an einen banalen Virusinfekt anschließen [Abb. 2]. Die **Tonsillen** (Gaumenmandeln) sind als Abwehrorgane bei allen Infektionen der Atemwege aktiv; die **Tonsillitis** (Angina tonsillaris; Mandelentzündung) kann viral oder bakteriell bedingt sein.

Asthma bronchiale

Bronchialasthma (gr. asthma = Keuchen) ist eine entzündliche Atemwegserkrankung, die durch **reversible** (rückbildungsfähige) Verengung der Bronchien und bronchiale **Hyperreagibilität** gekennzeichnet ist. Letzteres ist die erhöhte Bereitschaft der Bronchien, auf verschiedene Auslöser, z. B. Kälte und Anstrengung, mit Symptomen wie Husten und Luftnot zu reagieren. Die Bronchien des Asthmakranken neigen somit zu einer unspezifischen Überreaktion.

Asthma ist häufig; in Europa leiden 10 % der Kinder und 5 % der Erwachsenen daran; dies bedeutet aber auch, dass die Bronchien bei vielen Asthmatikern im Verlauf der Jugend weniger empfindlich werden.

Die Ursache des Asthmas liegt vor allem in einer erblichen Veranlagung; in Familien mit Asthma kommen auch **Neurodermitis** (eine chronische Hautkrankheit mit erhöhter Entzündungsbereitschaft der zu Juckreiz neigenden Haut), Heuschnupfen bzw. Pollenallergie (**Rhinitis allergica** und **Pollinose**) sowie Nahrungsmittelallergien gehäuft vor.

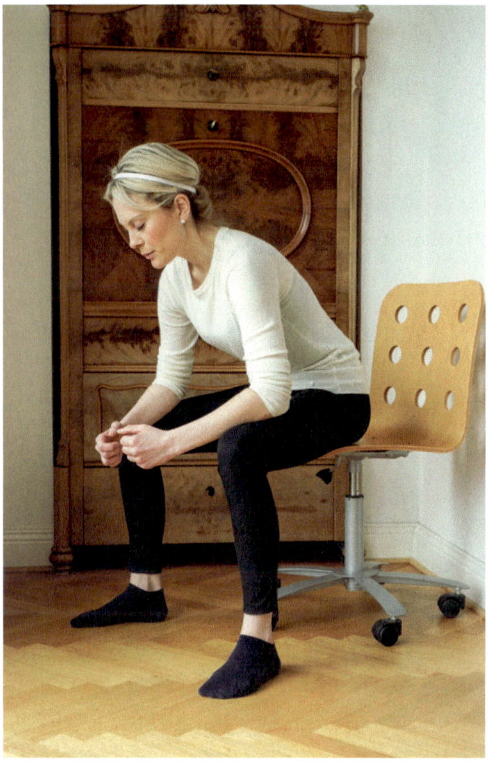
[3] Der sog. Kutschersitz, mit aufgestützten Armen nach vorn gebeugt, erleichtert das Atmen beim Asthmaanfall.

Die vererbte Bereitschaft zu diesen vier Erkrankungen nennt sich **Atopie** (gr. sinngemäß = falsche Reaktion). Leiden beide Eltern an derselben **atopischen** Erkrankung, bekommt das Kind diese mit ca. 80 % Wahrscheinlichkeit auch.

Die pathologischen Vorgänge bei Asthma beinhalten eine **Konstriktion** (Verengung, Zuschnürung) der bronchialen **Ringmuskulatur**, eine Schleimhautschwellung sowie die vermehrte Bildung zähen Bronchialschleims. Alle drei Faktoren verengen das **Bronchiallumen** (die Lichtung, d. h. den Innenraum der Bronchien). Die krampfartige Verengung der Bronchialmuskulatur heißt **Bronchospasmus** (Bronchialkrampf).

Die typische Symptomatik des Asthmas besteht in anfallsweise auftretendem **Husten** und **Dyspnoe**. Oft sind quietschende Atemgeräusche (sog. Pfeifen und **Giemen**), die mit der Verengung der Bronchien einhergehen, auch ohne Stethoskop und für den Patienten selbst hörbar.

Je nach Auslöser asthmatischer Symptome werden unterschieden:

1 allergisches Asthma: die Inhalation von **Allergenen** (Antigenen, die eine allergische Reaktion auslösen) verursacht Anfälle oder Dauerbeschwerden
2 Infektasthma: bei entsprechender Disposition führen Infekte zu asthmatischen Beschwerden
3 Mischformen aus 1. und 2.
4 Anstrengungsasthma (Sport und kalte Luft erzeugen Asthmasymptome)
5 Analgetikaasthma (ASS und ggf. andere Analgetika [Schmerzmittel] vom Typ der NSAR lösen asthmatische Beschwerden aus)
6 Asthma durch Refluxkrankheit (nächtlicher Säurerückfluss aus dem Magen reizt die Bronchien)
7 beruflich bedingtes Asthma (z. B. Bäckerasthma durch Mehlstaub)

NSAR
nicht steroidale Analgetika wie ASS, Ibuprofen, Diclofenac usw.

Psychosomatische Komponenten können bei den meisten Asthmaformen eine Rolle spielen. Rauchen und andere Formen der Luftverschmutzung können Asthma auslösen und jede Form von Asthma verschlimmern und unterhalten.

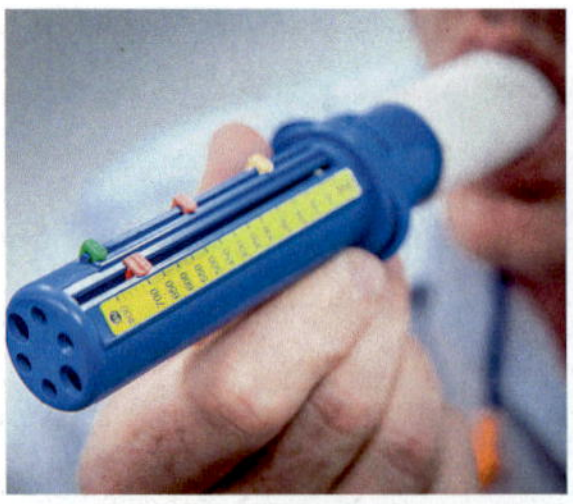

[1] Peak-Flow-Messgerät

Wenn Anamnese und klinische Untersuchung Asthma wahrscheinlich machen, führt man eine Lungenfunktionsprüfung (**Spirometrie**) durch. Dabei werden die Luftvolumina (Luftmengen), die der Patient bei jedem Atemzug ein- und ausatmet, sowie die Volumina, die er bei forcierter, d. h. maximaler Inspiration und Exspiration noch zusätzlich ein- bzw. ausatmen kann, gemessen. Auch das Volumen, das der Patient bei maximal forcierter Exspiration während **einer** Sekunde ausatmen kann (**FEV_1**), ist wichtig, denn gerade das Ausatmen ist bei Asthma durch die Bronchialverengung erschwert. Oft zeigt daher die Lungenfunktionsprüfung eine **bronchiale Obstruktion** (Verengung, Verlegung der Bronchien während der Exspiration) mit verringertem FEV_1 an.
Die Flussvolumenkurve (**Spirografie**) ist eine grafische Darstellung der Lungenfunktionsprüfung. Die Form der Kurven bildet Funktionsstörungen ab.

Der Zustand der Bronchien kann sich beim Asthmatiker z. B. durch Infekte oder in der Pollensaison durch Flug bestimmter Blütenstäube verändern. Da der Patient aber erst bei schwerer Bronchialobstruktion (Bronchialverengung) vermehrt Symptome (Husten und Dyspnoe) verspürt, ist eine regelmäßige Kontrolle im Sinne eines Frühwarnsystems sinnvoll. Dazu dient das Peak-Flow-Messgerät [Abb. 1]. Der **Peak Flow** (engl. peak expiratory flow = **exspiratorischer Spitzenfluss**) gibt die maximale Atemstromstärke wieder und misst damit indirekt die Weite des Bronchiallumens. Mit dem einfachen Gerät kann der Patient bei z. B. zweimal täglicher Messung Verschlechterungen seiner Lungenfunktion so früh bemerken, dass er die Therapie intensivieren kann, bevor (Tage später) Dyspnoe auftreten würde. Die Messmethode wird in Asthmaschulungen erlernt und geübt. Das Gerät ist kein Lungenfunktionsgerät; es dient ausschließlich der Selbstkontrolle. Die Werte sind individuell unterschiedlich; man definiert für jeden Patienten Messwertbereiche mit den Ampelfarben Rot, Gelb und Grün und ordnet diesen bestimmte Therapieintensitäten zu. Bei „Rot" ist ein Arztbesuch indiziert. Alle Peak-Flow-Messwerte werden im Asthmatagebuch notiert und bei Kontrollterminen mit den Therapeuten besprochen.

online

Informationen zu Asthma und Allergien bietet die Selbsthilfeorganisation Deutscher Allergie- und Asthmabund: **www.daab.de**

online

www.luft-zum-leben.de bietet Informationen, Asthmatagebuch, Asthma-App und anderes mehr

online

Nationale Versorgungsleitlinie Asthma bronchiale: **www.leitlinien.de/nvl/asthma**

Die schwerwiegendste akute Komplikation des Asthma bronchiale ist der **Status asthmaticus**, eine anhaltende schwere Bronchialobstruktion, die auf bronchienerweiternde Arzneimittel nicht reagiert und im Extremfall zum Ersticken führen kann. Der Status asthmaticus und andere schwere Asthmasymptome sind heute sehr selten, da Asthma sehr gut therapierbar ist und mit regelmäßigen Kontrollen akute Verschlimmerungen kaum vorkommen bzw. durch den gut geschulten Patienten und Arzt sicher beherrschbar sind. Langfristig schlecht eingestelltes Asthma kann verschiedene Um- und Abbauvorgänge der Atemorgane induzieren, da die hohe Konzentration an Entzündungsmediatoren (wie bei der |COPD) den Geweben nachhaltig schadet. Eine unzureichende Therapie begünstigt und beschleunigt die Ausbildung eines **Lungenemphysems** (Lungenüberblähung mit Verlust an Alveolen). Außerdem kann schlecht behandeltes Asthma zur Schwächung des rechten Herzens beitragen, da dieses einen erhöhten Widerstand im Lungenkreislauf bewältigen muss und auf Dauer durch die Überlastung Schaden nimmt. Eine Rechtsherzinsuffizienz durch chronische Lungenkrankheit nennt man **Cor pulmonale** (lat. cor = Herz, pulmo = Lunge).

COPD | 290

Ein Lungenfacharzt wird **Pneumologe** (gr. pneumon = Lunge) oder **Pulmologe** genannt.

Therapie: Die Therapie des Asthma bronchiale gibt den meisten Betroffenen heute eine normale Leistungsfähigkeit und Lebensqualität – selbst Hochleistungssport ist möglich. Sport sollte auch nicht gemieden werden. Löst Anstrengung Beschwerden aus, ist die Therapieintensität zu gering.

Asthma wird nach Beschwerdehäufigkeit und -intensität in **drei Kontrollgrade** eingeteilt (gut kontrolliertes, teilweise kontrolliertes und unkontrolliertes Asthma), die jeweils eine angepasste, mehr oder weniger intensive Therapie entsprechend der **nationalen Versorgungsleitlinie (NVL)** erfordern. Ziel der NVL ist es, jedem Patienten eine hoch qualitative, maximal wirksame und sichere Asthmatherapie zu ermöglichen; Therapeuten bietet sie raschen Zugriff auf aktuelle und gesicherte Erkenntnisse.

Im Sinne einer kausalen Therapie sollten Asthma auslösende Allergene und Berufsstoffe sowie Luftverschmutzung soweit wie möglich gemieden werden.

Die meisten Asthmamedikamente werden inhaliert, womit eine maximale lokale Wirkung bei minimalen systemischen Nebenwirkungen erreicht wird. Die richtige Inhalationstechnik wird in Asthmaschulungen gelehrt und geübt; die korrekte Anwendung der Dosiergeräte ist Voraussetzung für die Medikamentenwirkung und ein optimales Verhältnis erwünschter zu unerwünschten Wirkungen.

online

Filme zur effektiven Inhalation bietet die Atemwegsliga unter https://www.atemwegsliga.de/richtig-inhalieren.html

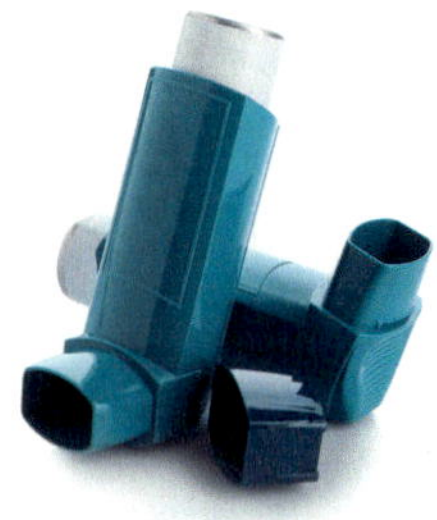

[2] Dosieraerosol (vorn das Mundstück mit Schutzkappe, oben die Arzneimittelpatrone)

Bronchospasmolytika (Broncholytika); Da dem Asthma eine krankhafte Entzündung zugrunde liegt, bildet die Inhalation entzündungshemmender Stoffe die Grundlage der Therapie. Die cortisonähnlichen Stoffe heißen ICS (inhalierbare Corticosteroide), z. B. Budesonid oder Fluticason. Sie werden laut NVL mit lang wirksamen Broncholytika (Bronchospasmolytika = Bronchialkrampflöser) wie Formoterol kombiniert. Diese werden bei gelegentlichen Beschwerden zeitweise inhaliert, bei anhaltenden Symptomen dauerhaft. Die Dosis richtet sich nach dem Bedarf. Antiallergika und in schweren Fällen entzündungshemmende Antikörperspritzen können zusätzlich eingesetzt werden. Das sog. Akutspray mit dem Wirkstoff Salbutamol ist bei ausreichend behandeltem Asthma in der Regel nicht nötig; es belastet auf Dauer das Herz.

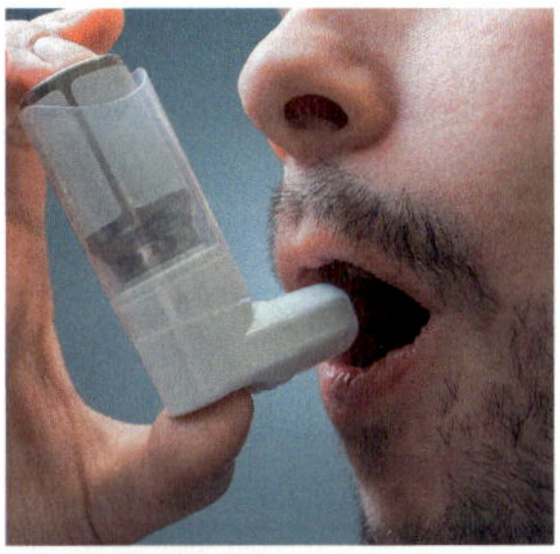

[3] Richtige Anwendung des Dosieraerosols (DA):
1. DA schütteln und Schutzkappe vom Mundstück abziehen
2. tief ausatmen
3. Mundstück ansetzen und mit den Lippen umschließen
4. möglichst tief einatmen („Lungenzug"), gleichzeitig Sprühstoß auslösen durch Druck auf die Patrone
5. fünf bis zehn Sekunden lang den Atem anhalten
6. durch die Nase ausatmen
7. falls verordnet, wiederholen

Eine **Primärprävention** (völlige **Verhinderung**) des Asthmas ist wegen der starken genetischen Komponente nicht gezielt möglich. Stillen und eine allergenarme Ernährung im Säuglingsalter können günstig wirken; die häusliche Umgebung sollte staubarm und frei von gefiederten und behaarten Haustieren sein. Passivrauchen fördert Asthma bei Kindern und Erwachsenen. Schmutz bzw. Antigene einer normalen Umwelt wirken bei Kindern günstig; sie dienen der Ausreifung des Immunsystems wie auch die im Kindesalter häufigen viralen Luftwegsinfekte. Allerdings muss eine ggf. im Rahmen von Infekten auftretende Bronchialobstruktion ausreichend therapiert werden. Übertriebene Hygienemaßnahmen, z. B. Desinfektionsmaßnahmen im Haushalt, sind hingegen nicht ratsam.

Wichtig ist die Sekundärprävention (Früherkennung) des Asthmas; bei den Kindervorsorgeuntersuchungen wird viel Wert auf die Erkennung des kindlichen Asthmas gelegt. Die ausreichende Therapie der Erkrankten dient sowohl ihrer Lebensqualität als auch der Tertiärprävention, d. h., sie verhindert Komplikationen. Die Standardimpfungen sowie Impfungen gegen Grippe und Pneumokokken (Bakterien, die Pneumonien u. a. auslösen) sind für alle Asthmatiker sinnvoll.

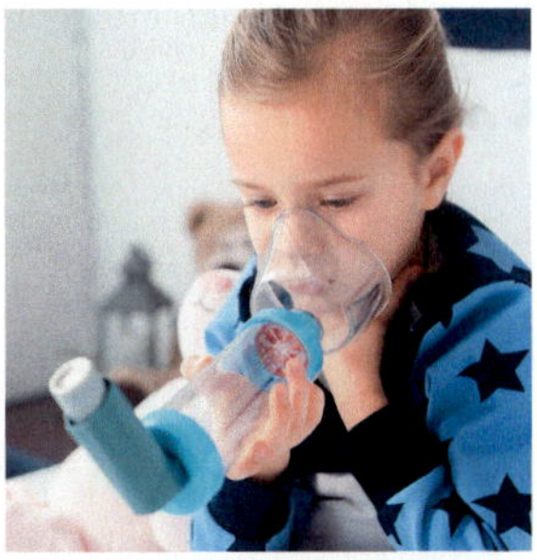

[4] Spacer: Für Patienten, die mit der Anwendung des Dosieraerosols überfordert sind, z. B. Säuglinge und Kleinkinder, gibt es spezielle Inhalationshilfen.

W

Und was ist mit Hustensaft?

Da das Immunsystem durch Infekte ausreift, sind bei Kleinkindern bis zu zehn Infekte pro Jahr normal. Sofern diese ohne Komplikationen wie Mittelohrentzündungen oder Asthma ablaufen, ist keine Therapie nötig. Da es Eltern und auch Ärzten nicht immer leichtfällt, „nichts" zu tun, werden – auch unter Druck des sozialen Umfeldes – viele Hustensäfte konsumiert. Den „Universalsaft", der Reizhusten dämpft, Schleim löst und Spastik lockert, gibt es jedoch nicht. Um ausgeprägte Beschwerden zu lindern, verordnet der Kinderarzt ggf. rezeptpflichtige Medikamente.

Chronische Bronchitis und COPD (chronisch obstruktive Lungenkrankheit)

Leben mit COPD

Definitionen: Von **chronischer Bronchitis** spricht man, wenn ein Patient in zwei aufeinanderfolgenden Jahren während mindestens drei Monaten Bronchitissymptome (**Husten mit Auswurf**) hat.

Die **COPD** (engl. **c**hronic **o**bstructive **p**ulmonary **d**isease = **chronisch obstruktive Lungenerkrankung**) ist definiert als **dauerhafte**, **progrediente** (zunehmende), mit Asthmamedikamenten (Bronchospasmolytika und Corticoiden) **nicht mehr reversible** (rückbildungsfähige) **Bronchialobstruktion** auf dem Boden einer **chronischen Bronchitis** und/oder eines **Lungenemphysems** (Lungenüberblähung mit fortschreitendem Alveolenverlust).

Die chronische Bronchitis ist somit ein Risikofaktor bzw. eine Vorstufe der COPD. COPD ist eine grundsätzlich verhinderbare Erkrankung, die in ca. 85 % der Fälle durch Zigarettenrauchen bedingt ist. Seltene erbliche Krankheiten wie der Alpha-1-Antitrypsinmangel können auch ohne Rauchen eine COPD induzieren; diese beginnt früher, d. h. vor dem 50. Lebensjahr. COPD ist häufig; mindestens jeder siebte Erwachsene Europas leidet an ihr. Männer sind entsprechend der Geschlechterverteilung der Raucher in den letzten Jahrzehnten überrepräsentiert.

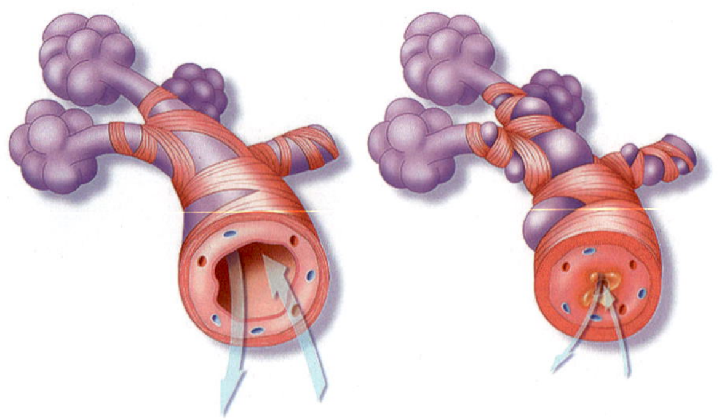

[1] Links ungestörter Zug der Atemluft, rechts Verlegung, Einengung des Atemweges mit deutlicher Einschränkung der alveolären Belüftung

Symptome, **Pathogenese** und **Komplikationen**: Die chronifizierte (schrittweise chronisch gewordene) Bronchitis mit Husten und Auswurf wird mit der Zeit durch Funktionsstörungen und Umbauvorgänge der Bronchien obstruktiv. Die Bronchien sind permanent entzündet und verengt [Abb. 1]. Zunächst tritt Atemnot nur bei Belastung auf, später besteht sie auch in Ruhe. Durch die Bronchienverengung kann die Atemluft nicht mehr vollständig ausgeatmet werden; zu viel Luft bleibt in der Lunge zurück und übt während der gesamten Exspiration Druck auf die Alveolen aus. Die zarten Alveolen halten dem Druck auf Dauer nicht stand; viele bilden sich zurück. Damit geht immer mehr Diffusionsfläche für den Gasaustausch verloren. Das Lungenemphysem ist entstanden. Der Alveolenverlust ist irreversibel im Sinne eines bleibenden körperlichen Schadens, der weit über die Funktionsstörung hinausgeht.

Das Herz wird durch den erhöhten Widerstand im Lungenkreislauf dauerhaft überbelastet. Es entsteht das sog. Cor pulmonale (lat. Lungenherz) mit fortschreitender Rechtsherzinsuffizienz und der zunehmende Sauerstoffmangel vermindern Lebensqualität und Leistungsfähigkeit entscheidend.

Die dauernde Luftnot mit O_2-Mangel hat Auswirkungen auf vegetative Funktionen; Entzündungsmediatoren beschleunigen den Gewebeabbau und der Allgemeinzustand verschlechtert sich. Der Patient entwickelt eine **Zyanose** (bläuliche Hautfärbung durch O_2-Mangel); er verliert an Gewicht und Abwehrkräften. Bei jedem banalen Infekt droht ihm eine lebensbedrohliche Verschlimmerung seiner Krankheit, die sog. **Exazerbation**. Andere Erkrankungen, z. B. die KHK, verlaufen bei gleichzeitig bestehender COPD erheblich schlechter, da die chronische Entzündung die Bildung und Ruptur arteriosklerotischer Plaques fördert. Häufig geht die COPD mit einer Depression einher. Die COPD führt direkt oder indirekt daher oft zum Tode.

W **Alpha-1-Antitrypsin** bremst den Abbau von Lungengewebe, der schon bei gesunden Erwachsenen 30 ml Lungenvolumen/Jahr beträgt. Hemmt ein Gendefekt oder Rauchen die Bildung des Stoffs, beschleunigt sich der Gewebeverlust. Ein Bluttest kann den Gendefekt nachweisen bzw. ausschließen. Sport in der Kindheit und Jugend hingegen fördert den Aufbau von Lungengewebe.

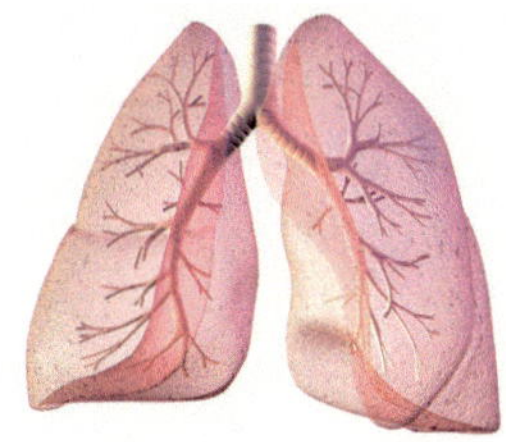

Diagnostik: Die Anamnese (Raucher, chronische Bronchitis, Belastungsdyspnoe) oder die Familienanamnese (COPD/Emphysem bei erstgradigen Verwandten) und der klinische Befund (Nikotinhaut, Auskultation spastischer Nebengeräusche der Atmung, sog. **Fassthorax** – permanente Thoraxverformung durch Lungenüberblähung) machen die Diagnose COPD höchst wahrscheinlich.

Die **Spirometrie** beweist die permanente Obstruktion, die sich durch Inhalation eines Bronchospasmolytikums im Gegensatz zum Asthma nicht lösen lässt. Den Versuch, den Lungenfunktionsbefund „obstruktive Ventilationsstörung“, d. h. die Störung der Atmung durch die Verengung der Bronchien bei der Exspiration, mithilfe eines Bronchospasmolytikums zu lösen, wird als Broncholysetest bezeichnet. Ist der Spirometriebefund 15 Minuten nach der Inhalation des Sprays deutlich gebessert oder normal, ist der Broncholysetest positiv (typisch für Asthma bronchiale). Bei COPD kann die Obstruktion nicht gelöst werden, der Broncholysetest ist negativ.

online

Nationale Versorgungsleitlinie COPD
www.leitlinien.de/nvl/copd

Die COPD wird in Schweregrade eingeteilt. Dabei wird das Ausmaß der Obstruktion durch Einschränkung der Einsekundenkapazität FEV1 gemessen. Bei leichter COPD liegt sie oberhalb von 80 % des Solls, 20 % verblieben im Thorax. Bei schwerer COPD liegt die FEV1 unter 30 %. Auch die Häufigkeit der Exazerbationen ist relevant für die Einschätzung des Schweregrades, da bei jeder akuten Verschlechterung Lungengewebe für irreversibel abgebaut wird. So schreitet die Emphysementwicklung schneller fort.

online

Selbsthilfeorganisationen
www.lungenemphysem-copd.de
www.copd-selbsthilfe.de

Die **Blutgasanalyse** (**BGA**; Untersuchung des O_2- und CO_2-Gehaltes, pH-Wertes u. a. im arteriellen Blut) gibt an, ob und wie stark eine **respiratorische Insuffizienz** (O_2-Mangel, ggf. auch CO_2-Anstieg durch mangelnde Leistung der Atmungsorgane) vorliegt.

Röntgenuntersuchung | 181

Bronchialkarzinom | 306

Die Therapie der COPD soll die Lebensqualität und Lungenfunktion möglichst gut und lange erhalten und Exazerbationen vorbeugen. Wie beim Asthma folgt die Therapie einem Stufenplan, der den Schweregrad sowie die Wirksamkeit und Verträglichkeit der Medikamente berücksichtigt. Die Therapie beginnt mit einer Kombination aus inhalativen Broncholytika mit unterschiedlichem Wirkmechanismus (sog. LABA-LAMA-Therapie). Nur bei bestimmten Blutbildbefunden (Vermehrung der eosinophilen Leukozyten) bzw. gleichzeitig vorliegender Asthma-Komponente werden Corticoide (ICS) als Kombinationspräparat mit inhaliert. Bei Sauerstoffmangel kann eine O_2-Therapie mit einem Raumluft-Konzentrator bzw. ein mobiles O_2-Gerät verordnet werden. Von herausragender Bedeutung sind Schutzimpfungen gegen Atemwegserreger, also Grippe-, Covid-19- und RS-Viren sowie gegen Pneumokokken und Pertussis. Ab 50 Jahren ist auch die Gürtelroseimpfung wichtig. Auch das soziale Umfeld der COPD-Kranken sollte geimpft werden, um die geschwächten Patienten nicht anzustecken.

Exazerbationen erfordern oft Antibiotika und oral oder intravenös applizierte Corticoide; häufig müssen die akuten Krisen stationär (in der Klinik), ggf. auch intensivmedizinisch behandelt werden. Antibiotikaresistenzen und Problemkeime wie MRSA bedrohen die abwehrschwachen COPD-Patienten in besonderem Maße.

Die Lungentransplantation ist die sog. **Ultima Ratio** (letzte mögliche Maßnahme); sie birgt viele eigene bzw. neue Probleme und ist keineswegs routinemäßig anwendbar. Bei schlechtem Allgemeinzustand sind die Belastung durch die umfangreiche Operation und die postoperativ lebenslang notwendigen immunsuppressiven Medikamente ohnehin nicht zu verantworten.

Die **Primärprävention** der COPD besteht in allen das Nichtrauchen fördernden Maßnahmen. Risikofaktoren sollten bei allen Arztbesuchen erfragt bzw. thematisiert werden; eine frühzeitige Erkennung der chronischen Bronchitis und der beginnenden COPD ist anzustreben (Sekundärprävention) und sollte zur Therapieeinleitung führen. Die Familienanamnese kann den Verdacht auf einen Alpha-1-Antitrypsinmangel ggf. lange vor der Ausbildung eines Emphysems aufkommen lassen und eine Behandlung ermöglichen. Bereits an COPD bzw. Emphysem Erkrankte erhalten im Sinne der Tertiärprävention eine leitliniengerechte Therapie, Schulungen und Lungensportangebote sowie Impfungen gegen alle impfpräventablen Atemwegserkrankungen: Diphtherie, Pertussis, Influenza und Pneumokokkenpneumonie.

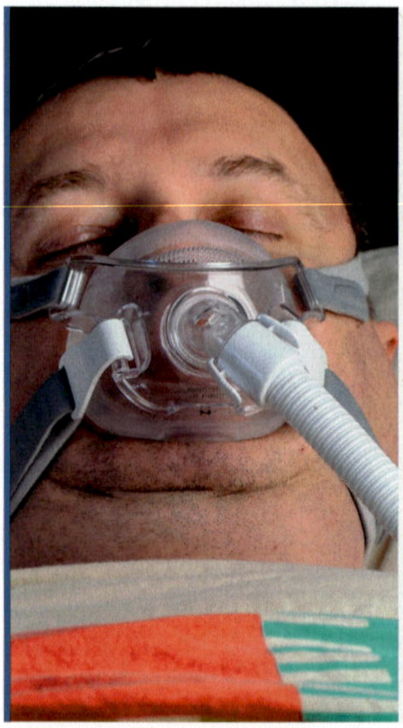

W Das **Schlafapnoesyndrom** (**OSAS** = **o**bstruktives **S**chlaf**a**pnoe**s**yndrom) ist eine vor allem bei übergewichtigen Männern häufige Diagnose. Während des Schlafs kollabieren Teile der Atemwege, was zu Schnarchen, vor allem aber zu wiederholten **Apnoen** (Atempausen) führt. Jede Apnoe ist aufgrund des O_2-Mangels von einer Stresshormonausschüttung gefolgt, die den Patienten aufweckt. Der fehlende Schlaf bedingt eine ausgeprägte Tagesmüdigkeit mit spontanem Einschlafen und stark verminderter Leistungsfähigkeit. Unfälle bei der Arbeit und beim Führen von Fahrzeugen häufen sich; Bluthochdruck und Stoffwechselerkrankungen verschlimmern sich durch das OSAS. Die Diagnose wird durch Untersuchungen im Schlaflabor gestellt; dort werden die Vitalfunktionen während der Nacht überprüft und aufgezeichnet. Die Therapie des OSAS besteht in Gewichtsabnahme und Alkoholverzicht (Alkohol vermindert u. a. den Muskeltonus in den Atemwegen) sowie nächtlicher **CPAP-Beatmung**. Die Dauerbeatmung während des Schlafs verhindert durch Aufrechterhaltung eines positiven Drucks in den Atemwegen (**C**ontinuous **P**ositive **A**irway **P**ressure) den Atemwegskollaps.

Aufgabenstellungen

1 Erklären Sie die Begriffe äußere und innere Atmung.
2 Welche Muskeln werden vorwiegend a) in Ruhe, b) zusätzlich bei starker körperlicher Belastung und c) zusätzlich bei Husten betätigt?
3 Welche Vor- und Nachteile haben Mund- und Nasenatmung?
4 Was passiert beim sogenannten Verschlucken?
5 Nennen Sie typische Auslöser für Asthma bronchiale.
6 Welche Impfungen sind für Patienten mit chronischen Atemwegserkrankungen ratsam?

Krebserkrankungen 4.9

Krebs ist häufig. Jeder Mensch kennt andere, die an Krebs erkrankt sind oder waren, und hat bereits Mitglieder seines sozialen Umfeldes durch Krebs verloren.

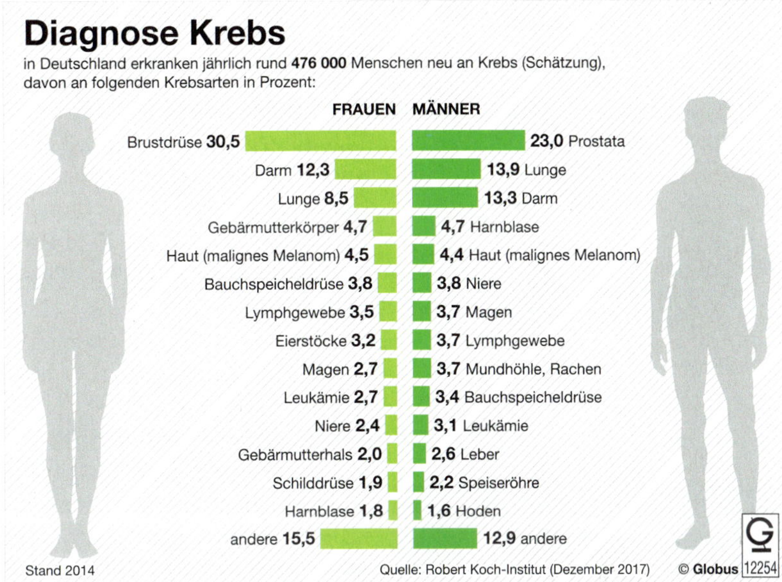

Jeder zweite Bundesbürger erhält während seines Lebens die Diagnose Krebs. Nach Herz-Kreislauf-Erkrankungen sind maligne (bösartige, d h. Krebs-) Erkrankungen an zweiter Stelle der Todesursachenstatistik, gefolgt von Atemwegserkrankungen wie COPD und Pneumonie.

Der Begriff „Krebs“ (lat. cancer, gr. karkinos) hat möglicherweise seinen Ursprung darin, dass gestaute Venen um Krebsgeschwülste herum an Krebsscheren erinnern können. Eine andere Erklärung nimmt eine Ähnlichkeit bösartiger Geschwülste mit gekochten Krebsen als Wortursprung an.

Die Diagnose Krebs ist heute kein Todesurteil mehr; viele bösartige Erkrankungen können kurativ therapiert werden und nie waren die Therapien so gut verträglich. Mehrere Früherkennungsprogramme der Krankenkassen widmen sich der Krebsprävention; Sinn der Maßnahmen ist es, die Sterblichkeit an Krebs zu senken. Die Präventionsprogramme werden allerdings nicht allgemein angenommen. Vielfach überwiegen Angst, Verdrängung und die zumindest unbewusste Einstellung, von lebensbedrohlichen Krankheiten „lieber gar nichts wissen zu wollen“, die Vernunft und den Impuls, sich Präventionsmaßnahmen zu unterziehen. Oft ist auch Schamgefühl im Spiel, ganz besonders bei gynäkologischen und urologischen Untersuchungen sowie bei Darmspiegelungen.

online

www.krebshilfe.de
Über diese Adresse ist auch der Vorsorgetest der Stiftung Warentest zu den häufigsten Krebsarten kostenlos einsehbar und herunterzuladen.

Der Facharzt für Krebserkrankungen ist der **Onkologe**; Onkologen sind Internisten mit der Schwerpunktbezeichnung **Hämatologie** (Lehre von den Blutkrankheiten) und **Onkologie**. Hämatologie und Onkologie bilden aufgrund der malignen Erkrankungen des Blutes bzw. Knochenmarks (z. B. der Leukämien) eine sinnvolle Einheit.

Onkologie
Wissenschaft von den Krebserkrankungen; gr. onkoein = schwellen; wörtlich: Geschwulstlehre

Facharzt
Gebietsarzt für ein Fachgebiet (z. B. Internist, Neurologe); zusätzlich kann eine Schwerpunktbezeichnung (z. B. Onkologie, Kardiologie) erworben werden.

W

Der Husumer Dichter **Theodor Storm** (1817–1888) erkrankte an einem Magenkarzinom (Magenkrebs). Er beschrieb das unbestimmte Gefühl der Bedrohung durch das Karzinom in dem Gedicht „Beginn des Endes“. Storms Bruder Emil war Arzt und bemerkte die schwere Depression des krebskranken Dichters. Mithilfe einer „Placebo-Konferenz“, zu der der Arzt einen Fachkollegen rief, und deren Ergebnis „Sie sind gesund“ dem Dichter mitgeteilt wurde, gab er diesem neuen Lebensmut, sodass er seine berühmte Novelle „Der Schimmelreiter“ noch fertigstellen konnte, bevor er an seinem Magenkrebs starb.

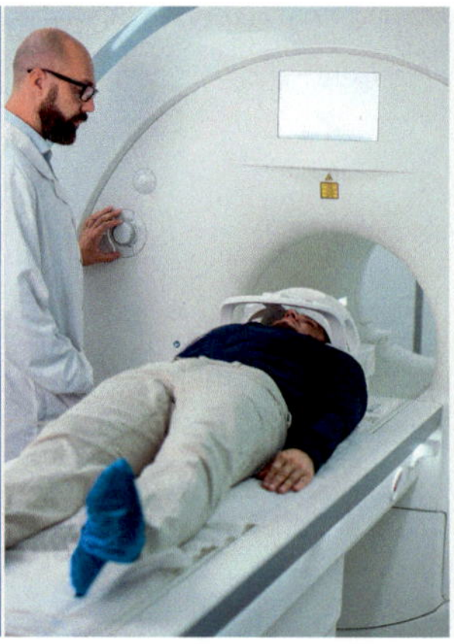

Ich lasse mich komplett durchscannen ... gibt den Wunsch mancher Menschen wieder, sich mit absoluter Gründlichkeit untersuchen zu lassen, um ganz sicher zu wissen, ob irgendwo im Körper eine Krebsgeschwulst im Frühstadium „lauert". Als Privatleistung bieten einige radiologische Kliniken und Praxen Ganzkörper-CT und Ganzkörper-MRT für vierstellige Beträge an. Der Nutzen der Untersuchungen ist nicht erwiesen; viel häufiger als die segensreiche Früherkennung eines Tumors sind unklare Zufallsbefunde, die eine Vielzahl anderer (genauerer, aber z. T. risikobehafteter) Untersuchungen wie Endoskopien und Biopsien (Gewebeentnahmen) nach sich ziehen. Die gegenüber der MRT preisgünstigere CT belastet zudem den Körper durch eine hohe Strahlenmenge, die selbst ein erhöhtes Krebsrisiko mit sich bringt.

4.9.1 Karzinogenese (Krebsentstehung)

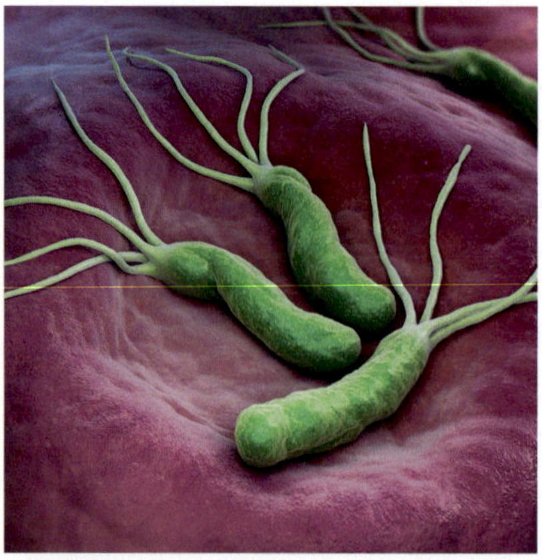

[1] Langjährige Entzündungen der Magenschleimhaut, z. B. durch Helicobacter pylori, können zur Magenkrebsentstehung beitragen.

Wahrscheinlich entstehen täglich in unserem Körper Krebszellen. Dies ist z. B. aus Erfahrungen mit der Hautkrankheit **Xeroderma pigmentosum** zu schließen, bei der ein Gendefekt die Reparatur defekter DNA verhindert. **Mutationen** (Erbgutveränderungen) in Hautzellen, die durch UV-Licht erzeugt werden, können nicht repariert werden. Dadurch bildet sich bei den Betroffenen schon im frühen Kindesalter Hautkrebs, der bei Gesunden nicht vor dem vierten Lebensjahrzehnt vorkommt und eher für das Alter ab 70 typisch ist.

Die riesige Anzahl an Zellteilungen, die ständig in unserem Körper stattfindet, bringt immer auch Übertragungsfehler, DNA-Abbrüche und viele andere Defekte mit sich. Je älter wir werden, desto mehr Mutationen treten auf, da alle Körperzellen und -substanzen degenerativen Prozessen, quasi altersbedingter Abnutzung mit Qualitätsverlust, unterliegen. Die meisten DNA-Schäden werden fehlerfrei repariert; eine Entzündungsreaktion – wie beim Sonnenbrand – kann dafür hilfreich sein. Das Immunsystem erkennt mutierte Zellen; es bekämpft sie z. B., indem zytotoxische Killer-Lymphozyten verdächtig veränderte Zellen abtöten. Dies ist ein Grund, warum die Haut im Alter immer dünner wird; es fehlen ihr jene Zellen, die mutationsbedingt entfernt wurden. Da die Immunabwehr aber ebenfalls im Alter nachlässt und Krebszellen bzw. ihre Vorstufen weniger konsequent bekämpft werden, ist Krebs in gewissem Sinne eine Alterskrankheit. Seit Infektionskrankheiten und kardiovaskuläre Erkrankungen seltener tödlich verlaufen, nimmt die Lebenserwartung und damit auch die Krebshäufigkeit stetig zu.

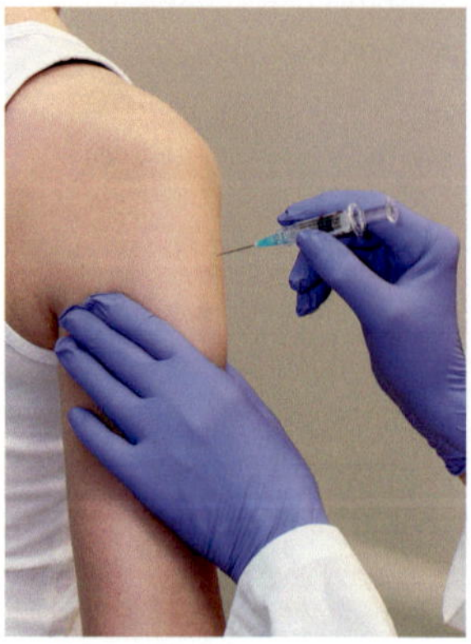

[2] Impfungen gegen Hepatitis B und humane Papillomaviren (HPV) dienen der Prävention von Leberzell- und Gebärmutterhalskrebs.

Karzinogene (**Kanzerogene**; krebserzeugende Stoffe) sowie Stoffe, die zur Krebsentstehung mit beitragen können (**Kokarzinogene** bzw. **Kokanzerogene**) induzieren die **maligne Entartung** von Zellen, d. h. den Prozess, bei dem sich eine gesunde Zelle zur Krebszelle umwandelt (**maligne** = bösartig). Auch hier machen Dosis, Gefährlichkeit des Stoffes und Einwirkdauer das Gift. Hinzu kommt die Kombination verschiedener Noxen (schädlicher Stoffe und Umstände, deren Risiken sich summieren, aber auch potenzieren können).

Kanzerogene stammen aus Arbeitswelt und Wohnumgebung (Benzol, Asbest); sie kommen in verdorbener Nahrung vor (Aflatoxine in verschimmelten Nüssen) und bilden sich in falsch zubereitetem Essen (Nitrosamine, Benzpyren und Acrylamid). Auch die Luft kann kanzerogene Substanzen enthalten (Ruß aus Auto- und Industrieabgasen). Dass Rauchen stark und mit der Zeit unausweichlich karzinogen wirkt, ist seit Beginn des 20. Jahrhunderts bekannt [Abb. 3].

Bestimmte Gene (sog. **Onkogene**) können die Krebsentstehung fördern; z. B. Brustkrebs kommt daher familiär gehäuft vor. Chemische Karzinogene und ionisierende Strahlen können Onkogene unter Umständen aktivieren. Gene, die vor Krebs schützen, werden von Karzinogenen z. T. ausgeschaltet. Ionisierende Strahlung wirkt schon allein in entsprechender Dosis krebserregend; ebenso besitzen einige Viren karzinogene Eigenschaften.

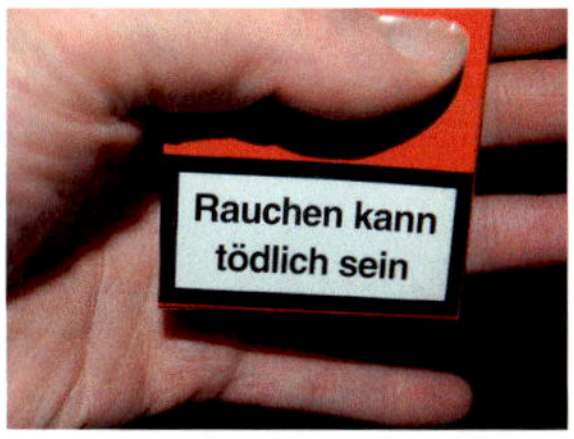

[3] Der Warnhinweis auf die krebsauslösende Wirkung des Nikotins gehört seit 2016 auf jede Zigarettenschachtel.

Karzinogene werden nach verschiedenen Systemen entsprechend ihrer Gefährlichkeit klassifiziert. Karzinogene der **Kategorie 1** sind **eindeutig krebserzeugend** (z. B. Asbest); bei den Karzinogenen der **Kategorie 2** ist die **kanzerogene Wirkung** aufgrund von Tierversuchen und aus epidemiologischen Erkenntnissen **als erwiesen anzusehen** (z. B. Benzpyren). Bei Stoffen der **Kategorie 3** ist die **krebserzeugende Wirkung anzunehmen** (z. B. Formaldehyd = Formalin, ein Konservierungs- und Desinfektionsmittel). Viele kanzerogene Stoffe oder Einflüsse sind kanzerogen und **mutagen** (erbgutschädigend) zugleich und als solche zu kennzeichnen.

Gefahrensymbole dienen der schnellen, instinktiven Erkennung gefährlicher Stoffe. Jeder Anwender soll, auch wenn er nicht oder schlecht lesen kann oder die Landessprache nicht beherrscht, die Warnzeichen verstehen. Den Sinn der Piktogramme, die Schutzausrüstung wie Brillen, Masken oder Helme vorschreiben oder Erste-Hilfe-Maßnahmen wie eine Augenspülung beinhalten, soll sich jedem Menschen auf einen Blick erschließen.

Beispiele von Piktogrammen für gesundheitsschädliche Stoffe gemäß GHS

reizend

ätzend; Haut und Schleimhaut schädigend

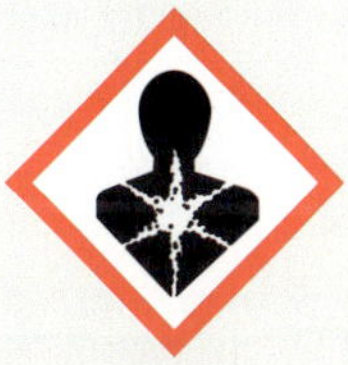

Explosionsgefahr

Wann besiegen wir den Krebs? Seit Menschengedenken ist Krebs bekannt und erst Mitte des 20. Jahrhunderts wurden medikamentöse Therapien dagegen entdeckt bzw. entwickelt, z. B. durch Beobachtungen nach Vergiftungen und Bestrahlungen, die zeigten, dass Strahlen, zellteilungshemmende Gifte bzw. Chemikalien und die Kombination aus beidem maligne Tumoren zur Rückbildung bringen konnten. Vorher gab es nur mehr oder weniger radikale Operationen. Da die Ursachen der Malignome sehr vielfältig sind (Karzinogene, Co-Karzinogene, Mutationen, genetische Veranlagungen, komplizierte Gen-Aktivierungen und Gen-Deaktivierungen sowie kombinierte Ursachen) und das Alter einer der größten Risikofaktoren ist, kann ein einziges Mittel nicht geeignet sein, Krebs „auszurotten“. Der Menschheitstraum, den Krebs zu besiegen, wird sich daher nicht erfüllen.

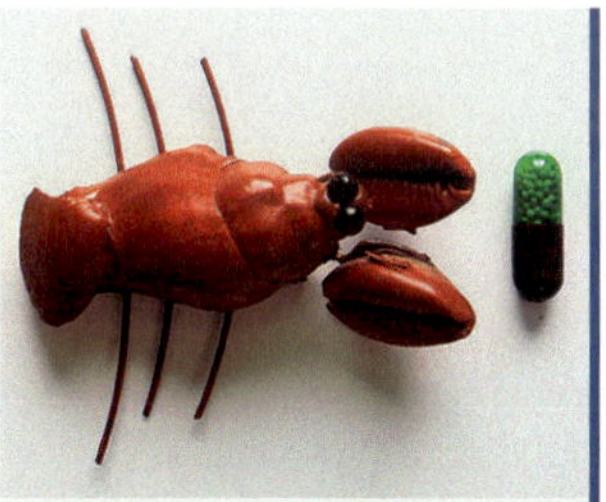

4.9.2 Kennzeichen und Eigenschaften benigner Tumoren

Der Begriff „**Tumor**“ wird oft mit „Krebs“ gleichgesetzt. Allerdings bedeutet Tumor zunächst nur **Geschwulst**; das Wort leitet sich von Schwellen ab und beschreibt eine tastbare bzw. mit bloßem Auge sichtbare Gewebsvermehrung.

Harmlose Tumoren sind sehr häufig und betreffen vor allem die Haut; einfache Bindegewebstumoren (**Fibrome**) hat oder bekommt fast jeder Mensch im Alter. Fettgewebsgeschwülste (**Lipome**) sind ebenfalls verbreitet und völlig ungefährlich. Die meisten Fachbegriffe für Tumoren enden auf **-om**. Gutartige Tumoren bezeichnet man in der Medizin als **benigne**. Sie können zwar bei starkem Wachstum gesunde Gewebe zusammendrücken oder verdrängen und auf anatomische Strukturen Druck ausüben. Dies kann durchaus gefährliche Symptome und Situationen hervorrufen, z. B. wenn ein benigner Tumor im Gehirn wächst und auf die Sehnerven drückt oder auf das Gehirn im Ganzen Druck ausübt.

Prinzipiell führen benigne Tumoren aber nur unter seltenen, ungünstigen Umständen zum Tode. Sie wachsen zumeist langsam und verdrängen ggf. andere Strukturen, infiltrieren aber keine anderen Gewebe und metastasieren nie, d. h., sie zerstören weder Organe noch bilden sie Tochtergeschwülste. Sie beeinflussen den Allgemeinzustand im Allgemeinen nicht [Tab. 1].

	benigne Tumoren	maligne Tumoren
Zellteilungsrate	niedrig	unterschiedlich
histologische Differenzierung	entspricht weitgehend dem Ursprungsgewebe	Ursprungsgewebe oft nicht mehr erkennbar
Mitose	verläuft normal	verläuft atypisch
Invasion	wächst verdrängend, aber nicht invasiv	wächst invasiv und zerstört umliegendes Gewebe
Metastasen	keine	häufig

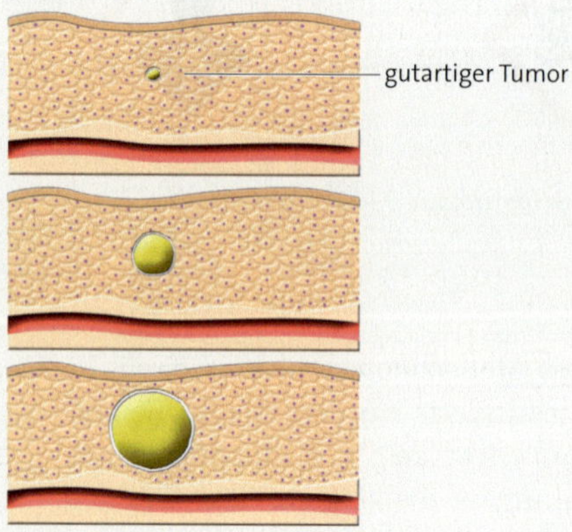

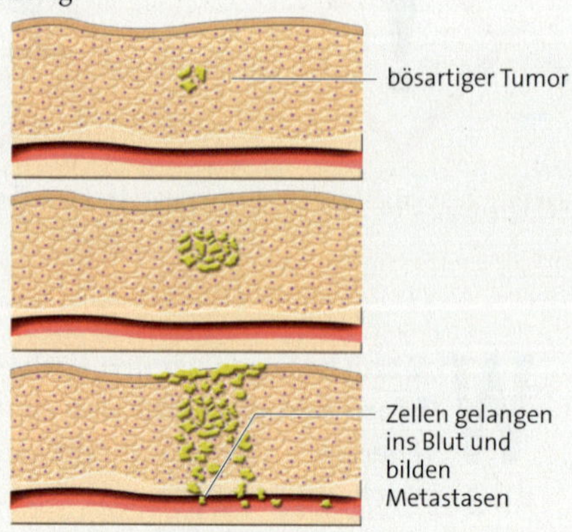

Beispiele für Ursprungsgewebe		
Epithel	Adenom	Karzinom
Knochengewebe	Osteom	Osteosarkom
Nervengewebe	Gliom	Glioblastom
Fettgewebe	Lipom	Liposarkom
Bindegewebe	Fibrom	Fibrosarkom
Muskelgewebe	Myom	Myosarkom
Nervengewebe	Neurinom	Neurosarkom

[Tab. 1] Kennzeichen und Fachbegriffe benigner und maligner Tumoren

Kennzeichen und Eigenschaften maligner Tumoren 4.9.3

Maligne Geschwülste wachsen unkontrolliert; sie **infiltrieren** und **metastasieren** [Tab. 2]. Sie beanspruchen bzw. bilden sich eine eigene Blutversorgung; bei anhaltendem Wachstum kann das Tumorgewebe aber an der Oberfläche teilweise absterben, einsinken und zerfallen; ein solcher Gewebsdefekt heißt **Geschwür** (**Ulkus**). Geschwürbildung ist bei Hautkrebs relativ häufig, kommt aber keinesfalls bei allen malignen Tumoren vor. Deshalb ist der generalisierte Begriff Krebs*geschwür* falsch. Ein maligner Tumor wird korrekt als Krebs*geschwulst* bezeichnet. Geht eine Krebsgeschwulst von einem Epithel aus, heißt diese **Karzinom**. Sind Zellen des Binde-, Muskel- oder Nervengewebes der Ursprung, spricht man vom **Sarkom**: Fibrosarkom, Myosarkom und Neurosarkom. Alle genannten **Malignome** (maligne Erkrankungen) sind sog. **solide Tumoren**, die zunächst an einer Stelle wachsen und ggf. metastatisch streuen können.

Unter den sog. **nicht soliden Tumoren** werden bösartige Erkrankungen verstanden, denen ebenfalls eine maligne entartete Zelle zugrunde liegt, die jedoch im Blut bzw. blutbildenden System oder im Immunsystem ihren Ursprung hat. Diese Krankheiten werden z. T. vereinfachend als Blutkrebs bezeichnet; darunter werden u. a. Leukämie und das **Plasmozytom** (multiples Myelom) subsumiert. Der Ursprung dieser Krebserkrankungen liegt im Knochenmark. **Maligne Lymphome** entstehen in Organen der lymphatischen Abwehr (Lymphknoten, Milz, Tonsillen) und können sich leukämieähnlich verhalten bzw. ausbreiten.

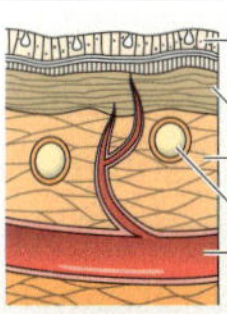

Das Epithel besteht aus normalen, gesunden Zellen. Jede Zelle respektiert die Grenzen der Nachbarzellen und teilt sich nur zum Zwecke der Regeneration: abgeschilferte und z. B. durch Verletzung abgestorbene Zellen werden ersetzt.

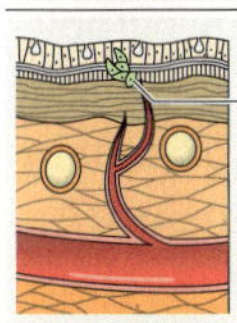

Bei einer Epithelzelle ist eine schwerwiegende Mutation aufgetreten. Sie wird zur Krebszelle und verliert die wichtige Eigenschaft **Kontakthemmung**, d. h., sie vermehrt sich ungehemmt, obwohl sie sich im Gewebeverbund befindet. Sie teilt sich abnormal schnell und zeigt auch andere Charakteristika der Krebszelle. Ein **Karzinom** ist entstanden.

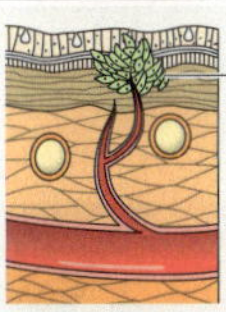

Die Krebszellen vermehren sich rasch. Der Tumor überschreitet die Epithelgrenzen, **infiltriert** (durchsetzt) und **destruiert** (zerstört) dabei Zellen und Gewebe. Er benötigt viele Nährstoffe, die er benachbarten Arterien und eigenen, neu gebildeten Blutgefäßen entnimmt. Die Bildung neuer Blutgefäße nennt sich **Angiogenese**.

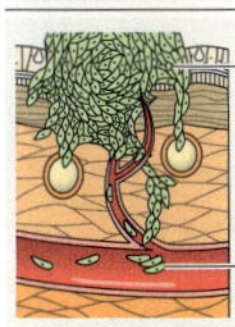

Schließlich können einzelne Krebszellen mit dem Blut- oder Lymphstrom mitschwimmen, sich an anderen Körperstellen absiedeln und sich dort weiter vermehren. So entstehen **Metastasen** (Tochtergeschwülste, Tumorabsiedelungen) in Lymphknoten und anderen Körperteilen bzw. Organen (Leber, Gehirn u. a.).

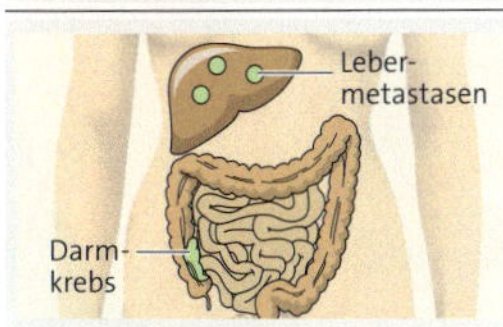

Die Metastasen bilden sich zunächst an charakteristischen Orten; je nachdem, wo das Blut aus dem betreffenden Organ zunächst hinfließt, bilden sich die ersten **hämatogenen** (auf dem Blutweg entstandenen) Metastasen. Bei Darmkrebs ist dies z. B. die Leber. **Lymphogene** (auf dem Lymphwege entstandene) **Metastasen** befallen zunächst **regionale Lymphknotenstationen**, z. B. bei Brustkrebs in der gleichseitigen Achsel.

[Tab. 2] Schematische Darstellung der Karzinomentstehung (Krebsentstehung in einem Epithel)

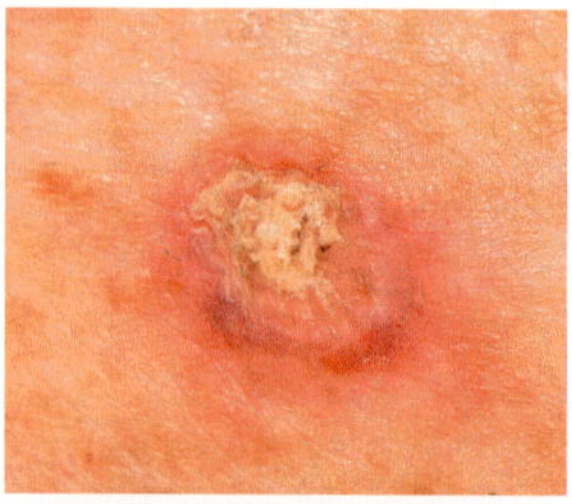

[1] Basaliom, das einer schlecht heilenden Wunde ähnelt

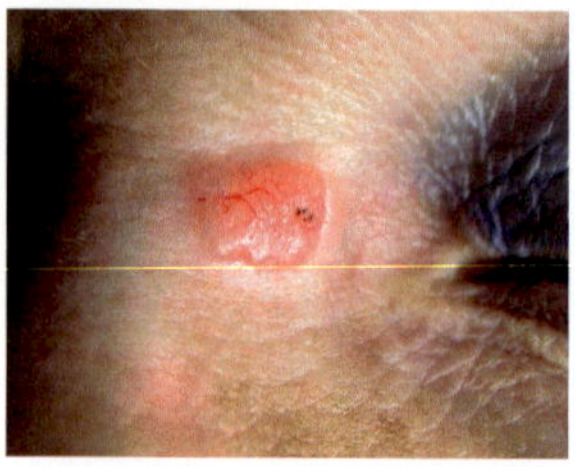

[2] Basaliom mit typischen Äderchen

Eine Ausnahme bei der Unterscheidung maligner und benigner Tumoren bildet das **Basaliom** [Abb. 1 und 2]. Dies ist die häufigste Variante des hellen Hautkrebses und macht ca. 80 % aller bösartigen Hautveränderungen aus. Das Basaliom bezeichnet man als **semimaligne** (halb bösartig). Es hat krebstypische Zellveränderungen und durchsetzt bzw. zerstört das umgebende Gewebe. Es metastasiert aber im Gegensatz zu anderen Krebsarten fast nie. Wegen der lokalen Gewebsdestruktion ist eine frühzeitige operative Entfernung, die **Exstirpation**, wichtig. Ursächlich für Hautkrebs sind v. a. Mutationen durch die UV-Strahlen-Einwirkung mehrerer Jahrzehnte.

Blickdiagnosen sind nicht die Regel

Manchmal ist die Frage, ob ein benigner oder maligner Tumor vorliegt, schon klinisch – also durch den geschulten Blick – zu beantworten. Man spricht dann von einer **Blickdiagnose**. Sie kommt vor allem bei Hauttumoren vor. Eine Blickdiagnose ist aber nicht beweisend, sondern bedarf der Bestätigung durch den Pathologen. Bei pigmentierten Hautveränderungen kommt z. B. die ABCDE-Regel zur Anwendung (S. 429). Die Kriterien helfen, verdächtige Hautveränderungen zu identifizieren und sie klärender Diagnostik zuzuführen. Apparative Untersuchungen wie die Sonografie, **Endoskopie**, CT und MRT sowie Labortests ergänzen die körperliche Untersuchung bei Krebsverdacht (S. 300).

Der Pathologe stellt die Diagnose

Pathologie (gr. Krankheitslehre) ist eine Wissenschaft, die zur Klärung von Krankheiten dient. Die Diagnose zu sichern – oder auszuschließen –, ist vor allem bei Tumoren Aufgabe des Pathologen. Dafür muss zunächst Tumorgewebe gewonnen werden. Die Entnahme einer Gewebeprobe nennt sich **Biopsie**. Es gibt spezielle Biopsiezangen und (halbautomatische) Kanülen, um bei Endoskopien oder durch die Haut Proben zu gewinnen. Die Gewebeprobe wird anschließend z. B. in Formaldehyd konserviert, damit keine Verwesung einsetzt. Die Probe wird dann mit den Daten des Patienten sowie Angaben zur Entnahmestelle und zur Verdachtsdiagnose eingesandt. Im pathologischen Institut wird die Probe zunächst in stabilisierende Stoffe eingebettet, damit sie in dünne Schnitte zerteilt werden kann. Nur sehr dünne Gewebeschnitte können mit dem Lichtmikroskop untersucht werden. **Malignitätskriterien** sind eine vermehrte Anzahl von Zellkernen und (ggf. atypisch aussehende) Mitosen im Gewebe. Auch die Zerstörung von Blutgefäßen und anderen Strukturen, also das **infiltrierende** und **destruierende Wachstum**, zeigen Malignität an. Spezielle Färbungen, Antikörper u. v. m. helfen, Gewebeveränderungen genau zu spezifizieren.

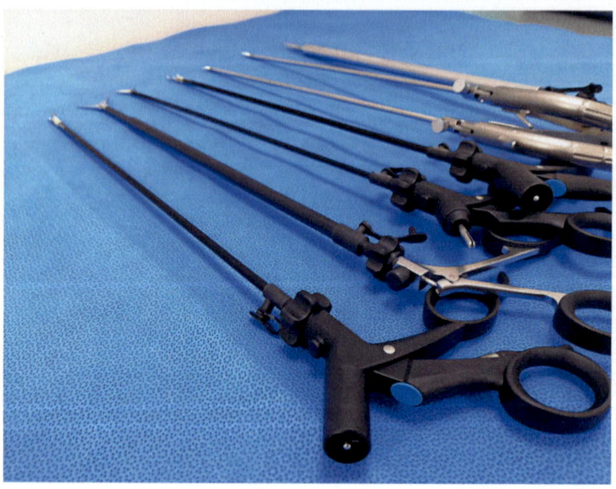

[3] Laparoskopie-Instrumente

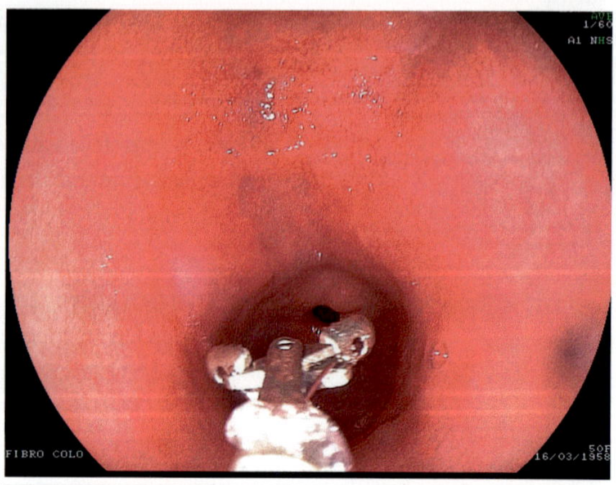

[4] Biopsie im Rahmen einer Magenspiegelung; die dunkle Öffnung ist der Magenpförtner (Pylorus)

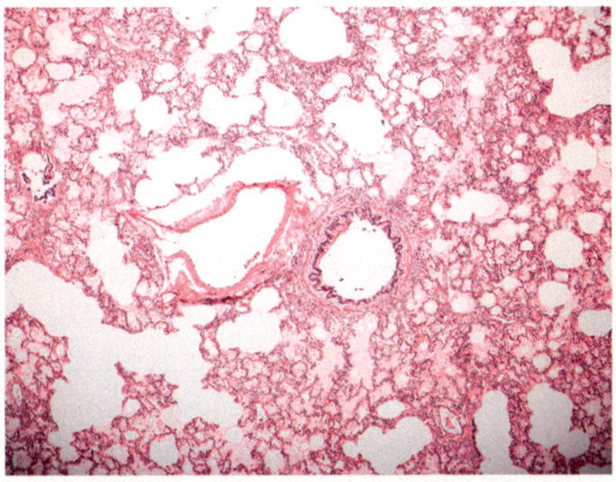

Gesundes Lungengewebe im lichtmikroskopischen Bild; das Gewebe wirkt ruhig und geordnet.

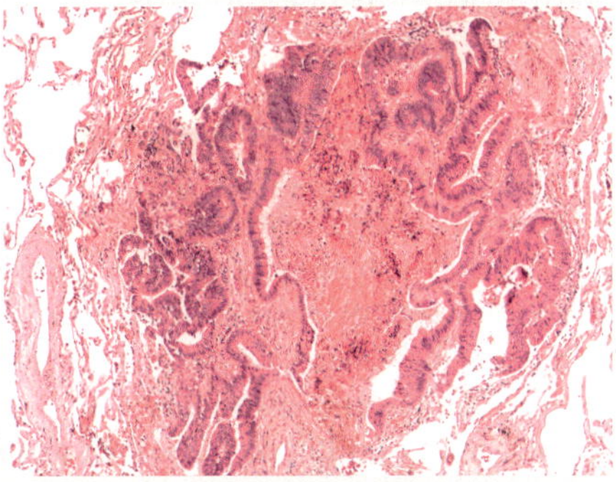

Gewebepräparat eines Lungenkarzinoms mit auffallendem Zellreichtum und Zellkernreichtum; die dunklen Stellen sind dicht stehende Zellkerne.

Beim Brustkrebs, dem **Mammakarzinom**, muss z. B. nach **Östrogenrezeptoren** gesucht werden. Sind diese vorhanden, wirken Östrogene tumorfördernd und die Therapie unterscheidet sich von der des **rezeptornegativen** Brustkrebses. Natürlich wird, wenn möglich, nicht erst eine Biopsie durchgeführt, wenn z. B. im Rahmen einer Endoskopie oder Operation der Tumor gleich ganz entfernt (exstirpiert) werden kann [Abb. 3]. Der Pathologe untersucht dann genau, ob die Schnittränder des Tumors krebsfrei sind. Andernfalls muss ggf. nachoperiert werden.

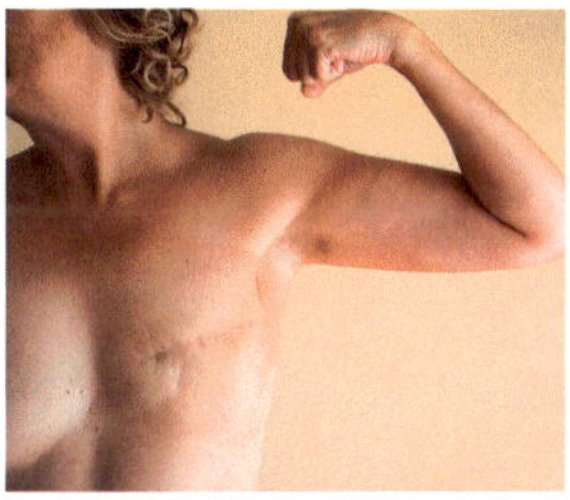

[4] Patientin ein Jahr nach linksseitiger Mamma-Ablation (Brustamputation)

In manchen Fällen wird während einer Operation eine Gewebeprobe per Boten zum Pathologen gebracht. Sie wird durch Kälte stabilisiert und in dünne Scheiben zerteilt. Man spricht daher vom **Gefrierschnitt** oder **Schnellschnitt**. Die Kältestabilisierung des Gewebes geht wesentlich schneller als die Einbettung in Paraffin und ähnliche Stoffe. Während der Patient in Narkose bleibt, beurteilt der Pathologe, ob im Gewebe Krebs vorliegt. Vom Ergebnis der Untersuchung hängt der Umfang der Operation ab. Bei einem Schilddrüsenkarzinom z. B. müssen **regionale Lymphknoten**, in denen sich lymphogene Metastasen gebildet haben könnten, entfernt werden. Bei benignem Befund kann die OP-Wunde verschlossen werden. Der Patient wird zuvor über beide OP-Varianten aufgeklärt. Später erfolgen noch reguläre Untersuchungen des entnommenen Gewebes.

W Grundsätzlich darf kein Teil menschlichen Gewebes, der aus medizinischen oder ästhetischen Gründen entfernt wurde, entsorgt werden. Entfiele die pathologische Begutachtung, könnten harmlos aussehende, aber schon maligne Veränderungen übersehen werden und notwendige Therapien unterbleiben. Es kam schon vor, dass beim Hautarzt scheinbar benigne Muttermale entsorgt wurden, und der Patient am metastasierten **Melanom** (schwarzem Hautkrebs) starb, ohne dass ein Primärtumor (Ausgangstumor) mehr zu finden war.

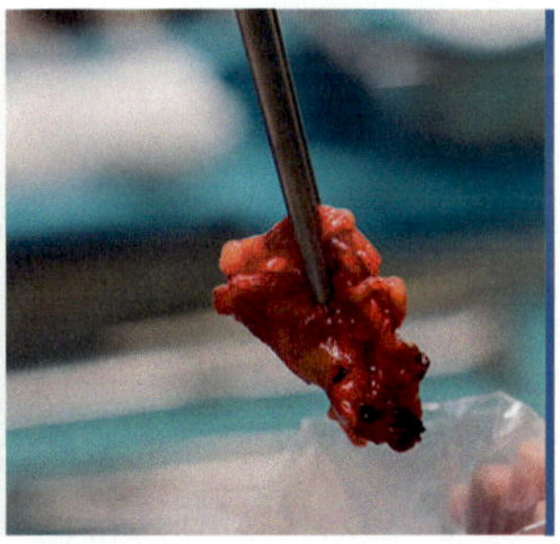

4.9.4 Symptome und Diagnostik von Krebserkrankungen

Krebs ist eine sog. **konsumierende Erkrankung**, die viel Kraft zehrt und sich gravierend und **progredient** (fortschreitend) auf den Makroorganismus auswirkt. Viele Patienten leiden unter allgemeiner Schwäche (**Adynamie**), werden blass (**Tumoranämie**) und nehmen unfreiwillig stark ab (**Tumorkachexie**; Auszehrung durch Krebs). Man spricht vom **Leistungsknick**, wenn durch eine schwere Krankheit Kraft und Vitalität abnehmen. Auch die Immunabwehr kann leiden – es kommt zur Infekthäufung mit schwer verlaufenden Krankheitsbildern.

Alle genannten Phänomene sind **unspezifische Symptome**; sie kommen auch bei anderen Krankheiten vor, z. B. chronischen Infektionen, Störungen der Schilddrüsenfunktion und rheumatischen Erkrankungen. Man fragt und sucht daher bei Krebsverdacht nach **spezifischen Symptomen**, wie z. B. veränderten Muttermalen (Melanom), schlecht heilenden Wunden (heller Hautkrebs), chronischem Husten oder Heiserkeit (Lungen- und Kehlkopfkrebs), Nahrungsunverträglichkeit (Magenkrebs), Blut im Stuhl, Veränderungen und Unregelmäßigkeiten der Darmtätigkeit (Dickdarmkrebs), genitalen Blutungen nach den Wechseljahren oder Zwischenblutungen (Gebärmutterkrebs, Gebärmutterhalskrebs). Spezifische Symptome können Hinweise auf den Sitz des vermuteten Malignoms geben. Klinische und apparative Diagnostik schließen sich an. In manchen Fällen, z. B. wenn der Allgemeinzustand des Patienten das Vorhandensein eines malignen Tumors suggeriert oder wenn bei einer Routineoperation unklare Metastasen gefunden werden, führt man eine gründliche umfassende Untersuchung des Patienten durch, die sog. **Tumorsuche**.

Routineuntersuchungen bei Tumorsuche, Staging und Therapiekontrollen

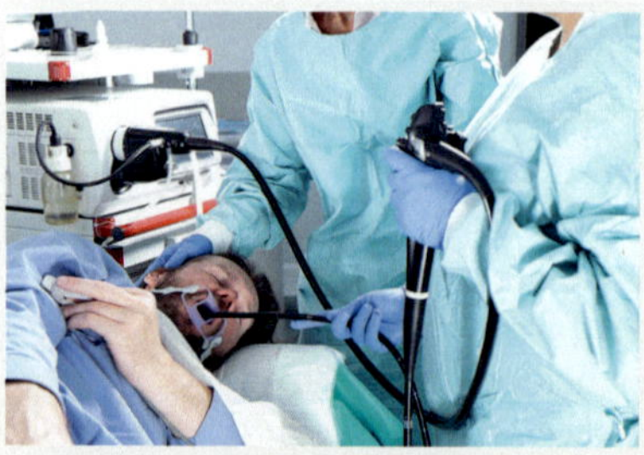

Gastroskopie (Magenspiegelung)

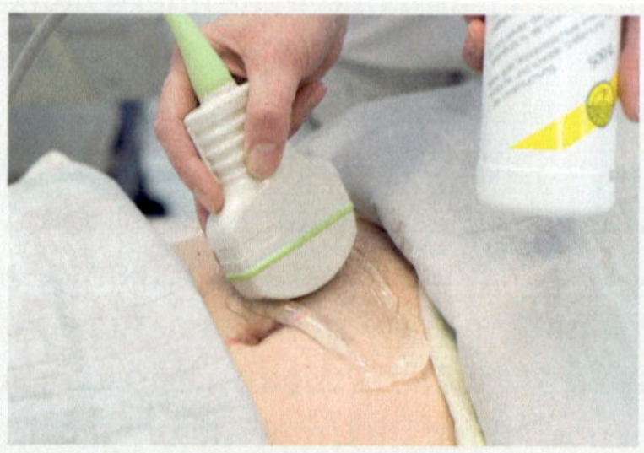

Sonografie des Abdomens (Ultraschall der Bauchorgane)

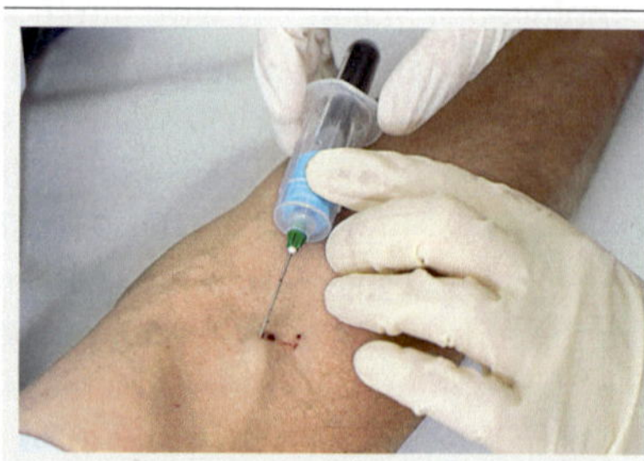

Blutabnahmen sind während Krebstherapien häufig erforderlich.

Das Vorgehen bei der Tumorsuche fokussiert sich zunächst auf die häufigsten und daher wahrscheinlichsten Tumoren; **Gastroskopie** und **Koloskopie** (Magen- und Dickdarmspiegelung), gynäkologische bzw. urologische Untersuchungen, die Inspektion der gesamten Haut, eine Sonografie der Bauchorgane und der Nieren sowie ein Röntgenbild der Thoraxorgane in zwei Ebenen gehören zum Grundprogramm. Urin- und Blutuntersuchungen sind ebenso selbstverständlich wie eine gründliche Anamnese.

Manche Tumorarten geben spezielle Stoffe ab, die als **Tumormarker** bezeichnet werden. Erhöhte Blutspiegel dieser Substanzen können helfen, den Ursprung eines vermuteten Tumors einzugrenzen. Tumormarker sind allerdings nicht so sicher und spezifisch, dass man ihre Bestimmung als Suchprogramm bei symptomfreien Menschen durchführen sollte. Die Gefahr **falsch positiver Befunde** (Befunde, die positiv sind, ohne dass die betreffende Krankheit vorliegt) ist hoch. Auch **falsch negative Ergebnisse** sind möglich (die Krankheit liegt vor, ohne dass die passenden Blutwerte verändert sind und die Krankheit anzeigen).

Stadieneinteilung (Staging)

Bei positivem Befund aufgrund der genannten Untersuchungen inkl. Pathologie geht man gezielt weiter vor. Wird ein Malignom diagnostiziert, führt man vor der Therapie ein sog. **Staging** durch. Diese Stadienbestimmung folgt der internationalen **TNM-Klassifikation** (**T**umor, lat. **N**odus = Lymphknoten, **M**etastasen). T1, N0, M0 bedeutet z. B. bei Brustkrebs, dass ein Tumor unter 2 cm Durchmesser ohne Lymphknotenbefall und ohne Metastasen vorliegt [Abb. 1].

Mit molekularbiologischen Methoden können Pathologen zusätzlich feststellen, ob das Krebsgewebe **Hormonrezeptoren**, d. h. Empfangsmoleküle für Hormone, hat; **ER+** heißt bei Brustkrebs, dass der Östrogenrezeptor (**E**strogen **R**eceptor) nachweisbar ist und der Tumor mit speziellen Medikamenten, d. h. unter chemischem Hormonentzug, therapierbar sein wird. Das zusätzlich durchgeführte **Grading** (Einteilung nach dem Differenzierungsgrad der Zellen) beziffert den Differenzierungs- bzw. Aggressivitätsgrad mit Zahlen von 0 (sehr differenziert) bis 4 (völlig undifferenziert); je niedriger die Differenzierung ist, desto höher sind Wachstums- und Metastasierungsneigung des Tumors. **Lymphbahnenbefall** (L0, L1) wird ebenfalls erfasst; **Metastasen** werden nach ihrer **Lokalisation** (Lage) bezeichnet, z. B. HEP für Leber (gr. hepar).

Im Anschluss an die Therapie wird erneut eine Stadieneinteilung vorgenommen. Nach **Resektion** (Herausschneiden) des Tumors ist das optimale Ergebnis R0; es bedeutet, dass der Tumor nach der Operation nicht mehr nachweisbar ist und mit einem Rand aus gesundem Gewebe entfernt wurde.

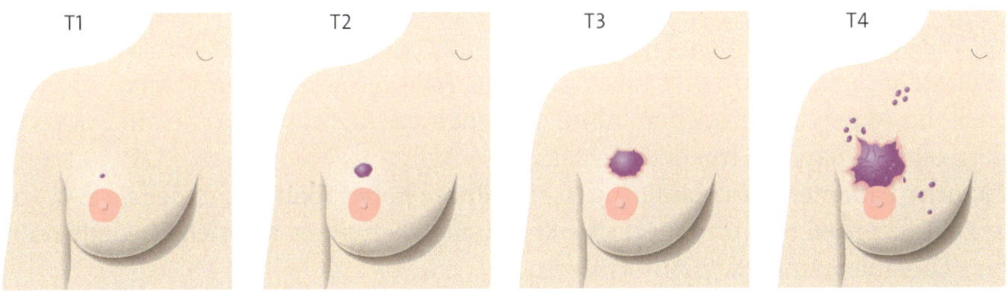

TX – keine Beurteilung möglich
T0 – kein Anhalt für Primärtumor
Tis – Carcinoma in situ (noch nicht invasiver, d. h. nicht das Gewebe durchsetzender Tumor)
T1 – Tumor bis 2 cm
T2 – Tumor 2–5 cm
T3 – Tumor größer als 5 cm
T4 – beliebige Tumorgröße mit Ausdehnung auf die Brustwand oder multipel simultane Tumoren

[1] TNM-Klassifikation am Beispiel des Mamma-Ca.

Mamma
lat. = Brustdrüse

Ca.
(sprich C-A) **Carcinoma**

Mamma-Ca.
Brustkrebs

Krebs bedroht Körper und Seele

„Herr Doktor, muss das sein?" – Ob und wie weit bei Tumorverdacht eine umfassende und ggf. belastende Diagnostik durchgeführt wird und wie weit die Diagnose mitgeteilt wird, entscheidet nicht der Arzt allein. Keinesfalls darf der Behandelnde bei der Besprechung die „radikale" Lösung, nämlich die komplette Untersuchung des Patienten mit allen therapeutischen Konsequenzen, vorgeben. Die Fragen des Patienten geben sehr oft die Richtung an, in die er denkt und fühlt. Es kommt durchaus vor, dass der Betroffene spürt, wie es mit ihm steht, dies aber nicht „Krebs" genannt haben möchte und nach seinen Vorstellungen, z. B. mit möglichst wenigen Arztkontakten und Klinikaufenthalten, sein Leben selbstbestimmt abschließen möchte.

Die Behandelnden sollten ihr Therapieangebot unter Umständen immer wieder erneuern, auch wenn es zunächst abgelehnt wurde, denn oft ist die erste Reaktion radikal ablehnend, weil der Patient unter Schock steht und depressiv bzw. hoffnungslos reagiert. Auch Angst vor Schmerzen und Leiden, die medizinische Maßnahmen mit sich bringen könnten, spielt mit.

Leben mit Brustkrebs

Ein Selbstschutz der menschlichen Wahrnehmung fördert auch die Verdrängung Angst machender Informationen. Kein Pfleger, Arzt, Therapeut oder Angehöriger sollte sich dadurch angegriffen fühlen, dass ein Patient wichtige Gesprächsinhalte „nicht mehr weiß". Die Seele reagiert so, dass sie Katastrophenmeldungen quasi dosiert, indem sie sie nach und nach in kleinen Teilen aufnimmt.

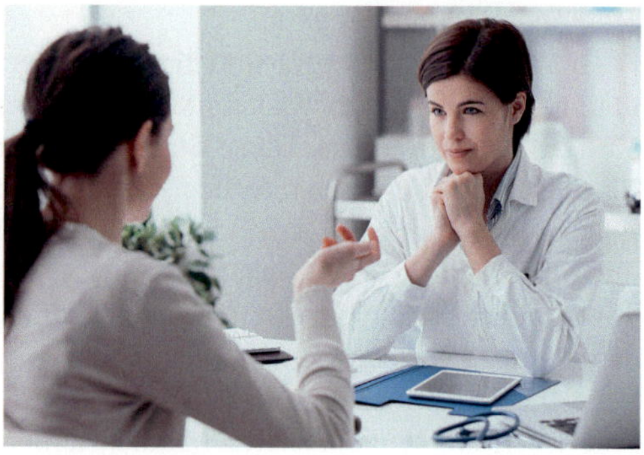

[1] Gute Aufklärungsgespräche setzen Zeit und Einfühlungsvermögen voraus.

Jede lebensbedrohliche Krankheit kann eine bestimmte Folge typischer Reaktionen auslösen. Psychologen und Psychiater, z. B. die Sterbeforscherin **Elisabeth Kübler-Ross**, haben Modelle entwickelt, um die **Reaktionsphasen kritisch Kranker und Sterbender** zu verstehen. Diese sind:

1 Nicht-Wahrhaben-Wollen und Schock
2 Wut, Aggression
3 Verhandeln
4 Depression
5 Akzeptanz des Unausweichlichen

Diese Phasen verlaufen nicht bei jedem Menschen gleich; es gibt ein Vor und Zurück, es gibt Menschen, die in einer Phase bis zum Tode verharren, und Kranke, die sehr schnell die Akzeptanz erreichen, ohne dass man das Gefühl hatte, sie sind wütend, hadern oder verhandeln mit dem Schicksal.

Manche Patienten durchlaufen auch eine **Phase hoher Aktivität**, in der sie z. B. von Arzt zu Arzt reisen und umfangreiche Recherchen betreiben, um sich über alle möglichen Therapiearten usw. zu informieren.

Zytostatika | 303

Verbale Kämpfe, die an eine Verhandlung mit dem Schicksal erinnern, in die aber medizinisches Personal unfreiwillig als Stellvertreter einbezogen wird, sind oft anstrengend, jedoch ein verständliches Phänomen der bedrohten menschlichen Seele. Wut, dass es einen selbst und nicht „die anderen" (z. B. Stationspersonal) „erwischt hat", ist nachfühlbar, aber kostet Kraft, wenn man unbeteiligt in hoch emotionale Reaktionen involviert wird.

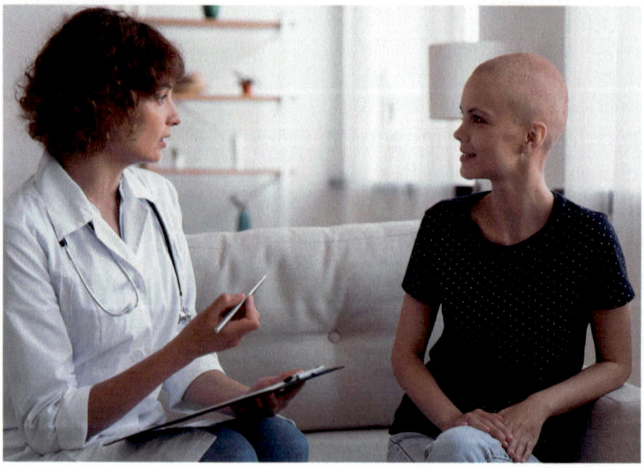

[2] Die Betreuung Krebskranker erfordert Geduld und Verständnis.

Für manche Krebskranke ist es das Symbol des Weiterleben-Dürfens und Nicht-Aufgegeben-Werdens, wenn immer weiter medizinische Maßnahmen, z. B. zytostatische Therapien, durchgeführt werden, obwohl diese medizinisch unsinnig sind und ggf. mehr schaden als nützen. Hier kann es alternativ möglich sein, die Autonomie des Patienten in anderen, verbleibenden Lebensbereichen zu stärken. Das wirkliche oder empfundene Opfern der Autonomie über das eigene Leben an „die Medizin" ist sehr schwer zu bewältigen; der offene, authentische und empathische Dialog ist daher die Basis für ein konstruktives Verhältnis zwischen Patient und Behandelnden.

Krebstherapie 4.9.5

Krebstherapie beinhaltet verschiedene Vorgehensweisen bzw. Verfahren. Die herkömmlichen drei Säulen der Krebstherapie sind „Stahl, Strahl und Chemie“. Mit Stahl ist das Operationsmesser, das chirurgische **Skalpell** gemeint. Kann ein Tumor in Gänze entfernt werden, ist die **chirurgische Therapie** kurativ. Wird eine therapeutische **Radiatio** (lat. = **Bestrahlung**) durchgeführt, um verbliebene Tumorzellen abzutöten, nutzt man den „Strahl“. Eine medikamentöse Tumortherapie wird häufig mit **Zytostatika**, die Zellteilung hemmenden Substanzen, durchgeführt; man nennt die Behandlung auch **Chemotherapie**.

Da durch Bestrahlung und zytostatische Therapie in unterschiedlichem Maße auch gesunde Zellen geschädigt und an der Vermehrung gehindert werden, kommt es zu typischen Nebenwirkungen. Alle Gewebe, die fortlaufend Zellteilungen durchführen müssen, um ihre Aufgaben zu erfüllen, werden geschädigt. Typische Symptome sind Haarausfall, Schleimhautschäden im gesamten Magen-Darm-Trakt mit Entzündung der Mundschleimhaut und Durchfällen. Blutarmut und Abwehrschwäche entstehen durch die Störung der Zellteilung im Knochenmark. Die genannten Nebenwirkungen bremsen die Radikalität, mit der die Chemotherapie angewendet werden müsste, um die Tumorzellen schnell und sicher abzutöten. Zwar können einige unerwünschte Effekte wie Übelkeit und Schleimhautpilz [Abb. 3] medikamentös beherrscht und die Blutzellbildung durch Gabe von Wachstumsfaktoren angeregt werden – dennoch ist eine Chemotherapie grundsätzlich eine große Belastung für Körper und Seele des Kranken. Die Aggressivität einiger Zytostatika [Abb. 5] zeigt sich u. a., wenn trotz aller Vorsichtsmaßnahmen ein solches Medikament neben die Vene in gesundes Gewebe läuft (sog. **Paravasat**; neben das Gefäß Gelaufenes; [Abb. 6]). Paravasate heilen schlecht und langsam, weil Zytostatika Gewebe stark schädigen.

Um die Regeneration der gesunden Gewebe durch die zytostatische Therapie nicht zu stark zu unterdrücken, wird die Chemotherapie wiederholt in mehrwöchigen Abständen als sog. **Zyklus** (Pl. **Zyklen**) durchgeführt. Viele Termine, z. T. in Kliniken, und zahlreiche Bluttests sind anstrengende Begleiterscheinungen der ohnehin kraftzehrenden zytostatischen Behandlungen.

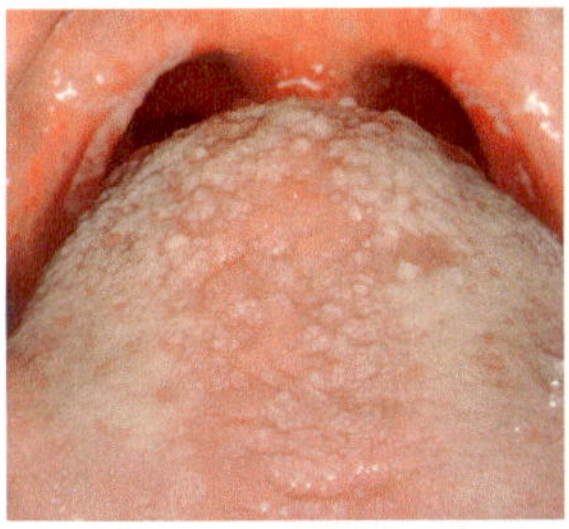
[3] Mundsoor

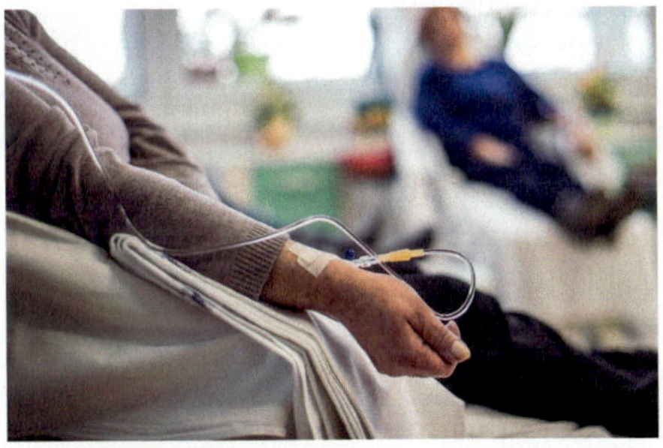
[4] Ambulante Chemotherapie

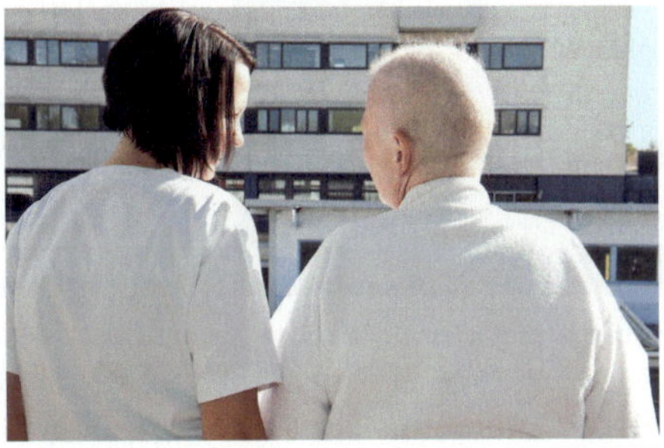
[5] Haarverlust ist eine typische Nebenwirkung der Zytostatikatherapie.

Neue medikamentöse Krebstherapien greifen gezielter in das Tumorgeschehen ein als Zytostatika. **Antiöstrogene** hemmen das Tumorwachstum bei rezeptorpositivem Brustkrebs. Analog wird das Wachstum von Prostatakrebs durch eine sog. **hormonelle Kastration**, also Testosteronentzug, gebremst. So wird oft Lebenszeit gewonnen.

Nach Jahrzehnten der Zytostatikatherapie, die unselektiv alle Zellteilungen im Körper hemmt, geht die Forschung weiter in Richtung gezielterer Krebstherapie. Krebszellen haben Eigenschaften, die gesunde Zellen nicht haben. Auf diese konzentriert sich die Therapie. Dies geschieht z. B. mit maßgeschneiderten Antikörpern, die an bestimmten Stellen bösartiger Zellen andocken und so das Immunsystem aktivieren, um die Zellen abzutöten. Dies nennt man Immuntherapie. Die Namen der Wirkstoffe enden auf -**mab** (**m**onoclonal **a**nti**b**ody = monoklonaler Antikörper). Mit mRNA-Technik werden Impfungen gegen Tumoren entwickelt. Checkpoint-Inhibitoren lassen das Immunsystem quasi weniger gehemmt agieren als normal, um die Abwehr gegen malignen Zellen zu aktivieren. Auch bei den neuen Wirkstoffen die Selektivität der Wirkung nicht gesichert, sodass es zu Autoimmunphänomenen kommen kann.

online

www.nakos.de
Nationale **Ko**ntakt- und Informationsstelle zur Anregung und Unterstützung von **S**elbsthilfegruppen; NAKOS bietet Adressen vielfältiger regionaler Selbsthilfegruppen.

Bei Blasenkrebs können spezielle Bakterien (**BCG** = **B**acille **C**almette-**G**uérin, ursprünglich Bestandteil der Tuberkuloseimpfung) in die Blase gegeben werden, um die Tumorabwehr lokal anzuregen.

Die medizinischen Therapiemethoden werden eingebettet in ein umfassendes Behandlungs- und Rehabilitationsprogramm, das eine multidisziplinäre Unterstützung von Krebspatienten anstrebt. Ernährungsberatung, psychologische Hilfen, Ergotherapie und Physiotherapie sind wichtige Bestandteile. Selbsthilfeorganisationen sind regional und überregional tätig.

Palliativtherapie

Ist eine kurative Therapie nicht möglich, so führt man eine palliative Therapie durch, deren Ziel es ist, dem Patienten trotz seiner schweren bzw. fortgeschrittenen Erkrankung eine möglichst beschwerdearme Zeit mit guter Lebensqualität zu geben. Nach lat. pallium = Mantel ist die **Palliativbehandlung** eine **lindernde** und ganzheitlich **unterstützende Therapie.** Sie hat mehrere Anteile; die Schmerztherapie ist dabei besonders wichtig, da Schmerzen körperlichen und seelischen Stress mit entsprechenden Einschränkungen der Lebensqualität und vieler Körperfunktionen erzeugen. Als physiologische Alarmreaktion auf eine Gewebeschädigung engt Schmerz das Bewusstsein des Leidenden extrem ein und kann aus der psychischen und physischen Not heraus einen frühzeitigen Sterbewunsch zur Folge haben.

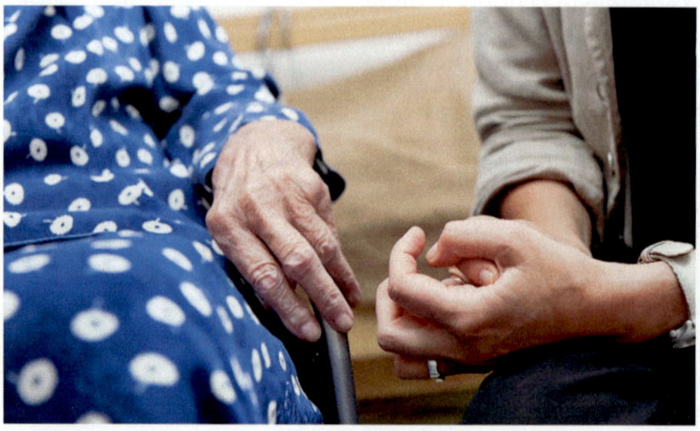

[1] Menschliche Zuwendung und Medizin gehen Hand in Hand.

Die Palliativpflege bzw. -behandlung kann in speziellen Palliativabteilungen oder in **Hospizen** (Einrichtungen, die für die Betreuung Schwerstkranker bzw. Sterbender unter Einbezug ihrer Angehörigen ausgelegt sind) stattfinden. Mithilfe ambulanter ärztlicher und pflegerischer Palliativversorgung kann oftmals dem Wunsch des Patienten entsprochen werden, zu Hause versorgt zu werden und Sterbebegleitung zu erfahren.

Die Autonomie des Kranken, seine Wünsche und Bedürfnisse haben oberste Priorität in der Palliativmedizin und -pflege. Die Linderung von Luftnot durch O_2-Gabe und Medikamente ist ebenso wichtig wie die bedarfs- bzw. wunschgerechte Ernährung und Lagerung. In manchen Fällen ist eine spezifische Tumortherapie (chirurgisch, durch Bestrahlung oder Chemotherapie) auch mit palliativem (nicht kurativem) Ansatz sinnvoll, um Beschwerden z. B. durch Druck eines Tumors auf andere Organe zu lindern.

Der Sterbeprozess wird weder künstlich verzögert noch auf Wunsch des Patienten verkürzt. Aussagekräftige Patientenverfügungen und Gespräche mit dem Patienten und seinen Angehörigen erleichtern es, die Betreuung in der Sterbephase der Persönlichkeit und den Einstellungen des Patienten optimal anzupassen [Abb. 1]. Seelsorgerische Aspekte, z. B. der Wunsch nach Sakramenten, sind zu berücksichtigen.

Krebsprävention 4.9.6

Die Primärprävention, d.h. die Krankheitsverhütung, zielt auf gesunde Lebensweise und -bedingungen; besondere Betonung liegt auch hier auf dem Nichtrauchen. Die Ernährung sollte einen hohen Anteil pflanzlicher Speisen enthalten; die Regel „|Fünf am Tag", d.h. ein regelmäßiger Verzehr frischer Früchte und Gemüse, ist auch im Hinblick auf die Krebsprävention gut und richtig. Die Verschmutzung von Nahrung und Umwelt mit Karzinogenen zu verhindern bzw. zu minimieren ist eine private, gesellschaftliche und globale Aufgabe.

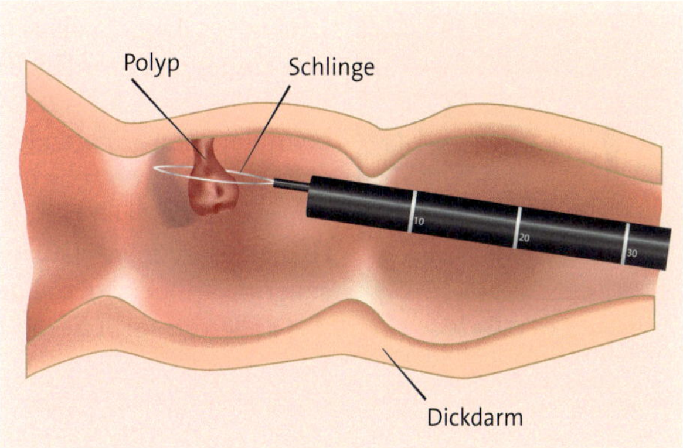

[2] Dickdarmpolypen sind Präkanzerosen (Krebsvorstufen), die im Rahmen einer Koloskopie entfernt werden können.

Beispiele spezifischer primärer Präventionsmaßnahmen sind die Impfungen gegen **HPV** (**h**umane **P**apilloma**v**iren) und Hepatitis B. Die Immunisierung von Mädchen und Jungen gegen HPV vermindert die Ansteckungs- bzw. Erkrankungsrate durch bestimmte sexuell übertragene Viren und wirkt so Gebärmutterhalskrebs entgegen. Die allgemeine Einführung der Hepatitis-B-Impfung für Kinder und Jugendliche sowie für Angehörige z.B. medizinischer Berufe verhindert Fälle von Leberkrebs, die sich bei hepatitisbedingter Leberzirrhose bilden würden.

Fünf am Tag | 314

online

Informationen zur HPV-Prävention unter www.entschiedengegenkrebs.de

Im Sinne der Sekundärprävention, d.h. Früherkennung, sind bei Vorkommen bestimmter Krebsarten bei Blutsverwandten (z.B. Darmkrebs, Brustkrebs, Melanom) frühzeitige und regelmäßige Untersuchungen der blutsverwandten Familienmitglieder indiziert.

Manche Krebsarten entwickeln sich aus Vorstufen, die bei rechtzeitiger Erkennung entfernt werden können. So können im Rahmen der routinemäßigen Früherkennungs-**Koloskopie** (Dickdarmspiegelung) noch **benigne** (gutartige), bereits **dysplastische** (verdächtig veränderte) oder auch bereits maligne, aber noch lokal begrenzte Epithelveränderungen entfernt und damit **invasive** (in andere Gewebe vordringende) Karzinome verhindert werden [Abb. 2]. Der jährlich vorgenommene Gebärmutterhalsabstrich ist eine sekundärpräventive Maßnahme gegen das **Zervixkarzinom** (Gebärmutterhalskrebs). Frühstadien sind leichter und eher **kurativ** (heilend) zu behandeln als fortgeschrittene Karzinome. Männer nehmen die Untersuchungsangebote der Krankenkassen zur Früherkennung des Prostatakarzinoms (Krebs der Vorsteherdrüse) seltener in Anspruch, als Frauen zur gynäkologischen Vorsorge gehen.

Die **Krebsnachsorge**, in deren Rahmen der Patient mehrere Jahre lang in regelmäßigen Abständen untersucht und betreut wird, um einen Rückfall (ein **Rezidiv**) möglichst frühzeitig erkennen und behandeln zu können, ist ein typisches Beispiel tertiärer Prävention.

W Obst und Gemüse enthalten zusätzlich zu den eigentlichen Vitaminen **sekundäre Pflanzenstoffe**, die degenerativen Prozessen und manchen Krankheiten vorbeugen können. **Carotinoide, Flavonoide** usw. wirken **antioxidativ** (schützen Zellbestandteile vor der Reaktion mit Sauerstoff); einige Stoffe bieten gewisse **antikanzerogene** Eigenschaften (Schutzwirkung gegen Krebs). Nahrungsergänzungsmittel sind den natürlichen Quellen sogenannter „Krebsschutzstoffe" jedoch unterlegen und z.T. sogar schädlich.

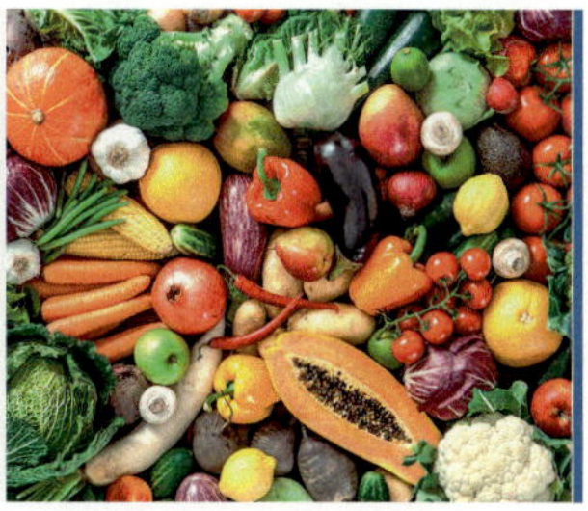

4.9.7 Das Bronchialkarzinom (Lungenkrebs)

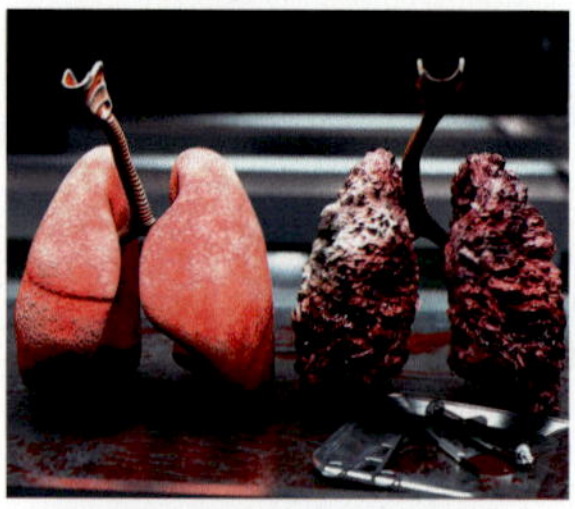

[1] Präparat der Lunge eines Rauchers (re.) im Vergleich zum Präparat einer Nichtraucherlunge (li.)

Unter dem **B**ronchial**k**arzinom (**BC**) oder Lungenkarzinom versteht man einen **malignen Tumor des Bronchialepithels**, der im allgemeinen Sprachgebrauch **Lungenkrebs** heißt. Das Bronchialkarzinom ist bei Männern besonders häufig; Frauen holen – wie beim Rauchen – in den letzten Jahren auch beim Lungenkrebs auf und insgesamt ist etwa jeder vierte Krebs ein Bronchialkarzinom. Am häufigsten tritt das BC im Alter zwischen 50 und 60 Jahren auf. Die Ursache liegt zumeist (bei 85 %) im Zigarettenrauchen; die jahrzehntelang betriebene Inhalation karzinogener Substanzen führt erwiesenermaßen bei jedem Raucher zum Bronchialkarzinom, sofern er nicht zuvor an etwas anderem stirbt [Abb. 1].

Das Risiko steigt mit der Anzahl an Packungsjahren; ein **Packungsjahr** (engl. **pack-year**) ist ein Jahr, in dem eine Packung Zigaretten am Tag geraucht wurde. Es gibt keine Angabe, wie viel Rauchen „sicher" ist; die **Vulnerabilität** (Anfälligkeit, Verletzbarkeit) jedes Menschen für Karzinogene ist unterschiedlich und nicht messbar. Passivraucher erkranken doppelt so oft am BC als Nie-Raucher, was im Arbeitsschutz sowie in Gaststätten, öffentliche Gebäuden usw. inzwischen stärker berücksichtigt wird. Während aktive Raucher durchschnittlich ein ca. zehnfaches Lungenkrebsrisiko haben, liegt das Risiko bei Rauchstart in der frühen Jugend 30-mal so hoch wie beim Nichtraucher. Umweltgifte und karzinogene Arbeitsstoffe (Asbest und **PAK** = **p**olyzyklische **a**romatische **K**ohlenwasserstoffe u. a.) sind für 5 % der Bronchialkarzinome ursächlich; sie potenzieren das Risiko durch Rauchen. Zusätzlich machen bestimmte Gene die BC-Entstehung wahrscheinlicher; eine familiäre Häufung kommt deshalb vor.

Der Prozess der Krebsentwicklung bis zum invasiven Karzinom kann Jahre bis Jahrzehnte dauern. Die Entstehung des BC verläuft über viele Stufen von Zell- und Gewebsveränderungen; sie impliziert die Ausschaltung krebsschützender Gene, verläuft über ein Stadium des auf das Epithel begrenzten Krebswachstums (**Carcinoma in situ**) und geht dann ins invasive und metastasierende Stadium über.

Es gibt mehrere BC-Arten, die sich **histologisch** (im feingeweblichen Bild unter dem Mikroskop), in der Aggressivität und der Therapierbarkeit unterscheiden.

Die Symptome des Bronchialkarzinoms sind meistens Spätsymptome, die durch einen fortgeschrittenen Tumor oder dessen Metastasen auftreten, denn die Lunge ist ein großes, weiches Organ, in dem ein Tumor ggf. längere Zeit wachsen kann, ohne symptomatisch zu werden. Anhaltender Husten (über drei Wochen), neu auftretendes Asthma und schlecht heilende Pneumonien sind insbesondere ab 40 Jahren immer abzuklären, da sie durch ein BC verursacht sein können. Anhaltende Heiserkeit verursacht eher das Kehlkopfkarzinom; sie kann aber auch Symptom eines BC sein.

In 80 % der Fälle fällt das BC zu spät, d. h. durch Anzeichen fortgeschrittenen Tumorswachstums, auf; nicht selten entwickelt der Patient Hirnleistungsstörungen, weil Metastasen auf Gehirnteile drücken. Gangstörungen, Lähmungen, Sehstörungen, Persönlichkeitsveränderungen und zunehmende Kopfschmerzen können Symptome tumorbedingter Hirnschädigungen sein.

Die Diagnostik besteht in einer Röntgenaufnahme des Thorax in zwei Ebenen, um den Tumor grob zu lokalisieren; es folgen eingehende Bildgebungsverfahren (CT, MRT) und Untersuchungen, die der Probengewinnung dienen. Zur Entnahme einer Gewebeprobe dient in erster Linie die Bronchoskopie, ggf. mit Spezialmethoden wie der **Endosonografie** kombiniert, bei der ein **Endoskop** (schlauchförmiges Gerät mit Videokamera) mit einer **Ultraschallsonde** und einer |Biopsiezange in die Bronchien eingeführt wird, um eine aussagekräftige Probe zu gewinnen.

Biopsiezange | 342

Die verschiedenen Gewebetypen des BC kommen vorwiegend an bestimmten Lokalisationen vor [Abb. 2]; in manchen Fällen erfordert die für eine differenzierte Diagnosestellung notwendige Probengewinnung daher eine Operation.

Die Therapie besteht – wenn möglich – in der **kompletten Resektion (Exstirpation)** des Tumors aus gesundem Gewebe; allerdings ist oft aufgrund der COPD die Lungenfunktion so schlecht, dass der Verlust eines so großen Teils der Lunge nicht vertragen würde. Auch Chemotherapien und Bestrahlungen werden nach Möglichkeit mit kurativem Ziel durchgeführt. Um den Erfolg der Operation zu verbessern, kann die **adjuvante** (lat. = mithelfende) **Therapie** angewandt werden; es handelt sich um eine Chemotherapie nach chirurgischer Tumorresektion, die ggf. schon gestreute Zellen abtöten soll und die **Prognose** (Heilungsaussicht) verbessert.

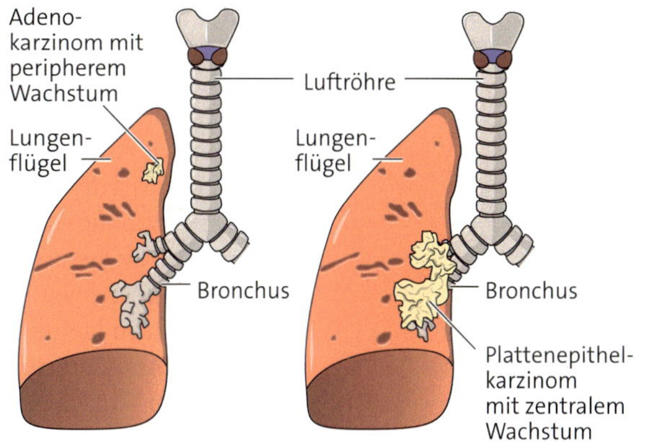

[2] Lungenkarzinome

Chemotherapie und Bestrahlung [Abb. 3] werden gelegentlich genutzt, um die Tumormasse zunächst zu reduzieren und erst dann zu operieren (sog. **neoadjuvante Therapie**; lat. = neue Art der mithelfenden Therapie).

Die Prognose des BC ist insgesamt schlecht; die **Fünf-Jahres-Überlebensrate**, also der Anteil der Patienten, die fünf Jahre nach Diagnosestellung noch leben, liegt bei 15 %.

Präventionsmaßnahmen ergeben sich aus den ursächlichen Faktoren. 15 Jahre nach dem Rauchstopp entspricht das BC-Risiko eines Ex-Rauchers etwa dem eines Nichtrauchers.

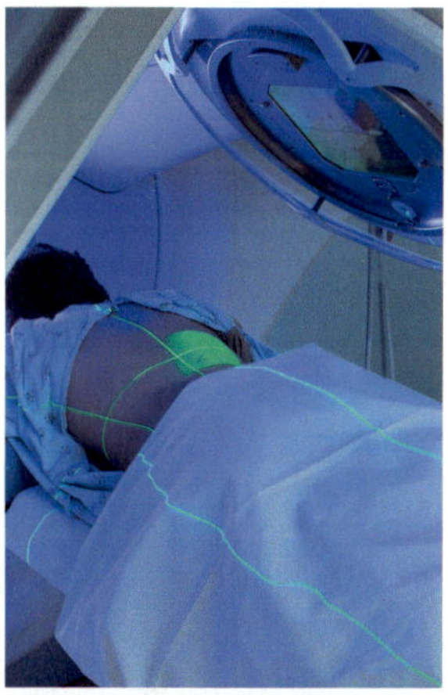
[3] Strahlentherapie (Radiatio)

Aufgabenstellungen

1 Befragen Sie Menschen aus Ihrem Umfeld, die mindestens 55 Jahre alt sind, ob sie bereits an einer Vorsorge-Koloskopie teilgenommen haben. Erkundigen Sie sich nach den Gründen für oder gegen die Teilnahme an dem Früherkennungsprogramm.

2 Bestimmte Bevölkerungsgruppen nehmen nur selten an Früherkennungsprogrammen teil. Wie können Sie a) Frauen nach der Menopause und b) Männer ab 45 Jahren von der Teilnahme an der Sekundärprävention (Krebsfrüherkennung) überzeugen?
Spielen Sie die Gespräche im Rollenspiel durch, nachdem Sie sich informiert haben, wie die Untersuchungen ablaufen.

3 Sind Sie gegen Hepatitis B und gegen das humane Papillomavirus (HPV) geimpft? Begründen Sie Ihre Antwort.

4 Erläutern Sie den Unterschied zwischen benignen und malignen Tumoren.

5 Welche unspezifischen Symptome bzw. Befunde können auf eine Krebserkrankung hinweisen?

6 Welche anderen Erkrankungen können für die von Ihnen unter Frage 5 genannten Symptome auch ursächlich sein?

7 Welche Nebenwirkungen sind für Zytostatikatherapien typisch und wie können Sie deren Auftreten erklären?

8 Was ist ein Paravasat?

4.10 Ernährung, Verdauung und Stoffwechsel

Unser Organismus verbraucht ständig Energie, da selbst während des Schlafes Vitalfunktionen wie Atmung, Blutkreislauf, Nierentätigkeit und Temperaturregulation aufrechterhalten werden müssen. Auch für die fortwährend stattfindenden Regenerationsprozesse benötigt der Körper Energie und Baustoffe.

Ernährung ist die Zufuhr von Nahrung, um die benötigten Stoffe und Energie daraus zu gewinnen. Der Begriff **Verdauung** fasst die Vorgänge zusammen, die Nahrungsmittel in so kleine Bestandteile zerlegen, dass diese, die **Nährstoffe**, **resorbiert**, d. h. ins Blut aufgenommen werden können. Nach der **Resorption** werden die Nährstoffe mit dem Blut zu den Organen bzw. |Zellen transportiert und dort verwertet; ihre Umwandlung in **Baustoffe** und **Energie** ist der **Stoffwechsel** (**Metabolismus**).

Zellen | 184

Der **Baustoffwechsel** verwendet Nährstoffe für **Wachstum** und **Regeneration**, der **Energiestoffwechsel** gewinnt **Bewegungsenergie** und **Wärme**. Wichtige Funktionen im Energiestoffwechsel erfüllen die Mitochondrien; sie wandeln in Nährstoffen enthaltene Energie in **ATP** (**A**denosin**tri**phosphat) um, einen für Zellfunktionen universell nutzbaren Energieträger. Baustoffe für Synthesevorgänge (Hormon-, Sekretbildung u. a.) werden ins endoplasmatische Retikulum (ER) z. B. der Drüsenzellen aufgenommen. Außer Nährstoffen und **Wasser** ist die Atmung, d. h. **O_2-Aufnahme und CO_2-Abgabe**, für alle Stoffwechselprozesse unerlässlich.

4.10.1 Ernährung

Evolution
Begriff der Biologie für die stammesgeschichtliche Entwicklung der Arten

Das Essen, d. h. die Nahrungszufuhr, erfüllt nicht nur den Zweck, uns mit den notwendigen Nährstoffen, Mineralien, Spurenelementen und Vitaminen zu versorgen, um uns am Leben zu erhalten. Wir wünschen darüber hinaus auch eine gesund erhaltende, d. h. Krankheiten vorbeugende Wirkung unserer Nahrung. Zudem ist Essen untrennbar mit Zivilisation, Kultur, sozialem Leben und Sinnlichkeit verbunden – das Essen soll uns schmecken; der Zusammenhalt von Familien und Gruppen definiert sich u. a. über den gemeinsamen Tisch und viele soziale Ereignisse werden mit gemeinsamem Essen und Trinken gewürdigt und gefeiert.

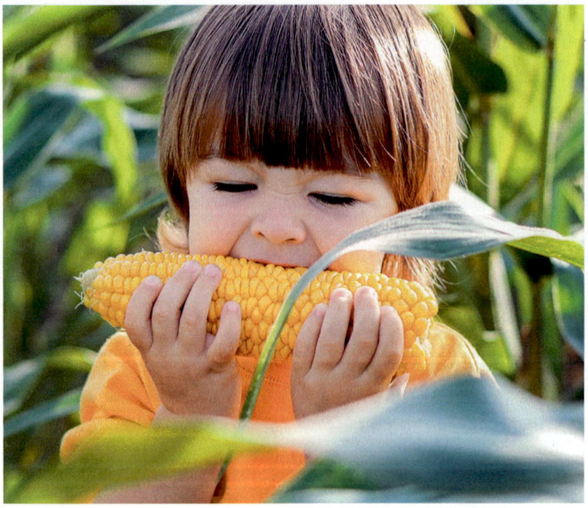

[1] Der Hang zu Lebensmitteln, die süß schmecken, ist angeboren.

Der gute Geschmack des Essens ist im biopsychologischen Sinne ein positiver Verstärker; das Stillen des Hungers ist das Vermeiden eines negativen Verstärkers. Beide Motivationsprinzipien haben in der |**Evolution** dazu geführt, dass der Mensch sich den Anstrengungen der täglichen Nahrungssuche unermüdlich unterwirft. Bestimmte kalorienreiche, d. h. fett- und zuckerreiche Nahrungsmittel schmecken besonders gut; sie belohnen den Menschen, der sie „erbeutet“, d. h. evolutionär betrachtet erjagt bzw. gesammelt hat und nun verzehrt, mit einem positiven Gefühl. Dies gilt auch heute noch und führt angesichts unseres Nahrungsüberangebots zu den bekannten Problemen durch Über- und Fehlernährung. Nur eine kurze Phase der langen „Ernährungsgeschichte“ der Menschheit zeichnet sich durch ein überreichliches Nahrungsangebot aus – die heutige Zeit.

Große Teile unseres Ernährungswissens beruhen auf Erfahrungen mit Mangelerscheinungen und -krankheiten, die in früheren Zeiten, als Nahrung knapp und nicht oder kaum konservierbar war, häufig vorkamen [Abb. 1]. Die Seefahrerkrankheit **Skorbut** beruht auf **Vitamin-C-Mangel** und ist heute überwiegend im Zusammenhang mit allgemeiner Verwahrlosung zu diagnostizieren. Die Vitamin-D-Mangelkrankheit **Rachitis** war zu Beginn der Industrialisierung an der Tagesordnung; fast alle Kinder in den Städten litten unter Skelettdeformierungen und Immunschwäche. Heute ist die „englische Krankheit" dank besserer Lebens- und Wohnbedingungen sowie der allgemeinen Vitamin-D-Prophylaxe für Säuglinge selten geworden. Mangelerscheinungen sind aktuell zwar seltener als Probleme durch Fehl- und Überernährung, verursachen aber weiterhin viele Beschwerden und Krankheiten.

Die tatsächliche Zusammensetzung unserer Nahrung zeigt die folgende Tabelle:

<table>
<tr><th colspan="3">Nährstoffe</th><th>unverdauliche Stoffe</th><th>Zusatzstoffe</th></tr>
<tr><td>Energie und Baustoffe liefernde Nährstoffe</td><td colspan="2">nicht Energie liefernde, aber ebenfalls lebensnotwendige Nährstoffe</td><td rowspan="4">Ballaststoffe: unverdauliche Kohlenhydrate aus Pflanzen, die eine wichtige Rolle für die Darmfunktion spielen, indem sie als Quellstoffe das Volumen des Darminhaltes erhöhen, die Darmflora pflegen und Verstopfung verhindern</td><td rowspan="4">natürliche oder chemische Stoffe, die Aussehen, Geschmack, Beschaffenheit und/oder Haltbarkeit der Lebensmittel verändern oder produktionsbedingt bzw. ungewollt in der Nahrung enthalten sind
dazu zählen:
Farbstoffe, Gewürz- und Aromastoffe, Verdickungsmittel, Konservierungsstoffe, Antibiotika als sogenannte Wachstumsförderer von Schlachttieren und Umweltgifte (z. B. Schadstoffe und Schwermetalle)</td></tr>
<tr><td>Eiweiß = Protein</td><td>Vitamine</td><td rowspan="3">Wasser</td></tr>
<tr><td>Kohlenhydrate (Stärke, Zucker)</td><td>Mineralstoffe und Spurenelemente</td></tr>
<tr><td>Fette</td><td>sekundäre Pflanzenstoffe = Schutzstoffe aus Obst und Gemüse,
essenzielle Aminosäuren und Fettsäuren</td></tr>
</table>

Über die optimale Zusammensetzung der Nahrung herrschen unterschiedliche Meinungen, die auch weltanschauliche Aspekte implizieren. Einige Grundsätze sind jedoch unumstritten; die bekannte Ernährungspyramide bzw. der Ernährungskreis [Abb. 2] bildet diese anschaulich ab. Sie stellen vor allem die Mengenverhältnisse, in denen bestimmte Nahrungsmittelgruppen verzehrt werden sollten, leicht verständlich dar.

online

Verlässliche Ernährungsinformationen bieten:
www.dge.de
www.bzga.de
www.test.de

Gute Zusammenstellungen der wichtigsten Ernährungsregeln bieten u. a. die Deutsche Gesellschaft für Ernährung (DGE), die Bundeszentrale für gesundheitliche Aufklärung (BZgA), die Centrale Marketing-Gesellschaft der Agrarwirtschaft (CMA) und die Stiftung Warentest.

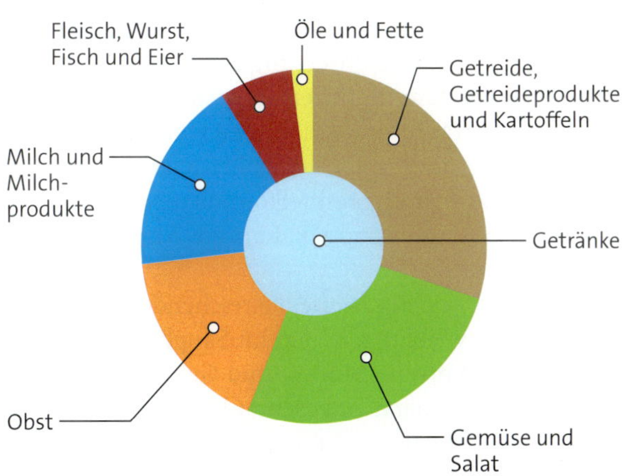

[2] Der Ernährungskreis der Deutschen Gesellschaft für Ernährung e. V. (DGE) dient als Wegweiser für eine vollwertige Ernährung. Er teilt das reichhaltige Lebensmittelangebot in sieben Gruppen ein und erleichtert so die tägliche Lebensmittelauswahl. Je größer ein Kreissegment ist, desto größere Mengen sollten täglich aus der Gruppe verzehrt werden. Lebensmittel aus kleinen Segmenten sollten sparsam verwendet werden. Für eine abwechslungsreiche Ernährung sollte die Lebensmittelvielfalt der einzelnen Gruppen genutzt werden.

Es herrscht Konsens darüber, dass unser Essen einen hohen Anteil pflanzlicher Nahrungsmittel in möglichst wenig bearbeiteter Form enthalten und davon viel frisch bzw. roh gegessen werden sollte. Getreideprodukte und Kartoffeln wirken wegen ihres Stärkeanteils gut sättigend und sind als Grundlage der Ernährung geeignet; dabei sind Vollkornprodukte zu bevorzugen. Auch Hülsenfrüchte zählen zu den empfohlenen Grundnahrungsmitteln. Pflanzliche Öle und Fette sollten täglich verzehrt werden, z. B. in Form von Salatöl und Nüssen. Seefisch ist eine wichtige Quelle für Jod, das für die Schilddrüse unerlässlich ist, und von Omega-3-Fettsäuren, die in der Prävention von Arteriosklerose und anderen Leiden mitwirken. Fleisch erleichtert die ausreichende Versorgung mit Eisen und Zink, kann aber bei optimaler Nahrungsauswahl ersetzt werden. Das Gleiche gilt für Milchprodukte, die es leicht ermöglichen, die Kalzium- und Proteinversorgung zu optimieren. Eier enthalten wertvolles Protein, Eisen und Zink; ihr hoher Cholesteringehalt ist für Nicht-Diabetiker unproblematisch. Ein buchstäblich zentrales Lebensmittel ist Wasser, das an einer Vielzahl von Körperfunktionen beteiligt ist und als wichtiger Lieferant von Mineralstoffen und Spurenelementen wirkt.

Nährstoffe

Die wichtigsten Energie liefernden Nährstoffe sind Proteine (Eiweiße), Kohlenhydrate und Fette.

Eiweiß (Protein) erhielt seinen Namen dadurch, dass es im Eiklar gefunden wurde; Protein heißt es, weil es als erster Nährstoff entdeckt wurde (gr. proteus = der Erste). Eiweiße sind Gebilde aus **mindestens 100 Aminosäuren (AS)**, den Eiweißbausteinen [Abb. 1]. Jedes Protein hat eine charakteristische Folge und Anordnung der Aminosäuren und eine bestimmte Form, in der die Aminosäureketten aneinandergefügt und räumlich angeordnet sind. Moleküle aus **zwei bis 99 Aminosäuren** sind **Peptide**. Ein erwachsener Mensch benötigt ca. 1 g Protein pro kg Körpergewicht am Tag. Ein Gramm Eiweiß enthält 4,1 kcal (17,3 kJ).

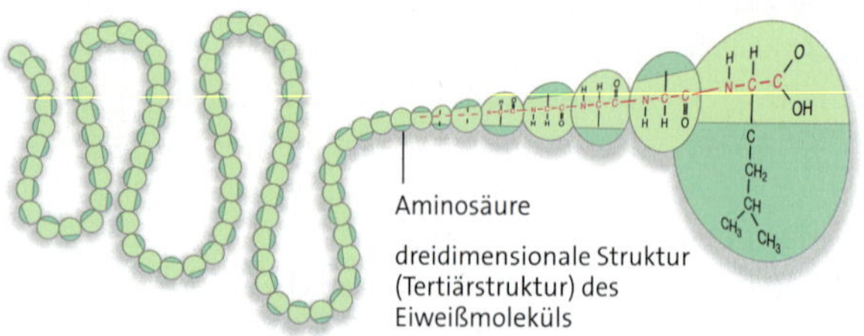

[1] Struktur eines Eiweißmoleküls = Proteins

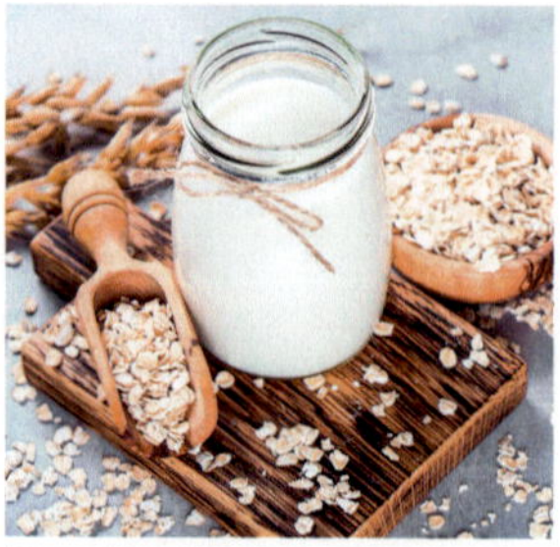

[2] Proteinlieferanten sollten kombiniert werden.

20 verschiedene Aminosäuren liegen in einer Vielzahl von Kombinationen, d. h. Peptiden und Proteinen, vor. Wichtig ist neben der Menge des aufgenommenen Eiweißes vor allem die Zusammensetzung der Nahrungsproteine, denn erst in der Kombination verschiedener Eiweißquellen ist sichergestellt, dass die notwendige Menge essenzieller Aminosäuren aufgenommen wird [Abb. 2]. **Essenzielle Aminosäuren** sind solche, die der Körper nicht selbst herstellen kann, aber unbedingt benötigt. Gut aufeinander abgestimmte Nahrungsmittelkombinationen hinsichtlich der Ergänzung der enthaltenen Aminosäuren sind z. B. Kartoffeln und Ei, Bohnen und Mais sowie Getreide und Milch.

Besonders wichtig ist die ausreichende Zufuhr essenzieller Aminosäuren für die kindliche Entwicklung; fehlen im Säuglings- und Kindesalter bestimmte Aminosäuren, können Nerven-, Sinnes- und Gehirnfunktionen einschließlich Intelligenz und Sehfähigkeit bleibend eingeschränkt sein. Nach Abschluss des Wachstums können so entstandene Defizite nicht mehr aufgeholt werden. Rein pflanzliche, d. h. vegane Ernährung ist daher für Säuglinge sowie für Stillende ungeeignet bzw. riskant.

Bei ausgeprägtem Nahrungsmangel und gleichzeitigem Fehlen bestimmter Eiweiße entsteht ein Mangel an **Plasmaproteinen** (vor allem **Albumin**); das Blutplasma kann dadurch Wasser nicht mehr binden und verliert es ins Gewebe; Folge sind Hungerödeme, d. h. Wasseransammlungen im Gewebe wie der Hungerbauch bei schwer unter- und mangelernährten Kindern. Magersüchtige entwickeln diesen trotz Unterernährung relativ selten, da sie an Unter- und weniger an Fehlernährung mit Eiweißmangel leiden. Allerdings kommen bei schwerer Anorexie (Magersucht) mit Eiweißmangel Flüssigkeitsansammlungen im Herzbeutel vor.

Wichtige Proteinquellen unserer Nahrung sind Milchprodukte (vor allem Käse), Fleisch, Eier, Hülsenfrüchte (vor allem Soja), Getreide (vor allem Hafer) sowie Nüsse und Kartoffeln. Ein Proteinmangel entsteht bei normaler Mischkost nicht. Eiweißmangelsymptome sind Immunschwäche durch Antikörpermangel, Untergewicht mit Muskelatrophie, Nagel- und Haarwuchsstörungen durch fehlende Struktureiweiße sowie Durchfälle durch fehlende Verdauungsenzyme.

W **Auch Alkohol ist ein Nährstoff** ... und liefert mit 7,1 kcal (29,3 kJ) pro Gramm fast so viele Kalorien wie Fett. Allerdings ist Alkohol bekanntlich ein Gift und daher Alkoholisches kein „flüssiges Brot". Da sich die Leber bei Anwesenheit von Alkohol im Blut zunächst der Verarbeitung des schädlichen Stoffes zuwendet, müssen Fett und Kohlenhydrate derselben Mahlzeit auf ihre Verarbeitung warten. Dies führt zu Fettablagerungen in der Leber selbst, die sich bei chronischem Konsum zur alkoholischen Fettleber umwandelt und zur Einlagerung im Fettgewebe, z. B. dem sog. Bierbauch. Es gibt keine sichere Alkoholmenge. Alkohol = Ethanol = Ethylalkohol ist ein Zellgift und schadet ab dem ersten Gramm.

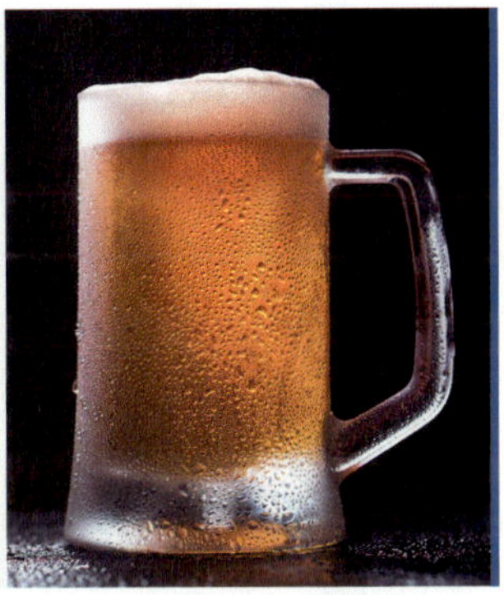

Kohlenhydrate

Kohlenhydrate (**KH**) sind Moleküle, in denen man bei ihrer Entdeckung in gleicher Anzahl **Kohlenstoff** (C) und **Wasser** (H_2O; gr. hydor = Wasser) fand; davon leitet sich ihr Name ab. Heute ist bekannt, dass die Zusammensetzung vieler KH von dieser ursprünglichen Formel abweicht. Eine andere Bezeichnung für Kohlenhydrate ist **Saccharide**; der Begriff schließt Zucker, Stärke und andere Moleküle bzw. Stoffe, die aus Zuckerbausteinen bestehen, ein. Je nach Menge der Einzelbausteine (Monosaccharide [Abb. 3]) lauten die Bezeichnungen für Saccharide

- **Monosaccharid** (Einfachzucker),
- **Disaccharid** (Doppelzucker) und
- **Polysaccharid** (Vielfachzucker).

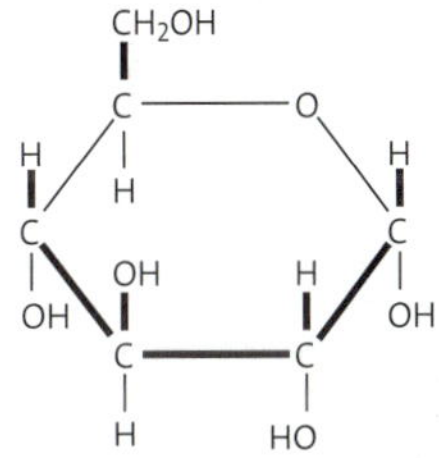

[3] Strukturformel (Molekülaufbau) eines Monosaccharids

Kohlenhydrate sind wichtige Nährstoffe; sowohl die verdaulichen Saccharide (Zucker und Stärke), die 4,1 kcal (17,3 kJ) pro Gramm liefern, als auch die unverdaulichen, die als **Ballaststoffe** wichtige Funktionen zur Gesunderhaltung von Darmflora und Darmfunktion ausüben. Die Empfehlung für den Kohlenhydratverzehr lautet 5 g/kg Körpergewicht am Tag. Nicht sofort benötigte KH speichert der Körper in Form von **Glykogen** in Leber und Muskulatur. Glykogen wird auch tierische Stärke genannt; die Verknüpfung bzw. Verzweigung der Saccharidketten unterscheidet Glykogen von pflanzlicher Stärke [Abb. 1, S. 312]. Bei überreichlicher Zufuhr wird Zucker in Fett umgewandelt und im Fettgewebe eingelagert. Bei der sogenannten Zuckerkrankheit, dem |Diabetes mellitus, befindet sich zu viel Glukose im Blut, da das Hormon Insulin fehlt und/oder seine Wirkung nicht ausreicht.

Diabetes mellitus | 360

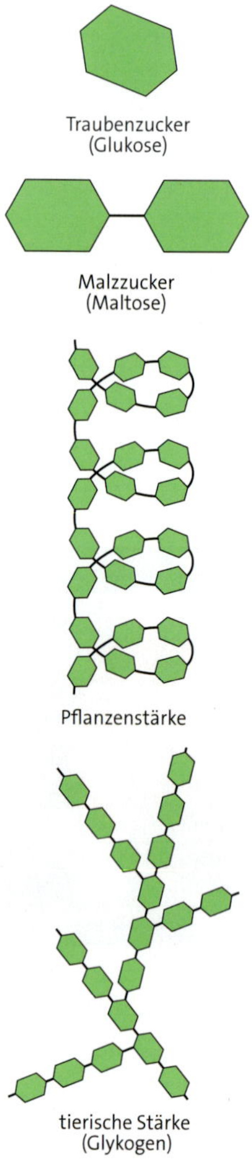

[1] In unterschiedlichen Kombinationen bauen Einfachzucker sowohl Doppelzucker als auch Vielfachzucker auf.

Saccharid	Molekülart	Vorkommen und Eigenschaften
Glukose Traubenzucker	Monosaccharid	in Früchten; kann auch aus Stärke und aus Glykogen (s. u.) durch Spaltung gewonnen werden; wird mithilfe von **Insulin** in die Körperzellen geschleust und von diesen verwertet
Fruktose Fruchtzucker	Monosaccharid	in Früchten und Honig; Baustein der Saccharose; kann ohne Insulin in die Zellen aufgenommen werden; daher eingeschränkt für Diabetiker geeignet (Kalorien wie Saccharose)
Maltose Malzzucker	Disaccharid aus zwei Molekülen Glukose	entsteht durch Spaltung von Stärke (s. u.) im Mund oder Darm und auch bei der Malzherstellung aus Gerste (daher der Name)
Saccharose Kristallzucker	Disaccharid aus je einem Molekül Glukose und Fruktose	„Kochzucker" aus Zuckerrüben oder Zuckerrohr (Rübenzucker, Rohrzucker); schmeckt süßer als Glukose, Fruktose und Maltose; wird in Zutatenlisten gelegentlich als Sucrose bezeichnet
Laktose Milchzucker	Disaccharid aus je einem Molekül Glukose und Galaktose	Bestandteil der Milch; führt bei manchen Menschen zu Durchfall, weil ihnen das Enzym zur Spaltung fehlt (**Laktoseintoleranz**); wirkt in großen Mengen stets blähend und abführend
Stärke (pflanzlich)	Polysaccharid aus Glukose	langkettiges pflanzliches Kohlenhydrat aus Getreide, Kartoffeln usw.; gut und lange sättigend
Glykogen sog. tierische Stärke	Polysaccharid aus Glukose	Speicherform der Glukose bei Mensch und Tier; wird nach kohlenhydratreichen Mahlzeiten in der Leber gebildet, in Leber und Muskeln gespeichert und bei Bedarf (Hunger, Stress) wieder gespalten
Zellulose Pflanzenfaserstoff	Polysaccharid aus Glukose	langkettiges Polysaccharid, das die Zellwände von Pflanzen bildet; kann durch menschliche Verdauungsenzyme nicht gespalten werden; es dient uns daher als unverdaulicher Ballaststoff

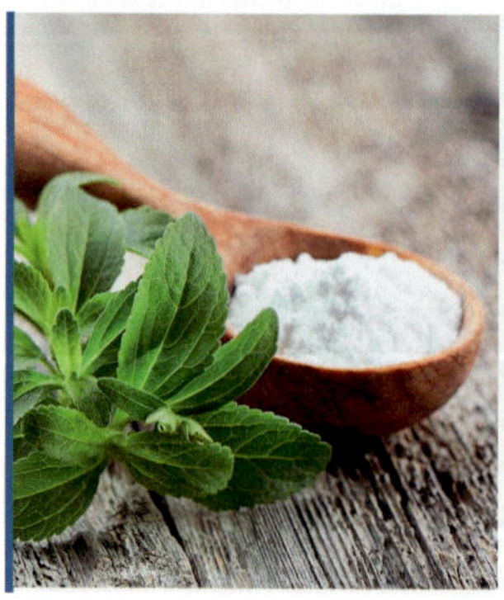

W **Zuckerfrei naschen** – Figur und Zähnen zuliebe – ist mithilfe von Ersatzstoffen möglich. Die sog. zuckerfreien Süßigkeiten enthalten z. B. die **Zuckeraustauschstoffe** Xylit, Sorbit oder Isomalt; ihr Kaloriengehalt entspricht dem von Zucker. Sorbit wirkt ab ca. 30 g abführend; andere Zutaten zuckerfreier Süßigkeiten und Getränke (Säuren bzw. Säuerungsmittel) können die Zähne allerdings auch schädigen. Verglichen mit Zuckeraustauschstoffen sind **Süßstoffe** sehr arm oder frei von Kalorien; es sind süß schmeckende Chemikalien (Saccharin, Cyclamat, Acesulfam und Aspartam). Die Blätter der Pflanze Stevia schmecken ebenfalls süß und kommen in pulverisierter Form zum Einsatz, um Zucker einzusparen.

Fette (Lipide)

Fette sind chemische Verbindungen, die nicht wasserlöslich sind und viel Energie liefern: 9,3 kcal bzw. 39,3 kJ pro Gramm. Nahrungsfette enthalten vor allem **Triglyzeride**, d. h. Verbindungen aus drei Fettsäuren, und Glyzerin [Abb. 2]. Auch **freie Fettsäuren** und **Cholesterin** werden mit der Nahrung aufgenommen; zusätzlich synthetisieren Leber und Darmschleimhaut körpereigenes Cholesterin. Cholesterin ist ein lebenswichtiger Bestandteil von Zellmembranen und Grundbaustein einiger Hormone. Tierische Fette (außer Fischfett) und fettreiche Milchprodukte enthalten viel Cholesterin. Aufgrund der Eigensynthese gibt es keinen Cholesterinmangel; ein zu hoher Cholesterinspiegel hingegen ist häufig und geht mit einem erhöhten Risiko für |Arteriosklerose und ihre Folgekrankheiten einher.

Die Ernährungslehre unterscheidet **gesättigte** und **ungesättigte Fettsäuren**; je mehr Wasserstoff (H) eine Fettsäure enthält, desto stärker ist sie gesättigt. Ernährungsphysiologisch am wertvollsten sind ungesättigte Fettsäuren; dabei gibt es einfach und mehrfach ungesättigte.

Unter den mehrfach ungesättigten Fettsäuren sind Omega-3-Fettsäuren und Omega-6-Fettsäuren besonders gesund, da sie den Cholesterinspiegel senken und Arteriosklerose entgegenwirken. Sie sind vor allem in fettreichem Fisch (Makrele, Lachs, Hering [Abb. 3]) sowie pflanzlichen Samen und Ölen (z. B. Leinsamen, Soja- und Rapsöl) enthalten.

Mit den Nahrungsfetten werden außerdem die fettlöslichen **Vitamine E**, **D**, **K** und **A** (Merkhilfe „Edeka") aufgenommen.

Fett ist ein wesentlicher Geschmacksträger in Speisen; dies verführt zu reichlicher Zufuhr. Die empfohlene Tagesmenge von 30 % der Energiezufuhr wird hierzulande von den meisten Menschen überschritten. Eine zu geringe Lipidaufnahme kann andererseits Wundheilungsstörungen, Immunschwäche und Hautveränderungen mit sich bringen.

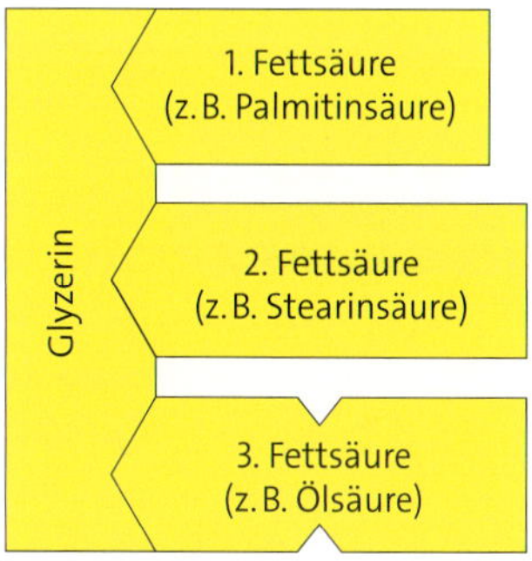

[2] Grundaufbau eines Fettmoleküls

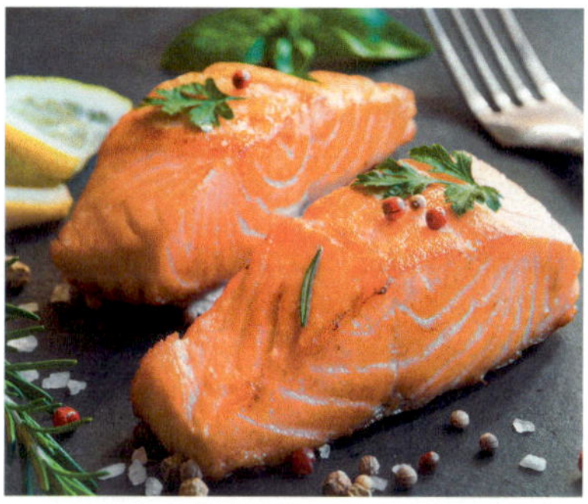

[3] Lachs ist reich an mehrfach ungesättigten Fettsäuren.

Arteriosklerose | 273

Vitamine und sekundäre Pflanzenstoffe

Vitamine sind natürliche Bestandteile von Nahrungsmitteln, die für viele Vorgänge des Lebens (lat. vita = Leben) notwendig sind. Der Körper kann sie nicht selbst herstellen und muss sie deshalb mit der Nahrung zuführen. Der Begriff Vitamin stammt aus dem Jahr 1911; damals wurden die Vitamine entdeckt, benannt und nach Buchstaben geordnet. Bei einigen Substanzen bestätigte sich die angenommene vitale Bedeutung jedoch nicht und sie wurden von der Liste gestrichen. So gibt es zwar die Vitamine B_1, B_2 und B_{12}, aber nicht z. B. B_3 und B_4. Andererseits wurden später zahlreiche Stoffe entdeckt, die ebenfalls Vitamincharakter haben, indem sie für Körperfunktionen notwendig oder nützlich sind und nicht im menschlichen Körper synthetisiert werden können. Diese Stoffe werden als |**sekundäre Pflanzenstoffe** bezeichnet. Ein Mangel an diesen gesundheitsfördernden Stoffen wirkt sich weniger stark aus als ein Vitaminmangel; einige Vorgänge wie Heilungsprozesse, Gesundhaltung der Arterien und Gelenke sowie Immunfunktionen werden durch sie allerdings optimiert und ein gewisser Schutzeffekt vor Oxidations- und Alterungsprozessen ist bei einigen der Stoffe nachweisbar. Auch antikanzerogene Wirkungen sekundärer Pflanzenstoffe wurden festgestellt. Andere Begriffe für sekundäre Pflanzenstoffe sind bioaktive Substanzen und Phytochemicals.

sekundäre Pflanzenstoffe | 305

online
www.5amtag.de

Für eine gute Versorgung mit Vitaminen und sekundären Pflanzenstoffen wird die einfache Regel „Fünf am Tag“ empfohlen. Gemeint ist, dass jeder Mensch täglich fünf Handvoll – wenn möglich frisches – Obst und Gemüse zu sich nehmen sollte. Ein Glas Saft kann mitgerechnet werden; nicht nur rohes, auch gegartes Gemüse „zählt“. Die öffentlich finanzierte Initiative fördert durch Information und Motivation der Bevölkerung eine alltagsgerechte gesunde Ernährung mit viel Frischkost. Ergänzende Aktionen wie Fit Kid, Job & Fit, Station Ernährung, Fit im Alter (siehe unter www.dge.de) sind Teile der primär präventiven Arbeit des öffentlichen Gesundheitswesens. Die Möglichkeit zur persönlichen Registrierung sowie Newsletter und Apps tragen dazu bei, die Zielgruppen Schüler, Auszubildende und Berufstätige besser zu erreichen und ihnen die Umsetzung der Ernährungsziele zu erleichtern.

Übersicht über die Vitamine

Vitamin und Substanzname (Tagesbedarf für Erwachsene [ca.])	Wirkung/Aufgabe (Beispiele)	Mangelerscheinungen (Beispiele)	natürliches Vorkommen (Beispiele)
fettlösliche Vitamine (Merkformel „Edeka“ aus E, D, K, A)			
A = Retinol Vorstufen: Carotin, z. B. Beta-Carotin (1 mg)	Sehvitamin; Hautschutz, Wachstum und Hormonbildung	Nachtblindheit, Hornhautschäden am Auge, Störungen von Wachstum und Fertilität (Fruchtbarkeit)	gelbe und rote Gemüse, Leber, Ei, Milch **Hinweis:** Vergiftungsgefahr bei Überdosierung von Vitaminpräparaten
D = Calciferol (25 µg = 1.000 I.E.)	Kalziumaufnahme im Darm und Einbau in die Knochen, Immunfunktionen	Rachitis (Kinder), Osteomalazie = Knochenerweichung (Erwachsene), Immunschwäche	Leber, Lebertran, Milch, Ei, Fischfett; entsteht auch durch UV-Licht in der Haut
E = Tocopherol (14 mg)	Oxidationsschutz, schützt körpereigene Fette (Membranen) vor dem „Ranzigwerden“ bzw. vor Alterung	viele Störungen im Bereich von Muskeln, Nerven, Adern; vorzeitige Alterung, Störungen von Potenz und Fertilität	pflanzliche Öle, Nüsse, Keimöl
K = Phyllochinon (80 µg)	wichtig für die Blutgerinnung und den Knochenstoffwechsel	Blutungsneigung (wie bei Phenprocoumon-Therapie, die die Vitamin-K-Wirkung hemmt), Osteoporose	Pflanzen, vor allem Kohl und Salat; die Darmflora bildet auch Vitamin K
wasserlösliche Vitamine			
B_1 = Thiamin (1,2 mg)	Enzymbestandteil	Lähmungen, Herzschwäche; die typische Mangelkrankheit heißt Beriberi	Vollkorngetreide, Fleisch, Kartoffeln, Hülsenfrüchte
B_2 = Riboflavin (1,4 mg)	Enzymbestandteil	Haut- und Schleimhautentzündungen	Milchprodukte, Vollkornprodukte
B_6 = Pyridoxin (1,6 mg)	Enzymbestandteil	Krämpfe, Anämie, Hautveränderungen	Vollkorn, Leber, Fleisch, Milch
B_{12} = Cobalamin (4 µg)	Enzymbestandteil, wichtig im Nervensystem, Aufbau von Erythrozyten	makrozytäre Anämie; der Körper bildet dabei nur wenige, dafür zu große Erythrozyten, MCV ↑; Lähmungen, Depression	Leber, Milch, Ei, Fisch; Vitamin B_{12} ist nicht in pflanzlicher Nahrung enthalten.
C = Ascorbinsäure (110 mg)	an zahlreichen Vorgängen im Körper beteiligt, z. B. bei Wundheilung und Bindegewebsbildung	Wundheilungsstörungen, Zahnfleischentzündung, Zahnausfall, Infekthäufung, im Extremfall Skorbut	alle frischen Früchte und Gemüse, Kartoffeln, Sauerkraut
Folsäure (400 µg)	Blutbildung, Wachstum, Schleimhautfunktionen	Anämie, Durchfälle, Lähmungen, MCV ↑, Fertilitätsstörungen; beim Embryo ggf. Fehlbildung „offener Rücken“ = Spina bifida	Blattgemüse, Milch, Leber, Hefe; sehr wichtig in der Frühschwangerschaft!
Pantothensäure (6 mg)	Coenzym z. B. in der Fettsäuresynthese	Müdigkeit, Ekzeme, Schlafstörungen	Hefe, Eigelb, Vollkorngetreide
Biotin (30–60 µg)	Coenzym im Stoffwechsel	Haarausfall, Ekzeme, Depression	Leber, Ei, Getreide, Hefe, Nüsse
Niacin (15 mg)	Coenzym im Stoffwechsel	raue, entzündete Haut, neurolog. Störungen	Vollkorngetreide, Fisch

Mineralstoffe und Spurenelemente

Mineralstoffe sind wichtige Bestandteile des Körpers, die mit der Nahrung aufgenommen werden müssen. Sie befinden sich als Salze bzw. Ionen und als Teile chemischer Verbindungen im Körper. Auch die sog. Elektrolyte zählen zu den Mineralstoffen.

Spurenelemente haben eine vergleichbare Bedeutung wie Mineralstoffe, sind jedoch in kleineren Quantitäten erforderlich; da sie nur „in Spuren" benötigt werden, wurden sie begrifflich von den Mineralstoffen abgegrenzt.

online

Der Tagesbedarf aller Nährstoffe kann bei Schwangeren und Stillenden nach oben abweichen. Siehe dazu **www.dge.de**

Mineralstoffe			
Mineralstoff (Abkürzung und Tagesbedarf [ca.])	**Aufgabe**	**Erscheinungen bei Mangel/Überschuss**	**Vorkommen in der Nahrung**
Natrium Na (1500 mg)	wichtig im Wasser- und Salzhaushalt	zu viel: evtl. Bluthochdruck, ggf. Durst (als Gegenregulation des Körpers)	alle salzhaltigen Speisen (Kochsalz = NaCl)
Kalium K (4 g)	wichtig im Wasser- und Salzhaushalt, vor allem im Inneren der Zellen	zu viel bei Nierenerkrankungen, zu wenig bei Diuretika- und Laxanziengebrauch; dabei drohen Herzrhythmusstörungen	Gemüse, Obst
Chlorid Cl (2300 mg)	wichtig im Wasserhaushalt, bildet Salzsäure (HCl) im Magen	Störungen des Säure-Basen-Gleichgewichts	alle salzhaltigen Speisen (Kochsalz = NaCl)
Kalzium Ca (1 g)	wichtiger Baustoff für Knochen und Zähne; Zellfunktionen, Muskelfunktionen, Blutgerinnung	Knochen- und Zahndefekte; der menschliche Körper enthält ca. 1 kg Kalzium	Milchprodukte, Joghurt, Hartkäse, Brokkoli, Grünkohl, Leitungs-/Mineralwasser
Magnesium Mg (350 mg)	reguliert die Nerven- und Muskelfunktion	Wadenkrämpfe, Herzrhythmusstörungen (z. B. durch Diuretika, nach Alkoholkonsum)	Obst, Gemüse, Leitungs-/Mineralwasser
Phosphat P (700 mg)	Knochenbestandteil	Mangel: Knochendefekte	Haferflocken, Milch

Spurenelemente			
Spurenelement	**Aufgabe**	**Mangelsymptome**	**Vorkommen**
Eisen Fe (15 mg)	Blutbildung, Enzyme, Haut, Immunsystem (allgemeine Vitalität)	Eisenmangelanämie (bei Frauen durch Monatsblutungen häufig); Infektneigung, Depression, Müdigkeit, Haarausfall	Fleisch, Hafer, Hirse, Obst und Gemüse **Hinweis:** Man braucht zur Aufnahme von Eisen Vitamin C!
Jod I (200 µg)	Schilddrüsenhormonbildung	Kropfbildung, Schilddrüsenfunktionsstörung	Seefisch, Seetang (Sushi u. a.), (Jodsalz) = jodiertes Kochsalz
Fluor F (3,8 mg)	Zahn- und Knochenbestandteil	Karies, Knochendefekte; zu viel: weiße Zahnschmelzflecken; Vergiftung möglich!	Trinkwasser, Tee, Zahnpasta, D-Fluoretten® u. Ä.
Zink Zn (14 mg)	Enzymbestandteil, z. B. in Immunzellen	Störung von Wundheilung, Fertilität, Immunabwehr	Fleisch, Haferflocken, Nüsse, Austern
Selen Se (70 µg)	Immunfunktionen, Schilddrüsenfunktionen	Krebs? Immunschwäche? Schilddrüsenknoten	Paranüsse
Kupfer, Mangan, Kobalt, Chrom u. a.	Blutbildung, Wachstum, Gehirnfunktionen u. v. m.	Mangel bei normaler gemischter Ernährung unwahrscheinlich	

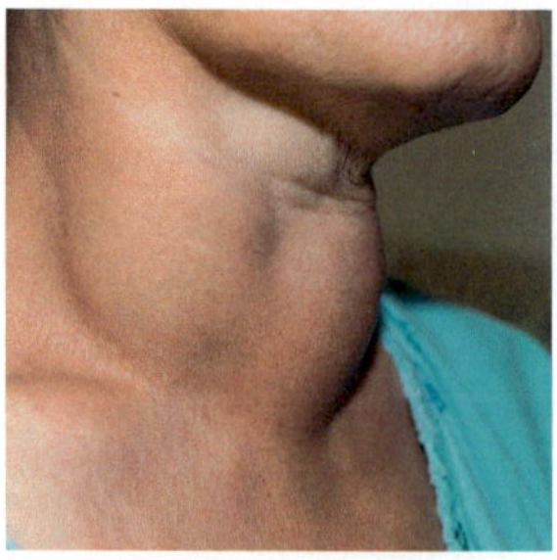

[1] Ausgeprägte Struma durch Jodmangel

Kritische Nährstoffe

Die Ernährung in Deutschland ist bezüglich einiger Nährstoffe statistisch gesehen unzureichend. Die Stoffe, an denen bei einem hohen Anteil der Bevölkerung ein Mangel herrscht, werden als kritische Nährstoffe bezeichnet.

Jod: Jodmangel ist sehr häufig und führt zu einer hohen und volkswirtschaftlich relevanten Anzahl an Schilddrüsenerkrankungen, vor allem der Knotenstruma (Struma nodosa; Kropf mit knotigen Gewebsveränderungen [Abb. 1]). Speisesalz, auch in Fertigprodukten bzw. Brot, wird daher jodiert. Eine Überversorgung an Jod durch Jodsalz ist sehr unwahrscheinlich, da extreme Salzmengen dafür erforderlich wären. Ein höherer Verzehr an Seefisch sowie dem sehr jodreichen Seetang, z. B. in Form von Sushi-Gerichten, wäre zur Vermeidung von Jodmangel hilfreich. Nur für Patienten mit bestimmten selteneren Schilddrüsenkrankheiten (z. B. autonomes Adenom und Morbus Basedow) ist eine hohe Jodzufuhr ungünstig, da bei ihnen eine Überfunktion der Schilddrüse ausgelöst werden könnte.

Eisen ist in erster Linie für die Bildung roter Blutzellen, weiter für Haar- und Hautfunktionen sowie die Immunabwehr wichtig. Vor allem Frauen im gebärfähigen Alter, ganz besonders Schwangere, haben oft Eisenmangel, der mit der Nahrung nicht auszugleichen ist. Blutspender haben sehr häufig Eisenmangel. Der Verzehr von Fleisch, vor allem Innereien, Hafer und Sojaprodukten verbessert die Eisenversorgung.

Vitamin D fehlt ca. 90 % der Jugendlichen und Erwachsenen. Nicht nur zu geringer Fischverzehr, auch zu wenig Aufenthalt an der Sonne trägt zur Mangelversorgung bei. Osteoporose, Osteomalazie (das Äquivalent der Rachitis bei Erwachsenen) und Immunschwäche sind teilweise dadurch bedingt. Auch positive Einflüsse auf die Stimmung bzw. auf Depressionen, eine Förderung der Krebsabwehr und präventive Effekte bei Autoimmunkrankheiten werden als Vitamin-D-Wirkungen diskutiert.

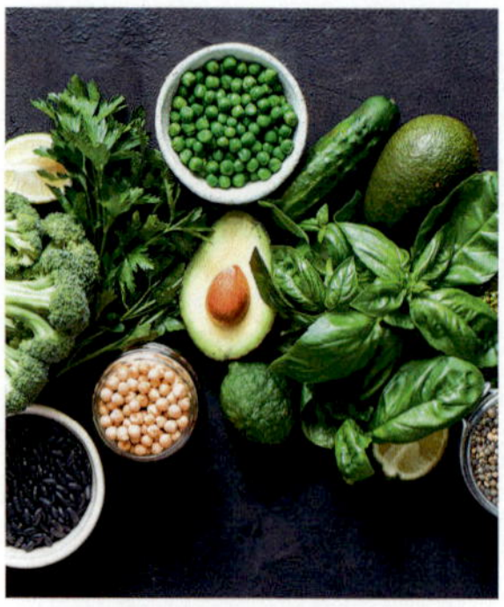

[2] Grüne Gemüse sind reich an Folsäure.

Folsäure befindet sich vor allem in grünem Gemüse [Abb. 2]; sie ist sehr wichtig für die Prävention schwerer kindlicher Fehlbildungen (Neuralrohrschäden wie der sog. offene Rücken usw.). Insbesondere die Folsäureversorgung in der Frühschwangerschaft zu einem Zeitpunkt, da die werdende Mutter noch nicht weiß, dass sie schwanger ist, ist entscheidend. Folsäurehaltige Präparate zur Nahrungsergänzung in der Schwangerschaft werden zu diesem Zeitpunkt noch nicht eingenommen. Es gibt daher Bestrebungen, die Anti-Baby-Pille mit Folsäure anzureichern, damit Frauen im gebärfähigen Alter auf jeden Fall gut versorgt sind, wenn sie die Pille absetzen und schwanger werden. Es klingt paradox, ein Verhütungsmittel für die Schwangerschaft anzureichern, aber mit der festen Kombination von Folsäure und Pille würden ca. 60 % der gebärfähigen Frauen erreicht.

Vitamin E ist bei Jugendlichen und jungen Erwachsenen ein kritischer Nährstoff. Tocopherol befindet sich in pflanzlichen Ölen und ist ein natürliches Antioxidans; antikanzerogene Wirkungen werden angenommen. Mithilfe von Nüssen, Salaten, Getreide und Beerenfrüchten lässt sich der Tagesbedarf mit der Nahrung decken.

Vitamin B_{12} wird nur resorbiert, wenn sowohl die Magenschleimhaut als auch der Endteil des Dünndarms (das terminale Ileum) gesund sind. Da mit zunehmendem Alter eine Autoimmunentzündung der Magenschleimhaut, die atrophische Gastritis, häufiger wird, fehlt vielen alten Menschen trotz ausreichender Zufuhr mit der Nahrung das wichtige Cobalamin. Es gibt keine etablierte Früherkennungsstrategie für Vitamin-B_{12}-Mangel, der zu schwerer Anämie und neurologischen Störungen führen kann. B_{12}-Blutspiegelbestimmungen sind bei entsprechenden Symptomen sinnvoll.

W

Vitamintabletten ... können bei einem Mangel an bestimmten Nahrungsbestandteilen, z. B. Vitamin B_{12} oder Folsäure, zumindest zeitweise zur Nahrungsergänzung sinnvoll sein. Da sie jedoch reine Vitamine, sog. isolierte Vitamine, wie sie in der Natur nicht vorkommen, enthalten, sind sie kein Ersatz für Obst und Gemüse. Bei Rauchern erhöhte sich Studien zufolge durch Vitaminzugabe (einschließlich Beta-Carotin) sogar die Krebsrate. Vitaminpräparate sind daher keine „Abkürzung“ bzw. Alternative zu einer vollwertigen, gesunden Ernährung.

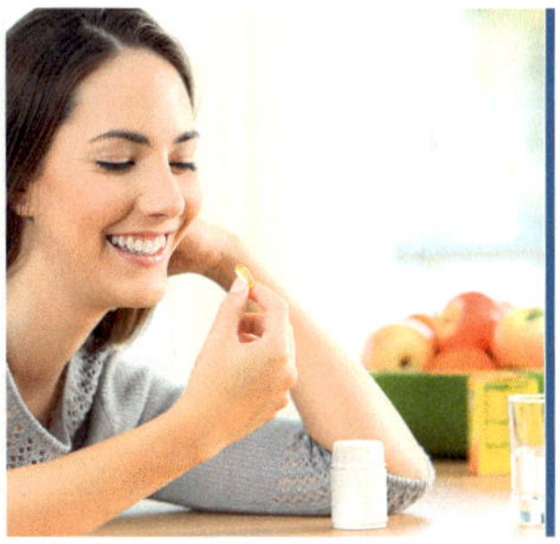

Besondere Ernährungsformen

Keineswegs ist die Vernunft der wichtigste Einflussfaktor auf die Ernährung bzw. Speisenauswahl. Gewohnheit, Geschmack bzw. persönliche Vorlieben, ethnische Traditionen einschließlich Religion sowie Lebensstil (Zeit und Kompetenz für die Lebensmittelzubereitung), körperliche Fähigkeiten (Einkauf und Essenszubereitung) sowie wirtschaftliche Möglichkeiten bzw. Beschränkungen wirken sich auf die Nahrungsaufnahme des Menschen aus.

Einige spezielle Ernährungsformen werden besonders häufig bewusst gewählt:

Ernährungsform	Charakteristika	ernährungsphysiologische Vorteile (V) und Nachteile (N)
vegetarisch 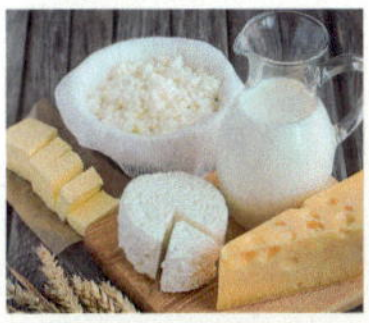	kein Fleisch und Fisch, d. h. kein totes Tier: ovo-laktovegetabil genannt, wenn Eier, Milch und pflanzliche Nahrung verzehrt werden; rein vegetabil = vegan	**V:** Arteriosklerose-, Adipositas- und Gichtrisiko geringer; gute Versorgung mit Ballast- und sekundären Pflanzenstoffen; möglicherweise geringeres Krebsrisiko (oft gleichzeitig Verzicht auf Nikotin u. Alkohol) **N:** Jod- und Eisenmangel häufig, Eisenmangel v. a. bei Frauen; es gibt nicht *die* vegetarische Kost; somit entscheidet die individuelle Speisenauswahl, wie gesund die Ernährung ist; sog. Puddingvegetarier essen z. B. zu viel Süßes und zu wenig Gemüse
vegan 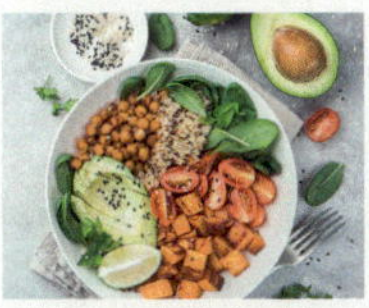	rein pflanzlich, d. h. vegetarisch ohne tierische Produkte; ggf. verzichten Veganer auch auf Honig sowie auf Kleidung aus Leder und Seide	**V:** wie vegetarisch **N:** wie vegetarisch; Vitamin-B_{12}-Mangel ist häufig, da pflanzliche Nahrung kaum Cobalamin enthält (nur milchsauer vergorene, z. B. Sauerkraut); durch Verzehr von Seetang u. Ä. kann Jodmangel verhindert werden; in der Stillzeit kritisch; für Säuglinge ungeeignet, für Kleinkinder mit Vorsicht anzuwenden, da Vitamin-D-, Eisen-, Zink-, Jod-, Kalzium-, Vitamin-B_{12}- und Proteinmangel drohen; besonders Frauen brauchen wegen der Eisenverluste durch die Menstruation oft Nahrungsergänzungsmittel. Von Blut- und Plasmaspenden ist bei veganer Ernährung abzuraten.
Rohkost 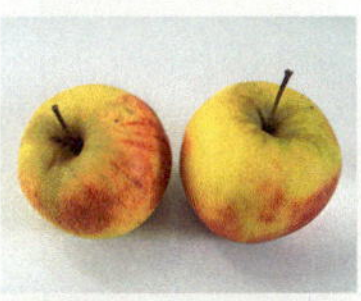	vegetarisch bis vegan mit hohem, bis zu 100 % betragendem Rohkostanteil	**V** und **N** wie vegetarisch bis vegan; Mangel vor allem an Vitamin B_{12}, D, Kalzium, Protein, Eisen und Zink; sehr gute Versorgung mit anderen Vitaminen und Ballaststoffen; in der Umstellungsphase vermehrte Blähungen, bis sich die Darmflora angepasst hat
muslimische Kost 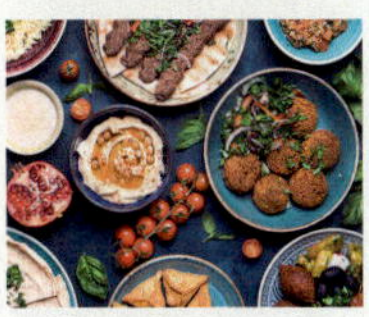	schweinefleischfrei; während des Fastenmonats Ramadan von Sonnenauf- bis -untergang kein Essen und Trinken	**V:** keine; Schweinefleisch ist nicht mehr oder weniger gesund als anderes Fleisch **N:** die ggf. ausgiebige Nahrungsaufnahme während der Nacht ist ungünstig für Verdauung, Blutzuckerspiegel und Gewicht; Konzentration und Leistungsfähigkeit während des Tages können leiden; gesunden Erwachsenen schadet das Einhalten der Ramadan-Regeln physisch nicht

4.11 Aufbau und Funktion des Gastrointestinaltrakts

Verdauungssystem

Die Verdauung findet im **Gastrointestinaltrakt** (**GI-Trakt**; Magen-Darm-Trakt von gr. gaster = Magen und lat. intestinum = Darm) statt. Dieser besteht aus dem eigentlichen Verdauungskanal, d. h. einer Abfolge schlauchförmiger Organe vom Mund bis zum After [Abb. 1]. Auch Leber, Gallenblase und Bauchspeicheldrüse zählen zum GI-Trakt bzw. zu den Verdauungsorganen, da sie wichtige Aufgaben bei der Zerlegung und Verarbeitung von Nahrungsbestandteilen erfüllen.

Die Fachdisziplin **Gastroenterologie** (Magen-Darm-Heilkunde) erforscht und behandelt daher nicht nur Krankheiten von Speiseröhre, Magen, Dünn- und Dickdarm, sondern auch Leber-, Bauchspeicheldrüsen- und Gallenleiden.

Alle schlauchförmigen Organe des GI-Trakts haben einen gemeinsamen Grundaufbau. Die innere Schicht besteht aus Schleimhaut, deren Eigenschaften und Aufbau nach Lage und Funktion des jeweiligen Organs unterschiedlich sind. Zwei Schichten Muskulatur dienen der Bewegung des Speisebreis bzw. Darminhalts. Durch je eine Schicht Ring- und Längsmuskulatur ist es möglich, die **Peristaltik** zu erzeugen, d. h. gerichtete Bewegungen mit dem Zweck einer Beförderung des Inhalts in Richtung Darmausgang auszuführen. Im Dünndarm finden zusätzlich zur Peristaltik auch Pendelbewegungen statt, um den Nahrungsbrei gründlich mit Verdauungssäften zu vermischen und so eine möglichst vollständige enzymatische Zerlegung zu erzielen.

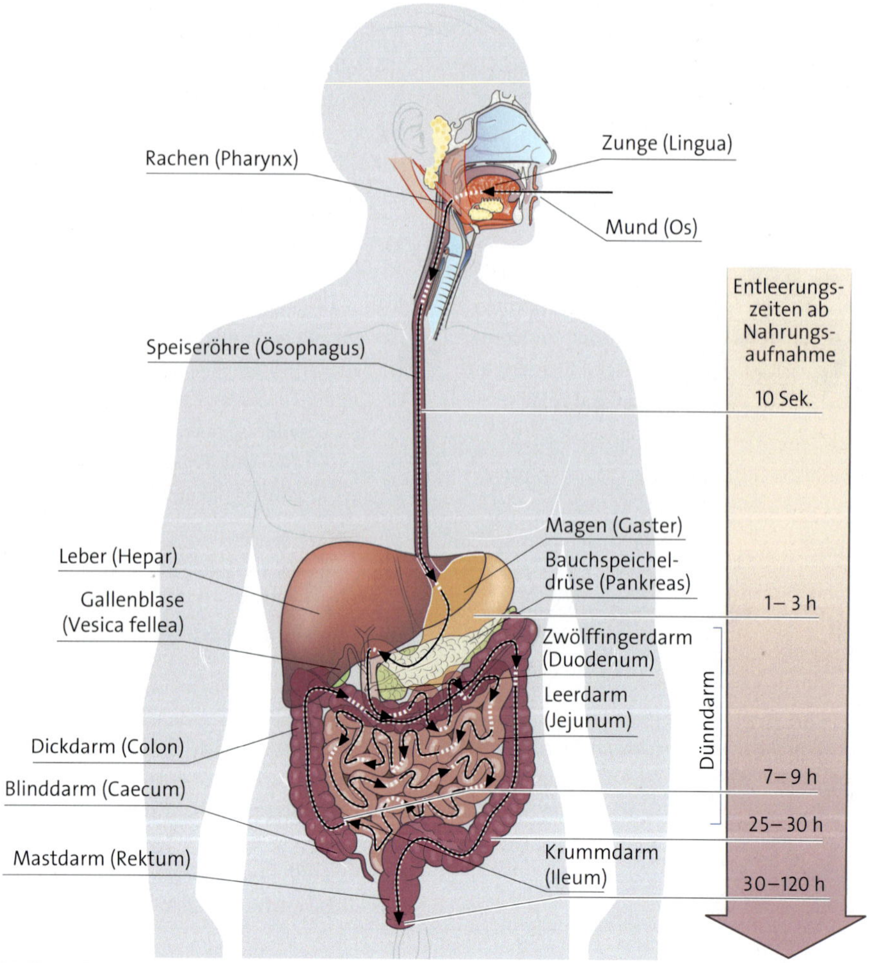

[1] Verdauungssystem des Menschen

Mund und Speiseröhre 4.11.1

Der Mund (**Os**) nimmt die Speisen auf; die Zähne bzw. der Kauvorgang zerkleinern die Nahrung; sie wird mit Speichel vermischt und dabei verflüssigt und vorverdaut. Die großen Speicheldrüsen [Abb. 2] geben hierzu bedarfsgerecht Speichel ab. Eine Vielzahl kleiner Speicheldrüsen in der Mundschleimhaut trägt ebenfalls zur Verflüssigung und Zersetzung der Nahrung bei. Der Speichel enthält neben Wasser Mineralien zum Schutz und zur Pflege des Zahnschmelzes. Auch Immunglobuline zur Abwehr von Krankheitserregern, andickende Proteine zur vollständigen Benetzung der Schleimhäute sowie das |Enzym **Amylase** sind Bestandteile des Speichels. Amylase zerlegt das Polysaccharid Stärke (gr. amylon) in das Disaccharid Maltose.

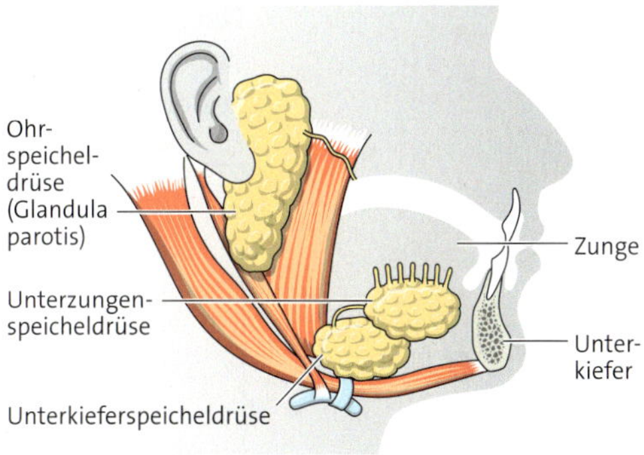

[2] Große Speicheldrüsen

Die Zunge prüft mit ihrem feinen Tastsinn die Nahrung nach Qualität, Fremdkörpern und Zerkleinerungsgrad; sie schiebt den Speisebrei so lange immer wieder zwischen die Zähne, bis der Kauvorgang abgeschlossen ist. Die Geschmackswahrnehmung findet hauptsächlich in bestimmten Bereichen der Nasenhöhle statt, in die die Aromamoleküle der Nahrung beim Kauen durch den Rachen (**Pharynx**) aufsteigen. Die Sinneszellen der Riechschleimhaut senden die Geruchsinformationen über den Riechnerven zum Gehirn. Bei Schnupfen ist die Nasenschleimhaut geschwollen und damit die Diffusionsstrecke verlängert, über die Aromamoleküle zu den Sinneszellen gelangen. Dadurch erreichen Aromen nicht die Sinneszellen des Riechepithels – viele Menschen können bei Erkältung oder Heuschnupfen kaum riechen und schmecken.

Die Namen der meisten **Enzyme** (**Fermente**; Biokatalysatoren) des GI-Trakts bestehen aus dem Begriff für den Stoff, den sie spalten, und der Endung **-ase**.

Das Schlucken wird willkürlich mithilfe der quer gestreiften Mund- und Rachenmuskulatur gestartet und automatisch fortgesetzt. Die Funktion des **Ösophagus** können wir nicht willentlich steuern. Nachdem eine peristaltische Welle das Geschluckte den Ösophagus entlang befördert hat [Abb. 3], öffnet sich der untere **Ösophagussphinkter** (der Schließmuskel der Speiseröhre) rechtzeitig und nur so lange wie nötig, um die Nahrung in den Magen einzulassen. Das **Diaphragma** (Zwerchfell) besitzt eine Öffnung bzw. Muskellücke (den **Hiatus**), durch die der Ösophagus zum Magen und damit vom Thorax in das Abdomen eintritt. Die Muskulatur des Diaphragmas unterstützt die Wirkung des Ösophagussphinkters. Mit zunehmendem Alter nimmt die Muskelkraft ab, was zu unvollständigem Abschluss des Magens in Richtung Ösophagus und zu Sodbrennen usw., d.h. zur |**Refluxkrankheit**, führen kann. Auch Schluckstörungen können im hohen Alter u. a. durch nachlassenden Muskeltonus, d.h. geringeren Spannungszustand der Muskulatur, entstehen.

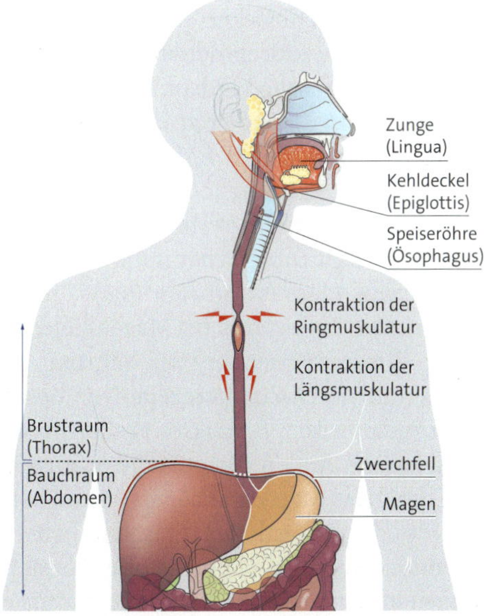

[3] Die Speiseröhre befördert die Nahrung vom Rachen zum Magen.

Reflux
lat. Rückfluss
Rückfluss von Mageninhalt bzw. -saft und -säure in die Speiseröhre

4.11.2 Der Magen

Der Magen (gr. **gaster**, lat. **ventriculus**) ähnelt von vorn betrachtet einer breiten Sichel [Abb. 1]. Die innere Rundung der Sichel heißt **innere Kurvatur**, die äußere Rundung **äußere Kurvatur**. Der Speisebrei gelangt – vom Ösophagus kommend – in die **Kardia** (den Mageneingang) und in den **Fundus** (das Magengewölbe). Von dort folgt er der von den großen Schleimhautfalten gebildeten Magenstraße in Richtung **Korpus** (Magenkörper; Mittel- bzw. Hauptteil des Magens). Die Falten passen sich dem Füllungszustand des Magens an und werden flacher, wenn der Magen große Nahrungsmengen aufnimmt. Durch das **Antrum** (den Magenausgang) erreicht der Mageninhalt den ringförmigen Schließmuskel **Pylorus** (gr. = Pförtner), den Magenpförtner. Der Pylorus begrenzt den Magen gegenüber dem **Duodenum**, dem Zwölffingerdarm, mit dem der Dünndarm beginnt.

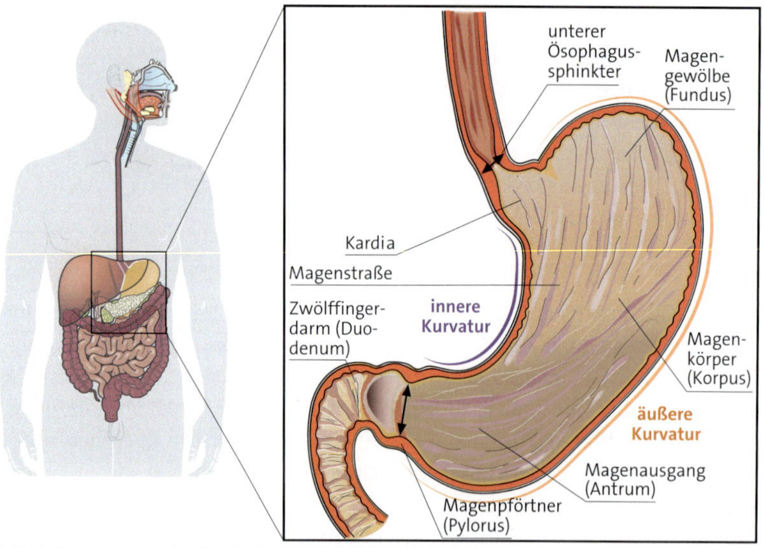

[1] Magenaufbau

Der Magen sammelt die Nahrung und desinfiziert sie mithilfe seiner starken Säure (pH-Wert 1–2). Nur große Erregermengen (z. B. Nahrung mit mehr als 20.000 Salmonellen), besonders virulente oder säureresistente Organismen (z. B. das bekapselte Noro-Virus) können daher zu Infektionen bzw. Erkrankungen des GI-Trakts führen. Die Säure bildenden Strukturen der Magenschleimhaut werden als **Protonenpumpen** bezeichnet, da sie H^+-Ionen in den Magensaft abgeben. Bei Erkrankungen, bei denen die Säuremenge reduziert werden soll, blockieren Protonenpumpenblocker (Protonenpumpeninhibitoren; PPI), z. B. der Wirkstoff Omeprazol, die Säureproduktion weitgehend.

Noro-Virus
sehr virulentes Virus, das schwere Durchfallerkrankungen hervorruft und z. B. in den Wintermonaten epidemisch auftritt

Die enzymatische Verdauung der Proteine beginnt im Magen mithilfe des Enzyms **Pepsin**; Pepsin ist eine **Protease**, d. h. ein Protein spaltendes Enzym.

Neben Flüssigkeit, d. h. Magensaft, Säure und Pepsin, bilden Zellen der Magenschleimhaut den **Intrinsic-Faktor**. Dieser Stoff ist notwendig, um Cobalamin (Vitamin B_{12}) aufzunehmen; er verbindet sich mit Vitamin B_{12}, das mit der Nahrung in den Magen gelangt. Dieser Vitamin-B_{12}-Intrinsic-Faktor-Komplex wird im letzten Teil des Dünndarms (dem terminalen Ileum) resorbiert. Vitamin-B_{12}-Mangel tritt daher bei mangelnder Zufuhr und bei Magen- und bei Dünndarmerkrankungen auf.

Die Zusammensetzung der Nahrung und ihr Säuregehalt werden in Magen und Duodenum durch **Chemorezeptoren** (Messfühler in der Schleimhaut) ständig geprüft. Nach Bedarf wird z. B. das Gewebshormon **Gastrin** abgegeben, das die Magensäurebildung anregt. Andere Botenstoffe erzeugen das Sättigungsgefühl, das u. a. vom Füllungsgrad des Magens abhängt. Auch Ekelgefühl und das bei Vergiftungen zur Ausscheidung toxinhaltigen Mageninhalts sinnvolle Erbrechen entstehen über Chemorezeptoren und Botenstoffe. Dieser Mechanismus kann z. B. bei Alkoholvergiftungen im Sinne eines Schutzreflexes ausgelöst werden. Sobald die Vorverdauung im Magen abgeschlossen ist, öffnet sich der Pylorus, um portionsweise den Mageninhalt ins Duodenum weiterzuleiten.

Der Dünndarm 4.11.3

Der Dünndarm gliedert sich in drei Abschnitte [Abb. 2]:
- den ca. 30 cm langen Zwölffingerdarm (das **Duodenum**)
- den ca. 1,5 m langen Leerdarm (das **Jejunum**)
- den ca. 3 m langen Krummdarm (das **Ileum**).

Der Begriff **Zwölffingerdarm** soll seinen Ursprung darin haben, dass das Duodenum (lat. duodeni = zwölf zusammen) so lang ist, wie zwölf aneinandergelegte Finger breit sind.

Das Ileum mündet im rechten Unterbauch in den ersten Teil des Dickdarms, das **Caecum** (**Zökum**; Blinddarm), ein. Der letzte Teil des Ileums nennt sich **terminales Ileum**; nur hier kann der Komplex aus Vitamin B_{12} und Intrinsic-Faktor resorbiert werden. An der Einmündung des Ileums ins Caecum befindet sich die ventilartige **Ileozökalklappe**.

Aufbau und Funktion des Dünndarms

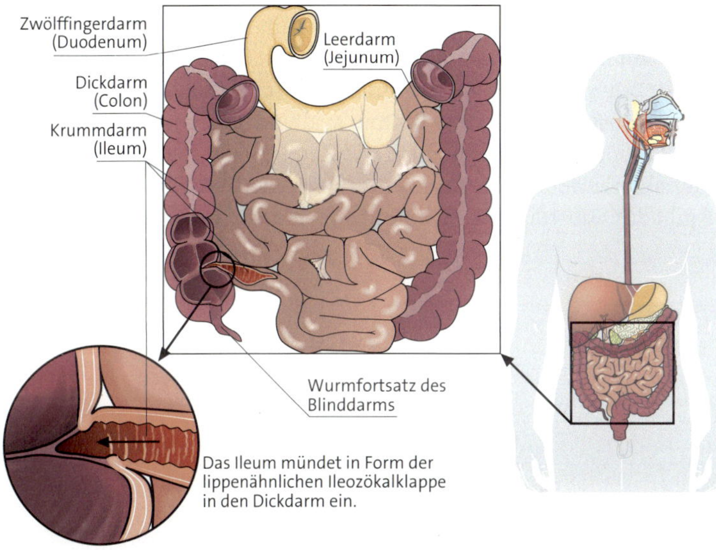

[2] **Dünndarmabschnitte**

Die Aufgabe des Dünndarms ist die Nährstoffresorption; die Nährstoffe müssen dafür zunächst durch Aufspaltung der Nahrung gewonnen werden. Dies geschieht vor allem durch die Verdauungsenzyme des Bauchspeichels, der bedarfsgerecht aus der Bauchspeicheldrüse (dem **Pankreas**) ins Duodenum eingeleitet wird [Abb. 3]. Auch hier steuern Chemorezeptoren und Botenstoffe die Feinabstimmung der Sekretion (Sekretbildung und -abgabe) sowie die Darmmotorik (die Darmbewegungen). Der Bauchspeichel enthält zahlreiche Enzyme: verschiedene Proteasen, **Lipase** (ein Fett spaltendes Enzym), Amylase und **Maltase** (ein Enzym, das das Disaccharid Maltose in Glukose zerlegt). Da die Enzyme nur im neutralen Milieu funktionsfähig sind, mischt der Bauchspeichel dem Darminhalt viel alkalisches **Bikarbonat** bei, das die Magensäure neutralisiert. Auch die Dünndarmschleimhaut bildet Verdauungsenzyme, z. B. **Laktase** (spaltet Laktose = Milchzucker) und Lipase. Die Galle, d. h. die Gallenflüssigkeit, trägt zur Aufspaltung der Nahrung bei, indem sie durch Emulgierung der Nahrungsfette die Fettverdauung vorbereitet. Große Fetttropfen zerlegt sie in viele kleine Fetttröpfchen; dieser Vorgang, das Emulgieren, erzeugt eine Emulsion (milchige Flüssigkeit); die kleinen Lipidtröpfchen können nun durch die Lipase leicht und schnell zerlegt werden.

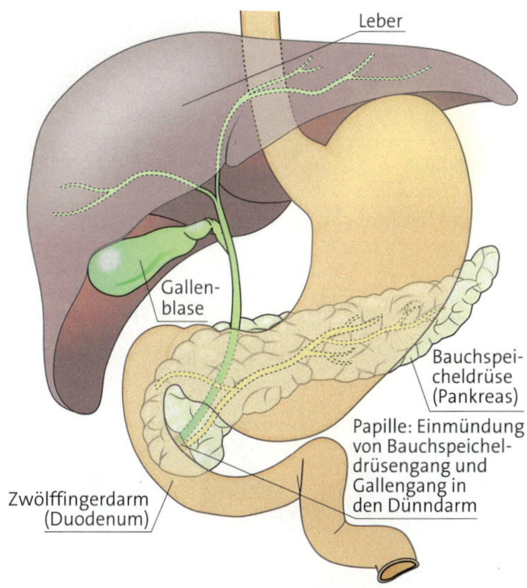

[3] **Anatomie und Lage der Bauchspeicheldrüse**

Enzyme – biochemische Helfer im Stoffwechsel

Unter einem Enzym versteht man einen Biokatalysator. Das ist ein Stoff, der eine biochemische Reaktion bei Körpertemperatur ermöglicht. Im Körper findet z. B. Verbrennung von Nährstoffen statt: aus Nährstoffen bzw. Nahrungskalorien wird Energie gewonnen und CO_2 freigesetzt. Im Feuer verbrennen auch Kohlenhydrate (Zellulose im Holz) zu Energie = Wärme und CO_2. Beim Menschen darf die Körpertemperatur aber nicht über 42 °C steigen, weil sonst Körpereiweiße gerinnen. Dies kann man sich vorstellen wie Eiklar, das durch Kochen weiß wird, d. h. denaturiert. Denaturierte Proteine ändern ihre Struktur und verlieren wichtige Eigenschaften. Enzyme ermöglichen deshalb die Zerlegung von Nährstoffen zur Energiegewinnung unter CO_2-Bildung, *ohne* dass zu viel Hitze entsteht. Ein Enzym hilft wie ein Werkzeug bei einer biochemischen Reaktion, ohne selbst verbraucht zu werden. Viele Enzyme befinden sich in den Verdauungssäften. Sie zerlegen Nahrungsbestandteile in so kleine Moleküle, dass diese resorbiert, d. h. durch die Schleimhaut ins Blut aufgenommen werden können. Jedes Verdauungsenzym ist auf bestimmtes Substrat spezialisiert. Substrat ist ein Stoff, der biochemisch verarbeitet wird. Enzyme sind substratspezifisch. Stärke und Zucker spaltende Enzyme spalten also kein Eiweiß und Protein spaltende Enzyme zerlegen keine Kohlenhydrate. Man kann sich Enzyme bildlich wie Zangen oder Scheren vorstellen, die bestimmte Materialien zerteilen. Die Bezeichnungen vieler Enzyme enden auf -ase. Der erste Wortteil gibt das Substrat an, z. B. eine spaltet eine Proteinase Protein.

Verdauungsenzym	Substrat und Spaltprodukt	Bildungsort/Wirkort/Bemerkungen
Kohlenhydrate spaltende Enzyme		
Amylase	Stärke → Maltose d. h. langkettiges Kohlenhydrat in Doppelzucker	Speicheldrüsen/Mund Pankreas (Bauchspeicheldrüse)/ Dünndarm
Maltase	Maltose → Glukose	Pankreas/Dünndarm
Laktase	Laktose → Galaktose und Glukose	Dünndarmschleimhaut/Dünndarm
Proteinasen = Eiweiß spaltende Enzyme		
Pepsin	Proteine → Peptide, d. h. Eiweiße in Bruchstücke mit bis zu 100 Aminosäuren	Magenschleimhaut/Magen
Trypsin, Chymotrypsin	Proteine → Peptide → Aminosäuren, d. h. Eiweiße in kleine und kleinste Bausteine	Pankreas/Dünndarm Elastin und Kollagen sind Bestandteile des Bindegewebes und somit von Fleisch. Die Proteinasen gibt das Pankreas als Vorstufen ab. Sie werden erst im Dünndarm aktiv. Dies schützt das Pankreas vor Selbstverdauung.
Elastase	Elastin → Peptide	
Kollagenase	Kollagen → Peptide	
Fett und fettähnliche Stoffe spaltende Enzyme		
Lipase	Lipide (Fette) → Fettsäuren und Glycerin	Pankreas/Dünndarm
Nukleinsäuren = Zellkernbestandteile spaltende Enzyme		
Ribonukleasen	DNA und RNA → kleinere Bestandteile	Pankreas/Dünndarm

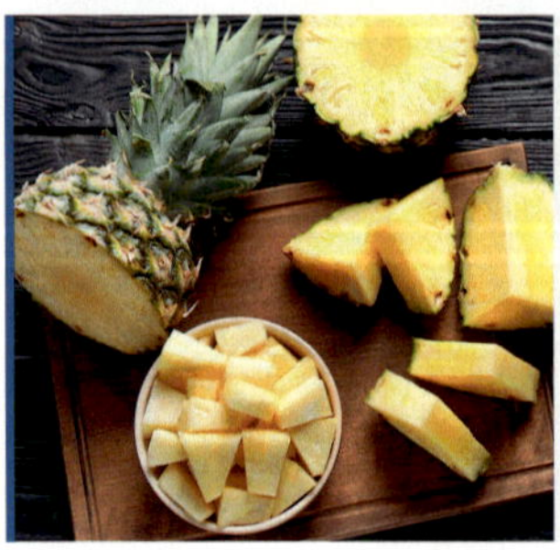

W

Ananas, Papaya und Kiwi enthalten Proteasen. Bei reichlichem Verzehr wird die Zunge wund, da ihre proteinreiche Oberfläche angedaut wird. Enzyme einzunehmen, ist nur bei Pankreasschwäche sinnvoll. Betroffene nehmen hoch dosierte Lipase, Amylase und Protease in einer magensaftresistenten Zubereitung zu den Mahlzeiten. Andere Enzyme, z. B. aus Früchten oder Nahrungsergänzungsmitteln, werden im Magen-Darm-Trakt verdaut und können keine Wirkungen entfalten – weder zum Abnehmen noch zu anderen Zwecken.

Die Ausführungsgänge des Pankreas und der Gallenblase bzw. der Gallengänge der Leber münden ins Duodenum ein.

Nach der Zugabe von Enzymen und Galle zum Nahrungsbrei im Duodenum ist eine gründliche Durchmischung wichtig, damit die Enzyme eine möglichst vollständige Zerlegung großer Moleküle bewirken können. Die Endprodukte der enzymatischen Zersetzung sind so klein, dass die Darmschleimhaut sie ins Blut aufnehmen (resorbieren) kann. Lipide werden z. T. über Lymphgefäße transportiert, die sie herznahen Venen zuführen.

Die Durchmischung des Darminhalts wird durch automatisch ablaufende Pendelbewegungen der Darmmuskulatur erleichtert, die durch das vegetative Nervensystem gesteuert werden. Der Inhalt des Dünndarms ist dünnflüssig; dies optimiert die Enzymverteilung und -wirkung.

Zum Zweck der raschen Resorption von Wasser und Nährstoffen besitzt der Dünndarm eine sehr große Oberfläche. Der **Oberflächenvergrößerung** dient zunächst die Fältelung der Dünndarmschleimhaut. Jede Falte ist mit unzähligen **Zotten** besetzt, deren Oberfläche komplett mit Saughärchen bedeckt ist [Abb. 1 und 2].

So entsteht die Gesamt-Resorptionsfäche des Dünndarms von über 200 m^2, die dafür sorgt, dass die Wasser- und Nährstoffresorption vollständig und schnell gelingt.

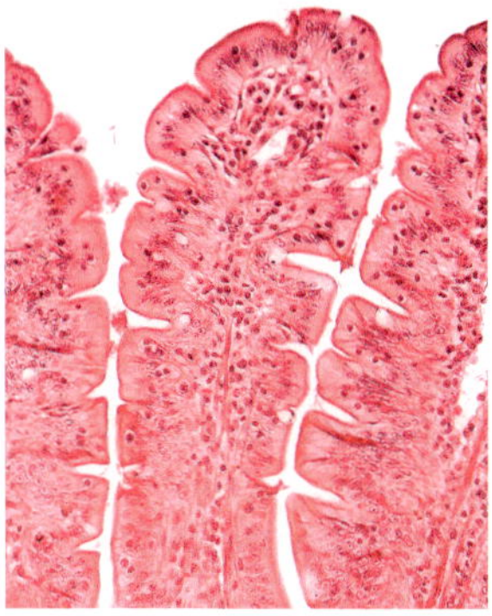

[1] Mikroskopische Aufnahme einer Darmfalte mit Zotten

Oberflächenvergrößerung am Beispiel des Dünndarms

- Der Dünndarm ist etwa 5 Meter lang.
- Durch seine Falten verdreifacht er seine Oberfläche.
- Durch die Zotten verzehnfacht er sie.
- Durch die Saughärchen an der Zelloberfläche verzwanzigfacht er sie.

→ So wird eine 3 × 10 × 20 = 600-fache Oberflächenvergrößerung erreicht.

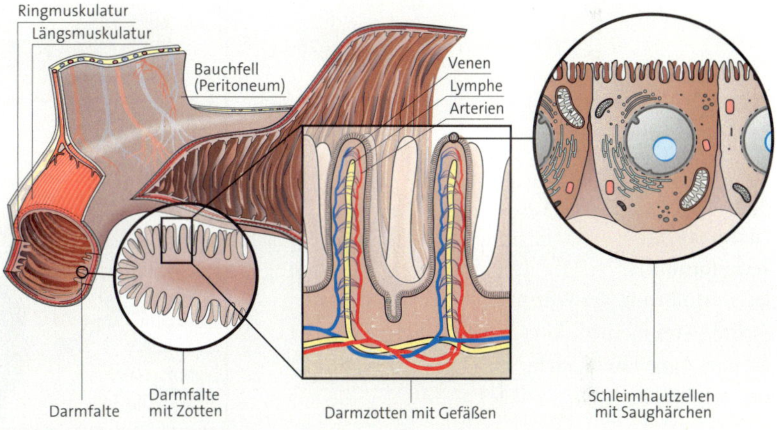

[2] Aufbau des Dünndarms und der Darmzotten

Der gesamte Darm (Dünndarm und Dickdarm) ist mit **Peritoneum** (Bauchfell [Abb. 2]) überzogen; das einschichtige Epithel ist glatt und feucht und ermöglicht die reibungsfreie Bewegung aller Darmabschnitte.

Der Dünndarm ist der wichtigste Darmabschnitt, weil nur er zur Nährstoffresorption fähig ist. Während der Verlust von Speiseröhre, Magen oder Dickdarm durch schwere Erkrankungen oder Verletzungen – wenn auch mit Hilfsmitteln und mit Beschwerden – überlebt werden kann, ist der Dünndarm unentbehrlich. Um ohne ihn nicht zu verhungern, muss ein Mensch parenteral, d. h. über eine zentrale Vene mit infundierbaren Nährlösungen, ernährt werden. Um große Mengen Flüssigkeit zu infundieren, wird ein sog. **Portkathetersystem** (Kurzwort **Port**; engl. = Eingang, Zugang) unter der Haut in eine große, herznahe Vene **implantiert** (operativ eingesetzt) [Abb. 3]. Durch Einleiten über den Port wird die Infusionslösung gleich mit viel Blut vermischt, was Reizungen der Venenwand und Verstopfungen dünner Schlauchsysteme verhindern soll. Das Portsystem muss fachgerecht benutzt und gepflegt werden. Ports werden häufig vor Chemotherapien bei Krebspatienten eingesetzt. Sie erleichtern das Anlegen der vielen für die Krebstherapie erforderlichen Infusionen. Nach Abschluss der Behandlung wird das Portsystem wieder **explantiert** (herausgenommen).

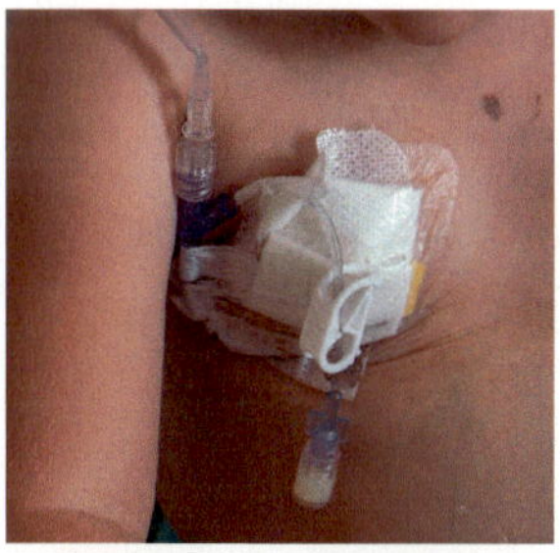

[3] Port mit Verband

4.11.4 Der Dickdarm

Das **Kolon** (Colon) hat vier Abschnitte:
Colon ascendens
Colon transversum
Colon descendens
Colon sigmoideum

Die Form des **Sigmas** erinnert an den Buchstaben S (sigmoideus = wie ein S aussehend; gr. sigma = S).

Der Dickdarm eines Menschen ist etwa so lang wie seine Armspanne (ca. 1,5 m). Er liegt im Unterbauch und umrahmt den geschlungen verlaufenden Dünndarm [Abb. 1].

Der Dickdarm besteht aus mehreren Abschnitten:
- Coecum (Caecum; Zökum; Blinddarm)
- Colon ascendens (aufsteigender Kolonteil bzw. aufsteigendes Kolon)
- Colon transversum (quer verlaufendes Kolon)
- Colon descendens (absteigendes Kolon)
- Colon sigmoideum (Sigma; Sigmoid; S-Darm)
- Rectum (Rektum; Mastdarm)
- Anus (After; Darmausgang)

Der letzte Darmabschnitt, bestehend aus Sigma, Rektum und Anus, wird als Enddarm bezeichnet.

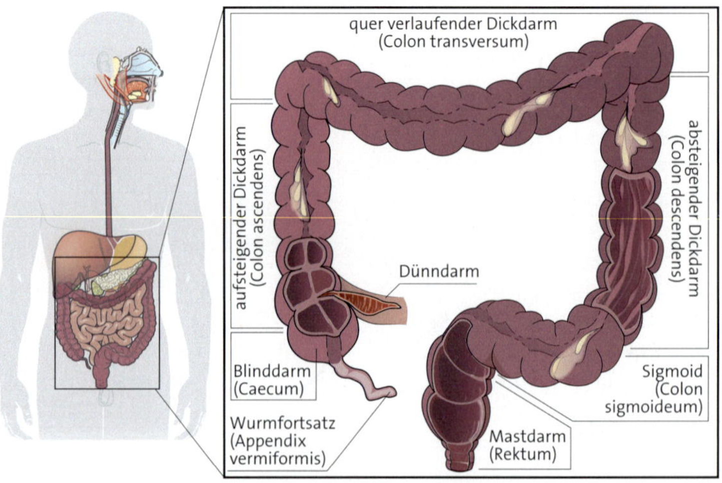

[1] Dickdarmabschnitte

Appendix
lat. Anhängsel
vermiformis
lat. wurmförmig; der Wurmfortsatz wird meistens kurz als (die) **Appendix** bezeichnet

Rechts und **Links** werden in der Anatomie bzw. Medizin immer vom Patienten aus gesehen.

Das Zökum heißt Blinddarm, weil es nach unten „blind" endet. Der Blinddarm bildet eine sackförmige Ausbuchtung, an der sich die **Appendix vermiformis**, der Wurmfortsatz, befindet [Abb. 2]. Die Appendix ist lymphozytenreich und hat wahrscheinlich immunologische Aufgaben. Die Entzündung der Appendix, die **Appendizitis**, wird im Volksmund fälschlich Blinddarmentzündung genannt; der Blinddarm ist jedoch nicht betroffen, weshalb die korrekte deutsche Bezeichnung **Wurmfortsatzentzündung** lautet.

Vom Zökum aus verläuft der aufsteigende Dickdarmteil nach oben, der quer verlaufende von rechts nach links und der absteigende nach unten (in Richtung Darmausgang). Es schließen sich das Sigma (der S-Darm) und das gerade verlaufende Rektum an (lat. rectus = gerade). Das Rektum geht in den Anus über [Abb. 3].

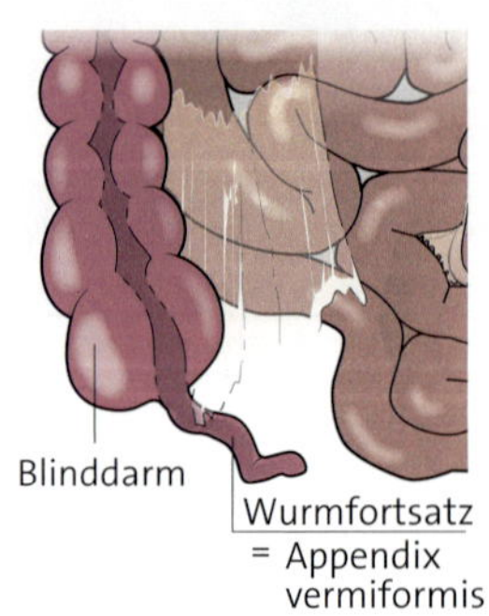

[2] Wurmfortsatz

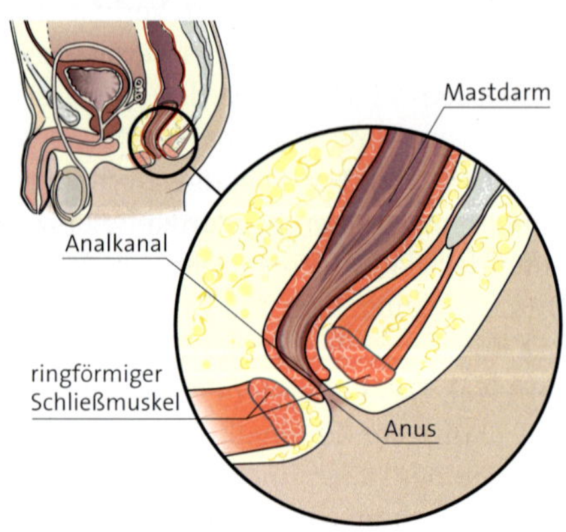

[3] Anus (After)

Die Hauptaufgaben des Dickdarms sind die Eindickung des Darminhalts und die Formung des Stuhls (die **Fäzes**; lat. faeces = Kot). Das viele Wasser, das in oberen Darmabschnitten dem Speisebrei zugemischt worden war, um die enzymatische Verdauung zu erleichtern, wird nun rückresorbiert (zurückgewonnen). Die Dickdarmschleimhaut entzieht dem aus dem Dünndarm kommenden flüssigen Darminhalt Wasser. Sie bildet außerdem ein visköses (dickflüssiges) Sekret, das den Stuhl gleitfähig macht. Dass die Dickdarmschleimhaut nicht nur Wasser resorbieren kann, wird in der Medizin bei der Arzneimittelgabe in Form von Suppositorien (Zäpfchen) genutzt.

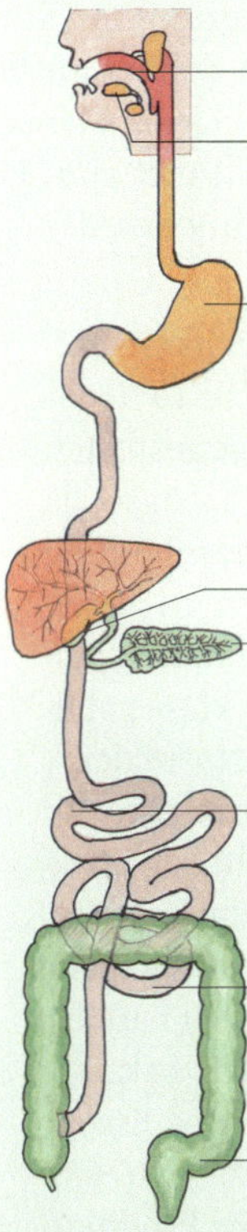

Verdauungssäfte	ungefähre Menge der täglich abgegebenen Flüssigkeiten in den Organen des Gastrointestinaltrakts (+ = wird ins Lumen abgegeben, – = wird resorbiert)
Essen und Trinken	+1,5 l
Speichel	+1,0 l
Magensekret	+2,0 l
Galle	+0,4 l
Pankreassekret	+1,5 l
Jejunumsekret	+2,0 l
Resorption Jejunum	–5,0 l
Ileumsekret	+0,6 l
Resorption Ileum	–3,0 l
Resorption Kolon	–1,0 l
	→ Bilanz/Tag plus/minus 9 Liter

Täglich werden ca. 9 l Flüssigkeit in den GI-Trakt abgegeben und wieder resorbiert. Diese Mengen kommen nur deshalb zustande, weil Sekretion aus der Schleimhaut und Resorption ins Blut ständig nebeneinander passieren (9 l würden kaum gleichzeitig in den GI-Trakt passen).

Die mit Urin und Schweiß abgegebene Flüssigkeitsmenge wird hier ebenso wenig berücksichtigt wie das im Körper bei der Nahrungsverwertung anfallende Oxidationswasser.

Im Dickdarm befindet sich auch die **Darmflora**; sie besteht aus mehreren Hundert Arten anaerober Bakterien; darunter befinden sich das gramnegative Bakterium **E. coli** (**Escherichia coli**; nach dem Entdecker Th. Escherich) sowie Bacteroides- und Lactobacillus-Arten. Die Darmflora-Bakterien spalten bisher nicht verdaute Kohlenhydrate, z. B. Schalen von Getreide und Hülsenfrüchten, noch teilweise auf. Auch bilden sie Varianten des für die Blutgerinnung notwendigen **Vitamin K** (Phyllochinon).

Wirklich unverdauliche Nahrungsbestandteile, die Ballaststoffe, quellen im Kolon auf und regen durch ihr Volumen die Tätigkeit der Wandmuskulatur an. So wirkt ballaststoffreiche Nahrung mit Vollkorngetreide, Hülsenfrüchten, Obst und Gemüse der Stuhlverstopfung (**Obstipation**) entgegen. Bei Ernährungsumstellungen passt sich die Zusammensetzung der Darmflora mit der Zeit an.

Eine gewisse Gasbildung durch Gärungsvorgänge im Kolon ist nicht vermeidbar; sie bleibt meistens unbemerkt, kann sich aber auch in Form von Blähungen (**Meteorismus**) und/oder vermehrter Ausscheidung von Darmgasen (**Flatulenz**) äußern und ggf. eine weniger ballaststoff- und milchzuckerreiche Ernährung erfordern.

Im Sigma wird der Stuhl geformt; die Entleerung kann erfolgen, wenn die Füllung des unteren Rektumteils mit Stuhl von den dort zahlreich vorhandenen Nervenenden ans Gehirn gesendet wird. Die Stuhlentleerung (**Defäkation**) wird willkürlich gestartet (oder unterdrückt), erfolgt aber zum größten Teil automatisch, d. h. vegetativ gesteuert. Dass die Füllung des Magens eine große Kolonbewegung und damit die Stuhlentleerung bewirkt, wird als **gastrokolischer Reflex** bezeichnet; morgens ist dieser am stärksten wirksam.

Der Anus bildet den Abschluss des Darms und den Darmausgang; sein mehrschichtiger Schließmuskel (**Sphinkter**) öffnet und schließt sich für die Entleerung von Stuhl und Darmgasen. Für den Feinabschluss des Anus sorgen über dem Schließmuskel liegende weiche Gefäßpolster, die Hämorrhoiden. Diese hat und braucht jeder Mensch; erst eine Vergrößerung und Entzündung des Hämorrhoidalpolsters führt zum Hämorrhoidenleiden, welches unkorrekt oft als „Hämorrhoiden" bezeichnet wird.

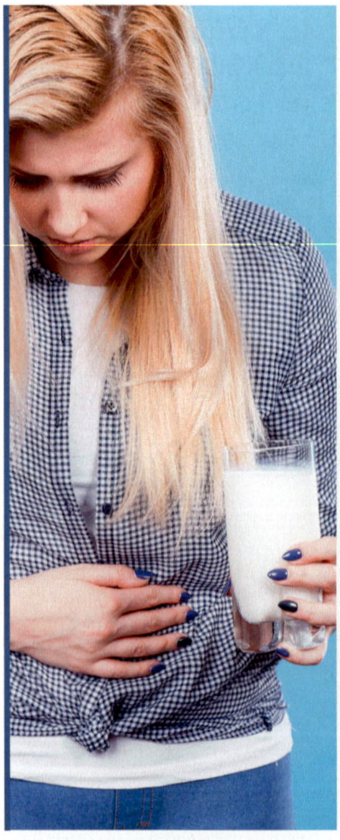

W Eine **Laktoseintoleranz** ist eine Milchzuckerunverträglichkeit aufgrund von **Laktasemangel** und liegt in Deutschland bei ca. 15 % der Bevölkerung vor. Laktose kann nur durch das Enzym Laktase gespalten werden. Im ersten Lebensjahr bildet jeder Mensch ausreichend Laktase, da Muttermilch die Lebensgrundlage darstellt. Danach geht die Laktasebildung physiologischerweise ganz oder teilweise verloren. Nur in Ländern, in denen seit Jahrtausenden Milch zur Ernährung gehört, hat sich eine **Mutation** (Genveränderung) durchgesetzt, bei der auch nach der Säuglingszeit Laktase gebildet und Milch problemlos verdaut wird. Die evolutionär gesehen „Normalen", also Menschen ohne Laktase, bekommen nach Milchgenuss Durchfälle und Blähungen, da Laktose in tieferen Darmabschnitten gärt und bläht sowie die Schleimhaut reizt und daher abführt. Ob ein Mensch Laktose nicht verträgt, kann er im Auslassversuch selbst testen: eine Woche laktosefrei essen (geht es ihm jetzt gut?) – und im Expositionsversuch 50 g Laktose in Wasser trinken (hat er jetzt Symptome?). Sicher zeigt ein Atemtest beim Arzt den Laktasemangel an. Ist die Diagnose gesichert, hilft laktosearmes oder -freies Essen. Eine Ernährung wie in China (98 % Laktoseintoleranz) oder Sizilien (70 % Laktoseintoleranz) erzeugt keine Symptome. Natürlich laktosearme Produkte (z. B. Mozzarella, Parmesan, Joghurt) und Diäterzeugnisse wie laktosefreie Milchprodukte sowie die Einnahme von Laktasepulver zu den Mahlzeiten können ebenfalls helfen. Laktose als Hilfsstoff in Medikamenten ist aufgrund der minimalen Menge problemlos verträglich.

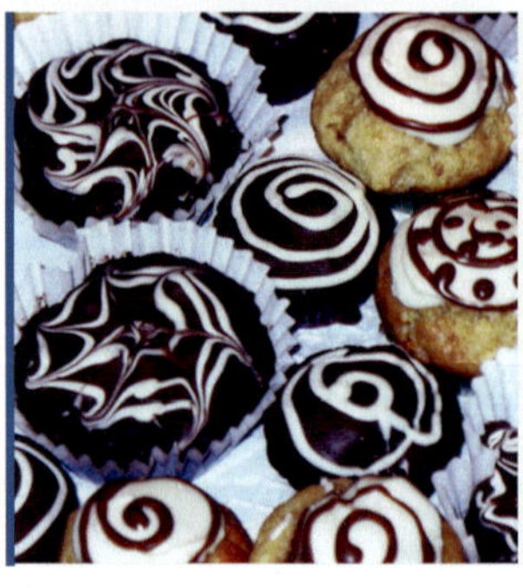

W Ebenso wie die Laktoseintoleranz ist die **intestinale Fruktoseintoleranz** eine Form der **Kohlenhydratmalabsorption** (der mangelnden Fähigkeit, bestimmte Kohlenhydrate enzymatisch zu spalten und zu resorbieren). Bei der recht verbreiteten Fruktoseintoleranz kommt es nach reichlichem Verzehr fruktosereicher Speisen (z. B. Früchten und Süßigkeiten) ebenfalls zu Gärungsvorgängen im Darm mit Meteorismus und Diarrhö. Eine normale gesunde, d. h. zuckerarme Ernährung ist problemlos verträglich. Da Haushaltszucker (Saccharose) ein Disaccharid aus Glukose und Fruktose ist, können größere Zuckermengen ebenfalls Symptome erzeugen.

Leber, Gallenblase, Pfortader und Pankreas 4.11.5

Die Leber (**Hepar**) ist ein 1,5 bis 2 kg schweres Organ, das sich im rechten Oberbauch befindet. Es liegt dem Zwerchfell an und grenzt nach unten an Kolon und rechte Niere. Die Gallenblase (**Vesica fellea**; **Vesica biliaris**) liegt der Unterseite der Leber an und ist beim Gesunden nicht tastbar [Abb. 1].

Die Aufgaben der Leber

Die Hauptaufgaben der Leber sind:
- **Synthese** von Plasmaproteinen inkl. Gerinnungsfaktoren und Fibrinogen
- Bildung und **Sekretion** (Abgabe) der Gallenflüssigkeit (damit ist die Leber eine exokrine Drüse)
- **Entgiftung** zahlreicher Stoffe aus dem GI-Trakt, auch Alkohol und Medikamenten
- **Speicherung** von Glykogen (der Speicherform der Glukose), Fett, Vitaminen, Eisen und Schwermetallen sowie von Blut

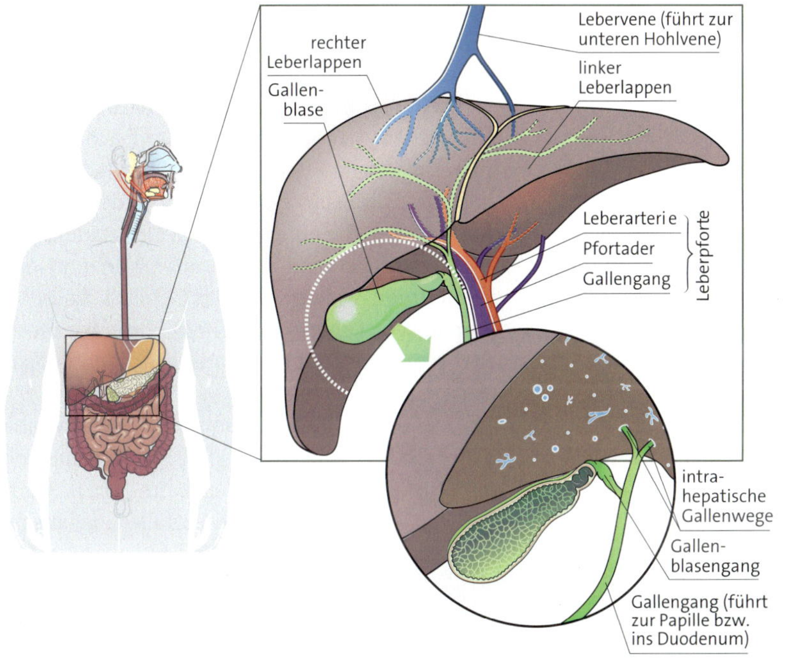

[1] Aufbau bzw. Lage der Leber und Gallenblase

Entgiftung bedeutet Umbau toxischer Stoffe in eine ausscheidungsfähige und/oder ungiftige Form; diese wird mit der Galle in den Darm ausgeschieden oder mit dem Blut zur Niere transportiert und verlässt dann mit dem Harn den Körper. Alle gespeicherten Substanzen gibt die Leber bedarfsgerecht in den Kreislauf ab; z. B. zerlegt sie bei Unterzuckerung Glykogen in Glukose. Aufgrund ihrer hohen Speicherungsfähigkeit lagert die Leber nicht nur z. B. Eisenreserven ein, sondern auch Schwermetalle wie Blei und Cadmium sowie bei entsprechender Lebensweise (Alkoholmissbrauch, Fettleibigkeit) viel Fett.

W **Seitenstiche** entstehen typischerweise bei sportlicher Betätigung nach dem Essen. Nach Mahlzeiten befindet sich viel Blut im Magen-Darm-Trakt, weil dieser dann intensiv arbeitet. Sport erfordert auch eine Menge Blut, um die aktive Muskulatur mit Sauerstoff zu versorgen. Leber und Milz enthalten viel Blut, das als **Reservepool** bezeichnet wird. Bei Bedarf geben sie es in den **Funktionspool**, das zirkulierende Blut, ab. Dieser Vorgang kann Seitenstechen hervorrufen. Langsames Weiterlaufen in vorn übergebeugter Haltung bessert Seitenstiche. Durch Bevorzugung leichter Kost und Nahrungsaufnahme nicht direkt vor dem Sport lassen sie sich vermeiden.

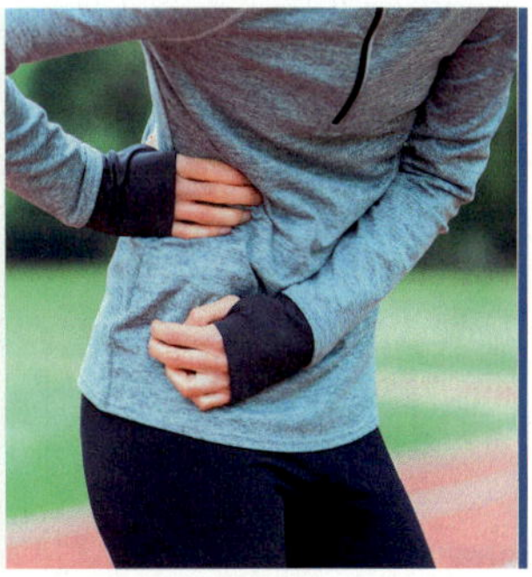

Die Gallenflüssigkeit fließt als wässriges Sekret (**Lebergalle**) ständig aus den Gallenwegen heraus ins Duodenum. Wird gerade keine Galle benötigt, da nichts oder nichts Fetthaltiges gegessen wird, fließt die Galle teilweise in die Gallenblase; diese sammelt sie und dickt sie durch Wasserresorption ein. Das dickflüssige Konzentrat ist die **Blasengalle**. Gelangt fettreiche Nahrung ins Duodenum, erfolgt eine hormonell ausgelöste Kontraktion der Gallenblase, bei der sich diese ins Duodenum entleert. Die Galle emulgiert die Nahrungsfette, was ihre Verdauung erleichtert und beschleunigt. Sie dient der **Alkalisierung** (Säurenneutralisierung und pH-Wert-Erhöhung) im Duodenum; darüber hinaus regt sie die Kolontätigkeit an. Mit der Galle scheidet die Leber **Bilirubin**, ein gelbes Abbauprodukt des Blutfarbstoffs Hämoglobin, aus, welches sich während der Darmpassage weiter verändert und dem Stuhl die normale Farbe gibt.

Die Leber nimmt fast alle Nährstoffe aus dem GI-Trakt auf, indem ihr alles venöse Blut aus Magen und Darm, in dem sich die resorbierten Stoffe befinden, zufließt. Das nährstoffreiche Blut wird in der **Pfortader (Vena portae)** gesammelt und der Leber zugeführt. Die Leber prüft das Pfortaderblut und entgiftet darin enthaltene schädliche Substanzen. Sie entnimmt dem Pfortaderblut Nahrungsproteine und nutzt diese zur Synthese körpereigener Eiweiße. Konzentriertes Eiweiß muss die Leber auch deshalb aufnehmen, weil es sonst das Gehirn schädigen würde. Bei Leberzirrhose und anderen **Hepatosen** (Leberkrankheiten) können daher schwere psychische und neurologische Symptome auftreten (**hepatische Enzephalopathie**).

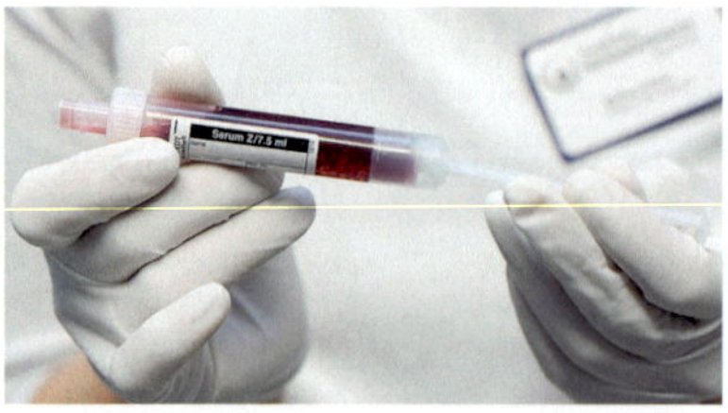

[1] Übliches Röhrchen zur Blutentnahme. Nach dem Befüllen wird der Stiel an der Ansatzstelle abgebrochen und das volle Röhrchen ins Labor geschickt.

Blutuntersuchungen bei Leberkrankheiten

Die **Leberwerte** sind Enzyme aus Leberzellen, deren Konzentration im Blut gemessen werden kann [Abb. 1]. Da sich die Leber ständig regeneriert und dabei alte Zellen zerfallen, gelangt ständig Leberzell-Zytoplasma ins Blut. Die beim Zellzerfall frei werdenden Leberenzyme machen den normalen Blutspiegel der Leberwerte aus. Frauen haben niedrigere Normwerte für die Leberwerte als Männer, da die weibliche Leber kleiner ist als die männliche und deshalb auch weniger Zellen enthält.

Einige Leberwerte heißen auch **Transaminasen**, weil sie Aminogruppen, d. h. bestimmte Molekülteile, übertragen; die Namen der einzelnen Enzyme enthalten die Namen der an der jeweiligen Reaktion beteiligten Stoffe. AST, ALT usw. sind die Abkürzungen der im angelsächsischen Sprachraum üblichen Bezeichnungen; sie werden parallel zu GOT usw. verwendet. Die wichtigsten Leberwerte sind:

♀ Der **Venusspiegel** ist die stilisierte Darstellung des Handspiegels der Göttin Venus. Venus ist die römische Göttin der Liebe, Erotik und Schönheit.
Der Venusspiegel steht in Biologie und Medizin für das weibliche Geschlecht.

♂ Das **Marssymbol** ist die stilisierte Darstellung eines Schildes mit Schwert. Es symbolisiert den römischen Kriegsgott Mars; in Biologie und Medizin steht es für das männliche Geschlecht.

Leberenzyme (U = engl. units = Einheiten)	Normbereich ♀	Normbereich ♂
GOT = AST = ASAT = Glutamat-Oxalacetat-Transaminase	< 35 U/l	< 50 U/l
GPT = ALT = ALAT = Glutamat-Pyruvat-Transaminase		
Gamma-GT = γ-GT = GGT = Gamma-Glutamyl-Transferase	< 40 U/l	< 60 U/l
AP = alkalische Phosphatase	35–105 U/l	40–130 U/l
weitere Laborwerte, die der Bewertung der Leberfunktion dienen (Aussage)		
Bilirubin (Entgiftungsfunktion und Gallenbildung)	2–21 μmol/l	
Cholinesterase (Syntheseleistung)	4–13 U/ml	
Gesamteiweiß (Syntheseleistung)	6–8,4 g/dl	
INR (Syntheseleistung; Blutgerinnung)	1,0	

Die Höhe der Transaminasen und das Verhältnis der Enzymwerte zueinander geben diagnostische Hinweise auf Art und Schwere von Leberschädigungen. Bilirubin, das Hb-Abbauprodukt, das die Leber mit der Galle ausscheidet, **Ferritin** (der Eisenspeicherwert), das Gesamteiweiß sowie der INR (wichtigster Gerinnungswert) sagen aus, wie gut die Leber arbeitet, d. h. wie gut sie ihre Abbau-, Speicher- und Syntheseaufgaben erfüllt. Der zeitliche Verlauf der Werte ist ebenfalls von diagnostischem Wert: Normalisieren sich die Transaminasen rasch, wurde die auslösende Leberschädigung schnell komplett überwunden. Grundsätzlich gilt: Je höher die Transaminasen sind, desto mehr Leberzellen sind geschädigt. Nur bei Leberzirrhose sind die Werte weniger aussagekräftig, da bei fortgeschrittener Lebervernarbung nicht mehr viele Zellen vorhanden sind und daher die Werte falsch niedrig sind.

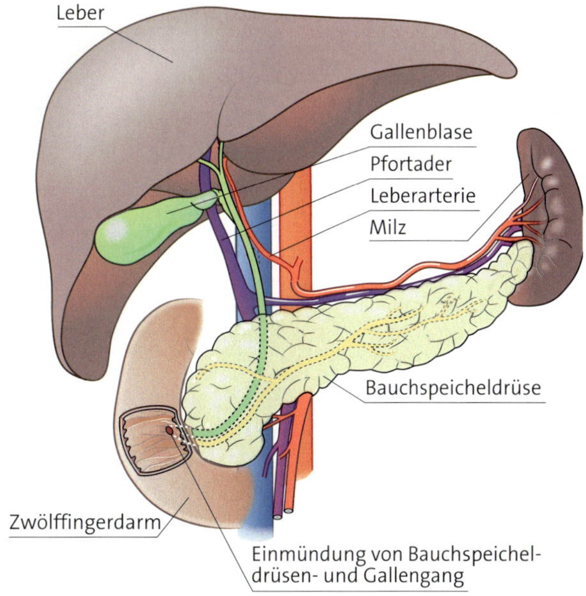

[2] Leber mit Pfortader (schematisch)

Das **Pankreas** (die Bauchspeicheldrüse) befindet sich hinter dem Magen und liegt dem „C", das das Duodenum bildet, an [Abb. 2]. Das Pankreas ist sowohl eine exokrine als auch eine endokrine Drüse. Der exokrine Teil gibt den Bauchspeichel und damit die **Verdauungsenzyme** ab, der endokrine Teil bildet die Hormone **Insulin**, **Glukagon**, **Somatostatin**, das pankreatische Polypeptid sowie Ghrelin und schüttet sie ins Blut aus. Insulin und Glukagon beeinflussen den Zuckerstoffwechsel; Insulin senkt den Blutzuckerspiegel, Glukagon hebt ihn. Somatostatin wirkt hemmend auf die Tätigkeit des gesamten GI-Trakts. Auch das pankreatische Polypeptid reguliert Verdauungsfunktionen; es vermindert die Sekretion von Pankreassekret und Gallenflüssigkeit. Ghrelin reguliert unter anderem den Appetit. Die hormonbildenden Zellen des Pankreas befinden sich in kleinen Zellinseln im übrigen (exokrinen) Pankreasgewebe. Das zuerst entdeckte Hormon nannte man daher Insulin.

Diagnostik bei Erkrankungen des Abdomens

Die **Sonografie** (Ultraschalluntersuchung) ist eine bildgebende Methode, die in vielen medizinischen Fachdisziplinen routinemäßig angewandt wird. Sie ist strahlenfrei und völlig unschädlich, da sie auf Schallwellen oberhalb des vom Menschen hörbaren Bereichs (> 20.000 Hz) basiert. Die Gewebe der Bauchorgane unterscheiden sich durch ihre charakteristischen Echomuster, d. h. sie absorbieren und reflektieren die Schallwellen auf verschiedene Weise und lassen sich dadurch optisch unterscheiden und beurteilen. Strukturen, die den Schall komplett reflektieren – wie Gallen- oder Nierensteine –, stellen sich weiß dar und erzeugen einen sog. Schallschatten; wasserreiche Areale, z. B. die gefüllte Gallenblase, erscheinen schwarz. Die Sonografie eignet sich auch gut für Messungen der Organgröße z. B. bei Milz, Nieren und Lymphknoten. Mithilfe der Sonografie können mit wenig Aufwand Verlaufskontrollen pathologischer Strukturen, der Organgröße usw. erfolgen.

Hz (Hertz)
Nach dem Physiker Heinrich Hertz benannte Einheit für Frequenz (lat. Häufigkeit); 1 Hz bedeutet eine Schwingung pro Sekunde.

Für die Abdomensonografie soll der Patient nüchtern sein, d. h. mindestens sechs Stunden nichts gegessen haben; er wird deshalb am besten morgens zur Sonografie einbestellt. Eine notwendige Tabletteneinnahme mit wenig Wasser ist vor der Ultraschalluntersuchung möglich. Die Nüchternheit ist für die Darstellung der Gallenblase wichtig, da diese sich nach Nahrungsaufnahme entleert und in schlaffem Zustand kaum beurteilbar ist. Auch die Darstellung des Pankreas (das hinter dem Magen liegt) wäre bei gefülltem Magen schwierig. Blähende Speisen sollte der Patient in den Tagen vor der Sonografie meiden.

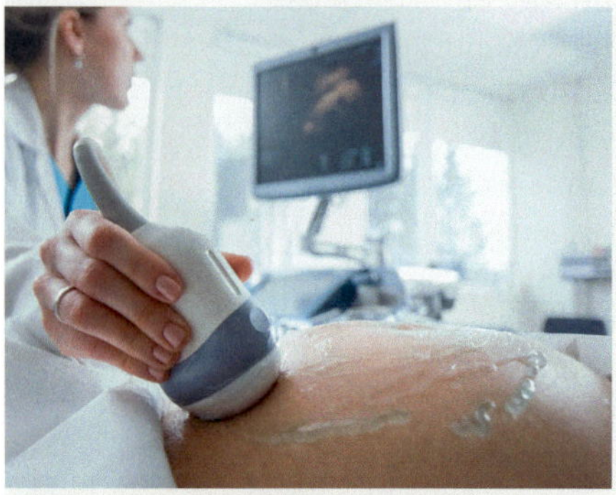

Sonografie des Abdomens

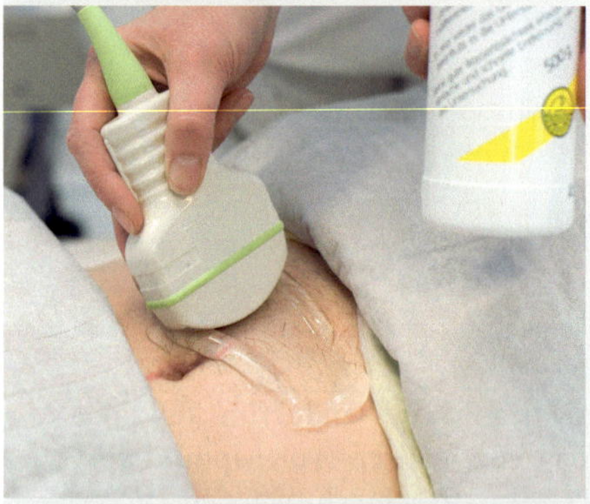

Ultraschallkopf mit Gel

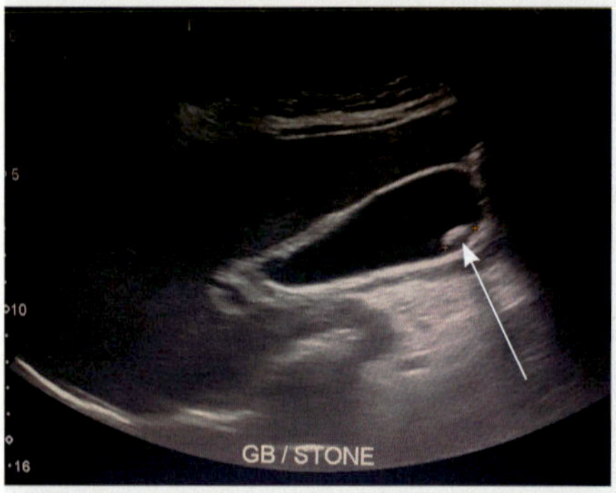

Gallenstein (weiß, mit Pfeil markiert) in einer sonst normal abgebildeten Gallenblase

Für die Durchführung der Abdomensonografie legt sich der Patient mit dem Rücken auf die Untersuchungsliege und macht den Bauch frei. Auf den Schallkopf, der den Ultraschall aussendet und seine Reflexionen (das Echo) aufnimmt, wird Kontaktgel gegeben. Das wasserreiche Gel verhindert, dass sich Luft zwischen Schallkopf und Haut befindet und durch Schallreflexion die Bildgebung stört. Der Raum, in dem die Sonografie stattfindet, wird für die Dauer der Untersuchung abgedunkelt.

Der Patient atmet bei Aufforderung tief ein und hält die Luft an, z. B. wenn außer den Bauchorganen noch die Nieren untersucht werden sollen. Bei tiefer Inspiration treten diese tiefer und werden nicht mehr von den unteren Rippen verdeckt.

Die aussagekräftigsten Ultraschallbilder werden gespeichert und auf digitalen Medien oder Papier übermittelt.

Bei besonderen Fragestellungen wird eine **Endosonografie** durchgeführt; dabei wird eine Spiegelung (Endoskopie) durchgeführt, bei der sich am Kameraende auch eine Ultraschallsonde befindet. So können z. B. Schleimhautveränderungen oder Lymphknoten im GI-Trakt gezielt aufgesucht, beurteilt, biopsiert und ggf. entnommen werden.

Häufige Erkrankungen des Gastrointestinaltrakts 4.12

Gastroenteritis 4.12.1

Eine **Gastroenteritis**, auch Magen-Darm-Infektion oder |-Katarrh genannt, ist eine infektionsbedingte Schleimhautentzündung (-itis) von Magen (gr. gaster) und Darm (gr. enteron). Sie ist eine Kombination aus **Gastritis** (Magenschleimhautentzündung) und **Enteritis** (Darmschleimhautentzündung). Die Bezeichnung Magen-Darm-*Grippe* ist nicht korrekt, da kein Zusammenhang zur Influenza besteht. Gastroenteritiden sind häufig und werden meistens durch Viren hervorgerufen. Unter den Viren, die den GI-Trakt befallen können, sind auch hochvirulente Arten wie Novoviren und Rotaviren. Auch Bakterien sind Gastroenteritiserreger, vor allem Campylobacter, Salmonellen, Staphylokokken und Yersinien.

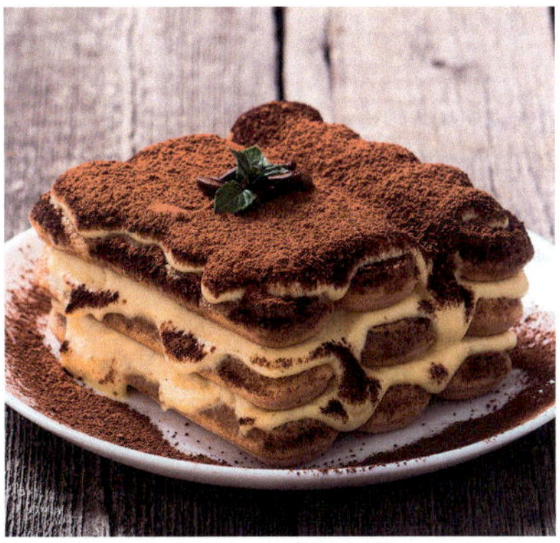

[1] Speisen mit rohem Ei können Enteritiserreger enthalten.

Während und nach Tropenreisen kommen durch Protozoen (Amöben, Giardia u. a.) ausgelöste Gastroenteritiden vor. Der Infektionsweg verläuft bei Viren aerogen und über Gegenstände bzw. Hände. Die bakteriellen Gastroenteritiden sind Lebensmittelinfektionen; Speisen, die rohes Ei [Abb. 1] oder nicht durchgegartes Fleisch enthalten, sind typische Infektionsquellen. Auch im Falle der |EHEC-Infektion sind Hygienemängel ursächlich, da die Erreger bei Tieren, z. B. Ziegen und Rindern, verbreitet sind.

Jede Entzündung geht mit Funktionsstörungen der betroffenen Organe einher; bei der Gastroenteritis sind die Symptome daher vor allem **Nausea** (Übelkeit) und **Emesis** (Erbrechen) sowie Magenschmerzen bzw. Magenkrämpfe (durch die Gastritis), |**Diarrhö** (Durchfall) und |kolikartige Bauchschmerzen (durch die Enteritis). Die Verteilung der Symptome auf Magen und Darm ist unterschiedlich; nicht jeder Erreger ist gleich pathogen für alle Teile des GI-Trakts und nicht jeder Mensch hat die erforderlichen Rezeptoren, die Erreger benötigen, um sich an Schleimhautoberflächen anzuheften. Deshalb sind nicht alle Menschen gleich anfällig für Gastroenteritiden. Auch spielen Erregermenge, Säuregehalt des Magens und andere Virulenz- und Resistenzfaktoren eine Rolle. Die desinfizierende Wirkung der Magensäure fehlt bei der Therapie mit Protonenpumpenhemmern, den sog. Säureblockern; dies erhöht die Anfälligkeit für gastrointestinale Infektionen. Fieber, starkes Krankheitsgefühl und blutige Diarrhöen kommen bei schweren Infektionen und bei Abwehrschwäche vor.

Komplikationen sind vor allem durch den mit Erbrechen und/oder Diarrhö einhergehenden Flüssigkeitsverlust bedingt. Erfolgt keine ausreichende Flüssigkeitszufuhr, kann es zur **Exsikkose** (Austrocknung) kommen, die ggf. zum Tode führt [Abb. 1, S. 332].

> W **Reisedurchfall** wird häufig durch enterotoxische E.-coli-Stämme (**ETEC**) verursacht, die jeder Reisende aufnimmt, da sie zur Darmflora der einheimischen Bevölkerung gehören. Der fremde Darmkeim bringt die eigene Darmflora kurzfristig durcheinander, was nach kurzer Inkubationszeit (meist innerhalb der ersten vier Reisetage) zu einer akuten Gastroenteritis führt. Da ETEC in Lateinamerika besonders verbreitet sind, wird häufig von „Montezumas Rache“ gesprochen.

Katarrh
gr. Hinunterfließen; Bezeichnung für Erkrankungen, die mit Sekreten einhergehen, z. B. Bronchialkatarrh für Bronchitis mit Auswurf

EHEC
enterohämorrhagische Escherichia coli; wörtlich E.coli, die Darmblutungen hervorrufen; pathogene E. coli – Stämme, die durch ihre Toxine (Gifte) schwere blutige Diarrhöen und ggf. Nierenversagen erzeugen können

Diarrhö
gr. Durchfluss; ist ein Symptom, keine Diagnose. Neben Infektionen können Nahrungsunverträglichkeiten, Vergiftungen, Medikamente, Schilddrüsenüberfunktion und Stress Diarrhö hervorrufen

Kolik
krampfartiger, wellenförmig verlaufender Schmerz durch verstärkte Kontraktion der glatten Muskulatur eines Hohlorgans, z. B. Darmkolik, Nierenkolik, Gallenkolik

Yersinieninfektionen können einige Zeit nach der Gastroenteritis eine immunologisch bedingte Gelenkentzündung, die **reaktive Arthritis**, hervorrufen.

Diagnostisch ist nur bei schwerem Krankheitsbild und bei Epidemien ein Erregernachweis aus einer Stuhlprobe zu führen. Meldepflicht besteht bei Ausbrüchen in Gemeinschaftseinrichtungen und bei bestimmten Eregern (z. B. Noroviren, Salmonellen, Campylobacter, Choleravibrionen und Yersinien).

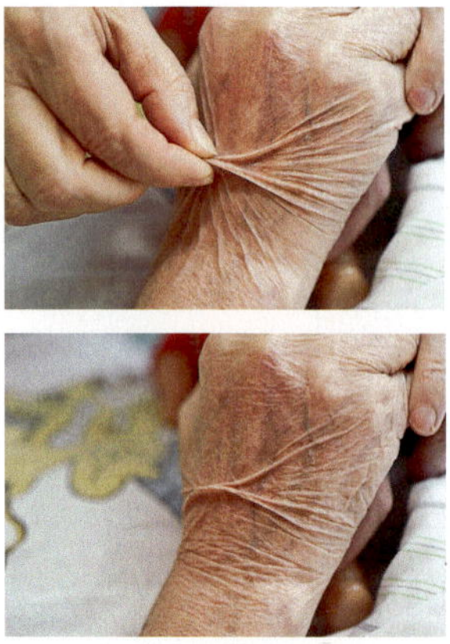

[1] Verminderte Hautspannung (Turgor) bei Exsikkose

Die Therapie der Gastroenteritis besteht in Maßnahmen der **Rehydrierung** und der gleichzeitigen Zufuhr von Mineralstoffen. Die sog. WHO-Durchfalllösung ist leicht und kostengünstig herzustellen. Sie enthält die wichtigsten Stoffe, die bei Gastroenteritis verloren gehen. In leichten Fällen genügt es, Wasser bzw. Tee zu trinken. Colagetränke sind sehr säure- und zuckerreich und unverdünnt kein Mittel der ersten Wahl. Wird Nahrung vertragen, so ist leichte, reizarme Kost wie milchfreies Kartoffelpüree, Salzstangen, Reis, Zwieback und Banane geeignet. Milch ist bei Enteritis kontraindiziert, da sie eine zumindest vorübergehende Laktoseintoleranz durch Schädigung der entzündeten Dünndarmschleimhaut bewirken kann. Durch unsauberes Wasser und fehlende Möglichkeiten zur Rehydrierung (wasserzuführenden Behandlung) sterben viele Menschen, vor allem Kinder, in unterentwickelten Ländern an Gastroenteritis.

Kann ein Patient aufgrund von Übelkeit nichts trinken, ist die Gabe eines **Antiemetikums** (Arzneimittel gegen Erbrechen) indiziert. Metoclopramid für Erwachsene und Dimenhydrinat für Kinder sind häufig angewandte Wirkstoffe. Oft wird eine Flüssigkeitszufuhr in Kleinstmengen (löffelweise Gabe) toleriert. Ist die orale Flüssigkeitszufuhr auch so nicht möglich, ist eine Infusionstherapie indiziert.

Geriebene Äpfel und lange gekochte, pürierte Möhren sind als Durchfalldiät besonders geeignet, weil das durch die Zubereitung freigesetzte Pektin (ein pflanzliches **Polysaccharid**) viel Flüssigkeit bindet und so die Diarrhö bessert. Nur bei schwer verlaufenden bakteriellen Infektionen können Antibiotika indiziert sein.

Die Prävention besteht in gewissenhafter Lebensmittelhygiene und konsequent durchgeführter Händedesinfektion. Gründliches Händewaschen vor dem Essen sollte selbstverständlich sein. Gegen Typhus und Cholera sollten sich Reisende in Endemieländer rechtzeitig impfen lassen. In der Küche ist es wichtig, roh zu verzehrende Speisen vor zu kochenden Speisen zuzubereiten. Schneidbretter, Schwämme, Wischtücher, Schneebesen usw. sind ausreichend heiß zu reinigen und häufig auszutauschen.

Die beste Vorbeugung gegen Reisediarrhö ist der Verzicht auf nicht abgekochtes Wasser und auf rohe bzw. ungewaschene Speisen. Rohes Fleisch sollte keinesfalls verzehrt werden. Zusammengefasst lautet der Rat an Fernreisende:

Cook it, boil it, peel it or forget it: Koche es, koche es ab, schäle es oder vergiss es.

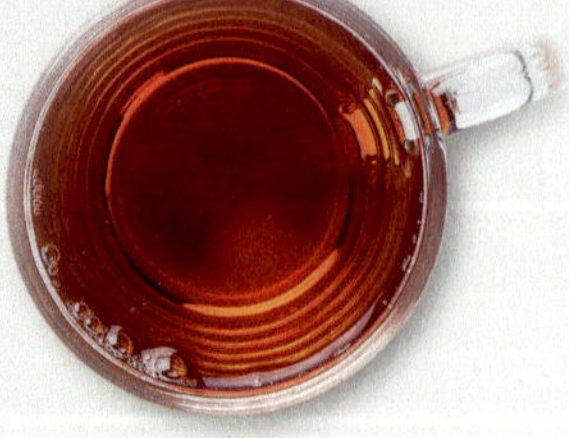

W

Die **WHO-Durchfalllösung** wird hergestellt aus
- 1 Liter Wasser (ggf. abgekocht, oder Tee),
- 4 Esslöffeln Glukose (Traubenzucker), ersatzweise kann Haushaltszucker (Saccharose) verwendet werden,
- 1,5 g Kaliumchlorid, z. B. in Form einer Tasse Orangensaft,
- 3/4 Teelöffel Kochsalz (NaCl) und
- 1 Teelöffel Backpulver.

Letzteres dient dem Ersatz des alkalischen Stoffes Bikarbonat, der bei Diarrhö verloren geht. Je nach Ausmaß der Flüssigkeitsverluste sollten pro Tag ein bis zwei Liter der warmen oder kalten Lösung schluck- bzw. löffelweise getrunken bzw. eingenommen werden.

Gastritis, Duodenitis und Magenulkus 4.12.2

Eine Gastritis (Magenschleimhautentzündung) kann **akut** und **chronisch** verlaufen. Im Magen befindet sich aggressive Säure. Die Schleimhaut ist jedoch durch eine lückenlose Schleimschicht vor der Einwirkung der Säure auf das Gewebe geschützt. Bestimmte Einflüsse vermehren die Säure oder greifen die Schutzschicht an; z. B. Infektionen mit dem Magenbakterium |**Helicobacter pylori**, Alkohol, Nikotin, Medikamente (vor allem NSAR-Schmerzmittel und Cortison), Stress und Veranlagung.

Helicobacter pylori | 336

Auf der anderen Seite gibt es Schutzfaktoren wie ausreichend Schlaf und Entspannung, gesunde Ernährung und bewusstes Essen sowie den Magen schützende Medikamente, vor allem Protonenpumpenblocker wie Omeprazol und Pantoprazol. Antazida (säurebindende Mittel) und die sog. H_2-Blocker wie Ranitidin und Cimetidin helfen überschüssige Magensäure zu binden bzw. ihre Bildung zu vermindern.

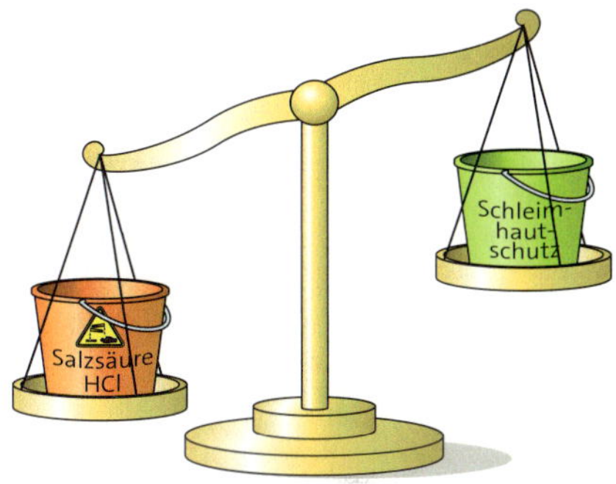

[2] Bei Gastritis und Ulkusleiden besteht ein Ungleichgewicht zwischen die Schleimhaut schützenden und aggressiven Faktoren.

Überwiegen die aggressiven Faktoren die protektiven, d. h. schützenden, wird die Magenschleimhaut geschädigt und eine Gastritis – bzw. im Zwölffingerdarm eine **Duodenitis** – entsteht [Abb. 2]. In schweren Fällen wird nicht nur die Schleimhautoberfläche angegriffen, sondern die Magenwand bis in tiefere Schichten oder sogar stellenweise ganz verdaut. So entsteht ein tiefer Gewebsdefekt, ein Geschwür (**Ulkus**) [Abb. 3]. Auch dieses kann Magen oder Zwölffingerdarm betreffen (**Ulcus ventriculi** = Magenulkus oder **Ulcus duodeni** = Zwölffingerdarmulkus). Das Ulkus ist somit eine Extremvariante bzw. eine Komplikation der Schleimhautentzündung. Ein Ulkus kann zu einem starken Blutverlust und führen und dadurch tödlich verlaufen [Abb. 4].

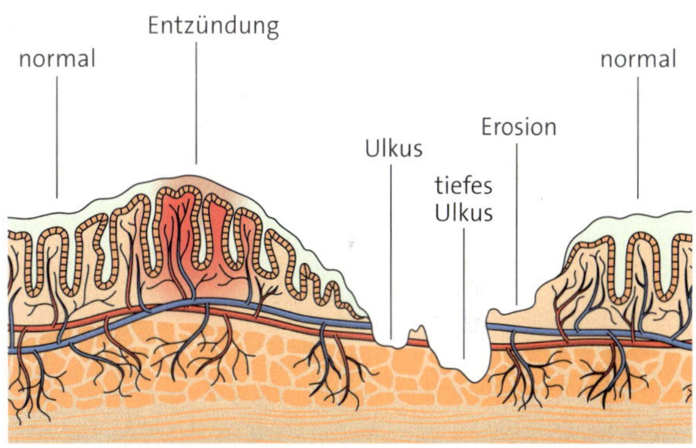

[3] Entstehung eines Ulkus

Die akute Gastritis wird infektiös oder durch einen oder mehrere der genannten aggressiven Faktoren erzeugt. Die Symptome sind Übelkeit, **Inappetenz** (Appetitlosigkeit), vermehrtes Aufstoßen und das Gefühl, der Magen sei voll (Völlegefühl) oder etwas Schweres liege „wie ein Stein“ im Magen. Schmerzen treten nüchtern und/oder nach dem Essen vorwiegend im Oberbauch auf. Sie werden als brennend oder krampfartig (kolikartig) empfunden. Ist die Schleimhaut stark geschädigt, kommt es zum Erbrechen kleiner Mengen Blut oder von Blut, das durch den Kontakt mit Säure verändert ist (**Hämatin**) und daher kaffeesatzartig aussieht. Da auch Entzündungen den |gastrokolischen Reflex auslösen, bekommen viele Gastritispatienten Durchfall.

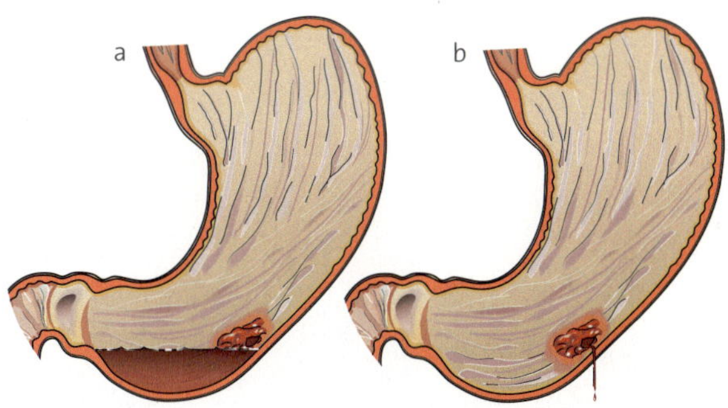

[4] Komplikationen eines Magengeschwürs: a) Blutung, b) Perforation (Durchbruch in der Magenwand); beides kann tödlich enden.

Die Diagnostik besteht außer Anamnese und klinischer Untersuchung in einer **Gastroskopie** (Magenspiegelung). Diese wird bei schwerem Krankheitsbild und Ulkusverdacht kurzfristig durchgeführt; bei eindeutiger Ursache (Schmerzmittelkonsum) und leichten Beschwerden wird erst behandelt und ggf. später gastroskopiert.

Therapeutisch ist das Weglassen der auslösenden Faktoren wichtig; Protonenpumpenblocker vermindern die Säureproduktion rasch und effektiv; werden sie anhaltend benötigt, steigt der Verdacht auf eine Helicobacter-Infektion, ein Ulkus oder Magenkrebs.

gastrokolischer Reflex | 326

Gastroskopie

Die Gefährlichkeit der Anwendung des Narkosemittels Propofol ohne Überwachung durch einen notfallgeschulten bzw. reanimationsbereiten Arzt zeigte der Tod des Popstars Michael Jackson, der propofolabhängig war und an einer hohen Dosis dieser und ggf. weiterer Substanzen starb.

Die Gastroskopie (Magenspiegelung) ist eigentlich eine **Ösophago-Gastro-Duodenoskopie** (ÖGD), denn mit dem Endoskop (Spiegelungsgerät; gr. wörtl. = Hineingucker) werden erst die Speiseröhre, dann der Magen und das Duodenum inspiziert. Alle Medikamente, die Blutungen fördern könnten, vor allem die Blutgerinnungshemmer ASS, Clopidogrel und Phenprocoumon (Marcumar®), werden rechtzeitig vor der Untersuchung abgesetzt, um Blutungen nach Gewebeentnahmen zu verhindern. Im Bauchraum kann eine Blutung nicht durch Kompression gestillt werden.

Der Patient kommt nüchtern in die Praxis und erhält zunächst ein Lokalanästhetikum (Mittel zur örtlichen Betäubung) in den Rachen gesprüht, damit er nicht würgen muss. Fast jeder Patient bekommt anschließend eine leichte Narkose, z. B. mit Propofol und/oder Midazolam, bei der er selbst atmet, aber sediert (beruhigt; ruhiggestellt) wird, sodass er nahezu schläft, einfache Aufforderungen aber noch befolgen kann (z. B. das **Gastroskop** zu schlucken) und nach der Untersuchung kaum Erinnerung an die Prozedur hat. Die Narkose erfordert die Anwesenheit eines Anästhesisten (Narkosearztes), denn es kann selten zum Atemstillstand und zu anderen Komplikationen kommen.

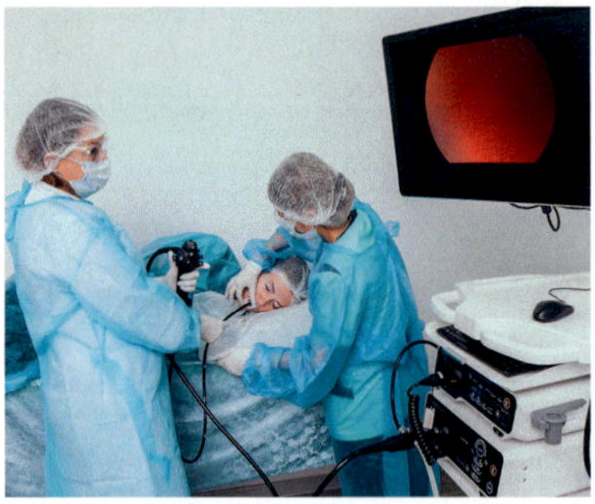

[1] Durchführung der Gastroskopie

Das Gastroskop (Endoskop für die ÖGD) wird durch Mund und Rachen in Richtung Speiseröhre eingeführt; ein fester Kunststoffring schützt die Zähne des Patienten und das Gastroskop vor eventuellem Zubeißen [Abb. 1]. Der Patient schluckt und dabei wird das Gastroskop in den Magen vorgeschoben. Ösophagus, Magen und Duodenum werden inspiziert. Die Endoskopspitze enthält eine helle Lichtquelle und eine Kamera sowie Vorrichtungen zum Spülen, für die Biopsie und andere diagnostische und therapeutische Manöver. Schleimhautproben werden einzeln in Fixierflüssigkeit (Formaldehyd) eingelegt und mit den Patientendaten sowie genauen Angaben zur Entnahmestelle und der medizinischen Fragestellung dem Pathologen zugestellt. Sobald das Gastroskop kom-

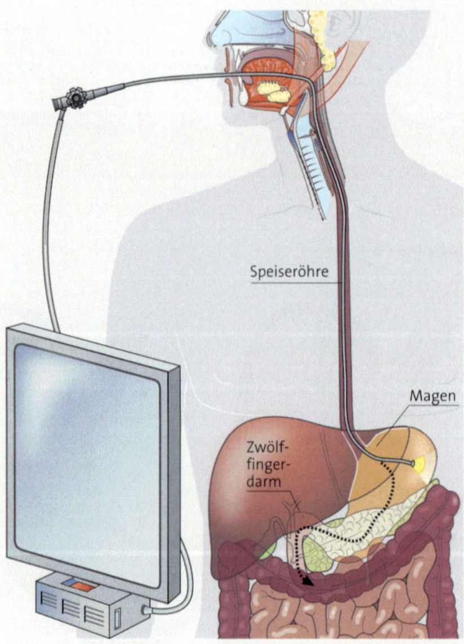

Prinzip der Gastroskopie
(eigentlich ÖGD = Ösophago-Gastro-Duodenoskopie)

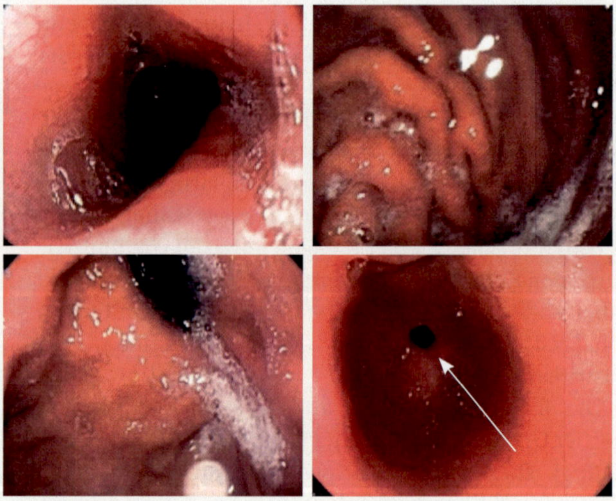

Vier Ansichten eines normalen Gastroskopiebefundes:
Blick vom Ösophagus in Richtung Magen (links oben), Rückblick vom Magen zum Ösophagus (links unten), Die dehnbaren Magenfalten mit Magensaft (rechts oben), Blick zum Magenpförtner (Pylorus), dem Übergang zum Zwölffingerdarm (rechts unten)

plett zurückgezogen worden ist, erhält der Patient kein Narkosemittel mehr. Er wird weiter überwacht (Puls, RR und Bewusstseinskontrolle), bis die Wirkung des Narkotikums deutlich zurückgegangen ist. Sobald die Wirkung der Rachenanästhesie abgeklungen und damit die |Aspirationsgefahr vorüber ist, darf der bis dahin nüchterne Patient wieder etwas trinken. Am Tage der Kurznarkose darf er nicht allein am Straßenverkehr teilnehmen und sollte keine wichtigen Entscheidungen treffen, da seine Reaktions- und Urteilsfähigkeit noch eingeschränkt ist. Manche Patienten bevorzugen eine Gastroskopie ohne Narkose, um gleich danach wieder Auto fahren und arbeiten zu können.

Aspiration | 285

Komplikationen der Gastroskopie sind die Aspiration von Magensaft mit meist vorübergehender Schädigung der Atemorgane, die Verletzung von Schleimhäuten durch das Gastroskop, die zu Blutungen führen kann, und im Extremfall die **Perforation** (Durchstoßung) der Wand eines Hohlorgans (Ösophagus, Magen, Duodenum). Eine Organperforation kommt sehr selten vor; sie muss unverzüglich chirurgisch behandelt werden.

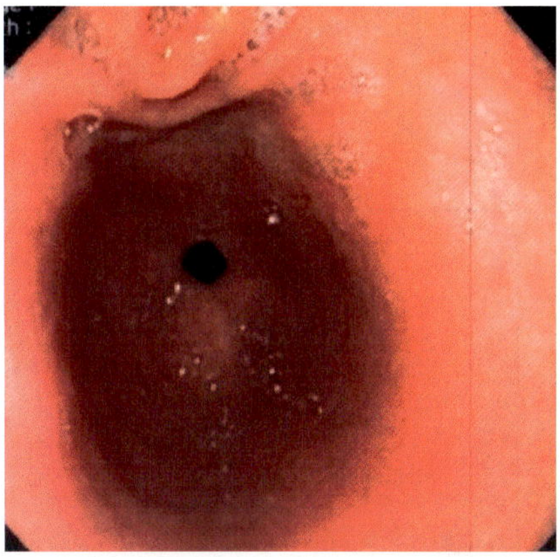

[2] Endoskopisches Bild entzündeter Schleimhaut bei Antrum-Gastritis

Die chronische Gastritis und Duodenitis haben ähnliche Ursachen wie die akuten Formen; die Helicobacter-Infektion ist jedoch bei chronischen Verläufen häufiger und die Autoimmungastritis verläuft ausschließlich chronisch.

Es gibt drei Typen chronischer Gastritis (sowie Kombinationen):

chronische Gastritis	Ursachen (U) und Besonderheiten (B)
Typ A Autoimmungastritis Merkhilfe: im **A**lter, **a**trophisch	U: **Autoimmunentzündung**; das Immunsystem greift vor allem im Alter die Magenschleimhaut an und fördert den Gewebeabbau (die Atrophie). B: führt oft zur **Vitamin-B_{12}-Mangel-Anämie**, weil die Intrinsic-Faktor-bildenden Zellen abgebaut werden
Typ B **b**akteriell bedingte Gastritis	U: bakterielle Infektion mit **Helicobacter pylori** B: Typ B kann auf Dauer zum Magenkarzinom führen.
Typ C **c**hemisch bedingte Gastritis	U: chemische Stoffe, die die Magenschleimhaut schädigen, v. a. **NSAR**-Schmerzmittel (Ibuprofen, ASS, Diclofenac usw., auch niedrig dosierte ASS-Präparate bei Arteriosklerose, Alkohol, Nikotin; Stress erhöht die Empfindlichkeit B: **NSAR** und **Cortison** zusammen potenzieren das Gastritis- und Ulkusrisiko. NSAR senken das Schmerzempfinden, was die Symptome verschleiern und die Diagnose gefährlich verzögern kann. Rauchen verursacht und unterhält die C-Gastritis.

Alle Medikamente bzw. Wirkstoffe, die die Blutgerinnung hemmen, z. B. ASS, Phenprocoumon, Dabigatran, Apixaban und Rivaroxaban, erhöhen das Risiko gastrointestinaler Blutungen.

Die Symptomatik der chronischen Gastritis entspricht der bei akutem Verlauf; oft ist sie weniger ausgeprägt. Die Diagnostik besteht in einer Gastroskopie, zu der grundsätzlich die Entnahme von Gewebeproben (Biopsien) und ein Helicobacter-Test gehören. Der gastroskopische bzw. histologische (mikroskopisch-feingewebliche) Helicobacter-Nachweis ist sicherer als der Antikörpernachweis im Blut und der Atemtest. Um die chronische Gastritis zu behandeln, sollte die Ursache möglichst beseitigt werden. Ggf. ist eine Behandlung mit Protonenpumpenblockern (Protonenpumpeninhibitoren, PPI), d. h. eine medikamentöse Magensäurereduktion, über längere Zeit nötig. Bei der Autoimmungastritis muss Vitamin B_{12} lebenslang parenteral (als Subkutaninjektion alle vier Wochen) substituiert, d. h. medikamentös ersetzt werden.

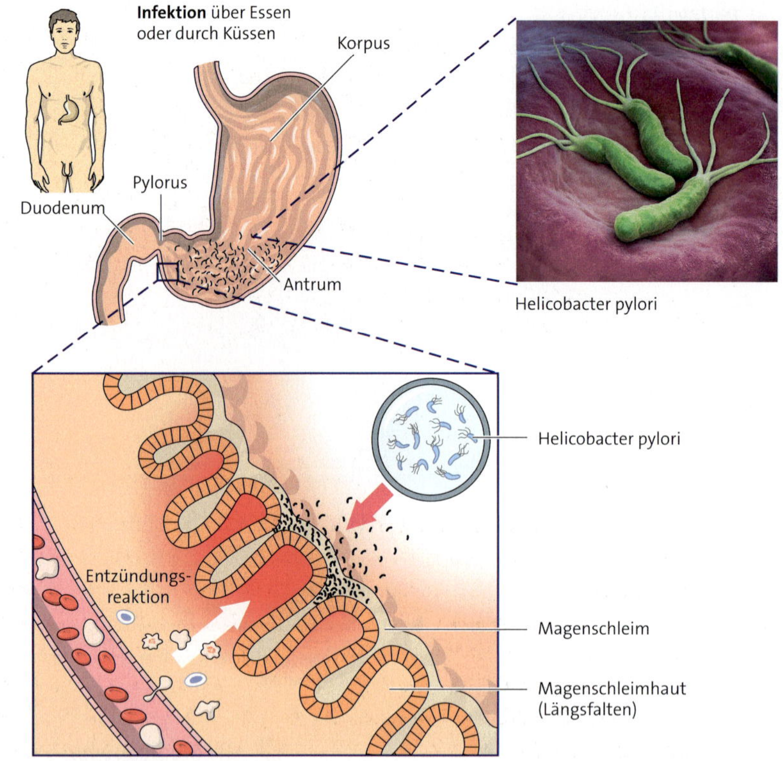

[1] Infektion mit Helicobacter pylori

Helicobacter pylori

Der Magenkeim **Helicobacter pylori** (**Hp**; wörtl. = gewundenes Stäbchen des Magenpförtners) wird fäkal-oral, d.h. über Lebensmittel, und oral-oral, d.h. durch Küssen, übertragen. Auch Fliegen stehen im Verdacht, den Erreger zu übertragen bzw. Lebensmittel zu kontaminieren. Helicobacter siedelt sich in der Magenschleimhaut an und neutralisiert dort die Magensäure mithilfe von Ammoniak, den er mittels seines Enzyms **Urease** bildet. In der Folge kommt es zu einer Entzündungsreaktion; die Magensäureproduktion steigt an und es entstehen Schleimhautschäden im Sinne von Gastritis, Duodenitis und/oder Ulzera (Pl. von Ulkus) [Abb. 1]. Auf lange Sicht kann auch Magenkrebs die Folge sein.

Die Hp-Durchseuchung nimmt um 1 % pro Lebensjahr zu; Kinder sind zu 5 % Hp-Träger und ältere Erwachsene zu 50 %; durchschnittlich ist der Keim in Deutschland bei jedem Vierten nachweisbar; weltweit liegt die Durchseuchung um 50 %.

Nur jeder zehnte Infizierte entwickelt allerdings eine Magenerkrankung; weshalb es nicht sinnvoll ist, die Bevölkerung auf Hp zu screenen, d.h. symptomlose Träger zu identifizieren. Die meisten Hp-Träger sind somit nur kolonisiert, d.h. mit dem Mikroorganismus besiedelt, ohne krank zu sein.

Die Hp-Diagnostik kann invasiv durchgeführt werden, d.h. mit einer Biopsie im Rahmen einer ÖGD und anschließendem histologischem Nachweis durch den Pathologen. Dies ist besonders zuverlässig, aber aufwendig und beinhaltet das (wenn auch geringe) ÖGD-Risiko. Alternativ kann ein Atemtest, der die Ureaseaktivität und damit die Hp-Infektion indirekt nachweist, ein Antikörpernachweis im Serum oder ein Antigennachweis in einer Stuhlprobe durchgeführt werden. Die Methode der Wahl wird für jeden Patienten individuell festgelegt.

Ist der Hp-Nachweis bei einem symptomatischen Patienten positiv, erfolgt eine **Eradikationstherapie** (wörtlich Ausrottungsbehandlung). Der Patient nimmt über eine Woche vier Medikamente parallel ein. Zwei davon sind Antibiotika, z. B. Metronidazol und Tetracyclin. Hinzu kommt das Metall Bismut (Wismut), z. B. im Präparat Pylera®, und ein Säureblocker, z. B. Omeprazol oder Pantoprazol. Die Beschwerden lassen nach der erfolgreichen Eradikation meistens schnell nach. Den Behandlungserfolg prüft man mithilfe eines Atemtests. Die Rate an Neuinfektionen ist nach der Therapie genauso noch wie vor der Infektion, d. h. ca. 1 % im Jahr. Auch wenn Helicobacter pylori oral-oral, also über Küssen übertragen werden kann, führt man keine generelle Partnertherapie durch. Gezielte Maßnahmen zur Hp-Prävention sind nicht möglich.

Durchseuchung
Häufigkeit einer Infektion bzw. Kolonisation mit einem Mikroorganismus in der Bevölkerung

Screening
engl. screen = Sieb; Filteruntersuchung; Verfahren der Sekundärprävention, bei dem zur Identifizierung von Krankheiten oder Risikofaktoren bestimmte Bevölkerungsgruppen untersucht werden

invasiv
eingreifend; bezeichnet medizinische Verfahren, die die Grenzen des Körpers überschreiten; z. B. eine Herzkatheteruntersuchung

W Der Magenkeim Helicobacter pylori wurde erst 1982 entdeckt; die Erstbeschreiber R. Warren (rechts) und B. Marshall (links) erhielten dafür 2005 den Nobelpreis. Prof. Marshall führte sogar einen Selbstversuch durch: Um skeptische Kollegen zu überzeugen, dass nicht Stress oder Säure allein, sondern eine Infektion zur Ulkuskrankheit führt, trank er einen Helicobacter-„Cocktail" und erkrankte 14 Tage später an einer B-Gastritis. Diese therapierte er erfolgreich mit Medikamenten. Zuvor wurden Gastritis und Magenulkus in Unkenntnis der bakteriellen Ursache oft mit eingreifenden Methoden wie der chirurgischen (Teil-)Entnahme des Magens, einseitigen Diäten und uneffektiven sog. Rollkuren mit Kamillentee behandelt.

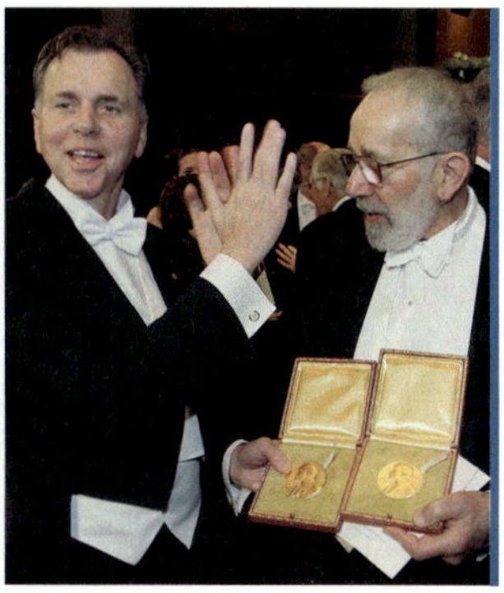

Refluxkrankheit 4.12.3

Als **gastroösophageale Refluxkrankheit** wird der Rückfluss (lat. refluxus) von Mageninhalt in die Speiseröhre bezeichnet. Der Schluckvorgang beruht auf einem komplizierten Zusammenspiel der Mund-, Rachen-, Ösophagus- und Magenmuskulatur. Der **untere Ösophagussphinkter** (UÖS) ([Abb. 1], S. 320) ist dabei besonders wichtig, da er sich zum Durchtritt von Nahrung oder Flüssigkeit öffnen und anschließend sofort wieder schließen muss. Schließt der Ringmuskel den Magen nach oben hin nicht zuverlässig ab, fließt Mageninhalt nach oben; der Patient spürt dies z. B. als Sodbrennen. Häufige Refluxursachen sind: Übergewicht, hohes Alter (nachlassender Muskeltonus), süße und fettreiche Speisen, Alkohol, Rauchen, Gastritis und Stress. Bei Übergewicht verlagert das Bauchfett den Magen nach oben und drückt damit den UÖS auf. In der Schwangerschaft ist weniger der Bauch die Ursache als das Hormon Progesteron, das viele Gewebe (und damit den UÖS) lockert.

Oft liegt vor allem bei Übergewicht eine Hiatushernie (Zwerchfellbruch) vor, d. h. der oberste Magenteil (die Kardia) ragt über die Zwerchfellgrenze hinaus und verhindert so den Magenabschluss zur Speiseröhre [Abb. 3]. Komplikationen der Refluxkrankheit sind die **Refluxösophagitis** (Entzündung der Speiseröhrenschleimhaut), die zu nachhaltigen Ösophagusschäden führen kann, sowie Asthma bronchiale, wenn nachts Magensaft in die Bronchien gelangt und diese schädigt. Die Therapie besteht – sofern möglich – im Ausschalten der Ursache; symptomatisch kann das Hochstellen des Kopfendes nächtlichen Reflux vermindern; Protonenpumpenblocker bessern Sodbrennen und Ösophagitis (weil diese säurebedingt sind); eine langfristige PPI-Einnahme kann jedoch zu verminderter Kalziumaufnahme und damit zu Osteoporose, zu Vitamin-B_{12}-Mangel und anderen Nebenwirkungen führen. Asthma bessert sich durch PPI kaum, da es auch durch säurefreien Magensaft weiter unterhalten wird.

In schweren Fällen wird der Hiatus (die Zwerchfelllücke) chirurgisch verengt.

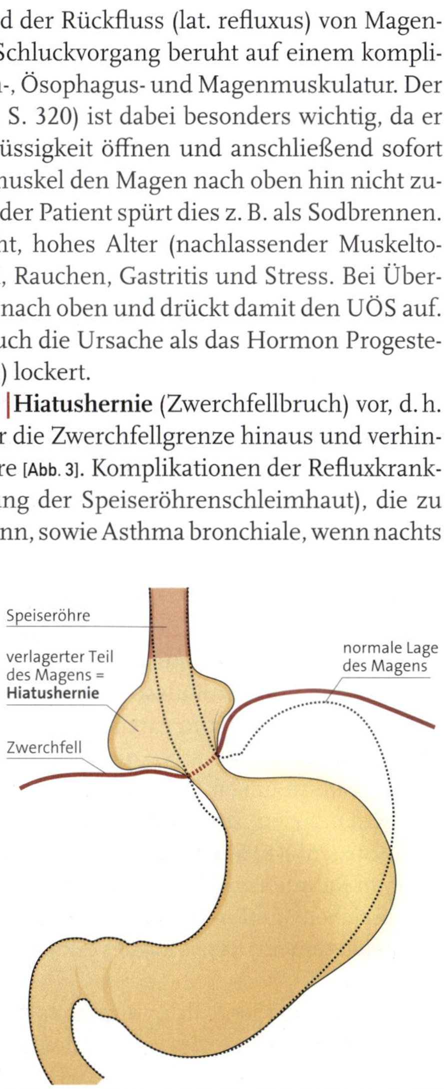

[3] Hiatushernie

Rollkur
Überholte Methode zur Behandlung von Magenleiden: Der Patient trinkt Kamillentee, legt sich hin und „rollt" sich nach einer bestimmten Zeit auf die Seite, auf den Bauch usw. – in der Vorstellung, dass der Kamillentee heilend auf die Schleimhaut einwirkt.

Hiatushernie (Zwerchfellbruch)
Leistenbruch, Nabelbruch usw. bezeichnen keine Frakturen (Knochenbrüche), sondern das **Hervorbrechen** von Organen bzw. Organteilen durch natürliche Grenzen.

4.12.4 Obstipation und Divertikulose

Opioid
opiumähnlich wirkender, natürlicher oder synthetischer Stoff, z. B. Tramadol

Opiat
Aus Opium gewonnener Wirkstoff, z. B. Morphin. Die Wirkung beider Stoffgruppen beruht auf einer Interaktion mit natürlichen Opioidrezeptoren im Gehirn, die der Wirkung der **Endorphine** (körpereigenen schmerzhemmenden und euphorisierenden Substanzen) dienen.

Findet die Stuhlentleerung seltener als alle drei Tage statt, ist sie mit Beschwerden verbunden und/oder werden nur sehr geringe Mengen entleert, so besteht eine Stuhlverstopfung (Obstipation). Die Ursachen sind vielfältig: Veranlagung, ballaststoff- und wasserarme Kost, geringe Nahrungsmengen (z. B. bei Magersucht), Bewegungsmangel, fehlende Zeit bzw. Gelegenheit für den Toilettenbesuch und bestimmte Medikamente, vor allem |Opioid-Analgetika bzw. |Opiate sowie bestimmte ältere Antidepressiva (z. B. Amitriptylin) können obstipierend wirken.

Die Obstipation bzw. auch längerer Stuhlverhalt üben keine schädliche Wirkung im Sinne einer Selbstvergiftung aus. Das Obstipationsproblem erschöpft sich fast immer in den damit verbundenen Beschwerden. Die subjektive Vorstellung, jeden Tag Stuhlgang haben zu müssen, kommt viel häufiger vor als eine objektive Obstipation. In ungewohnter Situation, z. B. auf Reisen, ist eine vorübergehende Verstopfung normal.

Vor jeder Art der Therapie erfolgt daher eine gründliche Anamnese und Beratung. Quellfähige Ballaststoffe, die in Weizenkleie, Vollkornprodukten sowie Obst und Gemüse enthalten sind, verbunden mit ausreichender Trinkmenge, wirken günstig. Dass es wichtig ist, sich Zeit zu nehmen, um den Stuhlentleerungsreflex sowie den gastrokolischen Reflex zu erhalten bzw. wieder zu trainieren, ist weniger gut bekannt. Pressen beim Stuhlgang sollte vermieden werden, um den Sphinkter, den Beckenboden und das Hämorrhoidalpolster nicht zu schädigen.

Schwarzer Tee, Rotwein, Schokolade und Bananen werden unberechtigt als Verursacher der Obstipation angesehen; in moderaten Mengen bewirken sie diese nicht. Bei Opiateinnahme ist von vorn herein eine Begleittherapie mit **Laxanzien** (Abführmitteln) indiziert, da sonst eine ausgeprägte Obstipation entsteht. In vielen anderen Fällen helfen Milchzucker (Laktose) oder der damit verwandte Stoff Lactulose. Die Wirkung geht v. a. zu Beginn oft mit Blähungen einher. Alternativ werden Flohsamenschalen gegeben. Am zuverlässigsten wirkt Macrogol, ein synthetischer Quellstoff, der vom Darm nicht aufgenommen wird, aber den Darminhalt weich und wasserreich hält. Macrogol-Pulver wird in Wasser aufgelöst eingenommen und individuell dosiert. Weitere Laxanzien wie Bisacodyl und pflanzliche Laxanzien können in Ausnahmefällen helfen.

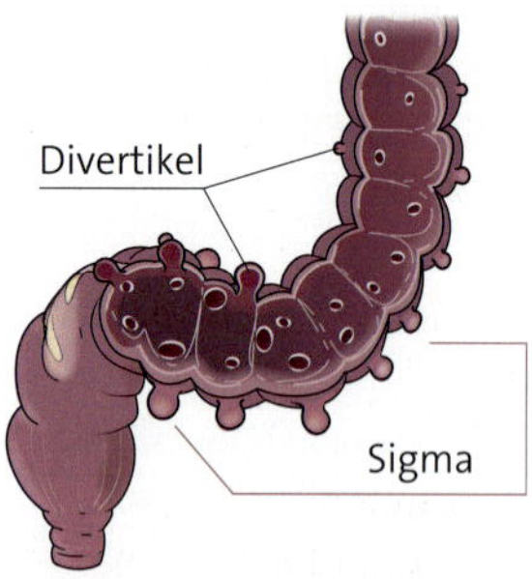

[1] Divertikel am absteigenden Dickdarm und am Sigma

Jahrzehntelang bestehende Obstipation kann durch den erhöhten Druck im Bereich des Sigmas zur Ausstülpung dünnwandiger Schleimhautbläschen führen [Abb. 1]. Die so entstandene **Divertikulose** birgt das Risiko, dass sich in den Divertikeln Stuhlbestandteile festsetzen und gären. So entsteht eine Entzündung der Sigmaschleimhaut und umgebender Gewebe, die **Divertikulitis**. Bei akuten Entzündungen, die mit Schmerzen im linken Unterbauch und ggf. Fieber einhergehen, ist eine ballaststoff-*freie* Kost indiziert. Der Patient erhält Antibiotika, die gegen Anaerobier wirksam sind, sowie Spasmolytika (krampflösende Medikamente) gegen die Schmerzen. Selten entsteht im Rahmen einer Divertikulitis eine Perforation der Darmwand, durch die bakterienreicher Stuhl in die Bauchhöhle gelangt. In diesem Fall besteht eine sofortige OP-Indikation mit Resektion des erkrankten Darmabschnitts und Spülung der Bauchhöhle.

Eine neu aufgetretende Obstipation beim Erwachsenen, d. h. eine gravierende Änderung der Stuhlgewohnheiten, kann ein Hinweis auf Darmkrebs sein und sollte durch eine Darmspiegelung abgeklärt werden.

In schweren Fällen, d. h. wenn sich Divertikulitis-Attacken häufen, ist eine **Sigmaresektion** (Entfernung des veränderten S-Darm-Abschnitts) indiziert. Da durch diesen Eingriff der Dickdarm verkürzt und der Stuhl weniger stark eingedickt wird, ist die Obstipation oft damit behoben.

Die Prävention der Divertikulose und der Divertikulitis besteht in den o. g. stuhlregulierenden Maßnahmen.

Appendizitis 4.12.5

Die **Appendizitis**, die akute Entzündung der **Appendix vermiformis** [Abb. 2], des im rechten Unterbauch gelegenen Wurmfortsatzes, betrifft besonders oft Kinder, Jugendliche und junge Erwachsene. Sie äußert sich durch Übelkeit und Erbrechen, sowie durch Bauchschmerzen, die oft in der Nabelgegend beginnen und sich dann in den rechten Unterbauch verlagern. Dabei entstehen zunehmendes Krankheitsgefühl und Fieber. In typischen Fällen sind die Druckpunkte im rechten Unterbauch, benannt nach McBurney und Lanz [Abb. 3] auf Berührung schmerzhaft. Neben Anamnese und klinischem Befund ist die Sonografie für die Diagnosestellung wichtig.

Die Therapie besteht in der unverzüglich (zumeist **laparoskopisch**) durchgeführten Appendektomie, der chirurgischen Entnahme der Appendix. Andernfalls droht eine Perforation, d. h. ein Durchbruch der Organwand. Dabei entleert sich bakterienreicher Eiter in die Bauchhöhle und es kommt zur **Peritonitis**, der Bauchfellentzündung. Diese verläuft unbehandelt immer tödlich. Nur bei Kindern kann eine Therapie mit Antibiotika unter guter Beobachtung im Krankenhaus die Appendektomie in manchen Fällen unnötig machen. Eine Präventionsmöglichkeit gibt es nicht.

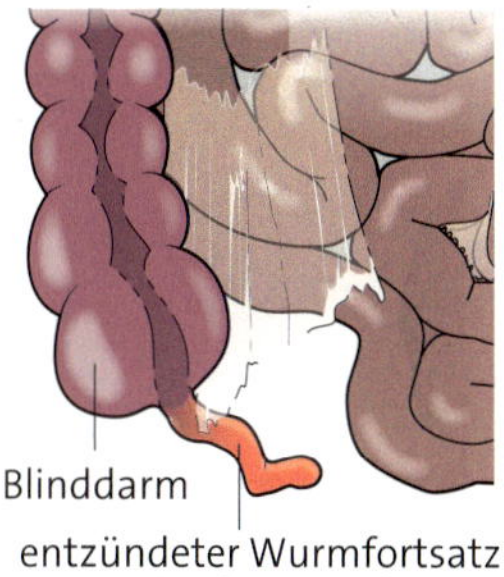

[2] Appendizitis

W **Laparoskopie**
Bauchspiegelung; Bauchhöhlenspiegelung; diagnostisch und/oder therapeutisch durchgeführte Endoskopie des Bauchraums, bei der nur kleine Schnitte in die Bauchhaut zum Einführen von Kamera, Lichtquelle und verschiedener Instrumente erforderlich sind. Die laparoskopische Operation ist die Standardmethode zur Therapie u. a. der unkomplizierten Appendizitis und des Gallensteinleidens. Die Unterbindung der Eileiter zur Sterilisation der Frau, andere Operationen an Eileitern und Eierstöcken sowie Darmoperationen bis hin zur Entfernung größerer Kolon- und Sigmaabschnitte werden heute bevorzugt endoskopisch durchgeführt. Die Laparoskopie belastet den Patienten weniger als die „große Operation" mit Bauchschnitt. Der Patient unterliegt jedoch auch bei laparoskopischen Eingriffen dem Narkoserisiko, Infektionsgefahren und wie bei allen Eingriffen im Bauchraum der Gefahr von spinnwebartigen, bindegewebig-narbigen Verwachsungen (**Adhäsionen**), die ggf. erst nach Jahren zu Darmbeschwerden und seltener zum |Darmverschluss (**Ileus**) führen können.

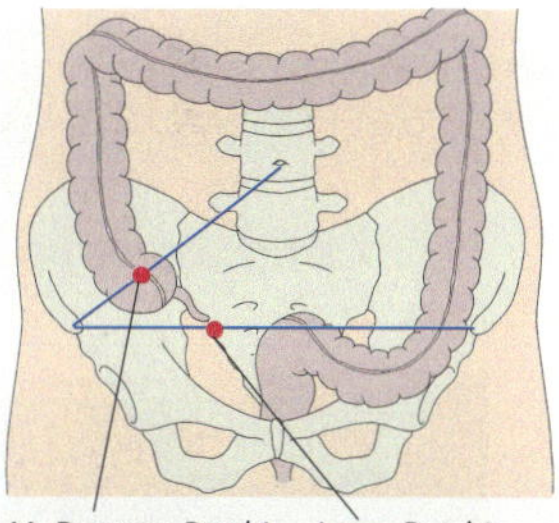

[3] McBurney-Punkt und Lanz-Punkt

Darmverschluss (Ileus)
lebensbedrohliche Störung der Darmpassage (mechanisch oder funktionell)

Das kolorektale Karzinom (Dick- und Enddarmkrebs) 4.12.6

Karzinome des Dick- und Enddarms werden als kolorektale Karzinome bezeichnet. Bis zu 16 cm vom After aus spricht man vom Rektumkarzinom, weiter nach innen vom Kolonkarzinom. Dick- und Enddarmkrebs ist in Deutschland bei Frauen nach Brustkrebs und bei Männern nach Lungenkrebs der häufigste Krebs und führt häufig zum Tode. Er tritt besonders oft im Alter zwischen 60 und 70 Jahren auf.

Risikofaktoren sind vor allem kolorektale Karzinome in der Familie, aber auch fett- und fleischreiche Ernährung, Zigarettenrauchen, Alkoholmissbrauch und hohes Alter. Die chronische Autoimmunerkrankung Colitis ulcerosa erhöht ebenfalls das Darmkrebsrisiko, weshalb sich Betroffene dieser chronisch-entzündlichen Darmkrankheit regelmäßig Koloskopien unterziehen müssen [Abb. 4]. Die Pathogenese erfolgt über die **Adenom-Karzinom-Sequenz**, d. h., aus benignen Drüsenwucherungen (Adenomen) bilden sich über Jahre Karzinome.

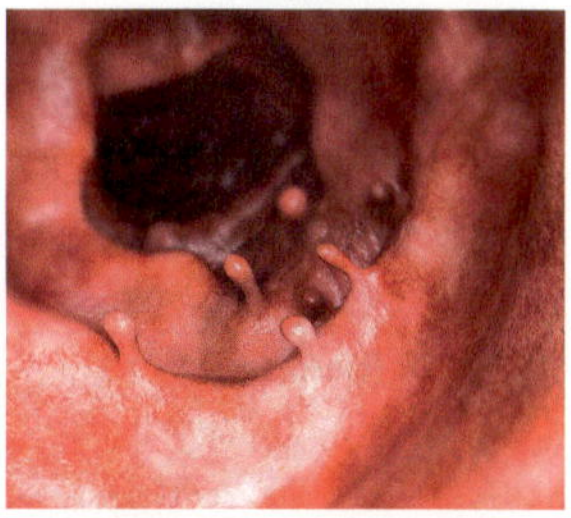

[4] Koloskopisches Bild von Dickdarmpolypen

Pathogenese des kolorektalen Karzinoms
schematische Darstellung der Adenom-Karzinom-Sequenz

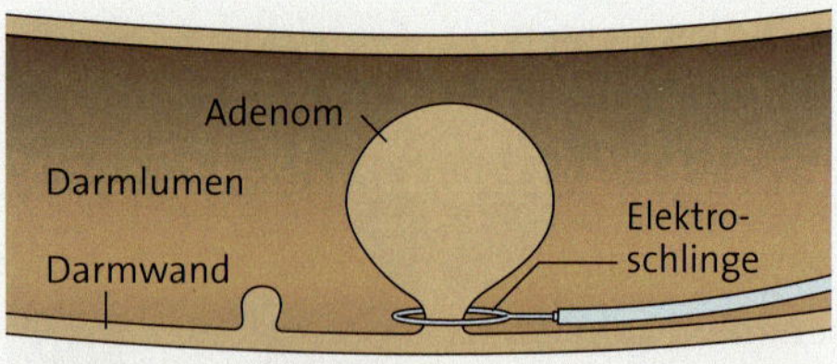

Im Kolonepithel bilden sich **Adenome**. Sie wachsen und formen dabei **Polypen**. Der linke Polyp ist breitbasig, d. h. er sitzt der Schleimhaut direkt auf. Der rechte Polyp wächst gestielt, d. h. er ist nur über eine Gewebebrücke mit dem Epithel verbunden. Die vollkommen benignen Polypen könnten, wie die Abbildung andeutet, im Rahmen einer Koloskopie mittels Elektroschlinge komplett abgetragen werden (s. auch S. 342).

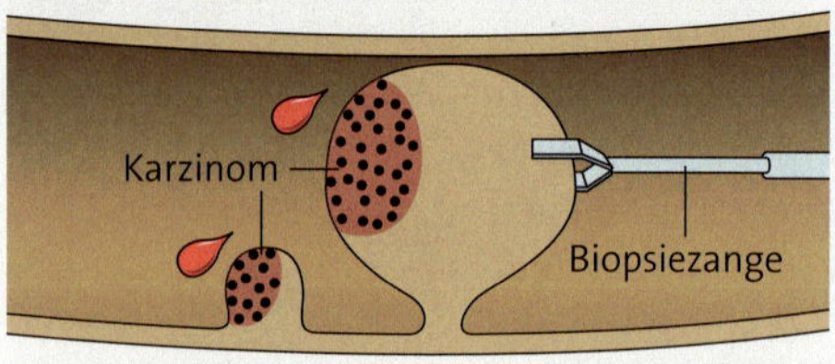

Bei weiterem Wachstum bilden sich in den Polypen über pathologische Zellveränderungen (**Dysplasien**) schließlich maligne Zellen. Eine Biopsie könnte einen benignen Bereich des Polypen erfassen und dabei das Karzinom unentdeckt lassen. Daher ist die komplette **Polypektomie** (Polypentfernung) wichtig. Ggf. blutet das krankhafte Gewebe an der Oberfläche und lässt den **Okkultbluttest** positiv ausfallen.

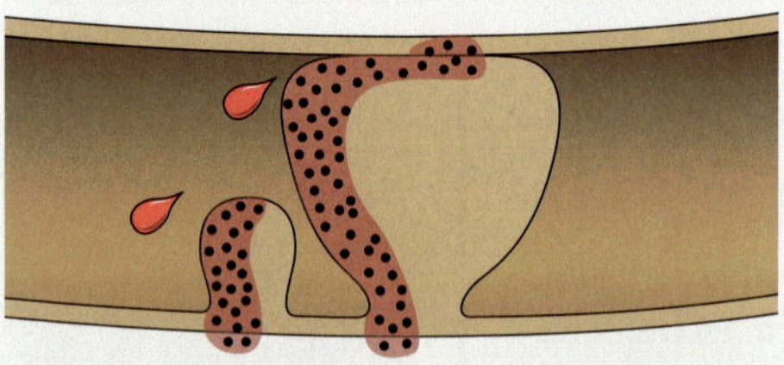

Wächst das Karzinom ungestört weiter, kann es die Darmwand infiltrieren, das Lumen (die Lichtung) verengen und sich auf dem Blut- und Lymphweg metastatisch ausbreiten. Die Lumeneinengung kann eine Veränderung der Stuhlgewohnheiten erzeugen. Eine endoskopische Polypektomie könnte die Tumoren nicht komplett entfernen; eine Operation mit Entfernung des betroffenen Darmabschnitts ist nötig.

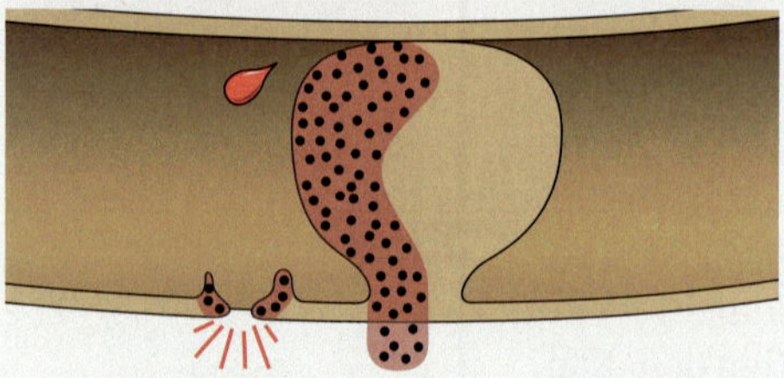

Der linke Polyp ist **ulzeriert**, d. h. geschwürig zerfallen. Es kommt zur **Perforation** der Darmwand und zum Austritt bakterienreichen Stuhls in die Bauchhöhle. Eine lebensgefährliche eitrige **Peritonitis** (Bauchfellentzündung) ist die Folge. Verlegt der rechte Polyp das Darmlumen vollständig, kommt es unbehandelt zum tödlichen **Ileus** (Darmverschluss).

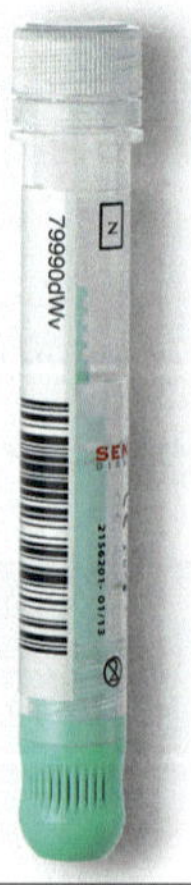

[1] iFOBT-Röhrchen

Der **fäkale Okkultbluttest** ist ein Baustein der Darmkrebs-Früherkennung. Er dient dazu, okkulte, d. h. (noch) kleine, unsichtbare Blutmengen im Stuhl nachzuweisen. Okkulte Blutungen gehen oft von Polypen oder Tumoren aus. Deren Gewebe ist krankhaft verändert. Es hat eine empfindlichere Oberfläche als gesunde Darmschleimhaut. Die mechanische Belastung durch den Darminhalt bzw. Stuhl löst daher v. a. an krankem Gewebe (zunächst okkulte, später mit bloßem Auge sichtbare) Blutungen aus. Dieses wird mit dem **iFOBT** (immunologischer Fäkaler Okkultbluttest) nachgewiesen. Der Test muss zeitnah nach der Gewinnung der Stuhlprobe mit dem speziellen Röhrchen untersucht werden, da sonst die Gefahr falsch negativer Befunde hoch ist. Die sicherste Methode zur Darmkrebs-Früherkennung bleibt weiterhin die Koloskopie. Bei der Koloskopie wird nicht nur die gesamte Dickdarmschleimhaut inspiziert, sondern es können auch Gewebeproben genommen und therapeutische Eingriffe wie Polypektomien erfolgen.

Erzeugt Darmkrebs Symptome, liegt oft schon ein Spätstadium vor, denn in einem großvolumigen, weichen Organ können Tumoren lange wachsen und sich ausbreiten, ohne durch Symptome aufzufallen. Dies gilt insbesondere für rechtsseitig, d.h. im Colon ascendens gelegene Tumoren, denn der dort noch flüssige Darminhalt kann selbst tumorbedingte Stenosen (Engstellen) problemlos passieren. Manche Patienten spüren einen Leistungsknick; selten fällt bei Routinetests (z. B. vor einer Blutspende) eine **Tumoranämie** auf. Vermehrt auftretende Blähungen (Meteorismus), wechselnde und überhaupt veränderte Stuhlkonsistenz können Hinweise auf einen das Darmlumen einengenden und die intestinale Motorik störenden krankhaften Prozess sein. Gürtelrose, schwere Infektionskrankheiten, unbeabsichtigter Gewichtsverlust und andere unspezifische Krankheitszeichen sowie Symptome durch Leber- oder Hirnmetastasen treten ebenfalls erst (zu) spät auf. Auch Schmerzen sind ein Spätsymptom.

Bei Verdacht auf einen Darmtumor ist die Koloskopie die wichtigste diagnostische Maßnahme; andere bildgebende Verfahren (Sonografie, CT, MRT) dienen dem Staging, das für die Therapieplanung wichtig ist. Tumormarker, v. a. das CEA, können für Verlaufskontrollen im Serum gemessen werden; als Screening (Filteruntersuchung) sind sie ungeeignet, da die Messwerte unspezifisch erhöht oder erniedrigt sein können.

Die Therapie des kolorektalen Karzinoms folgt den Grundsätzen der Krebstherapie; wird der Tumor bzw. der befallene Darmabschnitt im Gesunden entfernt und liegen weder Lymphknotenbefall noch Metastasen vor, ist die Operation kurativ. Chemotherapie, Angiogenesehemmer und andere Krebstherapeutika sowie eine Strahlentherapie sind weitere Behandlungsmöglichkeiten. Müssen ein größerer Darmabschnitt und/oder der Darmausgang entfernt werden, so wird ein künstlicher Darmausgang (**Anus praeter**; lat. = vorgezogener After; **Stoma** gr. = Öffnung) angelegt [Abb. 2]. Das Stoma erfordert eine gewissenhafte Pflege mit Stomahilfsmitteln [Abb. 3].

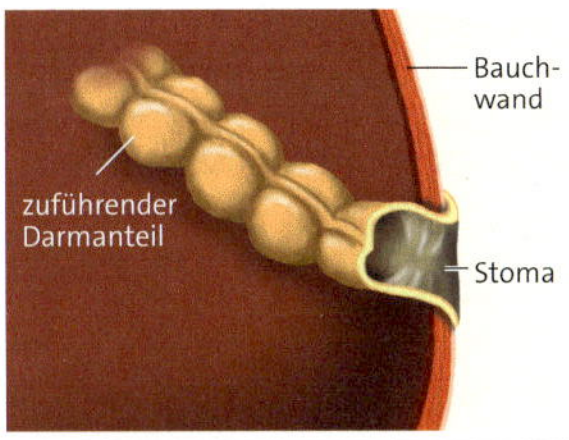

[2] Stoma

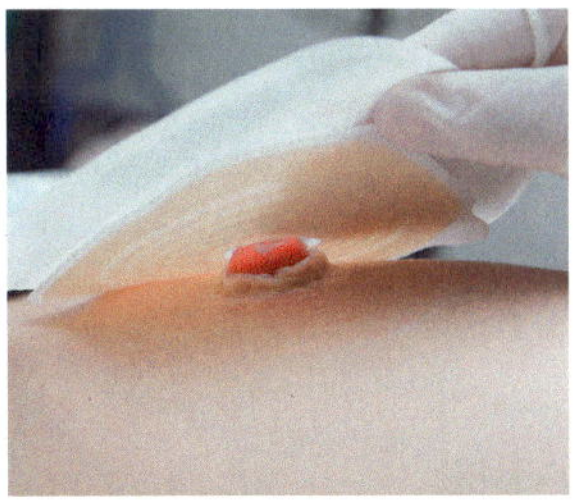

[3] Wechsel des Stomabeutels

CEA
carcinoembryonales Antigen
Tumormarker, der bei Darmkrebs, aber auch bei Nikotinkonsum und Leberzirrhose im Serum erhöht sein kann

W **Lieber in die Röhre?** Die Koloskopie ist keine „beliebte" Untersuchung, da sie verständlicherweise mit Schamgefühlen besetzt ist. Statt der Darmspiegelung lieber (auf eigene Kosten) eine Kernspinuntersuchung (MRT) durchführen zu lassen, bei der der Patient bekleidet bleibt, erscheint attraktiv. Allerdings ist auch für eine MRT des Kolons eine komplette Darmreinigung erforderlich. Werden Polypen oder auch nur polypverdächtige Strukturen gefunden, wird die Koloskopie zur Befundklärung und ggf. zur Polypektomie (Polypentfernung) dennoch nötig.
Eine gute, patientenorientierte Aufklärung, professionelles und zugewandtes Verhalten von Untersucher und Assistenzpersonal begrenzen Schamgefühle bei Endoskopien u. Ä. auf ein Minimum.

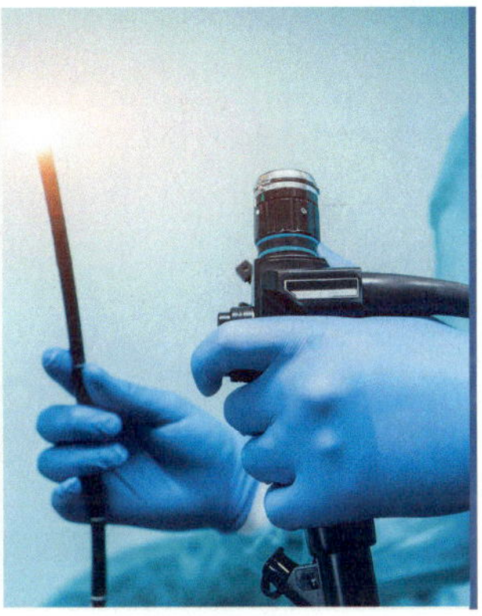

Eine wichtige Maßnahme zur Sekundärprävention des kolorektalen Karzinoms ist die Früherkennungskoloskopie, die die Krankenkassen allen Mitgliedern ab 50 (♂) bzw. 55 (♀) Jahren zweimal im Abstand von zehn Jahren anbieten. Sie hilft Vor- und Frühstadien von Darmkrebs zu erkennen und z. T. gleich zu entfernen. Etwa bei jeder fünften Vorsorgekoloskopie wird ein pathologischer Befund erhoben; zumeist handelt es sich um Polypen, die in toto (lat. = im Ganzen) entfernt werden können. In diesem Sinne dient die präventive Koloskopie nicht nur der Früherkennung, sondern tatsächlich der Vorsorge, denn sie verhindert, dass Krebs entsteht, indem die Vorstadien maligner Tumoren entfernt werden. Findet der Pathologe in entfernten Polypen dysplastische Veränderungen, erfolgt die Nachuntersuchung (erneute Koloskopie) je nach Entartungsgrad der Zellen schon nach z. B. drei Jahren.

Anämie | 260
Staging | 301

online

www.kompetenznetz-ced.de
www.dccv.de

Der Okkultbluttest wird von einigen Patienten bevorzugt, hat aber keinesfalls den Aussagewert der Koloskopie. Bei positivem Okkultblutnachweis ist eine Koloskopie, ggf. auch eine Gastroskopie, indiziert. Ist ein Familienmitglied an Darmkrebs erkrankt, so sollten sich alle erstgradigen Verwandten zehn Jahre vor dem mutmaßlichen Erkrankungsalter koloskopieren lassen. Es ist davon auszugehen, dass sich symptomatische Karzinome über Jahre entwickeln; daher wird nach einem Normalbefund erst zehn Jahre später erneut koloskopiert. Experten raten zu einem kürzeren Abstand (fünf Jahre) und einem früheren Beginn des Screenings (ab 45 Jahren). Eine allgemein gesunde Lebensweise ist als unspezifische Krebsprävention sinnvoll (siehe Risikofaktoren). Statistiken haben gezeigt, dass die *gelegentliche* Einnahme von NSAR wie ASS und Ibuprofen einer Darmkrebsentwicklung entgegenwirken kann.

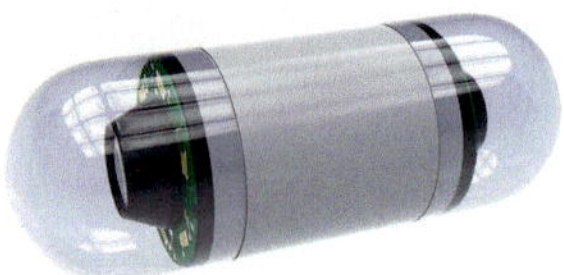

[1] Die „Kamera-Pille"

W Die „Kamera-Pille", d. h. die **Kapselendoskopie**, ist eine neuartige Methode zur Untersuchung des Dünndarms, der mit Gastroskopie und Koloskopie nicht erreicht werden kann. Der Patient schluckt die ca. 11 mm große Kapsel; die Peristaltik befördert sie durch den Darm. Die Endoskopiekapsel enthält eine Kamera, ein Speichermedium und einen Sender, mit dem sie die aufgenommenen Bilder an ein Empfangsgerät sendet. Die Kapsel wird auf natürlichem Wege ausgeschieden. Sie kann unter ungünstigen Umständen an **Stenosen** (Engstellen) stecken bleiben, was eine operative Entnahme erfordert. Die Kapselendoskopie ist keine Routinemethode [Abb. 1].

Krebserkrankungen des Dünndarms sind Raritäten; CED kommen im Dünndarm jedoch häufig vor, vor allem der **Morbus Crohn** (Ileitis terminalis Crohn). Bei dieser Autoimmunerkrankung kommt es zu häufigen und schweren Durchfällen und ggf. zur Bildung von **Fisteln** (pathologischen Verbindungen zwischen Darmabschnitten oder Darm und Haut). Therapeutisch werden Immunsuppressiva wie Cortison gegeben.

chronisch-entzündliche Darmerkrankungen (CED)
Autoimmunerkrankungen, die mit Entzündungen bestimmter Darmabschnitte und anderer Organe einhergehen, z. B. Morbus Crohn und Colitis ulcerosa

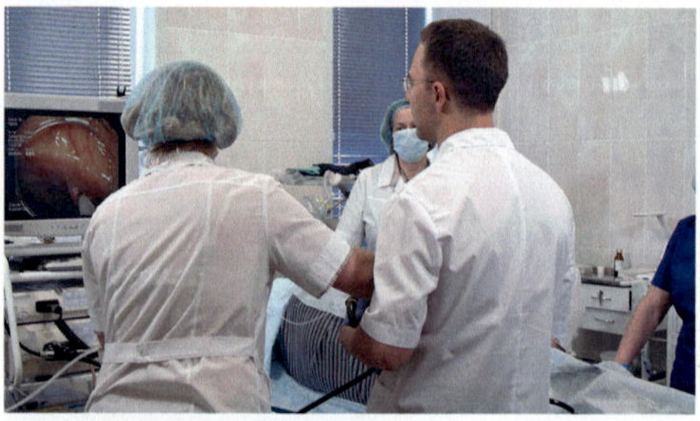

[2] Koloskopie

Koloskopie (Dickdarmspiegelung)

Die Koloskopie ist eine Endoskopie des Dickdarms (Kolon und Rektum) sowie des terminalen Ileums. Sie dient der Diagnostik von Dickdarmerkrankungen, u. a. der Früherkennung des kolorektalen Karzinoms (Dick- und Enddarmkrebs). Auch Krankheiten des terminalen Ileums werden koloskopisch untersucht. Häufige Indikationen zur Koloskopie sind unklare anhaltende Durchfälle, Veränderungen der Stuhlgewohnheiten, Verdacht auf und Verlaufskontrolle bei chronisch-entzündlichen Darmerkrankungen (CED) sowie familiär vorkommender Darmkrebs. Die Früherkennungskoloskopie, die ab 50 Jahren durchgeführt wird, senkt die Sterblichkeit an Darmkrebs deutlich [Abb. 2].

Nicht nur Gewebeentnahmen (Biopsien), auch kleine therapeutische Eingriffe können im Rahmen von Koloskopien durchgeführt werden.

Das schlauchförmige flexible Endoskop, das Koloskop, ist erheblich länger als das Gastroskop, aber ähnlich aufgebaut; es enthält Kanäle für Instrumente (z. B. Biopsiezange [Abb. 3]), zum Spülen, sowie an seiner Spitze eine Kamera und eine starke Lichtquelle.

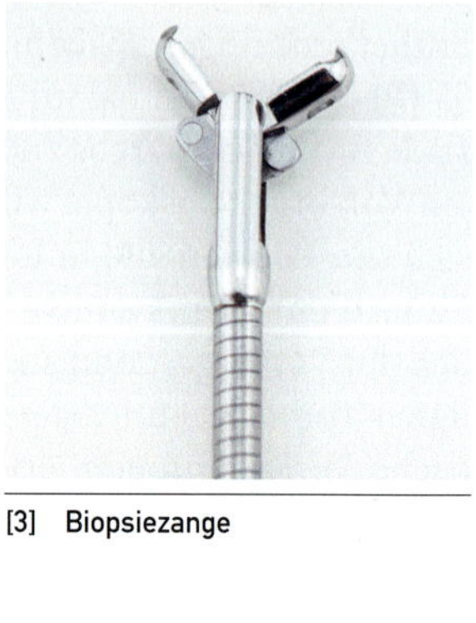

[3] Biopsiezange

Endoskopieinstrumente unterliegen sehr strengen Hygieneverordnungen, da sie ins Körperinnere eingebracht werden und mit Blut bzw. Sekreten in Berührung kommen (sog. **kritische Medizinprodukte**); einige Spezialinstrumente sind daher Einmalmaterialien. Die Koloskope selbst werden aufwendig aufbereitet, um eine Keimübertragung zu verhindern.

W Das **Medizinproduktegesetz (MPG)** regelt den hygienischen Umgang mit und die Aufbereitung von Medizinprodukten (**MP**), d. h. Gegenständen und Instrumenten, die aus medizinischen Gründen am und im Menschen angewendet werden. Je nach Anwendungsart und Infektionsrisiko werden unterschieden: **unkritische MP**, z. B. Stethoskope und Blutdruckmessgeräte, **semikritische** (halbkritische) **MP**, z. B. Gastroskope, **kritische MP**, z. B. Kanülen [Abb.], Biopsiezangen und Skalpelle.

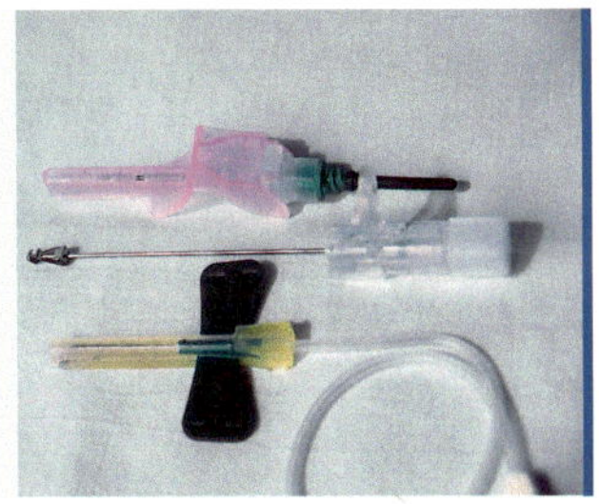

Die Dickdarmschleimhaut kann nur dann eingehend betrachtet und beurteilt werden, wenn diese wirklich sauber ist. Vor der Koloskopie muss der Patient daher eine gründliche Darmreinigung durchführen, für die er spezielle Laxanzien und sehr viel Wasser oder andere klare Flüssigkeit trinkt. Die Darmreinigung beginnt am Vortag der Koloskopie. Etwa zwei Stunden nach der ersten Laxanzieneinnahme beginnt eine wässrige Diarrhö, die sich so lange fortsetzt, bis sich nur noch hellgelbe, klare Flüssigkeit entleert. Die urinähnliche Farbe entsteht durch die fortlaufende Absonderung der gelbgrünen Lebergalle in den Darm.

Während der Koloskopie erhält der Patient üblicherweise eine intravenöse Kurznarkose, bei der er allerdings selbst atmet. Bei Bedarf injiziert der Anästhesist auch entkrampfende und schmerzstillende Mittel über den liegenden Venenzugang.

Der Patient liegt auf der Untersuchungsliege; das Koloskop wird in den After eingeführt und langsam durch das gesamte Kolon bis ins terminale Ileum vorgeschoben. Dabei verändert der Patient auf Aufforderung und mithilfe des Assistenzpersonals immer wieder seine Lage, um das Vorschieben des Endoskops um die Kolonbiegungen zu erleichtern. Beim Rückzug des Instruments wird die Schleimhaut aller passierten Darmabschnitte gründlich inspiziert. Es werden routinemäßig Gewebeproben aus der Schleimhaut verschiedener Darmabschnitte entnommen (sog. Stufenbiopsien). Zusätzlich werden an verdächtig aussehenden Stellen Biopsien durchgeführt. Polypen, d. h. ins Lumen wachsende Schleimhautwucherungen, die sich ggf. in ein Karzinom umwandeln bzw. ein solches enthalten können, werden mit Elektroschlingen entfernt. Entnommene Gewebeproben werden in Gefäße mit Fixierlösung gelegt und unter Angabe der Entnahmestelle und weiterer Informationen dem Pathologen zugesandt.

online

Informationen zur Darmkrebsfrüherkennung und Materialien zur Motivation zur Teilnahme an Vorsorgeuntersuchungen bietet die Felix-Burda-Stiftung: **www.felix-burda-stiftung.de** und **www.darmkrebs.de**

Eine unkomplizierte Koloskopie ist nach ca. 20–30 Minuten beendet. Der Patient wird anschließend überwacht und darf nach Wiedererlangen des vollen Bewusstseins zunächst etwas trinken und später auch wieder etwas essen.

Risiken sind wie bei jeder Endoskopie Schleimhaut- und Organverletzungen bis zur Perforation, zusätzlich besteht ein geringes Narkoserisiko (s. Gastroskopie). Kontraindikationen sind akute Darmentzündungen, da sie mit einem hohen Perforationsrisiko einhergehen. Neben der „großen“ Darmspiegelung gibt es für spezielle Fragestellungen bzw. Kontrolluntersuchungen die Rektosigmoidoskopie, die Rektoskopie und die Proktoskopie, bei denen jeweils nur Rektum und Sigmoid, Rektum bzw. Anus und Hämorrhoidenbereich eingesehen werden.

4.12.7 Cholezystolithiasis (Cholelithiasis; Gallensteinleiden)

Lernen am Modell: Gallenblase/Gallensteine

Gallensteine sind unlösliche **Konkremente** (steinartige Gebilde), die sich durch Verfestigung normalerweise gelöster Bestandteile der Galle bilden. **Gallensteine** finden sich bei 15 % der Frauen und 7,5 % der Männer. Fast immer liegen die Konkremente in der Gallenblase, da dort alle Gallenbestandteile einschließlich der steinbildenden Stoffe am höchsten konzentriert sind. Risikofaktoren für die Gallensteinbildung sind schnelle Gewichtsabnahme und die „6 F":

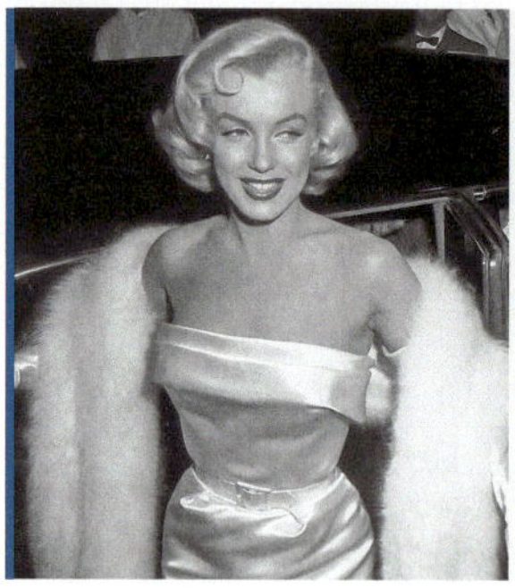

„6 F"

female	= weiblich
fair	= hellhäutig
forty	= um vierzig
fat	= übergewichtig
fertile	= fruchtbar
family	= positive Familienanamnese

W **Marilyn Monroe** hatte Gallensteine; die Gallenblase wurde ihr wie 1961 üblich durch einen Bauchschnitt entfernt. Auf Bildern ihrer letzten Fotoserie „The Last Sitting" fällt die Narbe am rechten Oberbauch auf. Einige der „6 F" treffen bei ihr zu; z. B. hatte sie zahlreiche Fehlgeburten oder Schwangerschaftsabbrüche. Sie starb kinderlos mit 36 Jahren an einer Medikamentenvergiftung.

Die meisten Patienten, die Gallensteine haben, sind symptomfrei; der oder die Gallensteine sind „stumm" und werden – wenn überhaupt – bei einer Routinesonografie des Abdomens entdeckt. Die Peristaltik der Gallenblase kann Steine jedoch fortbewegen, was zum unbemerkten Abgang kleiner Konkremente durch den Darm führen kann – oder zu Koliken, wenn ein Stein im Gallengang steckenbleibt und die glatte Muskulatur daraufhin wellenförmige, sehr schmerzhafte Kontraktionen durchführt. Verlagert sich der Stein wieder in die Gallenblase zurück oder geht er in den Dünndarm ab, ist die Gallenkolik vorüber. Steckt ein Stein jedoch im Gallengang fest und verschließt ihn, kann die Galle nicht mehr abfließen und es kommt zur **Cholestase** (zum Gallenrückstau). Der Patient entwickelt einen |**Ikterus** (Gelbfärbung der Haut und Schleimhäute), der in diesem Fall als **Verschlussikterus** bezeichnet wird. Verlegt der Stein auch den Ausführungsgang des Pankreas ins Duodenum und staut sich Bauchspeichel zurück, kann zusätzlich eine |**Pankreatitis** (Bauchspeicheldrüsenentzündung) entstehen.

Ikterus | 346

Pankreatitis
Entzündung der Bauchspeicheldrüse durch Alkohol, Gallensteine, Medikamente u. a.; sehr schmerzhafte und ggf. lebensbedrohliche Krankheit durch die enzymatische Selbstverdauung des Organs

Erzeugen Gallensteine Symptome, ist die Indikation zur |**Cholezystektomie** gegeben; die Operation erfolgt normalerweise |laparoskopisch. Der cholezystektomierte Patient kann weiter jede Art von Nahrung essen. Die Lebergalle wird unverändert gebildet und fließt fortlaufend ins Duodenum. Unbehandelt können die Gallensteine das Epithel der Gallenblase so schädigen, dass diese sich durch Darmkeime infiziert und entzündet. Die so entstandene **Cholezystitis** (Gallenblasenentzündung) ist sehr schmerzhaft und geht mit eingeschränktem Allgemeinzustand sowie Fieber einher. Die akute Cholezystitis wird antibiotisch behandelt. Erst nach dem Abklingen der Entzündung erfolgt eine Cholezystektomie, da zuvor das Perforationsrisiko zu hoch ist.

laparoskopisch | 339

Cholezystektomie
chirurgische Entfernung der Gallenblase

Eine seltene Spätfolge des Gallensteinleidens ist das **Gallenblasenkarzinom**, zu dessen Entstehung die jahrelange irritative Wirkung von Konkrementen auf das Epithel beiträgt. Präventiv ist fettarme Kost sinnvoll, aber bei Vorliegen vieler Risikofaktoren nicht sehr wirksam; rasche Veränderungen des Körpergewichts (sowohl Zu- als auch Abnahme) prädestinieren zur Gallensteinbildung. Die Entfernung symptomatischer Gallensteine sollte nicht hinausgeschoben werden, um Komplikationen zu vermeiden. Eine Steinzertrümmerung durch Stoßwellen ist nur kurzfristig wirksam, weil die gereizte Gallenblase auch nach dem Abgang von Steinfragmenten weiter zur Konkrementbildung neigt.

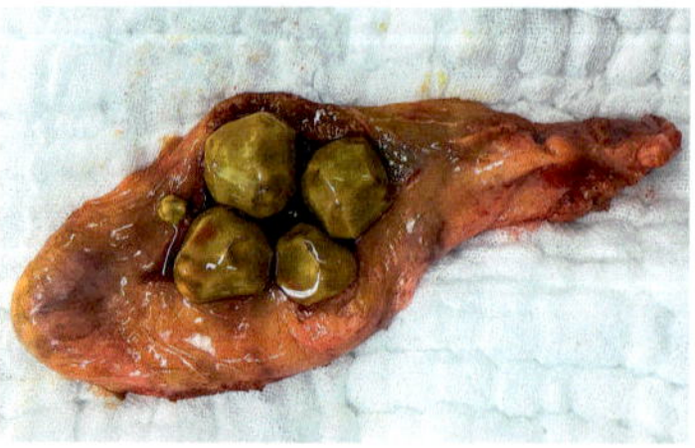

[1] Entnommene Gallenblase mit Steinen

Hepatitis (Leberentzündung) 4.12.8

Leben mit Hepatitis

Bei der Hepatitis werden akute und chronische Verlaufsformen unterschieden. Ursachen von Hepatitiden sind alle leberschädlichen Noxen; die Entzündung verfolgt dabei in der Regel das Ziel, das Gewebe zu regenerieren. Ursachen sind: Alkohol, Virusinfektionen (vor allem Hepatitis A, B und C), Medikamente, Autoimmunkrankheiten, verschiedene Giftstoffe (z. B. Pilzgifte) und Kombinationen aller genannten Faktoren. Alkoholkranke sind zwar besonders häufig bzw. unausweichlich leberkrank, aber der Rückschluss von einer Leberkrankheit auf den Alkoholkonsum ist nicht zulässig, da Autoimmunkrankheiten und andere von der Lebensweise unabhängige Faktoren akute und chronische Formen der Hepatitis sowie Lebervernarbungen (Fibrose und |Zirrhose) hervorrufen können.

Zirrhose | 349
Leberwerte | 328

W Die **Fettleber** (**Steatosis hepatis**) ist ein häufiger Befund; sie liegt bei 30 % der Bevölkerung in Industrienationen vor. Hohe Blutfettspiegel, z. B. durch Übergewicht, Diabetes, starke Gewichtsschwankungen und Alkoholkonsum, sowie manche Medikamente fördern die Leberverfettung. Die Leber lagert vermehrt Lipide ein; das sonografische und histologische Bild verändert sich, die Gamma-GT und ggf. weitere |Leberwerte steigen an. Die „gestresste" Fettleber kann sich entzünden und die **Steatohepatitis** (Fettleberhepatitis) entwickeln, die zur Lebervernarbung beitragen bzw. führen kann [Abb. 2]. Wird die Leber langfristig von Übergewicht, Alkohol usw. entlastet, kann sich das Gewebe ggf. regenerieren.

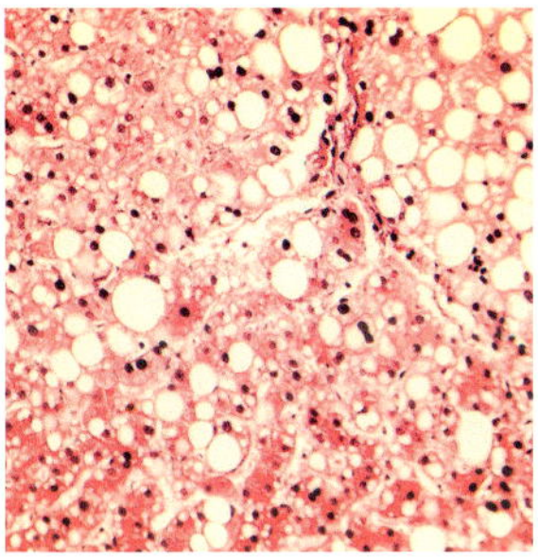

[2] Fettablagerungen in den Leberzellen bei Fettleber

Virushepatitis (ansteckende Leberentzündung)

Die infektiöse Hepatitis wird vor allem durch die Hepatitisviren A, B und C hervorgerufen. Nur wenige Prozent der Hepatitiden gehen auf die Viren D (das nur in Kombination mit dem Hepatitisvirus B infektiös ist), E und andere Viren zurück.

In Deutschland ist die Hepatitis A die häufigste virusbedingte *akute* Leberentzündung; sie ist eine typische Reisekrankheit nach Urlaub in Regionen mit hoher **HAV**-Durchseuchung (**H**epatitis-**A**-**V**irus). Das **H**epatitis-**B**-**V**irus (**HBV**) und das **H**epatitis-**C**-**V**irus (**HCV**) werden vorwiegend parenteral übertragen. Bei HBV kann bei einem Drittel der Infizierten keine Ansteckungsquelle identifiziert werden, wozu die vielen Übertragungsmöglichkeiten in Beruf und Freizeit sowie die lange Inkubationszeit beitragen. Hepatitis B und C liegen fast regelhaft bei Drogenabhängigen, die intravenös z. B. Heroin spritzen, vor (aufgrund von Spritzentausch oder Prostitution).

Die Gefahr, sich in einem medizinischen Beruf beim Umgang mit Infizierten bzw. mit HBV- und HCV-kontaminierten Materialien anzustecken, besteht jederzeit. Die **B**erufsgenossenschaftlichen **R**egeln = **T**echnischen **R**egeln zum Umgang mit **b**iologischen **A**rbeitsstoffen Nr. 250 (BGR 250/TRBA 250) konkretisieren die gesetzlichen Vorgaben zum Schutz aller Beschäftigten und Patienten. Eine hygienebewusste, professionelle Arbeitsweise schützt alle Beteiligten auch vor Infektionen mit anderen Mikroorganismen einschließlich HIV. Sie ist aus medizinischen, ethischen und juristischen Gründen obligat (verpflichtend).

online

Die **BGR 250/TRBA 250** kann bei der Berufsgenossenschaft für Gesundheit und Wohlfahrtspflege unter **www.bgw-online.de** heruntergeladen oder in Broschürenform bestellt werden. Die BGW ist die gesetzliche Unfallversicherung für alle im Gesundheitswesen und in verwandten Bereichen Beschäftigten.

W Jede dritte Hepatitis-A-Infektion wird im Inland erworben. Unzureichend gegarte Meeresfrüchte, z. B. Muscheln, sind typische Infektionsquellen. Auch auf Tiefkühlbeeren aus Ländern mit hoher Hepatitis-A-Häufigkeit ist gelegentlich HAV nachweisbar.

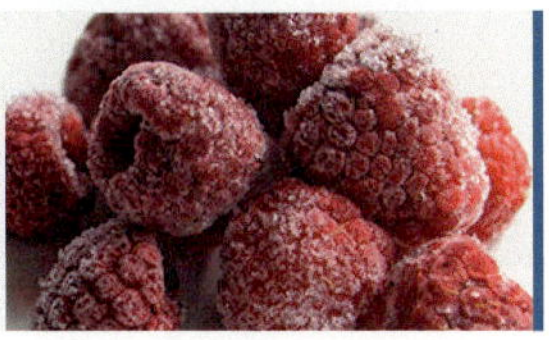

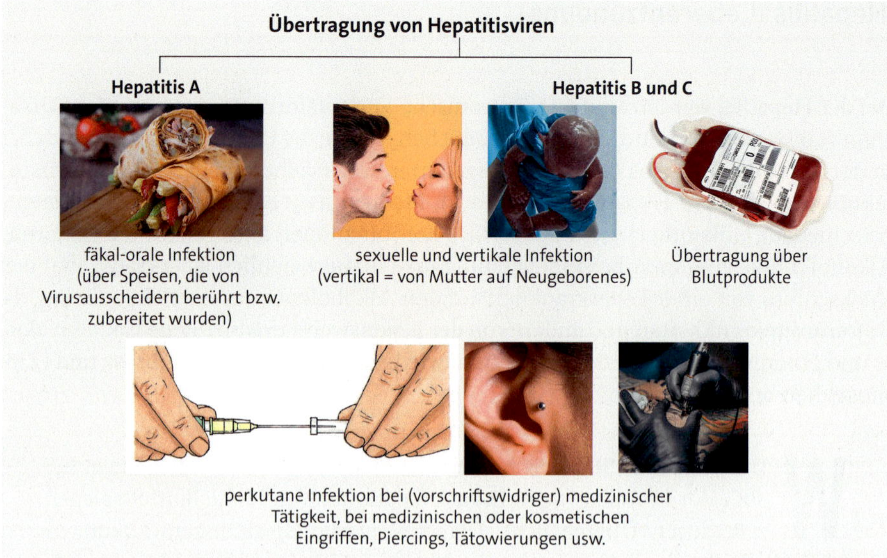

Die Pathogenese der Virushepatitis verläuft stets über den Befall von Leberzellen durch die Viren. Diese vermehren sich innerhalb der **Hepatozyten** (Leberzellen), wobei sie diese schädigen. Je nach Virulenz des Erregers und Abwehrlage des Wirts schädigt die Infektion die Leber unterschiedlich stark. Während die Hepatitis A grundsätzlich spontan ausheilt, verlaufen HBV- und HCV-Infektionen häufig chronisch und führen dann ggf. zu so schweren Leberschäden, dass die Betroffenen sehr viel Lebensqualität und zahlreiche Lebensjahre verlieren.

Podromalsymptome | 208

Leberwerte | 328

Serologie
Lehre von der im Serum messbaren Auseinandersetzung der Immunabwehr mit Infektionserregern; qualitative und quantitative Nachweise von Antigenen und Antikörpern gegen bestimmte Erreger gehören zu den serologischen Untersuchungen.

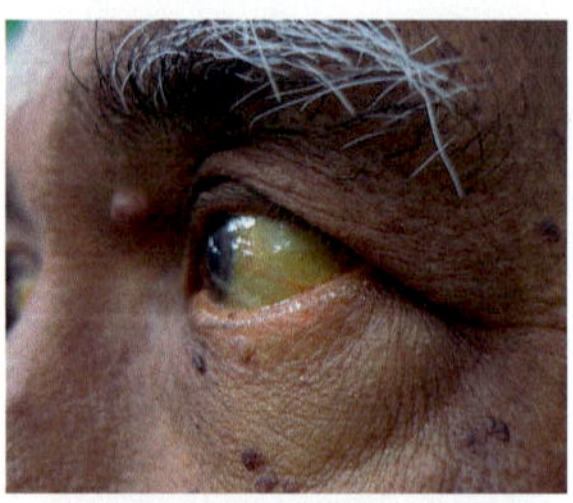
[1] Ikterus (Gelbfärbung von Haut und Schleimhäuten)

Die Symptomatik der akuten Hepatitis beginnt mit unspezifischen |**Prodromalsymptomen** wie Unwohlsein, Übelkeit, Gelenkschmerzen und Fieber. Typisch ist eine starke Müdigkeit; Müdigkeit wird daher als der *Schmerz der Leber* bezeichnet. Schmerzhaftes Druckgefühl im rechten Oberbauch entsteht durch die entzündliche Schwellung der Leber und die Dehnung ihrer bindegewebigen Kapsel. Typischerweise, aber keinesfalls immer, kommt es zur **Gelbsucht**, dem **Ikterus** [Abb. 1]. Die Gelbfärbung ist Ausdruck der gestörten Leberfunktion; das entzündete Organ scheidet das Hämoglobin-Abbauprodukt Bilirubin nicht mehr über die Galle aus. Da Bilirubin jedoch ausgeschieden werden muss, geschieht dies über die Niere; der Urin wird dunkel und der Stuhl (dessen Braunfärbung von Bilirubin-Abbaustoffen herrührt) färbt sich hell. Nach mehrwöchigem Krankheitsverlauf kann es zur allmählichen Rekonvaleszenz, d. h. Ausheilung, kommen. Bei chronischen Verläufen hängt die Einschränkung des Allgemeinbefindens von der Intensität der Entzündungsvorgänge in der Leber und von der **Viruslast**, d. h. Virusmenge und Vermehrungsrate, ab. In einigen Fällen, vor allem bei vorgeschädigter Leber, verläuft die Hepatitis B **fulminant**, d. h. sie führt innerhalb von Wochen über ein Leberversagen zum Tode. Insbesondere bei den Hepatitiden B und C gibt es auch völlig asymptomatische Verläufe und damit unerkannt Erkrankte, die aber durchaus kurz- oder langfristig infektiös sein können – ohne dies zu ahnen. Chronische Verläufe können zur fortschreitenden Vernarbung (**Fibrose** und schließlich **Zirrhose**) und damit zum völligen Leberversagen führen. Chronische Verlaufsformen kommen besonders oft bei im Kindesalter Infizierten vor. Die Leberzirrhose fördert die Entstehung des **hepatozellulären Karzinoms** (Leberkrebs). Neben Anamnese und klinischem Befund geben die |Leberwerte Hinweise auf das Vorliegen einer Hepatitis. Spezielle |serologische Tests weisen Virushepatits-Antikörper und Antigene nach. Der Untersuchungsauftrag an das Labor lautet z. B. „Hepatitis-A-, -B- und -C-Serologie erbeten bei V. a. akute Infektion". Die Sonografie bestätigt die veränderte Konsistenz und Vergrößerung des kranken Organs und lässt z. B. Metastasen und Parasiten ausschließen.

Diagnostik der Virushepatitis

Zu Beginn einer Virushepatitis sind noch keine Antikörper vorhanden, aber ggf. Virusantigen nachweisbar. Zuerst wird die **PCR** (**P**olymerase-**K**etten-**R**eaktion; engl. **c**hain = Kette), die Viruserbsubstanz nachweist, positiv, dann auch die herkömmlichen Antigennachweise. Im weiteren Verlauf kommt es darauf an, ob Erregerantigene nachweisbar bleiben (dies bedeutet |**Viruspersistenz**, die mit Infektiosität einhergeht) oder ob schützende Antikörper auftreten, die die Überwindung der Erreger und die lebenslange Immunität anzeigen. Die PCR kann **HAV-RNA**, **HBV-DNA** und **HCV-RNA** nachweisen (RNA = Ribonucleic Acid, DNA = Desoxyribonucleic Acid). Der |quantitative Nachweis dient der Einschätzung der Viruslast, z. B. im Rahmen der Erfolgskontrolle einer antiviralen Therapie.

Viruspersistenz
wörtl. Verbleiben des Virus im Körper

Antikörper gegen bestimmte Virusantigene lassen Rückschlüsse auf die Abwehrleistung bzw. Immunität zu. **Anti-HBs** (**Anti**körper gegen **HB**-Oberflächen-Antigen; engl. **s**urface = Oberfläche) schützen vor HBV; sie dienen u. a. der Kontrolle des Impferfolgs nach Hepatitis-B-Impfung. Eine Anti-HBs-Konzentration von **> 100 IU/l** zeigt eine ausreichende Schutzwirkung an (in den USA werden > 10 IU/l als genügend betrachtet).

Manche Menschen entwickeln keinen oder nur geringen Antikörpertiter nach der vollständigen Hepatitis-B-Impfung. Ihr Immungedächtnis kann aber auf zellulärer Ebene dennoch funktionieren. Diese sog. Low-Responder oder Non-Responder werden bis zu dreimal nachgeimpft. Eine gleichzeitige Grippe- oder Hepatitis-A-Impfung kann erfahrungsgemäß die Hepatitis-B-Impfwirkung verstärken. Individuell entscheidet der Betriebs- oder Hausarzt.

Ein **qualitativer Test** weist das Vorhandensein nach (Ja/Nein; positiv/negativ).
Ein **quantitativer Test** misst die Menge von etwas, z. B. die Antikörpermenge als Titer.
Ein **semiquantitativer Test** misst die ungefähre Menge (leicht/deutlich/stark positiv).

Therapeutisch sind bei der akuten Hepatitis eine sehr fettarme Kost und Bettruhe indiziert.

Vor allem bei chronischer Virushepatitis B bzw. C kann eine virustatische und/oder |**Interferontherapie** über einige Monate sinnvoll sein. Diese verlangt eine gute Compliance und Adhärenz des Patienten mit regelmäßiger Einnahme bzw. Injektion der Wirkstoffe und zahlreichen Kontrollterminen. Antivirale Hepatitistherapien kosten bis zu mehreren 100.000 €, können aber die vollständige Elimination des Virus aus dem Körper des Patienten bewirken.

Interferon
ist ein Botenstoff des Immunsystems, der bei Virusinfektionen gebildet wird, die Immunabwehr stimuliert und u. a. noch nicht befallene Zellen warnt. Interferon erzeugt Krankheitsgefühl und Fieber sowie bei manchen Patienten Depressionen.

Präventiv ist die Wahrnehmung der von der STIKO allgemein empfohlenen Hepatitis-B-Impfung wichtig. Allen Eltern ist die Impfung ihrer Kinder bzw. Jugendlichen (spätestens vor Aufnahme sexueller Aktivitäten) anzuraten und ausreichend zu begründen. Hepatitisimpfungen sind exzellent verträglich. Die Vakzine enthält gentechnologisch hergestellte Virusantigene. Der Impferfolg ist bei Verabreichung der Vakzine im Kindesalter sehr gut (Titer über 1.000 U/l sind nicht ungewöhnlich) und hält ggf. lebenslang an. Die Krankenkassen übernehmen die Kosten bis zum 18. Geburtstag. Das soziale Umfeld infektiöser Patienten kann im Falle von Hepatitis A und Hepatitis B ebenfalls auf Kassenkosten geimpft werden, ggf. noch während der Inkubationszeit (Inkubationsimpfung). Patienten, die voraussichtlich eine größere Operation mit der Notwendigkeit von Bluttransfusionen, z. B. eine Herzoperation, oder eine Dialysebehandlung vor sich haben, erhalten ebenfalls eine HAV- und HBV-Impfung.

Riskantes Verhalten (s. S. 346 und Web-Adressen) ist zu vermeiden. Gegen HCV existiert leider kein Impfstoff. Mindestens zwei Wochen vor Reisen in entsprechende Länder sollte eine HAV-Impfung stattfinden; die zweite Impfung erzeugt mindestens zehn Jahre Schutz. Die komplette Hepatitis-B-Impfung (sowie die kombinierte HAV/HBV-Impfung) umfasst drei Injektionen. HAV- und kombinierte HAV- und HBV-Impfungen sind normalerweise Privatleistungen.

online

Viele Fragen im Zusammenhang mit Virushepatitis, z. B. zum Schutz des nicht infizierten Sexualpartners, beantworten: **www.kompetenznetz-hepatitis.de** und **www.hepatitis-c.de**

Die wichtigsten Formen der Virushepatitis			
Hepatitisvirus	**A = HAV**	**B = HBV**	**C = HCV**
Häufigkeit in Deutschland (ca.-Angaben)	häufigste akute Virushepatitis	zweithäufigste akute und häufigste chronische Virushepatitis, 5 % Virusträger	zweithäufigste chronische Virushepatitis, 0,5 % Virusträger
	Viele Virusträger fühlen sich gesund, scheiden aber dennoch Viren aus.		
Inkubationszeit (ca.)	ca. 2 bis 6 Wochen	ca. 2 bis 6 Monate	2 Wochen bis 6 Monate
Übertragungsart	fäkal-oral, v. a. in Ländern mit hoher Virusträger-Rate, importierte Früchte	50 % sexuell, perkutan, vertikal, selten über Blut bzw. Blutprodukte	parenteral, z. B. über kontaminierte Kanülen, ggf. sexuell, vertikal
chronischer Verlauf	nie	5–10 %	70–80 %
fulminanter Verlauf	< 1%	< 1%	< 1%
	Der hoch akute, fulminante Verlauf kommt bei vorgeschädigter Leber vor.		
Akuttherapie	keine	keine	ggf. Interferon
Therapie bei chronischem Verlauf	entfällt	Entecavir oder Tenovir oral oder Interferon s.c.	Virostatika passend zum Virustyp oral oder Interferon s.c.
Impfung	2-mal (0 und 6 Monate), bei spezieller Indikation	3-mal (0–1–6 Monate) Standardimpfung bis 18 Jahre	existiert nicht

Eselsbrücken: Hepatitis A wie Ausland, B wie Bett (= sexuelle Übertragung), C wie chronisch, D wie doppelt (Zweitinfektion), E wie Essen

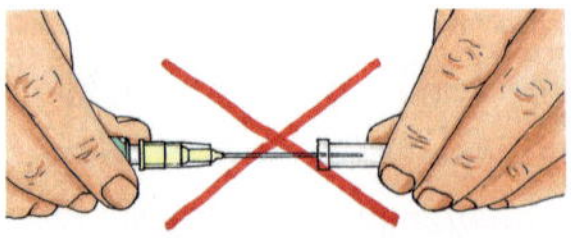

[1] Unzulässiges Recapping von Kanülen

Nadelstich – was nun? Täglich kommen – trotz aller Sicherheitsvorkehrungen und korrekten Verhaltensweisen – im medizinischen Arbeitsfeld zahlreiche Nadelstichverletzungen vor. Verletzt sich ein Beschäftigter mit einem spitzen oder scharfen Gegenstand, so ist grundsätzlich wie folgt vorzugehen:

1 Blutung durch leichten Druck auf den Einstich fördern, um eingedrungene Erreger zu entfernen
2 verletzte Stelle mit Hautdesinfektionsmittel behandeln
3 das weitere Vorgehen unverzüglich mit dem Betriebsarzt bzw. berufsgenossenschaftlich zugelassenen Unfallarzt (D-Arzt) abstimmen; z. B. Blutproben der verletzten und der potenziell infektiösen Person (nur mit deren Einverständnis) entnehmen und serologisch untersuchen lassen
4 ggf. prophylaktische Passiv- oder Simultanimpfung bzw. im Falle einer wahrscheinlichen HIV-Infektion medikamentöse Prophylaxe (**PEP** = **P**ost**e**xpositions**p**rophylaxe) durchführen
5 Vorgang vollständig dokumentieren (Betriebs-Unfallbuch)
6 die **Infektionsrate** nach Nadelstich beträgt bei HBV ca. 30 %, bei HCV ca. 3 % und bei HIV ca. 0,3 %; sie differiert u. a. mit Art und Schwere der Verletzung und mit der Viruslast des infektiösen Patienten

Leberzirrhose 4.12.9

Die Leberzirrhose ist eine Lebervernarbung; funktionsfähiges Lebergewebe ist durch Bindegewebe, d. h. Narbengewebe, ersetzt. Jede die Leber stark und dauerhaft schädigende Noxe kann zur Zirrhose führen; Kombinationen hepatotoxischer (auf die Leber giftig wirkender) Einflüsse beschleunigen den Umbauprozess, z. B. chronische Virushepatitis und Alkohol oder Fettleber und Medikamentenmissbrauch.

Die Zerstörung von Hepatozyten hat zunächst eine leichte Bindegewebsvermehrung (die **Fibrose**) zur Folge; im weiteren Verlauf verstärkt sich der Gewebeumbau bis zum Endzustand **Zirrhose** [Abb. 3]. Die Symptome nehmen mit dem fortschreitenden Hepatozytenverlust zu. Alle Funktionen der Leber (Stoffwechsel, Entgiftung, Synthese von Gerinnungsfaktoren und Plasmaeiweiß, Speicherung usw.) lassen nach.

Typische, sichtbare Anzeichen der Zirrhose sind: zunehmender **Ikterus**, abnorme Rötung der Zunge (sog. **Lackzunge**) und der Handflächen (**Palmarerythem** = Handflächenrötung) sowie typische Veränderungen von Hautgefäßen (**Spidernävi**; sog. Spinnenmale). Im Spätstadium kann das Pfortaderblut die knotig verdichtete Leber nicht mehr passieren; der Rückstau führt zu massiver Wassereinlagerung im Bauchraum (**Aszites**) und zum Umgehungskreislauf durch erweiterte Venen der Speiseröhre (**Ösophagusvarizen**).

Die Diagnose von Fibrose und Zirrhose kann bei Bedarf mithilfe einer Leberbiopsie, die mit einem Einstich zwischen den Rippen durchgeführt wird, gestellt bzw. gesichert werden.

Komplikationen (und Todesursachen) sind schwere Blutgerinnungsstörungen mit Verbluten, vor allem die kaum stillbare Ösophagusvarizenblutung. Zunehmende psychische und neurologische Veränderungen sind durch die fehlende Filterfunktion der Leber für hirnschädigende Nahrungseiweiße bedingt. Bei vollständigem Leberversagen kommt es ggf. zum **Leberkoma**, d. h. tiefer Bewusstlosigkeit. Das Leberzellkarzinom (hepatozelluläres Karzinom) entsteht besonders oft in zirrhotischer Leber.

Keine Therapie kann die Leberzirrhose, die einen irreversiblen Schaden darstellt, umkehren. Die Prävention besteht in der Vermeidung bzw. Therapie der ursächlichen Faktoren. Alle Leberkranken sollten weder Alkohol noch vermeidbare Medikamente zu sich nehmen. Cannabis ist entgegen verbreiteter Annahmen nicht weniger hepatotoxisch als Alkohol.

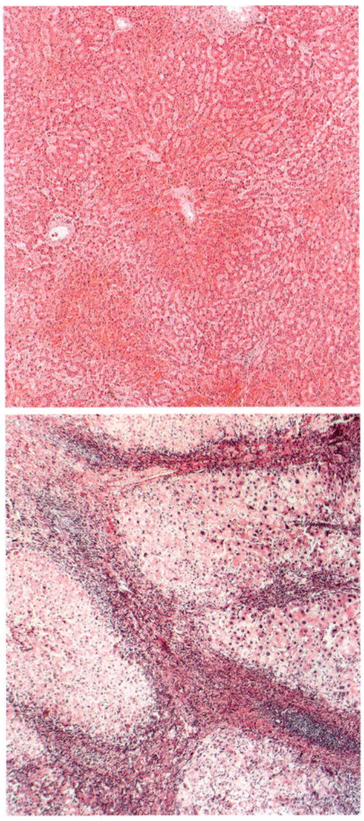

[3] Lebergewebe: Normalbefund (oben), narbige Struktur bei Leberzirrhose (unten) mit Bindegewebesträngen

Typische Symptome bei Leberzirrhose

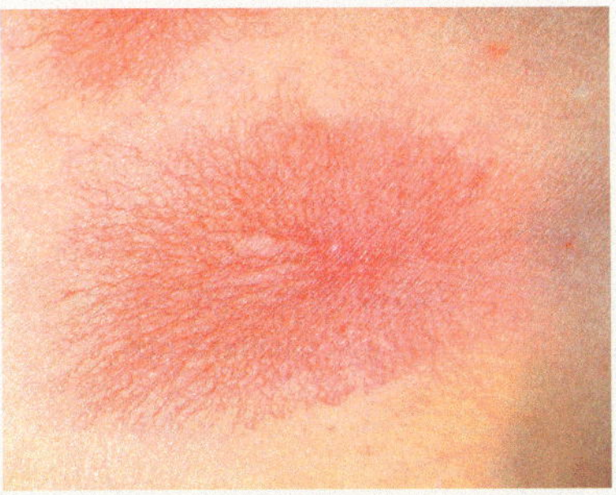

Spidernävus = Spinnennävus; typische Hautveränderung bei Leberzirrhose

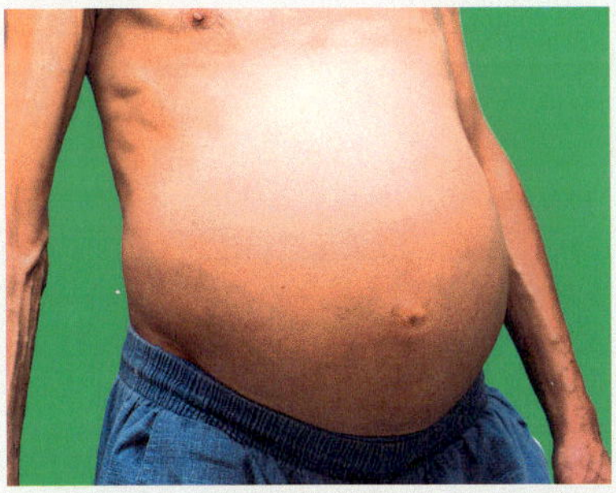

Aszites (Bauchwassersucht): Der typische Befund zeigt einen abgemagerten Patienten mit dickem Bauch.

4.13 Stoffwechselkrankheiten

Der Stoffwechsel (Metabolismus) umfasst alle Vorgänge der Nutzung und Umwandlung der mit der Nahrung aufgenommen Stoffe sowie des eingeatmeten Luftsauerstoffs.

Der **Metabolismus** gliedert sich in **Baustoffwechsel** (Umbau von Nährstoffen in körpereigene Moleküle bei Wachstum und Regeneration) und **Energiestoffwechsel** (Umwandlung der Nahrungsenergie in Wärme und Bewegung).

In den Industrienationen ist die Lebensweise von Überernährung und Bewegungsmangel geprägt; dies führt zu einer dauerhaften Überforderung der metabolischen Leistungsfähigkeit und erzeugt eine Häufung von Stoffwechselstörungen und -krankheiten. Die Einzelphänomene dieser Zivilisationskrankheiten lassen sich in ihrer typischen Kombination als **metabolisches Syndrom**, auch als Wohlstandssyndrom bezeichnet, zusammenfassen.

Syndrom
typische Symptomkombination, die auf eine gemeinsame Ursache zurückgeht

Das metabolische Syndrom

Störung	Definition / Bedeutung	Diagnose/Symptome (♀ Frau; ♂ Mann)
Übergewicht oder **Adipositas** (Fettleibigkeit; Fettsucht)	**Übergewicht** bei **BMI** ≥ 25, Adipositas bei BMI ≥ 30	**Körpergröße** und Gewicht messen und BMI errechnen
arterielle Hypertonie	erhöhter arterieller Blutdruck	RR in Ruhe ≥ 140/90 mmHg
Stammfettsucht Adipositas vom **androiden Typ**, sog. Apfeltyp	**Adipositas**, bei der sich die Fettpolster vor allem am Körperstamm, d. h. am Bauch, befinden	**BMI** ≥ 30 und/oder Taillenumfang ≥ 80 cm (♀), ≥ 100 cm (♂) bzw. Verhältnis Taillenumfang : Hüftumfang ≥ 1 (♂) bzw. ≥ 0,85 (♀)
Hyperlipidämie bzw. **Dyslipidämie**	**erhöhter Blutfett-** bzw. **Cholesterinspiegel**, gestörtes Mengenverhältnis der Lipide bzw. der Cholesterinanteile	**Triglyzeride** ≥ 150 mg/dl Gesamtcholesterin ≥ 200 mg/dl HDL-Cholesterin ≤ 40 mg/dl LDL-Cholesterin ≥ 100 mg/dl
Diabetes mellitus Typ 2	schwere Störung des Glukosestoffwechsels, sog. **Zuckerkrankheit**	Blutzucker nüchtern ≥ 126 mg/dl (7 mmol/l) bzw. bei Zufallsmessung ≥ 200 mg/dl (11,1 mmol/l)
Hyperurikämie erhöhter Harnsäurespiegel und Gicht	Störung von DNA-Abbau bzw. Harnsäureausscheidung	Harnsäurespiegel ≥ 7 mg/dl und ggf. **Gichtarthritis**

BMI = Body-Mass-Index; RR = Riva-Rocci, Blutdruck

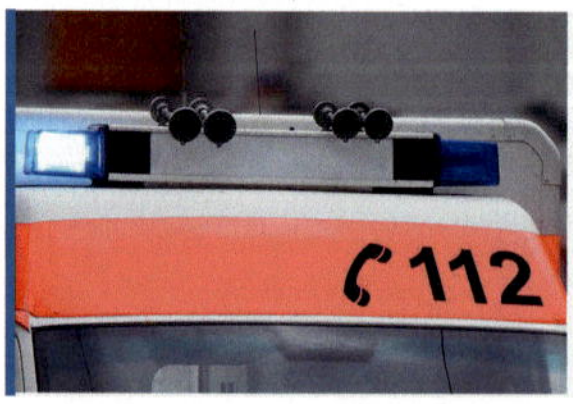

Es gibt mehrere Definitionen des metabolischen Syndroms. Alle enthalten Stammadipositas, erhöhten Nüchternblutzucker, Fettstoffwechselstörungen und arterielle Hypertonie. Fast immer besteht gleichzeitig auch eine Hyperurikämie. Jede der Stoffwechselstörungen kann allein vorkommen und erhöht auch dann das Risiko kardiovaskulärer Notfälle wie dem Herzinfarkt.

Übergewicht und Adipositas 4.13.1

Übergewicht ist definiert als eine vermehrte Körpermasse, die mit einem **Body-Mass-Index** (**BMI**; Körpermasse-Index) von mindestens 25 einhergeht. Ab einem BMI von 30 besteht Adipositas (Fettleibigkeit; Fettsucht). Der BMI trägt die Einheit kg/m^2; eine 1,65 m große Frau hat bei 60 kg Körpergewicht einen BMI von 60 : $(1{,}65)^2$ = 60 : 2,72 = 22 (Normbereich 18–24,9). Einen BMI von 25, d. h. Übergewicht, hätte die 1,65 m große Frau ab 68 kg und eine Adipositas ab 82 kg Körpergewicht.

online: Der BMI kann leicht mit Drehscheiben ermittelt oder online z. B. unter **www.bmi-rechner.net** berechnet werden.

Adipositas wird in drei Schweregrade eingeteilt:

- **Grad I** (BMI 30–34,9)
- **Grad II** (BMI 35–39,9)
- **Grad III** (BMI ≥ 40)

Epidemiologie: Übergewicht und Adipositas nehmen im wahrsten Sinne des Wortes zu. 50 % der Frauen und 67 % der Männer in Deutschland sind übergewichtig oder adipös, 25 % der Erwachsenen sind fettleibig. Auch Kinder und Jugendliche sind häufig betroffen. Es besteht eine Korrelation zwischen zu hohem Gewicht, niedrigem sozialem Status und Medienkonsum.

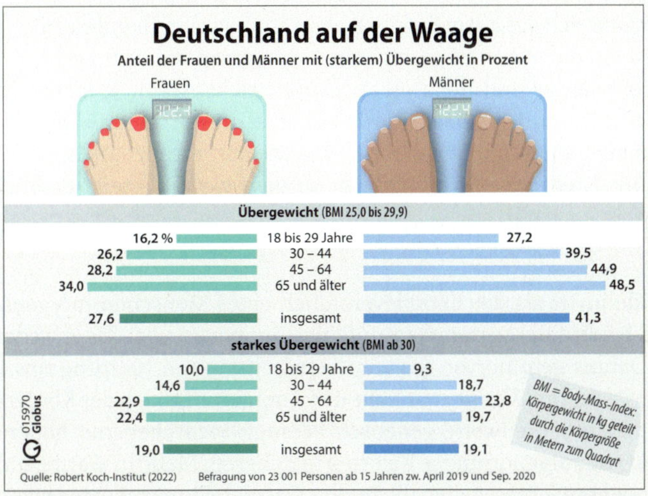

Adipositas wird mit zunehmendem Alter erheblich häufiger. Männer sind öfter und ausgeprägter adipös als Frauen. Im Alter ab 75 Jahren ist der Anteil der Adipösen wieder geringer, weil sie meist kein hohes Alter erreichen.

Der BMI fällt bei besonders kleinen sowie bei muskulösen Menschen falsch hoch aus und bei sehr großen Menschen falsch niedrig; für Kinder ist die Formel ungeeignet bzw. es müssen spezielle Normwerte oder -diagramme herangezogen werden.

Besonders problematisch, weil **endokrin** aktiv (d. h. hormonbildend), ist das Bauchfett. Daher ist der BMI für die Einschätzung des individuellen Krankheitsrisikos weniger entscheidend als die Körperform. Der **gynoide** (typisch weibliche) Birnentyp mit viel Hüftfett und relativ schlanker Taille ist metabolisch viel gesünder als der **androide** (typisch männliche) Adipositastyp, auch Stammadipositas oder Apfeltyp genannt [Abb. 2].

Auch Frauen, die eine androide Adipositas entwickeln, unterliegen dem damit einhergehenden erhöhten Krankheitsrisiko. Ein einziger kritischer Blick auf Taille bzw. Bauch sagt somit mehr über die Stoffwechselgesundheit eines Menschen aus, als der BMI errechnen lässt. Das vermehrte Bauchfett wird auch als **viszerale Adipositas** bezeichnet, da sich die Fettdepots zwischen den Eingeweiden (lat. viscera) befinden.

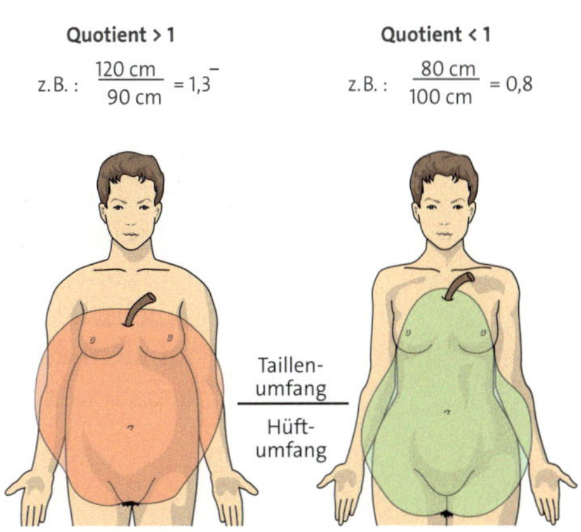

[2] „Apfeltyp" und „Birnentyp"

Pathogenese: Der Mensch ist genetisch bzw. metabolisch für ein knappes bzw. wechselndes Nahrungsangebot prädestiniert und hat daher die Fähigkeit, sich Energiereserven für Hungerperioden in Form von Fettpolstern anzulegen. Die Bevorzugung fett- und kohlenhydratreicher Nahrung sowie die Fähigkeit, bei geringer Kalorienzufuhr den Energieverbrauch zu senken, sicherten in früheren Zeiten das Überleben. An dauerhafte Überernährung ist der menschliche Metabolismus nicht angepasst; es kommt nicht nur zu den genannten Stoffwechselstörungen, sondern mit der Zeit geht auch das Sättigungsgefühl verloren. Sättigung entsteht durch mehrere Faktoren, dazu gehören Magenfüllung, Blutfett- und Blutzuckeranstieg. Eine Vielzahl an Hormonen bzw. Stoffen, die die Freisetzung weiterer Hormone, z. B. des Insulins, nach Nahrungsaufnahme vermitteln, wirkt beim Sättigungsgeschehen mit. Ein wichtiges Sättigungshormon, das **Leptin**, verliert bei dauerhaft erhöhter Nahrungszufuhr seine Wirkung (**Leptinresistenz**).

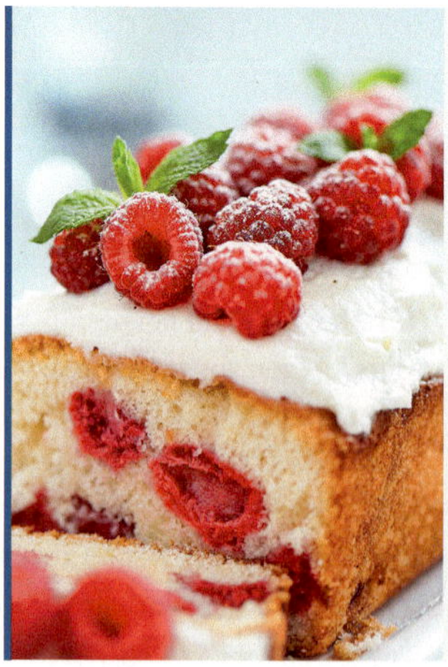

W **„Gut essen und trinken hält Leib und Seele zusammen.“** Der Volksmund verdeutlicht in diesem Sprichwort den Zusammenhang zwischen körperlicher und seelischer Befriedigung. Essen wirkt im wahrsten Sinne konstruktiv auf Körper, Seele und soziale Beziehungen: **„Liebe geht durch den Magen“**. Dass gemeinsames Essen ein soziales, kulinarisches und rundum zufrieden machendes Ereignis sein kann, wird u. a. darin deutlich, dass in Frankreich das ausgiebige, gemeinsame warme Abendessen eine Tradition darstellt, die mit einer geringeren Adipositasquote einhergeht (auch wenn mehrere Gänge und Wein nicht gerade „leicht“ sind). Je mehr Mahlzeiten allein eingenommen werden, desto höher ist die Adipositaswahrscheinlichkeit. Seit auch in Frankreich mehr Fertiggerichte verzehrt und weniger Mahlzeiten im Kreise der Familie eingenommen werden, steigt das Durchschnittsgewicht auch dort an.

Der **Grundumsatz** ist definiert als der Energieverbrauch eines Menschen morgens, nüchtern, in Ruhe und bei Indifferenztemperatur (einer Temperatur, bei der er weder schwitzt noch friert). Daraus geht hervor, dass die Verarbeitung von Nahrung sowie Bewegung und die Anpassung an Wärme und Kälte den Energieverbrauch des Körpers erhöhen. Der Grundumsatz ist teilweise genetisch bedingt; Menschen mit hohem Grundumsatz setzen zu viel aufgenommene Kalorien in höherem Maße in Wärme um (**postprandiale Thermogenese** = mahlzeitenabhängige Wärmebildung) als Menschen mit niedrigem Grundverbrauch. Männliches Geschlecht, jugendliches Alter und hohe Muskelmasse erhöhen den Energieverbrauch. Ab einem Alter von 25 Jahren nimmt der Grundumsatz bei beiden Geschlechtern kontinuierlich ab.

Die Neigung zu geringer Wärmeproduktion und sogar die Bevorzugung kalorienreicher Speisen sind teilweise genetisch bedingt. Auch die individuelle Darmflora hat Einflüsse auf den Energieverbrauch und die Wahrscheinlichkeit, Übergewicht zu entwickeln. Die Darmflora kann durch gesunde Ernährung positiv beeinflusst werden. Eine entsprechend bewusste Lebensweise verhindert allerdings trotz entsprechender genetischer Disposition eine Adipositas. Häufige Diäten und Bewegungsmangel vermindern den Muskelanteil am Körpergewicht und senken dadurch den Energieverbrauch weiter.

W „Bei mir sind es die Drüsen!" Viele Menschen entwickeln allmählich Bewegungsmangel und Fehlernährung, ohne sich dies bewusst zu machen. Die Gewichtszunahme wird dann gern auf eine Hormonstörung geschoben, z. B. eine **Hypothyreose** (Schilddrüsenunterfunktion). Neben niedrigem Grundumsatz sind für die Hypothyreose erhöhtes Schlafbedürfnis, Antriebsmangel und Obstipationsneigung typisch – unspezifische und häufige Symptome. Nur bei wenigen Prozent der Adipösen besteht tatsächlich eine Hormonstörung, z. B. bei bestimmten seltenen Syndromen und nach speziellen Hirnoperationen. Meistens liegt das Problem doch in der Lebensweise: Ein Missverhältnis zwischen Nahrungsaufnahme und Kalorienverbrauch erzeugt die sog. **positive Energiebilanz**. 7.000 kcal zu viel entsprechen etwa einem Kilo Gewichtszunahme.

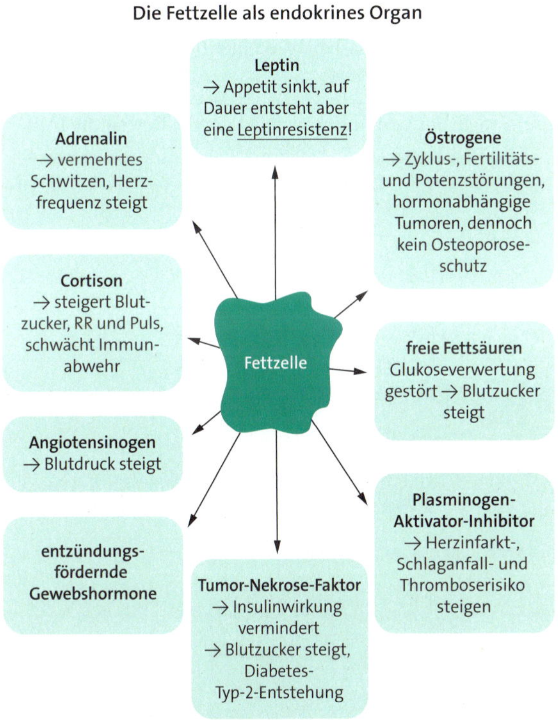

[1] Die Fettzelle als „Hormonfabrik"

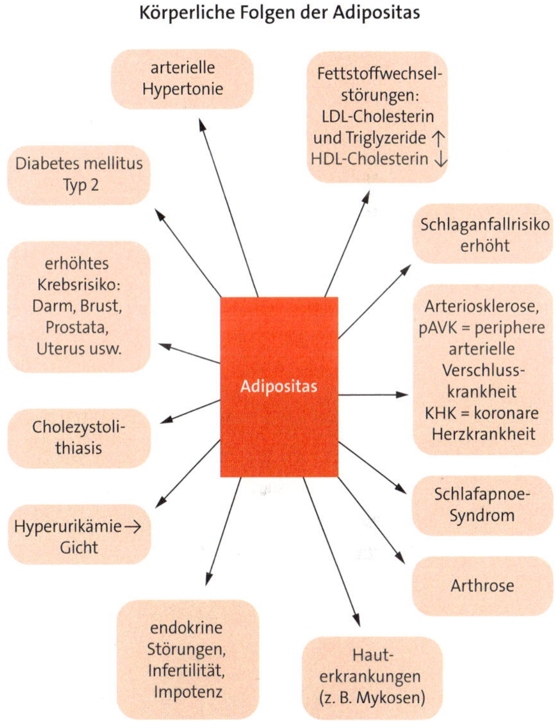

[2] Adipositas – die körperlichen Folgen

Da der **Adipozyt** (die Fettzelle) zahlreiche Hormone produziert, hat ein hoher Körperfettanteil weitreichende endokrine Folgen [Abb. 1]. Durch die endokrine Aktivität des Fettgewebes steigt das Risiko für zahlreiche Erkrankungen an [Abb. 2]. Genetisch ist zwar die Schwelle zur Entstehung bestimmter Störungen, z. B. des Blutzuckeranstiegs in den Bereich des Diabetes mellitus, unterschiedlich. Bei Adipositas und insbesondere bei höhergradiger Fettsucht gibt es jedoch nicht den „gesunden Dicken", sondern es bestehen regelhaft metabolische Störungen. Die Lebenserwartung ist proportional zum Gewicht und dem Grad der Stoffwechselentgleisung um Jahre bis Jahrzehnte verkürzt.

Jede Therapie von Übergewicht und Adipositas hat das Ziel, das Missverhältnis zwischen Essen und Bewegung bzw. zwischen Kalorienaufnahme und -verbrauch in das richtige Maß zurückzubringen. Nur eine langfristig, d. h. lebenslang durchgeführte „schlank machende und schlank haltende" gesunde Lebensweise ist geeignet und in der Lage, die Krankheitsrisiken der Adipositas wirksam zu senken.

Maßnahmen zur Gewichtsreduktion

Jede seriöse **Reduktionsdiät**, d. h. Lebens- und Ernährungsweise mit dem Ziel nachhaltiger Gewichtsreduktion, beinhaltet bestimmte Basisregeln:

Prinzipien der Reduktionsdiät

Maßnahme	Sinn
bewusste Nahrungsauswahl und -aufnahme	Unbewusstes Essen und Essen als Nebenbeschäftigung führt zu vermehrter, aber unbefriedigender und kaum sättigender Energiezufuhr. Das bewusste Genießen reduziert die verzehrten Mengen. Nahrungsprotokolle (mit Dokumentation von Nebenbeschäftigungen) können das Ess(fehl)verhalten bewusst machen und zu verbessern helfen. Kalorienarme Nahrungsmittel dürfen unbeschränkt verzehrt werden. Ein Verbot bestimmter Speisen ist kontraproduktiv; es betont den Verzicht und begünstigt Heißhungerattacken.
mehrere kleine Mahlzeiten statt weniger großer; immer etwas Gesundes zu essen mitführen	Hungern führt zu unkontrolliertem, übermäßigem Essen; bei kleinen und zahlreichen Mahlzeiten hingegen sinkt der Blutzuckerspiegel nicht zu stark ab und das Verzichtsgefühl wird weniger stark. Der Körper leistet ständig Verdauungsarbeit, was einen Teil der aufgenommenen Kalorien verbraucht; ebenso die postprandiale Thermogenese (Wärmebildung).
tägliche, in den Alltag integrierte Bewegung	Damit bei geringerer Kalorienzufuhr nicht der Grundumsatz sinkt, ist viel Bewegung (Ausdauersport) nötig. Gehen, Walken und Radfahren lassen sich im Alltag besser realisieren als selten durchgeführte Fitnesscenterbesuche. Täglich durchgeführte Bewegung verbessert alle Stoffwechselleistungen.

Der Jo-Jo-Effekt — die Wirkung von Blitzdiäten

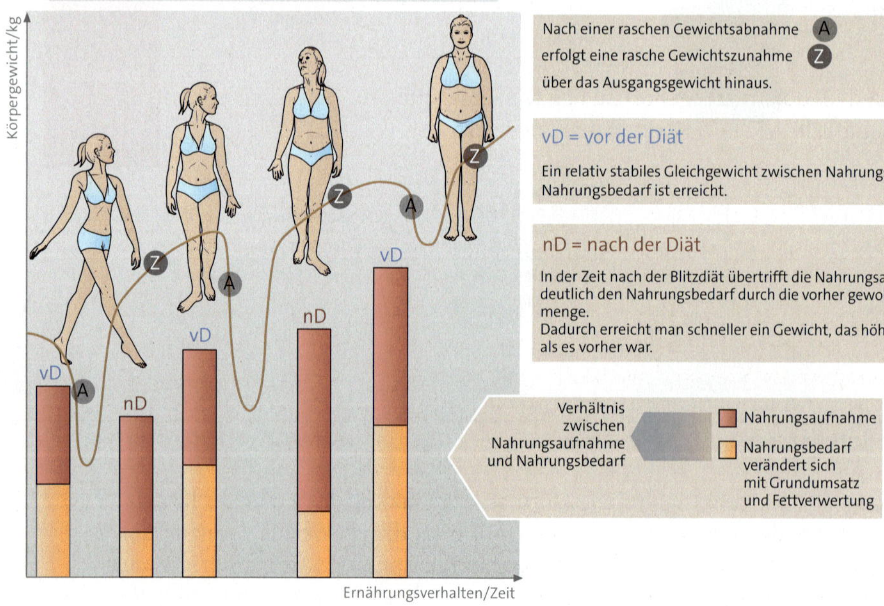

Reines, konzeptloses Fasten bzw. sog. Blitzdiäten senken hingegen den Energieverbrauch ebenso wie die Lebensqualität. Kontraindikationen für Reduktionsdiäten sind Essstörungen wie Anorexia nervosa (Anorexie; Magersucht), Bulimia nervosa (Bulimie; Ess-Brech-Sucht), Binge-Eating (Essattacken ohne nachfolgendes Erbrechen) und Nigth-Eating (übermäßiges nächtliches Essen, an das sich der Patient am Tage nicht mehr erinnert). Spezialdiäten wie Keto-, Atkins-, Glyx- sowie Trennkost, Intervallfasten und Fasten überhaupt haben keinen bewiesenen Zusatznutzen gegenüber einer mediterranen Kost mit reduziertem Energiegehalt plus mehr Bewegung.

Essstörungen | 403

Die Kalorienmenge im Verhältnis zum Energieverbrauch entscheidet über den Erfolg jeder Abnehmmaßnahme. Extreme und vor allem kurzfristige Diäten führen zum Jo-Jo-Effekt und lassen das Gewicht weiter ansteigen. Es gibt kein Nahrungsergänzungsmittel mit „Fatburner"-Effekt. Die Sehnsucht, doch eine schnelle, einfache „Abkürzung" zur Traumfigur zu nehmen mit Pillen, Spritzen oder dem Skalpell, ist groß und erzeugt einen weltweiten Markt. Illegal vermarktete Arzneimittel, z. B. Schilddrüsenhormone, aber auch sog. Appetitzügler haben riskante Nebenwirkungen wie Psychosen, Osteoporose, epileptische Anfälle, Herzkrankheiten, Suizide u. v. m. erzeugt. Die GLP1-Analoga (quasi Sättigungshormone) wie Ozempic®, Wegovy® usw. lassen nicht jeden Menschen abnehmen, können aber Übelkeit/ Erbrechen, Pankreatitis u. v. m. erzeugen und fehlen durch den illegalen Verkauf den Diabetikern, die sie benötigen. Operationen bessern weder die Lebensweise noch seelische Erkrankungen, die bei Adipositas überdurchschnittlich oft vorliegen.

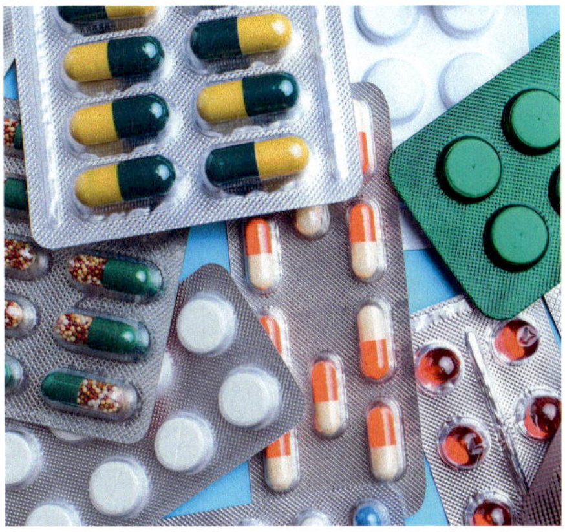

[1] Medikamente sind zum nachhaltigen Abnehmen nicht hilfreich.

W

Bariatrische Operationen, d. h. chirurgische Eingriffe, die eine Gewichtsabnahme erzielen sollen, sind vielgestaltig; allgemein bekannt sind Verfahren zur Magenverkleinerung, z. B. mit dem sog. Magenband oder Magenballon. Zunächst nehmen die operierten Patienten an Gewicht ab und ihr Stoffwechsel bessert sich; mittel- und langfristige Ergebnisse sind jedoch ernüchternd. Nach der Operation sind – je nach Operationsmethode lebenslang – regelmäßige Kontrollen verschiedener Vitaminspiegel und eine individuelle Anpassung der Nahrungsergänzungsmittel notwendig. Bei Vitamin B_{12} sind ggf. auch Vitaminspritzen erforderlich. Keine dieser Kontrollen und Medikamente gehört zu den Kassenleistungen. Dies ist vielen Patienten und behandelnden Ärzten nicht bewusst.

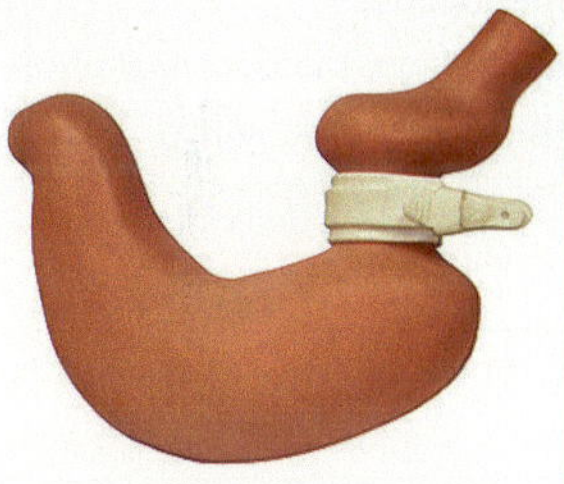

Solange das Essen Ersatzfunktion für buchstäblich erfüllende Erlebnisse in anderen Lebensbereichen einnimmt, d. h. die vermehrte Nahrungsaufnahme Ausdruck bzw. Begleiterscheinung von Vereinsamung, Langeweile, Sinnentleerung und auch Depression ist, und diese pathogene Grundsituation nicht angegangen wird, ist jede Form der Adipositastherapie zum Scheitern verurteilt.

Programme, die z. B. adipösen Kindern nicht nur bewusstes, genussvolles und gesundes Essen, sondern auch Alternativen zu den vielen Formen „bewegungsloser" Bildschirmunterhaltung nahebringen, können erfolgreich verlaufen, sofern das Elternhaus bzw. soziale Umfeld die gleichen Kompetenzen gewinnt und langfristig vorlebt. Insofern ist die Volkskrankheit Adipositas Ausdruck psychosozialer und kultureller Fehlentwicklungen und Verluste. Verhaltenstherapeutische Hilfen mit dem Ziel, mit unangenehmen Gefühlen umgehen zu lernen, ohne impulsiv zu essen, sind unverzichtbarer Teil jedes Adipositas-Therapieprogramms.

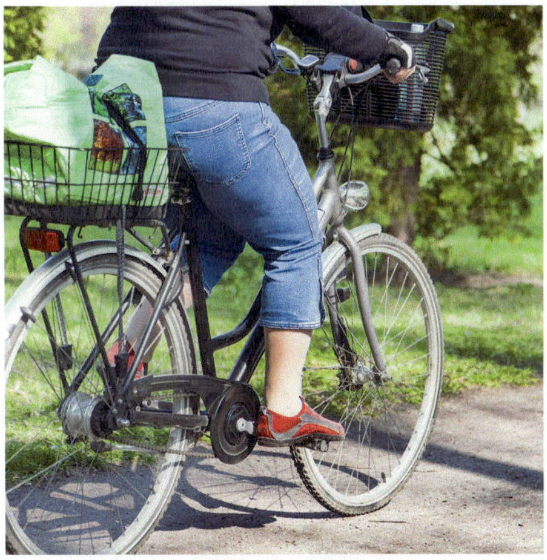

[2] In den Alltag integrierte Bewegung hilft, das Gewicht langfristig zu halten.

4.13.2 Hyperurikämie und Gicht

Hyperurikämie bedeutet, dass der Harnsäurespiegel über 7 mg/dl (420 µmol/l) liegt. Harnsäure entsteht im **Purinstoffwechsel**, d. h. beim Abbau von Nukleinsäuren; diese (DNA und RNA) sind Zellkernbestandteile. Der Verzehr zellreicher Nahrungsmittel (dies sind vor allem Innereien, Fleisch und Hülsenfrüchte) sowie Übergewicht und bestimmte Medikamente (|Diuretika) steigern den Harnsäurespiegel. Fasten und Alkoholkonsum vermindern bzw. hemmen die Harnsäureausscheidung. Unter Krebstherapie mit Zytostatika oder Bestrahlung zerfallen viele Zellen und Harnsäure fällt vermehrt an.

Diuretikum (Pl. **Diuretika**)
harntreibendes Arzneimittel, das z. B. bei Hypertonie und Herzinsuffizienz eingesetzt wird

Harnsäure wird zu zwei Dritteln renal (über die Niere) ausgeschieden. 80 % der Gichtpatienten sind Männer; da |Östrogene die Harnsäureausscheidung fördern, entwickeln Frauen zumeist erst nach der |Menopause eine Hyperurikämie bzw. Gicht.

Östrogene
weibliche Geschlechtshormone

Menopause
letzte Menstruationsblutung im Leben einer Frau

Bei den meisten Menschen reicht die Effektivität der renalen Harnsäureausscheidung nicht aus, um bei hohem Harnsäureanfall den Spiegel niedrig zu halten. Lassen die o. g. Umstände den Harnsäurespiegel auf > 9 mg/dl (540 µmol/l) ansteigen, kristallisieren **Urate** (Harnsäuresalze) in Gelenken und ggf. den Nieren aus. Harnsäurekristalle sind in Gelenken Fremdkörper und rufen eine akute, sehr schmerzhafte Gelenkentzündung hervor, die **Gichtarthritis** (**Arthritis urica**). Die akute Gichtarthritis tritt typischerweise nach einem Festessen mit Alkoholkonsum auf; wegen des plötzlichen Beginns heißt sie auch **Gichtanfall**. Häufig und typisch ist die Entzündung des Großzehengrundgelenks [Abb. 1]. Der Gichtanfall wird mit NSAR, d. h. entzündungshemmenden Schmerzmitteln, wie Diclofenac sowie ggf. mit Cortison oder dem zellteilungshemmenden Wirkstoff Colchicin (dem Herbstzeitlosengift) behandelt; er klingt innerhalb weniger Tage ab.

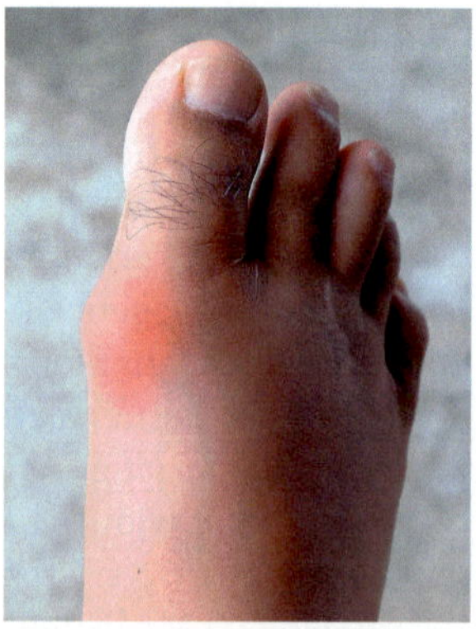

[1] Gichtanfall: akute Entzündung im Zehengrundgelenk

Purine (mg) und daraus gebildete Harnsäure (mg) bei Verzehr von 100 g	
Ölsardinen	200/480
Kalbsleber	120/288
Schweineschnitzel	88/211
grüne Erbsen, gegart	83/170
Möhre	6/13
Hühnerei	2/5
Quark/Milch/Joghurt	0/0

Jahrelang unbehandelte Hyperurikämie kann zu Urat-Ablagerungen in Haut und Gelenken, sog. **Gichttophi** (Sing. Gichttophus) führen; diese sind heute selten. Urat-Nierensteine und bei chronischem Verlauf schwere Nierenschäden können ebenfalls Folgen der Gicht sein.

Die Therapie der chronischen Hyperurikämie soll Gichtanfälle, Urat-Ablagerungen und Nierenschäden verhindern. Gewichtsnormalisierung und purinarme Ernährung (< 300 mg Purine/Tag) sowie Alkoholverzicht schützen am besten vor Gicht [Abb. 2]. Bei entsprechender Disposition, in bestimmten Situationen und unter Diuretikatherapie sollte der Harnsäurespiegel kontrolliert und ggf. medikamentös gesenkt werden. Die Wirkstoffe Allopurinol, Febuxostat und Benzbromaron hemmen die Entstehung von Harnsäure bzw. erleichtern ihre Ausscheidung. Sofern die Gicht Ausdruck des metabolischen Syndroms ist, ist dieses im Ganzen zu behandeln.

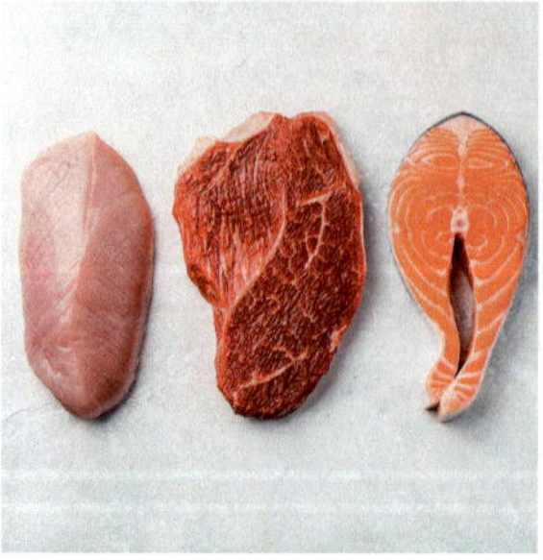

[2] Fleisch und Fisch sind purinreich.

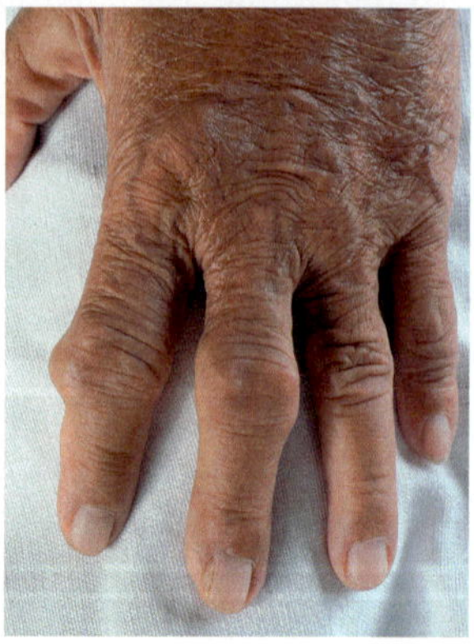

[3] chronische Gicht: Harnsäureablagerungen im Gewebe

Fettstoffwechselstörungen (Hyperlipidämien bzw. Dyslipidämien) 4.13.3

Als Hyperlipidämie wird ein erhöhter **Lipidspiegel** (Fettspiegel) im Blut bezeichnet; Dyslipidämie (wörtl. gestörte Blutfette) ist ein Synonym für Hyperlipidämie; auch die Begriffe Hyperlipoproteinämie und Dyslipoproteinämie werden gleichbedeutend benutzt, da Lipide im Serum stets an Proteine gebunden sind, d. h. als Lipoproteine vorliegen.

Ist nur eine Lipidart (Triglyzeride *oder* Cholesterin) vermehrt nachweisbar, liegt eine reine Hyperlipidämie vor; sind beide Spiegel erhöht, besteht eine gemischte Hyperlipidämie.

Die wichtigsten Blutfettwerte sind die Triglyzeride und das **Cholesterin** (Gesamtcholesterin) mit seinen Anteilen **VLDL-**, **LDL-** und **HDL-**Cholesterin.

Cholesterin mit Unterfraktionen und Normwerten

Cholesterinfraktion (ggf. mit Abkürzung)	Bedeutung und Funktion	Normwert und Anteil am Gesamtcholesterin in %
Gesamtcholesterin	Wichtiger Hormonbaustein und Membranbestandteil; hohe Spiegel fördern jedoch Arteriosklerose.	≤ 200 mg/dl **100 %**
VLDL-Cholesterin very low density lipoprotein cholesterol	An Lipoprotein sehr niedriger Dichte gebundenes Cholesterin; Vorläufer des LDL-Cholesterins.	(wird nicht routinemäßig bestimmt) **10 %**
LDL-Cholesterin low density lipoprotein cholesterol	An Lipoprotein niedriger Dichte gebundenes Cholesterin; transportiert Cholesterin zu den Körperzellen bzw. in arteriosklerotische Plaques; → "schlechter", weil Arteriosklerose fördernder Cholesterinanteil.	Bei niedrigem kardiovaskulärem Risiko ≤ 100 mg/dl, bei mittlerem Risiko ≤ 70 mg/dl, bei arteriosklerotischer Krankheit ≤ 55 mg/dl.
HDL-Cholesterin high density lipoprotein cholesterol	An Lipoprotein hoher Dichte gebundenes Cholesterin; transportiert Cholesterin zur Leber, damit es abgebaut wird; → „guter", weil Arteriosklerose entgegenwirkender Cholesterinanteil.	≥ 40 mg/dl, optimal ≥ 60 mg/dl

Früher errechnete man das Verhältnis von LDL- zu HDL-Cholesterin. Dies hat sich nicht bewährt; ein höheres HDL als 60 mg/dl hat keinen Vorteil. Das LDL sollte aber möglichst niedrig liegen, was therapeutisches Ziel ist.
Merkhilfe: LDL = Lasse dich leiden; HDL = Habe dich lieb.

In den Industrieländern liegt bei mehr als 50 % aller Erwachsenen ab 40 Jahren eine Hyperlipidämie vor [Abb. 4]. Schwere, erblich bedingte (sog. **hereditäre** bzw. familiäre) Fettstoffwechselstörungen, bei denen schon im Kindesalter Herzinfarkte vorkommen, sind sehr selten. Bei Herzinfarkten bei nahen Verwandten trotz normalem Cholesterinspiegel misst man den Risikofaktor **Lipoprotein(a) = Lp(a)**. Der Wert ist im ganzen Leben konstant, wird also nur einmalig bestimmt. Der Lp(a)-Spiegel ist bisher nicht beeinflussbar, sodass man ggf. das LDL so weit wie möglich senkt.

Die meisten Fälle betreffen Menschen mit einer leichten genetischen Neigung zu erhöhten Lipidwerten, welche sich durch falsche Lebens- bzw. Ernährungsweise manifestiert.

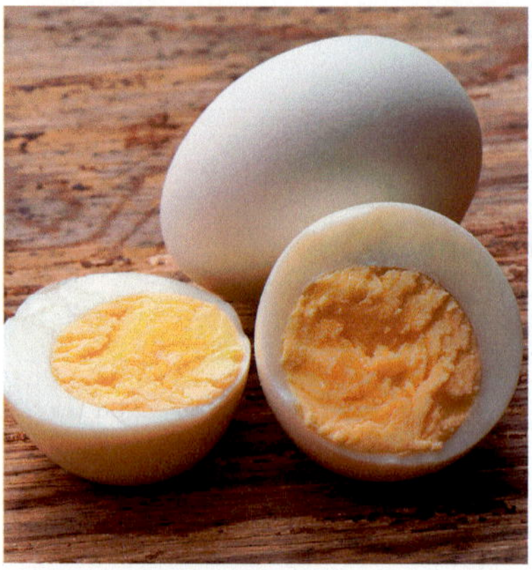

[1] Eier sind cholesterinreich.

Ein hoher Konsum von kurzkettigen Kohlenhydraten bzw. Süßigkeiten lässt eher die Triglyzeride ansteigen, tierische Fette (Wurst, Fleisch, Eier und fette Milchprodukte) erhöhen Gesamtcholesterin und LDL [Abb. 1]. Auch hoher Alkoholkonsum erhöht die Triglyzeride.

Symptome erzeugt eine Hyperlipidämie in der Regel erst dann, wenn arteriosklerotische Komplikationen auftreten (in erster Linie der Myokardinfarkt bzw. die KHK, aber auch Apoplex, vaskuläre Demenz und pAVK). Selten treten **Xanthelasmen** (Lipideinlagerungen in der Haut der Augenlider) als sichtbare Zeichen der Hyperlipidämie auf [Abb. 2].

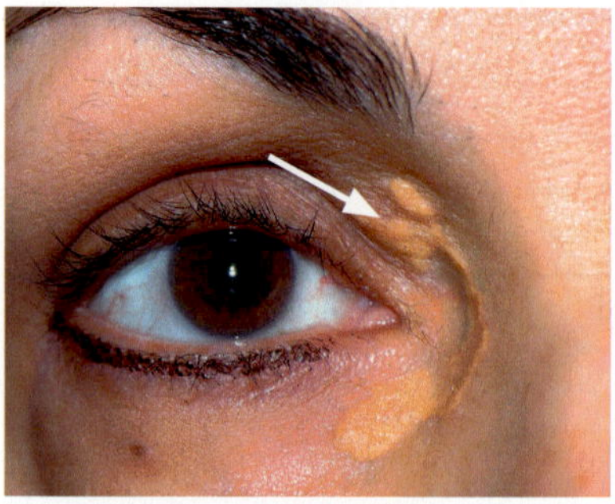

[2] Xanthelasmen = Fetteinlagerungen in der Oberlidhaut; typischer Befund bei Hypercholesterinämie

Die Diagnose Hyperlipidämie wird durch Blutuntersuchungen gestellt; die Normwerte beziehen sich auf den nüchternen Patienten (nach 12 h Nahrungs- und 24 h Alkoholkarenz). Die Cholesterinwerte werden jedoch durch ein leichtes Frühstück kaum beeinflusst.

Liegt eine Hyperlipidämie vor, so erfolgt eine Beratung zu einem Lebensstil, der diese positiv beeinflusst. Die Art bzw. Effektivität der empfohlenen Maßnahmen richtet sich nicht allein nach den Fettwerten, sondern berücksichtigt alle weiteren Risikofaktoren und damit das kardiovaskuläre Gesamtrisiko des individuellen Patienten.

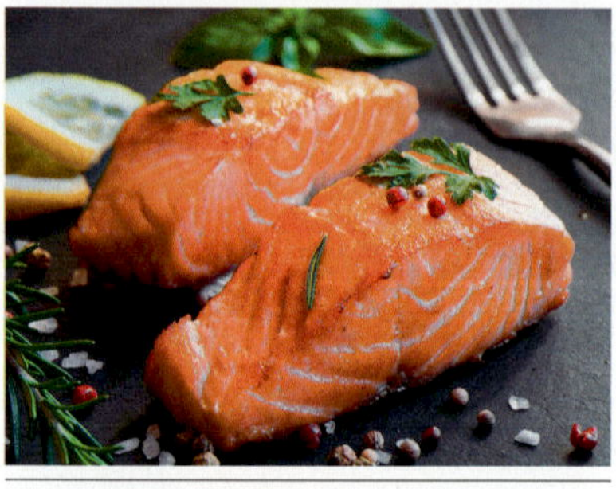

[3] Lachs enthält reichlich mehrfach ungesättigte Fettsäuren.

Eine vorwiegend pflanzliche Kost optimiert das **Lipidprofil** (d.h. die Lipidwerte und ihr Verhältnis zueinander), indem sie Triglyzeride, Gesamt- und LDL-Cholesterin senkt und das HDL-Cholesterin erhöht. Eine lipidoptimierte (fettarme, überwiegend vegetarische und obstreiche) Ernährung kann sogar zur teilweisen Rückbildung arteriosklerotischer Plaques beitragen. Natürliche „Lipidsenker“, d.h. Nahrungsmittel, die das Lipidprofil verbessern, sind u.a. solche, die sog. **lösliche Ballaststoffe** enthalten. Diese Stoffe binden im Magen-Darm-Trakt Cholesterin, sodass es in geringerem Maße resorbiert wird. Gute Lieferanten löslicher Ballaststoffe sind z.B. Haferkleie (nicht Weizenkleie), Haferflocken, Hülsenfrüchte, Äpfel und Möhren. Omega-3-Fettsäuren, die in Makrele, Hering und Lachs sowie in Raps-, Oliven- und Leinöl reichlich enthalten sind, verbessern durch andere Mechanismen den Lipidspiegel und sollen täglich verzehrt werden [Abb. 3]. Die zur Vorbeugung kardiovaskulärer Krankheiten empfohlene Kost wird als **mediterrane Kost** oder Mittelmeerkost bezeichnet. Sie basiert auf Obst, Gemüse, Salaten sowie Getreideprodukten (Nudeln, Brot) und enthält viel Fisch, gesunde Öle sowie ggf. etwas Wein. Kräuter und Gewürze werden reichlich verwendet, dafür weniger Salz.

Der positive Effekt gesunder Nahrungsmittel auf die Lipide ist bewiesen. Wie weit Nahrungscholesterin das Lipidprofil beeinflusst, ist individuell verschieden. Eine Cholesterinzufuhr von mehr als 300 mg am Tag wird grundsätzlich nicht empfohlen; diese Menge ist in einem Ei (genauer einem Eidotter) bereits enthalten (314 mg). Bei Gesunden hat der mäßige Verzehr von Eiern jedoch kaum Einfluss auf den Cholesterinspiegel; bei Diabetikern steigt er durch reichlichen Verzehr jedoch an.

Butter enthält zwar 240 mg Cholesterin in 100 g, jedoch ist die Portionsgröße – und damit der Einfluss auf den Fettstoffwechsel – normalerweise gering. Schädlich, weil sicher **atherogen** (Arteriosklerose fördernd), sind hingegen sog. **Transfettsäuren**; diese chemisch veränderten Fettsäuren kommen in gehärteten (**hydrogenierten**) Pflanzenfetten (Frittierfett, Backfetten und einigen Margarinen) vor. Transfettsäuren sollten nicht konsumiert werden, da sie das LDL steigern und das HDL senken.

Spezielle Margarinen mit cholesterinsenkenden Eigenschaften werden zu den sog. **Nutraceuticals** gezählt. Jedoch überzeugt die Wirkung der „ergänzten Nahrungsmittel" nicht und die enthaltenen **Phytosterole** (fettähnliche Substanzen, die den Cholesterinspiegel senken sollen) können die Aufnahme fettlöslicher Vitamine behindern.

Nutraceutical Wortschöpfung (aus engl. **nutrition** = Ernährung und **pharmaceutical** = Arzneimittel) für Nahrungsmittel, die gesundheitsfördernde Wirkung haben sollen; ein anderer Ausdruck ist **Functional Food** (Funktionsnahrung).

Der regelmäßige Verzehr von Beerenfrüchten wird empfohlen, da sie hohe Konzentrationen sekundärer Pflanzenstoffe enthalten, die auf verschiedenen Wegen antioxidativ und gesundheitsfördernd bzw. -erhaltend wirken. Dies lässt nicht den Schluss zu, dass Rotwein, der ja ursprünglich aus Weinbeeren gewonnen wurde, genauso gesund ist. Jedes Gramm Alkohol schadet und der Konsum erhöhte die Triglyzeride.

Regelmäßige Bewegung, z. B. mehrmals wöchentlich durchgeführte Spaziergänge, beeinflusst den Lipidstoffwechsel günstig; sie hebt das HDL an und senkt das kardiovaskuläre Gesamtrisiko. Bewegungsmöglichkeiten im Alltag wie Fußwege zur Arbeit, Haus- und Gartenarbeit u. v. m. sollten als Fitnessprogramm genutzt werden [Abb. 4].

Oft erbringen Lebensstiländerungen nicht den gewünschten Erfolg bzw. werden nicht im notwendigen Maße umgesetzt. Wird das Ziel der Senkung der Lipide unter die Normgrenze (bzw. Anstieg des HDL) nicht erreicht und entsprechende Risikofaktoren bzw. arteriosklerotische Krankheiten liegen vor, ist eine medikamentöse Therapie indiziert.

Lipidsenker sind Medikamente zur Senkung des Cholesterin- und Triglyzeridspiegels. Dabei sollen das Gesamt- und LDL-Cholesterin sowie die Triglyzeride gesenkt, das HDL-Cholesterin aber möglichst angehoben werden. Am häufigsten werden **Statine** eingesetzt, z. B. Rosuvastatin oder Atorvastatin. Die Wirkstoffe hemmen die Cholesterinsynthese in der Leber. Damit sinkt der LDL-Spiegel um bis zu 60%. Wird der individuelle Zielwert so nicht erreicht oder ist ein Statin auch in niedriger Dosis nicht verträglich, werden zusätzlich oder alternativ die Substanzen Ezetimib, Bempedoinsäure oder Fibrate eingesetzt. Bei schwerster genetisch bedingter Hypercholesterinämie gibt es als Reserve-Wirkstoffe den Antikörper Alirocumab und als „fettsenkende Blutwäsche" die Lipidapherese. Diese beiden Methoden sind sehr teuer. Die Prävention der Hyperlipidämie dient der Vorbeugung kardiovaskulärer Ereignisse. Sie besteht in der oben beschriebenen gesunden Lebensweise. Menschen, die außer einem mäßig erhöhten Gesamtcholesterin keine Risikofaktoren haben, sollten sich deswegen keine Sorgen machen. Bei insgesamt geringem Arterioskleroserisiko ist eine „Wertekosmetik" mit Lipidsenkern unsinnig und sogar riskant, da die Wahrscheinlichkeit von Nebenwirkungen in keinem Verhältnis zur Chance steht, mit der Medikation einen Nutzen (d. h. die Verhinderung eines kardiovaskulären Schadensereignisses) zu erzielen.

Statine heißen auch **CSE-Hemmer** = Cholesterin-Synthese-Enzym-Hemmer oder **HMG-CoA-Reduktase-Hemmer**, da das Cholesterinsyntheseenzym die HMG-CoA-Reduktase ist.

Außerdem misst die Medizin eher das Negative (die Risikofaktoren) und errechnet damit Krankheitswahrscheinlichkeiten, während das Gesunde an einem Menschen und seiner Lebensweise viel schwieriger zu quantifizieren ist.

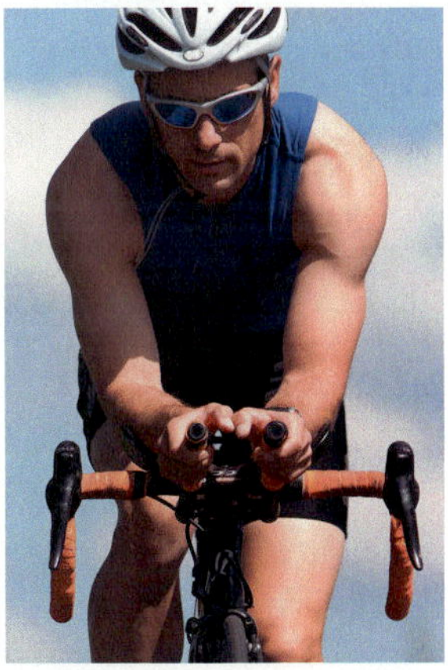

[4] Regelmäßiger Sport optimiert das Lipidprofil.

4.13.4 Diabetes mellitus, die „Zuckerkrankheit"

Ruhr
alter Ausdruck für „Aufruhr, Unruhe", auch für Durchfluss/Diarrhö

Diabetes insipidus
Wörtl. schwacher Durchfluss; Wasserharnruhr; durch Mangel des Wassersparhormons ADH bedingte Krankheit mit extrem vermehrtem Durst und großen Mengen wenig konzentrierten, „schwachen" Urins.

Leben mit Diabetes Typ 1

Diabetes mellitus bedeutet wörtlich „honigsüßer Durchfluss" bzw. Zuckerharnruhr. Damit wird die seit Jahrhunderten bekannte Ausscheidung großer Mengen zuckerhaltigen Harns verdeutlicht. Bevor biochemische Tests zur Verfügung standen, konnte lediglich der süße Geschmack des Diabetikerharns die Diagnose bestätigen.

Von Laien wird der Diabetes mellitus oft Zuckerkrankheit genannt. Im medizinischen Berufsalltag wird statt „Diabetes mellitus" meistens kurz „Diabetes" gesagt, da eine Verwechslung mit dem Diabetes insipidus normalerweise nicht vorkommt. Eine oft verwendete Abkürzung ist D. m. für Diabetes mellitus.

Spezialisten für die Behandlung und Beratung der Diabetiker (Zuckerkranken) sind Diabetologen (Ärzte, meistens Internisten), Diabetesberaterinnen (z. B. spezialisierte Gesundheits- und Krankenpflegerinnen), Diabetesassistentinnen (weitergebildete medizinische Fachangestellte). Angehörige weiterer Berufe aus Medizin, Ernährungswissenschaft, Psychologie und angrenzenden Gebieten mit entsprechenden Fort- und Weiterbildungen tragen zur Schulung, Behandlung und Begleitung der vielen Diabetiker maßgeblich bei.

Die Definition lautet: Diabetes mellitus ist eine Stoffwechselkrankheit, die mit einem erhöhten Blutzuckerspiegel einhergeht, der durch einen absoluten oder relativen Insulinmangel oder Störungen der Insulinwirkung bedingt ist.

Diagnosekriterien für Diabetes mellitus (aus zwei Messungen zu verschiedenen Zeitpunkten):

- Blutzucker (BZ) nüchtern ≥ 126 mg/dl (≥ 7 mmol/l) und/oder
- Zufalls-Blutzucker (d. h. zu einem beliebigen Zeitpunkt gemessener BZ) ≥ 200 mg/dl (≥ 11,1 mmol/l) und/oder
- BZ zwei Stunden nach Einnahme von 75 g Glukose im oralen Glukosetoleranztest (OGTT) ≥ 200 mg/dl (≥ 11,1 mmol/l)

- Bei normalem Blutzuckerspiegel besteht eine **Normoglykämie**,
- bei erhöhtem BZ eine **Hyperglykämie** und
- bei erniedrigtem BZ eine **Hypoglykämie**.

Auf Dauer erzeugen erhöhte Blutzuckerspiegel Veränderungen in arteriellen Blutgefäßen, sodass – insbesondere nach längerer Krankheitsdauer – Organschäden vor allem an Nieren, Herz, Nerven und Augen entstehen. Bestimmte Gene und epigenetische Einflüsse erhöhen die Wahrscheinlichkeit, an Diabetes mellitus zu erkranken.

Epigenetik
Wissenschaft von der Genregulation durch äußere Umstände; z. B. wird die Diabeteswahrscheinlichkeit eines Menschen von der Ernährung und Stoffwechsellage seiner Mutter während der Schwangerschaft mit beeinflusst.

Physiologische Grundlagen des Kohlenhydratstoffwechsels

Alle Körperzellen benötigen das Monosaccharid Glukose für ihren Energiestoffwechsel. Im Darm werden Poly-, Oligo- und Disaccharide gespalten und ins Blut aufgenommen (resorbiert). Damit Glukose in die Zellen gelangen kann, ist jedoch ein „Öffner" nötig, das Insulin. Insulin ist ein Hormon, das in den B-Zellen des Pankreas, die sich in speziellen Zell-Inseln, den Langerhans-Inseln (lat. insula = Insel) befinden, gebildet wird.

In den **Langerhans-Inseln** werden u. a. gebildet: **Glukagon** (in den A-Zellen), **Insulin** (B-Zellen), **Somatostatin** (D-Zellen). Somatostatin hemmt die Freisetzung zahlreicher Hormone und die Tätigkeit des GI-Trakts.

Wird viel Glukose resorbiert, steigt der Blutzuckerspiegel (Blutzucker; BZ; Blutglukosespiegel) an; dieser wird im Körper ständig gemessen. Ein BZ-Anstieg führt zu einer Insulinausschüttung durch das Pankreas. Mithilfe des Insulins können Glukosemoleküle in die Zellen eingeschleust werden: Insulinmoleküle binden an Insulinrezeptoren der Zelloberflächen und erzeugen so Signale zur Glukoseaufnahme durch die Membran. Da die Glukose auf diese Weise aus dem Blut in die Zellen gelangt, senkt Insulin den Blutzuckerspiegel [Abb. 1].

Nimmt ein Mensch mehr Glukose auf, als er momentan benötigt, bewirkt Insulin eine vermehrte Aufnahme von Glukose in die Leber. Vor allem Leber und Muskulatur können Glukose in Form von **Glykogen** (einem Polysaccharid) speichern. Ist die Speicherkapazität von Leber und Muskulatur erschöpft, wird Glukose in Fett umgewandelt und im Fettgewebe eingelagert [Abb. 2].

Glukose
Traubenzucker (Monosaccharid)
Glykogen
Speicherform der Glukose (Polysaccharid)

Sinkt der BZ wieder, weil z. B. die letzte Mahlzeit Stunden her ist und Muskelarbeit geleistet wird, so veranlasst das Pankreashormon **Glukagon** die Abspaltung von Glukose aus dem gespeicherten Glykogen. Glukagon steigert den BZ und ist der Gegenspieler des Insulins: Glukagon erhöht den BZ, Insulin senkt ihn.

Glukagon
Blutzucker steigerndes Pankreashormon aus den A-Zellen der Langerhans-Inseln

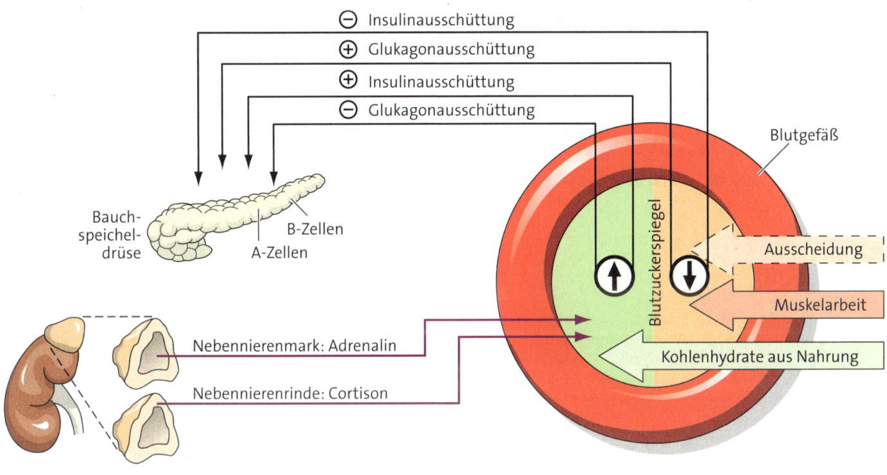

[1] Regulation des Blutzuckerspiegels (vereinfacht); Hinweis: Glukoseausscheidung ist keine physiologische Form der BZ-Regulation, sie findet nur bei krankhaft erhöhtem BZ statt.

Glukoneogenese
Zucker(neu)bildung aus Aminosäuren

Steht keine Nahrung zur Verfügung und wird weiter Glukose benötigt, werden alle Glykogenreserven in Glukose umgewandelt. Sobald alles Glykogen verbraucht ist, startet der Körper die **Glukoneogenese** (Zuckerneubildung) aus Aminosäuren, die vor allem Muskelproteinen entnommen werden. Die Glukoneogenese stellt sicher, dass Organe, die Glukose benötigen, diese fortlaufend erhalten und der BZ nie in kritische Bereiche absinkt. Erst nach Aufbrauchen des Glykogens und einiges Muskelproteins verarbeitet der Stoffwechsel schließlich Depotfett zur Energiegewinnung. Die Spaltung von Triglyzeriden zur Energiegewinnung z. B. beim Abbau von Fettdepots wird als **Lipolyse** bezeichnet.

Zuckerreiche Nahrung führt zu einem raschen BZ-Anstieg und (über verschiedene endokrine Zwischenschritte) zur Insulinausschüttung. Die Glukose wird innerhalb von Minuten in Leber- und Fettzellen eingeschleust. Insulin hat jedoch eine längere Halbwertszeit und verbleibt in der Blutbahn, obwohl die Glukose bereits in die Zellen aufgenommen wurde. Insulin macht hungrig; es erzeugt Heißhunger auf Süßes. Wird nun erneut zuckerreich gegessen, steigen BZ und Insulinspiegel wieder an ([Abb. 1], S. 362).

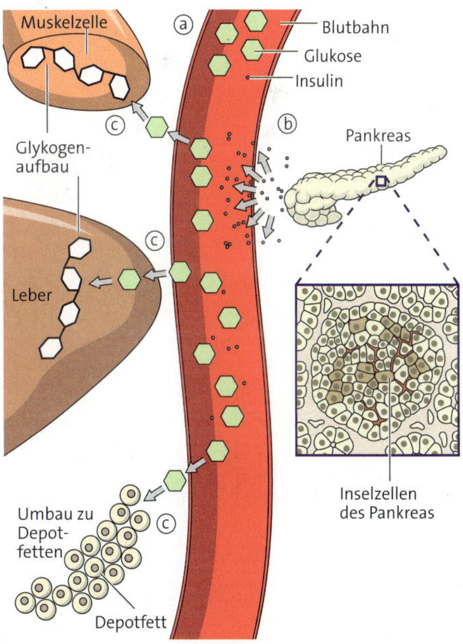

[2] a) Di- und Polysaccharide aus der Nahrung werden im Darm in einzelne Zuckermoleküle (Glukose) gespalten, die dann in die Blutbahn aufgenommen werden. Der Blutzuckerspiegel steigt an.
b) Die Inselzellen des Pankreas reagieren auf den Anstieg der Blutzuckerkonzentration mit einer Insulinausschüttung.
c) Das Insulin gelangt über die Blutbahn zu den Zielgeweben (z. B. Muskel, Leber) und bewirkt dort die Aufnahme von Glukose aus dem Blut in die Zellen – und somit die Senkung des Blutzuckerspiegels. Unter Insulinwirkung wird Glukose im Muskel und in der Leber zur Speicherform Glykogen und im Fettgewebe zu Depotfett umgebaut.

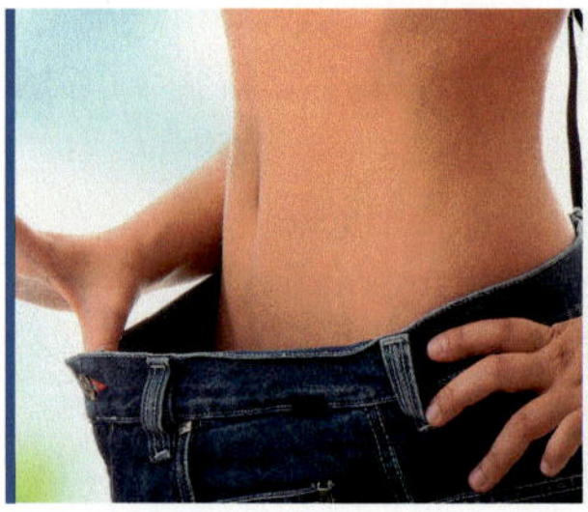

W Abnehmen geht zu Beginn leicht und schnell: Glykogen, das stets mit Wasser zusammen vorkommt, wird aufgelöst; das viele Wasser wird ausgeschieden. Anschließend wird ebenfalls wasserreiche Muskelmasse im Zuge der Glukoneogenese abgebaut. Die energiereichen Fettdepots werden relativ lange geschont. Der Grundumsatz sinkt u. a. durch den Verlust an Muskelmasse. Im Stadium des Fettabbaus finden körperliche Höchstleistungen nicht statt.

Hyperglykämie
erhöhter Blutzucker

Auf Dauer reagieren die Insulinrezeptoren nicht mehr auf das Insulin; eine **Insulinresistenz** entsteht. Der BZ sinkt trotz reichlich vorhandenen Insulins nicht ausreichend ab und es kommt zur **Hyperglykämie** (erhöhtem BZ). Das Pankreas reagiert mit einer vermehrten Insulinabgabe und erzeugt eine **Hyperinsulinämie** (erhöhten Insulinspiegel). Der betroffene überernährte Mensch ist ständig hungrig; er isst mehr und nimmt zu. Der Teufelskreis aus Hyperinsulinämie, Insulinresistenz und Übergewicht führt früher oder später zum metabolischen Syndrom.

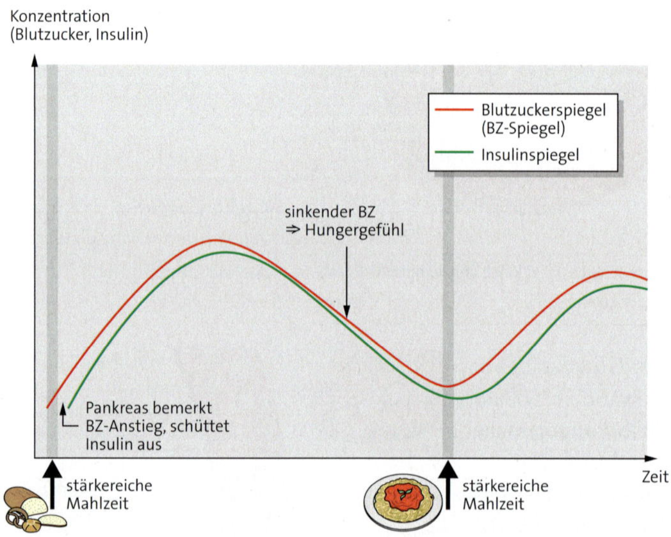

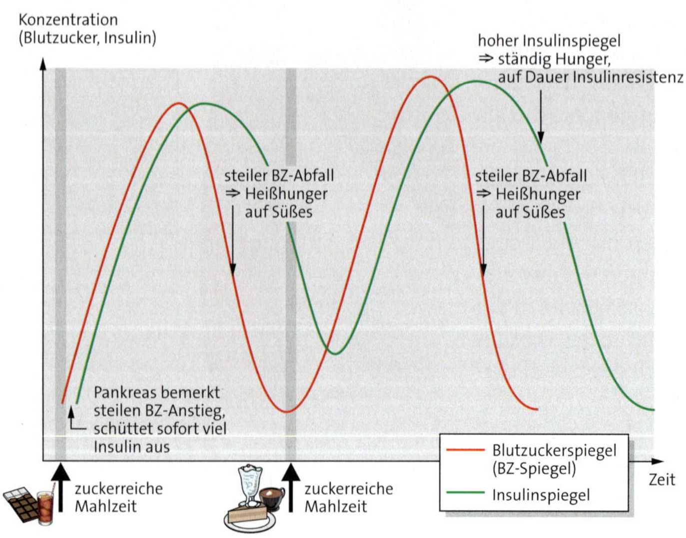

Steigt der BZ über ca. 180 mg/dl (10 mmol/l) an, wird Glukose **renal** (über die Nieren) ausgeschieden. Die **Glukosurie** (Glukoseausscheidung mit dem Harn) ist kein Instrument der BZ-Regulation; sie erfolgt nicht zum Zwecke einer BZ-Senkung, sondern findet statt, weil die Kapazität der Niere zur Rückgewinnung von Glukose ab diesem BZ-Wert überfordert ist.

[1] (oben) Normaler Blutzuckeranstieg nach stärkehaltiger Mahlzeit (Brot, Müsli, Nudeln o. Ä.): Die langkettigen Kohlenhydrate werden allmählich in Glukose gespalten, sodass der BZ allmählich ansteigt. Entsprechend wird auch das Insulin allmählich und in passender Menge ausgeschüttet.
(unten) Eine zuckerreiche Mahlzeit (z. B. Cola und Schokoriegel) erzeugt einen raschen BZ-Anstieg. Dieser wird von einem ebenso raschen und steilen Anstieg des Insulinspiegels beantwortet. Nachdem die Glukose rasch in die Zellen geschleust worden ist, ist noch viel Insulin vorhanden und wirksam. Es „fordert" Glukose, wodurch Heißhunger auf Süßes entsteht.

Der Urin (Harn) wird in der Niere durch Filterung von Blutplasma hergestellt; dabei enthält das Filtrat neben Wasser und anderen Plasmabestandteilen auch Glukose. Im Zuge der Bereitung des Endharns, der von der Blase ausgeschieden wird, gewinnt die Niere viele Harnbestandteile ins Blut zurück, darunter auch Glukose.

Da Glukose im Körper stets an Wasser gebunden ist, geht die Glukosurie mit einer erhöhten Harnmenge einher; nicht bzw. unzureichend behandelte Diabetiker leiden daher an starkem Durst. **Polyurie** (hohe Harnmengen > 2,5 l/Tag) und extremer Durst (**Polydipsie**) sind typische Diabetessymptome, die oft zur Diagnosestellung führen.

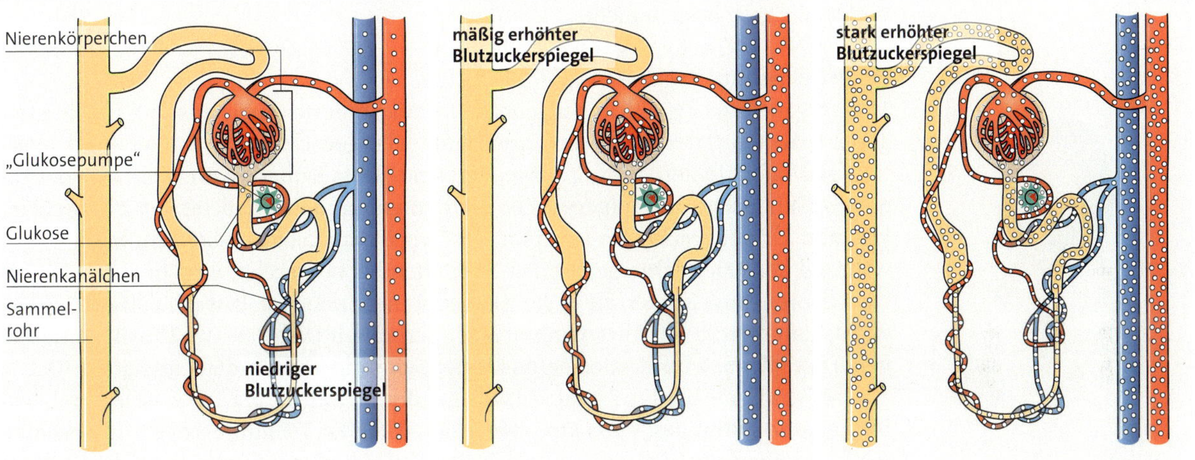

Die Glukosepumpe der Niere kann alle Glukosemoleküle zurückgewinnen und ist noch nicht ausgelastet. | Die Glukosepumpe ist ausgelastet, schafft es aber, jedes Glukosemolekül zurückzugewinnen. | Die Glukosepumpe ist überfordert; viele Glukosemoleküle (begleitet von Wasser) gehen mit dem Urin verloren.

Häufigkeit und Unterformen des Diabetes mellitus

Ca. 10 % der Bevölkerung Deutschlands sind Diabetiker; mehr als 8 Millionen Menschen- und viele davon ahnen nicht, dass sie krank sind. Die häufigsten Diabetestypen sind **Typ-1-Diabetes** (ca. 5 %) und **Typ-2-Diabetes** (gut 90 %). Hinzu kommen der **Gestationsdiabetes** (Schwangerschaftsdiabetes) und seltenere Formen, z B. bei Verlust des Pankreas. Den verbreiteten Typ-2-Diabetes nannte man früher Altersdiabetes, er kommt aber durch Überernährung usw. schon bei Kindern vor. Bei Menschen ab 60 ist Diabetes Typ 2 mit 30 % **Prävalenz** (Häufigkeit ohne Neuerkrankungen) quasi normal. Die Diagnose wird mit durchschnittlich 61 Jahren gestellt.

Diabetes mellitus Typ 1 (primär insulinabhängiger Diabetes mellitus)

Der Typ-1-Diabetes ist eine **Autoimmunkrankheit**. Aufgrund genetisch bedingter und nur teilweise bekannter weiterer Auslöser bzw. Mechanismen greift das Immunsystem die B-Zellen des Pankreas an und zerstört sie. Mit zunehmendem Verlust Insulin bildender Zellen lässt die Insulinproduktion immer mehr nach und kommt schließlich endgültig zum Erliegen. Von diesem Zeitpunkt an benötigt der Patient lebenslang Insulin zum Überleben. Typ-1-Diabetiker sind von Anfang an, d. h. **primär insulinabhängig.** Die Symptome entstehen innerhalb weniger Wochen bis Monate; typisch sind ausgeprägtes Schwäche- und Müdigkeitsgefühl (alle Organe einschließlich Gehirn „hungern", weil die Zellen keine Glukose erhalten) und extremer Durst durch die Glukosurie und Polyurie.

online

Umfassende Informationen zu Erkrankung, Epidemiologie, Selbsttest, Diagnostik, Therapie, Selbsthilfe und Weiterbildungsmöglichkeiten für Fachkräfte finden Sie unter:
www.diabinfo.de
www.diabetesstiftung.de
www.deutsche-diabetes-gesellschaft.de

Auch starke Bauchschmerzen können vorkommen, sodass in machen Fällen zunächst an eine Appendizitis gedacht wird. Die Diagnose ist gestellt, sobald der BZ gemessen wird. Blutglukosewerte über 400 mg/dl (22,4 mmol/l) sind bei der Erstdiagnose des D. m. Typ 1 keine Seltenheit; bei extrem hohem BZ kann der Patient ins Koma fallen. Der Harnzuckernachweis ist bei neu aufgetretenem Diabetes Typ 1 stets positiv. D. m. Typ 1 tritt bei Kindern, Jugendlichen und jungen Erwachsenen bis ca. 40 Jahre auf, was zu der Bezeichnung **juveniler** (jugendlicher) Diabetes geführt hat. Steht kein Insulin zur Verfügung, stirbt der Kranke innerhalb weniger Wochen an Auszehrung (**Kachexie**), da der Körper, ohne Glukose nutzen zu können, quasi verhungert. Eine Präventionsmöglichkeit besteht nicht.

Diabetes mellitus Typ 2

Diabetes mellitus Typ 2 tritt bei genetisch Prädestinierten meistens (bei ca. 90 % der Typ-2-Diabetiker) durch Überernährung und Übergewicht auf. Je stärker die Disposition und/oder Überernährung ausgeprägt sind, desto früher manifestiert sich der Diabetes. Genetische und epigenetische Phänomene sind für Diabetes Typ 2 bei Schlanken und Untergewichtigen (ca. 10 % der Typ-2-Diabetiker) ursächlich. Studien mit während der Kriegsjahre geborenen Menschen haben gezeigt, dass untergewichtige Neugeborene und Kinder, die in der Neugeborenenperiode (z. B. wegen ihres Untergewichts) zuckerreich ernährt wurden, einem erhöhten Diabetes-Typ-2-Risiko unterliegen. Dies gilt auch für Kinder, deren Mütter Schwangerschaftsdiabetes hatten.

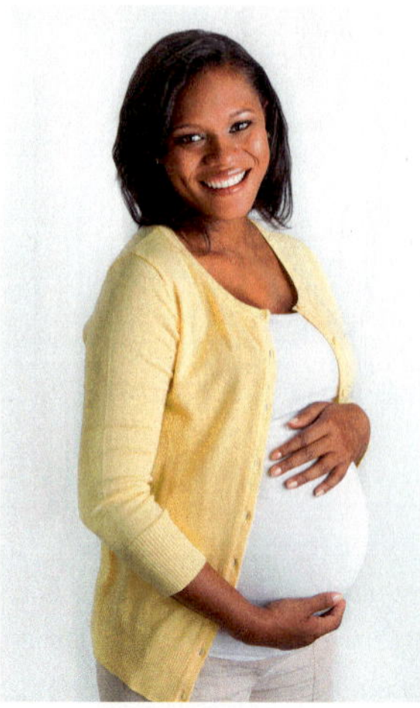

[1] Gestationsdiabetes gefährdet Mutter und Kind.

Die Symptome bei Typ 2 sind viel weniger dramatisch als bei Typ 1; viele Typ-2-Diabetiker sind zumindest subjektiv asymptomatisch. Da Insulinresistenz und erhöhte Glukosespiegel über Jahre entstehen, bemerken viele Betroffene keine Beschwerden, die sie zum Arzt führen würden. Oft wird der Typ 2 daher bei Routinekontrollen, z. B. vor Operationen oder im Rahmen des Check-up, diagnostiziert. Hautjucken, Hautinfektionen vor allem mit Pilzen (Mykosen), vermehrter Harndrang (auch nachts) sind typische Beschwerden, die mit dem erhöhten Glukosegehalt in Blut und Geweben einhergehen. Nicht selten führen **Spätschäden**, z. B. Nervenschäden mit Missempfindungen oder Schmerzen an den Füßen, „undiagnostizierte" Diabetiker zum Arzt. Beim Typ 2 besteht eine hohe Dunkelziffer von Menschen, die nichts von ihrer Krankheit wissen. Nach jahrelangem Verlauf können die chronisch überlasteten Inselzellen versagen; von da an muss Insulin injiziert werden. Da die Insulinabhängigkeit beim Typ-2-Diabetes (wenn überhaupt) erst spät auftritt, wird der Typ 2 auch als **nicht primär insulinabhängiger** Diabetes mellitus bezeichnet.

Gestation
Schwangerschaft

Gestationsdiabetes (Schwangerschaftsdiabetes)

Die hohen Hormonspiegel provozieren in der Schwangerschaft die metabolischen Probleme, für die die Schwangere eine Veranlagung besitzt. Daher treten Hypertonie, Hyperlipidämien und Diabetes Typ 2 in der Schwangerschaft gehäuft auf. Der Gestationsdiabetes ist insofern eine Sonderform des D. m. Typ 2. Oft ist die Familienanamnese für Diabetes Typ 2 und Gestationsdiabetes positiv bzw. mehrere Neugeborene über 4 kg wurden in der Familie geboren. Nach der Entbindung normalisiert sich der BZ meistens wieder; die Disposition zum Diabetes Typ 2 bleibt jedoch bestehen.

Fetus
ungeborenes Kind ab dem 4. Schwangerschaftsmonat
Embryo
ungeborenes Kind vor dem 4. Schwangerschaftsmonat

Pathophysiologie und Symptome: Der Fetus erhält von seiner diabetischen Mutter über die Nabelschnur hyperglykämisches Blut. Sein Pankreas gibt vermehrt Insulin ab, um den erhöhten BZ zu senken. Die hohen Insulinspiegel lassen das Kind viel Glukose in seine Zellen aufnehmen; dies regt Wachstum und Gewichtszunahme übermäßig an.

Das „Übermaß" hinsichtlich Größe und Gewicht der Neugeborenen diabetischer Mütter wird **Makrosomie** genannt (gr. makros = groß, soma = Körper). Die Veränderungen, die die Kinder zeigen, werden als **diabetische Fetopathie** bezeichnet. Neugeborene über 4 kg Geburtsgewicht haben besonders oft diabetische Mütter. Sobald das Kind geboren und abgenabelt ist, erhält es keine erhöhte Glukosezufuhr mehr. Wegen seines hohen Insulinspiegels neigt es nun zur Unterzuckerung (**Hypoglykämie**); es muss diesbezüglich engmaschig untersucht werden und benötigt ggf. vorübergehend Traubenzuckerlösung.

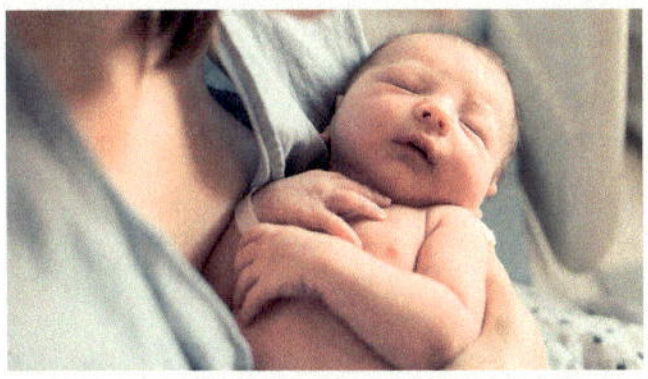

normalgewichtiges Neugeborenes

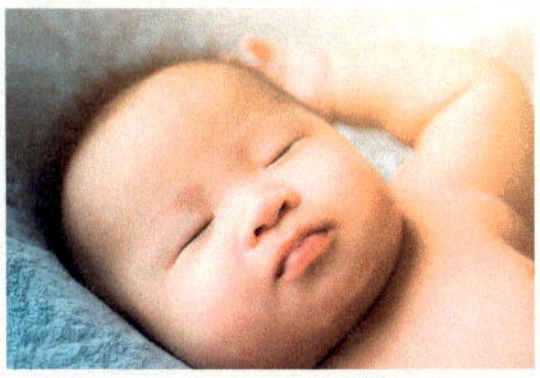

makrosomes Neugeborenes einer diabetischen Mutter

Die meisten Gestationsdiabetikerinnen sind asymptomatisch. Harnuntersuchungen finden im Rahmen der Mutterschaftsvorsorge regelmäßig statt. Um einen Gestationsdiabetes sicher zu erkennen, bevor er so ausgeprägt ist, dass eine Glukosurie auftritt, ist ein **oraler Glukosetoleranztest (OGTT)** sinnvoll. Im 2. und 3. Schwangerschaftsdrittel wird die Untersuchung (sog. OGTT-Vortest mit 50 g Glukose und BZ-Messung nach 1 Stunde) bei jeder Schwangeren durchgeführt. Bei pathologischem Ergebnis erfolgt ggf. ein regulärer OGTT. Je nach Ausmaß der Stoffwechselstörung sind beim Gestationsdiabetes Diät und/oder Insulintherapie indiziert. Je besser, d. h. je normaler die Stoffwechsellage der Schwangeren ist, desto geringer fallen die Auswirkungen des Gestationsdiabetes auf das Kind und auf den Körper der Frau aus. Schwangere Typ-1- und Typ-2-Diabetikerinnen werden besonders engmaschig überwacht und intensiv therapiert, um eine Fetopathie zu vermeiden; bei ihnen besteht definitionsgemäß jedoch kein Gestationsdiabetes.

Fetopathie
Erkrankung, die aufgrund schädlicher Einflüsse während der Fetalperiode auftritt.

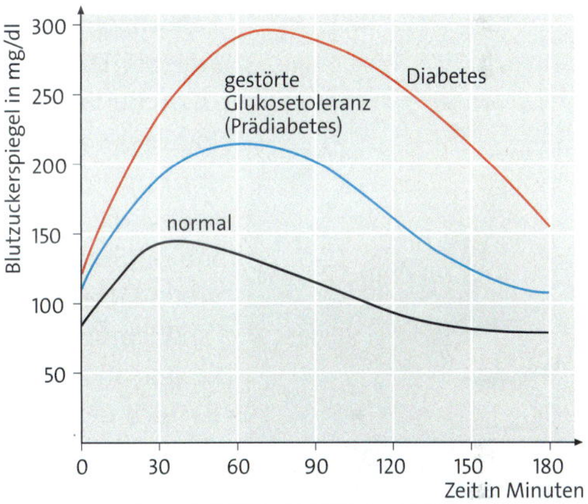

[2] Verlauf des Glukosetoleranztests bei gesunden Personen, bei gestörter Glukosetoleranz und bei Diabetikern

Diagnostik des Diabetes mellitus

Oraler Glukosetoleranztest

Der Diagnose „Diabetes mellitus" liegt in der Regel eine Blutzuckermessung zugrunde. In Zweifelsfällen und zur Erkennung des Gestationsdiabetes wird der orale Glukosetoleranztest (OGTT) durchgeführt [Abb. 2]. Dabei kommt die Patientin morgens nüchtern in die Praxis. Man bestimmt den Nüchternblutzucker und gibt ihr 75 g Glukose in 300 ml Lösung zu trinken. Die handelsübliche Lösung schmeckt süß – der Geschmack ähnelt einem Johannisbeer-Fruchtnektar [Abb. 3]. Nach 1 Stunde und nach 2 Stunden wird erneut der Blutzucker gemessen. Während der zweistündigen Testperiode soll die Patientin sich nicht anstrengen. Würde sie spazieren gehen, Einkäufe erledigen o. Ä., könnte ein pathologischer Blutzuckeranstieg ggf. verhindert werden, da die aufgenommene Glukose durch die vermehrte Muskelaktivität verbraucht würde.

Liegen die Messwerte zwischen Norm- und pathologischem Bereich, besteht eine gestörte, d. h. **pathologische Glukosetoleranz**. Diese ist eine Vorstufe des Diabetes Typ 2 und heißt daher auch **Prädiabetes**. Nimmt der Patient z. B. an Gewicht zu, kann sich bald ein Typ-2-Diabetes daraus entwickeln. Daher sollten abnorme Blutzuckerwerte im OGTT nach 6–12 Monaten kontrolliert werden.

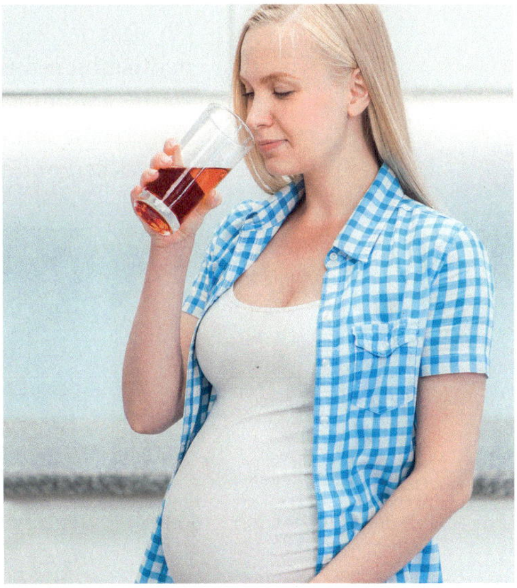

[3] OGT-Test

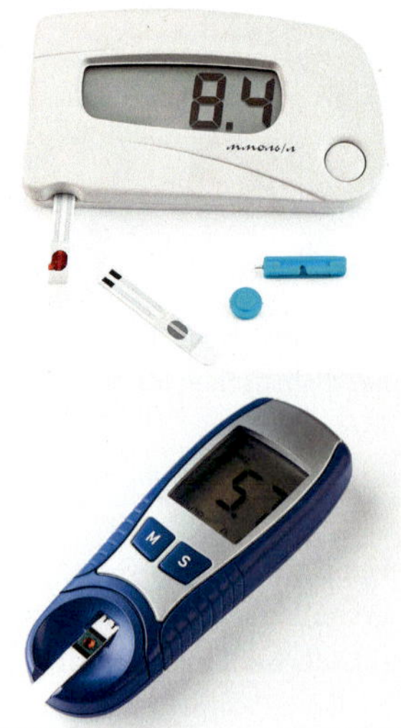

[1] Schnelltestgeräte zur Blutzuckerbestimmung (mit der Einheit mmol/l)

BZ-Werte im oralen Glukosetoleranztest (OGTT) bei nicht Schwangeren im Kapillarblut		
Nüchternwert	**2-Stunden-Wert**	**Bewertung**
< 100 mg/dl (< 5,6 mmol/l)	< 140 mg/dl (< 7,8 mmol/l)	normal
≥ 100 mg/dl und < 110 mg/dl (≥ 5,6 mmol/l und < 6,1 mmol/l)	≥ 140 mg/dl und < 200 mg/dl (≥ 7,8 mmol/l und < 11,1 mmol/l)	gestörte Glukosetoleranz Prädiabetes
≥ 110 mg/dl (≥ 6,1 mmol/l)	≥ 200 mg/dl (≥ 11,1 mmol/l)	Diabetes mellitus

Hinweis: Für die BZ-Messung aus Kapillar- und Venenblut gelten etwas unterschiedliche Normwerte (im Venenblut sind die BZ-Messwerte ca. 10 % höher als im Kapillarblut). Man beachte daher die Normwerte für die gewählte BZ-Messmethode in den Gebrauchsinformationen der handelsüblichen OGTT und der BZ-Messgeräte.

BZ-Grenzwerte im oralen Glukosetoleranztest (OGTT) bei Schwangeren im Kapillarblut			
Nüchternwert	**1-Stunden-Wert**	**2-Stunden-Wert**	**Bewertung**
≥ 90 mg/dl (≥ 5 mmol/l)	≥ 180 mg/dl (≥ 10 mmol/dl)	≥ 155 mg/dl (≥ 8,6 mmol/l)	Gestationsdiabetes

Hinweis: In der Schwangerschaft gelten diese sehr strengen BZ-Grenzwerte, da sich gezeigt hat, dass nur bei optimalem BZ Mutter und Kind keine Diabetesschäden drohen.

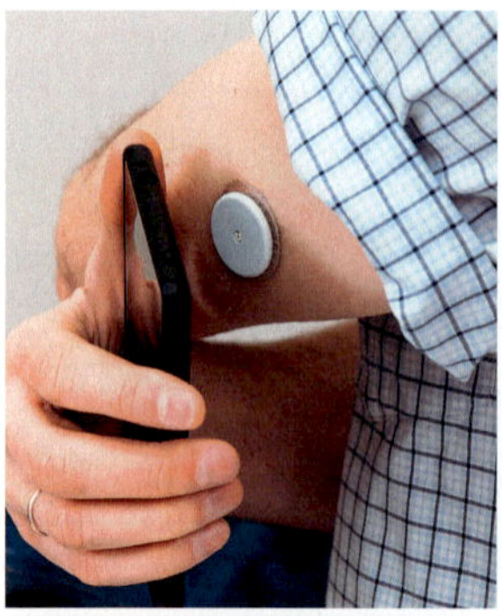

[2] Kontinuierliche subkutane Glukosemessung

Labordiagnostik bei Diabetes mellitus

Der bei Diabetikern am häufigsten gemessene Blutwert ist der **Blutglukosespiegel** (**BZ**). Bei Selbstmessungen wird er stets im **Kapillarblut** gemessen; seltener, z. B. im Rahmen von Routineuntersuchungen mit Venenblutentnahme, erfolgt die Glukosebestimmung im Serum. Moderne BZ-Messgeräte sind sehr einfach zu bedienen [Abb. 1], sodass die Selbstmessung für jeden Diabetiker erlernbar sein dürfte. Es gibt Einstichhilfen (Stechhilfen) mit sehr dünnen Lanzetten (Nädelchen), die die Blutgewinnung vereinfachen und nur minimale Verletzungen erzeugen.

Wichtig ist, dass der Einstich für die Blutentnahme nicht in die sensible Fingerbeere und nicht am Zeigefinger erfolgt, sondern im weniger nervenreichen seitlichen Bereich der Fingerkuppe des Ring- oder Mittelfingers. Je nach Herstellerangabe des verwendeten Testgeräts wird der erste oder zweite Blutstropfen verwendet. Ein „Quetschen" ist zu vermeiden, da es zur Beimischung von Gewebeflüssigkeit führt und den Messwert verändert. Die Messung erfolgt automatisch nach Auftragen des Blutstropfens auf das Messfeld des Teststäbchens [Abb. 3]. Das Ergebnis in mg/dl oder mmol/l erscheint nach wenigen Sekunden im Anzeigefeld des Geräts [Abb. 3]. Es wird empfohlen, dass der Patient sich vor der BZ-Selbstmessung die Hände wäscht; Desinfektionsmaßnahmen sind in der Regel nicht erforderlich.

Die kontinuierliche subkutane BZ-Messung mithilfe eines Hautsensors, dessen Trägerplatte auf die Haut aufgeklebt wird, hilft v. a. Typ-1-Diabetikern sehr bei der Blutzuckerkontrolle. Die Werte zeigt ein Lesegerät an [Abb. 2].

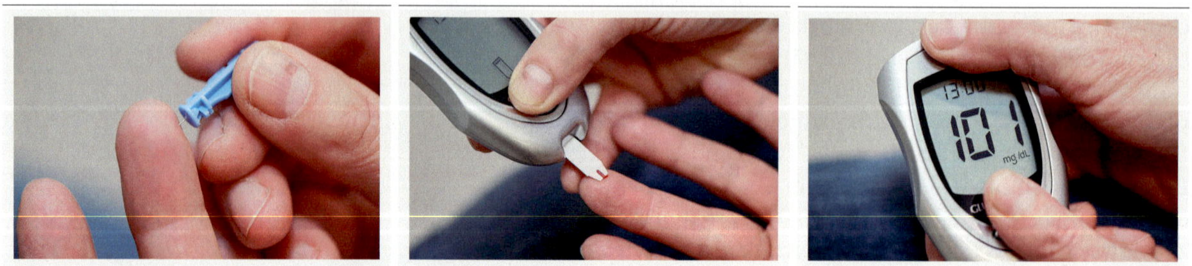

Einstich an der seitlichen Fingerbeere | Blutstropfen wird ins Testfeld aufgenommen | Anzeige des Messergebnisses

[3] Kapillarblutentnahme für die Blutzuckerbestimmung. Für manche BZ-Geräte kann bereits der erste austretende Blutstropfen verwendet werden (Herstellerangabe beachten).

Um die BZ-Einstellung im Tagesverlauf gut beurteilen zu können, ist ggf. die Anfertigung eines **Blutzucker-Tagesprofils** notwendig, das mehrere Messungen beinhaltet: nüchtern und zu bestimmten Zeiten **präprandial** (vor einer Mahlzeit) und **postprandial** (nach einer Mahlzeit), z. B. zwei Stunden nach dem Mittagessen.

Nur bei unklarer Diagnose ist der orale Glukosetoleranztest (OGTT) indiziert; bei bewiesenem Diabetes ist dieser kontraindiziert, da er den Metabolismus eines Diabetikers sinnlos mit 75 g Glukose belasten würde.

HbA_{1c}

Der HbA_{1c} ist ein wichtiger Messwert bei der Beurteilung der diabetischen Stoffwechsellage bzw. des Therapieerfolges. Glukose verbindet sich fest mit einem Teil des Hämoglobins, dem HbA_{1c}. Bei Hyperglykämie verbindet sich mehr Glukose mit dem HbA_{1c} als bei Normoglykämie (normalem Blutzucker), d. h der HbA_{1c} steigt an. Dies wird diagnostisch genutzt. Der HbA_{1c}-Wert (das **glykierte**, d. h. mit Glukose verbundene Hämoglobin) gibt Auskunft über den mittleren Blutzuckerspiegel der letzten 8–10 Wochen, denn so lange verbleibt ein Erythrozyt und damit das Hämoglobin im Blut. Aus dem HbA_{1c} kann das Labor die **mittlere Blutglukose** (MBG), d. h. den durchschnittlichen BZ, errechnen. Für den HbA_{1c} gibt es die alte Einheit Prozent und die neue Einheit mmol/mol, die auf einer verbesserten Messmethode beruht. Viele Labore geben den HbA_{1c}-Wert in beiden Einheiten an.

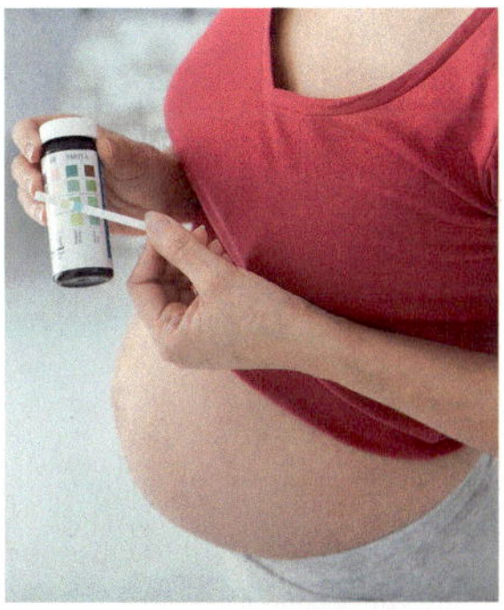

[3] Glukoseteststreifen zur Untersuchung des Urins, z. B. während der Schwangerschaft

Der Normbereich ist ≤ 6,0 % bzw. ≤ 42 mmol/mol. Beispiele:
HbA_{1c} = 8,5 % bzw. 70 mmol/mol entspricht einer MBG von 200 mg/dl (deutlich zu hoch).
HbA_{1c} = 6,0 % bzw. 42 mmol/mol entspricht einer MBG von 124 mg/dl (obere Normgrenze).

Der HbA_{1c} zeigt die Qualität der Blutzuckereinstellung bzw. die Wirksamkeit der Therapie. Ein erhöhter HbA_{1c} beweist einen zuvor nicht bekannten Diabetes mellitus. Der HbA_{1c} gibt indirekt Auskunft über die Therapietreue (Adhärenz) des Patienten. Kurzfristige BZ-Anstiege, sog. BZ-Spitzen, werden durch den HbA_{1c}-Wert nicht erfasst, da die **Glykierung** (Glukosebindung) des Hämoglobins eine gewisse Zeit braucht.

W Abendlicher Alkoholkonsum belastet die Leber in der Nacht so stark, dass sie nicht die normalerweise nachts stattfindende Glukoneogenese (Glukosebildung aus Aminosäuren) betreibt. Dies senkt den morgens gemessenen Nüchtern-BZ. Manche Diabetiker wenden diesen Trick zur „BZ-Kosmetik" vor Arztbesuchen an, indem sie am Vorabend Hochprozentiges zu sich nehmen. Den HbA_{1c} verändert dies nicht.

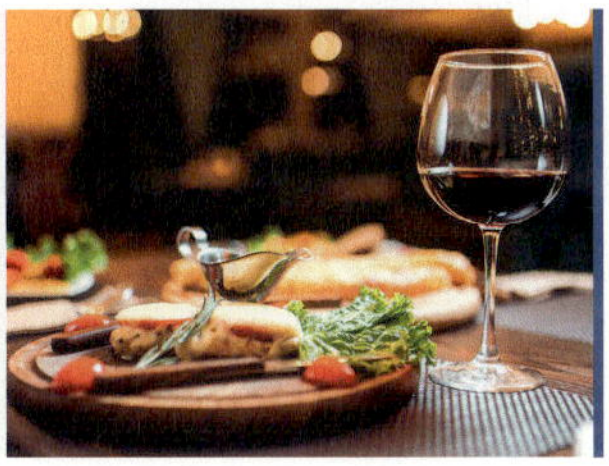

Urinkontrollen

Urinkontrollen sind bei Diabetes wichtig. Man kann mittels Teststreifen eine **Glukosurie** (Glukoseausscheidung im Urin) erkennen, die zur Diagnose eines noch unbekannten Diabetes beitragen kann. Allerdings ist die Glukosurie nicht zur Früherkennung geeignet, da sie erst ab 180 mg/dl (100 mmol/l) auftritt. **Ketone** sind Produkte der Lipolyse (des Fettabbaus), die bei Diabetikern ein Ausweichen der Energiegewinnung von Kohlenhydraten auf Fett anzeigen. Ihr Nachweis zeigt eine schwere Stoffwechselentgleisung und einen Notfall an. Die **diabetische Nephropathie** geht mit einer Eiweißausscheidung einher. Zur Früherkennung der Nephropathie dient der **UACR-Test** (**U**rin-**A**lbumin-**C**reatinin-**R**atio), der einmal jährlich sinnvoll ist.

Komplikationen bei Diabetes mellitus

Diabetes mellitus kann den Körper akut und chronisch gefährden bzw. schädigen. Akute BZ-Entgleisungen, d.h. extreme Abweichungen nach oben oder unten, sind stets Notfälle, die unbehandelt tödlich verlaufen können. Erhöhte BZ-Werte kennzeichnen die **Hyperglykämie**, erniedrigte BZ-Werte die **Hypoglykämie** (Unterzuckerung). BZ-Entgleisungen verlaufen unbehandelt tödlich; ihre Vermeidung ist daher ein vorrangiges Therapieziel. Jeder Diabetiker wird geschult, Symptome frühzeitig zu erkennen, um schnell und richtig gegenzusteuern. **Normoglykämie** besteht zwischen 60 und 100 mg/dl (3,3–5,6 mmol/l) nüchtern und bis 140 mg/dl (7,8 mmol/l) postprandial. Postprandiale Werte bis 160 mg/dl bzw. 8,9 mmol/l sind noch nicht pathologisch.

Hyperglykämie

Fehlt einem Typ-1-Diabetiker die Insulingabe (vor der Diagnosestellung oder bei versäumter Injektion), steigt der BZ rasch an. Auch beim Typ 2 kann nach langjährigem Verlauf eine Insulinabhängigkeit mit Hyperglykämieneigung entstehen.

Ab 180 mg/dl (10 mmol/l) treten Polydipsie und Polyurie auf. Sehstörungen können vorkommen, weil sich der Wassergehalt der Augenlinse verändert. Zunächst sind die Symptome wenig ausgeprägt (Übelkeit, Erbrechen, Bauchschmerzen und Durst) und können leicht als Magen-Darm-Infekt fehlgedeutet werden. Steigt der BZ weiter, treten Bewusstseinsstörungen auf. Diese können sich von verlangsamter Reaktion über Verwirrtheit und Teilnahmslosigkeit bis zum tiefen Koma steigern.

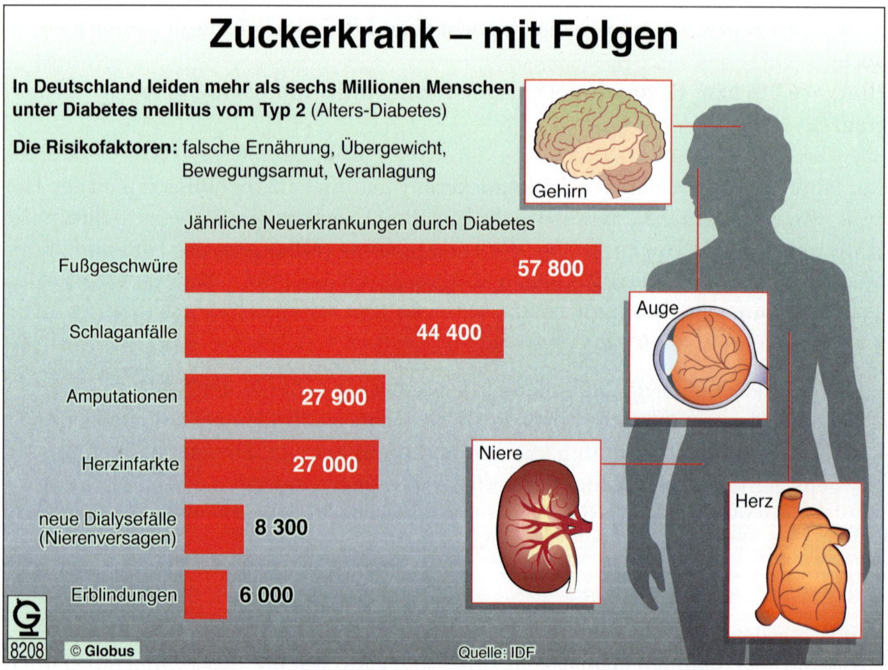

Da bei extremer Hyperglykämie der Stoffwechsel auf Fettabbau ausweichen muss, entstehen Ketone; diese erzeugen einen charakteristischen Atemgeruch beim Kranken; der Ketongeruch erinnert an Aceton (Nagellackentferner) oder an überreife Früchte. Da der Säuregehalt des Blutes gefährlich steigt, d.h. der pH-Wert sinkt und eine **Azidose** entsteht, kommt es zum **ketoazidotischen Koma**. Ggf. verändert sich die Atmung in seltene, vertiefte Atemzüge (sog. Kußmaulatmung, benannt nach A. Kußmaul). Eine sofortige Therapie mit Flüssigkeitszufuhr und Insulin per Infusion kann das Leben des Patienten retten. Die Dosen bestimmt der behandelnde Arzt bzw. Notarzt.

Azidose
Adj. **azidotisch**
Übersäuerung; Absinken des Blut-pH-Wertes unter 7,35

Hypoglykämie

Jeder Mensch, der schon einmal verschlafen hat und ohne Frühstück zur Schule geeilt ist, kennt Unterzuckerungsymptome: Müdigkeit, Schwäche- und Schwindelgefühl, Zittrigkeit und ggf. Kreislaufprobleme bis zum Kollaps. Auch schlechte Laune, Reizbarkeit und Konzentrationsmangel treten auf, wenn der BZ 50 mg/dl (2,8 mmol/l) unterschreitet. Typisch sind Hunger und Appetit auf Süßes. Ist eine Nahrungsaufnahme nicht möglich, hebt das körpereigene Glukagon den BZ bald wieder in den (unteren) Normbereich.

Bei Diabetikern sind Hypoglykämien die Folge zu geringer Glukose- bzw. Nahrungszufuhr unter Insulintherapie (z. B. bei Infekten oder außergewöhnlicher Anstrengung), einer zu hohen Dosis von Insulin oder eines BZ-senkenden Arzneimittels. Auch Kombinationen der genannten Faktoren kommen vor.

Neben bzw. nach den oben genannten Symptomen entstehen bei raschem Absinken des BZ Bewusstseinsstörungen bis zum Koma. Wichtig ist, dass jeder Diabetiker und die Angehörigen bzw. Betreuer die Symptome rechtzeitig erkennen und sofort Gegenmaßnahmen ergreifen. Bei leichter Hypoglykämie kann eine orale Kohlenhydratzufuhr erfolgen, z. B. ein Glas Saft oder Limonade getrunken oder Traubenzucker gegessen werden. Ab 50 mg/dl (2,8 mmol/l) treten Symptome auf, ab 40 mg/dl (2,2 mmol/l) kann Bewusstseinsverlust eintreten. Der Patient selbst oder ein Helfer kann durch eine Glukagoninjektion (GlucoGen®) mit einer Fertigspritze in den Oberschenkelmuskel den BZ schnell wieder heben.

Katarakt
grauer Star; Linsentrübung

Glaukom
grüner Star; fortschreitende Schädigung des Sehnervs

Dialyse bzw. **Hämodialyse**
künstliche Blutwäsche

Diabetische Angiopathie (diabetesbedingte Blutgefäßschäden)

Arteriosklerose ist eine unvermeidliche Alterserscheinung. Bei Diabetes mellitus findet die Arterienverengung jedoch verfrüht statt und schreitet rasch fort. Arteriosklerosebedingte Krankheiten treten bei Diabetikern daher besonders früh, häufig und ausgeprägt auf.

Die Arteriosklerose kleiner Blutgefäße wird als **Mikroangiopathie** bezeichnet, die Verengung großer Arterien als **Makroangiopathie**. Der ganze Körper des Diabetikers leidet unter Mangeldurchblutung. Die Makroangiopathie führt zu Myokardinfarkt, Hirninsult und pAVK. Kardiovaskuläre Krankheiten kommen daher gehäuft vor.

Gewebe und Organe, die aufgrund der Mikroangiopathie unterversorgt werden, sind Augen, Nieren und Nerven. Vor allem die Retina (Netzhaut des Auges) erleidet Schäden; die diabetische **Retinopathie** [Abb. 1] kann zur Erblindung führen. Auch grauer und grüner Star (|Katarakt und |Glaukom) werden durch den Diabetes gefördert. Mittels Laser-Anwendung kann der Augenarzt Frühstadien der Retinopathie therapieren.

Die Niere kann durch die diabetische **Nephropathie** (Nierenleiden) ihre Leistungsfähigkeit verlieren, d. h. insuffizient werden und schließlich völlig versagen; daher sind viele |Dialysepatienten Diabetiker.

Alle Nerven werden von mikroskopisch kleinen Arterien versorgt; die Mikroangiopathie führt zu Funktionsstörungen der unterversorgten Neuronen (Nervenzellen) mit Taubheitsgefühl, Schmerzen, Brennen und Missempfindungen. Auch fehlender Schmerz (z. B. beim sog. stummen Herzinfarkt) und vegetative Störungen, z. B. Herzrhythmusstörungen, Magenentleerungsstörungen und Kollapsneigung, kommen bei der diabetischen **Neuropathie** (Nervenleiden) vor.

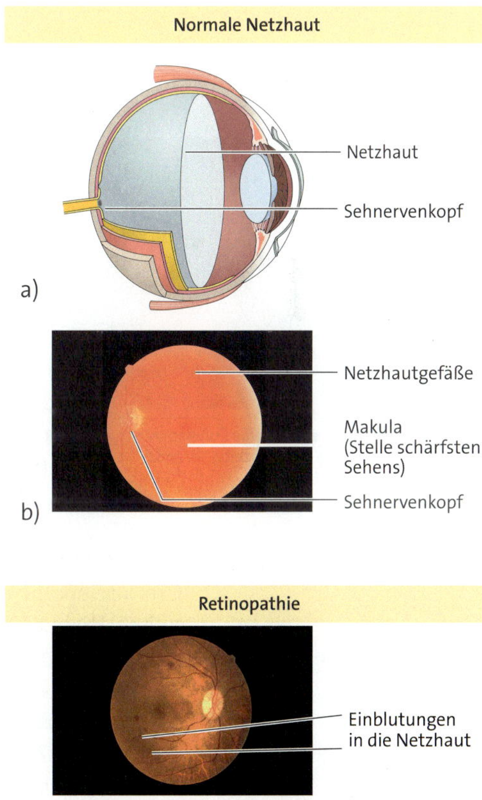

[1] a) das Auge im schematisierten Längsschnitt
b) Fundoskopisches Bild (= Blick mit dem Augenspiegel auf die Netzhaut) bei Normalbefund (Makula = wichtigster Netzhautteil, Stelle des schärfsten Sehens)
c) Retinopathie: Gefäßschäden haben zu Ablagerungen, Einblutungen und Mikroaneurysmen geführt.

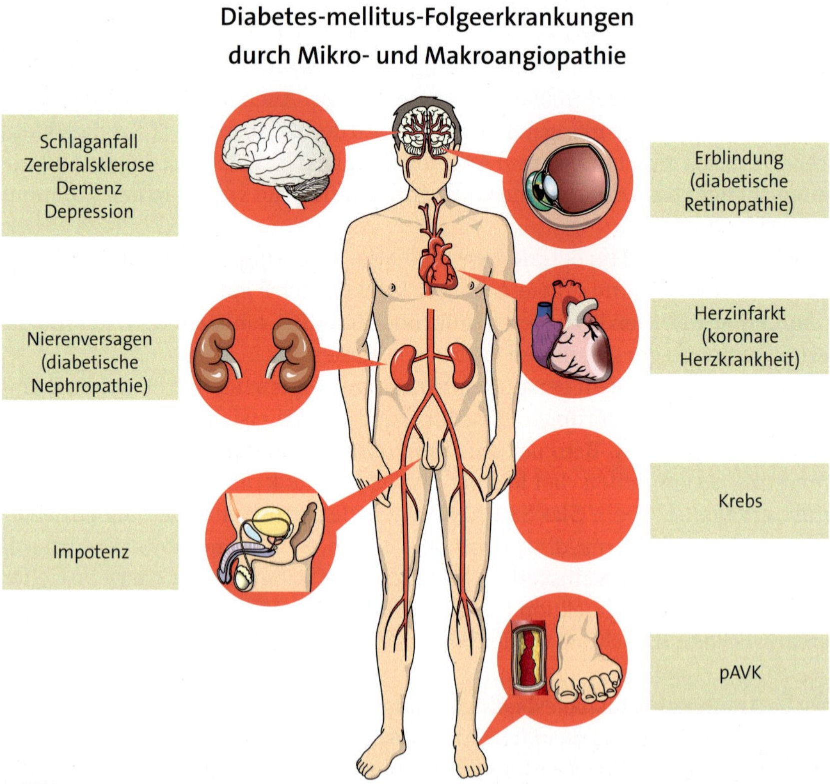

▶ Video Lernen am Modell: Nierenfunktion und diabetische Nephropathie, S. 376

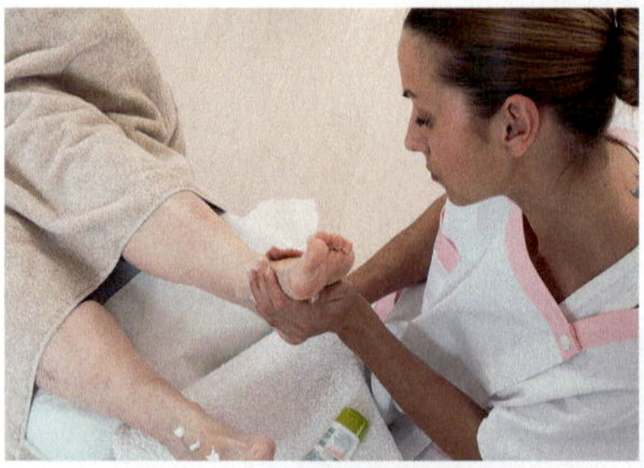

[1] Gute Pflege und regelmäßige Fußinspektionen sind wichtig, um frühzeitig Veränderungen festzustellen.

Der diabetische Fuß

Das **diabetische Fußsyndrom**, kurz diabetischer Fuß genannt, ist ein Symptomenkomplex, der durch Sensibilitätsstörungen (Gefühlsstörungen, z. B. fehlender Tastsinn), dadurch bedingte Verletzungen und schwere Wundheilungsstörungen gekennzeichnet ist. Die Behandlung des diabetischen Fußes ist Expertensache; Pflegefehler, z. B. Verletzungen bei falsch durchgeführter Fußpflege, können fatale Folgen haben. Viele Amputationen werden durch diabetische Gefäß- bzw. Gewebeschäden notwendig. Regelmäßige Fußinspektionen, geeignetes Schuhwerk und strikte Vermeidung von Verletzungen sollten daher selbstverständlich sein [Abb. 1]. Jeder weitere Risikofaktor (Hypertonie, Rauchen, Hyperlipidämie usw.) verstärkt das Fortschreiten der Angiopathie.

Kontrolluntersuchungen

DMP (Disease-Management-Programm) | 149

Um angiopathische Schäden soweit wie möglich zu vermeiden oder zu verzögern, sollten Diabetiker regelmäßige Kontrolluntersuchungen bei diabetologischen Fachkräften wahrnehmen. Im Rahmen der |**DMP**s (**D**isease-**M**anagement-**P**rogramme) der gesetzlichen Krankenkassen finden regelmäßig fachärztliche Kontrollen statt. Hierzu gehören: Anamnese, BZ- und HbA_{1c}-Messung, Nieren- und Blutfettwerte, Urinkontrollen (u. a. UACR-Test), Messung von RR und Gewicht, klinische Untersuchung mit neurologischer Kontrolle und eingehender Fußinspektion. Sehr wichtig sind Zuhören und Gespräch, um die Motivationslage des Patienten richtig einschätzen und optimieren zu können. Die genannten Untersuchungen werden beim Hausarzt und/oder in diabetologischen Schwerpunktpraxen durchgeführt. Fachärztliche Kontrollen sind je nach Diabetesdauer und Stoffwechsellage den angiopathischen Risiken entsprechend beim Augenarzt, Kardiologen, Neurologen und Nephrologen sinnvoll.

Ernährung bei Diabetes mellitus

Grundsätzlich ist aufgrund des Insulinmangels bzw. der Insulinresistenz eine Ernährung günstig, die einen gleichmäßigen BZ-Verlauf erzeugt. Daher sind langkettige Kohlenhydrate (nicht nur für Diabetiker) zu bevorzugen. Abhängig von Gewicht und körperlicher Aktivität wird in der Einstellungsphase der Tages-Energiebedarf des Diabetikers festgestellt und danach Größe und Zusammensetzung der Mahlzeiten erarbeitet. Die Kohlenhydratmenge wird mithilfe der **KE** (**K**ohlenhydrat-**E**inheiten; eine KE entspricht 10 g Kohlenhydraten) oder mithilfe der früher üblichen **BE** (**Brot**e**in**heiten oder **B**erechnungs**e**inheiten) erfasst; 1 BE entspricht 12 g Kohlenhydraten (KH).

Zunächst wird der Energiebedarf des Patienten abgeschätzt, abhängig von Alter, Körperbau und körperlicher Aktivität. Danach richtet sich die empfohlene Kohlenhydratmenge. Der Rest der Tages-Kalorien verteilt sich auf Proteine und Fett. Wichtig ist ein hoher Anteil pflanzlicher Nahrung, zumal viele Gemüse ohne Begrenzung verzehrt werden dürfen. Übergewicht sollte abgebaut werden. Dies kann den Zuckerstoffwechsel bei Diabetes Typ 2 und Prädiabetes bestenfalls wieder normalisieren. Typ-1-Diabetiker mit intensivierter Insulintherapie oder Insulinpumpe können Essen und Sport noch flexibler gestalten als ältere Typ-2-Diabetiker, die zur Vereinfachung der Therapie mit wenigen Injektionen Mischinsulin behandelt werden.

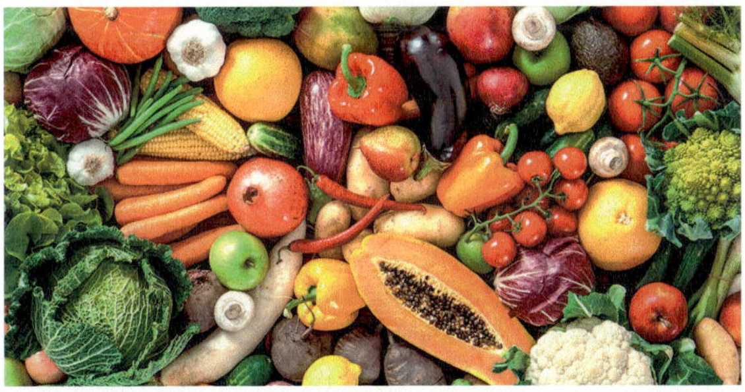

[2] Viele Gemüsesorten dürfen uneingeschränkt verzehrt werden.

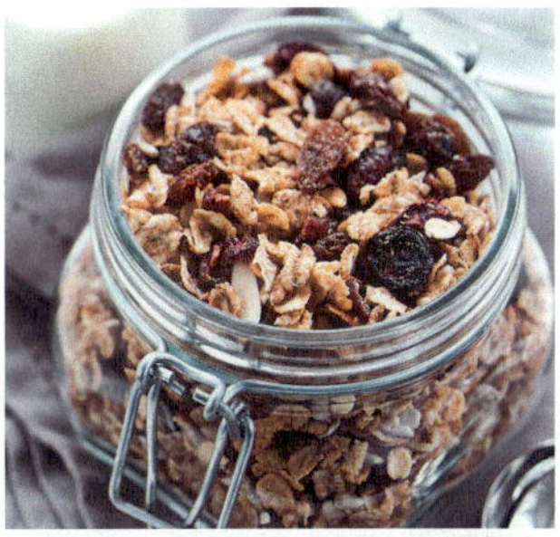

[3] Vollkornprodukte erzeugen einen gleichmäßigen Blutzuckerspiegel.

Jeder neu diagnostizierte Diabetiker und jeder Diabetiker, der seine Therapieziele nicht erreicht, sollte an einer Schulung teilnehmen. Diese wird von Fachkräften in diabetologischen Praxen durchgeführt. Die Teilnehmer erhalten Information und Motivation zum optimalen Lebensstil und zur individuellen Therapie. Das Abschätzen von Kohlenhydratemengen wird z. B. geübt. Spezielle Nahrungsmittel sind unnötig; es gibt auch keine sog. Diabetikersüßigkeiten mehr, da diese Zuckeraustauschstoffe enthalten und keine Vorteile bieten. Süßstoffe sind hingegen (fast) kalorienfrei und können v. a. bei Übergewicht Vorteile bieten.

Wichtig ist es, zu betonen, was alles erlaubt und gesund ist. Mit Verboten zu arbeiten, führt zur Reaktanz, also zum Gegenteil. Diabetiker sind ja auf Zucker nicht allergisch; die Dosis allein macht das Gift. Alles ist erlaubt, jedoch in Maßen statt in Massen. Sich etwas Besonderes in Ruhe, ohne Ablenkung und mit gutem Gewissen zu gönnen, ist ein besserer Weg als heimlich „Verbotenes“ ohne Freude zu essen und die Kontrolle zu verlieren. Die Psycho-Diabetologie hat hier große Fortschritte gemacht.

Die Wahl und Dosis der Medikamente hängt vom persönlichen Risikoprofil und der Schwere der Erkrankung ab. Die Therapieziele werden so gut wie möglich gemeinsam von Patient und Behandlern festgelegt und der Weg dahin erörtert. Ein 80-Jähriger mit leicht erhöhtem HbA1c kann seinen Lebensstil unverändert beibehalten, während ein Kleinkind mit Typ 1 noch so viele Jahre vor sich hat, dass Spätfolgen relevant sind.

Medikamentöse Therapie des Diabetes mellitus

Jede Diabetestherapie zielt auf die Vermeidung kurz- und langfristiger Schäden und darauf, die Lebenserwartung und -qualität des Diabetikers der von gesunden Menschen anzunähern.

Seit Banting und Best zu Beginn des 20. Jahrhunderts das Insulin isolierten (wofür 1923 der Nobelpreis verliehen wurde), ist der Typ-1-Diabetes kein Todesurteil mehr. Das lebenswichtige Hormon wird beim Gesunden passend zur Kohlenhydratmenge von den Inselzellen abgegeben [Abb. 1]. Es gibt einen **basalen Insulinspiegel**, der mahlzeiten*un*abhängig die Zellen mit Glukose versorgt. Zusätzlich wird mahlzeitenabhängig Insulin sezerniert (abgegeben). Sportliche Betätigung ermöglicht es den Zellen, eine gewisse Glukosemenge insulinunabhängig aufzunehmen, was den Stellenwert regelmäßiger Bewegung verdeutlicht.

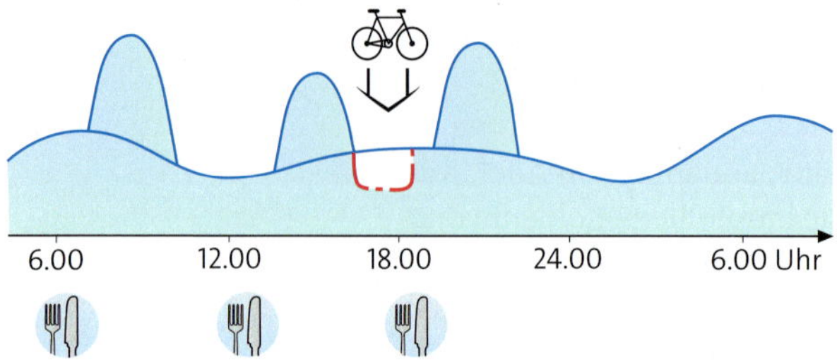

[1] Insulinfreisetzung bei Nichtdiabetikern

Das Ziel jeder Insulintherapie ist eine möglichst genaue Imitation der physiologischen Insulinabgabe. Es gibt daher lang wirksame **Basal- oder Verzögerungsinsuline**, deren Wirkung langsam eintritt und lange anhält, sowie das **Normalinsulin**, das schnell (innerhalb von 20 min nach der Injektion) zu wirken beginnt, aber dessen Wirkung auch schnell nachlässt. Alle Insuline werden in **I**nternationalen **E**inheiten (**IE**) berechnet. Als Faustregel gilt die 40er-Regel:

Ein Erwachsener benötigt 40 IE Insulin am Tag:
1 IE Normalinsulin senkt den BZ um ca. 40 mg/dl (2,2 mmol/l),

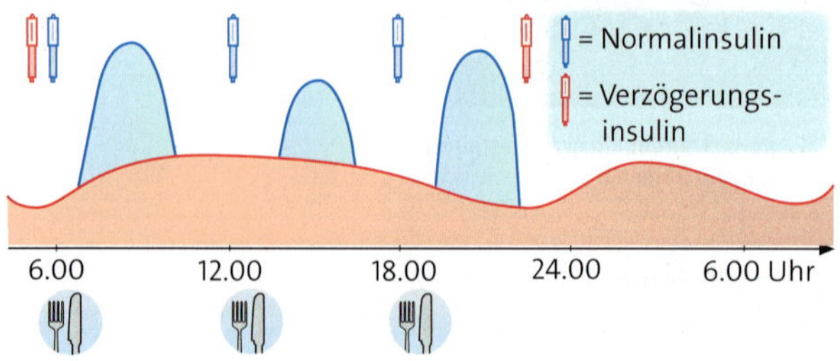

[2] Insulinfreisetzung bei ICT

Bei der **i**ntensivierten (**k**onventionellen) **I**nsulin**t**herapie (**ICT**), die für den Typ-1-Diabetiker die Methode der Wahl ist, wird morgens und abends Basalinsulin gespritzt und zu den Mahlzeiten Normalinsulin [Abb. 2]. Dafür sind viele BZ-Messungen nötig, denn vor jeder Normalinsulininjektion muss der genaue Bedarf aus dem gemessenen BZ und der geplanten Mahlzeit errechnet werden. Die ICT erfordert viel Motivation, Wissen und Erfahrung.

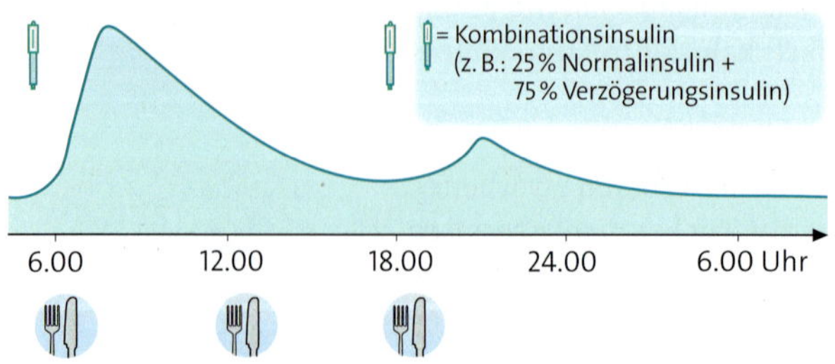

[3] Insulinfreisetzung bei CT

Einfacher ist die sog. **k**onventionelle **I**nsulin**t**herapie (**CT**) [Abb. 3]. Durch eine feste Mischung von Verzögerungs- und Normalinsulin z. B. im Verhältnis 75 % zu 25 %, die zu 2/3 morgens und zu 2/3 abends injiziert wird, sind nur zwei Injektionen erforderlich, um einen der physiologischen Situation grob angenäherten Insulinverlauf zu erzeugen. Die CT ist wegen der geringen Flexibilität nicht für den Typ 1 geeignet. Die geringe Zahl an Injektionen (und BZ-Kontrollen) erleichtert die Durchführung der CT bei pflegebedürftigen Patienten, die die Therapie nicht selbst durchführen können. Extreme BZ-Schwankungen sind bei regelmäßigen Mahlzeiten unter der CT eher selten, aber eine optimale BZ-Einstellung ist nicht möglich. Typ-2-Diabetiker können die CT auch mit oralen Antidiabetika kombinieren.

Die Injektion wird **subkutan (s. c.**; ins Unterhautfettgewebe) durchgeführt [Abb. 4 und 5]. Die Einstichstellen werden regelmäßig gewechselt, um Vernarbungen und damit einen veränderten Wirkeintritt zu vermeiden.

Insulin-Pens, d. h. „Füller“, die mit Patronen gefüllt werden und die die Dosierung der Einheiten sowie die Injektion sehr einfach machen, sind inzwischen der Standard [Abb. 6]. Für die ICT braucht der Patient zwei Pens mit je einer Insulinart; für die CT ist nur ein Pen mit einer Insulinart nötig.

Insulinpumpen [Abb. 7] verbessern die BZ-Einstellung, da sie von gut informierten Typ-1-Diabetikern selbst auf ihre Lebensweise passend programmiert werden können. Die Qualität der BZ-Einstellung bestimmt die Angiopathieentwicklung und damit die Langzeitprognose des Patienten.

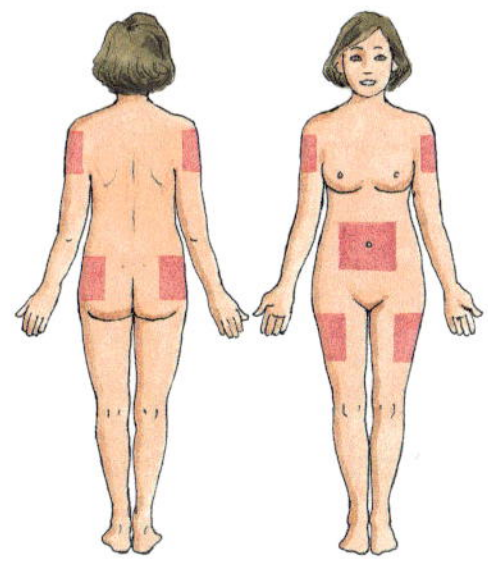

[4] Einstichstellen für die subkutane Injektion

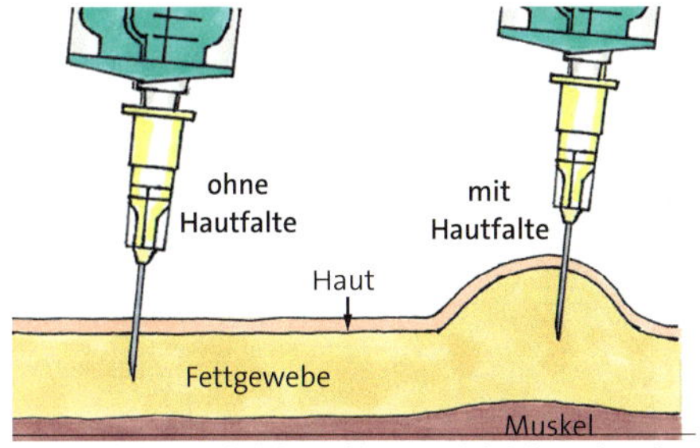

[5] Injektionsort bei der subkutanen Injektion mit und ohne Hautfaltenbildung

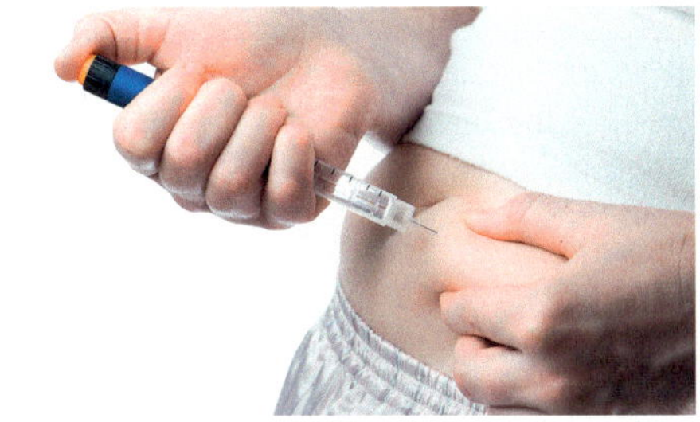

[6] Diabetiker injiziert sich Insulin

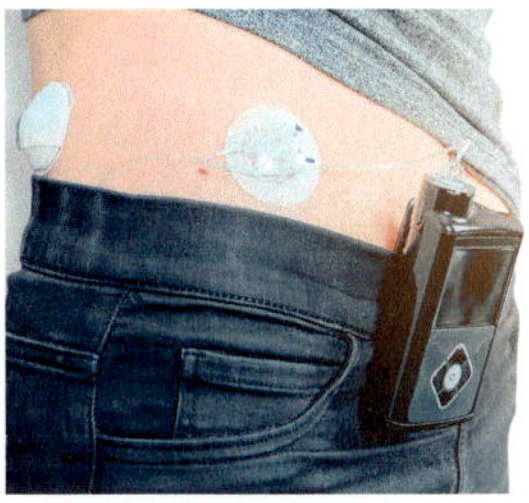

[7] Insulinpumpe

Therapie bei Diabetes mellitus – wie gut ist die Einstellung?

Einstellungsqualität	gut	mäßig	schlecht
BZ präprandial	80–110 mg/dl (4,5–6 mmol/L)	111–140 mg/dl (6–7 mmol/L)	> 140 mg/dl (>7 mmol/L)
BZ postprandial	100–145 mg/dl (5,6–7,8 mmol/L)	146–180 mg/dl (7,8–10 mmol/L)	> 180 mg/dl (>10 mmol/L)
HbA_{1c}	< 6,0 % bzw. < 42 mmol/mol	6,5–7,5 % bzw. 44–56 mmol/mol	> 7,5 % bzw. > 56 mmol/mol
Hypoglykämien	eher häufig	selten	„nie“
	Sollen Hypoglykämien vermieden werden (z. B. weil der Patient sich selbst schlecht helfen kann), muss man „toleranter“ gegenüber Hyperglykämien sein. Das bedeutet, dass ein eher hohes BZ-Niveau akzeptiert wird, obwohl dies die Entstehung von Spätschäden fördert.		
Hyperglykämien	„nie“	recht häufig	„immer“
	Sollen Hyperglykämien vermieden werden, um Spätschäden zu reduzieren, muss man den BZ sehr streng (immer so niedrig wie möglich) einstellen. Bei ungewohnter Belastung, ungewöhnlicher Nahrung oder Inappetenz usw. drohen dann aber Hypoglykämien.		
Spätschäden	treten kaum bzw. erst spät auf	kommen vor	treten rasch auf und sind ausgeprägt

Hinweis: „Einstellung“ bedeutet hier Effektivität der Therapie bzw. Güte der Stoffwechselwerte.

Orale **A**nti**d**iabetika (**OAD**) sind nur für Typ-2-Diabetiker geeignet, da bzw. solange bei ihnen kein absoluter Insulinmangel besteht. Sie haben den Vorteil, dass sie oral eingenommen werden können und der Aufwand für die Insulintherapie entfällt. Das wichtigste OAD ist Metformin; bei Kontraindikationen und unzureichender Wirkung kommen andere Substanzen infrage. In der Schwangerschaft sind OAD grundsätzlich kontraindiziert. Neue Antidiabetika, die natürliche Darmhormone imitieren und sättigend wirken, werden wie Insulin injiziert, jedoch seltener, z. B. einmal pro Woche. Alle Antidiabetika sollen an Tagen mit akuten Infekten, Fieber, Durchfallerkrankungen usw., sog. **sick days**, pausiert werden. Ein Wachstumsmarkt sind die GLP1-Analoga, die auch zum Abnehmen off label, also ohne medizinischen Grund verwendet und z. T. illegal verkauft werden.

▶ Video Lernen am Modell: Hautnerven und Injektionstechnik, S. 216

Orale Antidiabetika und sonstige Nicht-Insulin-Antidiabetika		
Wirkstoff(gruppe), Einzelwirkstoffe und Handelsnamen (®). Beispiele	**Wirkmechanismus (vereinfacht)**	**Nebenwirkungen (NW), Kontraindikationen (KI), Sonstiges (S)**
Metformin Siofor®, Generika	hemmt Glukoseresorption im Darm und die Glukosebildung in der Leber, verbessert die Insulinwirkung	**NW:** häufig (v. a. zu Therapiebeginn) Magen-Darm-Probleme, sehr selten schwere Stoffwechselstörung (Laktatazidose) **KI: schwere** Niereninsuffizienz; Pause vor Gabe jodhaltiger Kontrastmittel, vor OPs **S:** bessert das metabolische Syndrom, gut bei Polyzystische-Ovarien-Syndrom; erleichtert Gewichtsabnahme
Sulfonylharnstoffe (Glibenclamid, Glimepirid)	regen die Inselzellen zur vermehrten Insulinabgabe an	**NW:** Hypoglykämie; verstärken die Hyperinsulinämie und tragen zur Inselzell-Erschöpfung bei **KI:** Sulfonamidallergie (ähnliche Molekülstruktur), Nierenschwäche (verstärkte Hypoglykämiegefahr)
DPP-4-Hemmer = Gliptine Sitagliptin Januvia®	hemmen den Abbau des Hormons DPP-4, das die Insulinabgabe zu den Mahlzeiten fördert	**NW:** Pankreatitis, Darmentzündungen, Leberfunktionsstörungen **KI:** schwere Niereninsuffizienz, Leberinsuffizienz **S:** Pause bei akuter Krankheit
Neuere Antidiabetika für Typ-2-Diabetiker zur Injektion		
Wirkstoff(gruppe), ggf. Einzelwirkstoffe	**Wirkmechanismus (vereinfacht)**	**Nebenwirkungen (NW), Kontraindikationen (KI), Sonstiges (S)**
GLP-1-Analoga Semaglutid, Ozempic®, Tirzepatid, Mounjaro®	GLP1 ist ein Hormon, das den Appetit hemmt und die Insulinabgabe fördert; GLP1-Analoga ahmen diese Wirkung nach; sie werden lebenslang wöchentlich subkutan injiziert	**NW:** Übelkeit, Erbrechen, Durchfall, Gallensteine, Pankreatitis **KI:** Essstörungen, Untergewicht **S:** häufig, aber nicht immer Gewichtsabnahme; daher werden die Spritzen ohne medizinische Indikation als Lifestyle-Mittel verwendet
SGLT2-Hemmer = Gliflozine Dapagliflozin, Forxiga®, Empagliflozin, Jardiance®	hemmen in den Nieren die Glukoserückgewinnung; Glukose wird mit dem Urin ausgeschieden	**NW:** Harnwegsinfekte bis hin zur Sepsis; Genitalmykosen, Austrocknung, Schwäche, Übelkeit, RR-Senkung, bei Fasten droht Ketoazidose **KI:** Untergewicht **S:** Herz- und Nierenschutz, daher bei KHK, Herz- u. Niereninsuffizienz sinnvoll

online

Nationale Versorgungsleitlinien Diabetes mellitus Typ 2 finden Sie unter:
www.leitlinien.de/nvl/diabetes

Belastungen und Probleme bei Diabetes mellitus

Diabetes ist eine chronische Krankheit mit starken Auswirkungen auf die Lebensführung und -qualität. Vor allem bei Typ 1 sind die häufigen BZ-Messungen, die Insulinberechnung und -Injektionen starke Belastungen. Die Diagnose löst bei Betroffenen und ihren Familien zunächst einen Schock aus. Die (Selbst-) Behandlung erfordert lebenslang, ohne Urlaub und „Cheat Days", großen Einsatz. Angesichts drohender Spätschäden kann sich eine resignative und/oder depressive Haltung einstellen. Gesunde Geschwister fühlen sich vernachlässigt, weil das diabeteskranke Kind Zeit und Aufmerksamkeit der Eltern absorbiert. Auch Kinder und Jugendliche mit Diabetes durchlaufen die Pubertät – nur, dass diese, wenn dadurch die BZ-Einstellung zu sehr leidet, Gesundheit und Leben gefährdet. Die Abgrenzung jugendlicher Diabetiker von ihren Eltern kann mit größeren Gefahren einhergehen als „normales" Risikoverhalten gesunder Jugendlicher. Essstörungen sind vor allem bei jungen Typ-1-Diabetikerinnen häufig.

Die **Koinzidenz** (das gleichzeitige Auftreten bzw. Zusammentreffen) von Diabetes und Depression ist besonders gefährlich. Depressive vernachlässigen Ernährungsprinzipien und Therapie und neigen zu direkten oder indirekten suizidalen Handlungen – auch unzureichende Behandlung ist eine Form der Selbstschädigung. Manche Menschen können ihre Zuckerkrankheit nicht in ihr Selbstbild bzw. Leben integrieren – sie erleiden rasch ausgeprägte Organschäden und sterben früh. Kommt Alkohol hinzu, geht der psychophysische Abbau noch schneller.

online

Zahlen und Karten zur Diabetesepidemiologie bietet die International Diabetes Federation **www.diabetesatlas.org**

Beim Typ 2 bestätigt sich oft der Ausspruch Albert Einsteins: „Die Denkweise, die zu einem Problem geführt hat, ist nicht geeignet, um es zu lösen.“ Dies gilt auch für die Lebensweise, die den Typ 2 entstehen lässt und die geändert werden müsste, um diesen zu therapieren. Viele Patienten sind dazu nicht motiviert und vor allem bei **Multimorbidität** (vielen Krankheiten gleichzeitig) vielleicht auch nicht in der Lage. Die WHO und andere weltweit tätige Organisationen sind sich der finanziellen Brisanz der **Diabetespandemie** bewusst und fordern bzw. fördern Präventionsprogramme gegen die Zivilisationskrankheit Typ-2-Diabetes. Die Vielzahl der Schwierigkeiten und Belastungen, denen Diabetiker und ihr soziales Umfeld begegnen, ist schwer zu bewältigen. Empathie, Verständnis und Geduld sind daher Voraussetzungen für die Behandlung und Begleitung von Diabetespatienten.

Pandemie
weltweite Ausbreitung einer Krankheit

Prominente Typ-1-Diabetiker wie die Schauspielerin Halle Berry (mit 23 Jahren erkrankt), der Olympiasieger im Gewichtheben Matthias Steiner (mit 18 Jahren erkrankt), die den Mut haben, öffentlich ihre Erkrankung zu thematisieren, tragen dazu bei, anderen Betroffenen Mut zu machen und sie zu motivieren. Nicole Johnson wurde mit ihrer Insulinpumpe an der Hüfte 1999 Miss America. Ein Diabetes sollte kein Grund sein, sich einzuigeln und private und berufliche Ziele fallen zu lassen. Oft nutzen Betroffene ihr Wissen und ihre Motivation auch, um anderen zu helfen, indem sie sich beruflich oder ehrenamtlich für Diabetiker engagieren.

Prävention

Typ-1-Diabetes ist eine schicksalhafte und durch verschiedene Gene und Auslösefaktoren bedingte Erkrankung, der bisher nicht wirksam vorgebeugt werden kann.

Der Typ-2-Diabetes kann in den meisten Fällen verhindert werden, indem der Entstehung des metabolischen Syndroms vorgebeugt wird. Dies ist ein wichtiges Ziel weltweit tätiger Gesundheitsorganisationen und sollte auch das Ziel jedes Einzelnen für sich selbst und für die ihm anvertrauten Menschen sein.

Aufgabenstellungen

1 a) Aus welchen Teilen besteht der Magen und b) welche Funktionen erfüllt er für die Verdauung?
2 a) Welchen Sinn hat das Prinzip der Oberflächenvergrößerung beim Dünndarm und b) wie wird die Oberflächenvergrößerung erreicht?
3 Warum ist der Begriff „Blinddarmentzündung“ nicht korrekt?
4 Welche Ursache hat die verbreitete Laktoseintoleranz?
5 Welche therapeutische Maßnahme ist bei Gastroenteritis vorrangig?
6 Welche Faktoren können ein Magenulkus hervorrufen?
7 Würden Sie sich einer Vorsorgekoloskopie unterziehen? Begründen Sie Ihre Antwort und beschreiben Sie die für die Untersuchung erforderliche Vorbereitung.
8 Mit welchen Lebensstilveränderungen können Sie die Entwicklung eines metabolischen Syndroms vermeiden?
9 Erläutern Sie die intensivierte konventionelle Insulintherapie.

4.14 Die Nieren und ableitende Harnwege

Die Aufgaben der Niere

Lernen am Modell: Nierenfunktion und diabetische Nephropathie

Da Harn- und Genitalorgane beim Embryo aus gemeinsamen Anlagen entstehen, werden beide Organsysteme zusammen als **Urogenitalsystem** (Urogenitaltrakt; Harn- und Geschlechtstrakt) bezeichnet. Harn ist ein Synonym für Urin (lat. urina, gr. ouron). Zum Urogenitaltrakt gehören die harnbildenden Organe (die Nieren), die harnableitenden Organe (Nierenbecken, Harnleiter, Harnblase und Harnröhre) sowie die Geschlechtsorgane (Genitalorgane) von Mann und Frau [Abb. 1].

4.14.1 Funktion und Aufbau der Nieren

Herzzeitvolumen (HZV), Herzminutenvolumen Blutmenge, die in einer Minute vom linken Herzen gefördert wird

Die Nieren sind paarige Organe, d. h. jeder Mensch besitzt zwei Nieren, wodurch der (Funktions-)Verlust einer Niere notfalls ausgeglichen werden kann. Die Nieren werden intensiv durchblutet; ständig fließen ca. 20 % des Herzzeitvolumens durch das Nierengewebe; etwa ein 1 Liter pro Minute und über 1.500 Liter am Tag.

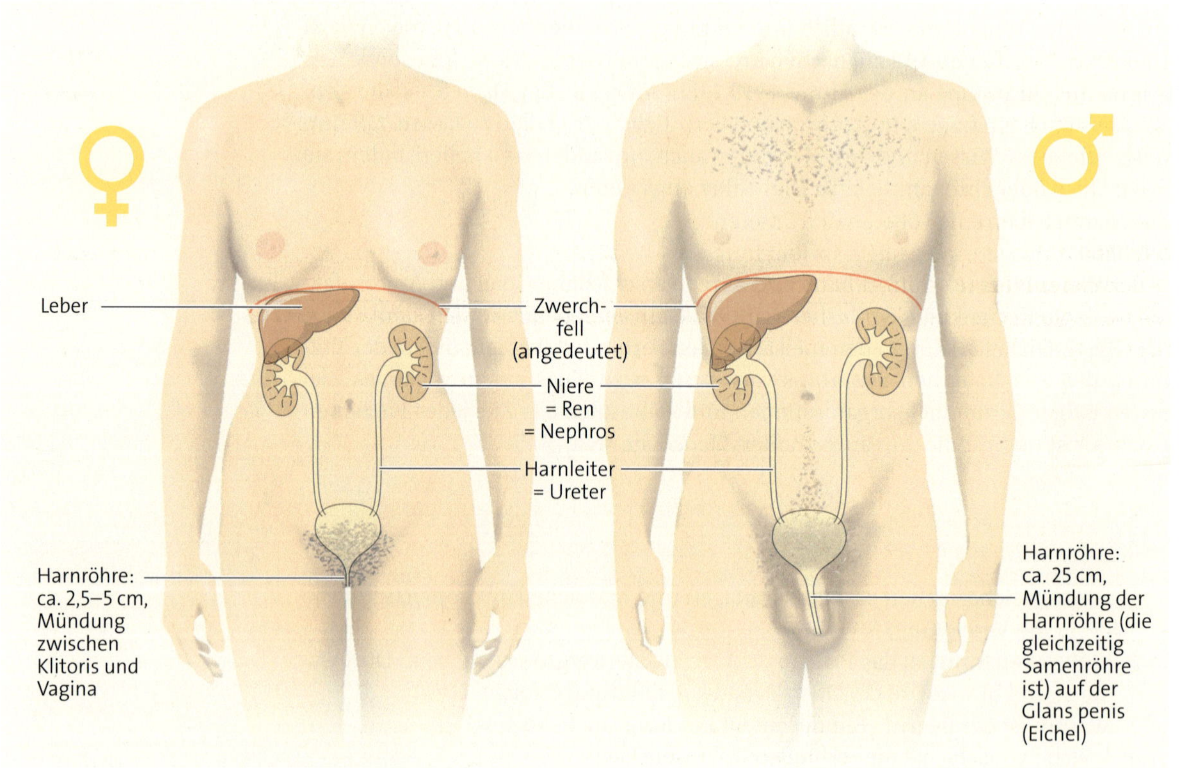

[1] Lage der Nieren und Harnorgane bei Frau und Mann

Die Nieren filtern das Blut und entfernen daraus die harnpflichtigen Substanzen; dies sind im Metabolismus anfallende Stoffe, die ausgeschieden werden müssen, weil sie sonst den Körper vergiften würden. Auch körperfremde Stoffe wie einige Gifte und Medikamente scheiden die Nieren mit dem Urin aus.

Die vielfältigen Aufgaben der Nieren sind:

- Harnbildung (Urinbildung) zur Ausscheidung harnpflichtiger Substanzen
- Regulierung des Wasser- und Salzhaushalts (|Elektrolythaushalt)
- Regulierung des Säure-Basen-Haushalts (Konstanthalten des Blut-pH-Wertes)
- Hormonbildung (|Erythropoetin zur Blutbildung, Aktivierung von Vitamin D)
- Blutdruckregulation

Elektrolyte
Chemische Verbindungen (Säuren, Salze), die in Lösung in **Ionen** (geladene Teilchen) zerfallen; im Organismus sind dies z. B. Kalium (K^+), Natrium (Na^+), Chlorid (Cl^-) und Magnesium (Mg^{++}).

Erythropoetin (EPO)
Hormon der Niere, das die Erythrozytenbildung im Knochenmark anregt

Die verschiedenartigen Funktionen der Nieren deuten an, weshalb Nierenkrankheiten weitreichende Auswirkungen auf den gesamten Organismus haben.

Die Niere heißt auf Latein **ren** und auf Griechisch **nephros**; davon leiten sich anatomische Begriffe wie Arteria renalis (A. renalis; Nierenarterie) und pathologische Begriffe wie diabetische Nephropathie ab. Nierenspezialisten (Nephrologen) sind Internisten mit der Schwerpunktbezeichnung **Nephrologie**. Fachärzte, die für die ableitenden Harnwege und die männlichen Genitalorgane spezialisiert sind, sind Urologen. Nephrologie und **Urologie** lassen sich nicht streng voneinander abgrenzen.

Die Nieren liegen in Fett eingebettet beidseits hinter den Bauchorganen unterhalb des Zwerchfells. Die rechte Niere liegt etwas tiefer, da rechts die Leber dem Zwerchfell anliegt. Jede Niere wiegt etwa 160 g und ist 12 cm lang, 6 cm breit und 4 cm dick. Sie ist von einer bindegewebigen Kapsel umschlossen, weshalb Nierenkrankheiten, die mit Entzündung bzw. Schwellung des Organs einhergehen, einen dumpfen Spannungsschmerz im sog. **Nierenlager** seitlich am Rücken in Höhe der Lendenwirbelsäule (LWS) erzeugen.

Die Nieren haben einen oberen und unteren Pol. In der Mitte jeder Niere liegt in Richtung LWS der **Nierenhilus** (Pl. -hili); dort tritt die Arterie in die Niere ein und die Vene sowie der Harnleiter treten aus [Abb. 2].

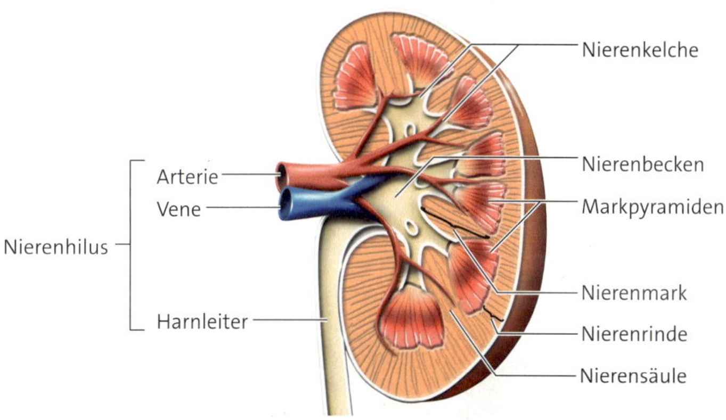

[2] Makroskopische Sicht auf die längs durchschnittene Niere

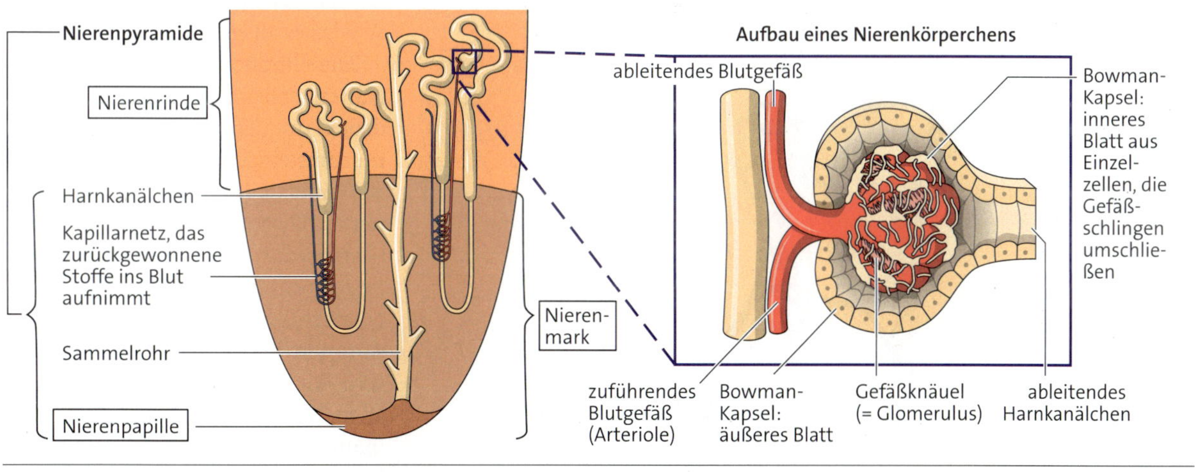

[3] Mikroskopische Sicht auf Nierenrinde und Nierenmark

Der wechselseitige Zusammenhang zwischen Nierenfunktion und Blutdruck wird bei vielen Nierenerkrankungen deutlich; vereinfacht kann gesagt werden: Je kränker die Nieren sind, desto schlechter reguliert bzw. höher ist der Blutdruck; umgekehrt schädigt eine unbehandelte Hypertonie die Nieren und kann die Nierenfunktion gänzlich zum Erliegen bringen.

Nierenrinde und Nierenkörperchen

In der **Nierenrinde** befinden sich ca. 1 Million Nierenkörperchern. Jedes dieser Körperchen besteht aus einem arteriellen Gefäßknäuel (**Glomerulus**; Pl. Glomeruli), das von einer Kapsel (der **Bowman-Kapsel**) umgeben ist. Diese besteht aus einem inneren und einem äußeren Blatt [Abb. 1]. In den Glomeruli wird das Blut gefiltert und so jeden Tag ca. 150 l **Primärharn** = Plasmafiltrat hergestellt. Er fließt in die Tubuli (die Harnkanälchen) ab.

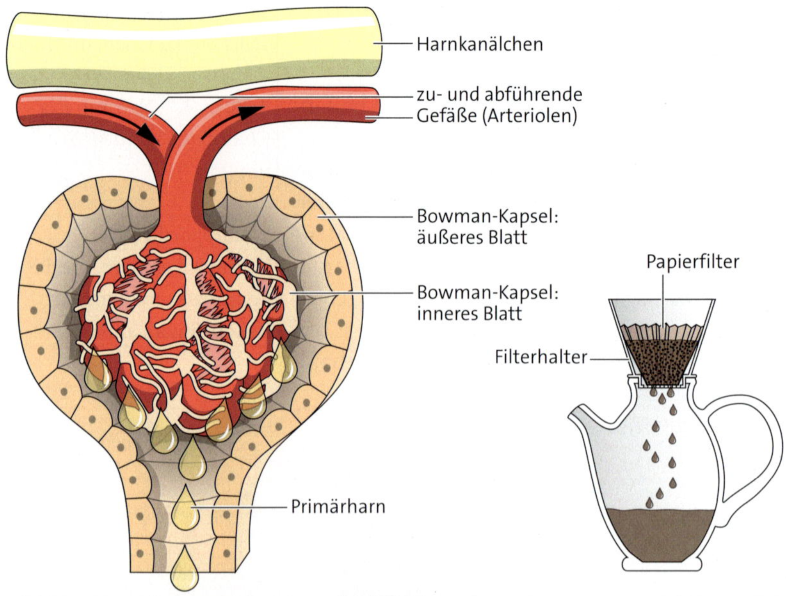

[1] Das Nierenkörperchen: ein Filter, der nur Blutzellen und Proteine zurückhält

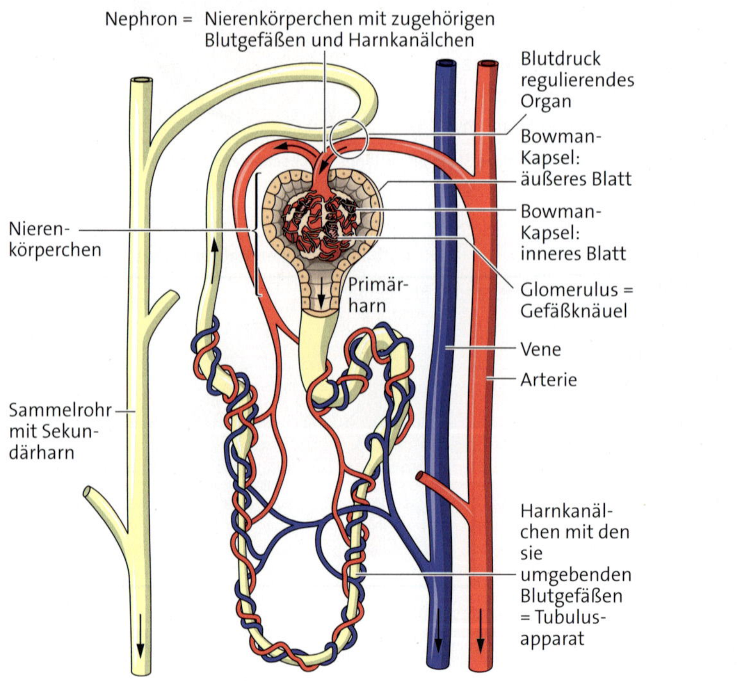

[2] Nephron

Im **Nierenmark** erfolgt die Umwandlung des Primärharns in ca. 1,5 l **Endharn** (Urin)/Tag, indem Wasser und viele andere Stoffe aus dem Filtrat ins Blut resorbiert (zurückgewonnen) und andere aus dem Blut in den Harn sezerniert (ausgeschieden) werden. Diese Vorgänge bewerkstelligen die Zellen der vielen langen **Nierentubuli**. Der Urin gelangt von den Harnkanälchen über die Sammelrohre in das Nierenbecken. Tubuli und Sammelrohre sind in den **Pyramiden** zusammengefasst, die mit ihren **Papillen** ins **Nierenbecken** münden. Die Nierenpyramiden und die dazwischen liegenden Nierensäulen bilden zusammen das Nierenmark. Das Nierenbecken nimmt den fertigen Endharn auf; über den **Ureter** (Harnleiter) und die Harnblase wird er ausgeschieden.

Die Filtration des Blutes findet im Nierenkörperchen statt; der Blutdruck, mit dem das Blut in den Glomerulus einströmt, erzeugt den notwendigen Filtrationsdruck. Das innere Blatt der Bowman-Kapsel besteht aus länglichen Zellen mit fingerförmigen Fortsätzen, die die Glomerulusschlingen umfassen. Zusammen bilden diese Zellen einen sehr feinen Filter, durch den Plasma abgepresst wird, aber keine Plasmaproteine und Blutzellen passen. Das trichterartig geformte äußere Blatt der Bowman-Kapsel nimmt das Filtrat, den Primärharn, auf ([Abb. 2]; [Abb. 3], S. 377). Dieser fließt weiter in das Tubulussystem, welches 99 % des Wassers resorbiert und den Endharn bereitet. Das zuführende und das abführende Blutgefäß des Glomerulus sind jeweils Arteriolen. Da dem Blut bei der Filterung nur ein Teil des Plasmas entzogen wird, fließt der größte Teil des Blutes durch das abführende Gefäß weiter.

Bei der diabetischen Nephropathie werden die Glomeruli stark geschädigt; dadurch gelangt zunächst wenig, dann immer mehr Plasmaprotein in den Harn. Dies ist mithilfe des Mikroalbumintests nachweisbar .

Stark vereinfacht kann das Nierenkörperchen mit einem Kaffeefilter verglichen werden; dabei symbolisiert der Papierfilter das innere Blatt der Bowman-Kapsel, der Filterhalter das äußere Blatt. Der Kaffeesatz bleibt im Filter, wie die Plasmaproteine und Blutzellen im Blut bleiben [Abb. 1].

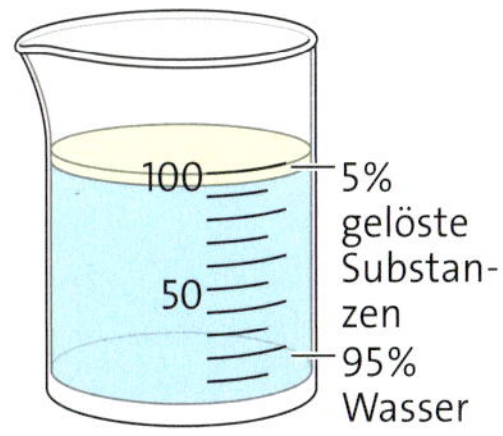

[3] Zusammensetzung des Urins: 95% Wasser, 5% gelöste Substanzen (hauptsächlich Harnstoff, Natrium, Kalium, Kreatinin, Harnsäure)

Die Tubuli verlaufen stark verschlungen; alle Teile der Harnkanälchen haben spezielle Aufgaben wie Resorption und Sekretion bestimmter Stoffe. Je ein Glomerulus und das dazugehörige Tubulussystem bilden eine Funktionseinheit der Niere, das **Nephron** [Abb. 2]. Die Sobald der Endharn das Nierenbecken erreicht hat, fließt er über die Ureteren (Harnleiter; Sing. Ureter) in die Blase. Die Harnblase des Erwachsenen fasst bis zu 1.000 ml Urin. Die Blase ist ein nahezu kugelförmiges Hohlorgan, dessen Wand viele Stränge glatter Muskulatur enthält [Abb. 4]. Die Reizung von Nervenenden in Blasenwand und Blasenhals löst Harndrang aus. Dieser setzt ab einem bestimmten Füllungsgrad ein; bei Entzündungen werden auch bei leerer Blase Nervenenden gereizt, was ebenfalls Harndrang auslöst. Die **Miktion** (Harnentleerung) erfolgt „teilautomatisch"; sie wird (ab dem Kleinkindalter) willkürlich gestartet und automatisch fortgeführt.

Hypophyse | 387

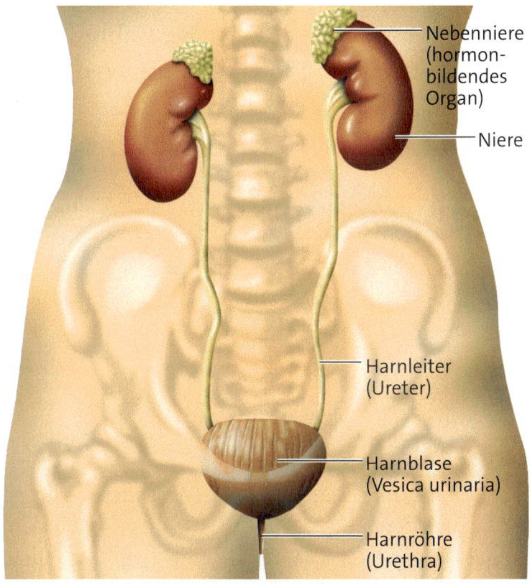

[4] Anatomie der ableitenden Harnwege der Frau

Die Hirnanhangdrüse, die |**Hypophyse** [Abb. 5], gibt passend zum Wasserbedarf des Körpers das Wassersparhormon **ADH** (**anti**di**u**retisches **H**ormon) ab. Steht dem Körper viel Wasser zur Verfügung, wird wenig ADH ausgeschüttet, was die **Diurese** (Harnausscheidung) verstärkt. Bei Wassermangel steigt die ADH-Sekretion an und die Nierentubuli entziehen dem Primärharn so viel Wasser, dass ein hochkonzentrierter Endharn entsteht.

Fehlt ADH, entsteht ein **Diabetes insipidus** (Wasserharnruhr) mit bis zu 25 Litern Harnausscheidung am Tag und entsprechend ausgeprägtem Durst (**Polyurie** und **Polydipsie**).

Da Alkohol die ADH-Sekretion vorübergehend hemmt, verliert der Körper bei hohem Alkoholkonsum mehr Wasser und Mineralstoffe, als zugeführt werden; dies erzeugt den Nachdurst und Appetit auf salzige Speisen.

Blutdruck (RR) und Nierenfunktion stehen in einem wichtigen Zusammenhang. Nur ein ausreichend hoher RR kann den notwendigen Filtrationsdruck im Glomerulus erzeugen. Bei extrem niedrigem RR, z. B. im Kreislaufschock, kann daher ein akutes Nierenversagen auftreten. Andererseits schädigt langfristig erhöhter RR, d. h. eine unbehandelte arterielle Hypertonie, die Arteriolen bzw. Glomeruli so stark, dass es allein dadurch zum endgültigen Nierenversagen mit Dialysepflicht kommen kann. Zusätzliche Arteriosklerose fördernde Faktoren (Diabetes, Rauchen) sowie häufige Schmerzmitteleinnahme (NSAR) beschleunigen den Abbauprozess der Nierenkörperchen bzw. den Verlust der Nierenfunktion.

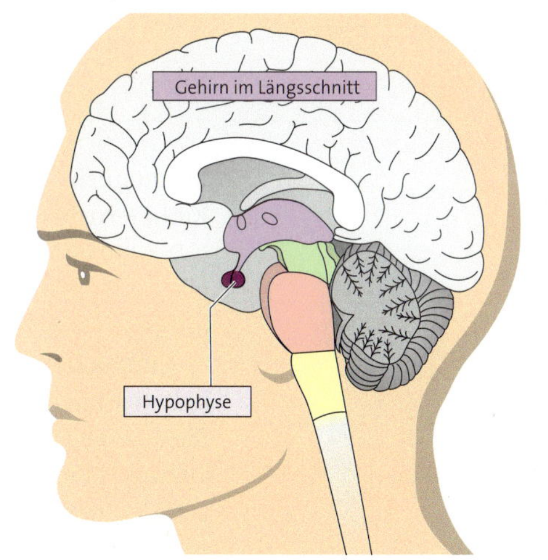

[5] Lage der Hirnanhangdrüse (Hypophyse)

4.14.2 Diagnostik bei Erkrankungen der Nieren und der ableitenden Harnwege

Methadon
Heroin-Ersatzstoff, der im Rahmen spezieller Programme an Abhängige ausgegeben wird.

Neben Anamnese und klinischer Untersuchung ist die **Urinuntersuchung** eine diagnostische Basismaßnahme. Sie gibt Aufschlüsse über die Nierenfunktion, über Entzündungen, Steine und Tumoren der Niere und der ableitenden Harnwege; auch Stoffwechselkrankheiten (v.a. Diabetes mellitus), Leber- und Gallenerkrankungen, Autoimmunkrankheiten mit Nierenbeteiligung, Medikamenten- und Drogenkonsum können mittels Harndiagnostik nachgewiesen bzw. im Verlauf beobachtet werden. Harnuntersuchungen auf Drogen und Medikamente sind z. B. in Methadon-Programmen von Bedeutung. Wichtig ist die richtig durchgeführte Harngewinnung, um falsch positive und falsch negative Untersuchungsergebnisse möglichst zu vermeiden. Es sollte ein sauberes Einmal-Urinprobengefäß verwendet werden (Haushaltsgefäße könnten z. B. Zucker enthalten). Die meisten Harnuntersuchungen werden mit **Mittelstrahlurin** durchgeführt. Die Probe sollte möglichst frisch sein; eine mehr als zwei Stunden dauernde Lagerung verfälscht die Ergebnisse, weil sich z. B. Bakterien in der Probe vermehren.

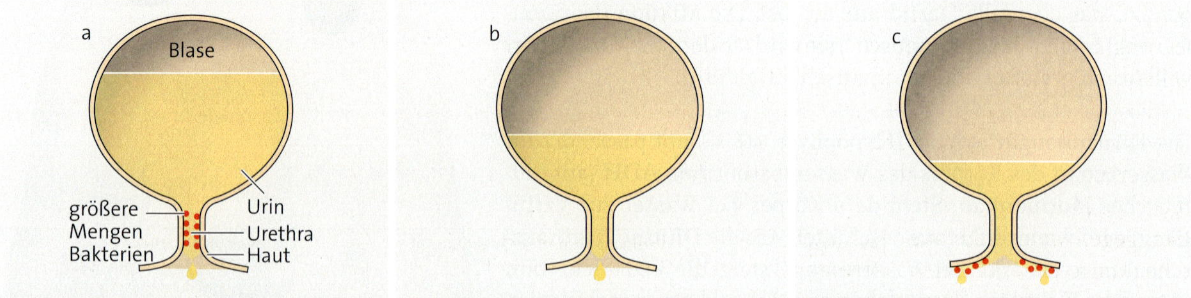

1. Harnportion
bakterienreich,
da in der Urethra befindliche Bakterien hiermit ausgespült werden

2. Harnportion
= Mittelstrahlurin
bakterienarm (nicht bakterienfrei!)
Hinweis:
In der Schemazeichnung sind die im Mittelstrahlurin auch bei Gesunden vorhandenen Bakterien nicht eingezeichnet.

3. Harnportion
bakterienreich,
da der Urin nun langsamer fließt und länger Kontakt mit der bakterienreichen Haut bzw. Schambehaarung bekommt

Morgenurin, der sehr konzentriert ist, eignet sich besonders für Bakteriennachweise. **Katheterurin** wird mit einem durch die Urethra in die Blase geschobenen Katheter (Gummischlauch) direkt aus der Blase gewonnen und ist vor allem für bakteriologische Untersuchungen geeignet. Der **24-h-Sammelurin** dient der genauen Beurteilung der Nierenleistung und dem quantitativen Nachweis bestimmter Hormone.

Eintauchteststreifen sind zur orientierenden Harnuntersuchung gedacht; sie enthalten je nach Produkt mehr oder weniger Testfelder zum Nachweis bestimmter Stoffe. Sie ersetzen eine Vielzahl aufwendiger chemischer Einzelnachweise und sind einfach anzuwenden; dennoch ist es wichtig, dass die Testung korrekt durchgeführt wird, um Fehldiagnosen zu vermeiden. Das Ergebnis liegt innerhalb von ein bis fünf Minuten nach dem Eintauchen vor. Zur Beurteilung des Ergebnisses mit dem Eintauchteststreifen (auch als **Stix** bezeichnet) wird die Farbskala der Teststreifendose herangezogen. Das Verfallsdatum der Harnstreifen ist genau zu beachten, da es durch Reaktion mit z. B. Luftfeuchtigkeit gegen Ende der Haltbarkeit zu vermehrt falschen Ergebnissen kommen kann.

Urinuntersuchung mittels Teststreifen

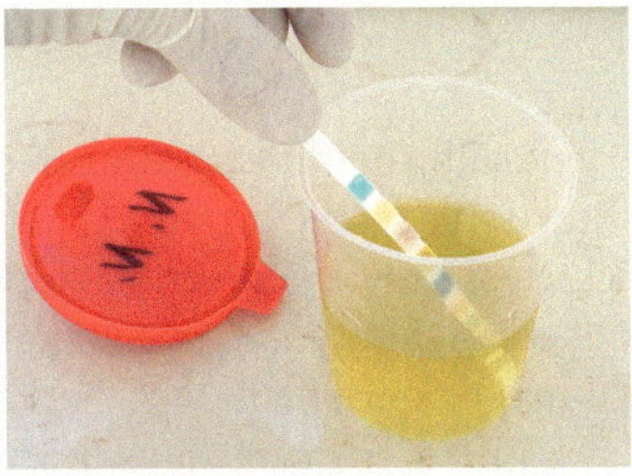

Teststreifen eintauchen und abstreifen

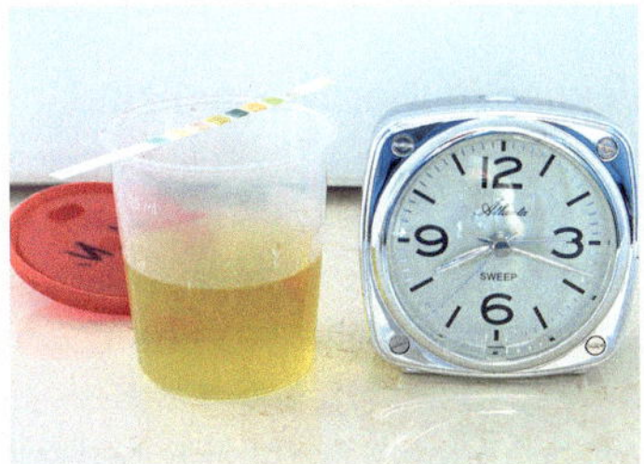

angegebene Reaktionszeit abwarten

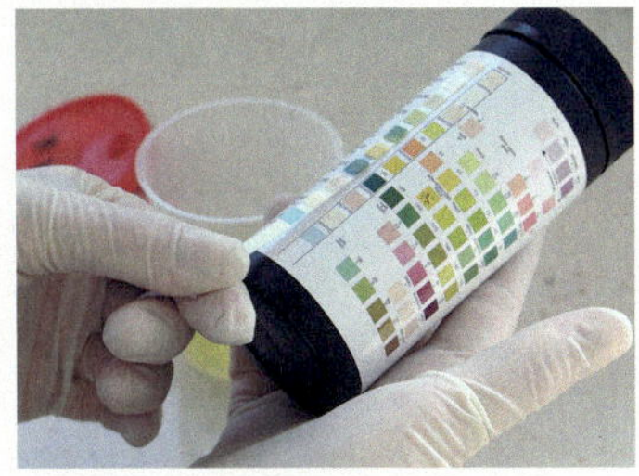

Teststreifen mit dem Ergebnisfeld vergleichen

Zur genaueren Beurteilung der Harnbestandteile ist die Anfertigung eines Harnsediments sinnvoll. Hierfür wird die Probe in einer Zentrifuge (Trennschleuder) zentrifugiert und nur das Sediment (der Bodensatz) mikroskopisch betrachtet und beurteilt. Die ungefähre Anzahl bzw. das Vorhandensein von Zellen, Kristallen, Bakterien sowie Zylindern (länglichen Gebilden aus Stoffen oder Zellen, die sich in Nierentubuli verfestigt haben) kann im Sediment festgestellt werden ([Abb. 1–4], S. 382). Teststreifenuntersuchung und Harnsediment zusammen werden als Harnstatus (wörtl. Harnzustand) bezeichnet.

Bakterielle Harnwegsinfekte, vor allem Rezidive (Rückfälle) nach Antibiotikatherapie, erfordern eine eingehende bakteriologische Diagnostik einschließlich Keimbestimmung und Resistenzprüfung. Die Resistenzprüfung ergibt ein Antibiogramm, d. h. eine Liste von Antibiotika, gegen welche die aus dem Harn des Patienten isolierten Bakterien resistent sind. Auch wirksame Substanzen für die weitere Behandlung werden so ermittelt.

Als bildgebende Verfahren werden in Nephrologie und Urologie häufig Ultraschall (Sonografie) und Röntgenverfahren eingesetzt. Beim Röntgen von Nieren und ableitenden Harnwegen wird zumeist Kontrastmittel verwendet, um die Nierenfunktion, die Form und Durchgängigkeit der Ureteren oder der Urethra und ggf. das Vorhandensein bzw. die Lokalisation von Konkrementen (Harn- bzw. Nierensteinen) zu beurteilen.

Messwert Erklärung	Farbskala nach 60 sec Reaktionszeit (Leukozyten nach 120 sec)							typische Ursachen pathologischer Ergebnisse ↑ erhöht durch ↓ erniedrigt durch
Dichte = spezifisches Gewicht (Konzentration)	1.000	1.005	1.010	Normalbereich 1.015	1.020	1.025	1.030	↑ geringe Trinkmenge ↓ hohe Trinkmenge, ADH-Mangel
pH-Wert (Säuregrad) > 7 = alkalisch < 7 = sauer			normal 5	normal 6	7	8	9	↑ pflanzliche Ernährung (6 –7) und/oder Harnweginfekt ↓ (um 5) fleischreiche Ernährung
Leukozyten = weiße Blutkörperchen = Zellen der Immunabwehr			negativ = normal	ca. 10–25	ca. 75	ca. 500 Leukos/µl		↑ Entzündungen der Harnwege (oder der Vagina = falsch positiv)
Nitrit = Stoffwechselprodukt einiger Bakterien			negativ = normal	positiv	pathologisch: jede Rosafärbung			+ bei erhöhter Bakterienmenge, Nachweis spricht für Harnwegsinfekt
Eiweiß = Protein				negativ = normal	ca. 30 0.3	ca. 100 1	500 mg/dl 5 g/l	↑ bei diabetischer Nephropathie, Entzündungen, Glomerulonephritis
Glukose = Traubenzucker			negativ = normal	ca. 50 2,8	ca. 100 5,5	ca. 300 17	1000 mg/dl 55 mmol/l	nachweisbar bei Diabetes mellitus, Einnahme eines SGLT2-Hemmers, falsch negativ bei Vitamin C-Einnahme
Ascorbinsäure = Vitamin C Kontrollwert für den Glukosenachweis				negativ = normal	+	++		+ / ++ bedeutet, dass der Glukosenachweis falsch negativ ausfallen kann
Keton = Produkt des Hungerstoffwechsels				negativ = normal	+	++	+++	+ bei Fieber, Fasten, SGLT2-Hemmer, ggf. bei Diabetes mellitus
Bilirubin = Gallenfarbstoff				negativ = normal	+	++	+++	Bilirubin ↑ Leber- oder Gallenkrankheiten
Blut = Hämoglobin bzw. Erythrozyten			negativ = normal	ca. 5 –10	ca. 25	ca. 50	ca. 250 Erys/µl	↑ Entzündungen, Tumoren, falsch positiv durch Menstrualblut

4.14.3 Erkrankungen der Nieren und ableitenden Harnwege

typische Harnsediment-Befunde:

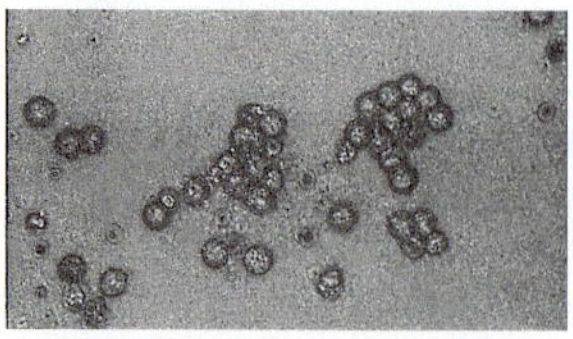

[1] Leukozyten

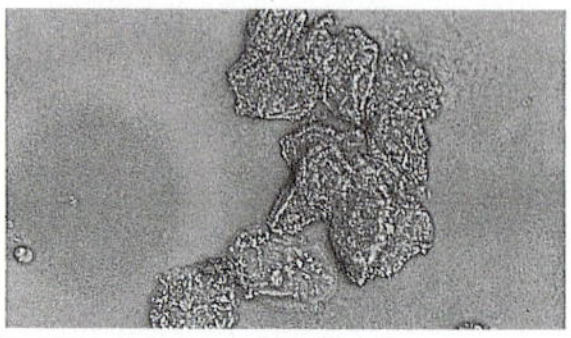

[2] Plattenepithelien

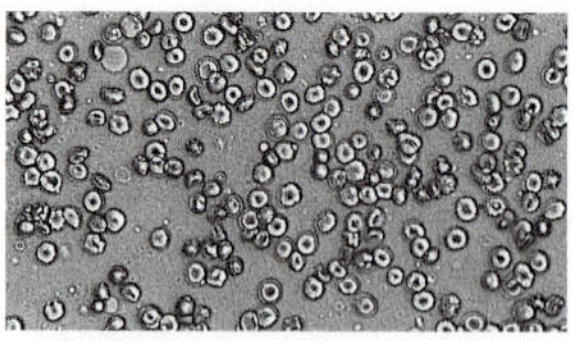

[3] Erythrozyten

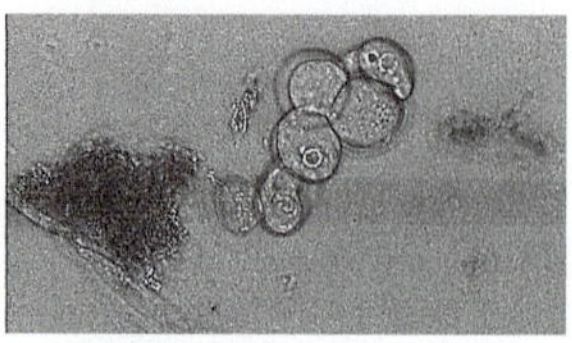

[4] Übergangsepithelien

Harnwegsinfektionen (Harnwegsinfekte)

Infektionen der ableitenden Harnwege gehören zu den häufigsten Erkrankungen der Urologie und kommen auch in Allgemeinmedizin und Gynäkologie oft vor.

Sie entstehen durch retrogrades (rückwärts gerichtetes) Aufsteigen von Bakterien in die Harnorgane. Harnröhren-, Blasen- und Nierenbeckenentzündungen entstehen somit nicht durch Ansteckung von außen, sondern durch Bakterien, die sich stets am und im Körper befinden. Darmbakterien befinden sich im Bereich von Anus, Damm und äußerem Genitale. Geringe Trinkmenge und seltenes Wasserlassen erleichtern Bakterien das Eindringen und Aufsteigen in Urethra und Blase; starke Abkühlung, z. B. im Bereich von Füßen und Unterleib, können durch eine Minderdurchblutung des Blasenhalses ebenfalls infektionsfördernd wirken. Bei Frauen gelangen durch Geschlechtsverkehr vermehrt Bakterien in die Harnröhre. Männer erleiden seltener Harnwegsinfekte, da ihre Urethra länger ist. Wird durch eine Vergrößerung der Prostata jedoch der Harnabfluss behindert, häufen sich Harnwegsinfekte auch beim Mann.

Bestimmte Schleimhautrezeptoren erleichtern Bakterien das Anheften am Urothel (dem dehnbaren Epithel der Harnwege) und erzeugen eine Disposition zu rezidivierenden (gehäuft auftretenden, wiederkehrenden) Harnwegsinfekten. Alle Arten von Abwehrschwäche sowie Diabetes mellitus begünstigen Harnwegsinfektionen.

Harnwegsinfektionen

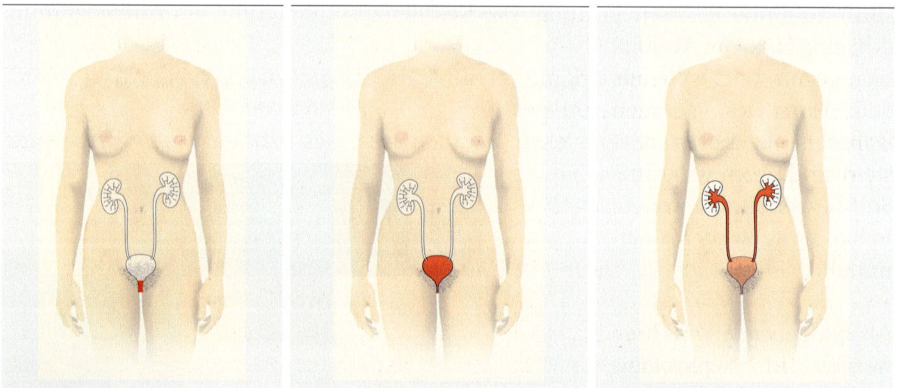

Urethritis	**Zystitis (Cystitis)**	**Pyelonephritis**
Harnröhrenentzündung	**Blasenentzündung**	**Nierenbeckenentzündung**

Symptome bei Harnwegsinfektionen

Bei Harnwegsinfektionen besteht meistens ein häufiger und besonders starker Harndrang. Dieser tritt selbst bei leerer Blase auf. Das Wasserlassen ist schmerzhaft und ggf. enthält der Urin Blut. Die Blutbeimengung kann mit bloßem Auge sichtbar oder unsichtbar, d. h. nur mithilfe von Teststreifen bzw. im Harnsediment erkennbar sein. Bei der Urethritis bestehen keine weiteren Symptome.

Die Zystitis erzeugt zusätzlich krampfartige Schmerzen und bei der Untersuchung einen Druckschmerz im Bereich der Blase.

Kommt es zum weiteren Aufsteigen der Bakterien in Richtung Niere, treten evtl. zusätzlich krampfartige Bauchschmerzen auf; diese sind oft diffus, d. h. schwer zu lokalisieren. Sobald das Nierenbecken (und damit ein Teil des Nierenmarks) von der Infektion und Entzündung mit betroffen ist, kommt ein meist einseitiger Flanken- bzw. Rückenschmerz (Schmerzen im Nierenlager) hinzu. Die Pyelonephritis geht oft mit Fieber und Krankheitsgefühl einher.

Diagnostik

Die Befunde der Harnuntersuchungen sind je nach Ausprägung der Entzündung und Trinkmenge (die pathologische Harnbestandteile mehr oder weniger stark verdünnen kann) unterschiedlich. Leukozyten sind als unspezifisches Entzündungszeichen regelmäßig vorhanden; Nitrit wird bei hoher Bakterienmenge in konzentriertem Urin nachweisbar. Es gibt jedoch auch nitrit-negative Bakterien. Der Blut- bzw. Erythrozytennachweis kann positiv ausfallen. Protein kann vorhanden sein, weil die entzündete Schleimhaut vermehrt eiweißhaltiges Sekret abgibt, ähnlich wie die Nasenschleimhaut bei Rhinitis (Schnupfen).

Sepsis
Blutvergiftung; Überschwemmung des Organismus mit Bakterien, die die Gefahr des tödlichen Organversagens mit sich bringt

Urosepsis
Sepsis durch systemische Ausbreitung von Bakterien aus den Harnorganen

Therapie

Im Anschluss an die Diagnose wird unverzüglich eine Antibiotikatherapie durchgeführt. Diese ist bei unkomplizierten Harnwegsinfektionen gut und rasch wirksam; bei einigen Substanzen bzw. bei Urethritis und Zystitis ist ggf. eine Einmaldosis ausreichend. Während der Antibiotikatherapie sollte nicht vermehrt getrunken werden, weil dadurch das Antibiotikum in den Harnwegen verdünnt würde. Die Pyelonephritis erfordert eine längere, z. B. über 14 Tage durchgeführte Antibiotikatherapie. Manche Substanzen beeinträchtigen die Wirksamkeit der Pille.

Komplikationen sind vor allem bei der Pyelonephritis möglich, da das dem Nierenbecken anliegende Nierenmark mit von der Entzündung erfasst und geschädigt wird. Es kann teilweise zu Vernarbungen und zum Funktionsverlust von Nierengewebe kommen; im Extremfall entstehen funktionslose, aus Narbengewebe bestehende **Schrumpfnieren**. Akut können (v. a. bei Abwehrschwäche) Bakterien in großer Menge ins Blut gelangen und die unbehandelt tödliche **Urosepsis** erzeugen.

Präventiv ist eine ausreichende Flüssigkeitsaufnahme wirksam, um die Menge der unvermeidlich in die Harnwege aufsteigenden Darmbakterien gering zu halten. Jahreszeitengerechte Kleidung ist sinnvoll. Frauen sollten vor und nach dem Geschlechtsverkehr die Blase entleeren, um Bakterien aus der Urethra zu spülen.

Häufige Rezidive erfordern eine Therapie nach Antibiogramm und bei Säuglingen und Kindern eine eingehende bildgebende Diagnostik, da funktionelle bzw. anatomische Varianten des Uretereintritts in die Blase chronische Harnwegsinfekte mit schweren Nierenschäden fördern können.

Besteht der Verdacht auf eine Fehlbildung des Harntrakts, die z. B. zum Reflux (Rückfluss) von Urin aus der Blase in den Ureter bzw. das Nierenbecken führt, wird u. a. ein i.v.-Urogramm angefertigt [Abb. 5]. Je nach Ausmaß des Refluxes können eine längerfristig durchgeführte Antibiotikatherapie und/oder ein operativer Eingriff indiziert sein. Bei kleinen Kindern ist es bei unklarem Fieber und bei Gedeihstörungen sinnvoll, den Urin zu untersuchen bzw. einen Harnwegsinfekt auszuschließen.

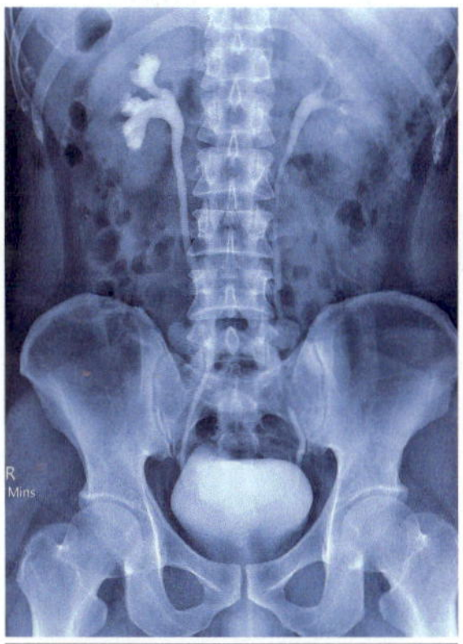

[5] Normales i.v.-Urogramm, d. h. Röntgenaufnahme kurze Zeit nach intravenöser Gabe eines Kontrastmittels, das die Nieren ausscheiden. Nierenbecken und Ureter sind hell dargestellt.

Niereninsuffizienz

Die Unfähigkeit der Nieren, harnpflichtige Substanzen aus dem Blut zu entfernen, wird als Niereninsuffizienz (Nierenschwäche) bezeichnet. Sie kann unterschiedlich stark ausgeprägt sein (s. u., Stadien I–IV) und von leichter, symptomloser Leistungsschwäche bis zum vollständigen und irreversiblen Nierenversagen (**terminale Niereninsuffizienz**) reichen. Die zunehmende Anreicherung harnpflichtiger Substanzen im Blut führt schließlich (unbehandelt) zur Harnvergiftung (**Urämie**).

Die chronische Niereninsuffizienz ist häufig, sie wird vor allem durch unzureichend eingestellte arterielle Hypertonie und Diabetes mellitus verursacht; insbesondere in Kombination schädigen diese Faktoren die Glomeruli sehr. Die akute Niereninsuffizienz, die z. B. bei Vergiftungen und ggf. durch Medikamente wie Kontrastmittel verursacht wird, tritt erheblich seltener auf und ist ggf. reversibel. Langjährige Medikamenteneinnahme bzw. -missbrauch (vor allem von NSAR) und Rauchen tragen zum Nachlassen der Nierenleistung bei. Im Alter nimmt die Nierenleistung jedes Menschen physiologischerweise ab.

Diagnostik der Nierenleistung bzw. der Niereninsuffizienz

Da die Nieren die harnpflichtigen Stoffe (Endprodukte des Eiweißstoffwechsels, v. a. Kreatinin, Harnstoff und Harnsäure) aus dem Blut eliminieren müssen, geben die Serumspiegel dieser Stoffe Auskunft über die Nierenleistung. Mit nachlassender Nierenleistung bzw. zunehmender Insuffizienz steigen diese Werte (die sog. Nierenwerte bzw. **Retentionswerte**) an. Die **GFR** (glomeruläre Filtrationsrate = Blutmenge, die die Nieren pro Minute reinigen) wird nach Messung des Kreatinins und/oder des Cystatin C im Serum mit einer Rechenformel abgeschätzt (engl. **e**stimated) bzw. **e**rrechnet; daher die Abkürzung **eGFR.** Die GFR liegt beim Gesunden um 120 ml/min pro 1,73 m^2 Körperoberfläche. Die GFR sinkt im Alter auch bei Gesunden leicht ab.

Retention
lat. = Zurückhalten; gemeint ist das Zurückbleiben harnpflichtiger Stoffe im Blut.

Kalium im Serum
Der Kaliumspiegel ist häufig falsch hoch, da bei langer oder kühler Lagerung der Blutproben Hämolyse auftritt und Kalium aus Erythrozyten ausläuft.

Osteoporose | 234
Osteomalazie | 316

Im Stadium I der Niereninsuffizienz beträgt die GFR ≥ 90 ml/min, im Stadium II 60 bis < 90 ml/min, im Stadium III 30 bis < 60 ml/min und im Stadium IV (terminale Niereninsuffizienz) unter 15 ml/min. Im Stadium IV kommt es zur **Anurie**, d. h. zum völligen Sistieren (Erliegen) der Urinbildung. Die Stadieneinteilung ist von der Insuffizienzursache unabhängig.

Bei nachlassender Nierenleistung ändern sich die Elektrolytspiegel im Blut, v. a. das Kalium steigt an, Vitamin D wird nicht mehr in 1,25-OH-Vitamin D umgewandelt bzw. aktiviert; es kommt zu Osteoporose bzw. Osteomalazie. Die Knochenveränderungen durch Nierenkrankheiten werden als **renale Osteopathie** bezeichnet.

Der Mangel an Erythropoetin erzeugt die **renale Anämie**; der Säure-Basen-Haushalt ist gestört und der Blut-pH verändert sich. Bei Niereninsuffizienz müssen die genannten Parameter regelmäßig kontrolliert werden. Der Routine-Harnstatus wird regelmäßig durchgeführt, um Harnwegsinfektionen und andere Komplikationen rechtzeitig zu erkennen; die wiederholte Untersuchung von 24-h-Sammelurin dient der Überwachung der GFR und der Proteinurie im Krankheitsverlauf. Die Sonografie und andere bildgebende Verfahren (CT, MRT) ergänzen die klinische und die Labordiagnostik. Bei unklaren Nierenerkrankungen, z. B. bei der Glomerulonephritis (Nierenkörperchenentzündung) kann eine Nierenbiopsie die Diagnose klären.

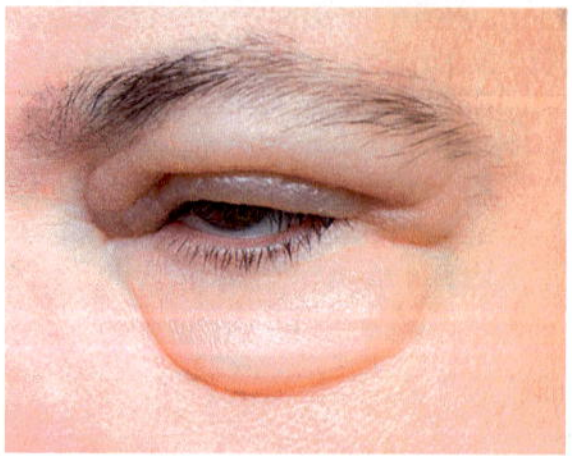

[1] Lidödem bei Urämie

Die Symptome werden durch das Ausmaß der Niereninsuffizienz bestimmt; typisch sind allgemeine Leistungsschwäche und Müdigkeit, Übelkeit, Hautjucken und eine zunehmende bräunlich gelbe Hauverfärbung durch die Ablagerungen harnpflichtiger Substanzen im Gewebe. Der Körpergeruch bei Urämie erinnert an Urin. In frühen Stadien kann eine Polyurie mit Wasser- und Salzverlust vorkommen; bei nachlassender Ausscheidungsleistung bilden sich Ödeme (Wassereinlagerungen) [Abb. 1] im gesamten Körper einschließlich der Lunge; besonders typisch sind Lidödeme.

Therapie der Niereninsuffizienz

Die Therapie besteht vor allem in der Ausschaltung **nephrotoxischer** (auf die Nieren giftig wirkender) Einflüsse. Dazu gehören die optimale Therapie von Grundkrankheiten wie Hypertonie und Diabetes sowie die Vermeidung nierenschädlicher Medikamente (v. a. Schmerz- und Kontrastmittel). Alle notwendigen Arzneimittel müssen auf ihre Verträglichkeit bei Niereninsuffizienz überprüft werden; ggf. ist die Dosis zu reduzieren. In Frühstadien können Diuretika (harntreibende Substanzen) und ACE-Hemmer die Nierenfunktion unterstützen. Die terminale Niereninsuffizienz führt unbehandelt zum Tode bzw. erfordert die **Dialyse** (gr. Auflösung; künstliche Blutwäsche). Alle Dialyseverfahren beruhen auf **Osmose**, d. h. Diffusion durch eine semipermeable (selektiv durchlässige) Membran [Abb. 2], und verfolgen das Ziel, dem Blut Wasser und harnpflichtige Substanzen zu entziehen.

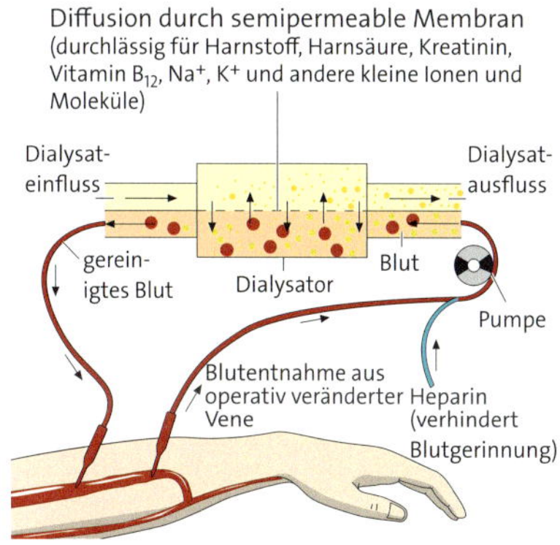

[2] Prinzip der Hämodialyse

Die Dialysebehandlung wird mehrmals wöchentlich durchgeführt; sie kann zunächst als **Peritonealdialyse** (Bauchfelldialyse) erfolgen, bei der der Patient sich selbst zu Hause über einen Verweilkatheter (Schlauch) Dialyselösung in den Bauchraum einbringt und die verbrauchte Lösung nach einigen Stunden (und erfolgtem Stoffaustausch in der Bauchhöhle) wieder ablässt. Entzündungen und Vernarbungen im Bauchraum erschweren früher oder später die Peritonealdialyse, sodass auf Dauer die **Hämodialyse** (direkte Blutwäsche mit einer Maschine, dem **Dialysator**) durchgeführt wird [Abb. 3]. Dazu ist ein großlumiges Blutgefäß erforderlich, das ein Gefäßchirurg als Verbindung eines arteriellen mit einem venösen Gefäß (meist am Unterarm) erstellt; diese Gefäßverbindung heißt **Shunt** (sprich Schant). Der Shunt erleichtert das mehrmals in der Woche notwendige Punktieren (Einstechen) bzw. das Anlegen des Dialysekatheters, durch den das Blut in das Gerät eingeleitet wird.

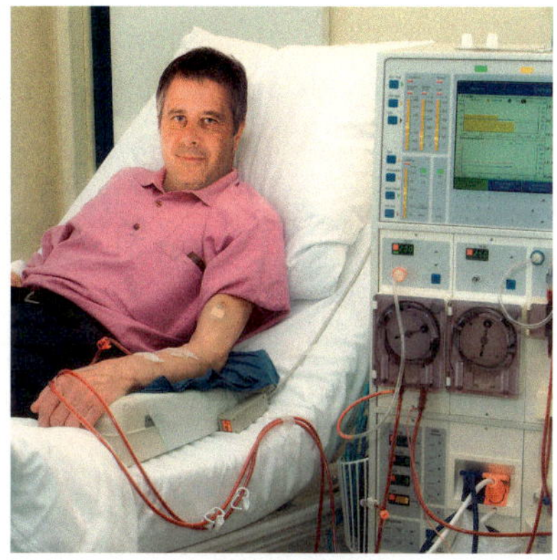

[3] Patient bei der Hämodialyse

Eine für den Patienten nahezu ideale Weise, die zeitaufwendige, anstrengende und unangenehme Dialyse zu umgehen, ist die **Nierentransplantation** (Nieren-Tx). Die (einzelne) Spenderniere übernimmt alle Aufgaben, die die eigenen Nieren nicht mehr erfüllen können. Sie wird in den Unterbauch implantiert und an Blutgefäße und Blase „angeschlossen". Der Empfänger nimmt lebenslang Immunsuppressiva ein, damit sein Immunsystem das fremde Organ nicht abstößt. Diese Medikamente erhöhen jedoch die Wahrscheinlichkeit schwerer Infektionen und Krebskrankheiten, da sowohl für die Erregerabwehr als auch für die Abtötung maligner Zellen ein intaktes Immunsystem erforderlich ist.

Der Mangel an Spenderorganen ist der limitierende Faktor im Transplantationswesen. Zunehmend häufiger wird die Lebendspende durchgeführt, bei der z. B. eine Niere des Ehepartners dem Spender explantiert und dem Empfänger implantiert wird.

Dialyse und Nieren-Tx sind extrem teure Verfahren, weshalb sie in vielen Ländern nicht und in einigen nur bis zu einem bestimmten Lebensalter durchgeführt werden.

Aufgabenstellungen

1 Erläutern Sie die Funktion der Nieren.
2 Erklären Sie die Primärharnbildung im Glomerulus.
3 Erläutern Sie, auf welche Weise die Bildung von Endharn aus dem Primärharn erfolgt.
4 Nennen Sie die Hauptursachen der terminalen Niereninsuffizienz.

4.15 Das endokrine System (Hormonsystem)

4.15.1 Hormone

Hormon
gr. horman = in Bewegung setzen; antreiben

endokrin
Drüseneigenschaft: Sekrete nach innen (ans Blut) abgebend; Ggs. exokrin

Hormonsteuerung

Hormone sind Botenstoffe, die sich an spezielle Zellrezeptoren binden und dort eine Funktionsänderung bewirken. |**Hormone** werden von |endokrinen Drüsen gebildet (eine Ausnahme ist das ebenfalls endokrin aktive Fettgewebe) [Abb. 1]. Hormone und ihre Rezeptoren sind spezifisch; beide müssen im Sinne eines Schlüssel-Schloss-Prinzips zusammenpassen, damit eine Hormonwirkung eintritt.

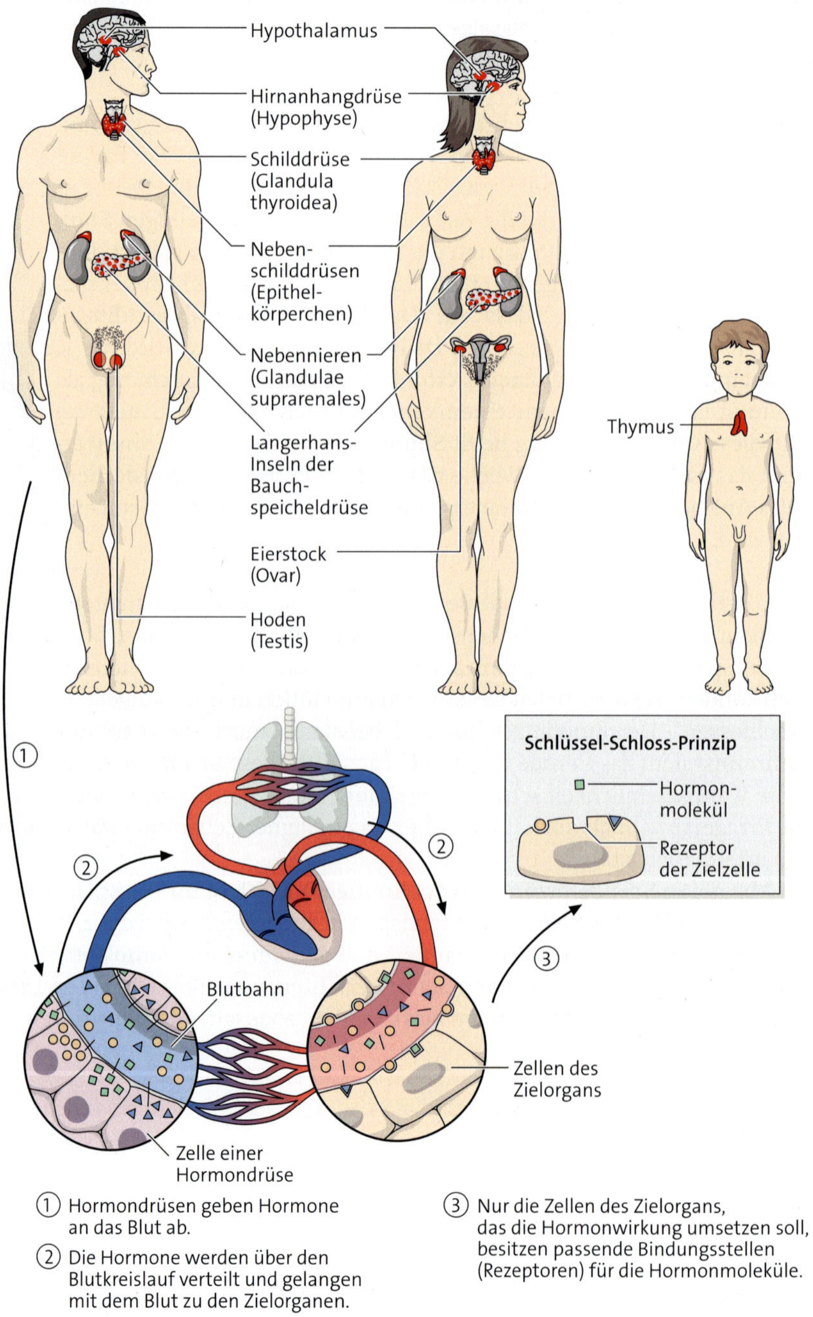

[1] Übersicht der Hormondrüsen des Menschen

Alle Hormone unterliegen Regelkreisen; die Hormonkonzentration im Blut wird ständig gemessen und Synthese und Sekretion angepasst. Die Steuerung der endokrinen Funktionen ist hierarchisch geordnet; oberste „Instanz“ ist der **Hypothalamus** im Gehirn; er gibt mittels **Releasinghormonen** (Freisetzungshormonen) Befehle an die **Hypophyse** (Hirnanhangdrüse) ab. Der Hypophyse sind die endokrinen Drüsen unterstellt, sie regt diese mittels stimulierender Hormone zur Hormonproduktion bzw. -abgabe an. [Abb. 2] verdeutlicht das Steuerungsprinzip des endokrinen Systems am Beispiel der Sexualhormone. [Abb. 3] gibt eine Übersicht über die Hypophysenhormone.

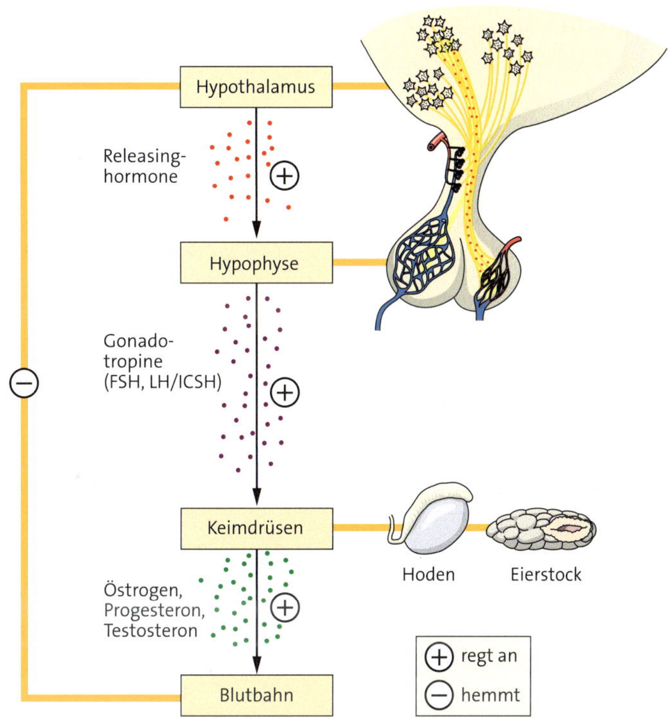

[2] Regelkreis der Sexualhormone

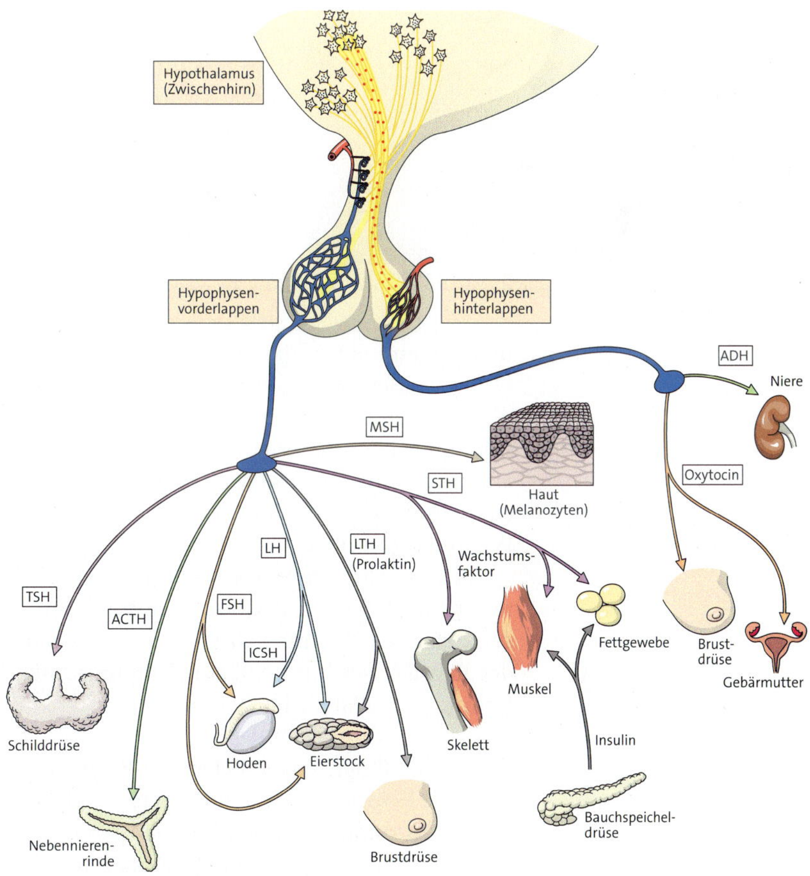

[3] Hormonproduktion in der Hypophyse

Hormone der Hypophyse (Hirnanhangdrüse)

TSH	Thyroidea (= Schilddrüse) stimulierendes Hormon (stimulierend = anregend)	regt die Schilddrüse an, die daraufhin mehr T_3 (Trijodthyronin) und T_4 (Thyroxin) bildet
LH	luteinisierendes Hormon	regt im Ovar die Follikelreifung an, löst den Eisprung (die Ovulation) aus und regt die Gelbkörperbildung an
ICSH	interstitielle Zellen (Cells) stimulierendes Hormon	regt bestimmte Hodenzellen zur Testosteron- und Samenzellproduktion an; entspricht dem LH
FSH	Follikel stimulierendes Hormon	fördert die Follikelreifung und Östrogenbildung im Ovar
ACTH	adrenocorticotropes Hormon	regt die Nebennierenrinde zur Bildung von Cortison an
LTH	laktotropes Hormon = **Prolaktin**	fördert die Milch*bildung* in der Brustdrüse
STH	somatotropes Hormon	Wachstumshormon; therapeutische Gabe bei Kleinwuchs
MSH	Melanozyten stimulierendes Hormon	regt die Pigmentbildung in der Haut an
Oxytocin	fördert die Milch*abgabe* der Brustdrüse und stärkt die Mutter-Kind-Bindung; erzeugt Wehen und fördert die Gebärmutterrückbildung nach der Geburt; wird beim Orgasmus abgegeben, stärkt die Paarbindung	
ADH	antidiuretisches Hormon	fördert die Wasser-Rückresorption in der Niere

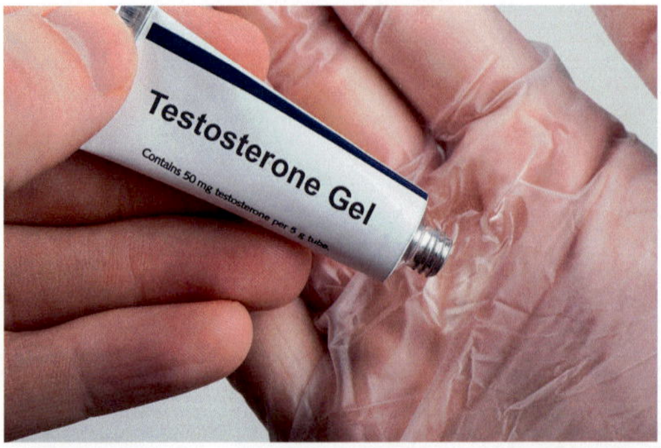

[1] Hormonersatz beim Mann: Testosterongel

Hormone als Therapie

Ein großer Anteil der Weltbevölkerung ist an **Diabetes mellitus** erkrankt. Wenn die Bauchspeicheldrüse nicht (genug) **Insulin** produziert, wird es – möglichst bedarfsgerecht – injiziert. Als Eiweiß kann Insulin nicht oral appliziert werden, da es sonst verdaut würde.

Die Einnahme von **L-Thyroxin** bei **Hypothyreose** (Schilddrüsenhormonmangel S. 390) ist ein weiteres Beispiel einer **Hormonsubstitution**. Substitution bedeutet Ersatztherapie; fehlendes oder mangelndes eigenes Hormon wird zugeführt.

Für Frauen, die sehr unter klimakterischen Beschwerden (Wechseljahrsbeschwerden) wie Schlafstörungen, Hitzewallungen usw. leiden, gibt es die **Hormontherapie** (HT; früher Hormonersatztherapie HET). Dabei werden Östrogen und Progesteron, die beiden wichtigsten Zyklushormone, über die Haut und/oder oral zugeführt. Es wird die geringstmögliche Dosis und Anwendungsdauer gewählt, um keinen Brustkrebs zu fördern. Die HT wirkt sich positiv auf die postmenopausal oft verminderte Knochendichte und viele Körperfunktionen aus, wird aber risikobedingt nur bei entsprechender Indikation verordnet und nicht als „Verjüngungsmittel".

Auch für alternde Männer gibt es eine HT. Wenn Lebensstilmaßnahmen wie mediterrane Kost, Sport und Gewichtsnormalisierung einen Testosteronmangel nicht bessern, kann das Hormon als Gel oder Injektion zugeführt werden. Die Beeinflussung des Regelkreises führt ggf. zur Zeugungsunfähigkeit (die Spermienbildung wird unterdrückt, die Potenz bleibt erhalten).

Ein solcher Eingriff in den Hormon-Regelkreis ist auch das Wirkprinzip der **Pille**. Das jeweilige Hormonpräparat führt dem weiblichen Körper Östrogen und/oder Gestagen zu. Die Hormonmenge wird von körpereigenen Messfühler registriert und führt zur Unterdrückung der Eigenproduktion. Damit bleibt (zumindest bei Kombinationspräparaten) der Eisprung aus.

Auch während einer Schwangerschaft ist der Hormonspiegel sehr hoch, sodass weder Eisprung noch Menstruation stattfinden, bis das Kind geboren ist. Daher war bei Einführung der (zunächst sehr hoch dosierten) Pille in den 1960er Jahren ein Haupt-Kritikpunkt: „Die Pille täuscht dem Körper eine Schwangerschaft vor". Dies ist eine überspitzte Darstellung des Wirkprinzips „zugeführte Hormone stoppen die Eigenproduktion". Zwar ist eine Schwangerschaft keine Krankheit, aber ihre Verhütung bzw. Planung wird als Rechtfertigung der hormonellen Kontrazeption von vielen akzeptiert.

Die Pillenanwendung birgt Risiken. Die oft gefürchtete Gewichtszunahme ist entgegen der landläufigen Meinung gering und eher selten. Da die Pille bei entsprechender Veranlagung (besonders bei Raucherinnen und über 40 Jahren) zur Bildung von Blutgerinnseln führen kann, kommen – auch tödliche – Thrombosen, Lungenembolien und Schlaganfälle vor. Auch Depressionen, Libidoverlust und Leberschäden sind möglich. Verschiedene Pillenpräparate bieten aber auch Vorteile durch die Unterdrückung von Ovulations- und Regelbeschwerden. Bei der **Langzykluseinnahme** nimmt die Frau die Pille ohne Pause über mehrere Monate oder Jahre ein – dies beugt einem Eisenmangel, einer mit der Menstruation assoziierten Migräne und Menstruationsbeschwerden vor. Im Langzyklus bleiben die Menstruationen mit ca. 1 Liter Blutverlust pro Jahr aus.

Viele Frauen schätzen neben der sicheren Verhütung die Autonomie über ihren Zyklus, die ihnen die Pille gibt. Die Möglichkeit zur Verschiebung oder Vermeidung der Monatsblutung ist attraktiv. Zunehmend wenden Frauen auch wieder hormonfreie Verhütungsmethoden an, da sie sich unter der Pille „fremdgesteuert" fühlen.

Eine Pille für den Mann ist noch nicht auf dem Markt. Der Wirkstoff müsste injiziert werden. Es kann (wie bei Frauen unter der Pille) zu Depressionen kommen und die Wirkung ist nicht so gut steuerbar. Nach dem Absetzen der Pille kann eine Frau ggf. rasch schwanger werden. Die Spermiogenese läuft nach Absetzen von Testosteron erst allmählich wieder an.

> **W** Das Fettgewebe als „Pille"
> Zum gesunden Hormonhaushalt gehören die bei jedem Menschen im Fettgewebe gebildeten Hormone, vor allem Östrogene. Bei stark übergewichtigen Frauen kann das Fettgewebe so viel Östrogen bilden, dass der Einsprung – wie unter der Pille – ausbleibt. Auch sind Brust- und Gebärmutterkrebs bei adipösen Frauen häufiger. Bei Männern kann v. a. vermehrtes Bauchfett die sog. Männerbrust, die Gynäkomastie, induzieren und zum reaktiven Testosteronmangel führen. Zuviel Fett „verweiblicht" den Mann.

Hormone können nicht nur substituiert, sondern auch medikamentös unwirksam gemacht werden. Viele Menschen leiden unter Allergien, z. B. gegen Pollen. Bei diesen Immunreaktionen spielt das **Gewebshormon Histamin** eine Rolle. Es wird bei allergischen Reaktionen von Abwehrzellen freigesetzt und induziert Juckreiz, Schwellung, Rötung und vermehrte Sekretion. Antihistaminika wie Cetirizin blockieren die Histamin-Rezeptoren und stoppen damit die Histaminwirkung. Einige Antihistaminika-Varianten wirken zusätzlich im Gehirn und induzieren dort Müdigkeit. Daher werden sie als frei verkäufliche Schlafmittel eingesetzt. Da die Dichte und Reaktivität der Histaminrezeptoren von Mensch zu Mensch variiert, hilft nicht jedes Antihistaminikum jedem Heuschnupfenpatienten.

Auch nach Brust- oder Prostatakrebs nutzt man Medikamente, die die Bildung oder Wirkung von Geschlechtshormonen hemmen, um das Tumorwachstum zu stoppen.

4.15.2 Die Schilddrüse – Aufbau, Funktion und häufige Krankheiten

µg Mikrogramm
= 1/1.000 Milligramm
= 1 Millionstel Gramm

Die Schilddrüse ist eine schmetterlingsförmige Drüse, die sich vor dem Schildknorpel an der Vorderseite des Halses befindet. Sie bildet die jodhaltigen Hormone **Trijodthyronin** (T_3) und **Tetrajodthyronin (Thyroxin;** T_4**)**, die stimulierend auf viele Organ- und Stoffwechselfunktionen wirken. Sie erhöhen u. a. die Herzfrequenz sowie den Grundumsatz und regen die Magen-Darm-Motorik an. Bei Feten, Säuglingen und Kindern können Wachstum und Intelligenzentwicklung nur mit einer ausreichenden Schilddrüsenhormonmenge stattfinden. Für die Synthese von T_3 und T_4 ist die Zufuhr von 200 µg Jod am Tag mit der Nahrung bzw. dem Trinkwasser erforderlich. Spezielle Schilddrüsenzellen bilden das Hormon **Calcitonin**, das im Knochenstoffwechsel eine Rolle spielt.

Struma (Kropf)

Adenom
benigne Drüsenwucherung (z. B. in der Schilddrüse) oder benigne Wucherung drüsenhaltiger Schleimhaut (z. B. im Darm)
autonom
gr. = nach eigenen Gesetzen lebend

Die häufigste Schilddrüsenerkrankung ist die Vergrößerung der Schilddrüse, die **Struma** (der **Kropf**) [Abb. 1]. Meistens ist die Struma eine Folge langjährigen Jodmangels – da ohne den „Baustein" Jod nicht ausreichend Hormone gebildet werden können, gibt die Hypophyse vermehrt TSH ab, das normalerweise die Schilddrüsenfunktion – bei Jodmangel aber das Schilddrüsenwachstum – anregt. Bei extremem Jodmangel kommt es schließlich zu einer verminderten Hormonbildung und zur Schilddrüsenunterfunktion (**Hypothyreose**). Bei langjährigem Jodmangel entstehen außerdem Knoten im Schilddrüsengewebe (Struma nodosa; Knotenstruma). Diese sind mithilfe der Sonografie feststellbar. Die Knoten können endokrin inaktiv sein (sog. kalte Knoten) oder endokrin überaktiv (heiße Knoten). Kalt und heiß bezieht sich auf den nuklearmedizinischen Funktionstest, das **Szintigramm** [Abb. 2]. Darin stellt sich endokrin aktives Gewebe „warm", inaktives „kalt" und überaktives Gewebe „heiß" dar. Heiße Knoten werden als **autonome Adenome** bezeichnet, weil sie sich der Regulation durch die Hypophyse entziehen und bei massiver Jodzufuhr (z. B. Kontrastmittelgabe vor CT) eine extreme Überfunktion bewirken können. Kalte Knoten können auch Karzinome sein, weshalb diese engmaschig sonografisch überwacht und ggf. (bei Wachstum bzw. Malignitätsverdacht) entnommen werden müssen.

Die Verwendung von Jodsalz reicht nicht aus, um das verbreitete Joddefizit zu beheben; dafür müsste auch für alle industriell hergestellten Nahrungsmittel Jodsalz verwendet werden. Es wird empfohlen, zur Strumaprophylaxe zweimal wöchentlich Seefisch zu verzehren. Extrem jodreich sind Sushi-Gerichte, die Seetang enthalten.

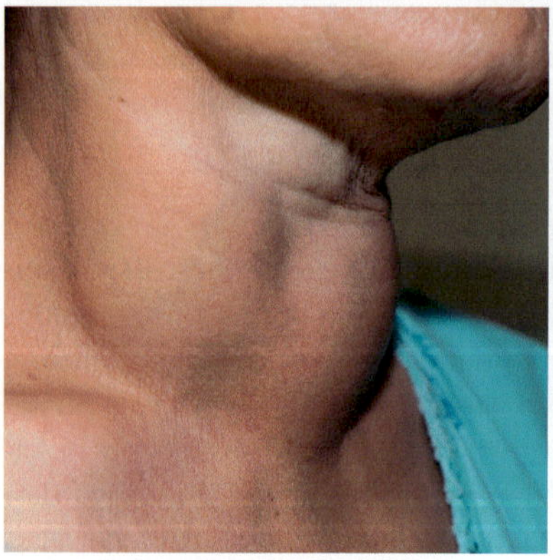

[1] Struma (vergrößerte Schilddrüse)

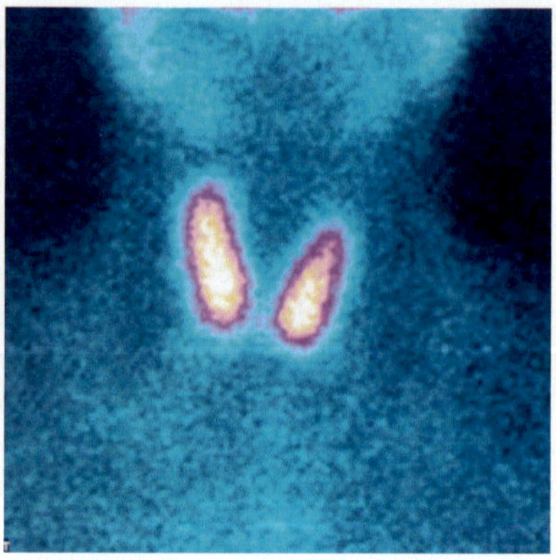

[2] Normales Schilddrüsenszintigramm

Schilddrüsen-Funktionsstörungen

Über- und vor allem Unterfunktionen der **S**child**d**rüse (**SD**) sind häufig. Neben Gewebsveränderungen der Schilddrüse durch Jodmangel tragen genetische Faktoren zur Entwicklung von Funktionsstörungen bei, insbesondere bei Autoimmunkrankheiten.

Hypothyreose Schilddrüsenunterfunktion	Hyperthyreose Schilddrüsenüberfunktion
Definition	
Hormonmangel (Mangel an T_3 und T_4)	Hormonüberproduktion (T_3 bzw. T_4)
Symptome	
Verlangsamung vieler Körperfunktionen: Müdigkeit, Schwäche, Apathie, Obstipation, niedrige Herzfrequenz, kühle, trockene Haut, Gewichtszunahme, Kälteempfindlichkeit, ggf. psychische und kognitive Symptome (Depressionen, Vergesslichkeit u. a.)	Beschleunigung vieler Körperfunktionen: Unruhe, Schlaflosigkeit, Nervosität, Tremor (Händezittern), Durchfälle, erhöhte Herzfrequenz, feuchte, warme Haut, Haarausfall, Wärmeintoleranz, Appetitsteigerung, Gewichtsabnahme, ggf. psychische Symptome
Ursachen	
Jodmangel; häufig v. a. bei Frauen ab 30 Jahren Hashimoto-Thyreoiditis (Autoimmunentzündung der SD); Z. n. chirurgischer (Teil-)Entfernung der SD oder Radiojodtherapie	autonome Adenome der SD bei Jodmangelstruma, M. Basedow (Autoimmunerkrankung der SD mit ggf. vorübergehender SD-Überfunktion); Überdosierung von T_4 (evtl. beabsichtigt)
Diagnostik	
Messung von TSH und freien (d. h. nicht an Plasmaproteine gebundenen) Hormonen fT_3 und fT_4 im Serum; TSH ist als Suchwert der wichtigste Schilddrüsenwert Hinweis: Ist TSH erhöht, besteht eine Hypothyreose, ist es erniedrigt, eine Hyperthyreose, denn das TSH repräsentiert die „Befehlsintensität" der Hypophyse. zusätzlich SD-Antikörperbestimmung im Serum; Sonografie und bei sonografischen Auffälligkeiten Szintigrafie (Funktionstest mit Technetium, das den Jodstoffwechsel imitiert)	
Antikörper gegen thyreoidale Peroxidase (TPO), Thyreoglobulin-Antikörper (TGAK)	TSH-Rezeptor-Antikörper (TRAK)
Therapie	
Ziel der Therapie ist die Euthyreose (regelrechte SD-Funktion bzw. normaler Hormonspiegel).	
bei Jodmangel regelmäßige Jodzufuhr; bei Funktionsverlust tägliche Einnahme von T_4 = L-Thyroxin, das der Körper bedarfsgerecht in T_3 umwandelt; Dosis wird mithilfe regelmäßiger TSH-Messung angepasst	bei autonomen Adenomen Radiojodtherapie, bei der radioaktives Jod die Adenome inaktiviert, oder chirurgische Entnahme der Adenome bzw. der SD bei M. Basedow Thyreostatika (die SD-Funktion hemmende Arzneimittel), ggf. Radiojodtherapie oder Operation

Hinweis: Hypo- und Hyperthyreose erzeugen nicht immer typische Symptome; oft sind die Beschwerden paradox (widersprüchlich); z. B. können bei Hyperthyreose bzw. L-Thyroxin-Überdosierung die Appetitsteigerung zur Gewichtszunahme und bei Hypothyreose die Inappetenz zur Gewichtsabnahme führen. Viele Arten psychischer Störungen kommen bei beiden Formen der SD-Funktionsstörungen vor.

Aufgabenstellungen

1. Erklären Sie das Schlüssel-Schloss-Prinzip im Hinblick auf Hormone.
2. Nennen Sie typische Symptome der Hypo- und Hyperthyreose.
3. Nennen Sie die häufigste Ursache der Strumabildung in Deutschland.

4.16 Die weiblichen Genitalorgane

4.16.1 Aufbau und Funktion der weiblichen Genitalorgane

Die Genitalorgane sind Teil des Urogenitaltrakts. Sie dienen der Reproduktion (Fortpflanzung) bzw. der Sexualität.

Die Genitalorgane der Frau [Abb. 1] erfüllen dabei verschiedene Teilfunktionen. Die **Ovarien** (Eierstöcke) enthalten unreife Eizellen, von denen in jedem Monatszyklus mindestens eine zur befruchtungsfähigen Eizelle heranreift und bei der **Ovulation** (dem Eisprung) aus dem **Ovar** (Eierstock) in die **Tube** (den Eileiter) gelangt.

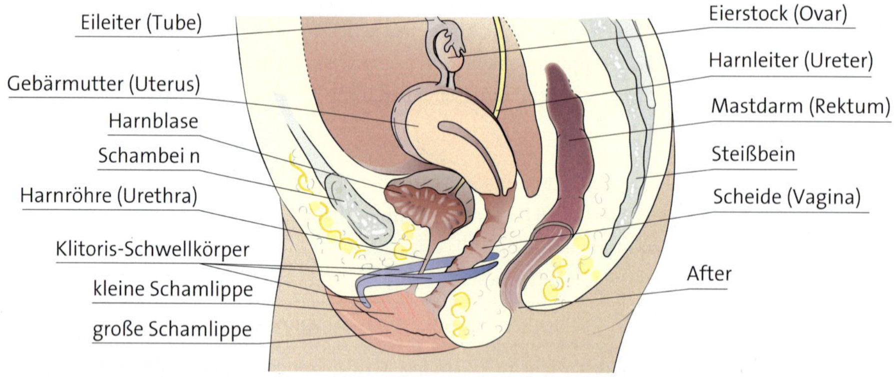

[1] Schematischer Sagittalschnitt durch das weibliche Becken mit den Harn- und Geschlechtsorganen

Die Befruchtung, d. h. die Verschmelzung von Ei- und Samenzelle, findet in der Tube statt; sie dient auch dem Transport der Eizelle in Richtung Uterus (Gebärmutter). Die **Zygote** (befruchtete Eizelle) beginnt sich bereits im Eileiter zu teilen und nistet sich in der Uterusschleimhaut ein (**Nidation**; Einnistung), wo sie sich zum **Embryo** (1. Schwangerschaftsdrittel) und später zum **Fetus** (2. und 3. Schwangerschaftsdrittel) entwickelt. Der optimalen Ernährung des Neugeborenen (1. Lebensmonat) und des Säuglings (1. Lebensjahr) dient die **Laktation** (die Milchbildung und -abgabe) der weiblichen Brustdrüse (lat. mamma; Pl. mammae) [Abb. 5].

Besonders häufige und damit auch volkswirtschaftlich relevante Erkrankungen des weiblichen Genitaltrakts sind Zervixkarzinom (Gebärmutterhalskrebs) und Mammakarzinom (Brustkrebs).

4.16.2 Das Zervixkarzinom (Gebärmutterhalskrebs)

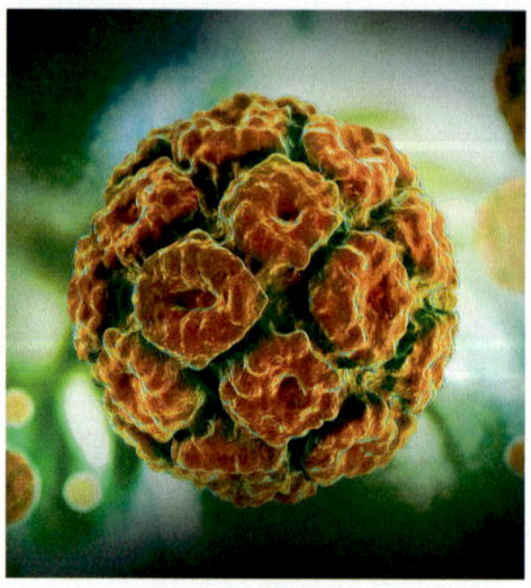

[2] Humanes Papillomvirus

Das Zervixkarzinom ist (nach dem Mamma-Ca.) der zweithäufigste maligne Tumor der Frau. Zu seiner Entstehung trägt die Infektion mit bestimmten sexuell übertragenen Viren, den **h**umanen **P**apillom**v**iren (**HPV**), bei [Abb. 2]. HP-Viren, von denen es mehrere Typen gibt, können **Papillome**, d. h. Epithelveränderungen wie **Genitalwarzen**, aber auch Krebsvorstufen und Krebs hervorrufen bzw. fördern. Die Infektion mit einem oder mehreren HPV-Typen, bestimmte Gene und Rauchen erhöhen die Wahrscheinlichkeit, am Zervixkarzinom zu erkranken. Da sich dieses über mehrere Dysplasiestufen allmählich entwickelt, kann es als Vorstufe oder im Frühstadium erkannt und gänzlich verhindert oder früh kurativ behandelt werden. Voraussetzung ist die Durchführung regelmäßiger gynäkologischer Sekundärprävention, d. h. die Teilnahme an den Früherkennungsuntersuchungen.

Der **Gebärmutterhalsabstrich** (**Zervixabstrich**) spielt dabei eine besonders wichtige Rolle. Die Zellen, die mit einem Wattetupfer vom Gebärmutterhals bzw. Muttermund aufgenommen werden, werden auf einen Objektträger gestrichen, fixiert, und nach einer Spezialfärbung durch den Pathologen bzw. spezialisierten Gynäkologen beurteilt.

Das Ergebnis, d. h. die Beschaffenheit der Zellen bzw. ihr Dysplasiegrad, wird als **z**ervikale **i**ntraepitheliale **N**eoplasie (**CIN**) oder nach **Papanicolaou** (**PAP**) klassifiziert.

Geringgradige Dysplasien werden nach wenigen Monaten erneut beurteilt; sie können sich spontan zurückbilden. Höher- und hochgradige Dysplasien sowie frühe Krebsstadien erfordern eine **Konisation** (wörtl. Keiloperation), einen operativen Eingriff, bei dem ein keilförmiger Teil der Zervix entfernt wird [Abb. 3]. Der Pathologe beurteilt, ob die Dysplasie mit dem Konus komplett entfernt wurde (d. h., ob die Schnittränder dysplasiefrei sind) oder ob ggf. eine weitere Operation erforderlich ist.

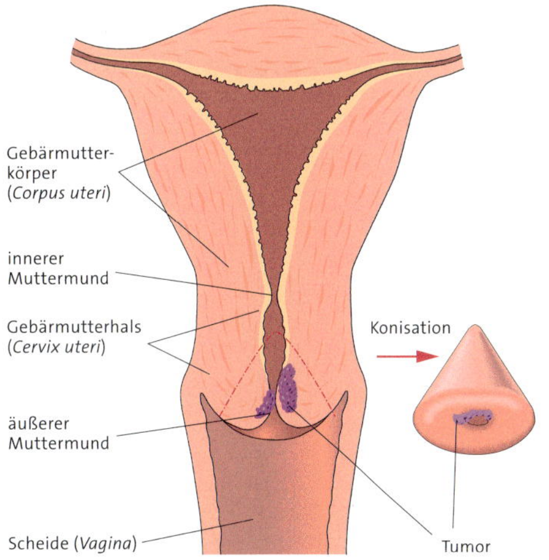

[3] Prinzip der Konisation

Bei größeren bzw. ausgedehnten Tumoren ist ggf. eine **Hysterektomie** (Gebärmutterentnahme) und ggf. eine Chemotherapie und/oder Radiatio (Bestrahlung) nach **Staging** (Feststellung des Ausbreitungsgrades) erforderlich.

Der Prävention dient ein Verzicht auf häufigen Partnerwechsel, um eine HPV-Infektion weniger wahrscheinlich zu machen. Kondome schützen nicht vor HPV. Die für Mädchen und Jungen im Alter von neun bis 17 Jahren – d. h. möglichst vor Aufnahme sexueller Aktivitäten – empfohlene Impfung gegen HPV bietet Schutz vor Genitalwarzen und den HP-Viren, die Zervixkarzinome hervorrufen. Der Impfschutz ist nicht 100%ig. Regelmäßige Zervixabstriche sind weiter empfehlenswert. Da Raucherinnen ca. 20mal häufiger an Zervixkarzinomen erkranken, ist dieser Risikofaktor ebenfalls ernst zu nehmen.

Das Mammakarzinom (Brustkrebs) 4.16.3

Brustkrebs ist der häufigste Krebs der Frau; etwa jede zehnte Frau erkrankt im Laufe ihres Lebens ein- oder mehrmals daran. Das Mammakarzinom tritt gewöhnlich zwischen 45 und 70 Jahren auf. Meistens geht es von den Milchgängen aus (**duktales Ca.**), seltener von den Drüsenläppchen (**lobuläres Ca.**). Genetische Disposition (Brustkrebs der Mutter und/oder Schwester) sowie weitere Risikofaktoren (frühe Menarche, späte Menopause, hohes Alter, Kinderlosigkeit oder späte Erstschwangerschaft, fettreiche Ernährung u. a.) tragen zur Entstehung bei.

1 % der Mammakarzinome betreffen Männer.

Meistens tritt das Mamma-Ca. im oberen äußeren Quadranten (Viertel) der Brustdrüse auf [Abb. 4]. Sehr viele Verhärtungen bzw. Verdichtungen des Mamma-Gewebes werden von den Frauen selbst ertastet. Auch die gynäkologische Sekundärprävention (Krebsfrüherkennungsuntersuchung mit Palpation der Mammae) und das **Mammografie-Screening** tragen zur Tumor(früh)erkennung bei. Verdächtige Befunde werden biopsiert.

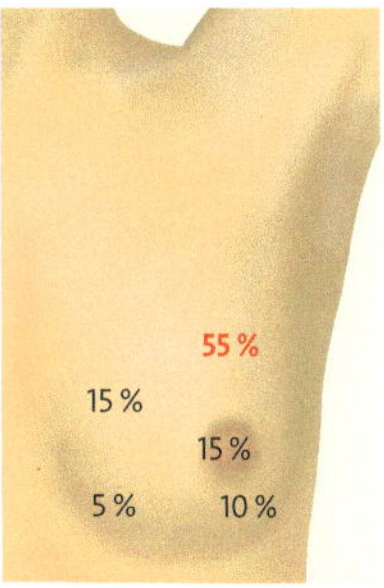

[4] Lokalisation des Mammakarzinoms mit Häufigkeitsverteilung

Menarche
erste Monatsblutung

Menopause
letzte Monatsblutung

Krebstherapie | 303

Die Therapie des Mamma-Ca. erfolgt chirurgisch, wobei nach Möglichkeit brusterhaltend operiert wird. Je nach Ausdehnung und Eigenschaften des Malignoms (z. B. Östrogenrezeptor-positiv oder -negativ) werden zur Krebstherapie außerdem Bestrahlung, Chemotherapie, monoklonale Antikörper und/oder Antiöstrogene angewandt.

Präventiv sind die regelmäßige Selbstuntersuchung sowie die Teilnahme an Früherkennungsuntersuchungen inkl. Mammografie-Screening sinnvoll.

Das grundsätzliche Problem jedes Screenings auf Krebskrankheiten ist, dass das Ziel, die Mortalität (Sterblichkeit) zu senken, ohne Zweifel erreicht wird, aber auch Karzinome, an denen der betreffende Mensch nicht gestorben wäre, entdeckt und mit belastenden Therapien behandelt werden. Jeder verdächtige Befund versetzt den betroffenen Patienten in Angst bzw. Sorge, auch wenn diese sich schließlich als unbegründet herausstellen.

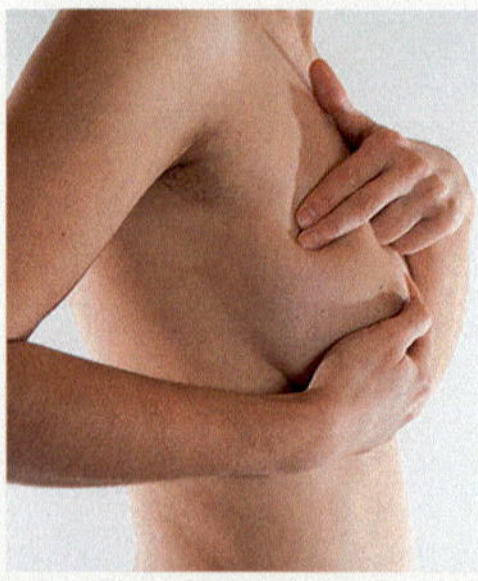

Selbstuntersuchung, z. B. am 7. Zyklustag, da die Mammae dann am weichsten und frei von zyklusbedingten Verhärtungen sind

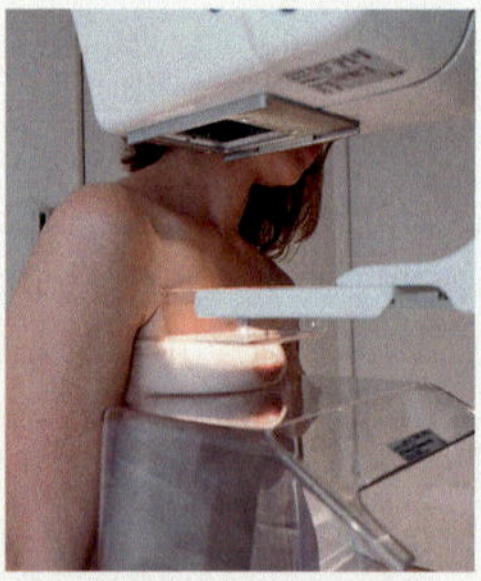

Die Mammografie wird als Screening alle 2 Jahre zwischen 50 und 75 Jahren durchgeführt sowie bei verdächtigem Tastbefund.

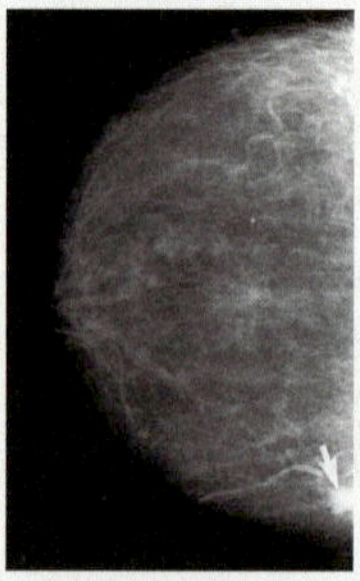

Mammografie-Befund mit gleichmäßiger Darstellung des Drüsengewebes

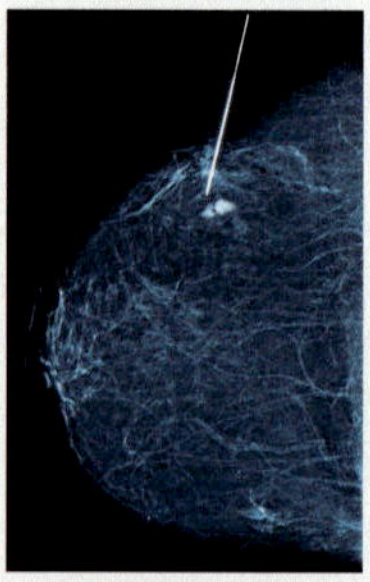

Mammakarzinom mit Verdichtung und Verkalkung (mit Biopsienadel)

Tertiärprävention | 41

Bei familiär vorkommendem Mammakarzinom erfolgen noch intensivere Früherkennungsmaßnahmen. Nach Brustkrebs wird ein umfangreiches Nachsorgeprogramm durchgeführt, um ein Rezidiv möglichst frühzeitig erkennen und therapieren zu können (**Tertiärprävention**). Die Einnahme der Pille begünstigt das Mamma-Ca. nicht; eine mehr als fünf Jahre lang durchgeführte Hormonersatztherapie in den Wechseljahren hingegen schon. Stillen senkt das Risiko, an einem Mamma-Ca. zu erkranken.

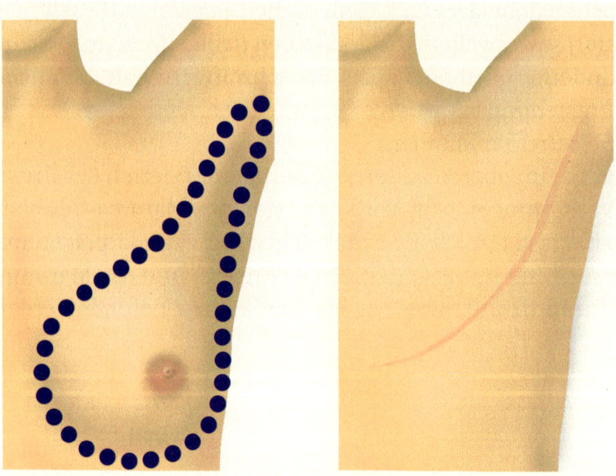

[1] Links: OP-Planung für Entfernung der linken Mamma und ihres Lymphsystems; rechts: Z. n. (Zustand nach) der OP

Sterilität und Kinderwunschbehandlung

4.16.4

Sterilität liegt vor, wenn keine Schwangerschaft eintritt, obwohl ein Paar über ein bis zwei Jahre regelmäßig Geschlechtsverkehr ohne kontrazeptive (empfängnisverhütende) Maßnahmen durchführt. Unerfüllter Kinderwunsch betrifft ca. jedes sechste Paar [Abb. 2]. Die körperlichen Ursachen liegen zu 45 % bei der Frau, zu 40 % beim Mann, oft bei beiden, und sind in 15 % nicht zu klären. Die Ursachen sind vielfältig: Eileiterverklebungen (z. B. durch **Chlamydieninfektion**), Hodenschädigungen durch Mumps, chronische Krankheiten (Diabetes, Adipositas), Rauchen und möglicherweise Stress. Das fortgeschrittene Alter vieler Paare, die erst in der Phase nachlassender **Fertilität** (Fruchtbarkeit) ihren Kinderwunsch zu verwirklichen beginnen, ist eine besonders häufige und wichtige Sterilitätsursache. Das biologische Optimum ist dann lange vorbei; 20-jährige Frauen werden im Durchschnitt innerhalb von ca. zehn Wochen schwanger, 40-jährige Frauen erst nach einem Jahr (wenn überhaupt). Männer bleiben länger zeugungsfähig als Frauen; allerdings sinkt die Wahrscheinlichkeit einer Schwangerschaft deutlich, wenn die Partner zusammen mehr als 70 Jahre alt sind. Die Kinderwunschbehandlung ist ein stark wachsender Medizin- und Wirtschaftszweig. Die Krankenkassen zahlen die Sterilitätsdiagnostik und übernehmen 50 % der Kosten bei drei Zyklen IVF oder ICSI.

Chlamydien
intrazellulär lebende Bakterien, die häufig unbemerkte, nicht eitrige Entzündungen der Eileiter und dadurch Eileiterverklebungen bewirken (sexuell übertragbar)

Fehlt der Eisprung bei der Frau, kann dieser im Rahmen fachärztlicher Behandlung medikamentös ausgelöst werden. Häufig angewandte Verfahren der **assistierten Reproduktion** (medizinisch unterstützte Fortpflanzung) sind **IVF** und **ICSI**.

Menstruationszyklus

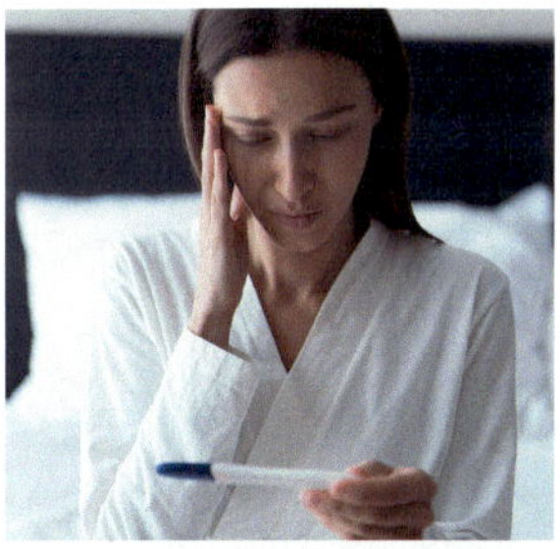

[2] Nicht allen Paaren wird ihr Kinderwunsch erfüllt.

IVF (In-vitro-Fertilisation)
Nach hormoneller Vorbehandlung der Frau zum Auslösen einer mehrfachen Ovulation werden ihr reife Eizellen entnommen, die im Laborgefäß (lat. in vitro = im Glas) mit Spermien des Mannes zusammengebracht werden. Die so entstandenen Embryonen werden kultiviert und der Frau nach wenigen Tagen in den Uterus eingesetzt. Embryonen dürfen laut **Präimplantationsgesetz** nicht selektiert (nach genetischer Untersuchung ausgewählt) werden. Maximal drei Embryonen dürfen in den Uterus implantiert werden. Die Geburtenrate (**Baby-Take-Home-Rate**) liegt bei ca. 13,5 % pro Behandlungszyklus (Menstruationszyklus, in dem eine IVF durchgeführt wird).

ICSI (intrazytoplasmatische Spermieninjektion)
Befinden sich im Samen des Mannes nur wenige vitale und normal gebildete Spermien, können diese aus Sperma, Nebenhoden oder Hoden gewonnen, ausgewählt und einzeln in die der Frau entnommenen Eizellen eingespritzt (in das Zytoplasma injiziert) werden [Abb. 3]. Der oder die entstandenen Embryonen werden der Frau implantiert. Die Baby-Take-Home-Rate liegt mit ca. 15 % je Zyklus etwas höher als bei IVF. Die Wahrscheinlichkeit von Chromosomenanomalien ist bei ICSI leicht erhöht.

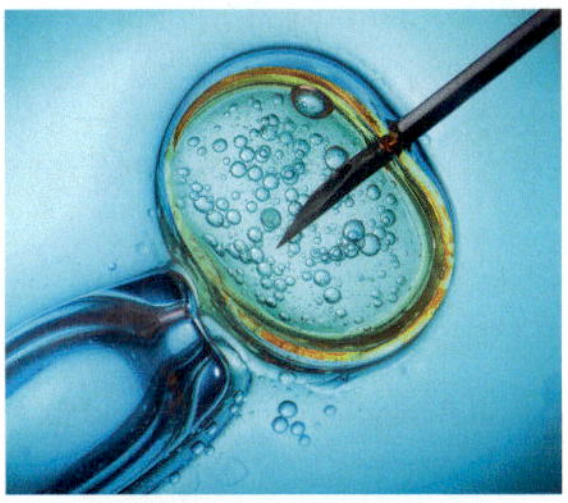

[3] ICSI (sprich ixi), intrazytoplasmatische Spermieninjektion

Abort (Fehlgeburt)
Fehlgeburt (**Abort**) bedeutet das Absterben bzw. den Abgang eines ungeborenen Kindes, bevor es **extrauterin** (außerhalb der Gebärmutter) lebensfähig ist. Die **Spontanabort**-Rate, d. h. die Häufigkeit ohne Eingriff stattfindender Fehlgeburten (keine Schwangerschaftsabbrüche), liegt bei ca. 9 % aller Schwangerschaften. Bei Schwangeren ab 40 Jahren steigt die Rate steil an, über 45 Jahren nähert sie sich 100 %.

Da in Deutschland weder die Eizellspende noch der Einsatz einer Leihmutter (die den Embryo des Paares implantiert bekommt, das Kind austrägt und auf die Welt bringt) erlaubt sind, weichen manche Paare ins Ausland aus, um ihren Traum von einem (genetisch) eigenen Kind zu verwirklichen.

4.17 Die männlichen Genitalorgane

4.17.1 Aufbau und Funktion der männlichen Genitalorgane

Die Genitalorgane des Mannes [Abb. 1] haben unterschiedliche Teilaufgaben bei der Reproduktion. Die Hoden (**Testes**; Sing. Testis) [Abb. 1] dienen der Synthese von Testosteron und der Bildung der Samenzellen (**Spermien**; Spermatozoen). Diese werden im Nebenhoden (**Epididymis**) gelagert und gelangen über den **Ductus deferens** (Samenleiter) in die Urethra. Erst bei der **Ejakulation** (dem Samenerguss) entsteht das Sperma (die Samenflüssigkeit); es enthält außer den Spermien das fruktosereiche Sekret der **Bläschendrüsen** (Glandulae seminales) und das alkalische Sekret der **Prostata** (Vorsteherdrüse). Die **Cowper-Drüsen** geben ein visköses, alkalisches Sekret ab, das Harnreste neutralisiert und in der Urethra ein für die Spermatozoen günstiges Milieu herstellt. Diese heißt beim Mann Harn-Samen-Röhre, weil Urin und Samen sie passieren, was aufgrund der vegetativen Steuerung jedoch nie gleichzeitig stattfindet.

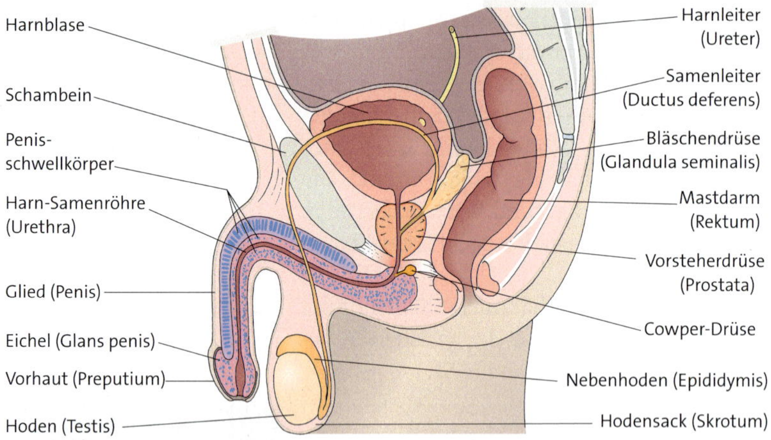

[1] Schematischer Sagittalschnitt durch das männliche Becken mit den Harn- und Geschlechtsorganen

4.17.2 Das benigne Prostatasyndrom (BPS)

Das BPS umfasst Beschwerden im unteren Urogenitaltrakt, die vor allem auf altersbedingten hormonellen Veränderungen mit Vergrößerung der Prostata und dadurch entstehenden **Harnabflussstörungen** beruhen. Im Alter von 40 bis 50 Jahren beginnen oft unspezifische Beschwerden; objektive Störungen des Harnflusses treten Jahre bis Jahrzehnte später auf. Die Prostata umfasst die Urethra direkt am Blasenauslass. Daher engt die Drüse bei fortschreitender Vergrößerung die Harnröhre immer mehr ein, wodurch es zur Abflussstörung mit erschwerter Harnentleerung (sog. Harnträufeln), **Restharnbildung** und dadurch gehäuft auftretenden Harnwegsinfektionen kommt. Die Nieren können durch Rückstau des Harns geschädigt werden und ggf. bilden sich Blasensteine. Akut kann ein kompletter Verschluss der Urethra und damit ein schmerzhafter **Harnverhalt** auftreten.

Die Diagnostik umfasst die rektale Tastuntersuchung [Abb. 2], ggf. die rektale Sonografie sowie die Untersuchung von Blut (Nierenwerte) und Harn (Entzündungs- bzw. Infektionsdiagnostik). Der Harnabfluss kann mit Spezialuntersuchungen bewertet werden; die Restharnbildung ist sonografisch messbar.

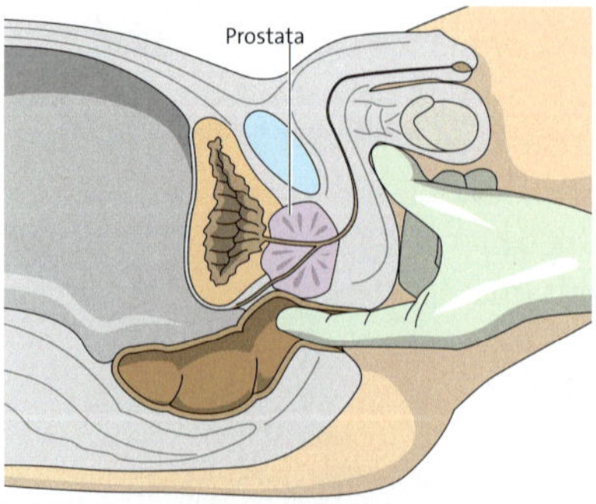

[2] Rektale Palpation der Prostata

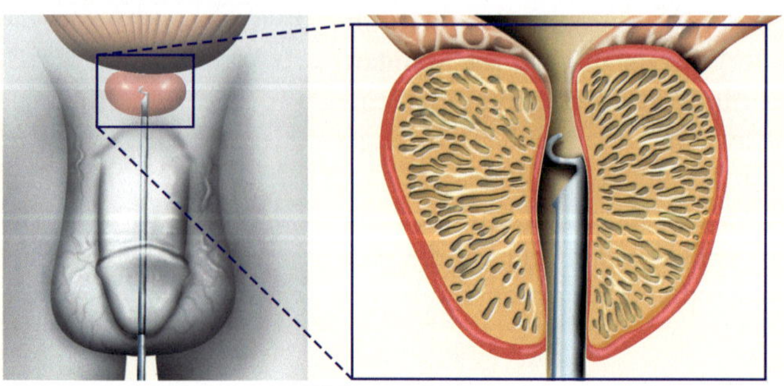

[3] Transurethrale Resektion (operative Verkleinerung) der Prostata

In frühen Stadien können Medikamente die Beschwerden lindern. Bei akutem Harnverhalt wird katheterisiert, d. h. ein Blasenkatheter (Gummischlauch zur Harnableitung) gelegt. Bei ausgeprägter Urethraverengung sind operative Verfahren wie die **transurethrale Resektion der Prostata (TUR-P)** indiziert. Dabei wird über (lat. trans) die Urethra ein chirurgisches Instrument eingeführt, um Prostatagewebe zu entfernen (resezieren) [Abb. 3]. Auch Laserverfahren, Mikrowellen u. a. werden zur Verkleinerung der Prostata eingesetzt. Wichtig ist eine gewissenhaft durchgeführte Diagnostik, um bei BPS nicht ein Prostatakarzinom zu übersehen.

W Als **STD** (**s**exually **t**ransmitted **d**iseases) werden alle sexuell übertragbaren Erkrankungen bezeichnet. Dazu gehören Syphilis, Gonorrhö, Lymphogranuloma venereum und Ulcus molle, die laut deutschem Gesetz als Geschlechtskrankheiten definiert sind. Zusätzlich sind Chlamydien, Mykoplasmen, Pilze, HIV, verschiedene Papillom- und Herpesviren, Hepatitis-B- und -C-Viren, Protozoen (z. B. Trichomonaden), verschiedene weitere pathogene Viren und Bakterien sowie einige Parasiten wie Filzläuse und Krätzmilben „Trittbrettfahrer" erotischer Kontakte. Vor einigen Organismen schützen Impfungen und Kondome.

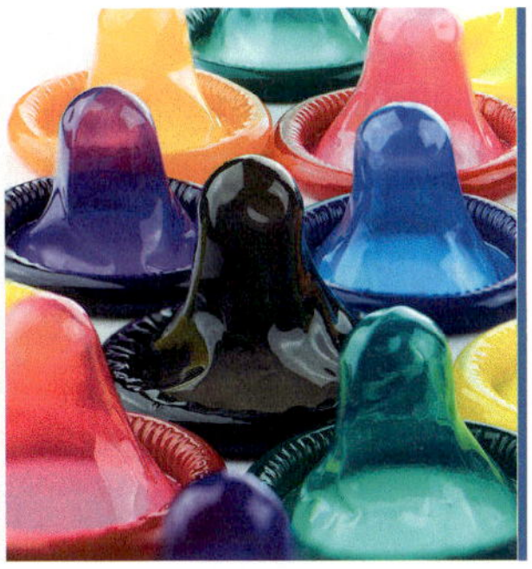

Das Prostatakarzinom (Krebs der Vorsteherdrüse) 4.17.3

Das Prostatakarzinom ist der häufigste Krebs des Mannes. Es tritt vor allem zwischen 45 und 70 Jahren auf. Bei Autopsien wird der Tumor bei 10 % der 50-Jährigen und 60 % der 80-Jährigen gefunden. Der Malignitäts- bzw. Differenzierungsgrad von Prostatakarzinomen ist sehr unterschiedlich.

Autopsie
gr. wörtlich = selbst sehen; Leicheneröffnung bzw. -untersuchung aus medizinischem Grund

Der Tumor entsteht innerhalb der Prostata, ggf. an mehreren Stellen gleichzeitig. Er breitet sich zunächst lokal aus, d. h. in Bläschendrüsen, Lymphknoten und Bindegewebe innerhalb des Beckens [Abb. 4]. In diesem Stadium bleibt er fast immer symptomfrei. Oft kommt es erst durch hämatogen (auf dem Blutweg) entstandene Metastasen zu Symptomen. Typisch sind bei Skelettmetastasen Rückenschmerzen, die an eine Lumboischialgie erinnern und oft zunächst für eine solche gehalten werden. Blutbeimengungen in Harn und Sperma sowie Blasenentleerungsstörungen kommen vor, sind aber ebenfalls Spätsymptome.

Lumboischialgie | 231

Lernen am Modell: Hodenwanderung

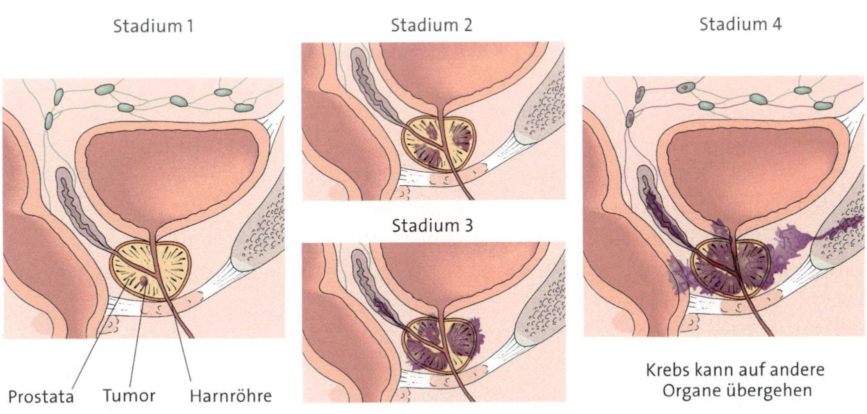

[4] Stadien des Prostatakarzinoms: Beschränkung auf die Prostata (Stadium 1 ist i. d. R. beschwerdefrei; Stadium 2 ist bei der rektalen Untersuchung tastbar), Durchbruch der Prostatakapsel (Stadium 3) und Infiltration in benachbarte Gewebe sowie Metastasierung in die Lymphknoten (Stadium 4).

Spezifität
Eignung eines Tests, gesunde Personen als gesund zu erkennen, d.h. falsch positive Ergebnisse zu vermeiden

Sensitivität
Eignung eines Tests, kranke Personen als krank zu erkennen, d.h. falsch negative Ergebnisse zu vermeiden

Diagnostik und Therapie des Prostatakarzinoms

Die Diagnostik des Prostatakarzinoms umfasst die rektale Tastuntersuchung der Prostata, Sonografie, Biopsien unter Ultraschallkontrolle sowie bei Metastasenverdacht bzw. zum Staging weitere bildgebende Verfahren. Das **PSA** (**p**rostata**s**pezifisches **A**ntigen) ist ein Stoff, der vor allem bei Prostatakrebs vermehrt im Blut erscheint und dessen Serumspiegel Hinweise auf das Vorliegen eines Karzinoms liefern kann. Allerdings ist das PSA weder völlig **spezifisch** (d.h., es kann bei anderen Prostatakrankheiten ebenfalls erhöht sein) noch zu 100% **sensitiv**, d.h., es kann trotz Vorliegen eines Karzinoms im Normbereich liegen. Allerdings ist ein Anstieg über den in mehreren Jahren gemessenen „persönlichen Wert" eines Mannes ein Hinweis auf ein Karzinom. Es wird somit empfohlen, den PSA-Wert ab 45 Jahren einmal jährlich im selben Labor (um methodenabhängige Abweichungen zu vermeiden) bestimmen zu lassen (Privatleistung). Nur in der Nachsorge des Prostatakarzinoms dient das PSA als Tumormarker; die Bestimmung wird dann von den Kassen bezahlt.

Die Therapie des Prostatakrebses richtet sich nach dem Differenzierungs- und Ausbreitungsgrad des Tumors; die chirurgische Entnahme der Prostata kann bei ausgedehntem Befund mit Chemotherapie, Radiatio und Hormonantagonisten (sog. chemischer Kastration) kombiniert werden. Bei schlechtem Allgemeinzustand und fortgeschrittenem Tumor erfolgt eine palliative Therapie ohne OP.

Präventiv ist die jährliche urologische Untersuchung zur Krebsfrüherkennung ratsam. Gezielte primär präventive Maßnahmen sind nicht bekannt.

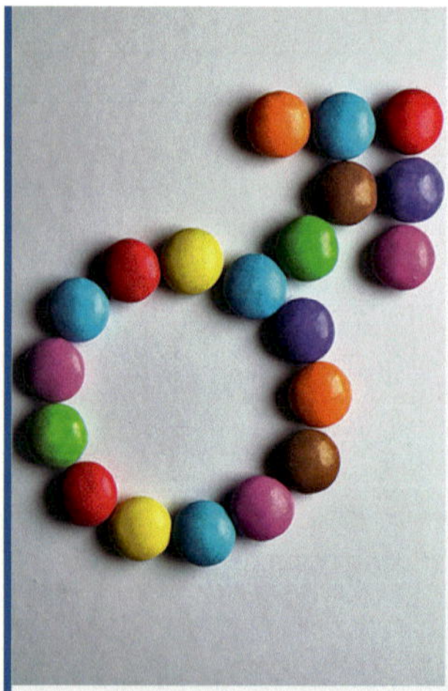

W **Erektile Dysfunktion** (Impotentia coeundi), auch **Impotenz** genannt, ist die Unfähigkeit, eine für einen befriedigenden Geschlechtsverkehr ausreichende Erektion zu erreichen und/oder aufrechtzuerhalten. Die Ursachen sind vielfältig; chronische Krankheiten, vor allem Diabetes und Arteriosklerose, neurologische Störungen und psychische Auslöser kommen zur physiologisch (aufgrund des altersbedingt sinkenden Testosteronspiegels) nachlassenden Erektionsfähigkeit hinzu. Therapeutisch werden oft **P**hospho**d**i**e**sterase-**5**-Hemmstoffe (**PDE-5-Hemmer**) verordnet. Das Enzym Phosphodiesterase 5 öffnet die Abflussstellen der Penis-Schwellkörper, was die Hemmstoffe zeitweise verhindern. Daraus resultiert eine länger andauernde und ggf. verstärkte Schwellkörperfüllung, d.h. Erektion. Aufgrund unterschiedlicher Halbwertszeiten können die Mittel so eingenommen werden, dass mit einer Tablette die Wirkung für wenige Stunden, einen oder mehrere Tage anhält. Da nur spontan eintretende Erektionen verstärkt werden, ist die populäre Bezeichnung „Lustpillen" unzutreffend – an der Libido oder dem Empfinden ändern Viagra®, Cialis®, Levitra® und Co. schließlich nichts.

Aufgabenstellungen

1. Nennen Sie die Fachbegriffe für die Organe des weiblichen Urogenitaltrakts.
2. Erläutern Sie, welche Maßnahmen der Primärprävention vor Gebärmutterhalskrebs schützen.
3. Erläutern Sie, welche Maßnahmen der Sekundärprävention vor (fortgeschrittenem) Gebärmutterhalskrebs schützen.
4. Nennen Sie die Ihnen bekannten Risikofaktoren des Mammakarzinoms.
5. Erklären Sie den Begriff Screening-Untersuchung.
6. Erläutern Sie die Vor- und Nachteile des Mammografie-Screenings.
7. Finden Sie die Kostenübernahme der Krankenkassen für IVF und ICSI richtig?
8. Nennen Sie typische Symptome des BPS.

Das Nervensystem 4.18

Das Nervensystem des Menschen dient der Steuerung der willkürlichen und unwillkürlichen Körperfunktionen, der Reizaufnahme und -verarbeitung sowie geistig-seelischen Vorgängen wie Denken, Wahrnehmen, Empfinden und Erinnern.

Aufbau des Nervensystems 4.18.1

Das Nervensystem gliedert sich in das **ZNS** (zentrales Nervensystem), das sich aus Gehirn und Rückenmark zusammensetzt, und das **PNS** (peripheres Nervensystem), das aus allen Nerven außerhalb des ZNS besteht. Funktionell und anatomisch gehen ZNS und PNS nahtlos ineinander über [Abb. 1]. Das ZNS ist durch den Schädelknochen bzw. die Wirbelsäule besonders gut vor Verletzungen geschützt. Gehirn und Rückenmark sind durch mehrere Schichten Hirn- bzw. Rückenmarkhaut geschützt sowie in die Hirn- und Rückenmarkflüssigkeit (**Liquor cerebrospinalis**) eingebettet [Abb. 2]. Der Liquor wird ständig neu gebildet und umspült das ZNS; z. B. bei entzündlichen ZNS-Erkrankungen gibt die Untersuchung des Liquors wichtige diagnostische Hinweise (|Liquorgewinnung). Ein Teil des Nervensystems kann willkürlich gesteuert werden; so unterliegt die Aktivität unseres Bewegungsapparats größtenteils unserem Willen. Der unwillkürlich, d. h. **autonom** (gr. nach eigenen Regeln) arbeitende Teil des Nervensystems ist das **vegetative Nervensystem**. Dieses besteht aus den beiden Antagonisten, d. h. gegensätzlich wirkenden Anteilen **Sympathikus** und **Parasympathikus** [Abb. 3]. Während der Sympathikus Körperfunktionen anregt, die der Leistung dienen (z. B. Herzschlag und Atmung beschleunigt sowie die Muskeldurchblutung verstärkt), bremst der Parasympathikus (**N. vagus**) diese. Er verstärkt alle Vorgänge im Zusammenhang mit Ernährung bzw. Verdauung und fördert Ruhe, Schlaf, Heilung sowie Sexualfunktionen.

Liquorpunktion | 386

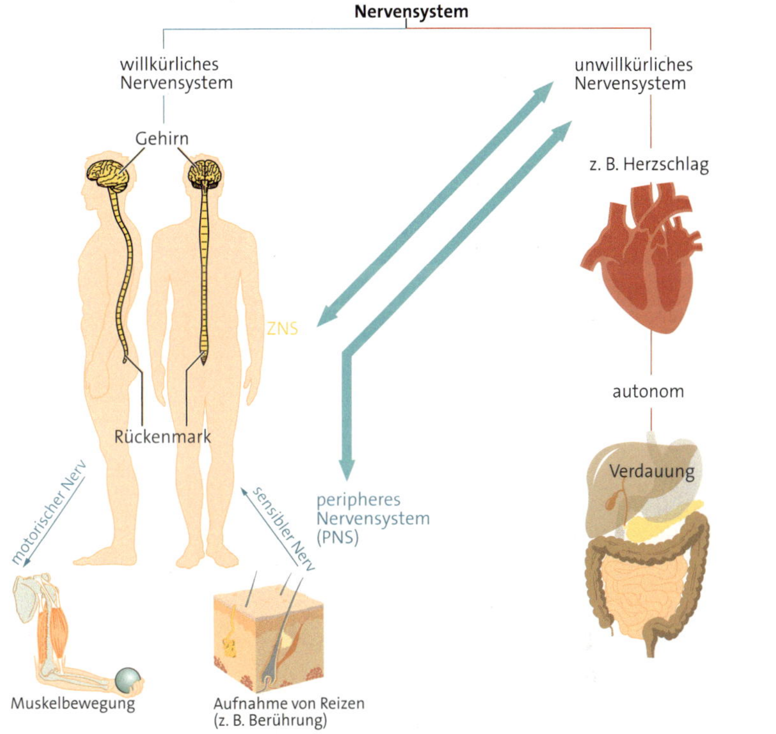

[1] Willkürliches und unwillkürliches Nervensystem

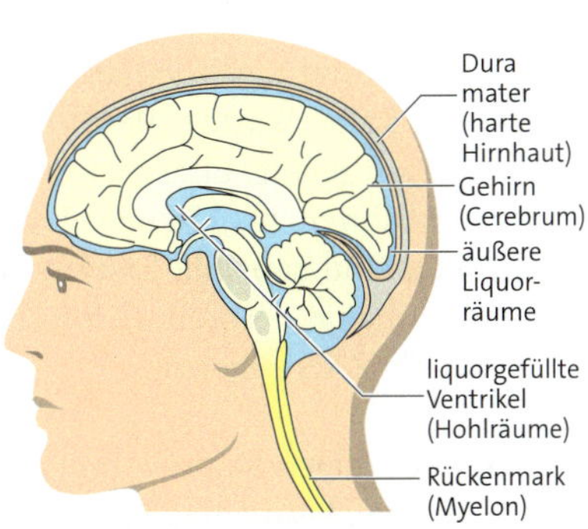

[2] Verteilung des Nervenwassers (Liquor)

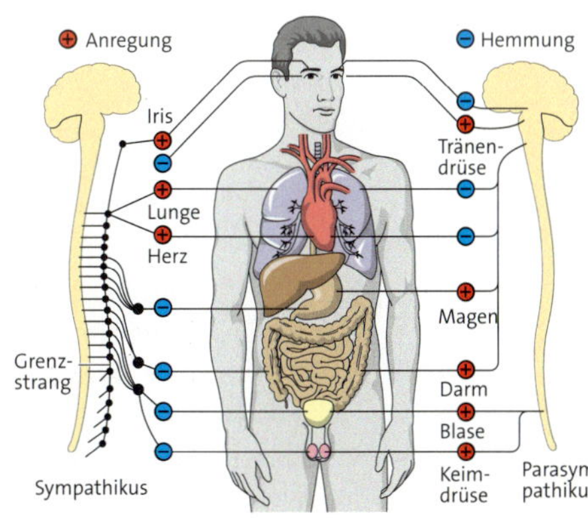

[3] Wirkung von Sympathikus und Parasympathikus auf die einzelnen Organe

das **Neuron**
(sprich néuronn)

das **Axon**
(sprich áxohn)

Reizweiterleitung am Axon

Das Neuron

Die kleinste funktionelle Einheit des Nervensystems ist das |Neuron, die Nervenzelle [Abb. 1]. Jedes Neuron besteht aus einem **Zellkörper**, der mit **Dendriten** (Reiz aufnehmenden Strukturen) antennenartig besetzt ist, und einem langen Zellfortsatz, das |**Axon** genannt wird. Das Axon wird auch als **Neurit** bezeichnet. Am Ende des Axons befinden sich **Synapsen** (Nervenendknöpfchen), die dem Kontakt und damit der Signalübertragung zu anderen Nervenzellen dienen. Bei Neuronen, die der schnellen Reizübertragung dienen, ist das Axon von einer Isolierschicht, der **Markscheide**, bestehend aus Schwannschen Zellen, umhüllt. Durch diese Isolierung „springen" die elektrischen Impulse von Schnürring zu Schnürring, anstatt sich langsam am Axon entlang fortzusetzen. Durch diese **saltatorische** (lat. springende) **Erregungsleitung** können z. B. Signale der Sinnesorgane, die Gefahr bedeuten und sofortige Reaktionen erfordern, besonders rasch übermittelt werden. Markscheidehaltige Neuronen werden als **Nervenfasern** bezeichnet. Die längsten Neuronen bzw. ihre Axone sind ca. 1,50 m lang.

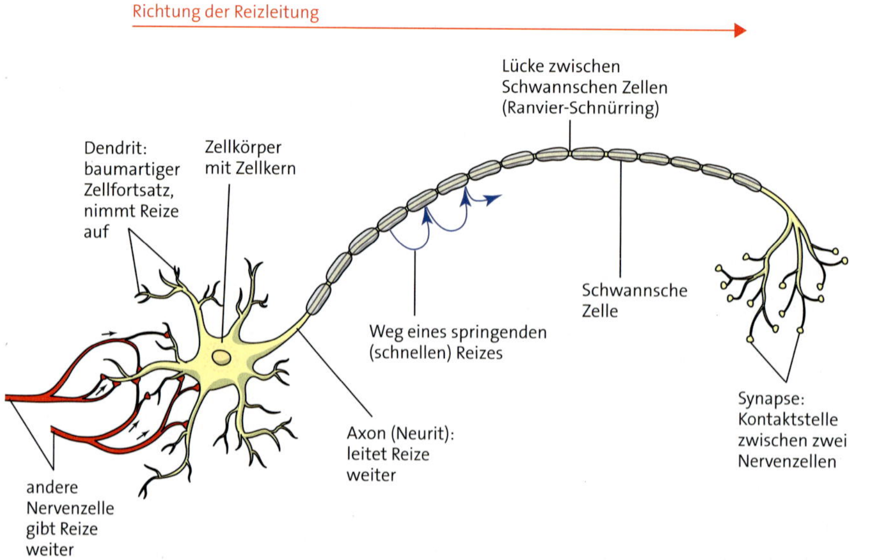

[1] Aufbau der Nervenzelle (Neuron)

Neuronen bzw. Nervenfasern bilden gebündelt einen anatomischen Nerv bzw. Nervenstrang. So kann z. B. der N. ulnaris (Nervus ulnaris; der Ellennerv) am Ellenbogen als „Musikantennerv" ertastet und bei Druck oder Stoß unangenehm vibrierend gespürt werden. Die meisten Nerven verlaufen jedoch gut geschützt im Inneren des Körpers, sodass sie bei leichten Verletzungen nicht beeinträchtigt werden.

Neuronen, die zum ZNS führen, werden **afferent** (lat. afferens = hinführend) genannt. Sie leiten Reize wie Kälte, Wärme, Berührung und Druck zunächst dem Rückenmark zu. Die Information gelangt über mehrere Synapsen bzw. weitere Neuronen über aufsteigende Nervenbahnen ins Gehirn. Empfindungen wie Körperlage und schmerzleitende Neuronen sind **sensible** Fasern; Sinnesempfindungen wie Fühlen (Tastsinn; Oberflächensensibilität), Hören, Sehen, Riechen und Schmecken werden über **sensorische** Fasern dem ZNS zugeleitet.

Beim Fühlen, das aus vielfältigen Sinneskomponenten (Berührung, Tastsinn, Druck, Vibration, Kälte, Wärme, Bewegung, Lage, Schmerz) besteht und u. a. Aspekte der Kommunikation und Sexualität beinhaltet, wird die Abgrenzung sensibel/sensorisch unterschiedlich und nicht immer konsequent gehandhabt.

W Bei der Autoimmunkrankheit **Multiple Sklerose (MS)** greifen Abwehrzellen die Markscheiden verschiedener Neuronen des ZNS an, wobei sie diese ganz oder teilweise zerstören [Abb. 2]. Bei der schubweise verlaufenden Erkrankung, die öfter (junge) Frauen als Männer betrifft, treten neurologische (Funktions-)Ausfälle wie Sehstörungen, Lähmungen, Taubheitsgefühl und andere Veränderungen der Sensibilität (des Fühlens) sowie häufig Sprechstörungen auf. Im MRT des Gehirns zeigen sich im typischen Fall mehrere **Entmarkungsherde**, d. h. Areale, in denen weiße Hirnsubstanz (die aus markscheidenhaltigen Neuronen besteht) fehlt ([Abb. 1], S. 404). Akute Schübe erfordern die Gabe hochdosierter Kortikoide, um eine Rückbildung der Ausfälle zu erreichen. Eine Dauertherapie ist bei schubförmigem oder chronischem Verlauf wichtig. Sie kann mit klassischen Immunsuppressiva stattfinden. Zunehmend werden Antikörper eingesetzt, die man als Biologicals oder immunmodulierende Therapie bezeichnet. Auch Interferone, Botenstoffe des Immunsystems, wirken immunmodulierend.

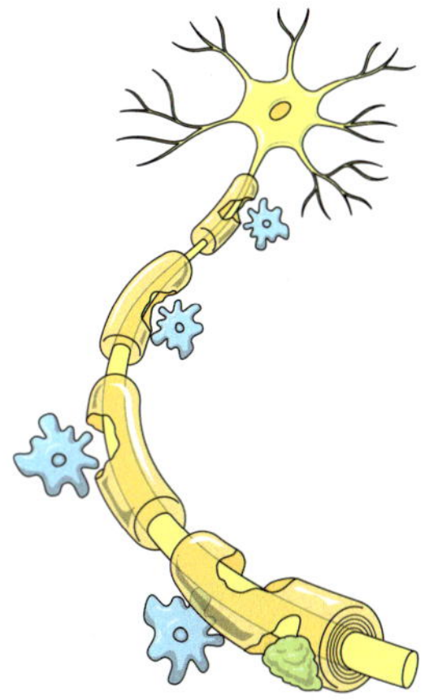

[2] Immunzellen greifen bei MS Markscheiden an.

Ruhe- und Membranpotential

Vorgänge an der Synapse

Reizweiterleitung im Nervensystem: Erregungsübertragung an der Synapse (Schema)

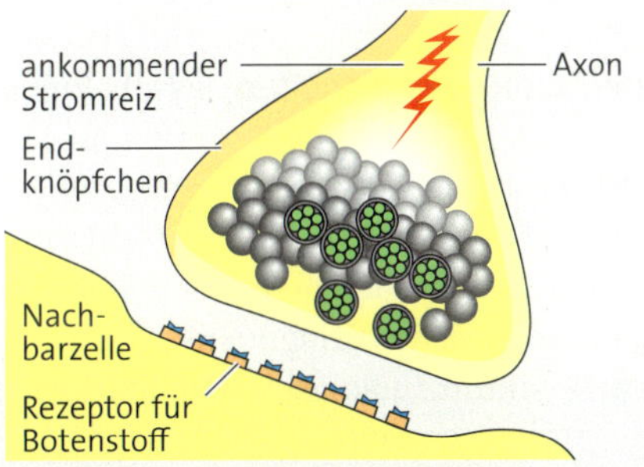

Die Dendriten des Neurons empfangen einen Reiz; diesen leitet das Neuron als elektrischen Impuls, d. h. in Form einer fortlaufenden Potenzialänderung (Aktionspotenzial), über die Membran des Zellkörpers und des Axons weiter. Der auslösende Reiz kann von einer anderen Nervenzelle kommen oder z. B. bei Sinnesorganen bzw. -zellen durch eine biochemische Reaktion ausgelöst werden.

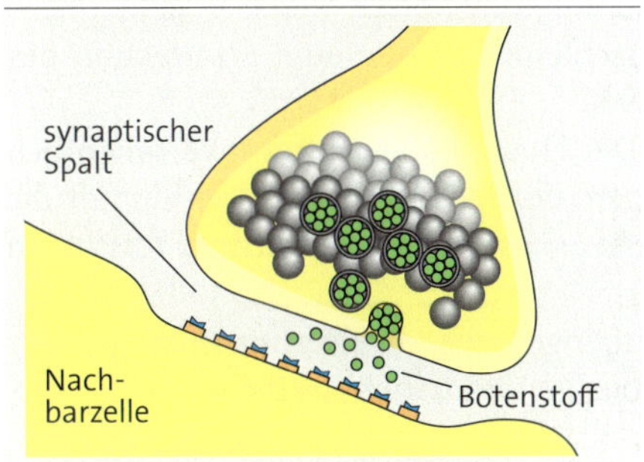

Der ankommende elektrische Reiz (das Aktionspotenzial) bewirkt in der Synapse eine Freisetzung von Überträgerstoff (Transmitter, in diesem Falle Neurotransmitter) aus Speicherbläschen (Vesikeln) in den synaptischen Spalt. Der elektrische Impuls wird somit in einen chemischen „übersetzt". Die freigesetzte Transmittermenge ist der Intensität des elektrischen Impulses proportional.

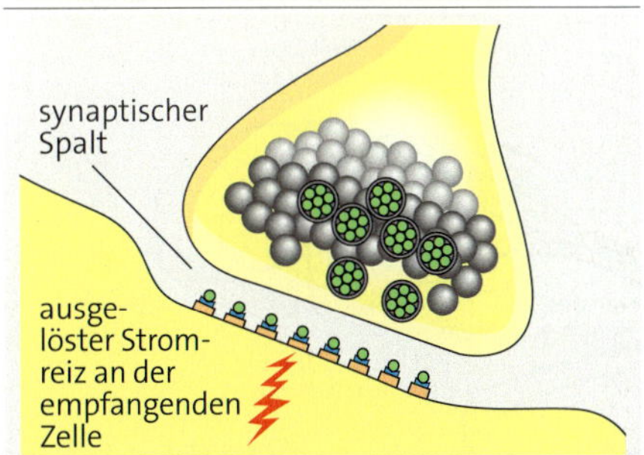

Der Kontakt des in den synaptischen Spalt abgegebenen Transmitters mit den Rezeptormolekülen der den Reiz aufnehmenden Nervenzelle erzeugt bei Letzterer wieder einen elektrischen Impuls. Das bzw. die Aktionspotenziale werden wieder über Zellkörper und Axon weitergeleitet. Auch hier besteht eine Entsprechung zwischen der Stärke des chemischen und des elektrischen Reizes.

Nach der Transmitterausschüttung und der Wirkung an den Rezeptoren der folgenden Zelle werden die Überträgerstoffe wieder in die Vesikel aufgenommen. Wichtige Neurotransmitter, die für eine regelrechte zerebrale, körperliche und psychische Aktivität, Wachheit und Wohlbefinden notwendig sind, sind Acetylcholin, Dopamin, Serotonin und Noradrenalin.

Impulse bzw. Neuronen, die das ZNS verlassen und in die Peripherie ziehen, werden als **efferent** (lat. efferens = wegführend) bezeichnet. Dies sind **motorische** (Bewegungs-) und **sekretorische** (Drüsen-)Impulse.

B Das Berühren einer heißen Herdplatte wird von sensiblen afferenten Fasern ins ZNS geleitet und sofort von einem efferenten motorischen Impuls, d. h. dem Wegziehen der Hand, beantwortet.

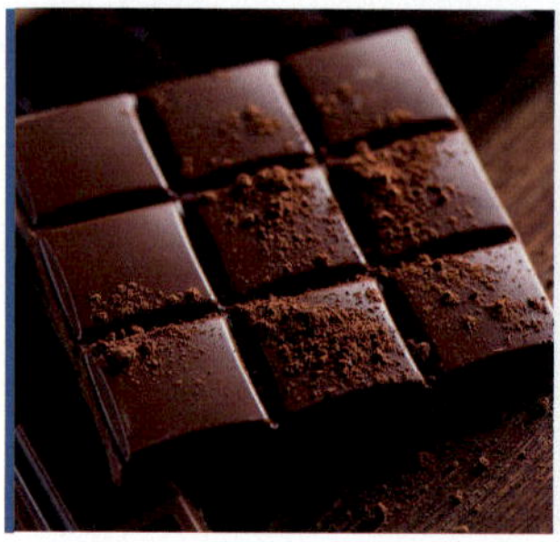

W **Schokolade** enthält Substanzen wie Phenethylamin, die mit dem „Glückshormon" Serotonin verwandt sind. Zwar dringen diese Stoffe nicht bis ins Gehirn vor – aber Vorfreude und Genuss der Schokolade können bei Menschen, die diese lieben, tatsächlich einen Serotoninanstieg – und damit **Glücksgefühle** – bewirken. Dieser Effekt wird durch die Insulinausschüttung beim Verzehr von Süßigkeiten noch verstärkt. Da bei Frauen in der zweiten Zyklushälfte durch den Östrogenmangel der Serotoninspiegel sinkt, greifen viele dann verstärkt zu Süßem.

Reflexe

Automatisch und regelhaft ablaufende Antworten auf Reize sind **Reflexe**. Es gibt **Eigenreflexe**, bei denen efferente und afferente Impulse dasselbe Organ betreffen. Besonders bekannt sind die **Muskeleigenreflexe** (MER), die durch Beklopfen der Sehne eines Muskels die Kontraktion desselben Muskels hervorrufen (z. B. der Patellarsehnenreflex (PSR; Kniesehnenreflex). Die am MER beteiligten Neuronen bilden den **Reflexbogen** [Abb. 1]. Muskeleigenreflexe spielen in der neurologischen Diagnostik eine Rolle; asymmetrische oder fehlende Muskeleigenreflexe sind pathologisch. Die Stärke der Auslösbarkeit ist individuell verschieden.

Bei **Fremdreflexen** betreffen Efferenz und Afferenz verschiedene Organe; beim Niesreflex z. B. ruft eine Reizung der Nasenschleimhaut u. a. eine Kontraktion des Zwerchfells und der Gesichtsmuskulatur hervor.

Reflexe dienen dem Schutz des Körpers: Der Hustenreflex entfernt versehentlich eingeatmete Fremdkörper aus den Atemwegen, der Lidschlussreflex verhindert die meisten Augenverletzungen und sog. Stellreflexe bewirken ein sofortiges Abstützen beim Stolpern, bei Stürzen usw.

Die Stellreflexe bilden sich schon bei Säuglingen aus, da sie zum Abfangen der vielen Stürze, die zum Sitzen- und Laufenlernen gehören, wichtig sind.

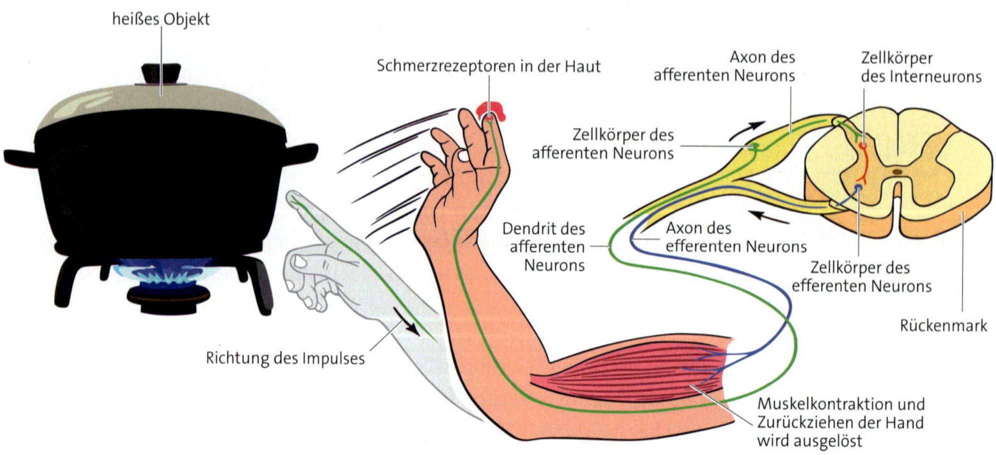

[1] Reflexbogen

Die Hirnrinde (Kortex)

An der Oberfläche des Gehirns befindet sich die neuronenreiche, leicht grau wirkende **Hirnrinde** (der **Kortex** bzw. **Cortex**). Der Kortex ist mit sichtbaren Windungen und Furchen ausgestattet, die in verschiedene anatomische und funktionelle Areale (**Rindenfelder**) aufgeteilt sind [Abb. 2]. Beispielsweise erreichen alle Informationen, die über den Sehnerv ins Gehirn gelangen, die Sehrinde am Hinterkopf. Ist diese geschädigt, kann trotz gesunder Augen nichts erkannt werden. Alle Rindenfelder sind über zahllose Synapsen miteinander verschaltet; nur so sind Lernvorgänge, Erinnerung und Wiedererkennen von z. B. Gerüchen, Gefühlen, Gesichtern und Melodien möglich sowie komplexe Vorgänge wie Orientierung im Raum, Feinmotorik u. v. m.

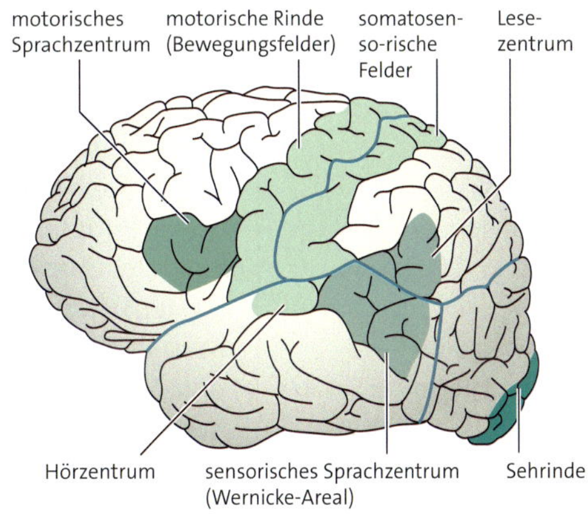

[2] Großhirnfelder

Das Körperfühlfeld (**somatosensorisches Feld**; sensorisches Rindenfeld) befindet sich in der großen hinteren Zentralwindung (dem Gyrus postcentralis), die quasi von Ohr zu Ohr verläuft. Dort kommen alle Afferenzen (dem ZNS zugeleitete Impulse) der Oberflächensensibilität des Körpers an. Über jedes Hautareal gelangen die Informationen in das Areal des somatosensorischen Feldes, das diese Körperregion repräsentiert.

Entsprechend ist das motorische Rindenfeld (**motorischer Kortex**) in der vorderen Zentralwindung (dem Gyrus precentralis) aufgebaut. Auch hier repräsentieren bestimmte Areale Körperteile, die mehr oder weniger differenzierte motorische Aufgaben erfüllen.

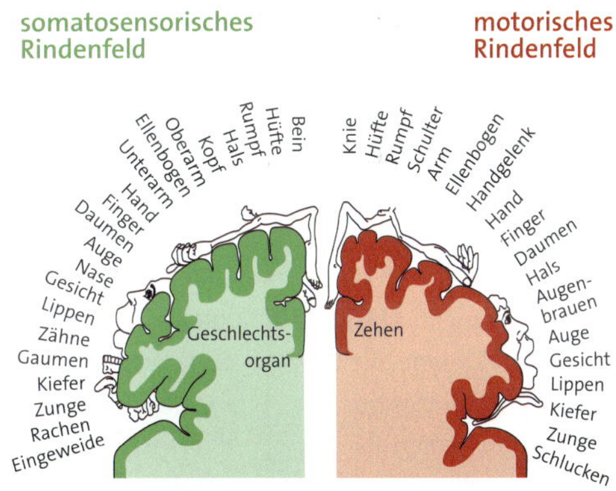

[3] Homunkulus: Körperfühlsphäre (links) und primäres motorisches Rindenfeld (rechts) mit den dort repräsentierten Körperarealen

Anatomen haben durch Erforschung von Zusammenhängen zwischen Gehirnschädigungen und sensiblen bzw. motorischen Ausfällen in den korrespondierenden Körperteilen ein „Menschlein", lat. Homunkulus, erarbeitet, das dem sensorischen und dem motorischen Rindenfeld zugeordnet wird [Abb. 3]. Besonders sensiblen Körperteilen wie Zunge und Fingerspitzen entsprechen erheblich größere Areale des Körperfühlfeldes als z. B. der relativ unsensiblen Rückenhaut. Die Feinmotorik der Finger (beim Schreiben, Arbeiten usw.) und der Zunge (beim Sprechen, Kauen usw.) erfordert große Areale bzw. zahlreiche Neuronen im motorischen Kortex. Das motorische Rindenfeld liegt dem Körperfühlfeld direkt benachbart, d. h. vor der großen Querfurche. So kann jeder somatosensorischen Information gleich die passende motorische Antwort folgen.

W Als **Plastizität des Gehirns** oder **Neuroplastizität** wird die lebenslange Fähigkeit des Gehirns zur Neuverschaltung von Neuronen verstanden. Dies ermöglicht lebenslanges Lernen und zunehmendes Verstehen im Sinne von Berufs- und Lebenserfahrung. Kleinere Hirnverletzungen können funktionell ausgeglichen werden; Lähmungen durch Neuronenverlust bei Schlaganfall bessern sich durch konsequentes Üben.
Auch lang andauernder Stress baut das Gehirn um und hält sich damit selbst aufrecht. Unbehandelte Depressionen wirken ähnlich deletär auf Gehirnstruktur und -funktionen; die Fähigkeit zur Freude kann durch Neuronenverlust verloren gehen und die Demenzentstehung gefördert werden.

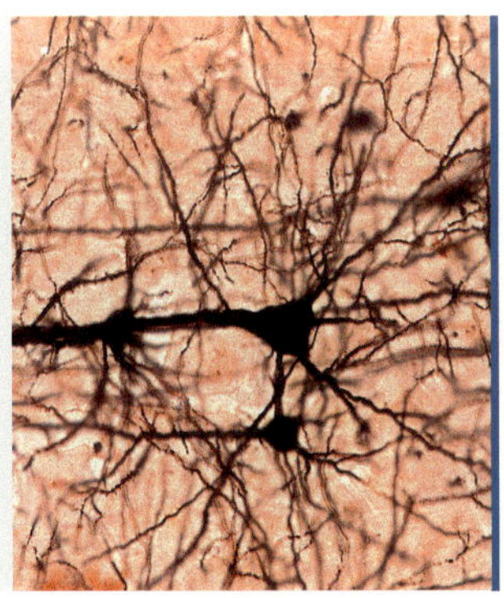

4.18.2 Erkrankungen des Nervensystems

Psychose; psychotische Störung
schwere Erkrankung des seelisch-geistigen Erlebens mit Wahn, d. h. veränderter Wahrnehmung der eigenen Person, äußerer Geschehnisse und deren Bedeutung

Verhaltenstherapie (VT)
psychotherapeutische Grundorientierung, die nicht biografisch konfliktaufdeckend arbeitet, sondern auf kognitive (Verstehens-, Denk-)Prozesse zur positiven Veränderung des Erlebens und Verhaltens zielt

Psychoanalyse
psychotherapeutische Methode und Theorie, die seelische und z. T. psychosomatische Krankheiten als Folgen ungelöster (ggf. frühkindlicher und unbewusster) Konflikte ansieht; ihr Begründer war Sigmund Freud

Psychodynamische Psychotherapie
psychotherapeutisches Verfahren, das Elemente der VT und der Psychoanalyse enthält

Mit Erkrankungen des Nervensystems beschäftigen sich die **Neurologie** (Nervenheilkunde) und die **Psychiatrie** (Seelenheilkunde). Da das Gehirn bzw. Nervensystem eine Vielzahl sowohl neuronaler als auch seelischer Vorgänge, Funktionen und Störungen hervorbringt, sind Neurologen (Nervenärzte) stets psychiatrisch und Psychiater (Seelenärzte) immer auch neurologisch ausgebildet.

Die **Psychologie** (gr. Seelenkunde) untersucht und behandelt ebenfalls seelische Krankheiten wie Depressionen, Phobien (Angsterkrankungen), Suchterkrankungen und **Neurosen** (seelische Störungen, die auf unverarbeiteten Konflikten beruhen) sowie Traumafolgen (gr. trauma = Verletzung; hier seelischer Art). Die Psychologie behandelt eher leichte psychische Erkrankungen und keine **Psychosen**. Sie arbeitet stärker präventiv und setzt keine Medikamente ein; Angehörige nichtärztlicher Berufe dürfen keine rezeptpflichtigen Arzneimittel verordnen. Die Übergänge zwischen Psychiatrie und Psychologie sind fließend. Einige Therapieprinzipien (Verhaltenstherapie, Psychoanalyse, psychodynamische Verfahren) sind beiden gemeinsam; viele Therapeuten spezialisieren sich auf ein Behandlungsverfahren.

Diagnostik bei neurologischen und psychiatrischen Erkrankungen

Jede neurologische und seelische Krankheit erfordert eine gründliche Untersuchung auf körperliche (somatische) Erkrankungen, da Stoffwechselkrankheiten, Hormonstörungen, Hirntumoren, Vitaminmangel, Medikamenten- und Drogenkonsum sowie Infektionskrankheiten psychische Symptome hervorrufen können und eine spezifische Therapie erfordern. Anamnestische (und ggf. fremdanamnestische) Gespräche dienen dem Aufbau der therapeutischen Beziehung und der Information über die Beschwerden und Symptome des Patienten hinsichtlich Bewusstsein, Orientierung zu Person, Ort und Zeit, Stimmung, Antrieb (Aktivität), Motivation, Ängsten, Denkstörungen, Wahninhalten, Zwängen, Suizidalität sowie der Kenntnis der Biografie und sozialen Integration des Menschen. Der klinische Teil der neurologischen Untersuchung beinhaltet die Beobachtung von Gang, Haltung, Muskulatur und Bewegung. Muskeleigenreflexe, Kraft und Oberflächensensibilität werden mit den Händen des Untersuchers sowie einfachen Hilfsmitteln wie Reflexhammer und Pinsel überprüft. Der Untersuchung der Pupillenreaktionen dient eine Untersuchungsleuchte.

Spezielle klinische und einfache apparative Tests dienen der Beurteilung von Gleichgewicht und Koordination sowie Lagesinn. Die Messung der Nervenleitgeschwindigkeit (NLG) kann mittels leichter elektrischer Ströme die Funktion einzelner peripherer Nerven überprüfen und die Elektromyografie (EMG) auf ähnlichem Wege Muskelkrankheiten zu differenzieren helfen. Das Elektroenzephalogramm (EEG), die Hirnstromkurve, wird in der Diagnostik von Anfallsleiden (Epilepsie) eingesetzt. Einen hohen Stellenwert bei anhaltenden Kopfschmerzen und vielfältigen neurologischen und/oder psychischen Störungen haben bildgebende Verfahren wie CT und MRT des Kopfes [Abb. 1] und ggf. des Rückenmarks. Die Gewinnung von Hirn-Rückenmarkflüssigkeit (Liquor cerebrospinalis; Liquor) ist vor allem zur Diagnostik entzündlicher ZNS-Krankheiten indiziert [Abb. 2].

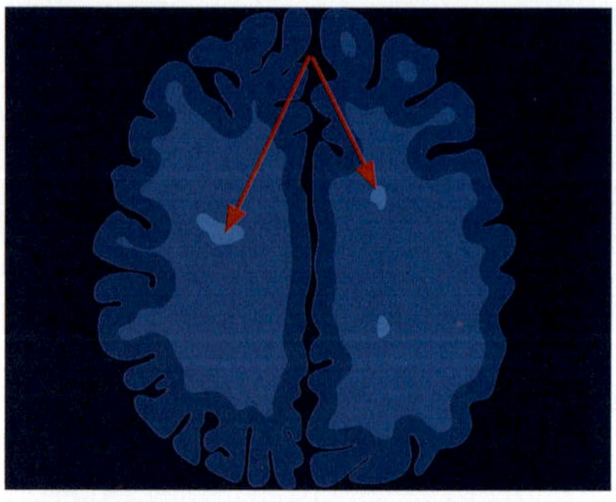

[1] Entmarkungsherde im ZNS bei multipler Sklerose

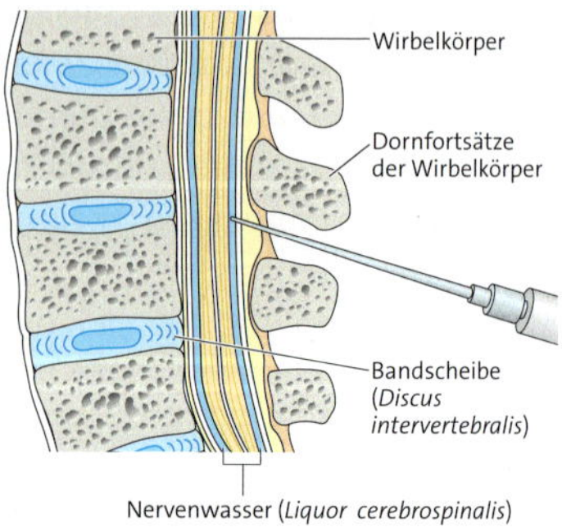

[2] Liquorpunktion zwischen dem 3. und 4. Lendenwirbel

Demenzerkrankungen

Als |Demenz wird der fortschreitende Verlust früher erworbener |kognitiver Fähigkeiten verstanden. Jede demenzielle Entwicklung bringt auch den Verlust von Fertigkeiten und Persönlichkeitseigenschaften mit sich. Kurzzeitgedächtnis, geistige Flexibilität, sprachliche und motorische Leistungsfähigkeit gehen immer mehr verloren.

Die Ursachen der Demenz sind vielfältig. Etwa die Hälfte der Fälle geht auf die **Alzheimer-Krankheit** (M. Alzheimer) zurück, bei der sich die spezielle Substanz |Amyloid β (beta) im ZNS ablagert und ein fortschreitender Verlust von Synapsen, Neuronen und Hirnmasse stattfindet [Abb. 3].

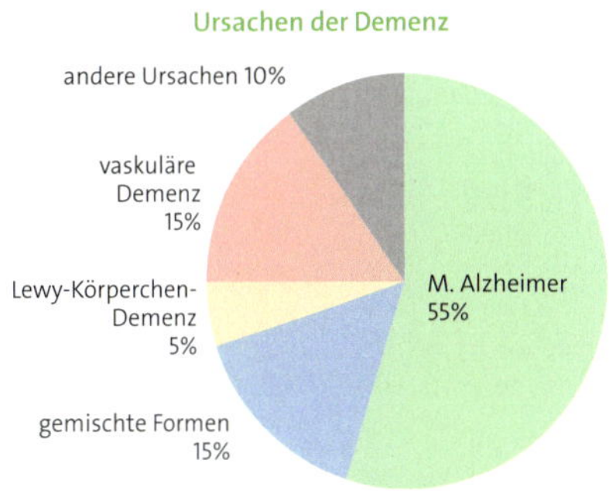

Alois Alzheimer beschrieb die nach ihm benannte Demenzform 1906 nach intensiven Untersuchungen und Befragungen der dadurch berühmt gewordenen 51-jährigen Demenzpatientin Auguste Deter.

Bei der **Lewy-Körperchen-Demenz** finden sich im Gegensatz zur Alzheimer-Demenz in der Hirnsubstanz charakteristische Zelleinschlüsse. Die **vaskuläre |Demenz** geht auf |Arteriosklerose und ihre bekannten Risikofaktoren zurück. Alkoholmissbrauch trägt ebenfalls sehr zum Gehirnabbau bei und potenziert andere Demenzrisiken. Es gibt keine sicher unschädliche Alkoholmenge.

Auch wenn „der" Auslöser der Alzheimer-Demenz nicht bekannt ist, erhöhen einige Risikofaktoren die Wahrscheinlichkeit der Erkrankung: hohes Alter, Bewegungsarmut, Überernährung/Adipositas, geringes Bildungsniveau, Diabetes mellitus und Hypertonie. Familiäre Häufungen kommen bei verschiedenen Demenzformen vor. Eine Demenz wird auch durch dauerhaften Stress und eine unbehandelte Depression wahrscheinlicher.

Die Symptomatik beginnt schleichend; Vergesslichkeit und Wortfindungsstörungen werden oft durch Umschreibungen, allgemeine Phrasen und einen verbindlichen Umgangston überspielt, der über die fehlende Denkfähigkeit (zumindest Unbeteiligte) einige Zeit hinwegtäuschen kann. Häufig kommt es im Verlauf zu Fehlhandlungen, Aggressivität, Enthemmung, Aggressivität und Depression sowie zu vielfältigen körperlichen Abbausymptomen wie Inkontinenz, Schluckstörungen, Stürzen und Immobilität.

Demenz; Adj. **dement**; **demenziell**
(lat. dementia = Fehlen/Verlust von Verstand und Geist) fortschreitende Gehirnerkrankung mit Verlust früher erworbener Fähigkeiten

kognitiv
Erkennen, Wahrnehmen und Verstehen betreffend

Amyloid
faserartiger Protein-Komplex

Arteriosklerose | 273

Die Diagnostik umfasst eine Bildgebung des Gehirns, eine gründliche Anamnese und klinische Untersuchung (internistisch und neurologisch) sowie Testverfahren zur Bewertung der kognitiven Fähigkeiten, z. B. den **Mini Mental Status (MMS)**. Dieser Kurztest untersucht Denken, Rechnen, Zeichnen, Schreiben, Sprache und Sprachverständnis sowie Gedächtnis und Aufmerksamkeit. Einschränkungen der Sinnesleistungen verfälschen das Ergebnis ebenso wie Klinikaufenthalte, die erhebliche stressbedingte Leistungseinschränkungen bewirken können.

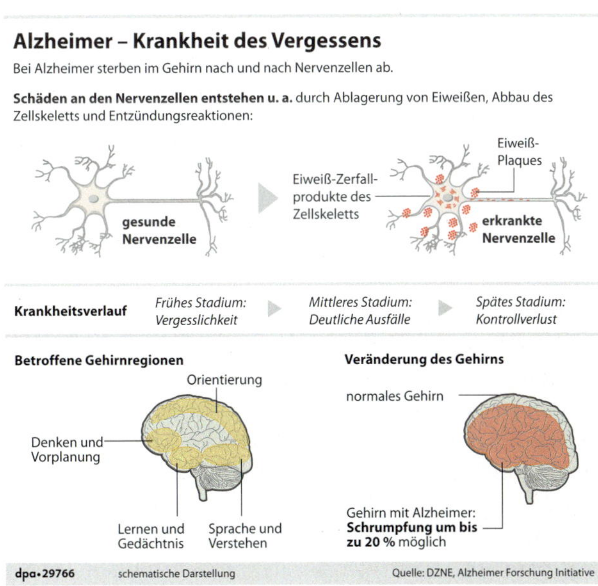

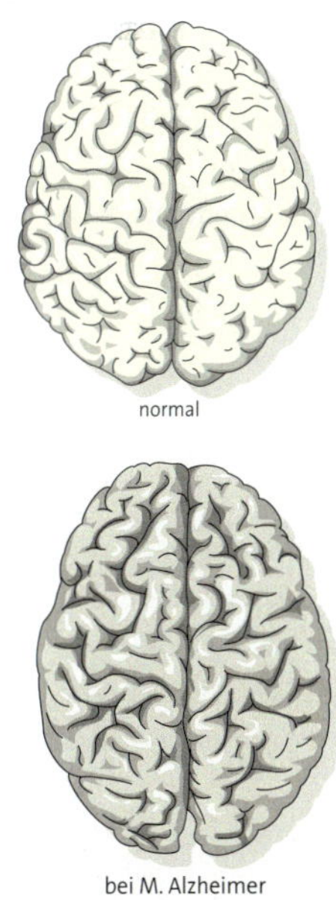

[3] Die Hirnoberfläche hat bei M. Alzheimer durch den Substanzverlust deutlichere Furchen.

Therapeutisch können Antidementiva, d. h. Medikamente, die die Hirnleistung verbessern sollen, sowie symptomatisch z. B. Antidepressiva und/oder Neuroleptika (s. Tabelle Psychopharmaka, S. 411) zum Einsatz kommen. Allerdings ist die Wirkung der Arzneimittel oft gering und vorübergehend.

Eine intensive und fachübergreifende Betreuung des Patienten ist wichtig; oft sind die Angehörigen mit der Pflege des sich immer mehr verändernden Familienmitgliedes auf Dauer überfordert. Tagesbetreuung, Wohngruppen und Selbsthilfeorganisationen für pflegende Angehörige helfen oft sowohl dem Kranken als auch seinem sozialen Umfeld, mit der Demenz umzugehen und die Entfremdung sowie körperliche und seelische Anstrengung zu bewältigen.

Trotz intensiver Forschung ist es nicht wahrscheinlich, dass angesichts der multikausalen Entstehung und der Komplexität der betroffenen Strukturen und Funktionen „das" Mittel gegen Demenz entwickelt oder gar „gefunden" werden kann.

Allein das im Zuge des medizinischen Fortschritts steigende Lebensalter führt zu einer Zunahme von Demenzerkrankungen. Die Prävention richtet sich auf die bekannten Risikofaktoren, in erster Linie die arterielle Hypertonie.

Lebenslange aktive geistige und körperliche Betätigung, allgemein gesunde Lebensführung, die Pflege von Hobbys, Interesse, Begeisterung und ein berufliches bzw. soziales Engagement auch über die Berentung hinaus sowie aktives Musizieren können das persönliche Demenzrisiko senken. Schutzfaktoren in Kaffee, Tee, fettreichem Fisch und Früchten wirken günstig. Stressreduktion und -bewältigung, ausreichend Schlaf und die konsequente Behandlung depressiver Erkrankungen wirken ebenfalls protektiv auf Hirnstruktur und -funktion.

online

Selbsttest und Information zur Depression
www.deutsche-depressionshilfe.de

Umfangreiches Info-, Selbsthilfe- und Unterrichtsmaterial
www.buendnis-depression.de

Deutsche Gesellschaft für Suizidprävention
www.suizidprophylaxe.de

Leben mit Depression

Suizid; Adj. **suizidal**; lat. Selbsttötung
Der Begriff „Selbstmord" ist moralisch abwertend und „Freitod" lässt die seelische Not und Einengung außer Acht.

Depression

Depression (lat. deprimere = niederdrücken) bezeichnet eine Erkrankung, die durch Störung der **Affektivität**, d. h. der Stimmung, der Emotionen und des Antriebs, gekennzeichnet ist. Die niedergedrückte Stimmung kennzeichnet die Depression ebenso wie Interesselosigkeit und verminderte Leistungsfähigkeit. Die Unfähigkeit, sich zu freuen, Schuldgefühle und Angst, Schwierigkeiten, Entscheidungen zu treffen, sowie ein sozialer Rückzug sind ebenfalls typisch. Körperliche (somatische) Symptome, vor allem Schmerzen und vegetative Funktionsstörungen, Schlafstörungen und deutliche Veränderungen des Körpergewichts gehen oft mit Depressionen einher und können (zunächst) als einzige Krankheitszeichen erkennbar sein. Bei vorwiegend somatischen Symptomen wird die Depression als larviert, d. h. „maskiert", bezeichnet.

Nach Intensität und Art der Symptomatik werden (vereinfacht) drei Schweregrade unterschieden: Gedrückte Stimmung und Antriebsmangel kennzeichnen die leichte Depression, bei mittelschweren Erkrankungen bestehen regelhaft somatische Beschwerden und bei schwerer Depression können Wahnsymptome und **Suizidalität** (Neigung zur Selbsttötung) zu den ausgeprägten affektiven Symptomen hinzukommen.

In Form des Suizids im direkten (bewusste Selbsttötung) oder indirekten Sinne (ggf. unbewusst riskantes Verhalten und hoher Suchtmittelkonsum) kann die Depression zum Tode führen. Die Todesursache Suizid ist mit über 11.000 gesicherten Fällen im Jahr in Deutschland erheblich häufiger als z. B. ein Unfalltod im Straßenverkehr. Viele letale (tödliche) Unfälle, Alkoholvergiftungen usw. gehen dabei als unbewusste Suizide im Sinne einer Dunkelziffer nicht in die Statistik ein. Männer suizidieren sich häufiger als Frauen und wählen die sog. härteren Methoden (Erschießen, Erhängen) als Frauen, welche meistens „weichere" Mittel wie Medikamente und/oder Alkohol einsetzen und somit öfter gerettet werden können. Die Zahl der überlebten Suizidversuche liegt ca. zehnmal höher als die der Suizide (Quelle: Deutsche Gesellschaft zur Suizidprophylaxe).

Die ||**Lebenszeitprävalenz** der Depression beträgt ca. 20%, d.h., mindestens jeder fünfte Mensch erkrankt ein- oder mehrmals im Leben an einer Depression. Damit ist sie (weltweit) ein zunehmend relevanter volkswirtschaftlicher Faktor – Depression neigt zur **Chronifizierung** und geht häufig mit lang anhaltender Arbeitsunfähigkeit, Berufsunfähigkeit bzw. Frühberentung einher. In den Arbeitsunfähigkeitsstatistiken verbergen sich viele depressive Erkrankungen unter anderen Diagnosen, vor allem des Bewegungsapparates (z.B. Rückenschmerzen), des Herz-Kreislauf-Systems (z.B. Bluthochdruck) oder des Magen-Darm-Trakts (z.B. Gastritis und Reizdarm).

Prävalenz
Häufigkeit einer Erkrankung in der Bevölkerung innerhalb eines bestimmten Zeitraums

Lebenzeitprävalenz
Prävalenz bezogen auf die gesamte Lebensphase

Lebenszeitprävalenz | 514

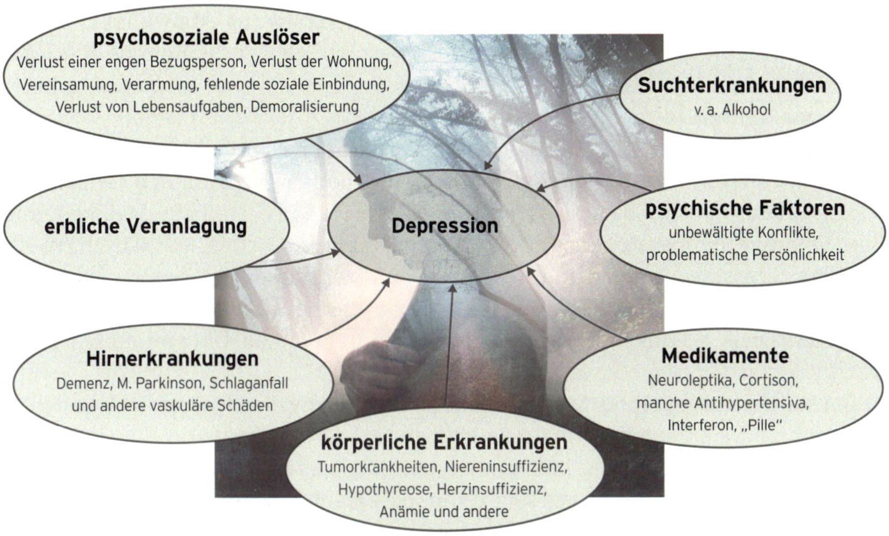

[1] Ursachen der Depression

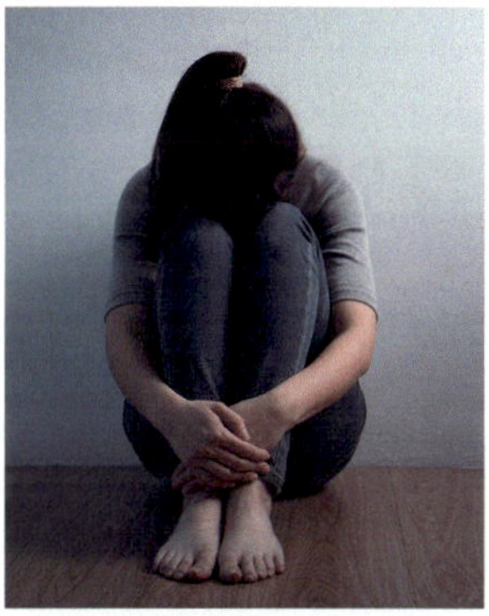

[2] Jeder fünfte Mensch erleidet im Laufe seines Lebens eine Depression.

Die **Ursachen** der Depression sind vielschichtig [Abb. 1]. Biologisch betrachtet liegt eine Störung des Hirnstoffwechsels im Sinne eines Mangels bzw. eines Ungleichgewichts der Neurotransmitter vor. Die Botenstoffe Serotonin und Noradrenalin, die Aktivität und Stimmung maßgeblich beeinflussen, sind dabei von besonderer Bedeutung.

Die Pathogenese umfasst genetische Faktoren, biografische Faktoren (Traumata wie früher Verlust eines nahen Angehörigen, Suchtkrankheiten der Eltern, Gewalt, Missbrauch usw.) formen angesichts der Neuroplastizität das Gehirn in ein mehr oder weniger vulnerables (stressgeprägtes und für seelische Verletzungen empfängliches) Organ um. Lang dauernde Einwirkung von Stress bzw. Stresshormonen verstärkt eine anlagebedingte seelische **Vulnerabilität** [Abb. 2].

Faktoren, welche die Manifestation einer Depression fördern können, sind chronische Krankheiten, Überarbeitung, negativer Stress mit mangelndem Ausgleich, Sinnentleerung bzw. geringer Einfluss auf die eigenen Lebensumstände (|Demoralisierung und fehlendes ||Kohärenzgefühl), häufige Veränderungen der persönlichen Situation, Mangel bzw. Verlust sozialer und ggf. religiöser Bindungen (Isolation), Beziehungskonflikte, Reizüberflutung (Medien, moderne Kommunikationsmittel), hoher Genuss- und Suchtmittelkonsum sowie Schlafmangel.

Chronische somatische Erkrankungen können Depressionen fördern, da sie die Lebensgestaltung einschränken und mit Schmerzen einhergehen, aber auch auf biochemischem Wege (durch negative Beeinflussung des Serotoninstoffwechsels durch Entzündungsmediatoren) Affektivität und Lebensenergie beeinträchtigen.

Demoralisierung
Enttäuschung/Resignation durch die Erfahrung, dass wesentliche Lebensumstände nicht selbst bestimmt/beeinflusst werden können

Kohärenz/Kohärenzsinn
Überzeugung, dass der Einzelne sein Leben positiv beeinflussen kann und es darin Sinnzusammenhänge gibt

Kohärenzgefühl | 29

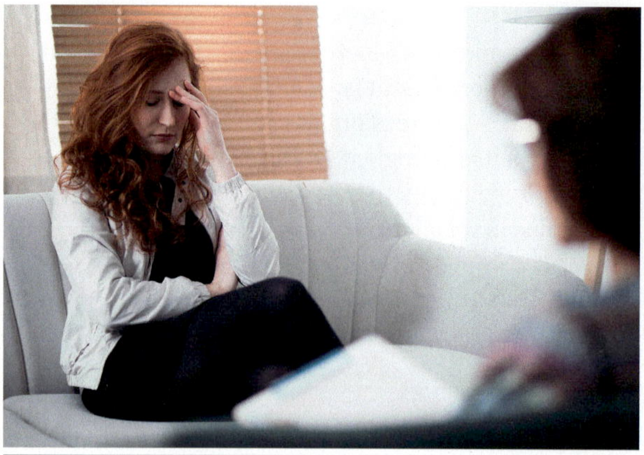

[1] Gesprächsangebote helfen den Betroffenen, ohne sie zu bedrängen

Die **Diagnose** wird im Gespräch mit dem Patienten gestellt; seine Schilderungen werden durch gezielte Nachfragen ergänzt. Die Familienanamnese ergibt nicht selten psychische Erkrankungen und Suizide bei nahen Verwandten. Oft muss eine Fremdanamnese hinzugezogen werden oder erfolgt sogar zuerst, da besorgte Angehörige sich an den Arzt wenden. Somatische Störungen, vor allem Schilddrüsen-, Leber- und Nierenkrankheiten, Anämien und Vitamin-B_{12}-Mangel, müssen ausgeschlossen bzw. therapiert werden. Häufig besteht zusätzlich zur Depression eine Suchterkrankung. Viele Menschen „behandeln" die schwer erträglichen Symptome ihrer psychischen Erkrankung mit Alkohol und/oder anderen Drogen.

SSRI
selektiver Serotonin-Wiederaufnahmehemmer;
engl. selective serotonin reuptake inhibitor(s)

SNRI
Serotonin-Noradrenalin-Wiederaufnahmehemmer;
engl. serotonin norepinephrine reuptake inhibitor(s)

Die **Therapie** der leichten Depression ist oft durch psychotherapeutische Gespräche möglich [Abb. 1]. Psychotherapie kann den Gehirnstoffwechsel ebenso positiv beeinflussen wie |SSRI, |SNRI und ähnliche Medikamente. Eine Optimierung der Lebensweise bzw. -gestaltung ist wichtig; ein Gleichgewicht zwischen Stress auslösenden und entspannenden bzw. stärkenden Faktoren herzustellen ist das Ziel (Work-Life-Balance). Die Unterstützung bei der Bewältigung von Lebenskrisen bzw. Konflikten in Familie und Beruf trägt oft zur Überwindung leichter bis mittelschwerer depressiver Episoden bei.

Bei stärker ausgeprägter Symptomatik (ab mittelschwerer Depression) und/oder wenn eine Psychotherapie nicht möglich bzw. erfolgreich ist, kann die Gabe eines Antidepressivums indiziert sein. Diese Arzneimittel haben bei ca. 70 % der Patienten (regelmäßige Einnahme vorausgesetzt) eine spürbare Wirkung. Dadurch kann oft eine Verbesserung des Befindens und damit der sozialen Interaktion, der Aktivität, der Lebensgestaltung und insgesamt der Lebensqualität erzielt werden. Manche Patienten erlangen unter der Arzneimitteltherapie die Motivation, eine Psychotherapie durchzuführen und positive Veränderungen in ihrem Leben zu initiieren und aufrechtzuerhalten.

synaptischer Spalt | 401

Die meisten Antidepressiva bewirken eine Wiederaufnahmehemmung von Serotonin und/oder Noradrenalin aus dem |synaptischen Spalt, was zu einer Besserung verschiedener Transmitter-Mangelsymptome führt. Sie beginnen nach wenigen Wochen zu wirken und sollen wenigsten sechs Monate über das Nachlassen der Symptomatik hinaus eingenommen werden. Bei chronischer, schwerer bzw. rezidivierender (wiederholt auftretender) Depression kann eine jahre- und ggf. lebenslange Behandlung sinnvoll sein, da Umbauvorgänge depressive Symptome im Gehirn „festschreiben" und ihre (teilweise) Rückbildung lange dauert.

Resilienz
psychische Widerstandsfähigkeit gegenüber Stressoren und Demoralisierung

Das unterschiedliche Wirk- und Nebenwirkungsprofil der einzelnen Antidepressiva erfordert eine immer wieder zu überprüfende individuell und ggf. fachärztlich geführte Medikation. Schwere Depressionen erfordern ggf. eine stationäre Behandlung.

Die primäre **Prävention der Depression** besteht in der Förderung bzw. Verwirklichung einer Lebensweise, die ein Gleichgewicht zwischen **Disstress** (Dysstress; negativem Stress) und **Eustress** (positivem Stress) anstrebt bzw. ermöglicht. Auf vielen Ebenen in Erziehung, Bildung, Kultur, Sport u. v. m. können |**Resilienz** und **Kohärenz** individuell und kollektiv aufgebaut und gestärkt werden.

Somatisierungsstörung; somatoforme Störung
Erkrankung, bei der ggf. in mehreren Organsystemen über eine längere Zeit Symptome bestehen, die auf einer psychischen, z. B. depressiven, Erkrankung beruhen

Keine Einzelmaßnahme ist jedoch in der Lage, die Häufigkeit depressiver Erkrankungen zu senken oder den Verlauf nachhaltig zu beeinflussen. Die Erkennung sowie eine rechtzeitige und ausreichend intensive Therapie depressiver Störungen und verwandter Erkrankungen (Angsterkrankungen, |Somatisierungsstörungen u. a.) sind im Sinne sekundärer und tertiärer Prävention wichtig.

Bipolare Störung (bipolare affektive Störung)

Jeder Mensch unterliegt Schwankungen seiner Stimmung und Aktivität, z. B. abhängig von Wetter und Jahreszeit. Die bipolare Störung (früher manisch-depressive Erkrankung oder Zyklothymie genannt) ist eine psychische Erkrankung, bei der die Stimmungs- und Antriebslage extrem schwankt und zwischen den beiden „Polen" bzw. den Extremen **Depression** und **Manie** hin und her wechselt. Manie ist quasi das Gegenteil der Depression: ein Zustand extrem gehobener Stimmung und Aktivität mit Euphorie, Selbstüberschätzung, Reizbarkeit, Kaufexzessen bzw. Verschwendungsverhalten, ggf. sexueller Überaktivität, Schlaflosigkeit und Wahnerleben.

Der Wechsel (engl. **switching**) zwischen Depression und Manie kann langsam über Monate bis Jahre stattfinden oder in Extremfällen mehrmals täglich passieren.

Die Erkrankung ist genetisch (mit)bedingt und schwer behandelbar, zumal die Patienten sich in gehobener Stimmung „kerngesund" fühlen und nicht zur Einnahme ihrer Medikamente bereit sind. Depression und bipolare Erkrankung belasten Partner und Familienmitglieder enorm und führen oft zu Scheidungen usw.

Drogenkonsum kann Bipolarität provozieren und verstärken. Spezielle Medikamente können die bipolare Störung bessern bzw. zu kontrollieren helfen.

online

Selbsthilfeorganisation
www.bipolaris.de

Buchtipps:
Leo Tolstoi: Anna Karenina (Roman mit Darstellung aller menschlichen Gefühlszustände von der Manie bis zum präsuizidalen Syndrom).
Borwin Bandelow: Celebrities (Die Borderline-Störung wird am Beispiel vieler berühmter Persönlichkeiten eindrucksvoll dargestellt).
Borwin Bandelow: Wenn die Seele leidet (Gut verständlicher Überblick zum Thema psychische Erkrankungen).

W **Genial** ... Viele berühmte Kunstschaffende – Schriftsteller, Komponisten und Maler – sind bzw. waren bipolar. Hesse, Goethe, Tolstoi, Dostojewski, Hemingway, London, Stevenson, Kipling, Dickens, Twain, Hugo, Balzac – Tschaikowsky, Händel, Schumann, Mozart, Berlioz – van Gogh, Gauguin, Munch u. v. m. in Geschichte und Gegenwart (Britney Spears u. a.) durchlebten bzw. durchleben Phasen extremer Kreativität und Schaffenskraft und Perioden düsterster Depression. Bei vielen Kreativen des Showbusiness beseht auch eine Persönlichkeitsstörung vom **Borderline-Typ** mit starkt wechselnden Stimmungen und Zuständen. Viele (versuchte) Suizide und Drogenüberdosen sind überliefert. Auch die Politiker Lincoln, Bismarck und Churchill waren bipolare Persönlichkeiten.

Ausgebrannt – „Modediagnose" Burnout

Der Begriff **Burnout-Syndrom** (Burn-out-Syndrom) bezeichnet einen Zustand schwerer psychischer, emotionaler und körperlicher Erschöpfung mit stark verringerter Leistungsfähigkeit, **Depression** und der Gefahr hohen Suchtmittelkonsums.

Der Begriff nutzt die Metapher des Brennens für das hohe Engagement von Menschen, die in ihrem Beruf mit hohem persönlichem Einsatz und voller Begeisterung tätig sind, und andererseits das Bild des Ausgebranntseins als Zustand völliger Leere bzw. komplett erschöpfter Ressourcen. Unter anderem Freudenberger prägte den Begriff in den 1970er Jahren für Pflegeberufe.

Schätzungen zufolge befinden sich ca. 10 % der Lehrer, Ärzte und Pflegenden im manifesten Burnout und 20–30 % sind gefährdet. Die typischen Risikofaktoren auf persönlicher Ebene (hohes Engagement bzw. Überengagement, Perfektionismus, depressive Persönlichkeit mit schwachem Selbstwertgefühl und geringer Fähigkeit zur Abgrenzung) und faktische Überforderung (Milieufaktoren: Zeitdruck, Personalmangel, hohe qualitative und quantitative Anforderungen, häufige Neuerungen, straffe Hierarchie, dauernde Konflikte) potenzieren einander.

Ein Faktor ist der sog. professionelle Altruismus in pädagogischen, therapeutischen und sozialen Berufen, d. h. die berufsimmanente Neigung und Verpflichtung, sich anderen Menschen und ihren Bedürfnissen zu widmen. Vielfach steht das Personal dabei uferlosen Anforderungen, Wünschen und Ansprüchen seitens der Klientel und ggf. auch der Arbeitgeber gegenüber. Ist diese Übermacht an Aufgaben und Appellen gepaart mit strukturellen und organisatorischen Mängeln, wird die „Diagnose" Burnout-Syndrom immer häufiger und wahrscheinlicher. Die langen Fehlzeiten der Betroffenen überlasten das verbleibende Personal so sehr, dass auch sie „ausbrennen" bzw. dem „Wear-out" (quasi „Verschleiß") anheimfallen. Inzwischen ist die berufsbedingte tiefe Erschöpfung ein relevanter gesundheitsökonomischer Faktor. In der Pathogenese bzw. dem Verlauf des Burnout werden mehrere Stufen und Reaktionsformen unterschieden; z. B.:

Depersonalisierung
„Ent-Persönlichung"; anvertraute Menschen werden nur noch als drohende Masse empfunden.

Stufe und Charakteristik	Typische Aussage in der jeweiligen Burnout-Stufe
1. Überengagement, Idealismus	*Ich* werde mit dieser schwierigen Klasse bestimmt fertig. Die Hörgeschädigten müssen 100%ig integriert werden.
2. Zynismus, Widerwille, Distanzierung, Rückzug auf Routineleistung	Bald dürfen wir auch noch das Klopapier evaluieren. Man redet ja gegen die Wand. Die paar Jahre bis zur Rente sitzen wir auch noch aus.
3. Depersonalisierung	Das Patientengut wird immer schlimmer. Bei dem Schülermaterial ist das ja kein Wunder.
4. Erschöpfung	Ich kann nicht mehr. Ich fühle mich wie tot.

Die körperliche Entsprechung des Burnout-Syndroms gibt das Stressmodell nach **Selye** wieder [Abb. 1]. Es verdeutlicht, dass hoher Dauerstress ohne körperliche oder psychische Schäden nicht zu bewältigen ist. Psychiater kritisieren die „**Modediagnose Burnout**" und betonen, dass viele unbehandelte Depressive lieber an der „Leistungskrankheit" und an äußerer Überforderung krank sein möchten als sich mit ihrer verausgabungsbereiten Persönlichkeit, latenten Depression und ggf. ungünstigen Lebensführung auseinanderzusetzen. Äußere Ursachen lassen den Betroffenen als am Krankwerden unbeteiligtes Opfer erscheinen. Die Häufigkeit der unzureichend definierten „Diagnose" Burnout führt auf der anderen Seite zu einer Bagatellisierung der Erkrankung und des tatsächlichen Leidens Betroffener. „Burnout" ist genau genommen keine Diagnose, sondern ein vereinfachender Begriff für einen multikausal bedingten Erschöpfungszustand. Es ist somit anzustreben, bei jedem Betroffenen die individuellen Ursachen – aber auch Ressourcen – zu ergründen und eine möglichst kausale Therapie durchzuführen.

Präventiv gilt nicht nur das bei Depression bzw. den Risikofaktoren Gesagte, sondern auch auf gesellschaftlicher, beruflicher, organisatorischer und privater Ebene ein Gleichgewicht zwischen Anforderungen und Bedürfnissen aller Beteiligten anzustreben und eine „Entschleunigung" im Sinne der Vermeidung unnötiger Überforderungen zu betreiben.

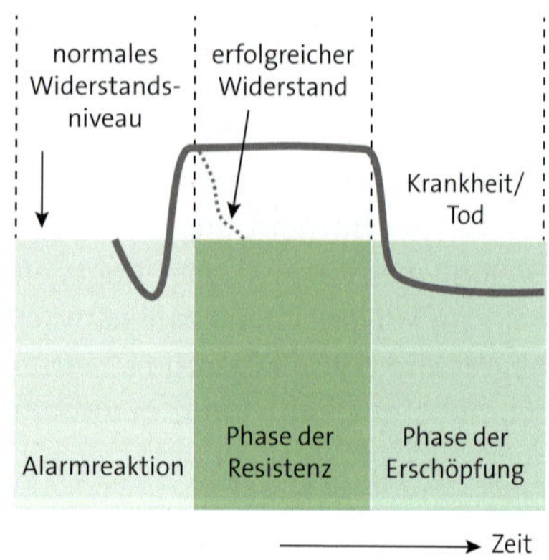

[1] Stressmodell nach Hans Selye

Psychopharmaka

Die große Arzneimittelgruppe der Psychopharmaka umfasst zahlreiche Substanzklassen und Einzelstoffe, welche die **seelische Befindlichkeit und Funktion** beeinflussen können. Psychopharmaka sind keineswegs immer Beruhigungsmittel und/oder suchterzeugend. Alle **psychotropen** (die Psyche beeinflussenden) Arzneimittel werden nur dann eingesetzt, wenn andere (nicht pharmakologische, d. h. nicht medikamentöse) Maßnahmen unwirksam sind oder nicht zur Anwendung kommen können. Fast alle sind rezeptpflichtig. Die Tabelle charakterisiert kurz die wichtigsten bzw. am häufigsten angewandten Psychopharmaka-Arten bzw. Stoffgruppen.

Substanzgruppe	**Beispiele**: Indikation (**I**), Kontraindikation (**KI**), Nebenwirkungen (**NW**); Sonstiges (**S**)
Sedativa (leichte Beruhigungsmittel) Baldriantinktur, Lavendelöl	**I**: leichte Unruhe-, Stress- und Angstzustände **S**: weitere, nicht pflanzliche Beruhigungsmittel sind niedrig dosierte Hypnotika oder Tranquillanzien
Hypnotika (Schlafmittel) Doxylamin, Zopiclon, Zolpidem und Zaleplon (sog. Z-Drugs) kurz wirksame Benzodiazepine	**I**: kurzfristige (< 28 Tage) Behandlung v. a. von Einschlafstörungen **KI** Substanzmissbrauch, Schlafapnoe, Muskelkrankheiten **S/NW**: Z-Drugs sind mit Benzodiazepinen verwandt; cave Suchtentwicklung, Hangover
Tranquillanzien (**Tranquilizer**; starke Beruhigungsmittel, Mittel gegen Spannungszustände) **Benzodiazepine** (-azepam) wie Diazepam (Valium®), Lorazepam (Tavor®) u. a.	**I**: kurzfristig bei Unruhe, Angst, Schlafstörungen **KI**: s. Hypnotika **S/NW**: cave Suchtentwicklung, extrem bei Lorazepam; **Kumulation** (Anreicherung) v. a. im Alter; bei Zerebralsklerose ggf. **paradoxe** (umgekehrte) **Wirkung**: vermehrte Unruhe
Anxiolytika (angstlösende Mittel) Substanzen aus den Gruppen der Benzodiazepine (Lorazepam) und Neuroleptika (Promethazin)	**I**: kurz und schnell wirksame Benzodiazepine (Lorazepam) oder Neuroleptika z. B. bei Angst- bzw. Panikattacken **KI/S/NW**: siehe Benzodiazepine/Neuroleptika, cave Gewöhnung/Abhängigkeit
Antidepressiva (Arzneimittel gegen Depressionen und ggf. Angsterkrankungen) Serotonin-Wiederaufnahmehemmer (engl. SSRI): Fluoxetin, Citalopram, trizyklische Antidepressiva: Amitriptylin, Doxepin, Imipramin (alte Substanzen) pflanzliches Antidepressivum mit leichter SSRI-Wirkung: Johanniskraut	**I**: (leichte), mittelschwere und schwere depressive Erkrankungen, auch bei anderen neurologischen Erkrankungen (z. B. Demenz), Verstärkung der Schmerzmittelwirkung bei chronischen Schmerzen (trizyklische Antidepressiva) **KI**: Manie **NW**: anfangs Kopfschmerz, Schlafstörungen, sexuelle Funktionsstörungen, z. B. Orgasmusstörungen; bei alten Mitteln oft Gewichtszunahme und Mundtrockenheit (Glaukom) **S**: bei akuter Suizidalität cave Antriebssteigerung; Johanniskraut: cave Wechselwirkungen
Neuroleptika (antipsychotische Arzneimittel) Promethazin, Perazin, Haloperidol (alte Substanzen) Clozapin, Risperidon, Olanzapin, Quetiapin (neuere Substanzen)	**I**: Psychosen, Wahn-, Angst- und Unruhezustände **KI**: Glaukom (grüner Star), Leberschäden **NW**: Bewegungsstörungen (Zittern, unwillkürliche Mundbewegungen); kommen v. a. bei den alten Mitteln vor, können ggf. nach dem Absetzen bleiben **S**: selten paradoxe (d. h. umgekehrte) Wirkung

Grundsätzlich kann jedes Psychopharmakon das Reaktionsvermögen bzw. die Fahrtüchtigkeit beeinträchtigen und durch Alkoholkonsum anders oder verstärkt wirken (KI); für Kinder und Schwangere sind nur wenige Psychopharmaka zugelassen.
Bei älteren Menschen bzw. Leber- und Nierenkranken können Abbau bzw. Ausscheidung verlangsamt und die Wirkung verstärkt sein und länger anhalten.

cave
lat. hüte dich
medizinischer Warnhinweis

Psychosomatik

Die Psychosomatik ist die Lehre von den Wechselwirkungen von Körper (gr. soma) und Seele (gr. psyche) im Krankheitsgeschehen. Aufgrund der Charakteristika des vegetativen Nervensystem und der Untrennbarkeit von Hirn- und Organfunktionen bzw. Dysfunktionen (Funktionsstörungen) wirken sich seelische Schwierigkeiten auf den Körper aus:

„Ein Herzinfarktkandidat“, „immer auf 180“, „der arbeitet bis zum Umfallen“... murmeln die Kollegen angesichts ihres ununterbrochen arbeitenden Chefs.

Umgekehrt beeinflussen auch somatische Krankheiten das seelische Befinden.

Eine akute Influenza oder ein Pfeiffersches Drüsenfieber führen zu einem „depressiven“ Rückzugswunsch mit Antriebslosigkeit und hohem Schlafbedürfnis – eventuell über Wochen und Monate. Chronische Krankheiten fördern Depressionen.

vegetatives Nervensystem | 399

Ein Schlüsselbegriff der Psychosomatik ist die **Stressreaktion**, d.h. das physiologische bzw. pathophysiologische Geschehen bei Stress. Bei Stress, der dem ZNS z.B. durch Afferenzen der Sinnesorgane mitgeteilt wird, regelt das vegetative Nervensystem den Sympathikus hoch, d.h. es regt leistungssteigernde Funktionen an [Abb. 1] und unterdrückt die der Erholung dienenden Vorgänge des Parasympathikus.

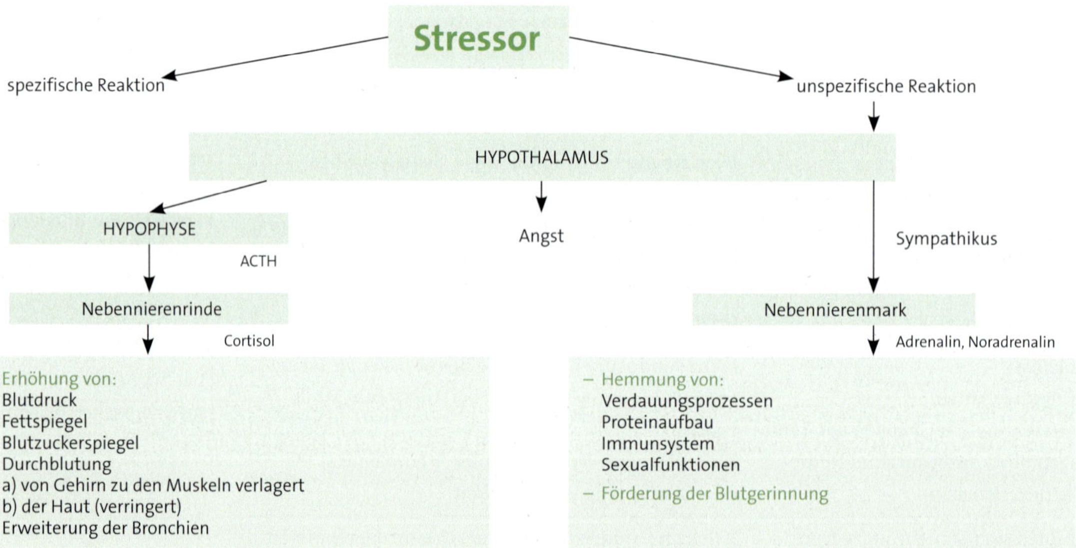

[1] **Abläufe im Körper bei einer Stresssituation**

Diese erhöhte Aktivierung von Körper und Seele (so die Definition von Stress) nach dem Stressforscher **Selye** (sprich Seljé) kann eine Zeit lang folgenlos bleiben, sofern der akuten **Alarmreaktion** eine **Erholungsphase** folgt. Bei dauerhaftem Stress versucht sich der Organismus anzupassen; dabei geraten Körper und Seele in die Widerstandsphase, die stets mit Funktionsstörungen einhergeht (s. [Abb. 1] S. 410). Typische Phänomene der Widerstandsreaktion sind Bluthochdruck, Herzrhythmusstörungen, Infektanfälligkeit, Magen-Darm-Störungen, Muskelverspannung, Rücken- oder Kopfschmerzen und gestörter Schlaf. Charakteristisch für die Widerstandsphase ist, dass der Betroffene sich psychisch gut fühlt, was z.T. durch euphorisierende Stresshormone vermittelt wird. Viele Hypertoniepatienten fühlen sich mit Bluthochdruck (zunächst) viel besser als mit medikamentös normalisiertem RR und setzen daher schnell wieder ihre Tabletten ab. Wer eine Prüfung hinter sich hat, fühlt sich zunächst noch (unter den Stresshormonen) ganz stark und hat viele Ideen, was er nun sogleich tun möchte – und wird dann krank oder „fällt in ein Loch“. Der Leistungsknick zeigt, dass nach Wegfall des Stressauslösers die sympathotone Phase endet und eine Zeit lang der Parasympathikus dominiert. Letzterer fordert bzw. erzwingt Ruhe und Schlaf.

Auch aus der Widerstandsphase kann das |Vegetativum bei anhaltender Besserung der Lebensumstände noch in das gesunde Gleichgewicht von |Sympathotonus und Parasympathotonus zurückkehren. Dauerhafter und extremer Stress überfordern jedoch die |Kompensationsfähigkeit des Organismus; es kommt zur |Dekompensation von Körperfunktionen und damit zu Krankheiten, die zu bleibenden physischen Schäden und ggf. zum Tode führen können. Dies kann ein akuter Schlaganfall als Hypertoniefolge sein, aber auch ein chronischer bzw. bleibender neuronaler Umbau im Gehirn bei dauerhaftem Stress mit der Folge einer Demenz. „Extremisten" der Psychosomatik sind der Meinung, dass es keine Krankheit ohne psychosomatischen Hintergrund gibt, auch keine Verletzung und keinen Unfall. Die Seele müsse eine Bereitschaft bzw. ein Bedürfnis zum Kranksein haben, damit der Körper „schwach wird" und den zugrunde liegenden Konflikt ausdrückt. Oft werden Metaphern herangezogen, um Erkrankungen zu erklären: „Du stehst immer unter Druck" bei Hypertonie, „Du hast die Nase voll" bei Sinusitis, „Ich *wollte* einfach nicht mehr hören" beim Hörsturz, „Sie ist wirklich sauer" bei Gastritis und „Ich habe ihm was gehustet" bei Asthma bronchiale.

Vegetativum
das vegetative Nervensystem

Sympathotonus
erhöhte Aktivität des Sympathikus

Kompensation
Ausgleich

Dekompensation
Entgleisung; Funktionsversagen

Jeder Erkrankung einen Symbolcharakter oder eine Sprachrohrfunktion der Seele zuzuschreiben impliziert jedoch die Gefahr, dass der Patient neben seinem somatischen Leiden nun auch noch eine Art „Schuld" für die Krankheit zugeschoben bekommt. Dies kann den Leidensdruck noch erhöhen und ist oft kontraproduktiv.

Essstörungen

„Klassische" Psychosomatosen, d. h. Erkrankungen, die bei seelisch unlösbar erscheinenden Konflikten auftreten, sind die Essstörungen Anorexia nervosa (Anorexie; Magersucht), Bulimia nervosa (Bulimie; Ess-Brecht-Sucht) und Esssucht mit Adipositas einschließlich Binge-Eating (anfallartiges unkontrolliertes Essen).

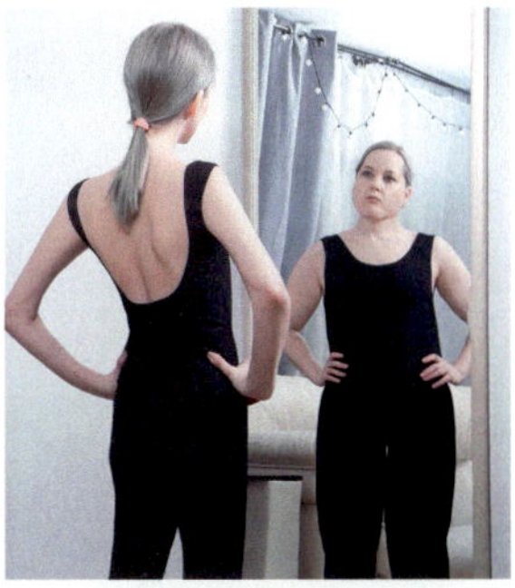

[2] Fehlwahrnehmung des Körpers (Körperschemastörung) bei Anorexia nervosa

Essstörungen sind häufig, vor allem bei Mädchen und Frauen (Anorexie ca. 1 %, Bulimie ca. 3 %; nur 10 % der Patienten sind männlich); das Erkrankungsmaximum liegt bei 18 Jahren. Übergänge zwischen beiden Störungen kommen vor, vor allem von der asketischen Anorexie zur Bulimie. Die Diagnose Anorexie liegt nah, wenn ein starker Gewichtsverlust oder fehlende Gewichtszunahme und mangelndes Wachstum in der Pubertät gepaart mit Amenorrhö (fehlender Monatsblutung) und auffallend gesteigertem Interesse am Thema „Essen und Kalorien" vorkommen. Typisch ist ein starker Bewegungsdrang mit sportlicher Überaktivität.

Bei der Bumilie kommt es wegen des selbst induzierten Erbrechens nach dem Verzehr großer Mengen kalorienreicher Nahrungsmittel oft zu Säureschäden der Zähne und zu Karies. Ein Missbrauch von Diuretika, Laxanzien und Koffein ist oft vorhanden.

Die betroffenen Patientinnen leiden unter einer Körperschemastörung mit dem quälendem Gefühl, dick und plump zu sein, obwohl sie objektiv mager bzw. kachektisch, d. h. ausgezehrt sind [Abb. 2]. Häufig liegt bei essgestörten Patientinnen eine Depression mit geringem Selbstwertgefühl vor; Missbrauchserlebnisse, Gewalterfahrungen sowie psychisch kranke Familienmitglieder haben bei den schwer Erkrankten überproportional oft die Kindheit geprägt.

online

Informationen für Betroffene, Eltern, Lehrer, Angehörige und zahlreiche Links zum Thema Essstörungen
www.bundesfachverband essstoerungen.de
www.bzga-essstoerungen.de

Bei bedrohlicher Gewichtsabnahme erfolgt zunächst eine stationäre Therapie, die das Ziel verfolgt, die Lebensgefahr abzuwenden und eine Basis für weitere Therapieschritte zu bilden.

Die Behandlung erfordert stets eine Kombination aus somatischen und psychologischen bzw. psychiatrischen Methoden, um die tiefgreifenden seelischen Störungen und lebensbedrohlichen Auswirkungen auf den Körper erfolgreich zu bessern. Die Psychotherapiemethode „kognitive Verhaltenstherapie" ist dabei am besten wirksam; gelegentlich ist eine Familientherapie unabdingbar, wenn die essgestörte Tochter eine weitreichende Pathologie der Familie somatisch zum Ausdruck bringt. Bei Bulimie hat sich das Antidepressivum Fluoxetin als hilfreich erwiesen.

4.18.3 Suchterkrankungen

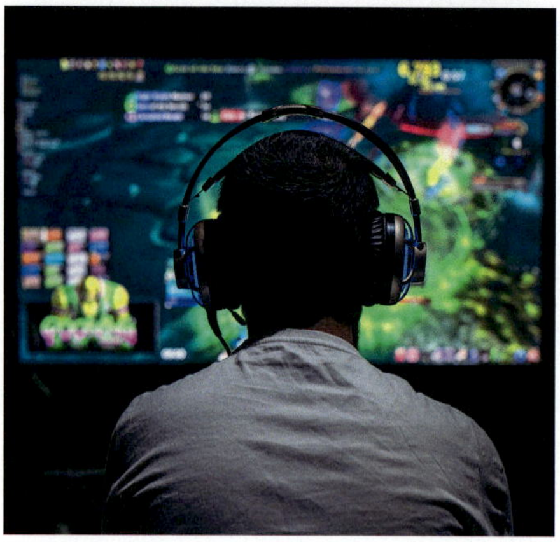

[1] Der exzessive Gebrauch von Internet- und Computerspielen kann zu süchtigem Verhalten führen.

Der Begriff Sucht leitet sich von „Siechtum“ ab und bedeutet allgemein „Krankheit“. Etwa seit 1900 wird er überwiegend im Sinne von **Abhängigkeitserkrankung** verwendet.

Unterschieden wird die **stoffgebundene Sucht** (Abhängigkeit von psychotropen, d. h. die seelische Befindlichkeit beeinflussenden Substanzen, z. B. Alkohol, Nikotin und Benzodiazepinen) und die **nicht stoffgebundene Sucht** (Abhängigkeit von bestimmten Tätigkeiten wie Glücksspiel, Kaufen, PC-Spiele).

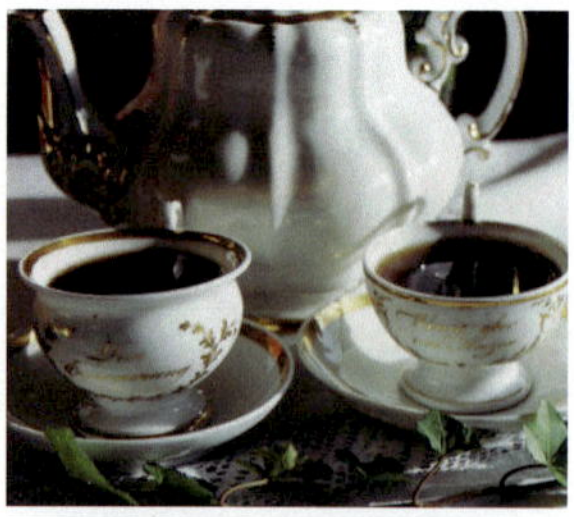

[2] Nur wenige Menschen trinken nicht täglich koffeinhaltige Getränke.

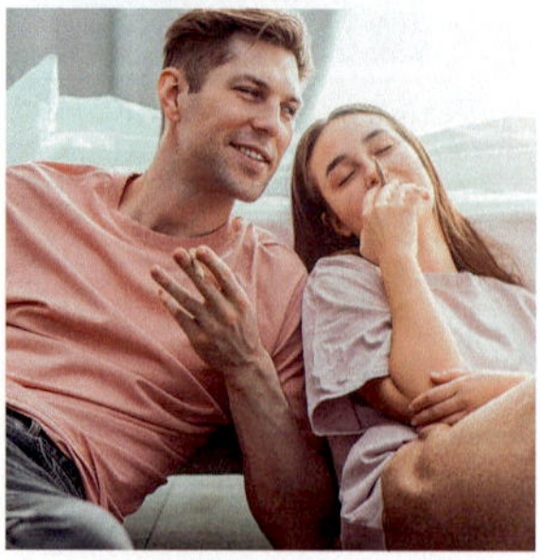

[3] Cannabiskonsum ist stets mit Risiken verbunden.

Form des Konsums/ der Abhängigkeit	Charakteristik und typische Beispiele
Gewohnheit	**regelmäßiger Konsum**, der bei normalen Mengen unschädlich ist: Kaffee- und Teekonsum bei ca. 90 % der Bevölkerung; eine Unterbrechung führt ggf. zu Missstimmung und Müdigkeit
schädlicher/ gefährlicher/ riskanter Gebrauch	**übermäßiger Konsum** mit dem Risiko gesundheitlicher Schäden: gelegentliches Rauchen ohne Abhängigkeit, Alkoholkonsum von > 20 g/Tag oder in der Schwangerschaft, gelegentlicher Cannabiskonsum
Missbrauch (Abusus)	**fortgesetzter Konsum**, obwohl bereits Schäden eingetreten sind, oder Medikamentenkonsum ohne Indikation: übermäßiger Alkoholkonsum bei bekanntem Leberschaden, regelmäßige Schlaf- oder Schmerzmitteleinnahme zur Euphorisierung (Erzielen einer gehobenen Stimmung) oder zur Vermeidung von Dysphorie (Missstimmung), Rauchen bei Asthma
Abhängigkeit	**körperliche Abhängigkeit** mit **Toleranzentwicklung** (körperliche Anpassung mit Wirkverlust und Dosissteigerung), Entzugserscheinungen (körperliche Symptome bei Unterbrechung der Zufuhr), ggf. Konsum zur Vermeidung dieser Symptome **psychische Abhängigkeit** mit starkem **Drang** bzw. **Zwang**, sich den Stoff zuzuführen bzw. die Tätigkeit auszuführen, sowie Vernachlässigung von beruflichen bzw. sozialen Pflichten und Interessen zum Zwecke des Konsums; Fortsetzung des Konsums trotz bekannter körperlicher und sozialer Schäden: Nikotinabhängigkeit, Alkoholabhängigkeit, Heroinabhängigkeit, Glücksspielsucht, exzessive Nutzung von Fernsehen, PC-Spielen, Online-Netzwerken und Kommunikationsmedien

Alkoholabhängigkeit (Alkoholkrankheit)

Die häufigsten stoffabhängigen Süchte betreffen Alkohol (Ethanol) und Nikotin. Etwa 2 % der erwachsenen Deutschen sind alkoholabhängig, viermal so viele betreiben Missbrauch. In bestimmten (z. B. akademischen) Berufsgruppen liegt der Anteil Alkoholkranker doppelt so hoch wie im Bevölkerungsdurchschnitt.

Alkoholprobleme beginnen damit, dass der Wirkung wegen getrunken wird; zur Erleichterung (zum „Abschalten“) bei Stress, um lockerer zu werden und/oder um schlafen zu können. Alkohol ist für diese Zwecke ideal geeignet, da er ein „duales Wirkprinzip“ hat: Er kann **stimulierend** und **dämpfend** wirken. Der Konsument wählt die Getränke, die Menge und den Zeitpunkt des Trinkens entsprechend. Häufig ist der Versuch einer **Selbstmedikation** mit Alkohol bei vielen Arten psychischer Erkrankungen; Alkohol hat sedierende, antidepressive, anxiolytische und schließlich (dosisabhängig) narkotische Wirkungen. Viele psychisch Kranke verstehen bzw. wissen nicht, woran sie eigentlich leiden, und betäuben ihre schwer erträglichen Symptome mit Alkohol. Die Entwicklung der Sucht wird von genetischen, biografischen und kulturellen Einflüssen mitbestimmt und verläuft schleichend bzw. allmählich.

Die Diagnose wird durch Anamnese, Fremdanamnese, Blutwerte und Dekompensationen (Klinikeinlieferung nach Exzessen, schwere Entzugssymptome bei ungewollter Unterbrechung des Konsums bei Operationen usw.) gestellt bzw. gesichert. Die toxische Wirkung des Alkohols erzeugt nicht nur erhöhte Leberwerte, sondern auch Blutbildveränderungen (zu große Erythrozyten durch die Knochenmarktoxizität des Alkohols) und hohe Triglyzeride. Der Ethanolgehalt des Blutes kann ebenfalls gemessen werden; die Einheit ist ‰ (Promille). Verschiedene Kurztests sind geeignet, um ein Alkoholproblem zu erkennen, z. B. der **CAGE**-Test (engl. cage = Käfig).

Der **LAST** (**L**übecker **A**lkoholismus-**S**creening-**T**est) erfragt zusätzlich Klinikaufenthalte wegen Alkohol (Unfälle, Pankreatitis, schwere Infektionen, Leberkrankheiten usw.) und Probleme am Arbeitsplatz.

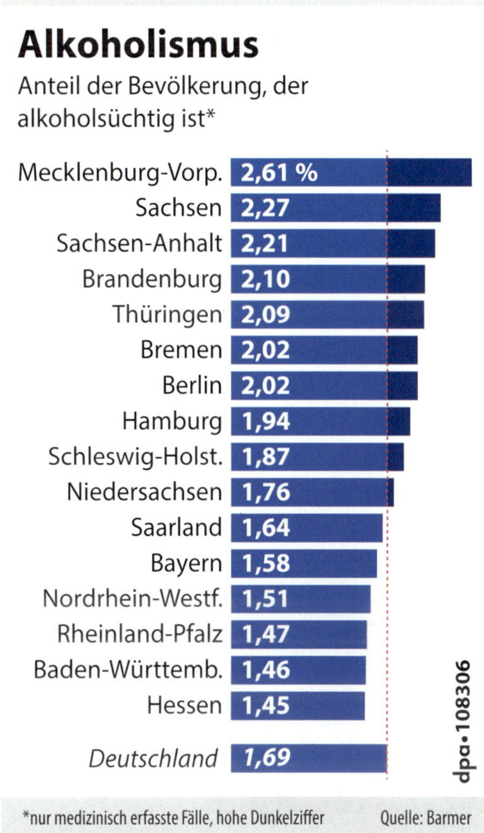

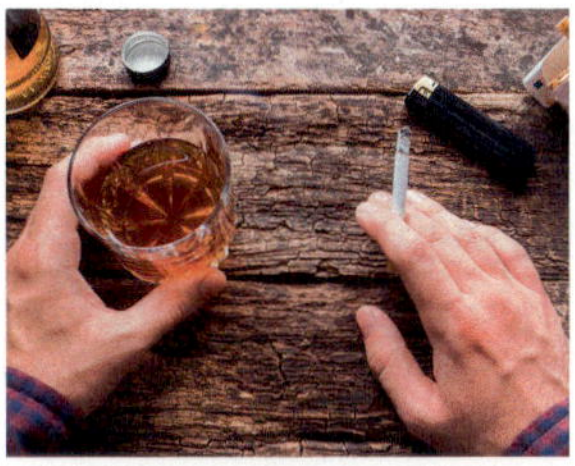

[4] 99 % der Alkoholkranken sind abhängige Raucher.

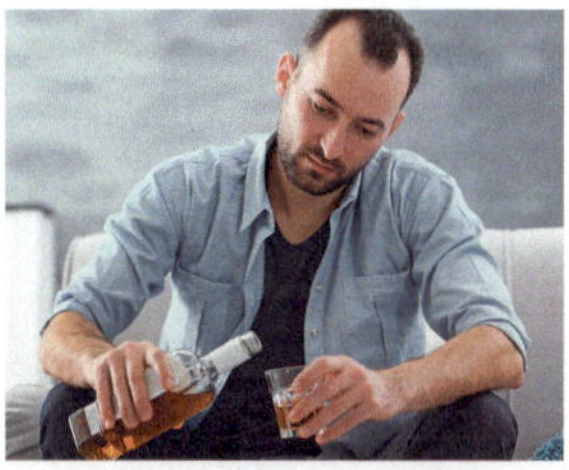

[5] Mit Erleichterungstrinken beginnt oft eine Alkoholabhängigkeit.

C	cut down (reduzieren)	Haben Sie schon einmal versucht, weniger Alkohol zu trinken?
A	annoyed (verärgert)	Haben Sie sich schon einmal über Bemerkungen von anderen über Ihren Alkoholkonsum geärgert?
G	guilty (schuldig)	Fühlen Sie sich wegen Ihres Alkoholkonsums schuldig?
E	eye opener (Augenöffner)	Brauchen Sie morgens Alkohol, um in Gang zu kommen?

Angehörige werden in das Suchtgeschehen einbezogen; sie umsorgen den Abhängigen so intensiv, dass er trotz seiner Sucht noch längere Zeit gesellschaftsfähig bleibt. In der Absicht zu helfen geben sie unendlich viel Geld, Kraft, Zeit usw., erleichtern so das Lügen und Verleugnen – und werden **Co-Abhängige** bzw. **Co-Alkoholiker**. Das **co-süchtige** Verhalten stabilisiert die Sucht und führt zu psychischen und sozialen Schäden auch beim Co-Alkoholiker selbst. Kinder aus Alkoholikerfamilien sind oft seelisch traumatisiert und neigen selbst zu Depression und Suchtmittelkonsum.

online

Umfassende Informationen zum Thema Suchtkrankheiten finden sich unter
www.dhs.de
www.drugcom.de

1. Stufe
- Erleichterungstrinken
- Nachlassen der Tragfähigkeit für seelische Belastungen
- Die Verträglichkeit für Alkohol wird größer

2. Stufe
- Gedächtnislücken stellen sich ein
- Die Trinkart ändert sich (allein, heimlich)
- Denken an Alkohol
- Das erste Glas wird häufig schnell getrunken

3. Stufe
- Nach Trinkbeginn Verlust der Kontrolle über die weitere Trinkmenge
- Trinkpausen nach Kontrollverlusten
- Erklärungen und Ausreden werden nötig
- Das Verhalten ändert sich
- Fortschreitende Isolierung
- Die körperliche Abhängigkeit vom Alkohol wird deutlich
- Körperliche Folgeschäden treten auf

4. Stufe
- Regelmäßiges morgendliches Trinken wird notwendig
- Tagelange Räusche kommen vor
- Körperlicher, seelischer und sozialer Abbau
- Merkfähigkeits- und Konzentrationsstörungen stellen sich ein
- Bedrohliche Entzugszeichen können auftreten
- Die Verträglichkeit für Alkohol nimmt ab
- Körperliche und seelische Zusammenbrüche, Organschäden, Demenz und Tod

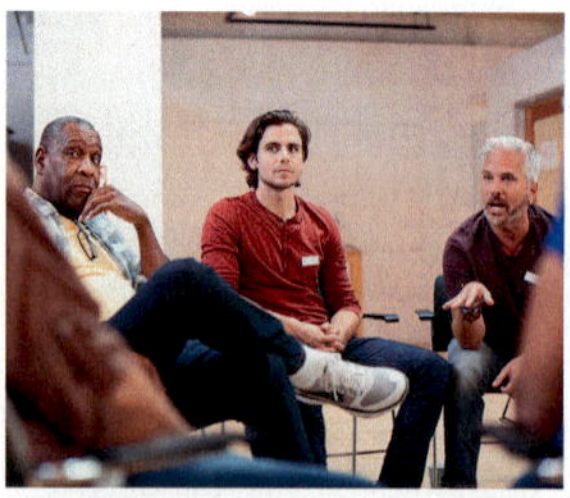

[1] Die regelmäßige Teilnahme an Selbsthilfegruppen senkt die Rückfallgefahr.

[2] Entwicklung des Alkoholismus (Stufenmodell), verändert nach Möller/Laux/Deister: Psychiatrie. 126 Tabellen. Hippokrates, Stuttgart 1996)

Beendet der abhängig Suchtkranke sein Verleugnungsverhalten und ist ausreichend motiviert, kann zunächst eine stationär durchgeführte **Entgiftung** stattfinden, bei der die Entzugssymptome mithilfe von Medikamenten (Tranquilizern, Beta-Blockern etc.) gemildert werden. Im Anschluss findet ein längerer Fachklinikaufenthalt zur Stabilisierung (sog. Entwöhnung) statt. Langfristig ist zur Senkung der Rückfallgefahr die Teilnahme an Selbsthilfegruppen wie AA (Anonyme Alkoholiker) wichtig und ein günstiger prognostischer Faktor [Abb. 1]. Die Wahrscheinlichkeit, auf Dauer abstinent, d.h. „trocken" zu bleiben, ist bei Gruppenmitgliedern erheblich höher als im Alleingang innerhalb des alten Umfeldes, das ggf. weiter Alkoholmissbrauch betreibt. Auch der „trockene" Alkoholiker bleibt lebenslang alkoholkrank; schon kleine Mengen Ethanol können zum Rückfall führen. Nur wenigen Alkoholkranken gelingt das sog. kontrollierte Trinken nach der Entwöhnung. Niemand sollte zum Alkoholkonsum genötigt oder verführt werden.

Nikotinabhängigkeit

Rauchen macht krank, impotent, lässt die Haut altern und kostet im Raucherleben so viel wie ein Lottogewinn. Der Grund, warum dennoch geraucht wird, ist die Abhängigkeit; Nikotin ist so stark suchterzeugend wie Heroin. Beim ersten Konsum treten heftige Giftwirkungen auf: Durchfall, Erbrechen, Herzrasen, Husten und Schwindelgefühl. Diese eindrucksvollen Effekte lassen das Rauchen vielen Jugendlichen als Mutprobe geeignet erscheinen.

Nach 14 Tagen Konsum tritt Abhängigkeit auf, d.h. das Rauchen findet nun statt, um Entzugssymptome zu vermeiden. Diese entstehen durch Änderungen von Hirnfunktionen, z.B. Vermehrung von Rezeptoren bei fortgesetztem Konsum suchterzeugender Stoffe.

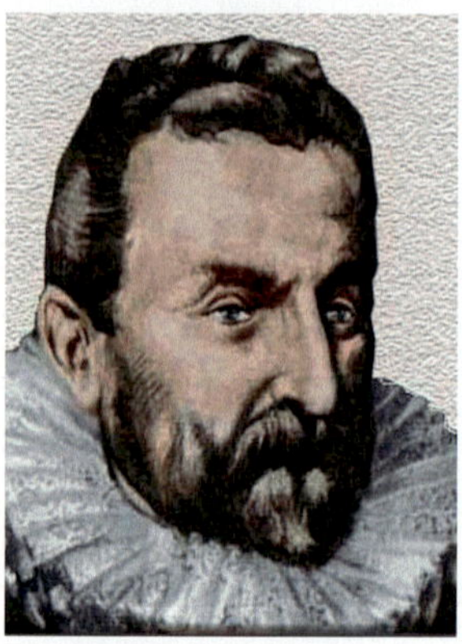

[3] Jean Nicot (1530–1604)

Nikotin wurde nach dem Arzt **Jean Nicot** benannt, der 1560 Therapieversuche mit der Tabakpflanze (**Nicotiana tabacum**) durchführte.

Ist ein Raucher motiviert aufzuhören, sollte er sich zunächst die entscheidende Frage stellen:

Wann rauche ich morgens die erste Zigarette?
Die Antwort ergibt den Grad der *körperlichen* Abhängigkeit:

innerhalb von 5 Minuten	innerhalb von 6–30 Minuten	innerhalb von 31–60 Minuten	nach mehr als 60 Minuten
stark abhängig	mäßig abhängig	leicht abhängig	kaum abhängig

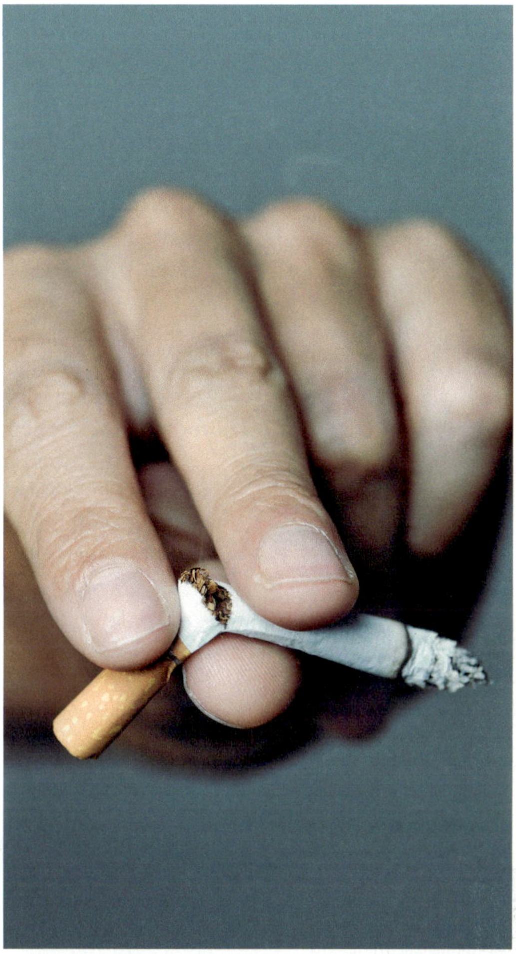

[4] Vom Raucher zum Nichtraucher zu werden, lohnt sich für die Gesundheit.

Anschließend sind die Gründe zu sammeln, die zum Aufhören motivieren. Sind diese stark und zahlreich genug, sollte der Rauchstopptag festgelegt werden. Ein Reduzieren der Zigarettenmenge ist sinnlos, da dann unbewusst intensiver geraucht wird und bei Auftreten jedweden Stressfaktors die Zigarettenzahl wieder hochschnellt.

Das Entsorgen aller Rauchutensilien, das Bekanntgeben des Nichtraucherstatus im sozialen Umfeld und das Meiden von Alkohol in den ersten drei Monaten nach dem Rauchstopp erhöhen die Chance, dass diese schwierige Zeit durchgehalten wird. Alkoholkonsum senkt die Hemmschwelle, „nur eine" mitzurauchen und damit rückfällig zu werden. Nikotinersatzmittel wie Pflaster und Kaugummi können bei starker körperlicher Abhängigkeit eingesetzt und schrittweise reduziert werden. Sie kosten so viel wie die entsprechende Menge Zigaretten. Nikotinpflaster usw. dienen dazu, die Entzugserscheinungen auf einen längeren Zeitraum zu strecken, wodurch diese nicht so heftig und abrupt auftreten. Medikamente können unter Umständen unterstützend wirken, bergen aber Risiken und sind sehr teuer. Die E-Zigarette (elektronische Zigarette) ist ebenfalls riskant; sie enthält neben Nikotin verschiedene krebserzeugende Substanzen, u. a. Nitrosamine.

Einige Bücher sind hilfreich; Kurse bzw. Verhaltenstherapie erleichtern manchen Rauchern den Ausstieg. Die Erfolgsquote für Abstinenz beträgt beim Spontanentschluss ca. 3 %, bei guter Vorbereitung bis zu 30 % nach einem Jahr. Viele Raucher benötigen mehrere Versuche, um lebenslang rauchfrei zu bleiben. Oft ist eine Schwangerschaft bzw. Vaterschaft ein hinreichender Ausstiegsgrund.

online

Kostenlose Informationen und Materialien der Bundeszentrale für gesundheitliche Aufklärung
www.rauchfrei-info.de

Deutsche Hauptstelle für Suchtfragen: Zahlen und Fakten zu Suchtkrankheiten
www.dhs.de

Deutsches Krebsforschungszentrum; Informationen, Hilfen und Adressen
www.dkfz.de

Suchtprävention

Alle Suchtmittel wirken im Belohnungssystem des ZNS. Die Natur belohnt bzw. verstärkt anstrengende, aber die Art erhaltende Aktivitäten mit guten Gefühlen. Essen, Sexualität, körperliche und geistige Anstrengungen sowie soziale Kontakte bzw. Bindungen u. v. m. erzeugen über Transmitterfreisetzungen in bestimmten Hirnarealen positive Gefühle. Suchtstoffe ähneln Neurotransmittern, die bei bzw. nach o. g. Aktivitäten ausgeschüttet werden, und erzeugen so angenehme Gefühle, Euphorie und Entspannung – aber schnell und einfach, ohne den Umweg der Anstrengung. Bei wiederholter Anwendung verändern sie den Hirnstoffwechsel und die Rezeptorendichte, was zur Sucht führt und Entzugssymptome erzeugt. Das unnatürlich rasche Anfluten der Suchtstoffe, verglichen mit natürlichen Substanzen, führt zum besonders suchtfördernden „Kick".

Präventiv wirken daher alle „echten“ menschlichen Aktivitäten, die ebenfalls das Belohnungssystem des ZNS stimulieren, nachhaltig verstärkend auf diese Aktivitäten wirken und ein gesundes, produktives, soziales, zufriedenes und ggf. glückliches Leben zu führen helfen.

Natürlich gibt es große individuelle Unterschiede bei den Vorlieben bzw. Aktivitäten, die den Menschen erfreuen, mit Sinn erfüllen und stabilisieren. Wichtig ist aber das Aktive, d. h. nicht der passive Konsum von Dingen oder Stoffen, sondern eigene Anstrengung, Leistung und Durchhaltevermögen zur Erlangung von Belohnungsgefühlen.

Langeweile auszuhalten und dadurch auf eigene Ideen zu kommen und nachhaltig Kreativität zu erlangen bzw. Selbstwirksamkeit zu erleben ist ein Erziehungsziel schon im frühesten Kindesalter. Das Gefühl von Leere zu ertragen und mit sich selbst allein sein zu können ist wichtig, um nicht jede „Bespaßungslücke“ mit Konsum- bzw. Suchtverhalten schließen zu müssen.

Viel Aufenthalt in der Natur, Basteln, Sport, kulturvolles Essen, Gemeinschaft, befriedigende Hobbys allein und mit anderen, ausschließlich medizinisch indizierte Medikamenteneinnahme und maßvoller, z. B. auf soziale Gelegenheiten beschränkter Alkoholkonsum sind Mosaiksteine der Suchtprävention. Auch hier bewirken überzeugende Vorbilder mehr als Theorie und Verbote [Abb. 1 und 2].

Soziale und ggf. religiöse Rituale, die helfen, Lebenskrisen mit ihren chaotischen Gefühlen zu durchleben und zu überwinden, wirken sowohl kontrollierend als auch stabilisierend und suchtpräventiv; es ist sinnvoll, sie zu pflegen.

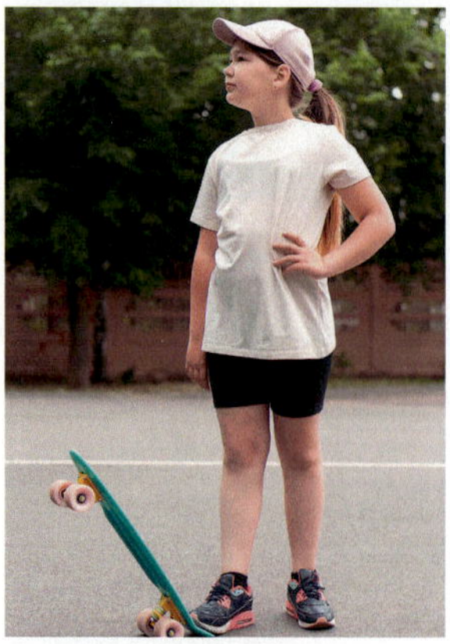

[1] Sport wirkt suchtpräventiv und fördert Teamgeist.

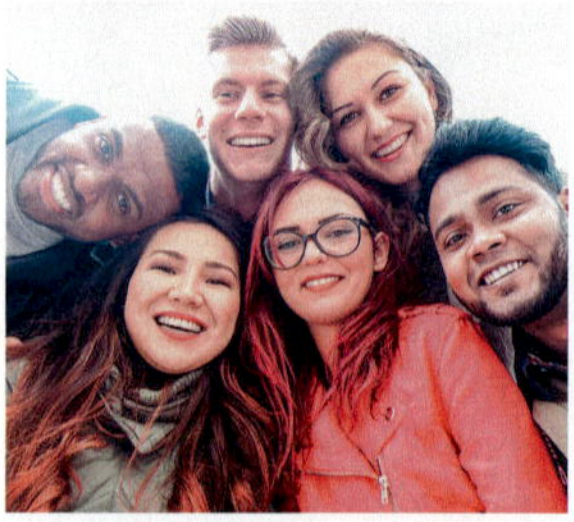

[2] Freundschaft wirkt Rückzugsverhalten und sozialer Angst entgegen.

Aufgabenstellungen

1 Aus welchen Organen besteht das ZNS?
2 Nennen Sie Beispiele für Körperfunktionen, die das vegetative Nervensystem steuert.
3 Beschreiben Sie die Erregungsüberleitung an der Synapse.
4 Ordnen Sie die folgenden Reflexe ein in Muskelreflexe, Fremdreflexe und Stellreflexe: Niesreflex, Patellarsehnenreflex, Ausstrecken der Hände beim Stolpern, Lidschlussreflex, Hustenreflex, Bizepssehnenreflex.
5 Warum sind Finger und Zunge in besonders großen Arealen des somatosensorischen Rindenfeldes repräsentiert?
6 Erläutern Sie den Unterschied zwischen einem Psychologen und einem Psychiater.
7 Nennen Sie die Risikofaktoren, die zu einer Demenzentwicklung beitragen.
8 Welche Schutzfaktoren wirken einer Depression entgegen?
9 Nennen Sie Ihnen bekannte Ursachen für die in der modernen Gesellschaft zu beobachtende Häufung von Depressionen.
10 Nennen Sie fünf verschiedene Wirkungen von Psychopharmaka.
11 Welches Psychopharmakon hat das höchste Suchtpotenzial?
12 Erläutern Sie den Unterschied zwischen Missbrauch und Abhängigkeit (Sucht).
13 Der CAGE-Test sowie der LAST erfragen Alkoholprobleme. Erläutern Sie die Unterschiede beider Tests.
14 Warum werden Angehörige Co-Alkoholiker?
15 Nennen Sie Elemente der Suchtprävention in der Kindererziehung. Ordnen Sie die von Ihnen genannten Punkte nach der Wichtigkeit, die Sie ihnen zumessen.

Die Haut und ihre Aufgaben 4.19

„Haut“ bedeutet ursprünglich „Umhüllung“. Die Haut ist mit 1,7 m^2 unser größtes Organ; sie bildet die Körperoberfläche und wiegt ca. 11 kg. Da auch das subkutane Fettgewebe zur Haut gehört, kann sie bei Adipositas erheblich schwerer sein.

Die Lehre von den Hautkrankheiten ist die **Dermatologie** (gr. derma = Haut). Dermatologen sind traditionell auch **Venerologen** (Fachärzte für Geschlechtskrankheiten), da einige früher verbreitete sexuell übertragbare Infektionen, v.a. |Syphilis und |Gonorrhö, mit Hauterscheinungen einhergehen können.

Die Haut erfüllt mehrere Aufgaben: Verletzungsschutz (Lederhaut), Infektionsschutz (Säureschutzmantel; Fett-Feuchtigkeits-Schicht der Haut mit Lipiden aus Talgdrüsen und Milchsäure aus Schweißdrüsen; pH 5,4), UV-Schutz (Melanin, das Pigment der Melanozyten und die Hornschicht), Polsterung und Wärmeisolation (subkutanes Fettgewebe), Temperaturregulation (durch Weit- und Engstellung der Hautgefäße), Sinnesfunktionen (zahlreiche Tastkörperchen und Nervenendigungen) sowie Vitamin-D-Bildung bei UV-Bestrahlung.

Syphilis (Lues)
bakterielle Geschlechtskrankheit;
Erreger: Treponema pallidum

Gonorrhö
bakterielle Geschlechtskrankheit;
Erreger: Gonokokken

Anatomie der Haut 4.19.1

Die menschliche Haut gliedert sich in **Epidermis** (Oberhaut, ein mehrschichtiges, verhorntes Plattenepithel) und **Dermis** (die |kollagenreiche Lederhaut). Epidermis und Dermis bilden zusammen die |Cutis. Unterhalb der **Cutis** liegt die Subcutis, die das subkutane Fettgewebe enthält und in die die subkutanen Injektionen gespritzt werden. Die Epidermis regeneriert sich ständig durch Teilung der untersten Zellschicht, der Basalzellen. Zwischen der Basalzellschicht des Epithels und der Dermis befindet sich als Trennschicht die Basalmembran [Abb. 3].

Kollagen
gr. = Klebemittel; Proteinfasern des Bindegewebes

Cutis; Kutis; Adj. **kutan**
lat. = Haut

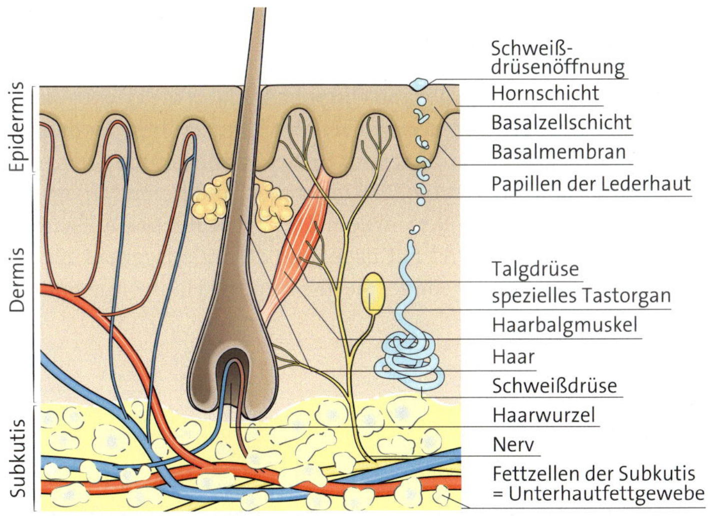

[3] Längsschnitt durch die Haut

In die Basalzellschicht eingebettet sind die pigmentbildenden **Melanozyten**. Sie bilden das UV-Schutz-Pigment **Melanin** (gr. melas = schwarz). Die mit Pigmentgranula (-Körnchen) gefüllten Melanozyten-Fortsätze bedecken bei starker Sonnenbestrahlung die empfindlichen Basalzellen, um deren während der Mitose besonders mutationsgefährdete DNA zu schützen.

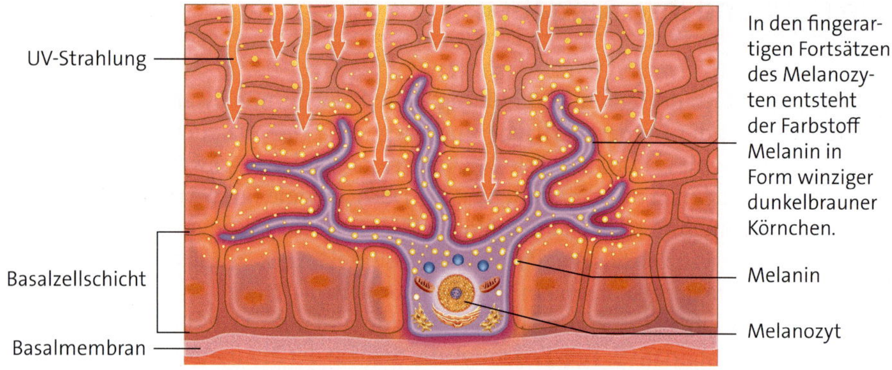

[1] Schemazeichnung Basalzellschicht der Oberhaut mit einem Melanozyten und vielen Epithelzellen

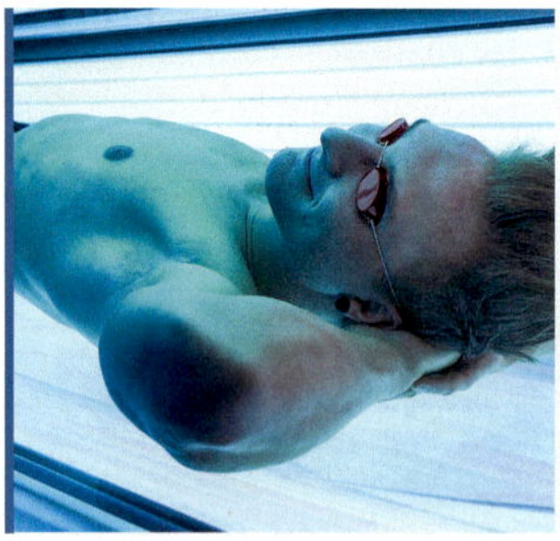

W Die **Hautbräunung** verläuft in zwei Schritten: 1. dunkelt vorhandenes Melanin nach (Sofortbräunung), 2. wird vermehrt Pigment gebildet (Nachbräunung über einige Tage) [Abb. 1]. Zusätzlich verdickt sich die Hornschicht (sog. Lichtschwiele), was stark gebräunter Haut ein grobes, lederartiges Aussehen gibt. UVA-Licht, das in Sonnenstudios verwandt wird, ist weniger schädlich als UVB, fördert aber auch Faltenbildung und Hautkrebs. Risikoarme Bräune kommt aus der Tube – Selbstbräuner verändern Proteine der Hornschicht und Make-ups enthalten farbige Pigmente.

Zur Festigkeit der Haut trägt die „Verzahnung“ von Epidermis und Dermis mittels fingerförmiger Ausstülpungen (Papillen) bei, die in Querschnitten ein wellenförmiges Muster der Epidermis-Dermis-Grenze erzeugen. Da jede Papille Blutgefäße enthält, kommt es bei Schürfwunden, bei denen die Hautoberfläche abgetragen wird, zu multiplen (vielfachen) punktförmigen Blutungen. Innerhalb eines Monats regeneriert sich die Epidermis, indem sich Basalzellen ständig teilen und ältere Zellen allmählich zur Hautoberfläche vorgeschoben werden. Dabei degenerieren die Zellen zusehends und formen sich schließlich in Hornschuppen um, die zumeist unbemerkt abschilfern [Abb. 2]. Jeder Mensch verliert ca. 1 kg Hautschuppen im Jahr; diese lösen sich vor allem beim An- und Ausziehen und bilden einen Teil des Hausstaubes, der daher vor allem im Schlafzimmer auftritt. Die Haut hat verschiedene Sinnesfunktionen; die entsprechenden Reize werden von speziellen Tastkörperchen und freien Nervenendigungen aufgenommen und über afferente Nerven dem ZNS zugeführt [Abb. 4]. Haare, Schweiß-, Talg-, Duftdrüsen sowie Finger- und Fußnägel und definitionsgemäß auch die Brustdrüse sind die sog. Hautanhangsgebilde. Sie gehören zur Haut, ohne Epithelbestandteile zu sein.

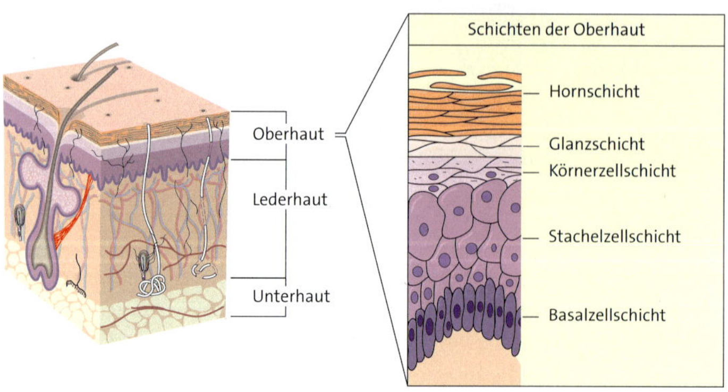

[2] Die Schichten der Oberhaut

Symptome und Diagnostik bei Hauterkrankungen

4.19.2

Auch in der Dermatologie ist die Anamnese die wichtigste diagnostische Maßnahme.

Psoriasis (Schuppenflechte) und **Neurodermitis** kommen familiär gehäuft vor. Oft müssen Allergene (Kosmetika, Haustiere, Pflanzen, Medikamente, Nahrungsmittel u. v. m.) erfragt werden. Allergien können sich an der Haut z. B. in Form eines akuten oder chronischen **Ekzems** (Dermatitis; Entzündung der Haut) oder als **Exanthem** (Ausschlag) manifestieren.

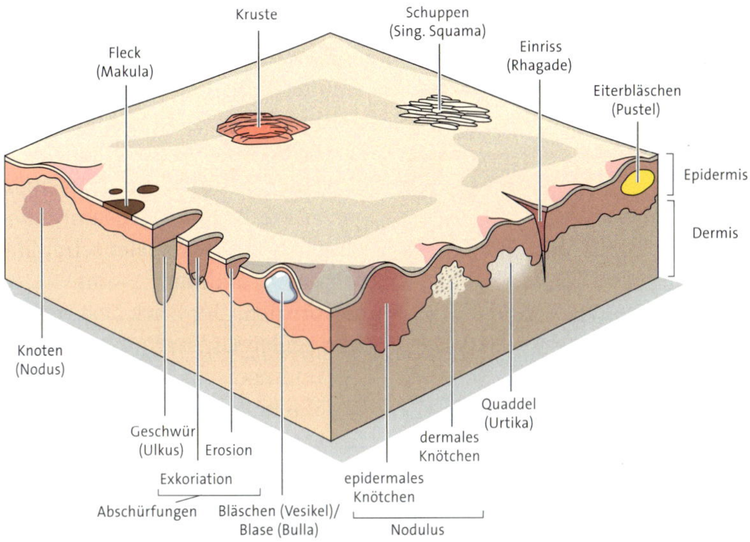

[3] Effloreszenzen

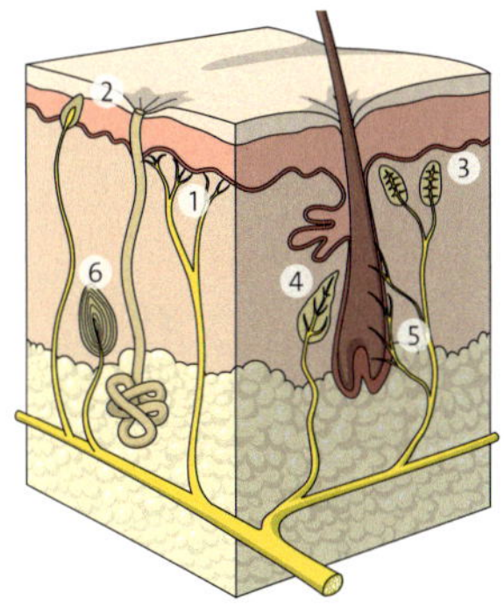

[4] In der Haut liegen nicht nur Rezeptoren für Berührung und Druck, sondern auch unterschiedliche Sinneseinrichtungen für weitere Reize.
1 Freie Nervenendigung: Schmerz, Wärme, Kälte
2 Merkel-Zellen: Druck
3 Tastkörperchen: Tasten
4 Ruffini-Körperchen: Druck, Spannnung
5 Haarbalggeflecht: Berührung
6 Lamellenkörperchen: Druck

Pathologische Hauterscheinungen werden als **Effloreszenzen** (lat. Ausblühungen) [Abb. 3] bezeichnet. Diese müssen bei der klinischen Untersuchung sehr genau inspiziert, beschrieben und dokumentiert werden, da sowohl Art und Menge als auch Anordnung und Lokalisation der Effloreszenzen entscheidend für die Diagnosestellung sein können. Häufig sind Quaddeln, Bläschen, Papeln und Pusteln:

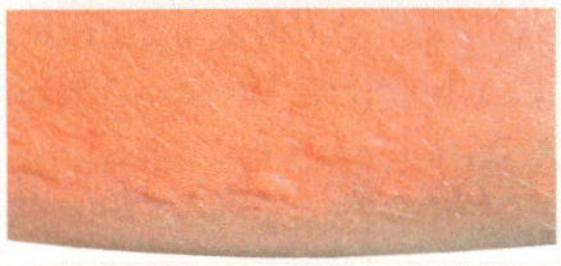

Quaddeln
Quaddelbildung im Rahmen allergischer Reaktion

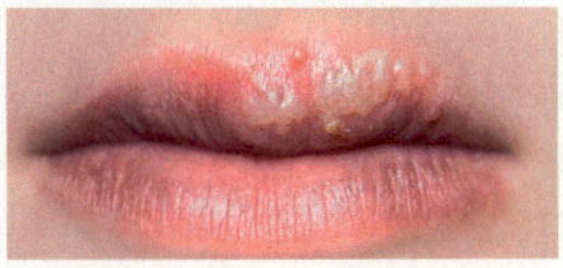

Bläschen
Bläschenbildung im Rahmen einer Herpes-Infektion

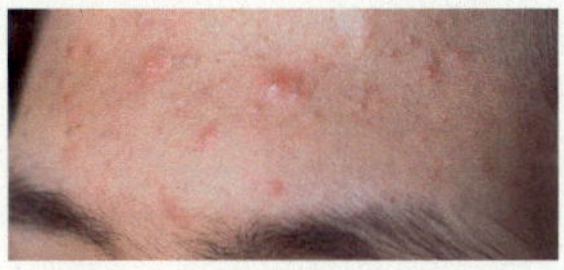

Papeln und Pusteln
tastbare Knötchen und Pusteln = Eiterbläschen bei Akne

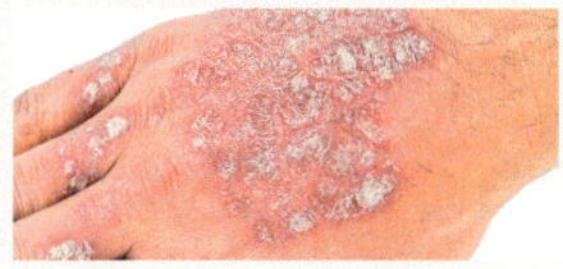

Schuppen
Psoriasis = Schuppenflechte

Die Digitalfotografie erleichtert die Dokumentation und Verlaufsbeobachtung von Hautveränderungen. Mithilfe des **Dermatoskops** können diese in zehnfacher Vergrößerung betrachtet werden, was z. B. bei der Beurteilung pigmentierter Hautmale (**Nävi**; Sing. **Nävus**) im Rahmen der Hautkrebsfrüherkennung sinnvoll ist. Das Auflichtmikroskop funktioniert entsprechend und wird in Zweifelsfällen eingesetzt.

Gelegentlich ist eine Biopsie (Gewebeprobe) nötig, um bei unklaren Hautveränderungen am histologischen (feingeweblichen) Bild die Diagnose zu stellen. Erschwert wird die Diagnostik durch Vorbehandlungen z. B. mit Kortikoiden (cortisonartigen Wirkstoffen), weil diese die Effloreszenzen stark verändern kann.

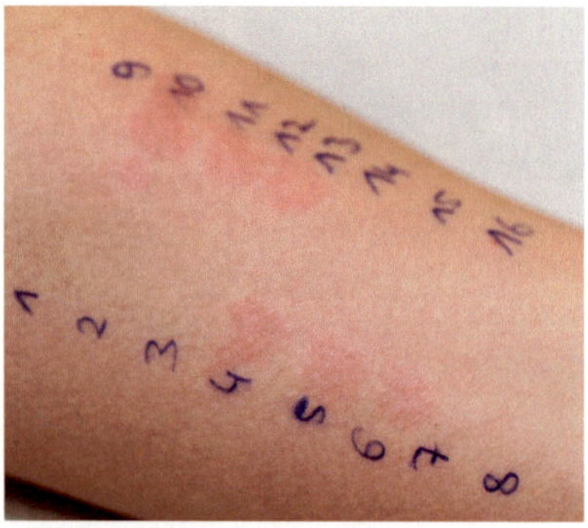

[1] Prick-Test

Viele internistische Erkrankungen gehen mit charakteristischen Hautveränderungen einher. Die Dermatologie nutzt daher vielfältige Laboruntersuchungen, um z. B. Entzündungen, Leber- und Nierenkrankheiten, Autoimmunerkrankungen sowie Infektionen zu erkennen und ihren Verlauf sowie den Erfolg therapeutischer Maßnahmen zu beurteilen. Die mikrobiologische Diagnostik dient vor allem dazu, Pilze und Bakterien exakt zu bestimmen, um die Therapie infektiöser Hauterkrankungen möglichst gezielt durchführen zu können.

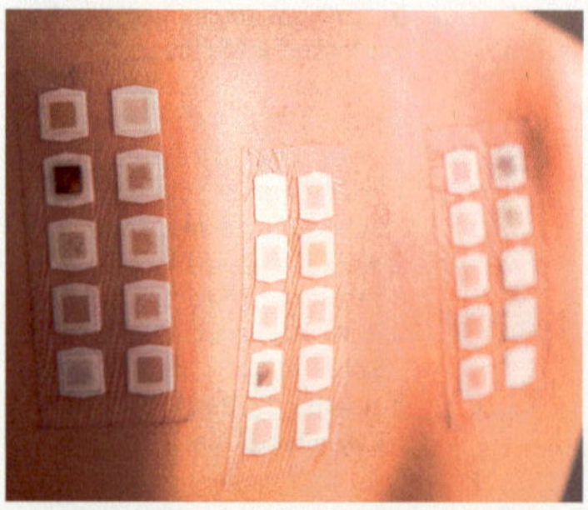

Epikutantest = Allergietest, bei dem die verdächtigen Stoffe unter Pflastern zwei Tage lang auf der Haut bleiben (juckt!).

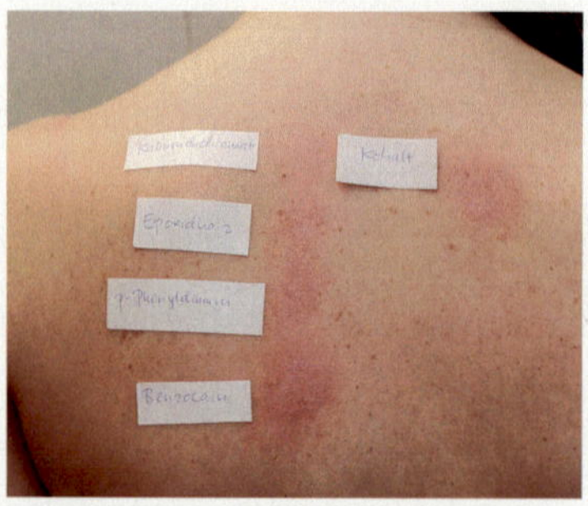

Ablesen und Auswerten des Epikutantests: Deutliche Rötung und Schwellung zeigen allergische Reaktionen auf Teststoffe an.

Die meisten Hautärzte sind Allergologen, d. h. auf dem Spezialgebiet der Erkennung und Behandlung von Allergien weitergebildet. Während bei Säuglingen vorwiegend Bluttests zur Anwendung kommen, dienen bei größeren Kindern und Erwachsenen Hauttests der Erkennung von Sensibilisierungen auf verschiedene Allergene. Der **Prick-Test** (engl. wörtl. Piektest) [Abb. 1] dient der Testung von Inhalationsallergenen wie Pollen, Tierhaaren und Hausstaubmilben, die v. a. Heuschnupfen, Bindehautentzündung und Asthma hervorrufen. Der Prick-Test wird an einer oder beiden Unterarm-Beugeseiten angelegt und nach ca. 20 Minuten abgelesen. Der **Epikutantest** (wörtl. Auf-der-Haut-Test) wird angewandt, um Stoffe zu testen, die Ekzeme hervorrufen. Dies sind z. B. Nickel und Chrom sowie Farb-, Duft- und Konservierungsstoffe in Kosmetika. Der Epikutantest wird am Rücken angelegt und nach drei Tagen (72 h) abgelesen.

4.19.3 Grundsätze dermatologischer Therapie

Allergie
gr. andere, falsche Reaktion; erworbene immunologische Überreaktion auf ein Antigen bzw. Allergen
Allergen
allergieauslösendes Antigen
Allergologie
Lehre von den Allergien
Sensibilisierung
Lernvorgang des Immunsystems, dessen Ergebnis eine Allergie ist

Viele **Dermatosen** (Hautkrankheiten), insbesondere Ekzeme durch zu viel Waschen und Reinigungsarbeiten, können durch Weglassen der Noxe (des krank machenden Auslösers) allein therapiert werden; dies gilt auch für viele Allergien. Wirkstofffreie Zubereitungen zur intensiven Hautpflege, z. B. Fettsalben, Salben und Ölbäder, können den Zustand trockener, empfindlicher Haut erheblich bessern und so Ekzemen vorbeugen. Die Behandlung mit derartigen Pflegemitteln heißt **Grundlagentherapie**.

Der Übergang zwischen Kosmetik, Pflege und Therapie ist fließend. Die richtige Wahl der Grundlage, abhängig von Hauttyp und -zustand, ist von entscheidender Bedeutung, auch damit ein Therapieeffekt ggf. zugemischter Wirkstoffe überhaupt möglich wird: Wässrige Lösungen würden trockene, rissige Haut noch stärker entfetten und reizen, eine zähe Fettsalbe könnte auf einer nässenden Hautoberfläche nicht haften und der Wirkstoff würde die Epidermis nicht erreichen.

Arzneimittel zur Anwendung bei Hautkrankheiten heißen **Dermatika**. Diese werden **lokal (topisch**; nur am Ort der Effloreszenz) oder **systemisch** (im ganzen Körper) angewandt. Die Lokaltherapie ist oft nebenwirkungsärmer und belastet den Organismus kaum, ist aber je nach Lokalisation der Dermatose sowie Allgemeinzustand und Alter des Patienten ggf. undurchführbar.

Wichtige und häufig angewandte Wirkstoffgruppen der dermatologischen Therapie

Wirkstoffgruppe	Hauptwirkung	Nebenwirkung (NW), Kontraindikation (KI)
Kortikoide (mit Cortison verwandte Stoffe), z. B. Hydrocortison (schwach), Triamcinolon (mittelstark), Clobetasol (sehr stark)	entzündungshemmend, Juckreiz vermindernd	Akut wenige NW; v. a. Verschlimmerung von Infektionen (KI); auf Dauer wird die Haut dünner, rötet sich, bekommt mehr Härchen und erweiterte Äderchen; großflächige Anwendung kann das Immunsystem und die Nebennierenrinde schwächen; relative KI: Anwendung im Gesicht (führt zur perioralen Dermatitis).
Antihistaminika z. B. Cetirizin, Loratadin, Dimetinden	Juckreiz vermindernd, antiallergisch	NW: Einige Mittel wirken sedativ, was bei starkem (nächtlichem) Juckreiz erwünscht sein kann. Wegen geringer lokaler Wirkung ist eine systemische Gabe sinnvoll.
Antibiotika z. B. Penicillin, Doxycyclin	Bakterienvermehrung hemmend, z. T. auch antientzündlich (Metronidazol, Doxycyclin)	Anwendung grundsätzlich systemisch; fördern Pilzbefall/Mykosen; allergische Reaktionen möglich (v. a. Penicillin).
Antimykotika z. B. Nystatin, Clotrimazol, Terbinafin	Pilzvermehrung hemmend	Anwendung bei Hautpilz (Fußpilz) meist lokal, bei Nagelpilz meist systemisch; nach Rückbildung der Effloreszenzen muss lange nachbehandelt werden, da Pilze lange in der Haut verbleiben und Rezidive sonst vorprogrammiert sind.

Allergien und allergische Erkrankungen 4.19.4

Bei Allergien reagiert das Immunsystem falsch bzw. übermäßig auf einen an sich harmlosen Stoff. Ähnlich wie die Immunität ist die Allergie das Ergebnis eines Lernvorgangs des Immunsystems. Niemand kommt allergisch auf die Welt; erst der Kontakt mit Allergenen kann zur Sensibilisierung und zu allergischen Symptomen führen. Beim Zweitkontakt bzw. weiteren Kontakten mit dem Allergen kann eine allergische Reaktion auftreten. Bestimmte Antigene, z. B. einige Proteine, lösen besonders oft Allergien aus; sie sind hoch allergen. Ein Beispiel ist Wespengift, das auch bei Menschen ohne allergische Disposition schwere Allergien induzieren kann.

Pollen und Nahrungsmittel wie Milch, Nüsse usw. erzeugen Sensibilisierungen vorwiegend bei Atopikern, d. h. Menschen mit einer erblichen Neigung zu atopischen Erkrankungen (|Atopie bei Asthma bronchiale). Nicht nur physiologische |Immunreaktionen verlaufen unterschiedlich (z. B. zellulär und humoral). Allergische Reaktionen werden in vier Typen eingeteilt.

Atopie | 279
Immunreaktion | 190

W **Eine Zuckerallergie** ... gibt es nicht. Zucker ist ein Kohlenhydrat, dessen Molekülstruktur keine allergieauslösende Wirkung besitzt. Süßigkeiten sind keine Grundnahrungsmittel und sollten sparsam verzehrt werden; bei Neurodermitis und Hautallergien ist ein striktes Zuckerverbot jedoch nicht begründbar.

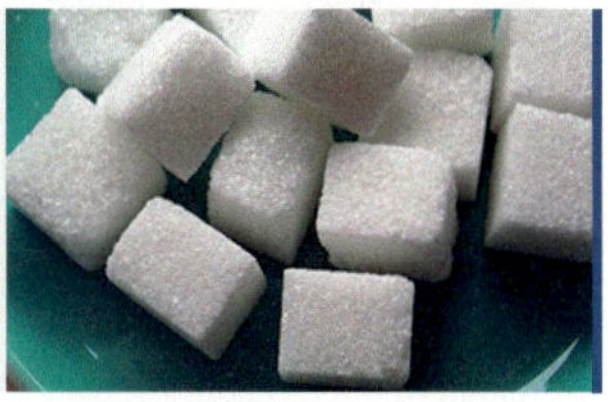

IgE (Immunglobulin E)
Antikörperart, die typisch für allergische Typ-I-Reaktionen ist

Allergietyp	Charakteristik	Typische Symptomatik bzw. Erkrankung
Typ I **Soforttyp** IgE-vermittelter Typ	Sobald das Allergen in den Körper gelangt, bindet spezifisches IgE daran; Histamin wird freigesetzt; dies erzeugt Juckreiz, Schwellung, Schleimhautsekretion, Bronchospasmus und ggf. einen anaphylaktischen Schock. **Symptombeginn innerhalb von Minuten**	Pollinose (Pollinosis; Pollenallergie) mit Heuschnupfen, Konjunktivitis (Bindehautentzündung), Asthma bronchiale, Nahrungsmittelallergie bis zum allergischen (anaphylaktischen) Schock; ggf. Verschlimmerung einer Neurodermitis
Typ II **zytotoxischer Typ**	Die Bindung bestimmter Antigene an Zellen führt zu deren Abtötung durch zytotoxische Killerzellen.	Erythrozyten-, Thrombozyten- oder Granulozytenmangel durch z. B. das Schmerzmittel Novaminsulfon
Typ III **Immunkomplextyp**	Antigen-Antikörper-Komplexe zirkulieren im Körper und induzieren Entzündungsreaktionen.	Vaskulitis (Blutgefäßentzündung z. B. an den Unterschenkeln)
Typ IV **verzögerter Typ** **T-Zell**-vermittelter Typ	Sensibilisierte T-Lymphozyten in der Haut erzeugen bei Allergenkontakt ein Ekzem am Ort und ggf. um den Ort der Allergeneinwirkung herum. **Symptombeginn nach Tagen**	allergisches Kontaktekzem z. B. auf Nickel, Chrom, Kosmetikbestandteile, Arzneimittelexanthem (Hautausschlag wenige Tage nach Medikamenteneinnahme) [Abb. 1 und 2]

Typ I und Typ IV sind die häufigsten Allergietypen; die Latenz der Symptomentstehung erklärt die Art der Allergietests: Der Prick-Test bewirkt eine Sofortreaktion (Typ I) und ist daher nach 20 Minuten abgeschlossen. Er kann eine lebensgefährliche Anaphylaxie hervorrufen und ist nur von allergologisch erfahrenen und notfallmedizinisch geschulten Fachkräften durchzuführen. Der Epikutantest provoziert eine Typ-IV-Reaktion und wird daher nach drei Tagen (72 h) abgelesen.

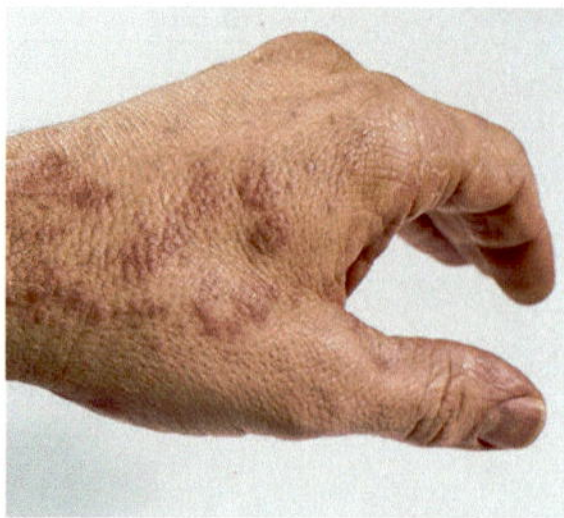

[1] Allergisches Kontaktekzem (Typ-IV-Reaktion)

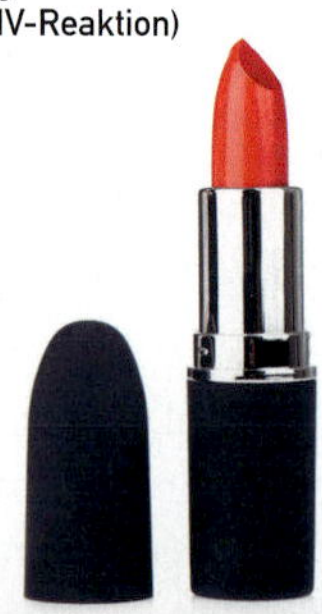

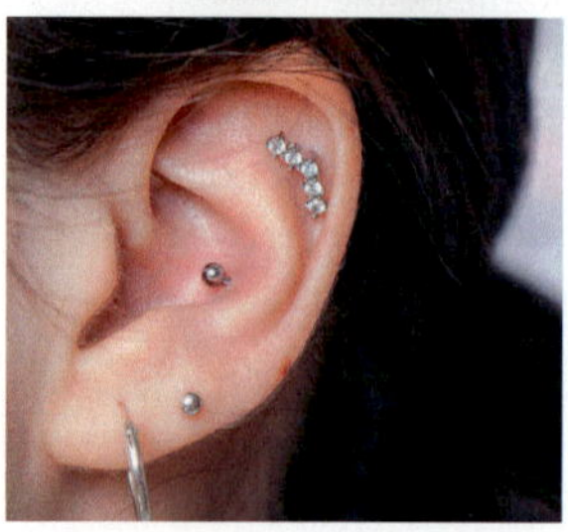

[2] Bestandteile aus Kosmetik und Modeschmuck erzeugen oft Typ-IV-Allergien (Kontaktekzeme).

Die Therapie allergischer Erkrankungen

Die Therapie allergischer Erkrankungen besteht – wenn möglich – im Weglassen des Auslösers (**Allergenkarenz**). Symptomatisch helfen aufgrund der Pathogenese beim Typ I **Antihistaminika**, die z. B. bei Heuschnupfen während der Pollensaison täglich eingenommen werden. Diese Stoffe bewirken nicht nur eine symptomatische Besserung, sondern können eine Verschlimmerung der Beschwerden und den sog. **Etagenwechsel** (zu Heuschnupfen kommt Asthma hinzu) zu verhindern helfen. Auch vermindern sie die sog. allergische Spätreaktion, eine der Soforttyp-Reaktion nach sechs bis zwölf Stunden folgende immunologische Reaktion, die Krankheitsgefühl und Müdigkeit erzeugt. Die Typ-I-Reaktion ist keine lokale, sondern eine systemische Erkrankung [Abb. 3].

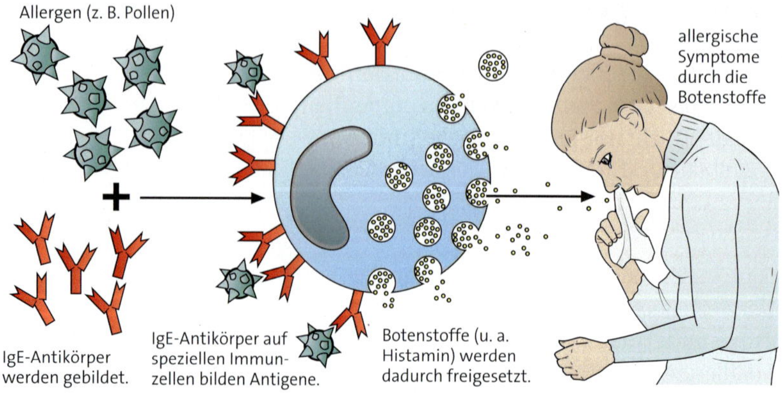

[3] Ablauf einer allergischen Typ-I-Reaktion

Oft müssen mehrere Antihistaminika ausprobiert werden, da das Entzündungsgeschehen in mehreren Varianten verläuft, denen bestimmte Arzneistoffe mehr oder weniger gut entgegenwirken. Selten sind Kortikoide und andere Wirkstoffe erforderlich. Der lebensbedrohliche anaphylaktische Schock erfordert eine notärztliche Behandlung mit sofortiger (intravenöser) Adrenalin-, Antihistaminika- und Kortikoid-Gabe. Hochallergische Patienten bzw. ihre Angehörigen erhalten Notfallsets und werden entsprechend geschult.

Mithilfe der **s**pezifischen **I**mmun**t**herapie (**SIT**; **Hyposensibilisierung**; Desensibilisierung) kann dem Immunsystem die Soforttyp-Allergie quasi abgewöhnt werden, indem – mit minimalen Allergenmengen beginnend – das Allergen regelmäßig zugeführt (subkutan injiziert) wird. Daraufhin kommt es zu einer Gewöhnung; es werden IgG-Antikörper gebildet und die allergische, IgE-vermittelte Reaktion geht zurück. SIT birgt das Risiko der anaphylaktischen Reaktion, weshalb der Patient nach jeder Injektion 30 Minuten lang in der Praxis unter Beobachtung bleiben muss. Besonders zuverlässig gelingt die SIT bei Wespengiftallergien.

Bei Typ-IV-Reaktionen ist die Allergenkarenz unbedingt anzustreben, da der Grad der Sensibilisierung bei fortgesetztem Kontakt zunimmt. Antihistaminika helfen bei Kontaktallergien nicht, da Histamin nicht an der Reaktion beteiligt ist. Lokal aufgetragene Kortikoide bessern die Symptome und sind bei kurzfristiger Anwendung unproblematisch.

online

Informationen zu Allergien, Prävention und Therapie allergischer Erkrankungen: Deutsche Haut- und Allergiehilfe e.V.
www.dha-allergien.de

Arbeitsgemeinschaft allergiekrankes Kind e.V.
www.aak.de

W **Pollenallergien** gehen aufgrund der Ähnlichkeit der Antigene bzw. Allergene verwandter Pflanzen(teile) oft mit Nahrungsmittelallergien einher. Die allergische Reaktion auf Stoffe ähnlicher Struktur heißt Kreuzallergie. Das IgE gegen das Pollenantigen passt auch auf das strukturverwandte Antigen aus Stein- oder Kernobst. Typisch ist bei Birken- und Haselpollenallergie die Unverträglichkeit von Haselnüssen, Mandeln, Äpfeln und Aprikosen. Oft werden die Nahrungsmittel im gekochten bzw. gebackenen Zustand gut vertragen, da die Zubereitung die Proteine verändert und so ihre allergene Potenz mindert.

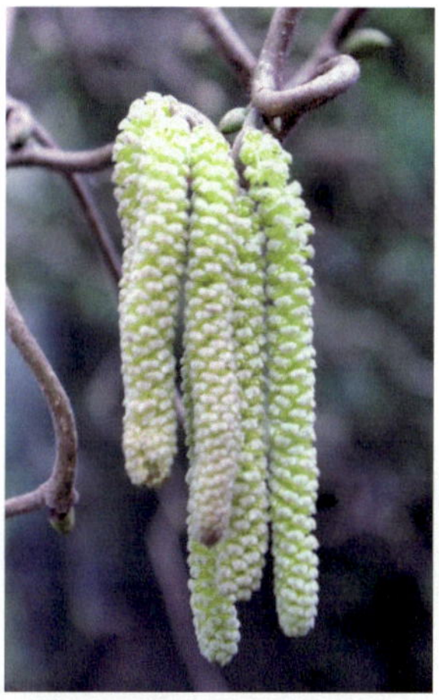

[4] Männliche Haselblüte

Prävention allergischer Erkrankungen

Die Prävention allergischer Erkrankungen ist nur teilweise möglich; Vieles spricht für das Stillen von Säuglingen atopischer Familien [Abb. 4]. Starke Allergene wie Nüsse sollten atopische Kinder in den ersten beiden Lebensjahren nicht erhalten; auf Haustiere mit Fell sollte wegen der Gefahr von Tierhaarallergien verzichtet werden und die Wohnung sollte hausstaubarm eingerichtet sein. Rußpartikel in der Luft können Pollen besonders allergen machen. Zigarettenrauch fördert ebenfalls allergische Erkrankungen. Infekte und Kontakt mit Umweltantigenen (Schmutz) schon in früher Kindheit sollen eine gewisse Schutzwirkung vor Allergien ausüben (sog. „Dreck- und Urwaldhypothese"). Typ-IV-Allergien können durch gute Hautpflege und konsequenten Hautschutz teilweise vermieden werden, da in gesunde, intakte Haut weniger Antigene eindringen als in strapazierte, kranke Haut. Allergenarme Kosmetika sollten bevorzugt werden; Produkte mit zahlreichen Pflanzenextrakten wirken oft sensibilisierend. Solche Präparate sollten vor allem nicht auf entzündete Haut aufgetragen werden, da in Ekzemen besonders viele T-Lymphozyten zirkulieren und zur Sensibilisierung bereit sind. Für Menschen mit empfindlicher Haut sind Berufe mit starker Beanspruchung der Haut und hoher Allergenbelastung wie Kosmetikerin und Frisörin nicht geeignet. In medizinischen bzw. Pflegeberufen ist darauf zu achten, dass die Hände (z. B. in Handschuhen) nicht lange feucht bleiben, nicht zu oft gewaschen werden (die Händedesinfektion ist hautfreundlicher) und dass kein Hautkontakt mit Salben und Arzneistoffen (vor allem mit Kortikoiden und Antibiotika) stattfindet.

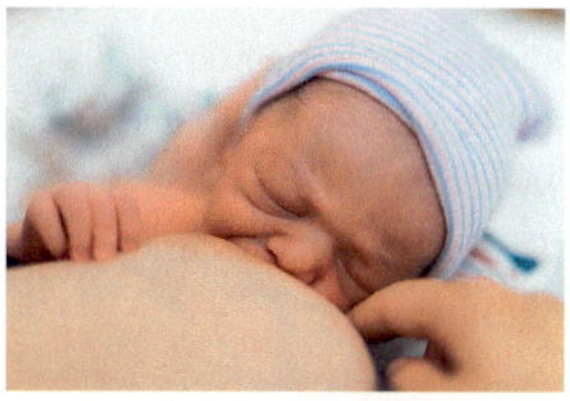

[5] Stillen ist besonders für atopische Säuglinge ratsam.

4.19.5 Erkrankungen der Haut

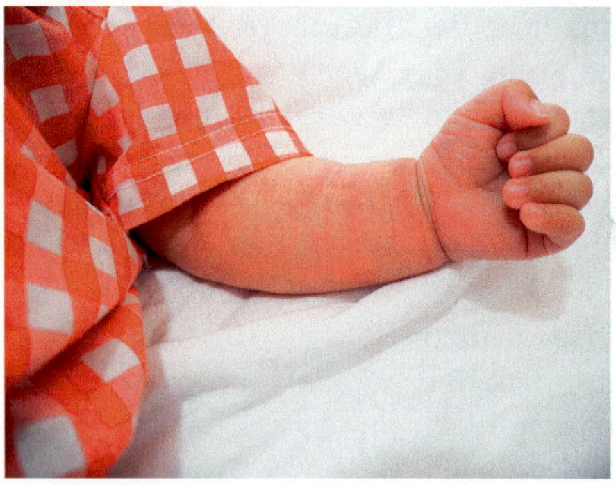

[1] Neurodermitis oder endogenes Ekzem: Die Haut des Kindes zeigt Entzündung und Kratzeffekte.

Atopische Dermatitis (Neurodermitis)

Die atopische Dermatitis (AD), auch **Neurodermitis** oder **endogenes Ekzem** genannt, ist eine häufige Hauterkrankung, die oft mit anderen atopischen Erkrankungen kombiniert auftritt [Abb. 1]. Sie ist definiert als chronische und/oder in akuten Schüben auftretende **Entzündung der Haut** (Ekzem) an charakteristischen Körperstellen mit dem Hauptsymptom Juckreiz. Etwa 10 % der Vorschulkinder und 3 % der Erwachsenen leiden an AD; die Häufigkeit sehr empfindlicher Haut (einer Minimalvariante der AD) liegt etwa dreimal höher. Die Ursache ist eine polygen (durch mehrere Gene) vererbte **Hautbarrierestörung**; verschiedene Hautfunktionen sind beeinträchtigt und die Haut ist übermäßig reizbar, sodass Kälte, Wärme, Schwitzen, Austrocknung, Wollkontakt und andere mechanische, physikalische und chemische Reizungen zu Juckreiz und Entzündung führen. Manche Patienten spüren eine Verschlimmerung nach säurehaltigen Nahrungsmitteln wie Zitrusfrüchten und Tomaten; dies gilt aber nicht für alle AD-Patienten und ist keine Allergie. Stress und Aggression können ggf. die Symptome verschlimmern, was zur Bezeichnung *Neuro*dermitis geführt hat. Meistens verschlechtert sich der Hautzustand im Winter durch Kälte und Heizungsluft.

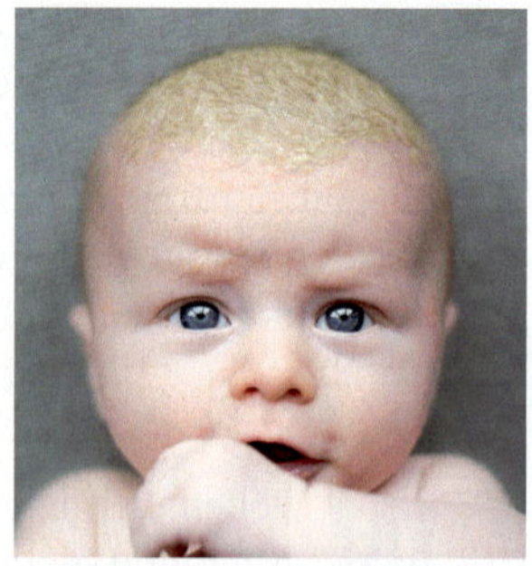

[2] Der sogenannte Milchschorf ist oft das erste Zeichen einer Neurodermitis.

online

Wohnortnahe Selbsthilfegruppen finden Sie unter www.nakos.de (Nationale Kontakt- und Informationsstelle für Selbsthilfe).

Informationen über AD und andere atopische Erkrankungen finden Sie unter www.daab.de (Deutscher Allergie- und Asthmabund).

Die Symptome treten oft um den dritten Lebensmonat erstmals auf; bei Säuglingen entsteht der sog. Milchschorf [Abb. 2] auf der Kopfhaut und es kommt zu nässenden Ekzemen im Gesicht und am Rumpf. Bei Klein- und Schulkindern ist das Beugenekzem typisch und Erwachsene haben oft Handekzeme und insgesamt trockene und reizbare Haut. Zumeist bessert sich der Hautzustand im Verlauf der Jugend; nur selten tritt die AD bei Erwachsenen erstmals auf. Da bestimmte T-Zell-Funktionen bei AD gestört sind, verlaufen Virusinfektionen wie Lippenherpes und Varizellen schwerer und erfordern eine virustatische Therapie bzw. rechtzeitige Varizellenimpfung (auch bei Familienmitgliedern). Aufgekratzte Stellen neigen zu bakteriellen Infektionen.

Auch Kratzen allein ist eine Belastung der Haut, die zur Entzündung führt ... und weiteren Juckreiz erzeugt – ein Teufelskreis. Daher sind Schulungen sinnvoll, in denen die Patienten „Kratzalternativen" wie Streicheln, Drücken, Eincremen, Entspannungstechniken etc. erlernen.

Bei der Behandlung der AD ist zunächst das Weglassen vermeidbarer Hautreizungen wichtig. Bei nachgewiesenen Allergien sollten die Auslöser vermieden werden. Die Pflege der überempfindlichen Haut erfolgt bei chronischen Formen und im Winter eher mit fettreichen Salben bzw. Fettsalben, bei Nässen und im Sommer eher mit Cremes. Synthetischer **Harnstoff** (lat. **Urea**) wirkt antientzündlich und juckreizlindernd. Sollte Urea nicht vertagen werden, kann stattdessen Glycerin die Haut beruhigen und geschmeidig halten. Entzündungen können kurzfristig lokal mit Cortison- oder Tacrolimus-Zubereitungen behandelt werden. Zur Nacht können sedierende Antihistaminika Juckreiz vermindern und den Schlaf verbessern. Schwere AD-Fälle erfordern ggf. Cortison systemisch - so kurzfristig wie möglich - oder Biologika wie Dupilumab. Eine für alle Betroffenen richtige „Neurodermitis-Diät" gibt es nicht. Heilversprechen sind angesichts der multifaktoriellen und stark genetisch determinierten Krankheit nicht seriös.

Psoriasis (Schuppenflechte)

Psoriasis leitet sich von gr. psora = Krätze ab; die Schuppenflechte ist allerdings keine ansteckende, sondern eine genetisch bedingte Hautkrankheit, an der ca. 2 % der Bevölkerung leiden. Psoriasis geht mit starker Schuppung und Entzündung der betroffenen Hautstellen einher; die Hautregeneration von der Basalzellteilung bis zur Abschuppung findet in nur vier statt normalerweise 30 Tagen statt. Die Psoriasishaut ist sehr reizbar und neigt dazu, auf jede Art von Reizung oder Schädigung mit der typischen Entzündung und Schuppung zu reagieren. Die Effloreszenzen treten daher vor allem an mechanisch belasteten Stellen auf: Kopfhaut, Knie, Ellenbogen und Kreuzbein sind vor allem bei der chronischen Form betroffen [Abb. 3]. Gesunde bemerken die unvermeidlichen mechanischen Belastungen der genannten Körperstellen nicht. Oft sind die Nägel verändert; ggf. kann die Nagelpsoriasis mit Nagelpilz verwechselt werden.

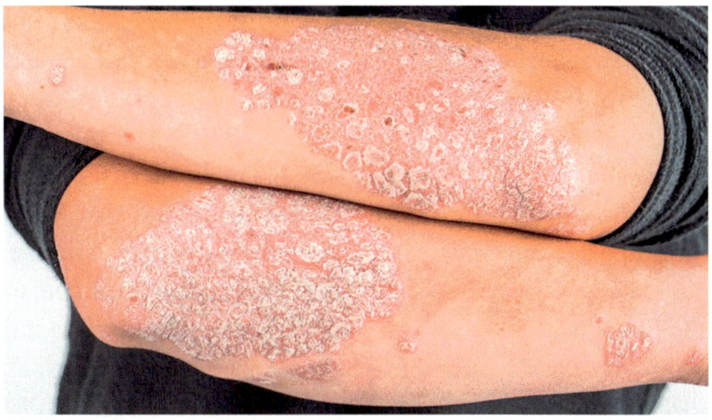

[3] Psoriasis an den Ellenbogen

Akute Schübe werden durch Infektionen und Medikamente (Beta-Blocker, Malariamittel u. a.) ausgelöst und treten exanthematisch (ausschlagartig) über die gesamte Haut verteilt auf.

Die Therapie der Psoriasis besteht in intensiver Hautpflege, um die Reizbarkeit der Haut zu mindern. Planvoll durchgeführte **UVA-Bestrahlung**, ggf. kombiniert mit Bädern und photosensibilisierenden (die Lichtwirkung verstärkenden) Medikamenten, bessert den Hautzustand oft und bringt Herde zur Rückbildung. Eine systemische Therapie mit Fumarsäure, MTX oder Ciclosporin und ggf. Kortikoiden wird eingesetzt, wenn die Lokaltherapie nicht ausreichend wirkt. Alkohol und Rauchen wirken ungünstig auf den Verlauf. Eine Komplikation bzw. Sonderform der Psoriasis stellt die Psoriasis-Arthritis dar, die der rheumatoiden Arthritis ähnelt, sehr schwer verlaufen kann (auch ohne Hauterscheinungen) und mit antientzündlichen und immunsuppressiven Medikamenten behandelt wird. Eine spezifische Prävention existiert nicht.

Mykosen der Haut

Die häufigste Mykose des Menschen ist die **Interdigitalmykose**, der Fußpilz in den Zwischenzehenräumen [Abb. 4]. Risikofaktoren sind Schwitzen und luftdichtes Schuhwerk sowie Resistenz und Durchblutung mindernde Faktoren wie Diabetes, Rauchen und pAVK. Nagelpilz (die **Onychomykose**) [Abb. 5] kommt außer bei o. g. Risikofaktoren oft bei Joggern vor. Laufen geht mit wiederholten leichten Stößen der Zehennägel gegen die Schuhspitze einher, was Pilzen das Eindringen in das Nagelbett erleichtert. Nagellack bzw. -entferner und falsch oder übermäßig durchgeführte Fußpflege fördern ebenfalls Onychomykosen. Die Lokaltherapie ist nur bei wenig ausgedehntem Fußpilz Erfolg versprechend. Nagelpilz muss täglich intensiv lokal behandelt werden oder erfordert die Einnahme von Terbinafin oder einem anderen systemisch anwendbaren Antimykotikum über einige Monate. Wichtig ist die Desinfektion von Socken und Schuhen, um eine Reinfektion (sprich Re-Infektion; Wiederansteckung) zu vermeiden. Das gründliche Abtrocknen der Zehenzwischenräume nach dem Waschen und Schwimmen ist die beste Prävention der Interdigitalmykose.

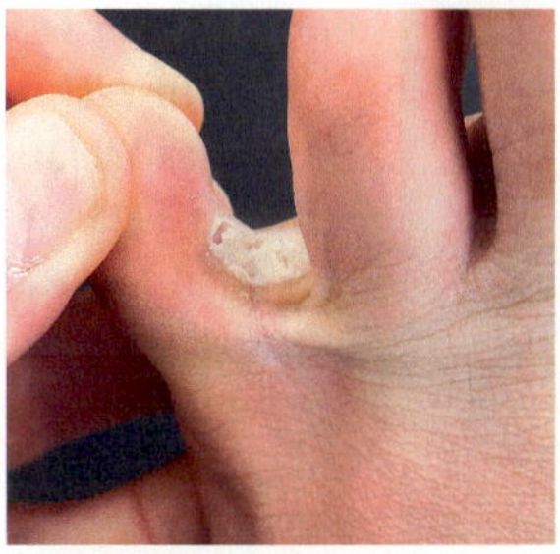

[4] Interdigitalmykose

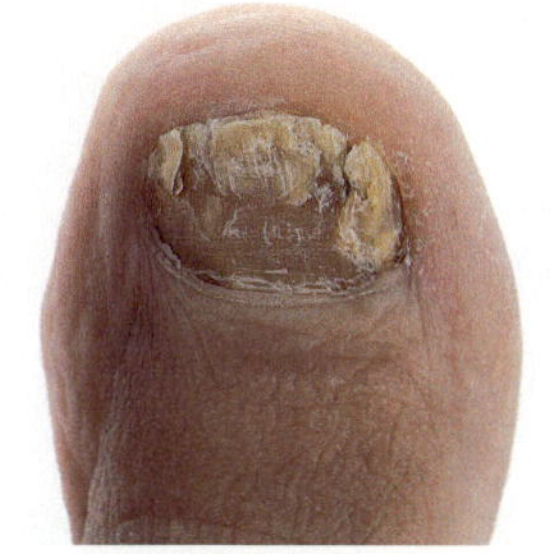

[5] Onychomykose

aktinisch
durch Strahlen hervorgerufen

Keratose
vermehrte bzw. gestörte Verhornung der Epidermis

Präkanzerose
Krebsvorstufe, die unbehandelt in ein Karzinom übergeht

semimaligne
halb maligne: destruierend, aber nicht metastasierend

Lichtbedingte Hauterkrankungen

Die während des Lebens auf die Haut einwirkende UV-Strahlung erzeugt Zellschäden, Mutationen und verschiedene benigne und maligne Hautveränderungen bzw. -erkrankungen. Weniger alters- als lichtbedingt lässt die Elastizität der Haut nach; es bilden sich Falten. Die Pigmentierung wird unregelmäßig, sodass Altersflecken entstehen [Abb. 1]. Die Epidermis wird atrophisch bzw. dünner, da das Immunsystem immer mehr Zellen aufgrund von Mutationen abtötet; auch die Hautanhangsgebilde unterliegen der Altersatrophie. Häufig entstehen an stark belichteten Stellen, d. h. im Gesicht, auf den Handrücken und bei Glatzenbildung auf der Kopfhaut, ausgeprägte Verhornungsstörungen, |**aktinische** (stahlenbedingte) |**Keratosen** [Abb. 2]. Diese sind |**Präkanzerosen**, da sie in Plattenepithelkarzinome übergehen können. Aktinische Keratosen sollten deshalb entfernt werden (mit Kryotherapie, d. h. sog. Vereisung, chemischer oder mechanischer Schältherapie).

Der häufigste Krebs des Menschen ist das **Basaliom**, das Basalzellkarzinom [Abb. 3]. Es wird in den Krebsstatistiken nicht aufgeführt, da es nicht metastasiert und somit nicht zum Tode führt. Das Basaliom ist ein |**semimaligner** Tumor, d. h. es erfüllt eindeutig die Kriterien der Malignität, wächst aber nur lokal infiltrierend und destruierend (Gewebe einschließlich Knochen durchsetzend und zerstörend) und metastasiert nicht. Das Basaliom tritt vorwiegend auf den sog. Sonnenterrassen der Haut auf; so werden Hautareale bezeichnet, auf die die UV-Strahlung steil (etwa im 90-Grad-Winkel) auftrifft und so besonders intensiv einwirkt: Nase, Unterlid, Jochbein und Stirn. Typisch für das Basaliom sind sichtbare Äderchen und eine perlmuttähnliche Farbe; es kann knötchenförmig [Abb. 3] oder flach wachsen [Abb. 4]. Oft entsteht ein zentrales Ulkus (Geschwür), weshalb der Patient das Basaliom ggf. für eine schlecht heilende Wunde hält. Das Basaliom sollte chirurgisch entfernt werden. Ist eine Exzision aufgrund ungünstiger Lokalisation oder fehlender Operationsfähigkeit des Patienten nicht möglich, wird eine Lokaltherapie mit z. B. Imiquimod-Creme durchgeführt. Imiquimod aktiviert bzw. moduliert das Immunsystem und induziert über eine Entzündungsreaktion die Rückbildung des Basalioms. Der Wirkstoff kann systemische Nebenwirkungen hervorrufen und ist nicht für ausgedehnte Tumoren geeignet. Basaliome und Plattenepithelkarzinome werden als heller Hautkrebs bezeichnet.

Ein äußerst maligner Tumor ist der schwarze Hautkrebs, das **Melanom (malignes Melanom; MM)** [Abb. 5]. Es entsteht aus Melanozyten; da diese während der Fetalzeit in die Haut verschiedener Körperteile einwandern, besitzen auch Melanomzellen noch eine gewisse „Wanderfähigkeit" und damit eine extreme **Metastasierungstendenz**. Die Ursache des MMs liegt u. a. in Sonnenbränden, vor allem vor der Pubertät; lichtbedingte DNA-Schäden können nach Jahren bis Jahrzehnten in Krebs resultieren.

Je schneller das MM in die Tiefe wächst bzw. die Basalmembran durchbricht, desto eher metastasiert es. Melanomvarianten, die zunächst flach wachsen (superfiziell spreitendes MM [Abb. 6]), metastasieren daher nicht ganz so schnell wie knotig wachsende (noduläres MM).

Da das MM aus Pigmentzellen entsteht und diese in pigmentierten Hautmalen (Nävi; Sing. Nävus; sog. Muttermale bzw. Leberflecken) besonders zahlreich sind, sollten Pigmentnävi grundsätzlich beobachtet und Veränderungen sowie neu auftretende Nävi stets dermatologisch abgeklärt werden. Im Zweifel erfolgt eine Exzision und histologische Untersuchung des entfernten Gewebes durch den Pathologen.

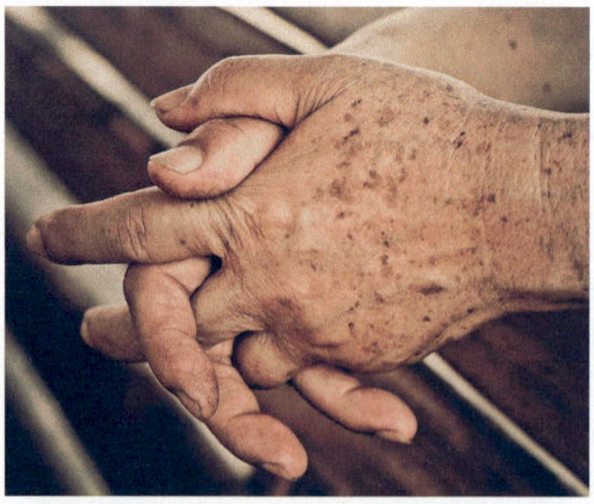

[1] Altersflecken und Falten

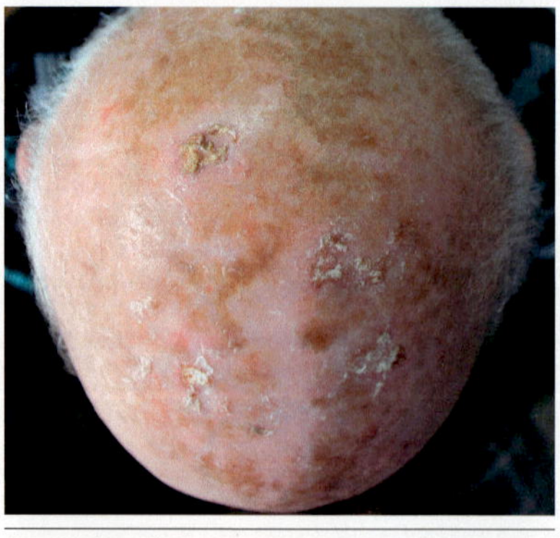

[2] Aktinische Keratosen durch langjährige intensive Sonneneinwirkung

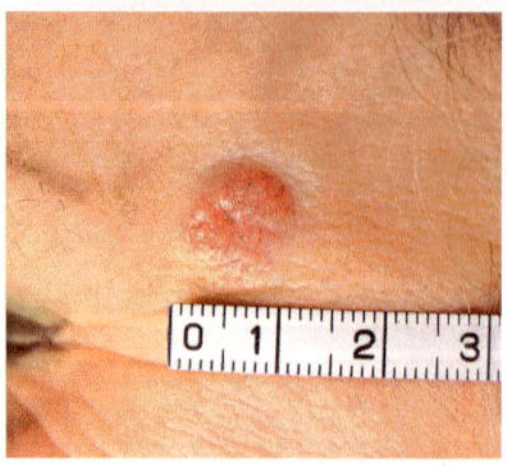

[3] Typisches Basaliom, glänzend und mit sichtbaren Äderchen

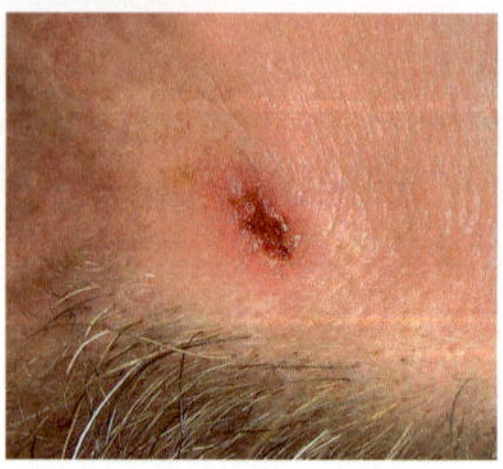

[4] Flaches Basaliom, das der Patient als schlecht heilende Wunde empfindet

ABCDE-Regel: malignitätsverdächtige Symptome bei Pigmentnävi

A	B	C	D	E	S
Asymmetrie	unregelmäßige Begrenzung	Color = unregelmäßige Farbe	Durchmesser >5 mm = Bleistiftdicke	Entwicklung Erhabenheit Erweiterung	Symptome ■ Bluten ■ Juckreiz

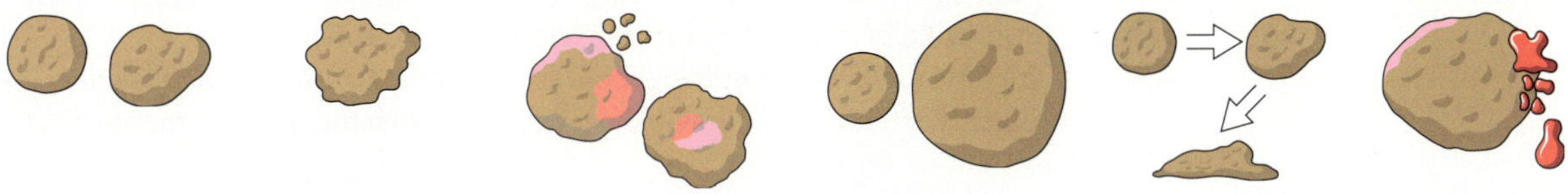

Die **ABCDE-Regel** gibt an, welche Veränderungen für eine **Dysplasie** (pathologische Zellveränderung, ggf. Krebsvorstufe) sprechen:

Patienten mit multiplen (vielen) Pigmentnävi sowie dysplastischen Nävi sollten sich regelmäßig dermatologisch untersuchen lassen. Kommen in der Familie Melanome vor, werden besonders engmaschige Kontrollen durchgeführt.

Die Diagnose des MM kann klinisch bzw. auflichtmikroskopisch gestellt werden. Abschließende Sicherheit gibt die histologische Untersuchung des Pathologen, der feststellt, ob die Schnittränder des OP-Präparats frei von Krebszellen sind. Melanome werden mit erheblichem Sicherheitsabstand (und entsprechend großem Gewebsdefekt) exzidiert. Sind Ränder befallen, muss nachexzidiert (erneut und umfangreicher operiert) werden. Bestrahlung und medikamentöse Therapien können die Überlebensrate leicht anheben. Im Metastasierungsstadium liegt die Fünf-Jahres-Überlebensrate bei maximal 3 %.

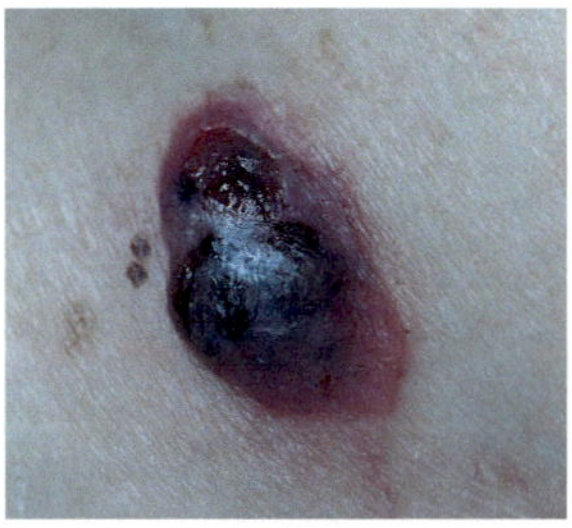

[5] Malignes Melanom

Die Primärprävention aller lichtbedingten Hautveränderungen besteht in geringer Sonnenexposition – vor allem während der Kindheit – und konsequenter Vermeidung von Sonnenbränden. Jeder Sonnenbrand lässt die Haut um ca. ein Jahr altern und bringt ein Mutations- und Krebsrisiko mit sich. Da UV-Licht jedoch für die Vitamin-D-Bildung und auch das seelische Gleichgewicht von Bedeutung ist, sollte Sonnenlicht nicht zu sehr gemieden werden; wichtig ist, dass die Haut sich langsam an die Sonne gewöhnt und keine „Gewaltakte" wie Ganzkörperbestrahlung im Studio oder an fernen Stränden auf die winterlich helle und dünne (weil lichtschwielenfreie) Haut ausgeübt werden.

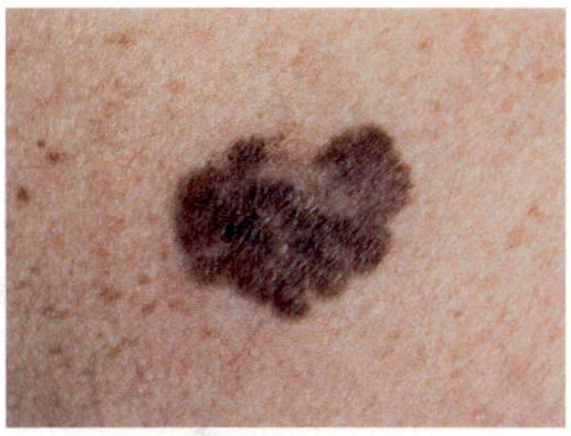

[6] Flach wachsendes (superfiziell spreitendes) Melanom, das in die Tiefe zu wachsen beginnt

Sonnenschutzmittel sind gut und wichtig, schützen aber nur kurzfristig und unvollständig; sie werden oft an entscheidenden Stellen (Ohren, Lippen, Haaransatz) nicht aufgetragen. Die Wirkung der Lichtschutzmittel hinsichtlich Hautalterung ist bewiesen; an ihrer Effektivität zur Hautkrebsprävention bestehen jedoch Zweifel.

Die Sekundärprävention wird in Form der Hautkrebs-Früherkennungsuntersuchung beim Hautarzt oder fortgebildeten Hausarzt durchgeführt. Die Tertiärprävention beinhaltet die intensive Nachsorge bei Melanompatienten.

Jedes Gewebe, das bei einem Menschen chirurgisch entfernt wird, auch jeder noch so unauffällig wirkende Nävus, muss durch einen Pathologen untersucht werden. Fälle, in denen Patienten an metastasierten Melanomen starben, nachdem zuvor „harmlose" Nävi exzidiert und entgegen der medizinischen und juristischen Notwendigkeit entsorgt worden waren, haben zur Verurteilung der verantwortlichen Ärzte geführt.

Seborrhoische Keratosen (Alterswarzen) kommen mit zunehmendem Alter häufig vor; sie entstehen bevorzugt am Rumpf [Abb. 7]. Da sie die ABCDE-Kriterien oft erfüllen, können sie mit dem MM verwechselt werden; Sicherheit gibt z. B. die auflichtmikroskopische Beurteilung durch den Dermatologen. Die Exzision ist eine kosmetische und nicht medizinisch notwendige Leistung.

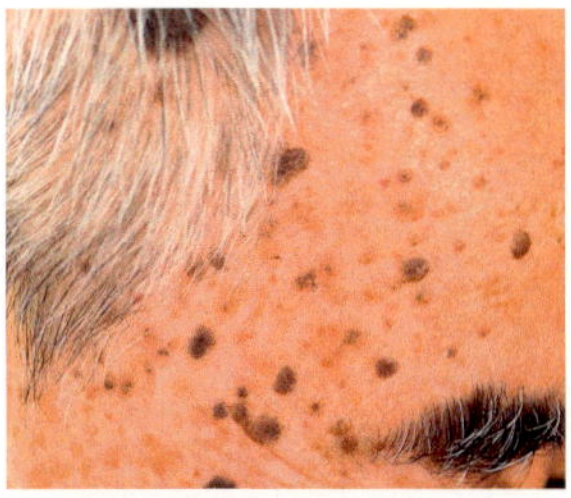

[7] Seborrhoische Keratosen (sogenannte Alterswarzen)

Aufgabenstellungen

1 Hautärzte sind auch Fachärzte für Geschlechtskrankheiten. Woher kommt das?
2 Nennen Sie mindestens sechs Aufgaben, die unsere Haut erfüllt.
3 Flache Verletzungen, d. h. Schürfwunden, zeigen zahlreiche punktförmige Blutungen. Betrachten Sie den Querschnitt durch die Haut und erklären Sie, wie die Blutpünktchen bei Abschürfungen zustande kommen.
4 Erklären Sie die Begriffe Epidermis, Dermis und Subcutis. Nenne Sie dabei die jeweiligen Bestandteile bzw. wie die jeweilige Hautschicht zusammengesetzt ist.
5 Warum bekommen Männer keine sog. Cellulite?
6 Durch welche Mechanismen schützt sich die Haut gegen UV-Strahlen?
7 Beschreiben Sie die Sinnesfunktionen der Haut.
8 Welche Strukturen werden verletzt, wenn eine subkutane Injektion verabreicht wird?
9 Warum sollen Diabetiker den Injektionsort für die Insulinspritzen wechseln?
10 Wie kann man vermeiden, dass eine Kapillarblutentnahme (z. B. beim Diabetiker zur BZ-Messung) unnötige Schmerzen verursacht?
11 Nehmen Sie Stellung:
  a Scharlach geht mit ausgeprägten Quaddeln einher.
  b Dick geschwollene Mückenstiche sind in der dermatologischen Fachsprache Pusteln.
  c Schuppenflechte ist hoch infektiös.
  d Bei Neurodermitis bestehen quälende Schmerzen.
  e Neurodermitis ist durch milchfreie Kost (z. B. Soja) für Säuglinge vermeidbar.
  f Gegen Fußpilz hilft am besten häufiges Füßewaschen.
12 Nagelpilz kommt gehäuft bei Rauchern und bei Patienten mit Arteriosklerose vor. Wie erklären Sie sich das?
13 Sie haben sich bei einer Ganztages-Radtour einen Sonnenbrand auf Rücken und Schultern zugezogen, der schon gegen Abend stark zu brennen und zu schmerzen beginnt. Eine Freundin, die im Krankenhaus jobbt, bietet Ihnen zwei Aspirin® und eine 50-mg-Cortisontablette an (Prednisolon 50 mg), und sagt, dass Sie damit weniger Entzündung haben werden und besser schlafen können. Nehmen Sie das Angebot an? Begründen Sie Ihre Antwort.
14 Erläutern Sie den Zusammenhang zwischen Allergie und Sensibilisierung.
15 Warum wird der Pricktest schon nach 20 Minuten und der Epikutantest erst nach 2–3 Tagen abgelesen?
16 Nennen Sie einen typischen Auslöser einer Typ-I-Allergie und einer Typ-IV-Allergie.
17 Welche Erscheinungen zeigt die sog. Altershaut und welche Ursache haben die vielen unschönen Veränderungen?
18 Erläutern Sie die ABCDE-Regel. Wozu dient sie und wofür stehen die einzelnen Buchstaben?
19 Welche gesundheitlichen Risiken bergen Piercings und Tätowierungen?

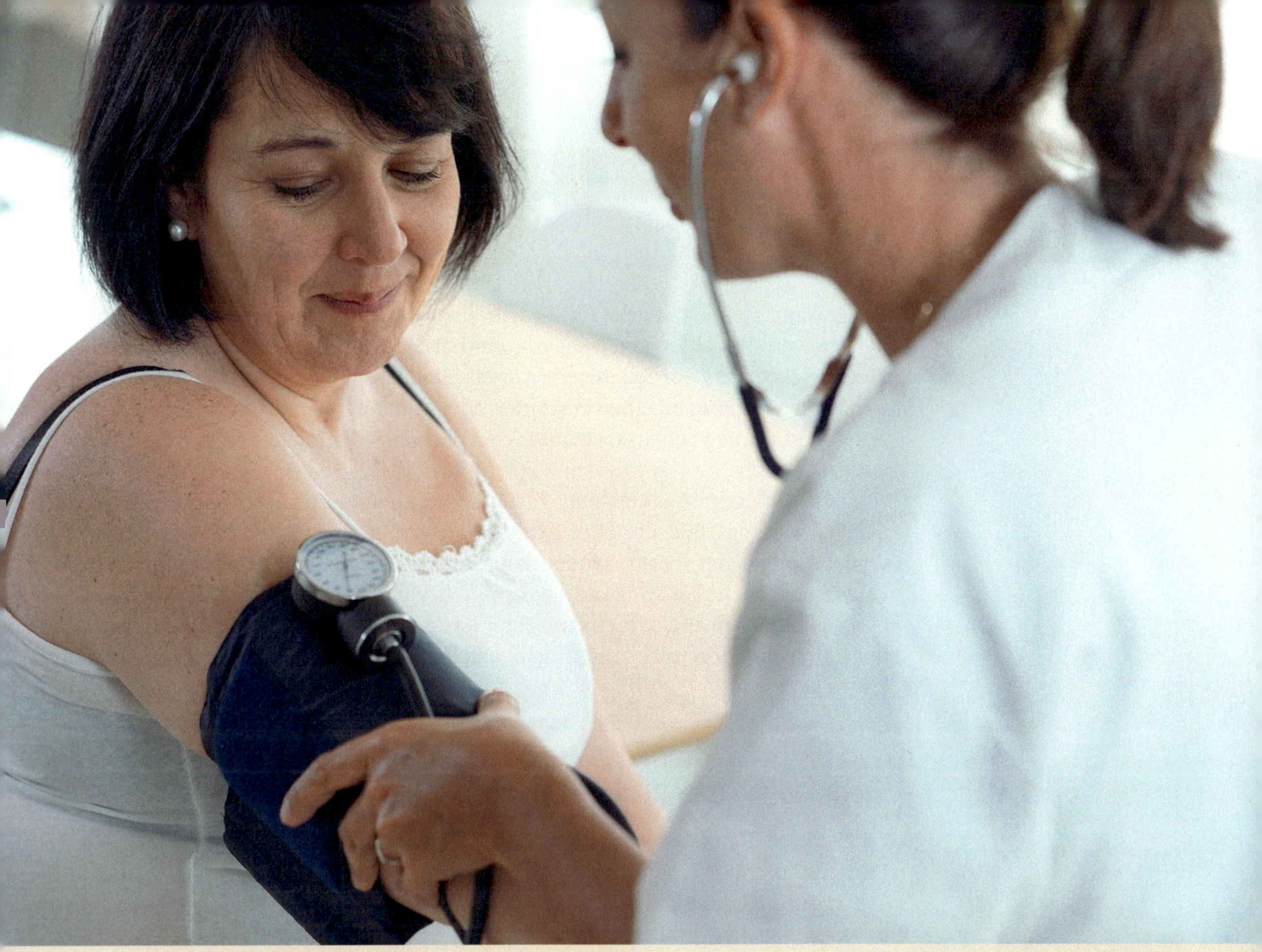

5 Pflege

5 Pflege

5.1 Was ist Pflege?

Pflege kann auf vielfältige Weise beschrieben werden, dabei ist es zunächst unerheblich, an wen sie sich richtet. Jeder von uns hat das Bedürfnis, sich wohl zu fühlen, sich zu entwickeln und ein Teil unserer Gesellschaft zu sein, ganz gleich ob es sich um einen alten oder jungen, einen gesunden oder kranken Menschen handelt. Jeder benötigt in bestimmten Lebensabschnitten oder Lebenssituationen pflegerische Unterstützung.

Für die Pflege gibt es vielfältige historische und moderne Beschreibungen. Tatsächlich hat sich das Bild der beruflichen Pflege im Lauf der Zeit stark verändert. Im deutschsprachigen Raum standen lange Zeit die christliche Nächstenliebe und der Gehorsam gegenüber Weisungsberechtigten, vor allem Ärzten im Mittelpunkt. Dagegen begannen im angloamerikanischen Raum sehr früh Bestrebungen, Pflege als eigenständigen Beruf mit klarer Aufgabenstellung und wissenschaftlicher Forschung zu entwickeln.

5.1.1 Definitionen (beruflicher) Pflege

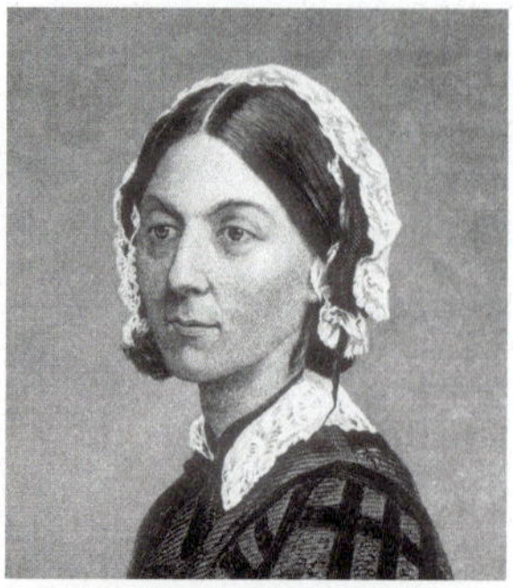

[1] Florence Nightingale

Pflegedefinitionen sind immer auch abhängig vom jeweiligen Zeitgeist.

Florence Nightingale (1820–1910) versuchte als eine der Ersten systematisch zu erfassen, was Pflegende tun. Dem Zeitgeist entsprechend stellte sie die Körperpflege und Nahrungsaufnahme in den Mittelpunkt.

> „Pflege unterstützt die Genesung des Patienten, indem sie ihm seine Umwelt (Nahrung, Interaktion, Körperpflege) nutzbar macht.“
>
> Florence Nightingale 1860

100 Jahre später formulierte die amerikanische Pflegewissenschaftlerin Virginia Henderson eine gegenwärtig weit verbreitete Definition von Pflege. Für den Bereich der körpernahen Unterstützung ist diese bis heute gültig. Da sie zu sehr auf die körperliche Dimension reduziert ist, reicht sie für andere Bereiche heute jedoch nicht mehr aus.

> „Die besondere Funktion der Pflege besteht in der Hilfeleistung für den Einzelnen, ob er krank oder gesund ist, in der Durchführung jener Handreichungen, die zur Gesundheit oder Genesung beitragen (oder zu einem friedlichen Tod), welche der Kranke selbst ohne Unterstützung vornehmen würde, wenn er über die nötige Kraft, den Willen und das Wissen verfügt. Die Hilfeleistung hat in der Weise zu bestehen, dass der Kranke so rasch wie möglich seine Unabhängigkeit wiedererlangt.“
>
> Virginia Henderson 1960

Die WHO sieht Pflege als gesellschaftlichen Auftrag und beschreibt ein umfassendes Aufgabengebiet.

WHO | 52

> „Der gesellschaftliche Auftrag der Pflege ist es, dem einzelnen Menschen, der Familie und ganzen Gruppen dabei zu helfen, ihr physisches, psychisches und soziales Potenzial zu bestimmen und zu verwirklichen, und zwar in dem für die Arbeit anspruchsvollen Kontext ihrer Lebens- und Arbeitsumwelt. Deshalb müssen die Pflegenden Funktionen aufbauen und erfüllen, welche die Gesundheit fördern, erhalten und Krankheit verhindern. Zur Pflege gehört auch die Planung und Betreuung bei Krankheit und während der Rehabilitation und sie umfasst zudem die physischen, psychischen und sozialen Aspekte des Lebens in ihrer Auswirkung auf Gesundheit, Krankheit, Behinderung und Sterben. Pflegende gewährleisten, dass der Einzelne und die Familie, seine Freunde, die soziale Bezugsgruppe und die Gemeinschaft gegebenenfalls in alle Aspekte der Gesundheitsversorgung einbezogen werden und unterstützen damit Selbstvertrauen und Selbstbestimmung. Pflegende arbeiten auch partnerschaftlich mit Angehörigen anderer, an der Erbringung gesundheitlicher und ähnlicher Dienstleistungen beteiligten Gruppen zusammen."
>
> WHO, Nursing in Action 1993, S. 15

Auch der International Council of Nurses (ICN) fasst Pflege sehr weit:

> „Pflege umfasst die eigenverantwortliche Versorgung und Betreuung, allein oder in Kooperation mit anderen Berufsangehörigen, von Menschen aller Altersgruppen, von Familien oder Lebensgemeinschaften, sowie von Gruppen und sozialen Gemeinschaften, ob krank oder gesund, in allen Lebenssituationen (Settings). Pflege schließt die Förderung der Gesundheit, Verhütung von Krankheiten und die Versorgung und Betreuung kranker, behinderter und sterbender Menschen ein. Weitere Schlüsselaufgaben der Pflege sind Wahrnehmung der Interessen und Bedürfnisse (Advocacy), Förderung einer sicheren Umgebung, Forschung, Mitwirkung in der Gestaltung der Gesundheitspolitik sowie im Management des Gesundheitswesens und in der Bildung."
>
> zitiert nach: DBfK (Hg.): Die Bedeutung professioneller Pflege www.dbfk.de/de/themen/Bedeutung-professioneller-Pflege.php [Stand: 05.11.2020]

Berufliche Pflege wird weltweit immer wichtiger; die Pflegewissenschaft als eigenständiger Teilbereich der Humanwissenschaften fasst zunehmend auch außerhalb des angloamerikanischen Bereichs Fuß. Entsprechend nimmt die Zahl und Komplexität von Pflegedefinitionen zu. Inzwischen wird von den Berufsverbänden kontrovers diskutiert, ob die (fast nur im deutschsprachigen Raum bestehende) Trennung zwischen Kranken-, Kinderkranken- und Altenpflege sowie psychiatrischer Pflege nicht eher künstlicher Natur sei und einer professionell entwickelten Pflege hinderlich sein könnte.

Übereinstimmung herrscht darüber, dass Pflege sich grundsätzlich auf Menschen aller Altersstufen bezieht und das Kontinuum von Gesundheit über Krankheit, Behinderung und Sterben umfasst. Der Begriff der „ganzheitlichen" Pflege, ist aus der Diskussion weitgehend wieder verschwunden. Stattdessen wird verstärkt darauf hingewiesen, dass Pflege neben der unbestreitbaren und elementaren körperlichen Dimension einen ebenso elementaren Beziehungsaspekt enthält.

Kontinuum | 14, 28

Der Begriff „**Ganzheitlichkeit**" ist als Wort so umfassend, dass er nicht mehr definiert, also begrenzt werden kann. Insofern ist er für eine plan- und begründbare Pflege völlig ungeeignet.

5.1.2 Selbstpflege, informelle und berufliche Pflege

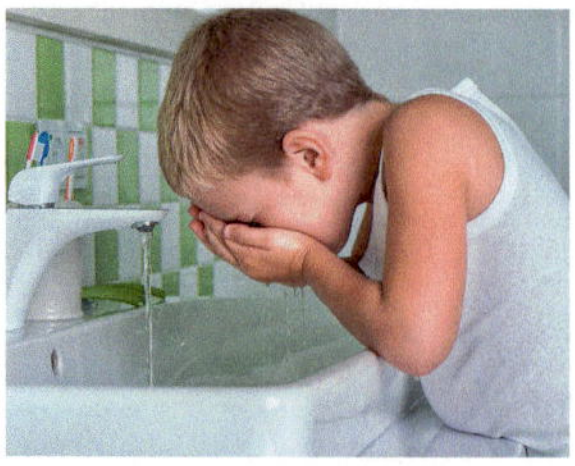

[1] Kind pflegt sich selbst.

In der Regel pflegen wir uns in vielen Bereichen des Lebens selbst. Doch auch wenn pflegerische Assistenz nötig ist, wird diese nicht immer von beruflich Pflegenden übernommen.

Selbstpflege

Bei der Selbstpflege sind Pflegender und Pflegeempfänger dieselbe Person. Pflegerische Handlungen haben zum Ziel, die Gesundheit und das Wohlbefinden zu erreichen, zu erhalten oder wiederherzustellen. Die Selbstpflege umfasst alle Aktivitäten des Lebens, die ein Mensch in der Wechselbeziehung mit seiner Umwelt leistet, um ein gesundes und wertvolles Leben führen zu können Der |Bedarf an Selbstpflege ist unter anderem von den individuellen Bedürfnissen eines Menschen, von seiner Umgebung und von seinen verfügbaren Ressourcen abhängig. Erst wenn ein Mensch vorübergehend oder dauerhaft nicht für sich selbst sorgen kann, wird eine Übernahme der Pflege durch andere nötig.

Selbstpflegebedarf | 440

online

Beim Statistischen Bundesamt finden Sie aktuelle Daten zur Pflege: **www.destatis.de** Publikationen Suche: Pflegestatistik

Informelle Pflege

Die stellvertretende Übernahme der Pflege erfolgt durch direkte Bezugspersonen wie z. B. Angehörige, Nachbarn, Freunde oder Betreuer, die in der Regel keine pflegerische Ausbildung haben. Sie handeln auf der Grundlage von Gegenseitigkeit oder Nächstenliebe. Da die informell Pflegenden häufig in der individuellen Situation und den Einzelfall betreffend Experten sind, ist der oft gebrauchte Begriff „Laienpflege" unzureichend.

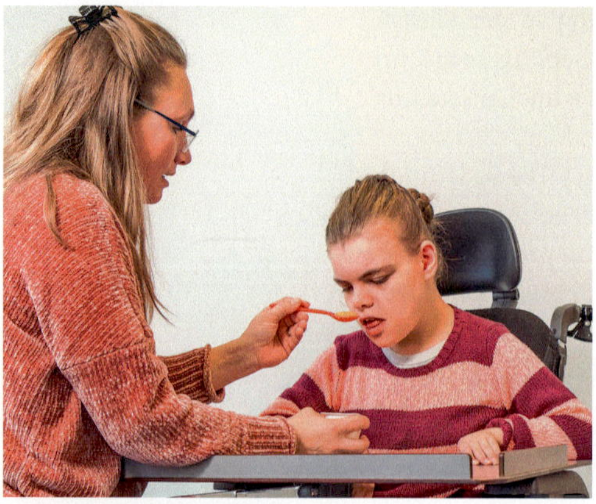

[2] Mutter pflegt ihre Tochter

Angehörige sind „der größte Pflegedienst der Nation". Im Jahr 2017 wurden laut Pflegestatistik 1764000 pflegebedürftige Menschen allein durch Angehörige versorgt. Dabei ist die typische Hauptpflegeperson weiblich, über 50 Jahre alt und lebt in einem Haushalt mit dem zu Pflegenden. Der durchschnittliche Pflegeaufwand liegt bei 36,7 Stunden in der Woche. Damit ist informelle Pflege oft ein Fulltime-Job.

Berufliche Pflege

Formelle, professionelle Pflege wird dann notwendig, wenn Selbstpflege und informelle Pflege nicht ausreichen, um alle Pflegeerfordernisse und -bedürfnisse zu erfüllen. Das Aufgabenspektrum beruflicher Pflege ist sehr weit und reicht von Beratung und Anleitung bis hin zur vollständigen Übernahme pflegerischer Tätigkeiten.

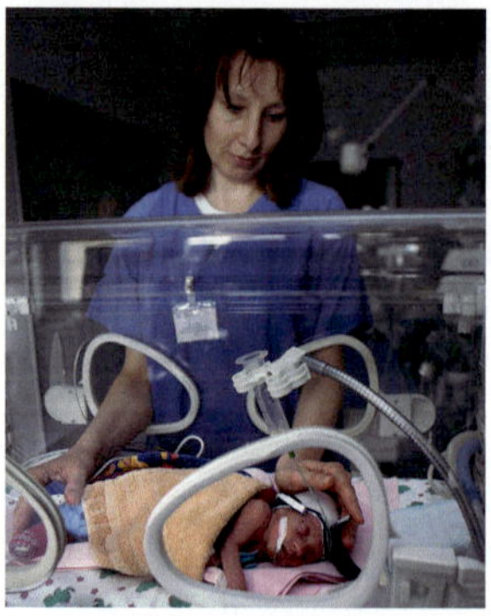

[3] Beruflich Pflegende

Berufliche pflegerische Assistenz ist gekennzeichnet durch

- spezielle Kenntnisse und Fertigkeiten, die in einer staatlich geregelten Ausbildung erworben wurden,
- prozessorientiertes, geplantes, reflexives Handeln, das auf wissenschaftlichen Erkenntnissen beruht,
- zeitliche Begrenzung (Arbeitszeit) und
- Entlohnung.

Ziele professioneller Pflege sind immer die (Wieder)erlangung und Entfaltung von Selbstpflegekompetenz und Unabhängigkeit. Im Mittelpunkt steht das Individuum und die Gesamtsituation, nicht die Behinderung, ein Symptom oder Defizit.

Der Pflegeprozess 5.2

Der Pflegeprozess als Regelkreis 5.2.1

Der Pflegeprozess beschreibt die Planung und den Ablauf der pflegerischen Unterstützung. Er ist nicht an eine bestimmte Definition von Pflege gebunden. Der Pflegeprozess wird als Regelkreis beschrieben, der in seinen Phasen von den Pflegenden angewendet wird. Dieser Regelkreis erhebt dabei den Anspruch, möglichst umfassend alles zu integrieren, was bei der Pflege eines Menschen wichtig ist. Da der Pflegeprozess immer zwischen Pflegenden und Pflegebedürftigen ausgehandelt werden muss, handelt es sich sowohl um einen Problemlösungsprozess als auch um einen Beziehungsprozess.

Pflegedefinition | 432

Es lassen sich in der Literatur mehrere Pflegeprozessmodelle auffinden, die sich überwiegend in der Anzahl der aufeinanderfolgenden Schritte unterscheiden:

3-Stufen-Modell	angelehnt an die amerikanischen Klassifikationssysteme
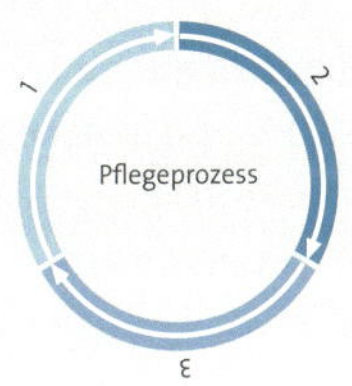	1. Pflegediagnose 2. Pflegeintervention 3. Pflegeergebnis
4-Stufen-Modell	von der WHO empfohlen
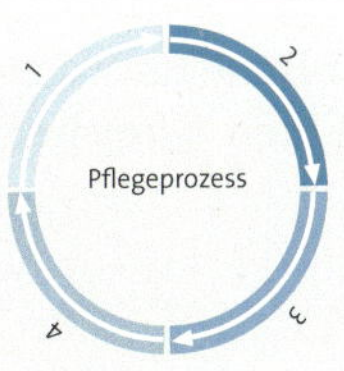	1. Einschätzung (Assessment) 2. Planung 3. Durchführung 4. Bewertung (Evaluation)
5-Stufen-Modell	vor allem in den USA verbreitet
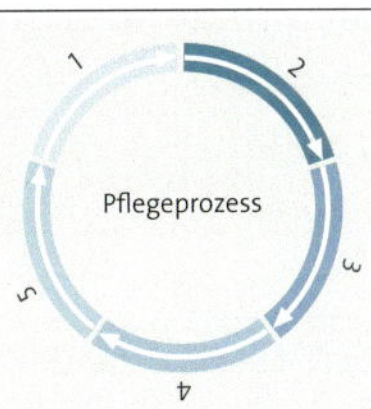	1. Einschätzung (Assessment) 2. Diagnose 3. Planung 4. Durchführung 5. Bewertung (Evaluation)
6-Stufen-Modell	nach Fiechter & Meier, 1981; vor allem im deutschsprachigen Raum verbreitet
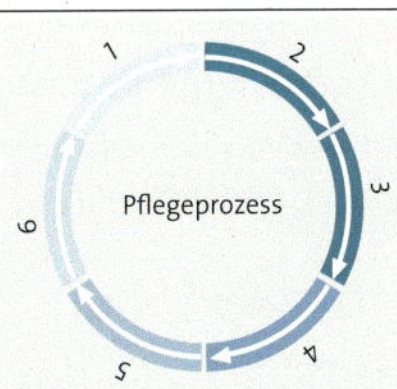	1. Informationssammlung 2. Erkennen von Ressourcen und Pflegeproblemen 3. Festlegen der Pflegeziele 4. Planung der Pflegemaßnahmen 5. Durchführung der Pflege 6. Beurteilung der Wirkung (Evaluation)

[Tab. 1] Die verschiedenen Modelle des Pflegeprozesses

5.2.2 Die Schritte des Pflegeprozesses

6-Stufen-Modell | 435

Da im deutschsprachigen Raum vor allem das sechsstufige Prozessmodell nach Fiechter/Meier verbreitet ist, werden im Folgenden diese einzelnen Schritte vorgestellt.

Informationssammlung

Das Beschaffen von Informationen ist die Grundlage für jeden weiteren Schritt im Pflegeprozess.

Informationen kann die Pflegefachkraft erhalten

- im Gespräch mit pflegebedürftigen Menschen selbst,
- im Gespräch mit Bezugspersonen,
- durch Aufnahmeformulare, Biografien, Befunde, Pflegeüberleitungsbögen u. Ä.,
- durch eigene Beobachtungen sowie
- durch Beobachtungen von Personen, die an der Begleitung beteiligt sind, z. B. Kollegen, Pädagogen, Ärzte, Physiotherapeuten u. Ä.

Grundsätzlich lassen sich die erhobenen Daten in vier Kategorien einteilen:

- Subjektive Daten kennzeichnen die individuelle Perspektive (z. B. Person beschreibt Müdigkeit).
- Objektive Daten bestehen aus messbaren Fakten (z. B. Körpertemperatur).
- Vergangene (historische) Daten beinhalten Informationen, die vor längerer Zeit gesammelt wurden (z. B. alte Entwicklungsberichte).
- Aktuelle Daten beschreiben die momentane Situation (z. B. Hautzustand).

Assessmentinstrument
Mittel, Werkzeug zur Bewertung, Einschätzung

Assessmentinstrumente, wie z. B. das H.M.B.-Verfahren oder die Bradenskala, erlauben eine systematische Erfassung von Informationen in ausgewählten Bereichen.

Alle gewonnenen Informationen werden dokumentiert.

Erkennen von Ressourcen und Pflegeproblemen

Wenn wir auf Menschen mit einem Selbstpflegedefizit treffen, ist es bedeutsam, genau zu definieren, welche Pflegeerfordernisse aus Sicht der Pflegefachkraft und welche Pflegebedürfnisse aus Sicht der Betroffenen kompensiert bzw. unterstützt werden sollen.

Dies kann mit Hilfe des PESR- Modells ermittelt werden:

Schlaganfall | 280

		Beispiel
Problem	Worum geht es?	Der Patient hat Schluckstörungen mit der Gefahr zu aspirieren.
Einflussfaktoren	Welche Ursachen haben zum Problem geführt?	Es bestehen schluckmotorische Beeinträchtigungen auf Grund eines Schlaganfalls.
Symptom	Wie zeigt sich das Problem?	Der Patient kann flüssige Kost und Kost von uneinheitlicher Konsistenz schwer schlucken und verschluckt sich häufig.
Ressource	Über welche Fähigkeiten verfügt der Mensch in dieser besonderen Lebenssituation?	Der Patient kann kauen und einheitlich breiige Kost schlucken.

[Tab. 1] PESR-Modell

Pflegeprobleme werden nach ihrer Form unterschieden in
- aktuelle Pflegeprobleme (z. B. Schluckstörung),
- potenzielle Pflegeprobleme, die als Folge aktueller Probleme entstehen können (z. B. Aspirationsgefahr) sowie
- verdeckte oder vermutete Pflegeprobleme (z. B. Angst vor der Nahrungsaufnahme).

Ressourcen und Pflegeprobleme werden kurz, knapp und präzise formuliert.

Festlegen der Pflegeziele

Pflegeziele sind die Zustände oder Fähigkeiten, die die am Pflegeprozess Beteiligten gemeinsam erreichen möchten.

Ein Pflegeziel
- beschreibt den angestrebten Zustand bzw. das angestrebte Verhalten,
- legt einen Zeitraum fest, zu welchem das Ziel erreicht werden soll,
- gibt die Richtung der Pflegemaßnahmen an, beschreibt diese aber nicht,
- ist genau und detailliert und positiv formuliert, d. h. der erwünschte Zustand wird beschrieben, nicht der unerwünschte, und es
- ist realistisch und erreichbar.

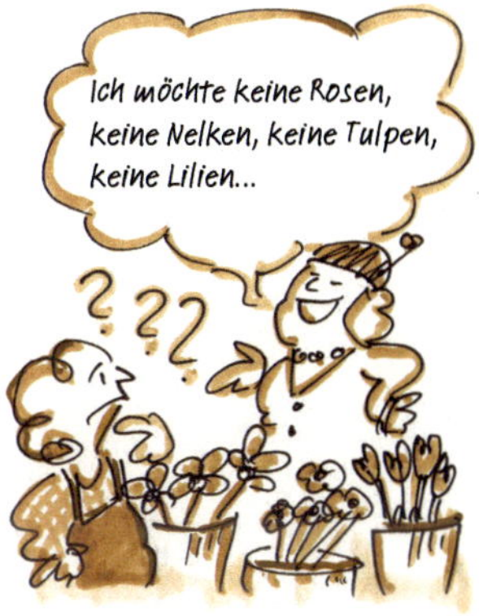
Ich möchte keine Rosen, keine Nelken, keine Tulpen, keine Lilien...

Planung der Pflegemaßnahmen

Die durchzuführende Pflegemaßnahme wird so formuliert, dass erkennbar ist, in welcher Art und Weise und mit welchen Hilfsmitteln die Assistenz erfolgen soll. Sie ist für das ganze Team verbindlich.

Diese Handlungen können beratend oder unterstützend, teilweise oder vollständig kompensatorisch sein. So kann ein Mensch mit Unterstützungsbedarf bei der Nahrungsaufnahme beraten und angeleitet werden. Bei einer teilweisen kompensatorischen Unterstützung kann die Pflegefachkraft die Nahrung mundgerecht vorbereiten. Bei einer vollständig kompensatorischen Assistenz reicht sie dem Assistenznehmer die Nahrung an.

kompensatorisch
ausgleichend

Die Auswahl der Pflegemaßnahmen erfolgt immer individuell. Sie berücksichtigt die Situation des Betroffenen und auch die Bedingungen des Umfeldes.

Durchführung der Pflege

In diesem Schritt werden die geplanten Handlungen ausgeführt. Zum Nachweis werden die durchgeführten Handlungen dokumentiert. Eine Pflegemaßnahme gilt rechtlich nur dann als durchgeführt, wenn sie korrekt dokumentiert wurde. Weicht die durchgeführte Handlung von der geplanten ab, muss auch dieses dokumentiert und begründet werden.

Beurteilung der Wirkung

Im letzten Schritt des Pflegeprozesses wird evaluiert, ob die Ziele erreicht wurden. Ist ein Pflegeziel zum festgelegten Kontrolldatum nicht erreicht worden, so wird überprüft, woran es gelegen hat. Mögliche Gründe:
- Lücken in der Informationssammlung
- falsche Einschätzungen der Ressourcen oder Selbstpflegedefizite
- unrealistische oder zu hohe Anzahl von Pflegezielsetzungen
- unangemessene Auswahl oder unzureichende Durchführung der Pflegemaßnahmen

Evaluation
Auswertung, Bewertung der Wirksamkeit von Maßnahmen

Der Pflegeplan muss nun entsprechend angepasst und überarbeitet werden. Wie das Kreismodell zeigt, beginnt hier der Pflegeprozess von Neuem.

Pflegeprozess als Regelkreis | 435

5.3 Ausgewählte Pflegemodelle und Pflegetheorien

5.3.1 Begriffsbestimmungen

Generell beschreiben Pflegetheorien Ideen über die Pflege und deren Phänomene. Wie alle anderen Theorien dienen sie als Werkzeug, um Zusammenhänge in der Praxis darzustellen. Theorien bilden einen Gegenstandsbereich einer wissenschaftlichen Disziplin ab (z. B. Darwins Evolutionstheorie in der Biologie). Sie bestehen aus Konzepten bzw. Phänomenen, die etwas Sicht- oder Wahrnehmbares beschreiben und können konkret (z. B. der Raum) oder abstrakt (z. B. die Liebe) sein.

Häufig werden Pflegetheorien auch als Pflegemodelle bezeichnet. Die Abgrenzung der Begriffe ist schwierig und uneinheitlich. Grundsätzlich ist ein Modell eine grafische oder symbolische Darstellung von bestimmten Phänomenen (z. B. ein anatomisches Modell).

Im Folgenden wird der Begriff Theorie für alle theoriegeleiteten Komponenten der Pflege verwendet.

5.3.2 Pflegetheorien

Pflegetheorien können nach verschiedenen Aspekten eingeordnet werden. Die größte Verbreitung haben die Einteilung nach der Denkschule bzw. nach der Reichweite. Die Pflegewissenschaftlerin Afaf Meleis hat in ihrem Grundlagenwerk „Pflegetheorien" diese in drei Kategorien nach ihrer zu Grunde liegenden Denkschule eingeteilt:

- **Bedürfnistheorien** definieren Pflege als Hilfe bei der Behebung von Defiziten, der Lösung von Problemen und der Erfüllung von Bedürfnissen. Zusammengefasst beschreiben sie, *was* Pflegende tun.
- **Interaktionstheorien** betrachten Pflege unter dem Aspekt der Beziehung zwischen Pflegenden und Pflegebedürftigen. Sie beschreiben, *wie* Pflegende handeln.
- **Pflegeergebnistheorien** betrachten Pflege aus der Sicht der gewünschten Ergebnisse. Sie beschreiben *warum* Pflegende handeln.

Metaparadigma
übergeordnete Schlüsselbegriffe einer Disziplin (griech. meta- = über; griech. paradigma = Denkmuster)

Wenn man sich die vorhandenen Pflegetheorien genauer anschaut, kristallisieren sich gemeinsame Bestandteile heraus. Aus diesen wurde das Metaparadigma der Pflege abgeleitet, nach welchem eine Pflegetheorie folgende Phänomene beschreiben und in einen Zusammenhang bringen soll:

- **Person:** alle Empfänger von Pflege
- **Umwelt:** Bezugspersonen, Lebensumstände, Gesellschaft
- **Gesundheit:** Kontinuum zwischen Krankheit und Gesundheit sowie dessen Wahrnehmung
- **Pflege:** Aktivitäten von Pflegenden

Diese Schlüsselbegriffe werden in den einzelnen Theorien unterschiedlich gedeutet.

Im Folgenden werden die Pflegetheorien von Krohwinkel, Orem und Friedemann beschrieben. Sie bilden jeweils unterschiedliche Schwerpunkte pflegerischen Handelns ab. Das selbstbestimmte Handeln, die persönliche Entfaltung und die Förderung der Selbstbestimmung stehen dabei immer im Mittelpunkt.

Hildegard E. Peplaus Theorie der zwischenmenschlichen Beziehung 5.3.3

Hildegard Peplau veröffentlichte ihre Theorie das erste Mal 1952 in ihrem Werk *Interpersonal Relations In Nursing*. Im Vordergrund ihrer Theorie steht der Aufbau einer Beziehung zwischen Pflegender und Pflegebedürftiger (psychodynamische Pflege). Neben der Idee der pädagogischen Tätigkeit der Pflegenden, sind die Entwicklung und Bedeutung von Angst in der Pflegebeziehung zentrale Elemente ihrer Arbeit. Danach können Pflegende zur Entwicklung des pflegerischen Beziehungsprozesses durch die Annahme verschiedener Rollen (z. B. der Beratenden, der Lehrenden, aber auch der mütterlichen Rolle) beitragen. Ihre Theorie wird häufig in der psychiatrischen Pflege eingesetzt

- **Person**: Der Mensch wird als einzigartiges Wesen wahrgenommen, dessen zwischenmenschliche Beziehungen durch biochemische, physiologische und interpersonale Mechanismen gesteuert werden.
- **Umwelt**: Mikrokosmos (unmittelbares Umfeld) aus Bezugspersonen und interpersonalen Situationen, innerhalb dessen die Person sich bewegt
- **Gesundheit**: kontinuierlicher Prozess der Persönlichkeit, der auf ein kreatives, nutzbringendes und leistungsfähiges persönliches sowie gemeinschaftliches Leben ausgerichtet ist
- **Pflege**: ein therapeutischer interpersonaler Prozess, welcher sowohl die Kraft zur Entwicklung der Person gibt als auch als pädagogisches Instrument (Beratung) funktionieren kann

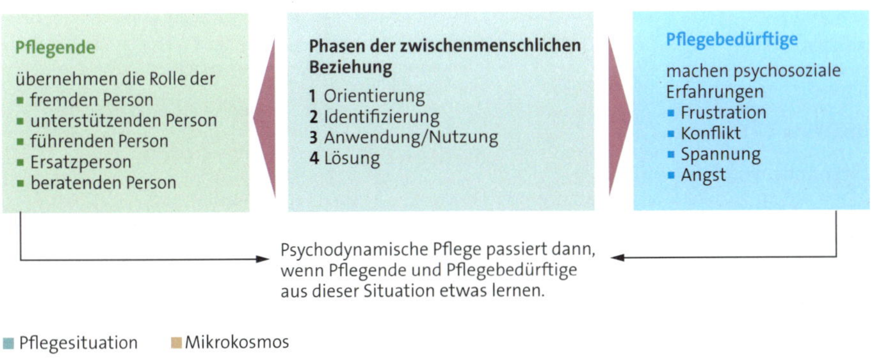

[1] Theorie der zwischenmenschlichen Beziehung

Nutzt man Peplaus Theorie im **Pflegeprozess**, nimmt die Pflegende während des Assessments und des gesamten Pflegeprozesses eine teilnehmende und erkundende Haltung ein. Sie richtet die Aufmerksamkeit ganz auf die Patientin und ist sich ihrer eigenen Rollen bewusst. Der Schwerpunkt der pflegerischen Arbeit liegt auf der gewissenhaften und vielfältigen Datensammlung, aus der nach Möglichkeit verallgemeinernde Schlüsse gezogen werden, die auf neu auftretende Pflegephänomene immer wieder angewendet werden können. Die pflegerische Arbeit ist im Sinne der psychodynamischen Pflege dann erfolgreich, wenn Pflegende und Pflegebedürftige daraus lernen.

5.3.4 Das Selbstpflegedefizitmodell von Dorothea E. Orem

induktiv | 489

Orem veröffentlichte ihre Theorie Nursing: Concepts of Practice bereits in den frühen 1960er Jahren, überarbeitete sie aber kontinuierlich. Die letzte Fassung liegt von 1995 vor. Im Gegensatz zu manchen anderen Theoretikerinnen entwickelte sie ihre Theorie induktiv aus Beobachtungen im Pflegealltag.

Ihre Theorie kreist um drei zentrale Begriffe: Selbstpflege, Selbstpflegedefizit und Pflegesystem. Ziele der Selbstpflege sind Erhaltung des Lebens, Förderung der persönlichen Entwicklung, Förderung und Erhaltung gesunder Lebensweisen und Förderung und Erhaltung von Wohlbefinden.

Pflege ist ein sozialer Dienst, welcher sowohl auf die Bedürfnisse des Pflegebedürftigen wie auch auf dessen Fähigkeit zur Selbstpflege ausgerichtet ist. Hierzu gehört, Gesundheit zu erhalten und wiederherzustellen sowie Krankheiten zu lindern und mit den Folgen von Krankheit umzugehen.

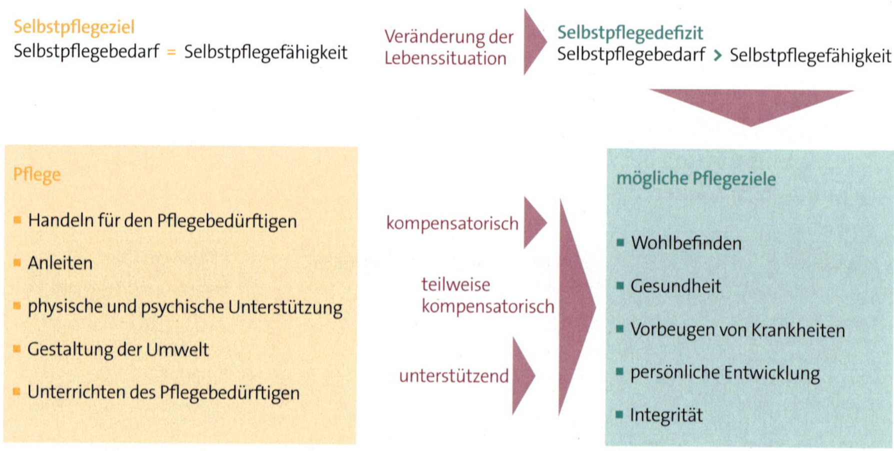

Pflegeprozess | 435

Nutzt man Orems Theorie im Pflegeprozess, beginnt die Informationssammlung mit der Einschätzung der Hilfebedürftigkeit. Dazu werden die individuellen Selbstpflegebedürfnisse mit der Selbstpflegefähigkeit des Menschen in einer besonderen Lebenssituation abgeglichen. In einem weiteren Schritt werden Informationen über die Ursachen der Defizite gesammelt (Informationsdefizit, nicht vorhandene Fähigkeiten, Motivationsmangel, soziale und kulturelle Normen).

Die Pflegeplanung geht von den Defiziten in der Selbstfürsorge aus und hat die Wiederherstellung der Balance zwischen Selbstpflegebedarf und Selbstpflegefähigkeit zum Ziel. Maßnahmen erfolgen (teilweise) kompensatorisch oder unterstützend.

5.3.5 Fördernde Prozesspflege von Monika Krohwinkel

Im Zusammenhang mit theoriebildender Forschung hat Monika Krohwinkel in der Zeit von 1982 – 2007 ein System Fördernder Prozesspflege entwickelt, überprüft und weiterentwickelt. Es beinhaltet Konzeptionen, Konzepte, Kategorien und Prinzipien, sowie Modelle, Verfahren, Methoden und Instrumente. Diese finden Anwendung im direkten Pflege- und Betreuungsprozess, der Dokumentation, der Organisation, dem Management und der Qualitätsentwicklung.

Die vier zentralen Konzeptionen und Konzepte betreffen Person, Umgebung, Unabhängigkeit und Wohlbefinden, sowie Aktivitäten, Beziehungen, soziale Bereiche und existenzielle Erfahrungen des Lebens (ABEDL®).

In der unten stehenden Abbildung sind die wissenschaftlichen Erkenntnisse zu diesen Konzeptionen und Konzepten mit den zugeordneten Kategorien zusammengefasst [Abb. 2].

Erläuterungen: Die ABEDL-bezogenen Konzepte I-III sind verbunden mit den Konzepten zur Person, zu Unabhängigkeit und Wohlbefinden der Person und zur Umgebung mit ihren Ressourcen und Defiziten. Soziale Bereiche sind ein ergänzendes Konzept.

Dem ABEDL-Konzept I sind elf ABEDL-Kategorien zugeordnet. Das Konzept II beinhaltet drei Kategorien und das ABEDL-Konzept III beinhaltet fünf Kategorien. Die Kenntnis der Kategorien reicht aber nicht aus, hinzu kommen müssen Kenntnisse der den jeweiligen ABEDL-Kategorien zugeordneten Fähigkeiten und Fähigkeitsbereiche. Diese wurden mittels induktiver Forschung herausgearbeitet und anschließend wissenschaftlich überprüft. Sie sind im ABEDL-Assessment- und Diagnoseinstrument dargestellt (2009). Wie aus der Abbildung zu ersehen ist, gehen alle ABEDLs mit existenziellen Erfahrungen einher. Aber existenzielle Erfahrungen machen Menschen auch dann, wenn diese nicht mit einer Lebensaktivität verbunden sind. Die ABEDL-Kategorien „Kommunizieren, Sichbewegen und vitale Funktionen aufrechterhalten" haben mit ihren Fähigkeiten und Fähigkeitsbereichen prioritäre Bedeutung, denn Forschungsergebnisse haben gezeigt, dass Fähigkeiten bzw. Einschränkungen (Probleme) in diesen ABEDLs sich immer auch auf andere ABEDLs auswirken. Einen zentralen Stellenwert nehmen zudem die sozialen Beziehungen (II) ein.

Der Mensch benötigt selbst Fähigkeiten und er benötigt Ressourcen aus der Umgebung, um als Person		
I Aktivitäten des Lebens zu realisieren und hierbei mit existenziellen Erfahrungen umgehen zu können		
1 kommunizieren zu können		
2 sich bewegen zu können		
3 vitale Funktionen aufrechterhalten zu können		
4 sich pflegen zu können	5 sich kleiden zu können	6 ausscheiden zu können
7 essen und trinken zu können	8 ruhen, schlafen und sich entspannen zu können	9 sich beschäftigen, lernen, sich entwickeln zu können
10 die eigene Sexualität leben zu können	11 für eine sichere und fördernde Umgebung sorgen zu können	
II Soziale Beziehungen sichern und gestalten und dabei mit existenziellen Erfahrungen umgehen zu können		
1 im Kontakt sein und bleiben zu können (mit sich und mit anderen)		
2 fördernde Beziehungen erhalten, erlangen, wiedererlangen zu können		
3 mit Belastungen in Beziehungen umgehen zu können		
III mit existenziellen Erfahrungen umgehen und sich hierbei entwickeln zu können		
1 fördernde Erfahrungen zu machen		
2 mit belastenden und gefährdenden Erfahrungen umgehen zu können		
3 Erfahrungen, welche die Existenz fördern oder gefährden, unterscheiden zu können		
4 lebensgeschichtliche Erfahrungen einbeziehen zu können		
5 Sinn finden zu können		
Soziale Bereiche sichern und zu gestalten und dabei mit existenziellen Erfahrungen umgehen zu können. (Kategorien und Inhalte siehe dort)		

[2] ABEDL® Konzeptionen, Konzepte und Kategorien ©Krohwinkel 1993 in der Fassung 2007/2008

Im Gegensatz zu anderen Modellen werden in der Fördernden Prozesspflege zunächst Fähigkeiten betroffener Personen erfasst. Dort, wo Probleme einer Person in ihren ABEDLs auftreten, werden zu diesen Problemen konkret Restfähigkeiten und Ressourcen ermittelt und entsprechend gefördert.

Es hat sich gezeigt, dass eine gezielte Anwendung Fördernder Prozesspflege betroffene Personen und ihre persönlichen Bezugspersonen (die ja immer mit betroffen sind) in ihren ABEDLs unterstützen kann beim Erhalten, Erlangen bzw. Wiedererlangen von Unabhängigkeit und Wohlbefinden. Solche Unterstützung kann gegeben werden bei Gesundheit, Krankheit oder Behinderung im individuellen Lebensprozess der Personen.

weiterführende Literatur:

Krohwinkel, M.: Rehabilitierende Prozesspflege am Beispiel von Apoplexiekranken, Teil 2: Fördernde Prozesspflege als System, Huber 2007 3. durchgesehene Auflage

Krohwinkel, M.: Fördernde Prozesspflege: Assessment- und Diagnoseinstrumente, GODO-Systems, Neuss 2009 2. überarbeitete Auflage

5.4 Menschenbilder in der Pflege

Anthropologie
Wissenschaft vom Menschen anthropos, griech. = der Mensch

Während in Deutschland unter „Anthropologie" vor allem die biologische Anthropologie verstanden wird, bedeutet „anthropology" im angelsächsischen Raum meist Kulturanthropologie oder Ethnologie (Völkerkunde). Sie erforscht die Sitten und Lebensformen verschiedener menschlicher Kulturen. Im 20. Jahrhundert hat sich infolge einer Auseinandersetzung mit den Humanwissenschaften die philosophische Anthropologie als Zweig der Philosophie herausgebildet.

Oft ist im Zusammenhang mit Pflegeethik von Menschenbildern die Rede. Tatsächlich beeinflusst das Bild, das wir uns von Menschen und vom Menschsein machen, unser Verständnis von Gesundheit und Krankheit und damit auch von Pflege. Folgende Fragen können dabei leitend sein:

- Ist der Mensch von Natur aus gut oder schlecht?
- Sind Eigenschaften und Fähigkeiten durch die Gene vorab festgelegt oder bilden sie sich erst im Laufe der Entwicklung?
- Wo beginnt das schützenswerte menschliche Leben?
- Was geschieht mit der Seele, wenn wir sterben? Hört die Person nach dem Tod auf zu existieren?

Solche Grundfragen nach dem Wesen des Menschen sind Teil der philosophischen Anthropologie, deren Fragen sich in der kantischen Grundfrage „Was ist der Mensch?" zusammenfassen lassen. Fragen nach dem Wesen des Menschen sind Kernfragen der Philosophie und damit grundsätzlichere Fragen als die der anderen Wissenschaften, die jeweils nur begrenzte Aspekte des Menschseins erforschen.

So gibt es das wissenschaftliche Nachdenken über den Menschen als soziales Wesen (soziologische Anthropologie), über sein Seelenleben (psychologische Anthropologie), oder seine Möglichkeiten zu lernen und sich zu verändern (pädagogische Anthropologie).

Anthropologische Fragen, wie sie oben als Beispiele genannt werden, können ganz unterschiedlich beantwortet werden – je nachdem, welches Bild vom Menschen einem die eigene Weltanschauung und Erfahrung nahelegt.

Die Charakterisierung verschiedener Auffassungen vom Menschen als „Menschenbild" ist sinnvoll, um deutlich zu machen, wie weit sie auseinanderliegen können. Man darf jedoch nicht erwarten, Menschen und Gruppen (etwa „die Pflege" und „die Medizin") hätten einheitliche und festgeschriebene Menschenbilder, aus denen sich Handlungsgrundsätze ableiten ließen. Es ist eher so, dass Menschen je nach ihrem Hintergrund, ihren Erfahrungen und ihrer Weltanschauung sehr unterschiedlich zusammengesetzte Menschenbilder haben, die sich im Laufe des Lebens immer wieder ändern. Hier können Teile verschiedener Grundverständnisse vom Menschen, wie sie unten beschrieben sind, durchaus miteinander kombiniert sein.

Die Auffassung vom Menschen änderte sich auch im Lauf der Geschichte, es gab z. B.

- in der Antike das Ideal des freien Bürgers, der Mitverantwortung für das Gemeinwesen übernimmt,
- im Mittelalter die Idee des von Erbsünde belasteten Menschen, der sein Heil mehr im Jenseits als im realen Leben sah und
- zur Zeit der Aufklärung (18. Jahrhundert) die Vorstellung des unabhängigen, vernunftorientierten Menschen („Habe den Mut, dich deines eigenen Verstandes zu bedienen!", schrieb Kant, der selbst zu den Aufklärern gehörte).

Heute existieren entsprechend der Wertepluralität unserer Zeit viele verschiedene Auffassungen vom Menschen nebeneinander. Im Folgenden werden drei dieser „Menschenbilder" charakterisiert, um die Unterschiede bei der Beantwortung der oben genannten anthropologischen Fragen zu verdeutlichen.

Naturwissenschaftlich-rationalistisches Menschenbild 5.4.1

Bei einem naturwissenschaftlichen und vernunftorientierten Verständnis des Menschen stehen die Fähigkeiten des Menschen im Vordergrund, kraft seines Verstandes sich selbst und die Welt zu verstehen und zu verändern. Das Streben des Menschen nach immer größerem Wissen und der Erweiterung seiner Fähigkeiten gehört demnach zu seiner Natur, die an sich eher zum Guten neigt. Was Menschen „schlecht" macht, sind Dummheit und Unwissenheit. Menschliche Eigenschaften und Fähigkeiten werden zwar durch die Gene mitbestimmt, sind aber auch durch Erziehung zu beeinflussen (deshalb sind Aufklärung der Bevölkerung und Prävention wichtig). Die wichtigste moralische Forderung aus der Perspektive dieses Menschenbildes ist es, nach rationalen Begründungen und vernünftiger Verständigung zu streben.

Krankheit ist aus dieser Sicht eine Störung der normalen Körperfunktion, die durch Laborwerte und Apparate objektiviert werden kann und durch geeignete Maßnahmen der Medizin beseitigt wird.

Gebrechlichkeit ist ein großes Unglück, weil sie die Selbstbestimmung beeinträchtigt. Eventuell ist der Freitod einem langen Siechtum vorzuziehen.

Entsprechend wird auch Behinderung vor allem als Unglück für die betroffene Familie gesehen, das durch Prävention und medizinische Maßnahmen möglichst vermieden werden sollte.

Der Tod wird als Endpunkt des Lebens verstanden; ein Glauben an ein Weiterleben nach dem Tod gehört aus naturwissenschaftlich-rationalistischer Sicht in den Bereich der Mystik, der als irrational und spekulativ angesehen wird.

Humanistisches Menschenbild 5.4.2

Das humanistische Menschenbild hat viel mit dem naturwissenschaftlich-rationalistischen gemeinsam, betont aber stärker die gegenseitige Anerkennung aller Menschen, ihre Verwiesenheit auf Gemeinschaft und die Solidarität mit den Schwachen. Diese Solidarität und die grundsätzliche Gleichberechtigung aller Menschen sind die moralischen Grundsätze, die sich aus dieser Sicht des Menschen ergeben.

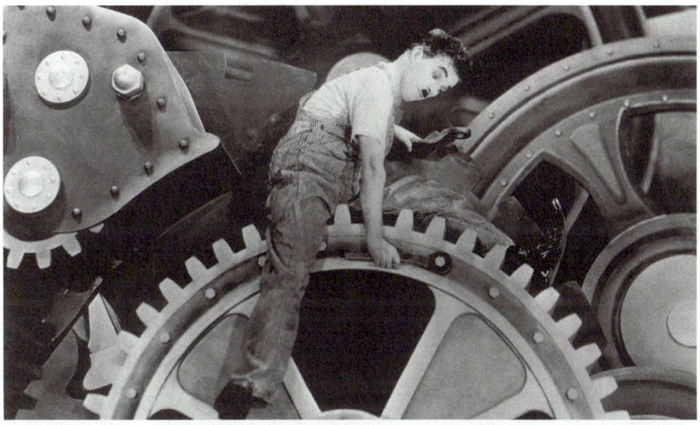

[1] Charly Chaplin ironisiert in seinem Film „Modern Times" (1936) die Gleichsetzung von Mensch und Maschine.

Die Grundauffassung vom Menschen ist positiv: Er ist von Natur aus gut, Schlechtigkeit entsteht vor allem durch ungünstige Umstände wie Armut oder Mangel an Bildung und Lebenschancen. Neben den sehr wichtigen Umfeldfaktoren wie soziale Verhältnisse, Bildung, Familie und Gemeinschaft wird der Einfluss genetischer Faktoren auf die Fähigkeiten und Eigenschaften des Menschen anerkannt.

Krankheit ist aus humanistischer Sicht nicht nur ein medizinisch-naturwissenschaftliches Phänomen, sondern betrifft den ganzen Menschen. Deshalb sollen in der Heilkunde die naturwissenschaftlichen Ansätze durch „ganzheitliche" Konzepte ergänzt werden. Gebrechliche und Behinderte werden durch die Solidarität ihrer Mitmenschen und der Gemeinschaft getragen und können ihrerseits der Gemeinschaft positive Impulse geben.

5.4.2 Christliches Menschenbild

säkular
weltlich, von der Religion losgelöst
statisch
starr, unbeweglich

Während die naturwissenschaftliche und humanistische Sicht des Menschen eher säkular sind, d. h. keine religiösen Auffassungen einbeziehen, verändert der christliche Glaube (ebenso wie der Glaube anderer Religionen) die Sicht auf den Menschen. Der Mensch ist nach christlicher Auffassung nicht nur von Gott geschaffen, sondern jeder ist in seiner Einzigartigkeit auch von Gott gewollt und angenommen.

Der Mensch ist von Natur aus gut, aber fehlbar. Gottes Geist hilft ihm, gut zu leben und zu handeln, und Gott vergibt ihm seine Fehler, wenn er sich um Glauben und gutes Handeln bemüht. Eigenheiten und Fähigkeiten sind dem Menschen von Gott gegeben. Sie gehören nicht der einzelnen Person, sondern alle sollen sie in den Dienst der Schwächeren stellen. Der Einfluss von Genen und Erziehung wird gleichwohl anerkannt.

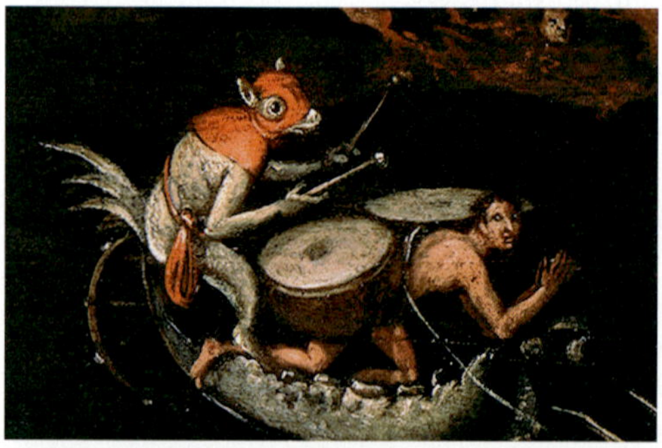

[1] Die Angst vor der Hölle als Bestrafung für Sünden wurde in der mittelalterlichen Kunst in vielen Formen dargestellt. Gemälde von Hieronymus Bosch (1450–1516)

Die wichtigste moralische Forderung ist das Gebot der Nächstenliebe: „Liebe deinen Nächsten wie dich selbst." Aus dem Gebot der Nächstenliebe ergibt sich der Auftrag, Kranken und Schwachen zu helfen. Der christliche Gott ist kein Gott der Starken, sondern vor allem der Schwachen und Benachteiligten.

Da aus christlicher Sicht alles menschliche Leben von Gott kommt, wird Behinderung als eine von vielen Formen menschlichen Lebens akzeptiert. Der Sinn des Lebens liegt nicht in den Fähigkeiten, die jemand hat, sondern in dem Geschaffensein durch Gott.

Nach christlicher Vorstellung ist der Tod nicht das Ende, sondern wird überwunden im Glauben an ein ewiges Leben.

Die Typisierung dieser drei Auffassungen vom Menschen zeigt die Begrenztheit statischer Menschenbilder. Es gibt nicht das eine wissenschaftliche, humanistische oder christliche Menschenbild, sondern jeder Mensch hat sein eigenes Bild vom Menschsein mit vielen Facetten, das sich im Lauf des Lebens verändert. Deshalb sind derartige Definitionen nur sinnvoll, um Unterschiede und Einflussfaktoren auf die Sicht des Menschen deutlich zu machen.

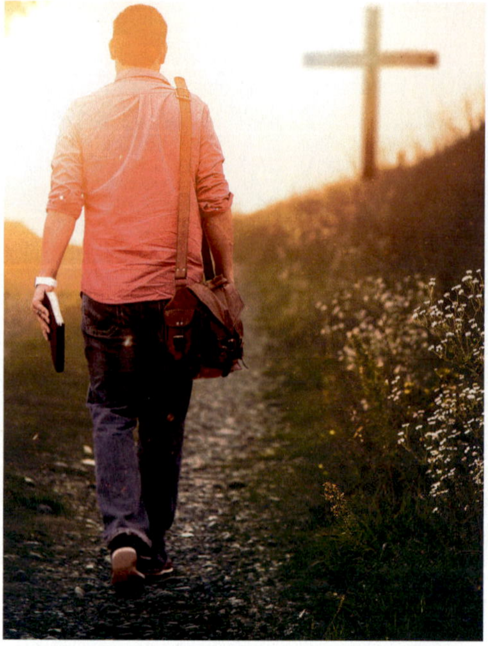

[2] Der christliche Lebensweg wird oft als schmaler und mühevoller Weg eines gottgefälligen Lebens zur Erlösung dargestellt, wogegen der breite und bequeme Weg weltlichen Vergnügens in die Verdamnis führt.

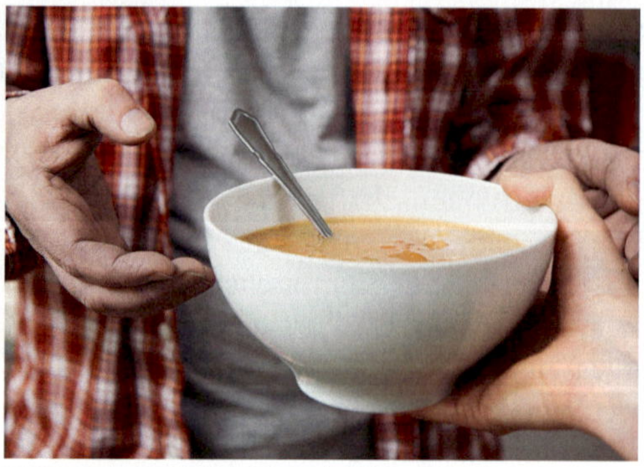

[3] Die Kirchen engagieren sich für sozial Schwache, z. B. für Obdachlose.

5.5 Professionelles und nichtprofessionelles Helfen

5.5.1 Die Bedeutung von „Helfen" in der Gesellschaft

Zu allen Zeiten und in allen Kulturen hat „Helfen" eine hohe Bedeutung für das Zusammenleben. Jeder Mensch kennt aus eigener Erfahrung Situationen, in denen er von anderen abhängig und auf deren Hilfe angewiesen ist. Das ist im Kindesalter besonders augenfällig, gilt aber grundsätzlich ein ganzes Leben lang. Traditionell gilt die nicht-professionelle Hilfe primär Familienmitgliedern, Nachbarn, dem eigenen Clan oder einer selbst gewählten Gruppe von Menschen. Diese Hilfe ist spontan und situationsgebunden, sie kann auch unterlassen werden. Helfen ist vor allem ein Akt der Solidarität, ein Verhalten aus Verbundenheit und Mitverantwortung für die Mitglieder einer sozialen Gruppe oder Gemeinschaft und wird als Altruismus bezeichnet. Solidarische Hilfsbereitschaft ist der Kitt, der eine Gesellschaft zusammenhält – in Deutschland zeigt sich das in unzähligen Formen ehrenamtlichen Engagements. Circa 23 Millionen Menschen betätigen sich in unterschiedlichen Organisationen wie Vereinen, Selbsthilfegruppen und Non-Profit-Organisationen.

Altruismus
Uneigennützigkeit, Bezeichnung für ein dem Egoismus entgegengesetztes Handeln aus Solidarität mit dem Anderen
alter, lat. = der andere

Helfen als Beruf

Durch eine permanent sich verändernde Gesellschaftsstruktur mit zunehmend differenzierten Lebenswelten (Klein- statt Großfamilien, verstärkte Berufstätigkeit der Frauen, wirtschaftlich geforderte Mobilität, eine alternde Bevölkerung) verändert sich auch die Helferstruktur. Persönlicher Altruismus reicht nicht aus, Unterstützungssysteme müssen organisiert werden. Das heißt, viele Dienste, die in früheren Zeiten in Familie und Nachbarschaft geleistet wurden, müssen jetzt verstärkt von professionell Helfenden im sozialstaatlichen Auftrag als bezahlte Hilfe übernommen werden. Zwar gibt es schon lange bezahlte Helferberufe, doch nimmt ihre Bedeutung zu. Das Spezifikum der Professionalität besteht darin, dass

- sie mit Menschen arbeiten, die in irgendeiner Form Unterstützung benötigen,
- es grundsätzlich um Hilfe zur Selbsthilfe geht,
- die Hilfe dauerhaft und stabil organisiert werden muss,
- die Helfenden einen klaren Arbeitsauftrag haben,
- die Helfenden für die Hilfeleistung bezahlt werden,
- die Helfenden gegenüber ihren Auftraggebern rechenschaftspflichtig sind,
- der berufliche Einsatz zeitlich begrenzt ist und
- es eine klare Trennung zwischen beruflichem und privatem Einsatz gibt.

Die Aufgabe der Helfenden in allen Bereichen besteht primär darin, den vorübergehend oder dauerhaft unterstützungsbedürftigen Menschen soviel professionelle Hilfe (Fürsorge) zukommen zu lassen, dass diese wieder selbstständig leben können.

Hilflosigkeit

Alle Helfenden machen irgendwann die Erfahrung, dass sie sich hilflos fühlen angesichts nicht veränderbaren Leidens. Obwohl man zum Helfen ausgebildet wird, gibt es die Situationen, in denen man nichts anderes mehr tun kann, als einfach da zu sein. In der Pflege wird die eigene Hilflosigkeit besonders häufig im Umgang mit Sterbenden erlebt. Das ist sehr belastend und doch ganz wichtig, weil wir in diesem Moment ein empathisches Gefühl dafür entwickeln können, wie sich die Betroffenen selbst fühlen mögen. Auch die Sterbenden und ihre Angehörigen sind dem Tod hilflos ausgeliefert. In solchen Momenten die eigene und fremde Hilflosigkeit nicht durch sinnlose Beschäftigung zu übergehen, sondern gemeinsam durchzustehen, ist ein Akt professioneller Unterstützung.

5.5.2 Helfersyndrom

Begriffsbestimmung

Die Hilflosigkeit angesichts von Unabänderlichem darf nicht verwechselt werden mit der Symptomatik und den Verhaltensweisen, die Wolfgang Schmidbauer 1977 erstmals in seinem Buch „Die hilflosen Helfer" beschrieben hat und die unter der Bezeichnung „Helfersyndrom" Eingang in die Fachliteratur gefunden haben.

Zu den **sozialen Berufsrollen** zählen Pflegende, Ärzte, Lehrer, Sozialarbeiter, Pfarrer, Psychotherapeuten, Erzieher.

Als Helfersyndrom bezeichnet man ein Hilfeverhalten, das nicht spontan und solidarisch angelegt ist, sondern vielmehr der Abwehr eigener schwieriger Gefühle dient. Menschen mit Helfersyndrom bevorzugen soziale Berufsrollen, um Ängste vor eigener Abhängigkeit und Schwäche abzuwehren. Die „Helfersyndrom-Helfende" meidet alle sozialen Beziehungen, in denen sie nicht die Gebende und Versorgende ist. Personen mit Helfersyndrom neigen dazu, sich Partner mit Schwierigkeiten (z. B. Alkohol) zu suchen, um sie zu „retten". Umgekehrt erwarten sie dafür Dankbarkeit und Anerkennung. Bleibt diese aus, reagieren sie mit massiver Abwertung und Aggression gegen diejenigen, die ihnen die Anerkennung versagen.

Ausprägungen

Burnout | 409

Eine **schwache Ausprägung** des Helfersyndroms dürfte sehr weit verbreitet sein und lässt sich durchaus kontrollieren. Dabei helfen ein gutes Teamklima sowie professionelle Führungskräfte. Problematischer ist eine **starke Ausprägung** des Syndroms, das pathologische Züge enthält, für die Helfenden selbst gefährlich ist und mitunter auch für die Hilfebedürftigen. Unter ungünstigen Arbeitsbedingungen steigt das Burnout-Risiko erheblich an.

Die meisten Menschen sind lieber stark als schwach, kontrollieren lieber eine Situation als sich von ihr bestimmen zu lassen. Das ist normal. Bei einer starken Ausprägung des Helfersyndroms wird **Helfen zur Sucht**. Dies geschieht insbesondere dann, wenn die betroffene Person ein Ideal verinnerlicht hat, nach welchem Gut-Sein bedeutet, anderen schwächeren, kranken, benachteiligten oder bedürftigen Menschen zu helfen. Diese Personen erleben eigene Schwäche nicht nur als unangenehm, sondern als Ausdruck für Wertlosigkeit. Sich stärker als andere zu fühlen, gibt ihnen ein Gefühl von Sicherheit. Helfen zu können gibt ein Gefühl von Stärke. Gleichzeitig haben Helfersyndrom-Menschen viel Mitgefühl für die Schwächen anderer, helfen ihnen, wo immer es geht. Aber: Die Hilfe (Pflege) ist nicht wirklich an den Bedürfnissen der Patientin orientiert, sondern an den Wünschen der „helfenden" Person.

Menschen mit Helfersyndrom neigen dazu, sich auch im Privatleben ein Umfeld zu schaffen, in welchem sie helfen können. Sie spielen immer und überall die Helfende und ziehen daraus ihre eigene Befriedigung. Umgekehrt neigen sie dazu, alles mit sich selbst auszumachen. Dies führt zu der Haltung: „Wenn ich mal ein Problem habe, ist sowieso niemand für mich da." Selten ist ihnen bewusst, dass sie Hilfe für sich selbst oft von vornherein ablehnen, weil sie ja stark und selbstlos sein müssen.

Symptome und Folgen

Menschen mit Helfersyndrom fürchten sich davor, etwas für sich zu fordern. Sie können selten „Nein" sagen und sind oft jederzeit zur Mehrarbeit bereit. Im Stillen hoffen sie, dass ihre selbstlose Bereitschaft öffentlich wahrgenommen und anerkannt wird – und werden häufig enttäuscht, da dies meist nicht der Fall ist. In ihrer Freizeit tun sie sich schwer, etwas Schönes für sich selbst zu tun. Sie fühlen sich nutzlos und überflüssig, wenn sie nicht gebraucht werden, sie können mit sich alleine wenig anfangen. Anhand der folgenden Beispiele lassen sich die häufigsten Symptome des Helfersyndroms und deren Folgen erkennen:

Menschen mit Helfersyndrom benötigen Anerkennung für ihre Leistung. Wird ihnen diese versagt, schlägt die sensible Unterstützung der Schwachen um in Bitterkeit und Aggression bis hin zur Gewaltanwendung.

> **B** Die Krankenpflegerin Moira Masow ist bekannt für ihre Bereitschaft, „alles für ihre Patienten" zu tun. Eines Tages schreit ein alter verwirrter Patient stundenlang vor sich hin. Keine noch so liebevolle Maßnahme kann dies ändern. Zuletzt tritt Frau Masow diesen Mann gegen die Schienbeine, wirft ihn ins Bett und ohrfeigt ihn.

Menschen mit Helfersyndrom ignorieren, dass sie selbst auch nur begrenzte Ressourcen zur Verfügung haben. Ihr heimliches Ideal ist die eigene unerschöpfliche Stärke. Aus nicht vorhandener Selbstsorge resultieren fehlende Erholungsphasen mit der möglichen Konsequenz des Burnouts.

> **B** Inge Kopisch arbeitete jahrelang aufopfernd und ohne andere Interessen als Krankenpflegerin. Zusätzlich pflegte sie ihre Mutter. Nach ihrem 40. Geburtstag und dem Tod ihrer Mutter merkt sie plötzlich, dass ihr eigene Kinder fehlen und sie niemals zurückbekommen wird, was sie selbst gegeben hat. Sie wird depressiv, kämpft mit Suizidgedanken, kann aber nicht darüber sprechen, da sie ja immer die Starke gewesen ist.

Menschen mit Helfersyndrom helfen aus einem emotionalen Zwang heraus. Dies verhindert eine rationale Vorgehensweise und damit verbunden notwendige Veränderungen im Sinne von Professionalität. Denn professionell zu arbeiten bedeutet, mit möglichst geringem Energieaufwand möglichst viele berufliche Ziele auf möglichst hohem Qualitätsniveau zu erreichen.

> **B** In einer pflegerischen Einrichtung fragt die Supervisorin im Rahmen einer Teamsupervision, wie sich denn die Arbeit mit den Bewohnerinnen gestalte. Vielleicht gäbe es ja den einen oder anderen schwierigen Fall. Daraufhin meint die stellvertretende Stationsleitung: „Wir haben keine schwierigen Bewohner, ich liebe sie alle." Auf die Rückmeldung, dass Liebe keine professionelle Kategorie sei, meint sie nur: „Aber ich liebe sie trotzdem." Von den anderen Teammitgliedern kommt bis zum Ende der Sitzung kein Wort mehr.

Menschen mit Helfersyndrom erleben Misserfolge als persönliches Scheitern.

> **B** Die Krankenpflegerin Monika Anders betreut mit intensiver Hingabe Herrn Johann nach einem schweren Schlaganfall. Sie motiviert ihn zu immer neuen Versuchen aufzustehen und ist sich ganz sicher, dass er bald wieder nach Hause gehen wird. Nach drei Wochen zeigen sich deutliche Erfolge ihrer Bemühungen und Frau Anders strengt sich noch mehr an. Doch Herr Johann bekommt einen weiteren Apoplex und verstirbt kurze Zeit danach. Frau Anders ist so erschüttert ob ihres nicht erreichten Zieles, dass sie voller Enttäuschung ihren Beruf aufgibt.

Präventive Maßnahmen

Die Motivation für einen helfenden Beruf gleicht einem Strang mit vielen verschiedenen Fäden. Soziokulturelle Aspekte zählen ebenso dazu wie spontane Hilfsbereitschaft. Besonders konfliktträchtig sind aber die unbewussten Anteile, wie sie im Helfersyndrom angelegt sind. Daher ist die wichtigste präventive Maßnahme die Reflexion der eigenen Wünsche für das Berufsleben bereits in der Ausbildung und daraus resultierend das Stecken realistischer Ziele. Für eine solche Reflexion können folgende Überlegungen hilfreich sein:

- Die eigenen Motive für den Helferberuf sollten soweit wie möglich immer wieder erforscht werden.
- Das Ideal, Menschen helfen zu wollen, reicht alleine nicht für eine professionelle und stabile Berufsmotivation. Wichtig ist die Entwicklung einer klaren Berufsrolle, in der die Aufgaben möglichst genau definiert und abgegrenzt werden.
- Helfen bedeutet nicht, alle Menschen zu retten, sondern die eigene Arbeit nach den Regeln der Kunst durchzuführen. Pflegearbeit ist auch dann gut, wenn eine Patientin nicht dankbar ist und sie keine Anerkennung gibt oder wenn sie gar „trotzdem" stirbt.
- Selbstsorge ist eine notwendige Voraussetzung für die Fremdsorge.
- Helfende müssen einen angemessenen Umgang mit Stress und Gefühlen erlernen, das Erlernen instrumenteller Copingstrategien sowie bestimmte Techniken der Emotionsarbeit gehört dazu.
- Schlechte Organisation kann nicht dauerhaft durch persönlichen Einsatz ausgeglichen werden. Pflegearbeit ist ähnlich wie Familienarbeit nie wirklich zu Ende – sie wird für die Einzelnen nur durch die Arbeitszeit begrenzt. Diese sollte eingehalten werden.
- Akzeptieren, dass manche Menschen keine Hilfe wollen – und dies nicht als persönliche Kränkung interpretieren.
- Aufbau eines ausgleichenden Privatlebens, in dem die Selbstsorge und nicht das Helfen im Vordergrund steht.
- Lernen, dass eigene Schwäche kein Zeichen von Wertlosigkeit, sondern vielmehr elementarer Bestandteil von Menschsein ist.

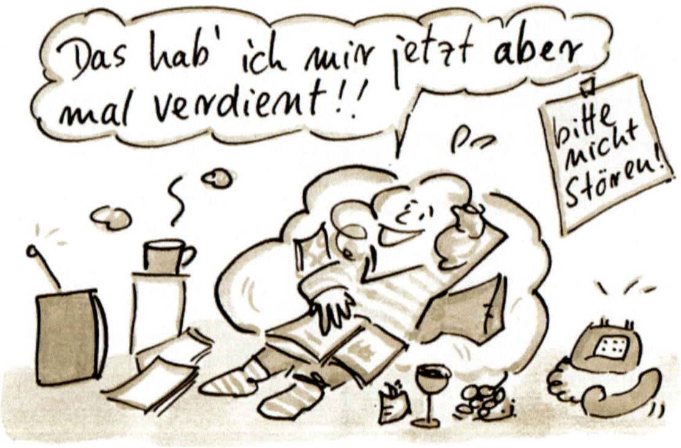
Das hab' ich mir jetzt aber mal verdient!!
bitte nicht stören!

Auch starke Menschen brauchen von Zeit zu Zeit Hilfe.

Eine wirklichkeitsorientierte Wahrnehmung des Berufes, die die realen Begrenzungen idealistischer Vorstellungen akzeptiert, ist die beste Prophylaxe gegen das Ausbrennen. Bei allem Realitätssinn aber bleibt die Pflege ein sehr anspruchsvoller Beruf, in dem Denken, Fühlen und Handeln gleichermaßen gefordert sind.

Nähe und Distanz 5.5.3

Eine stimmige Nähe sowie die nötige Distanz zu sich selbst und anderen zu entwickeln, gehört in allen Berufen, in denen in irgendeiner Form mit Menschen gearbeitet wird, zu den wichtigsten professionellen Lern- und Entwicklungsaufgaben. Diese Balance ist niemandem von vornherein gegeben, sondern sie muss in der direkten Beziehung zu jedem Menschen immer wieder neu gesucht und gefunden werden.

Besonders wichtig ist diese Entwicklungsaufgabe in den Gesundheitsberufen, weil hier berufsmäßig regelmäßig körperliche Grenzüberschreitung geboten ist. Das gesellschaftliche Abstandsgebot von fünfzig bis achtzig Zentimetern zwischen kommunizierenden Personen ist in der Pflege nicht einzuhalten. Wo aber eine schützende körperliche Distanz nicht eingehalten werden kann, ist die Notwendigkeit emotionalen |Austarierens für die professionelle Arbeit umso größer.

austarieren
ins Gleichgewicht bringen

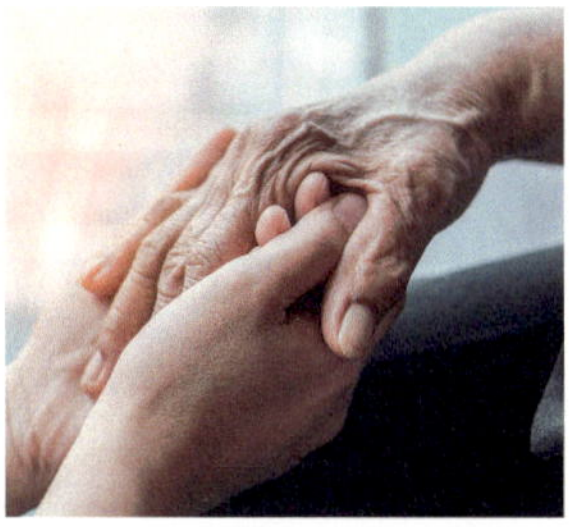

[1] In der Pflege ist man dem Pflegebedürftigen körperlich häufig sehr nah.

Nähe und Distanz im pflegerischen Alltag

Pflegerische Situationen sind sehr unterschiedlich, aber längst nicht immer angenehm. Das hautnahe Miterleben von Hilflosigkeit, Schwäche, Aggression oder Leiden von betreuten Patienten weckt widerstreitende Gefühle. Im Folgenden werden Beispiele aufgeführt, die zeigen, wie schwierig das Austarieren im Einzelfall sein kann.

> **B** Frau Alsmann ist nach einer Bauch-OP sediert und beatmet und wird auf der Intensivstation versorgt. Nach einigen Tagen entwickelt sie eine ausgeprägte |bakterielle Infektion. Der Bauch ist aufgeplatzt, voll bläulich-grünem Eiter und riecht intensiv süßlich-faulig. Dem Pflegepersonal ekelt es und manchen wird richtig schlecht.

bakterielle Infektion | 196

Dennoch kann Frau Alsmann nicht ohne Pflege sein. Also muss sich eine Pflegeperson finden, die es schafft, aus Gründen beruflicher Notwendigkeit Ekel und Übelkeit zu überwinden und sich in die nötige körperliche Nähe zu begeben.

> **B** Herr Groß hat einen Schlaganfall mit ausgeprägter Halbseitenlähmung. Den Pflegenden gegenüber verhält er sich aggressiv, beschimpft sie und schlägt manchmal zu. Er scheint keine kognitiven Beeinträchtigungen zu haben.

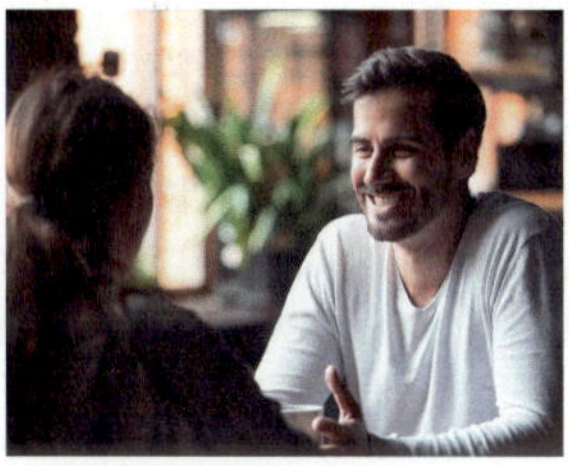

[2] Im „normalen" Leben besteht ein Abstandsgebot von ca. 50–80 cm – eine Armlänge.

Das Verhalten von Herrn Groß löst bei den Pflegenden Aggressionen und Abwehr aus. Hinzu kommen Angst, Wut und auch Hilflosigkeit, weil sie nicht wissen, wie sie damit umgehen sollen. Am liebsten ginge keiner mehr ins Zimmer. Und doch: Hat nicht auch Herr Groß einen Anspruch auf respektvolle Pflege und freundliche Ansprache?

Schlaganfall | 280

Professionelle Nähe und Distanz

Die Wahrung professioneller Nähe und professioneller Distanz verlangt emotionale Sensibilität sowie den Mut, sich sowohl auf einen Menschen einzulassen als sich auch von ihm abzugrenzen. Es geht gleichermaßen um die **Einhaltung der Grenzen**, die die Patienten möchten, und die Grenzen, die man für sich selber absteckt. Somit schützt die Wahrung professioneller Nähe und Distanz sowohl Patienten als auch Pflegende. Mit Nähe und Distanz ist hier nicht allein ein räumliches Verhältnis gemeint. Es geht vielmehr darum, im Sinne eines professionellen Pflegeverständnisses trotz all der emotionalen Belastungen des Berufs handlungsfähig zu bleiben. Insofern kann auch von emotionaler Professionalität gesprochen werden.

Professionelle Nähe

„Professionelle Nähe“ bezeichnet das generelle Zusammenspiel von äußerer Nähe und innerem Kontakt.

Äußere Nähe beschreibt die für die direkte Pflege notwendige körperliche Nähe, auch wenn vielfältige Gründe (z. B. Ekel, Antipathie, Aggression oder auch übergroße Zuneigung) dafür sprechen würden, eine räumliche Distanz einzunehmen.

Innerer Kontakt ist das Maß an Empathie, also der Bereitschaft, sich in der eigenen Wahrnehmung auf das Erleben einer Patientin einzulassen. Empathie bedeutet, sich zeitlich begrenzt in die Situation einer anderen Person einzufühlen, um sie so besser verstehen zu können – und dabei die Grenze des eigenen Erlebens zu überschreiten. Dabei darf Empathie keinesfalls mit Identifikation verwechselt werden. Sich mit jemandem zu identifizieren, heißt zu glauben, man erlebe selbst gefühlsmäßig Ähnliches wie die eigentlich betroffene Person. Identifikation ist eine unprofessionelle Form der Nähe, weil sie die Grenze, dass der andere immer ein anderer bleibt, missachtet und damit der anderen Person die Achtung vor der Einmaligkeit und Unverwechselbarkeit des individuellen Lebens und Sterbens verweigert. In der Pflege heißt die Warnung davor oft: „Du kannst nicht mit jedem mitsterben!“.

Professionelle Distanz

Korrektiv
Mittel zum Ausgleich

Beide Formen professioneller Nähe (äußere Nähe, innerer Kontakt) brauchen zum Ausgleich ein notwendiges – flexibel einsetzbares – Korrektiv. Dies wird gemeinhin mit professioneller Distanz bezeichnet und zeitlich begrenzt eingenommen. Um auch unangenehme Tätigkeiten professionell durchführen zu können, wird vorübergehend

- das eigene Erleben zum Zwecke sachlicher (Zusammen-)Arbeit entweder überschritten (durch Empathie) oder ausgeschaltet (z. B. bei Widerwillen) sowie
- gegenüber den eigenen Emotionen ein innerer funktionaler Abstand gehalten.

Supervision
Beratungsform, die Gruppen und Teams begleitend hilft, ihr professionelles Handeln zu reflektieren und zu verbessern. Supervision kann auch als Einzelsupervision stattfinden.

Innere Kälte
Verlust des Kontaktes zu sich selbst

Zur eigenen Psychohyiene bedarf es vorangehend oder anschließend der Reflexion des eigenen Erlebens, die im günstigsten Fall im Rahmen von kollegialer Beratung oder Supervision stattfindet. In der Reflexion eigenen Erlebens werden die eigenen Gefühle bewusst hervorgeholt und betrachtet, um einen hilfreichen Umgang damit zu finden. Damit kann einer selbstschädigenden inneren Kälte vorgebeugt werden. Diese entsteht, wenn die eigenen Gefühle dauerhaft verdrängt oder verleugnet werden. Innere Kälte ist das genaue Gegenteil von professioneller Distanz. Professionelle Distanz bedeutet also nicht, unangenehmen Menschen oder Situationen aus dem Weg zu gehen (obgleich auch das manchmal nötig sein kann), sondern vielmehr **zeitlich begrenzt Distanz zu den eigenen Emotionen** zu finden. Wer sich nämlich immer nur situativ von seinem Denken, Handeln oder Fühlen leiten lässt, wird handlungsunfähig und kann sich nicht mehr selbst bestimmen. Je mehr es der handelnden Person gelingt, eine reflexive Distanz zu den vorgefundenen Gegebenheiten zu gewinnen, desto eher wird es ihr eher möglich sein, scheinbar unveränderliche Situationen zu analysieren und auf Basis dieser Analyse neue Lösungsansätze zu finden.

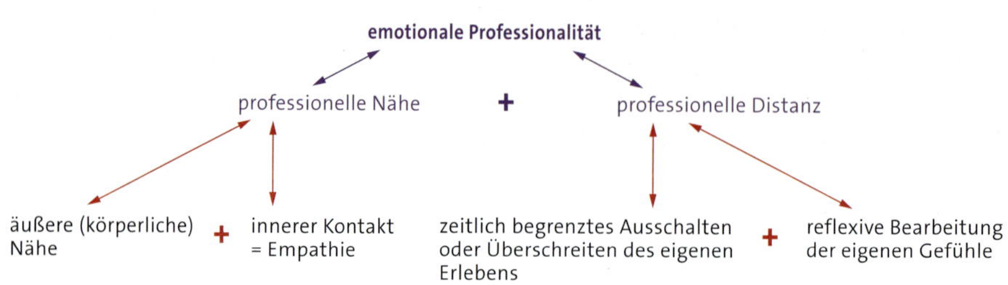

[1] Emotionale Professionalität

Emotions- und Gefühlsarbeit

Nähe und Distanz sind Ausdrucksweisen dafür, wie die **Interaktion** zwischen Menschen gestaltet werden kann. Die Interaktion zwischen Patienten und Pflegenden ist oft von einem ganzen Bündel an Gefühlen begleitet; diese können sich direkt auf die Protagonisten beziehen (z. B. Ekel, Angst, Sympathie), aber auch ganz andere Hintergründe haben.

Protagonist
in der griech. Tragödie der erste Schauspieler, heute allgemein der Held einer Erzählung, eines Romans oder Films

B Frau Anger hat seit kurzem den männlichen Pflegekollegen und Patienten gegenüber einen recht barschen, öfter auch verletzenden Ton. Auf Nachfrage der Leitung erzählt sie, ihr Mann habe sie kürzlich wegen einer anderen Frau verlassen.

In der Interaktion ist es nicht immer einfach, das eigene Erleben und die Gefühlswelt der anderen voneinander zu trennen – dabei ist das notwendig, weil der Umgang, das Austarieren von Nähe und Distanz davon abhängt. Folgende Begrifflichkeiten helfen bei der Unterscheidung:

- **Emotionsarbeit** ist die Leistung, die Angehörige personenbezogener Dienstleistungsberufe im Blick auf die ***eigenen* Gefühle** (z. B. Scham, Ekel, Ärger) erbringen. Wesentliche Elemente sind die Kontrolle, Reflexion und Bearbeitung eigener negativer Gefühle, weil sonst eine gelingende Beziehungsarbeit zu anderen schwierig wird.
- **Gefühlsarbeit** ist die Arbeit, die Angehörige personenbezogener Dienstleistungsberufe im Blick auf die **Gefühle *anderer*** erbringen. Zur Gefühlsarbeit gehört z. B. Vertrauens- und Motivationsarbeit, biografische Arbeit, Sterbe- und Trauerbegleitung.

Zu **Interaktionsstress** kommt es, wenn ein **permanenter Widerspruch** zwischen eigenen negativen Gefühlen und berufsbedingter emotionaler Zuwendung besteht. Wichtig im Sinne der Burnout-Prophylaxe ist eine kontinuierliche Emotionsarbeit, um innere Kälte als Ergebnis von dauerhaftem Interaktionsstress zu vermeiden.

Aushandeln von Nähe und Distanz

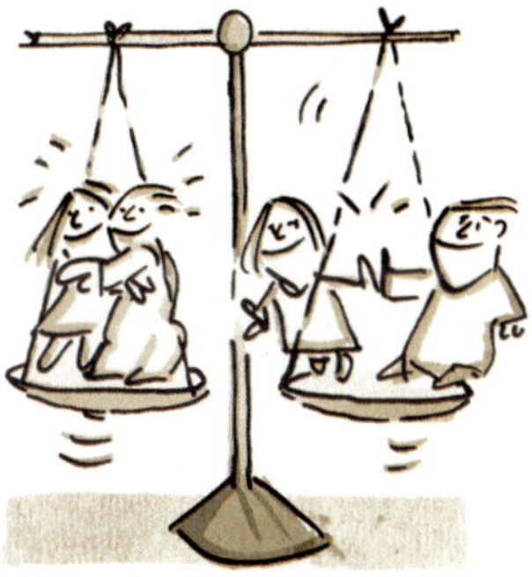

Die professionelle Beziehungsgestaltung wird entscheidend von einem ausgewogenen Verhältnis zwischen Nähe und Distanz bestimmt. Gelingende Pflegearbeit hängt maßgeblich davon ab, ob die Beziehung zu der pflegebedürftigen Person stimmt. Den richtigen „stimmigen" Abstand zu finden, der die Grenzen des anderen ebenso respektiert wie die eigenen Grenzen, ist eine permanente Aufgabe in der Arbeit mit Menschen. Weil wir immer wieder neuen Menschen in verschiedenen Situationen begegnen und uns auch selbst im Laufe der Jahre verändern, gibt es nicht den einen richtigen Abstand. Lernen lässt sich die Wahrnehmung und Reflexion der eigenen Nähe- und Distanzbedürfnisse – eine notwendige Voraussetzung für die Wahrnehmung der Grenzen und Bedürfnisse anderer.

Der „heilende" Aspekt einer stimmigen Beziehung wurde in der Arbeit von Ärzten und Psychotherapeuten schon oft beschrieben. In der Pflege wird der heilende Aspekt der gelingenden Beziehung weitaus weniger thematisiert, was nicht bedeutet, dass er weniger wichtig ist. Letztlich ziehen die meisten Pflegenden genau aus diesem Teil der Pflege die meiste Befriedigung und Anerkennung – und sie leiden, werden unzufrieden, wo sie nicht gelingt. Von daher lohnt sich die Anstrengung, Nähe und Distanz in der Pflegebeziehung als wesentlichen Teil professioneller Arbeit ernst zu nehmen.

5.6 Transkulturelle Pflege – Modelle und Theorien

In der Pflege sind verschiedene Modelle und Theorien für einen kultursensiblen Umgang mit Pflegebedürftigen entwickelt worden. Grundsätzlich kann man sie in statische und dynamische Modelle unterscheiden. Statische Modelle gehen von festen Regeln und Gepflogenheiten einer kulturellen Gruppe aus, die in der Pflege berücksichtigt werden müssen (z. B. alle Deutschen sind ordentlich, darum muss man in einem Zimmer eines Deutschen immer Ordnung halten). Dynamische Modelle wiederum versuchen, den Prozesscharakter in der kultursensiblen Pflege zu betonen. Sie weisen darauf hin, dass jeder Mensch individuelle kulturelle Gepflogenheiten lebt, die bei jeder Pflegehandlung berücksichtigt werden müssen (z. B. möchte Frau Müller gerne nur von Frauen gewaschen werden). Alle Modelle haben gemein, dass sie einen personenbezogenen Ansatz in der Pflege fördern wollen. Die im Folgenden dargestellten Modelle und Theorien sind transkulturell orientiert. Sie gehen von einem fließenden Miteinander verschiedener kultureller Einflüsse aus. Transkulturalität soll in diesem Zusammenhang die Gemeinsamkeiten der Kulturen betonen.

5.6.1 Leiningers Theorie der transkulturellen Pflege

Madeleine Leininger ist eine amerikanische Pflegewissenschaftlerin, die bereits in den 1950er Jahren den Bedarf für eine kultursensible Pflege festgestellt hat. Sie studierte Kulturanthropologie und untersuchte den Einfluss kultureller Unterschiede in der Pflege. Sie entwickelte in diesem Zusammenhang eine Pflegetheorie, in welcher sie das nach seiner Form benannte Sunrise-Modell als Grundlage für die Pflege darstellt.

Sunrise
engl. = Sonnenaufgang

Das Sunrise-Modell geht davon aus, dass Pflege eine weltumspannende Tätigkeit ist, die immer innerhalb von kulturellen und sozialen Strukturen stattfindet. SEs beschreibt die Faktoren, die – bewusst und unbewusst – auf die Pflegesituation Einfluss nehmen (Abb. 1, S. 453). Die aufgehende Sonne symbolisiert in dem Modell die unterschiedlichen Ebenen oder Kontexte, welche sich wechselseitig beeinflussen: von Innen nach Außen betrachtet, den Einzelnen und die individuelle Pflegesituation, institutionelle Einflussfaktoren (Recht, Technik usw.), übergreifende kulturelle und soziale Strukturen, schließlich der „Kranz" eines übergreifenden kulturellen Weltverständnisses. Gewissermaßen am „Horizont" gespiegelt dargestellt sind in dem Modell in der unteren Hälfte die verschiedenen Ebenen bzw. Reichweiten von Pflege.

B Frau Alrabei ist in Ägypten aufgewachsen. Sie lebt seit 20 Jahren in Deutschland und spricht sehr gut Deutsch. Sie wird von ihrer Hauskrankenpflegestation betreut, da sie an Diabetes mellitus erkrankt ist. Sie haben ihr bereits mehrmals erklärt, dass sie nicht mehr so viel Zucker zu sich nehmen darf. Frau Alrabei sagt jedoch, dass sie das Süße liebt und die Krankheit sowieso von Gott gegeben ist. Nach Leiningers Vorstellung beeinflussen hier kulturelle und religiöse Aspekte die Pflege.

Individuen oder Gruppen von Menschen bewegen sich in verschiedenen Systemen, die in die Pflege hineinreichen: Auf der einen Seite stehen traditionelle Vorstellungen und Systeme (z. B. heilkundliche Traditionen oder die Laienpflege), auf der anderen Seite stehen professionelle Vorstellungen und Systeme (z. B. moderne Medizin).

In der Pflege müssen alle diese Faktoren erkannt werden, um professionelle Entscheidungen fällen zu können. Transkulturelle Pflege kann dabei verschiedene Ziele haben:

- Erhalten und Bewahren von kulturellen Eigenheiten,
- Förderung von Anpassung an und Verständnis für die neue Kultur oder
- Förderung von Umstrukturierung und Änderung der kulturellen Verhaltensweisen.

Leiningers Theorie wird zugutegehalten, dass sie nicht nur den einzelnen Menschen, sondern auch Gruppen und Familien sowie Laienpflege und professionelle Pflege mit einbezieht. Gleichzeitig wirft man ihr aber auch vor, dass ihre statische Sichtweise auf Kultur die Abgrenzung der einzelnen Kulturen fördere. Das Modell von Leininger ist sehr komplex und nur mit einem großen kulturellen Vorwissen zu verstehen. Es verlangt von Pflegefachkräften, sich mit jeder einzelnen Kultur auseinanderzusetzen und sich in diesem Zusammenhang ein großes Fachwissen anzueignen.

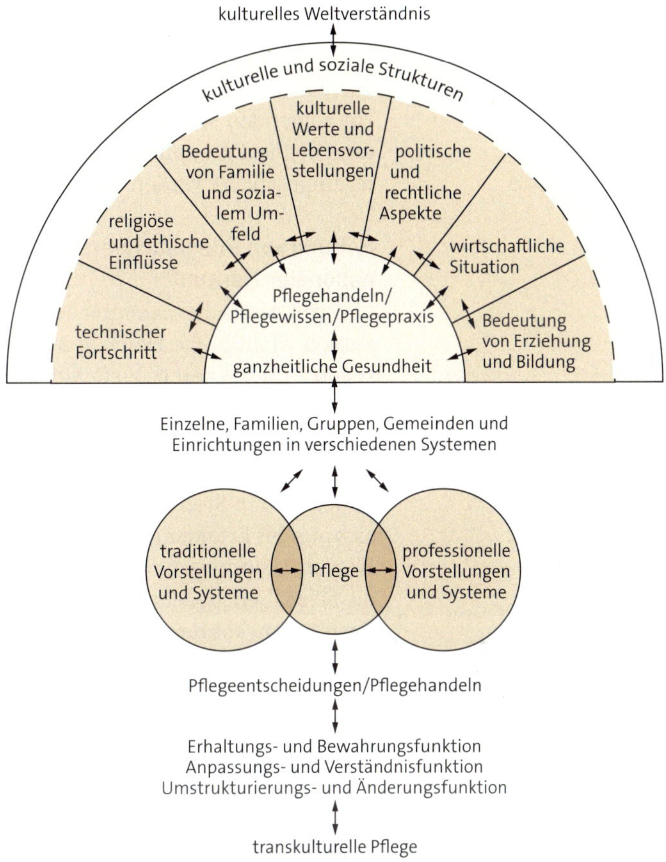

[1] **Sunrise-Modell nach Leininger. Pfeile deuten eine Beziehung zwischen den Feldern an.**

Transkulturelles Pflegemodell nach Andrews und Boyle 5.6.2

Andrews und Boyle haben in ihrem Buch „Transkulturelle Pflegekonzepte“ die Theorie von Leininger so weiterentwickelt, dass sie die Interaktion und Kommunikation in den Vordergrund kultursensibler Pflege gestellt haben. Sie machen deutlich, dass es keine Rezepte im Umgang mit Menschen aus anderen Kulturen gibt, sondern pflegerisches Handeln immer individuell angepasst werden, betonen den eigenen kulturellen Hintergrund von Pflegefachkräften, welcher mit seinen soziokulturellen Wertvorstellungen bewusst gemacht werden muss. Sie gehen davon aus, dass der Grad der kulturellen Übereinstimmung zwischen Pflegenden und Pflegebedürftigen die Pflegequalität beeinflusst.

Pflegende	Kommunikation	Pflegebedürftige
▪ kulturelle Identität ▪ ethnisch-geschichtlicher Hintergrund ▪ kulturelle Werte ▪ u. a. m.	Verbal Nonverbal Technik	▪ kulturelle Identität ▪ ethnisch-geschichtlicher Hintergrund ▪ kulturelle Werte ▪ u. a. m.
↕	⟷	↕
gesundheitsbezogene Werte, Einstellungen, Glaube und Heilkunde	Umweltfaktoren	gesundheitsbezogene Werte, Einstellungen, Glaube und Heilkunde

[2] **Modell der Transkulturellen Pflege nach Andrews und Boyle**

5.6.3 Transkulturelle und Interkulturelle Pflege – Praxis

Pflegeprozess | 435

Im Folgenden sollen beispielhaft einzelne Möglichkeiten praktisch umgesetzter kultursensibler Altenpflege gezeigt werden. Jede Situation im Pflegealltag muss individuell eingeschätzt werden. Der |Pflegeprozess strukturiert dabei das Pflegehandeln.

Haltung von Pflegefachpersonen zu Menschen unterschiedlicher kultureller und nationaler Herkunft

Um mit Menschen anderer Kulturen umgehen zu können, ist es für jede einzelne Person wichtig, die Haltung zur eigenen Kultur sowie der Kultur des anderen Menschen zu reflektieren. Viele Menschen haben Vorurteile gegenüber anderen Kulturen und denken in Stereotypen. **Vorurteile** können sowohl negativer (z. B. alle Schwaben sind geizig) oder positiver Art (z. B. alle Rheinländer sind freundlich) sein. Vorurteil bedeutet hierbei lediglich, dass die Person sich bereits eine persönliche Meinung gebildet hat. Ein **Stereotyp** hingegen ist eine feststehende Meinung über eine Person, die sich aus der Erfahrung mit Menschen der gleichen Gruppe oder einem vermeintlichen Wissen über diese Gruppe abgeleitet hat. Nimmt man also wieder das Vorurteil über die Schwaben, bedeutet dies, dass ich alle Schwaben, die ich treffe, für geizig halte. Aus Vorurteilen können sich also Stereotype ableiten oder es entstehen Vorurteile auf Grund von Stereotypen.

Vorurteile und Stereotypen sind für das soziale Handeln wichtig. Sie sollten aber nicht dazu führen, Menschen zu verurteilen. Im Rahmen einer kultursensiblen Pflege ist es von großer Bedeutung, sich mit den eigenen Vorurteilen und Stereotypen auseinander zu setzen und sie auch zu prüfen und zu korrigieren. Dazu ist eine offene Haltung gegenüber Menschen fremder Kulturen eine wesentliche Voraussetzung.

Pflegeanamnese
Die Pflegeanamnese ist die strukturierte Sammlung pflegerelevanter Informationen am Beginn des Pflegeprozesses (s. S. 425).

Pflegeanamnese bei Menschen mit Migrationshintergrund

Zu Beginn jedes Pflegeprozesses steht die |Pflegeanamnese. Sie wird in der Regel mit Hilfe eines Dokumentationssystems oder bestimmten Assessmentinstrumenten erhoben. Eine gründlich durchgeführte Pflegeanamnese kann helfen, den pflegebedürftigen Menschen in seinen „Eigenheiten" besser zu verstehen.

Unabhängig vom kulturellen Kontext kann es immer hilfreich sein, Angehörige mit einzubeziehen. Gerade ältere Migranten sind mit dem hiesigen Gesundheitswesen nicht vertraut. Sie können hierbei durch ihre Kinder Unterstützung erfahren.

Folgende Aspekte sollten in der Anamnese von Menschen mit Migrationshintergrund besondere Berücksichtigung finden:

- **Sprache:** Hier ist es sinnvoll, nicht nur das verbale Sprachverständnis einzuschätzen, sondern auch z. B. zu erfragen, ob die pflegebedürftige Person die deutsche Sprache auch lesen und schreiben kann.
- **Religiöser Hintergrund:** Die Zugehörigkeit zu einer religiösen Gemeinschaft kann durch die Ausübung von religiösen Ritualen und die Einhaltung von bestimmten Gesetzen und Pflichten Auswirkungen auf den pflegerischen Umgang haben. Ist Ihnen die genannte Religion unbekannt, holen Sie sich Fach- oder Expertenwissen ein. Bitten Sie den Pflegebedürftigen darum, Sie darauf hinzuweisen, wenn die Alltagsroutine nicht mit der Ausübung der Religion vereinbar ist.

- **Ernährung:** Die Ernährungsgewohnheiten vieler Migranten unterscheiden sich von der traditionellen deutschen Küche. Neben persönlichen Vorlieben und Gewohnheiten können auch religiöse Vorschriften eine Bedeutung haben.
- **Biografieorientierung:** Für die Pflege kann es von besonderer Bedeutung sein, was der Grund für die Migration war. Menschen können während der Migration traumatische Erlebnisse durch Gewalt und Verlust von lieb gewonnenen Menschen sowie der Heimat erfahren haben. Gleichzeitig empfinden viele Menschen aus anderen Kulturen es als eine Schande, nicht von der Familie pflegerisch betreut zu werden. Hier kann es hilfreich sein, Kontakt zu einem Seelsorger oder Sozialarbeiter aufzunehmen.

Eine ganzheitlich orientierte und personenbezogene Pflege versucht immer, die individuellen Wünsche und Erwartungen von Pflegebedürftigen umzusetzen. Daher muss auch bei einer kultursensiblen Pflege auf eine gute Kommunikation geachtet werden. Potenzielle Probleme können dadurch rechtzeitig erkannt und gelöst werden.

Dolmetscherdienste

Ergibt sich bei der Anamnese, dass die pflegebedürftige Person Probleme beim Sprechen oder Verstehen der deutschen Sprache hat, ist ein alternativer Lösungsansatz zu finden. Häufig stehen die Angehörigen und insbesondere die Kinder zum Dolmetschen zur Seite. Hierbei muss jedoch immer berücksichtigt werden, dass bestimmte Themen oder Bereiche des Lebens von den Kindern nicht oder nicht ausreichend übersetzt werden können. Dies gilt unter anderem für rechtsverbindliche Angelegenheiten.

online: Bundesverband der Dolmetscher und Übersetzer **www.bdue.de**

Ist dies der Fall oder hat die pflegebedürftige Person keine Angehörigen, die dolmetschen können, ist es sinnvoll, einen Dolmetscherdienst einzuschalten.

Eine dritte Möglichkeit ist das Einbeziehen von Mitarbeiterinnen, die die Muttersprache der pflegebedürftigen Person beherrschen. Jedoch muss auch hier berücksichtig werden, dass eine solche Übersetzung keine Rechtssicherheit bietet.

Grundsätzlich besteht bei einem gedolmetschtem Gespräch immer die Gefahr, dass Inhalte nicht oder nur unvollständig oder fehlinterpretiert weitergereicht werden. Ein solches gedolmetschtes Gespräch bedarf einer eingehenden Vor- und Nachbereitung und der Bereitschaft aller Beteiligten, sich auf diese Situation einzulassen.

Langfristig kann es hilfreich sein Übersetzungshilfen zu erstellen. Durch Mitarbeit von Angehörigen, Mitarbeiterinnen oder Dolmetscherdiensten können z. B. wichtige Pflegehandlungen auf Kärtchen notiert, übersetzt oder mit Bildsymbolen versehen werden. Ein Beispiel für ein solches Instrument sind die COOP-WONCA-Charts.

Bedeutung der nonverbalen Kommunikation

Die nonverbale Kommunikation ist von besonderer Bedeutung für die Pflege. Sie verlangt aber auch immer, dass nonverbale Kommunikationszeichen sowohl vom Sender als auch vom Empfänger verstanden werden können. Im Umgang mit Menschen aus anderen Kulturkreisen kann es hierbei zu Verständigungsschwierigkeiten kommen: Im hiesigen Kulturkreis wird z. B. ein Kopfnicken allgemein als Bejahung verstanden. Im östlichen Mittelmeerraum wird jedoch in einigen Regionen ein deutliches Nein mit einem Kopfnicken unterstützt. Pflegefachkräften muss also bewusst sein, dass beim Senden vermeintlich eindeutiger, nonverbaler Signale die Nachricht nicht unbedingt vermittelt wird. Das Gleiche gilt für das Empfangen von nonverbalen Signalen. Es ist hier hilfreich, sich immer wieder auch verbal zu versichern, dass der Inhalt der Nachricht richtig verstanden wurde.

Lebensgeschichte

Wo geboren, wo aufgewachsen (Stadt/Land)?
Aufenthaltsorte (frühere, gegenwärtige)?
Herkunft, Schichtzugehörigkeit soziale Position?
Lebensform im Herkunftsland?
Welche biografische Ereignisse?

Pflege

Vorstellungen über Rolle und Aufgaben der Pflegenden?
Eigene Pflegepraktiken?
Vorbehalte gegenüber bestimmten pflegerischen Verrichtungen?
Genderspezifische Vorbehalte?
Erwartungen an die Pflege?

Gesundheit und Krankheit

Krankheitserklärungsmodell (Bezeichnung, Ursache, Symptome, Bedeutung, Therapie und Heilungssaussichten)?
Verhältnis von Psyche und Körper?
Stigmata in Bezug auf Krankheit?
Verhältnis zur Biomedizin?
Erfahrungen mit dem Gesundheitssystem?
Kenntnisse über das hiesige Gesundheitswesen?
(Religiöse) Heilpraktiken?
Wer entscheidet im Krankheitsprozess (Patientin, Familie, soziales Netz)?

Zugehörigkeit

Herkunft?
Nationalität(en)?
Gruppenzugehörigkeit(en)
Zweitgeneration?
Binationale Ehe?

Ernährung

Ernährungsgewohnheiten?
Hauptnahrungsmittel, Zubereitungsarten, Gewürze?
Getränke?
Essenszeiten?
Religiöser Einfluss?
Fastenregeln?

Migrationsgeschichte

Migrationsgünde?
Fluchtgeschichte?
Kriegs- und Gewalterfahrungen (Traumatisierung)?
Migrationserwartungen?
Integrationsgeschichte?
Diskriminierungs- und Rassismuserfahrungen?
Rückkehrpläne?
Situation im Herkunftsland?
Veränderungen im Lebensstil durch die Migration?

Erfassung der Patientinnen-Perspektive

Individuell
Biografiezentriert
Antikulturalistisch
Einbezug der sozialen Praxis
Kontextbezogen
Situationsbezogen
Ganzheitlich
Ressourcenorientiert
Systemorientiert
Interaktiv
Selbstreflexiv

Schmerz

Schmerzausdruck?
Schmerzverhalten?
Schmerzerfahrungen?
Rolle der Familie in der Schmerzbewältigung?
Schmerz als Kommunikationsmittel?

Frauen

Frauenbild und Rollenkonzept?
Frauenspezifische Konflikte?
Gewalterfahrungen (Beschneidung, Vergewaltigung, Gewalt in der Ehe)?
Konzepte bezüglich Schwangerschaft, Geburt und Verhütung?

Kommunikation

Muttersprache?
Kenntnisse der ortsüblichen Sprache?
Fremdsprachenkenntisse?
Lesen und Schreiben?
Kommunikationsregeln und -weisen?
Nonverbale Kommunikationsformen?
Höflichkeitsregeln?
Bedeutung von körperlichen Berührungen, Nähe und Distanz?
Ausdruck von Emotionen?
Wunsch nach DolmetscherIn?
Wunsch nach Informationsmaterial in der Muttersprache?

Aufenthaltsstatus

Ausländerrechtlicher Status?
Unsicherer Aufenthaltsstatus?
Ausreisetermin festgelegt?
Von der Abschiebung bedroht?
Illegalisierter Aufenthalt?
Eingebürgert?

Religion

Religiöse Zugehörigkeit(en)?
Praktizierend?
Religiöse Praktiken?
Einflüsse auf bestimmte Lebensbereiche (Ernährung, Tod und Sterben, Genderrollen etc.)?
Religiöse Heilrituale?
Kontakte zu religiösen FührerInnen?
Kultgegenstände?
Wunsch nach Andachtsraum?

Soziales Netz

Familiensystem?
Bezug zur Familie?
Unterstützung durch die Familie?
Besuchspraktiken?
Soziales Netz im Aufnahmeland?
Mitgliedschaft in religiösen, politischen oder ethnospezifischen Vereinen?
Transnationales Netz?
Transnationale Kommunikationsformen (Brief, Telefon, Besuche)?
Kontakte zum Herkunftsland?

Umgebung

Wohnort?
Wohnbedingungen (Wohnungsgröße, Standard, etc.)?
Wohnform (alleine, Familie, erweiterte Familie, Bekannte)?
Kontakte mit NachbarInnen?
Vernetzungen in der Nachbarschaft

Arbeit, Beruf und Ausbildung

Im Herkunftsland?
Im Aufnahmeland?
Berufliche Perspektiven?
Berufliche Zufriedenheit?
Berufliche Anerkennung?
Ausbildungswünsche?
Ökonomische Situation?

[1] Transkulturelle Pflegeanamnese (Domenig, Dagmar (Hrsg.): Transkulturelle Kompetenz. Lehrbuch für Pflege-, Gesundheits- und Sozialberufe. Verlag Hans Huber, Bern, 2. Auflage 2007, S. 309)

Sterben und Tod – das Ende des Lebens 5.7

Auf Grund der verbesserten Lebenssituation und medizinischen Versorgung hat sich die Lebenserwartung besonders für die Menschen in Westeuropa enorm erhöht. Doch das Leben ist endlich. Nur zu gern wird dieser Gedanke verdrängt. Die Themen Sterben und Tod gelten in der westlichen Gesellschaft als Tabuthemen. Im Rahmen der Pflege von alten Menschen sind jedoch gerade dies Themen, die von besonderer Bedeutung sind. Im Gegensatz zu anderen Berufen sind Sterben und Tod Bestandteil des pflegerischen Berufsalltags.

Die wenigsten Menschen möchten ohne die Gesellschaft Anderer leben und sterben. Daher ist die Unterstützung Sterbender eine wichtige Aufgabe. Sie umfasst nicht nur alle ärztlichen, sondern vor allem auch pflegerischen Hilfestellungen, die sich sowohl auf körperliche Unterstützung beziehen, als auch auf die geistig-seelische Hilfe. Die Begleitung Sterbender stellt eine bedeutungsvolle Aufgabe dar.

Sterbeorte 5.7.1

Sterben kann an verschiedenen Orten stattfinden. Viele Menschen wünschen sich ein Sterben zuhause im Kreise ihrer Lieben. Bedingt durch schwere Erkrankungen und Pflegeabhängigkeit verlagert sich das Sterben heutzutage eher in Institutionen wie Krankenhäuser, Pflegeheime oder Hospizeinrichtungen.

Pflegefachkräfte sollten daher versuchen, Sterbenden die letzte „Heimstatt" so angenehm wie möglich zu gestalten. Wünsche sollten respektiert und unterstützt werden. Hierzu kann das Aufstellen von Bildern und Pflanzen oder auch der letzte Besuch des geliebten Haustieres gehören.

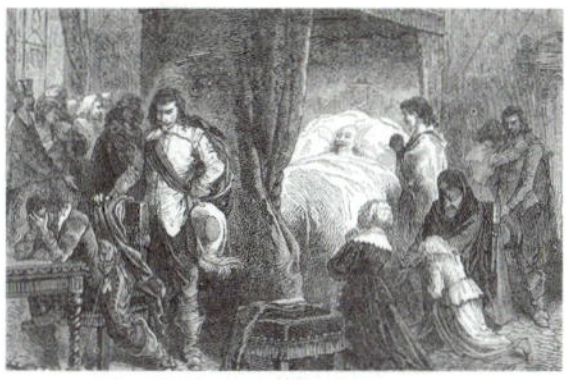

[2] Bis ins letzte Jahrhundert hinein war es üblich, dass Menschen zu Hause im Kreise ihrer Angehörigen starben.

Sterbephasen nach Elisabeth Kübler-Ross 5.7.2

Elisabeth Kübler-Ross war eine der bedeutendsten „Sterbeforscherinnen" unserer Zeit. Im Rahmen ihrer Tätigkeit als Psychiaterin arbeitete sie in Krankenhäusern sowie als Dozentin und Professorin. Angeregt durch die Arbeit mit Schwerstkranken begann sie die systematische Erforschung des Sterbevorgangs und gründete in den USA Hospize für Todkranke. Bekannt wurde sie mit der Publikation „Interviews mit Sterbenden". Die durch sie analysierten Phasen des Sterbens werden nachfolgend dargestellt.

Phase 1: Nicht-wahrhaben-Wollen und Isolierung

Der betroffene Mensch kann seine unheilbare Erkrankung innerlich für sich noch nicht anerkennen. Er verleugnet die Situation, wodurch der Schock gemildert wird. Gleichzeitig gewinnt er dadurch Zeit, die Kraft zu sammeln, die er für die Verarbeitung der Wahrheit benötigt.

Kennzeichen der Phase 1:

- Der Betroffene fordert neue Untersuchungen ein, glaubt an Verwechslungen.
- Verordnungen werden nicht eingehalten.
- Die Situation wird verleugnet.

> **B** Frau Münch hat gestern von ihrer behandelnden Ärztin erfahren, dass sie auf Grund ihrer Krebserkrankung bereits Metastasen im ganzen Körper hat und die Krankheit nicht mehr heilbar sein wird. Am Nachmittag gehen Sie in Ihr Zimmer, um mit ihr darüber zu sprechen. Sie finden Frau Münch in bester Laune. Als Sie das Thema auf die Erkrankung lenken wollen, wiegelt Frau Münch ab: „Ach, Frau Dr. Hohenberg hat doch keine Ahnung. Ich bin kerngesund! Schauen Sie mich doch an. Ich habe noch nicht einmal Schmerzen!“

Phase 2: Zorn

Heftige Gefühle wie Zorn und Eifersucht breiten sich aus, wenn der Betroffene seine tödliche Erkrankung anerkannt hat.

Kennzeichen der Phase 2:

- Der Betroffene äußert negative Emotionen (z. B. Unzufriedenheit mit Essen).
- Streitigkeiten mit Angehörigen
- aggressive Beschuldigungen
- Fragen wie: Warum muss es mich treffen?

> **B** Ein paar Wochen später möchte keiner mehr bei Frau Münch eingeteilt sein. Sie ist unausstehlich geworden. Sie ist mit allem unzufrieden, schreit das Pflegepersonal an, und streitet sich sogar mit ihrer über Alles geliebten Tochter. Sie hat so böse Worte benutzt, dass die Pflegefachfrau Frau Altenberg die Tochter trösten musste. Sie hat versucht, der Tochter zu erklären, dass diese Phase ganz normal sei. Jetzt sei es wichtig, dass man Frau Münch zuhört und Anschuldigungen nicht persönlich nimmt. Frau Altenberg hat ein Kommunikationsseminar besucht und kennt viele Gesprächstechniken, die den Betroffenen helfen können, ihre Gefühle auszusprechen.

Phase 3: Verhandeln

In dieser Phase, die häufig sehr kurz ist, wird der bevorstehende Tod als unvermeidbar anerkannt. Der Betroffene versucht durch „Verhandeln“, seine Lebenszeit zu verlängern. Er ist in dieser Phase sehr verletzlich.

Kennzeichen der Phase 3:

- Bitte um andere Therapien
- Engagement bei der Durchführung von Therapien
- Verhandlungen mit Gott
- Versprechungen werden gemacht

> **B** Frau Münch geht es inzwischen richtig schlecht. Die Schmerzen nehmen zu und sie kann sich kaum noch bewegen. Bei der morgendlichen Körperpflege fragt sie: „Sie kennen sich doch gut aus. Können Sie nicht mal für mich einen anderen Arzt herausfinden? Es muss doch irgendetwas geben, dass ich wieder gesund werde. Ich kann nicht glauben, dass der Herrgott mir ein solches Schicksal zugeteilt hat.“ Sie versprechen ihr, sich zu erkundigen und vereinbaren einen Termin mit ihrer behandelnden Ärztin. Gleichzeitig bieten Sie Frau Münch an, die Seelsorge der hiesigen Gemeinde in Anspruch zu nehmen. Frau Münch ist dankbar und freut sich auf den Besuch des Seelsorgers.

Phase 4: Depression (Phase der Traurigkeit)

Der sterbende Mensch versinkt in dieser Phase in Traurigkeit und Hoffnungslosigkeit. Ihn übermannt das Gefühl des entsetzlichen Verlustes und er beginnt selbst zu trauern. Am Ende dieser Phase ziehen sich viele Sterbende zurück und lösen sich von den bestehenden Bindungen.

Kennzeichen der Phase 4:

- Zurückliegende Versäumnisse werden bereut.
- Der Verlust der Angehörigen wird betrauert.
- Schuldgefühle treten hervor.
- Das Testament wird angefertigt.
- Die Lebensphilosophie wird geändert.
- Eine Aussöhnung mit anderen Menschen findet statt.

> **B** Pflegefachmann Herr Musil berichtet aus dem Spätdienst, dass Frau Münch ihn heute gebeten hat, den Kasten mit ihren Papieren aus dem Schrank zu holen. Als er später wieder kommt, zeigt sie ihm, dass sie ihr Testament noch einmal überarbeitet hat. Sie bittet ihn, den Notar anzurufen und einen Termin für morgen zu machen, damit alles seine Richtigkeit hat. Als Sie ihre Nachtdienstrunde machen und noch einmal in Frau Münchs Zimmer reinschauen, sehen sie sie auf dem Bett liegen und hören, wie sie am Telefon sagt: „Ich bereue es richtig, dass ich in den letzten Jahren kaum noch etwas unternommen habe ...“.

Phase 5: Zustimmung

Das Ende des Sterbeprozesses ist gekennzeichnet durch die Phase der Zustimmung. Der Betroffene erwartet in Ruhe und Frieden das Ende seines Lebens und akzeptiert den vor ihm liegenden Tod.

Kennzeichen der Phase 5:

- Der Betroffene ist müde und schwach, bedarf oft der Ruhe
- großes Ruhebedürfnis
- Der Betroffene ist relativ frei von Gefühlen.

> **B** Frau Münch liegt jetzt nur noch im Bett. Sie ist schwach und ihre Stimme ist kaum noch zu verstehen. Sie schläft viel. Wenn sie wach ist, lächelt sie freundlich. Die Angehörigen wechseln sich in der Sterbebegleitung ab. Sie haben einen Pflegestuhl mit ins Zimmer gestellt, damit sich die Tochter ab und zu ein wenig ausruhen kann.

Nicht bei jedem Menschen vollziehen sich diese Sterbephasen gleich. Manche überspringen eine oder mehrere Phasen, andere wiederum stagnieren in einer Phase. Dies zu erkennen und den Sterbenden bei seinem Prozess zu unterstützen, stellt eine wichtige Aufgabe von Pflegefachkräften dar. Zorn und Unverständnis können dadurch vermieden werden.

Allgemeine Aufgaben an die Sterbebegleitung
Nähe spürbar machen Dem Sterbenden beistehen und ihn nicht allein lassen, ist eine wichtige Aufgabe der Sterbebegleitung. Händehalten, Streicheln und Berühren sind dabei genauso wichtig, wie ein gutes Gespräch. Dadurch kann dem Sterbenden ein Gefühl von Nähe, Geborgenheit und Anteilnahme wahrhaft vermittelt werden.
Zuhören können Einfühlendes Zuhören und Verstehen der Ängste und Nöte von Sterbenden hilft Nähe zu schaffen. Dabei sollte ein Vertrösten mit Floskeln (z. B. „Es wird schon wieder!“) vermieden werden. Die Hörfähigkeit des Sterbenden bleibt oft bis in die tiefe Bewusstlosigkeit erhalten. Hierauf muss bei Gesprächen am Bett geachtet werden.
Achtung und Respekt ausstrahlen Die Persönlichkeit des Sterbenden muss akzeptiert werden, wobei Wertschätzung und würdevoller Umgang das Pflegehandeln leiten sollen.
Gefühle zulassen Um als Begleiter „echt“ zu wirken, ist es notwendig, die eigenen Gefühle und die des Sterbenden zuzulassen und ernst zu nehmen.
Einbeziehung der Angehörigen In der Sterbebegleitung nimmt die Einbeziehung der Angehörigen einen wichtigen Aspekt ein. Dadurch wird es dem Sterbenden ermöglicht, sich von ihnen zu lösen und Abschied zu nehmen. Da das Loslassen auch für die Angehörigen ein schwerer Prozess ist, benötigen sie häufig Unterstützung durch Pflegefachkräfte.

5.7.3 Sterben bei demenziell erkrankten Menschen

Insbesondere Menschen mit demenziellen Erkrankungen können sich in der Endphase des Lebens nicht mehr verbal mitteilen. Gleichzeitig ist den Pflegefachkräften auf Grund der langen Erkrankungsdauer häufig nicht bekannt, was der Pflegebedürftige mit Tod und Sterben assoziiert oder welche Wünsche er für die Sterbebegleitung hat. Hierbei können Auskünfte von Angehörigen Aufschluss geben.

Da das Sterben von demenziell erkrankten Menschen nicht kognitiv bewusst wahrgenommen werden kann, reagieren sie erst bei Auftreten von körperlichen Symptomen (z. B. Schmerzen oder Atemnot). Hier ist es dann besonders wichtig, dass Pflegefachkräfte in Absprache mit Ärzten versuchen, diese Symptome zu lindern.

Die Sterbephase bei demenziell erkrankten Menschen wird häufig nicht als solche wahrgenommen, da die typischen Symptome wie Schwäche, Abgeschlagenheit oder ein allgemeines Krankheitsgefühl fehlen. Gleichzeitig nehmen die Betroffenen aber die Stimmungslage in ihrer Umgebung sehr sensibel wahr. Somit ist im Umgang mit sterbenden, demenziell erkrankten Menschen die nonverbale Kommunikation von großer Wichtigkeit. Religiöse und spirituelle Zuwendung kann beruhigend wirken. Auch hier müssen Religionszugehörigkeit und individuelle Gewohnheiten bei der Auswahl der Maßnahmen Berücksichtigung finden.

Patientenverfügung 5.7.4

Die Patientenverfügung ist seit 2009 gesetzlich als eine Form der Selbstbestimmung verankert. Sie ermöglicht es Ärzten und Pflegekräften, den Willen des pflegebedürftigen Menschens zu berücksichtigen, ohne sich wegen unterlassener Hilfe strafbar zu machen. Unabhängig von der rechtlichen Verpflichtung besteht für Pflegefachkräfte ein ethischer Anspruch an die Umsetzung der Wünsche in einer Patientenverfügung. Pflegefachkräfte dürfen nicht gegen den expliziten Willen eines Menschen handeln. Daher sollte bei der Aufnahme eines neuen Bewohners oder eines Pflegebedürftigen in einer ambulanten Pflegeeinrichtung nach Existenz und Inhalt einer solchen Patientenverfügung gefragt werden.

Die Patientenverfügung stellt eine Willenserklärung eines Menschen zu einem Zeitpunkt dar, an welchem er sich zu Fragen über die medizinische und pflegerische Betreuung am Ende seines Lebens äußert. Hierzu gehören z. B.

- Formen von lebenserhaltenden Maßnahmen (z. B. künstliche Ernährung, künstliche Beatmung, Dialyse, Antibiotikabehandlung)
- Wiederbelebung (Reanimation)
- Schmerz- und Symptombehandlung
- Transfusion und Transplantation

Zur Erstellung einer Patientenverfügung ist es hilfreich, sich beraten zu lassen. Seit 2018 sollte in jeder Einrichtung der „stationären Langzeitpflege" eine kostenlose Beratungen der Bewohner angeboten werden.

online

Broschüre des Bundesministeriums der Justiz und für Verbraucherschutz zum Thema Patientenverfügung
www.bmjv.de
▸ Patientenverfügung

Sterberituale 5.7.5

Um Sterbende entsprechend ihrer Bedürfnisse begleiten zu können, ist es notwendig, sich mit verschiedenen Aspekten des Sterbens auseinanderzusetzen. Hierzu gehören unterschiedliche Sterbeorte und -rituale. Pflegefachkräfte benötigen daher ein Basiswissen über Sterberituale in den verschiedenen Weltreligionen. Dadurch können Verhaltensweisen von Sterbenden besser verstanden, akzeptiert und unterstützt werden. Pflegefachkräfte vermitteln mit Hilfe ihres Fachwissens und ihrer Zuwendung sterbenden Menschen Verständnis und Akzeptanz. Für Sterbende kann es von besonderer Bedeutung sein, durch die Ausübung der eigenen Religion mit dem nahenden Tod zurechtzukommen.

Gläubige stellen sich in allen Lebensphasen Fragen über den Tod und haben sich bereits ihr ganzes Leben damit beschäftigt.

Da man die einzelnen Riten nicht losgelöst von den Religionen betrachten kann, werden im Folgenden Sterberituale in verschiedenen Weltreligionen kurz dargestellt. Weiterhin wird die Rolle von Angehörigen sowie Bedeutung und Gebräuche von ritueller Waschung und Gebetsritualen beschrieben. Jeder Mensch ist jedoch unabhängig von einer Religionszugehörigkeit eine eigenständige Persönlichkeit, die ihren Glauben individuell auslebt. Aus diesem Grund sind die dargelegten Rituale zwar Grundlagen dieser Religionen, werden aber regional und individuell unterschiedlich ausgelebt.

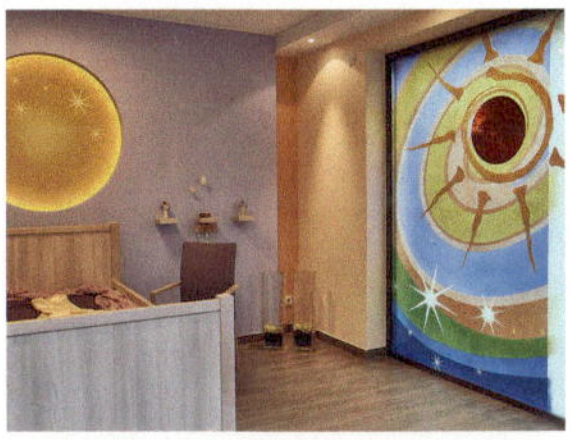

[1] Ein besonderer Sterbeort: Kinderhospiz

Sterberituale im Christentum

Das Christentum geht von einem Leben nach dem Tod aus. Anhänger Jesu hoffen auf die Auferstehung des ganzen Menschen als Einheit von Leib und Seele. Gläubige Christen sehen das Sterben als Chance, sich auf das nahe Ende und das Leben nach dem Tod vorzubereiten.

Unter Christen gibt es eine Vielzahl von Überzeugungen, deren Vorstellungen über das Leben nach dem Tod sehr verschieden sind. Gerade Gläubige in orthodoxen oder Freikirchen variieren in ihrer religiösen Ausübung teilweise erheblich von der katholischen und evangelischen Kirche. Die entscheidenden Grundsätze und Praktiken eines jeden einzelnen Christen kann man erfahren, indem man ihn oder seine Angehörigen befragt. Die folgenden Ausführungen beziehen sich auf den Katholizismus und den Protestantismus.

Eucharistie
Abendmahl

Absolution
priesterliche Lossprechung von Sünden und Schuld

Sakrament
christliches Ritual, in dem und durch das Christen Gottes heilende und liebevolle Zuwendung hautnah und handgreiflich erleben

Die regelmäßigen Besuche der Sonntagsmesse haben für **Katholiken** eine große Bedeutung. Sie feiern dort die Eucharistie. Für einen Sterbenden, der keine Möglichkeit hat, an einem Gottesdienst teilzunehmen, besteht die Möglichkeit, einen Pfarrer an sein Krankenbett zu rufen. Hierbei kann auf Wunsch der sterbende Mensch die Beichte ablegen. Darauf wird dann vom Pfarrer die Absolution erteilt.

Auch **Protestanten** wünschen teilweise bei nahendem Tod die Feier des Abendmahls. Dazu wird ein Pfarrer gerufen, der dann gemeinsam mit dem Sterbenden das Glaubensbekenntnis spricht. Die Abnahme der Beichte ist in der evangelischen Kirche nicht üblich, aber möglich.

Besteht bei katholischen Gläubigen unmittelbare Todesgefahr, erhalten sie die Sterbekommunion mit Brot und Wein. Diese Wegzehrung soll den Sterbenden auf dem Weg durch den Tod, Gott entgegen, stärken.

Die Krankensalbung, früher bekannt unter dem Begriff „Letzte Ölung", ist neben dem Abendmahl ein weiteres Sakrament der Katholiken. Sie erfolgt nach dem Schuldbekenntnis oder der Beichte. Hierbei werden Stirn und Hände mit Öl gesalbt und im Anschluss daran gebetet.

Zu den Sterberitualen **aller christlichen Kirchengemeinschaften** gehört der Besuch von Verwandten und Freunden. Den Wünschen des Sterbenden entsprechend werden Gebete gesprochen, vertraute Bibelverse vorgelesen oder auch Lieder gesungen. Andachtskalender oder Poster mit Bibelzitaten oder anderen religiösen Texten, die dem Patienten Mut machen oder Trost spenden, können im Krankenzimmer aufgehängt werden. Auf keinen Fall sollte der Sterbende allein gelassen werden. Die Nähe wird durch das Halten der Hand verstärkt.

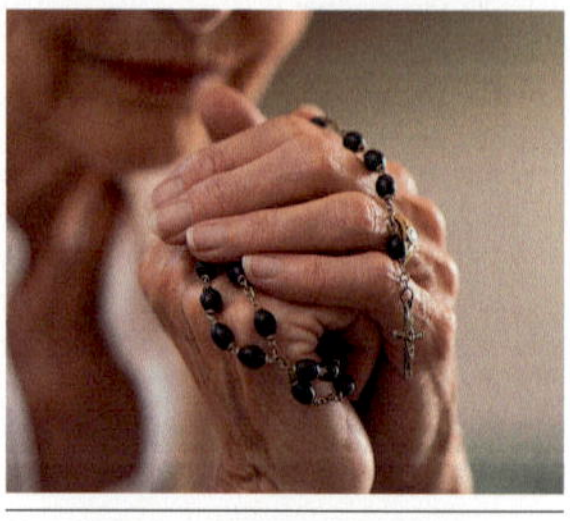

[1] Hände mit Rosenkranz. Die Hände eines sterbenden Menschen werden gehalten.

Kerzen dienen Katholiken als Symbol der Auferstehung. Weitere Glaubenssymbole der katholischen Kirche sind das Kruzifix mit der Darstellung des Körpers Jesu Christi, die Bibel, ein Rosenkranz oder ein Marien- oder Heiligenbild. Diese können sterbenden Personen in die Hand gegeben werden (Abb. 1).

Ist der Mensch verstorben, wird die Waschung des Toten durchgeführt. Hierbei spielt die in anderen Religionen durchgeführte rituelle Waschung keine Rolle. Viele Gläubige wünschen, dass im Anschluss hieran die Hände wie zum Gebet gefaltet werden. Bei Katholiken kann eines der Glaubenssymbole (Kruzifix, Rosenkranz) und unabhängig von der Konfession eine Blume in die Hände gelegt werden.

Auf Wunsch der Angehörigen wird der Leichnam in einem extra dafür vorgesehenen Raum aufgebahrt. Dies dient dem Abschiednehmen von dem Toten.

Sterberituale im Islam

Der Koran lehrt, dass der Tod unvermeidbar und somit die letzte Erfahrung im irdischen Dasein ist. Der Verstorbene tritt dabei in eine andere Existenzform über. Da der Tod im Islam als Erfüllung des Lebens gilt, aber nicht als dessen Ende, sollen sich Sterbende nicht gegen den Tod auflehnen. Die islamische Gottes- und Glaubenslehre besagt, dass der Mensch nach dem Tod in einer anderen Daseinsform weiterleben wird. Im islamischen Kulturkreis erlernen die Menschen den Umgang mit dem Sterben schon in ihrer Kindheit.

Koran
Heilige Schrift der Moslems

Den Toten in seiner letzten weltlichen Stunde nicht allein zu lassen, gilt als eine selbstverständliche Pflicht der Muslime. Der Sterbende soll durch die Anwesenheit seiner Angehörigen und Freunde spüren, dass er in seiner schwersten Stunde begleitet wird. Diejenigen, welche sich etwas haben zu Schulden kommen lassen (Eifersucht, Verleumdung, Betrug, Kränkung etc.), bitten den Sterbenden jetzt um Vergebung. Daher herrscht im Sterbezimmer oft ein Kommen und Gehen. Andersherum muss dem Sterbenden die Gelegenheit gegeben werden, seinerseits um Verzeihung zu bitten, damit er unbelastet in den Tod gehen kann. Oft bleiben die Angehörigen am Sterbebett und vollziehen Riten und Zeremonien, beten für und mit dem Sterbenden. Dabei wird immer wieder das muslimische Glaubensbekenntnis gesprochen.

Wenn der Betroffene keine Familie oder Freunde hat, kommt ein Imam und übernimmt die Begleitung des Sterbenden. Hier wird deutlich, welch hohen Stellenwert die Familie bei der Begleitung des Sterbenden und somit in der Durchführung der traditionellen Riten und Zeremonien einnimmt.

Imam
geistlicher Führer der Muslime

Nach den Vorschriften des Korans ist es die Pflicht eines jeden Muslimen, fünfmal am Tag zu beten. Da das islamische Gebet sehr anstrengend ist, dürfen bettlägerige Personen sitzen oder liegen, während das Bett möglichst Richtung Mekka zeigen soll. Der Kopf des Sterbenden liegt dabei leicht erhöht und die Beine liegen ausgestreckt.

Wenn der Sterbende nicht mehr selbst in der Lage ist zu beten, ist es die Aufgabe der Angehörigen, diese Gebetsworte ein letztes Mal dem Sterbenden ins Ohr zu flüstern. Der Sterbende sollte dabei auf der Seite und mit dem Gesicht nach Mekka liegen.

Im Islam erfolgt die rituelle Reinigung vor jedem Gebet. Der Koran schreibt vor, dass Gesicht, Ohren, Stirn, Füße, Hände und Arme bis zu den Knöcheln mit fließendem Wasser vor dem Gebet zu reinigen sind. Die Nase wird durch Hochziehen gereinigt und der Mund ausgespült.

Nach islamischem Verständnis wird der Verstorbene nach dem Eintritt des Todes einer rituellen Waschung unterzogen. Dies muss so schnell wie möglich geschehen, sodass der Tote zur Ruhe kommt. Diese Waschung ist der Anfang der rituellen Bestattung. Sie darf nur von Muslimen ausgeführt werden; dabei ist zu beachten, dass verstorbene Frauen nur von Frauen gewaschen und verstorbene Männer nur von Männern gewaschen werden dürfen. Die Ausnahme besteht bei Eheleuten, hier darf auch der Ehegatte die verstorbene Ehefrau und umgekehrt waschen.

5.8 Trauer – der Abschied vom Leben

Trauer und Traurigkeit sind den meisten Menschen nicht fremd. Auf vielfältige Weise begegnen sie uns Menschen während des Lebens. So kann zum Beispiel eine verpasste berufliche Chance, der Tod eines geliebten Menschen oder sogar der Verlust eines Haustieres Trauer in uns auslösen.

Im Alltag reichen Tod und Abschied immer wieder in das Leben hinein, jedoch meist als Erlebnisse anderer. Betrifft es die eigene Person, so stellen Tod und Abschied dramatische Erfahrungen dar, die das Leben vollkommen auf den Kopf stellen. Der Umgang mit Trauer ist dabei immer individuell unterschiedlich.

5.8.1 Trauerreaktionen

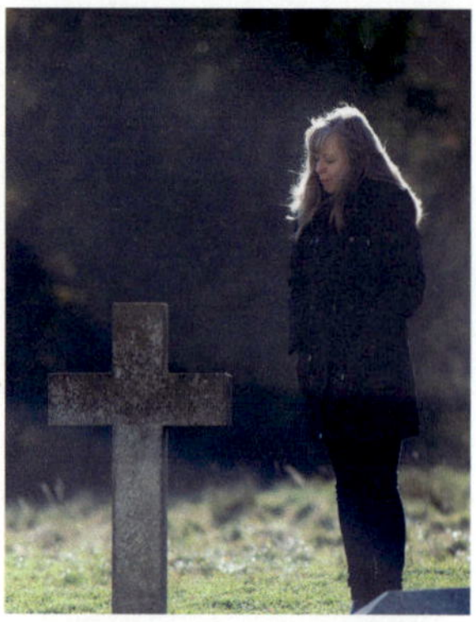

[1] Der regelmäßige Besuch des Grabes eines geliebten Menschen dient der Trauerbewältigung.

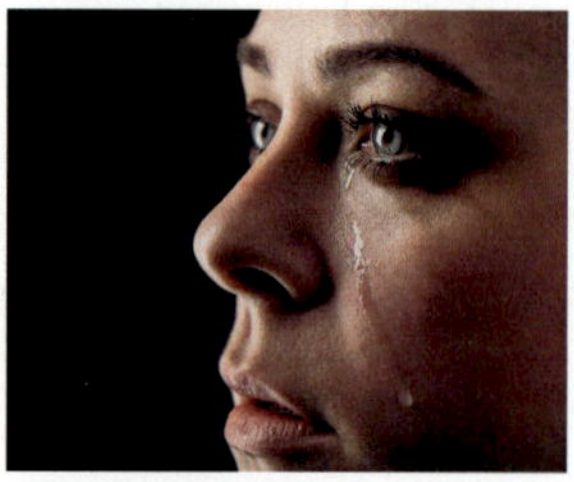

[2] Frau drückt ihre Trauer durch Weinen aus.

Trauernde durchleben verschiedene Änderungen in ihren Gefühlen, Gedanken und Verhaltensweisen wie auch in ihren körperlichen Reaktionen. Der Abschied von einem nahestehenden Menschen bedeutet häufig Schmerz [Abb. 2]. Abhängig von der Todesart (War der Tod vorhersehbar? Wird er als Erlösung wahrgenommen?) und den Todesumständen (z. B. langjähriges Krebsleiden, Suizid, Gewaltverbrechen) sind die Reaktionen von Trauer sehr individuell. Verschiedene Reaktionen treten zu Tage, die wichtig für die Verarbeitung der Situation sind. Auf diese Weise wird der erlittene Verlust für den Trauernden begreifbar gemacht.

Mögliche Reaktionen auf den Tod eines nahestehenden Menschen sind in Tab. 1 aufgezeigt.

Gefühle	Körperliche Reaktionen	Gedanken und Wahrnehmungen	Verhaltensänderungen
■ Abgestumpftheit ■ Aggression, Hass, Zorn, Wut ■ Angst, Hilflosigkeit ■ Befreiung ■ Betäubung, Leere ■ Traurigkeit ■ Dankbarkeit ■ Einsamkeit ■ Gleichgültigkeit ■ Kummer, Schmerz, Verzweiflung ■ Schock ■ Schuldgefühle ■ Sehnsucht ■ Zynismus ■ Erschöpfung ■ innere Unruhe	■ Appetitlosigkeit ■ Verdauungsstörungen ■ Beklemmung ■ Herzklopfen ■ Kurzatmigkeit ■ Müdigkeit ■ Muskelschwäche ■ Überaktivität ■ verändertes Raum-/Zeitempfinden ■ Zittern ■ Störungen der Konzentration und Merkfähigkeit	■ Der Verstorbene wird mit den Sinnen wahrgenommen in Form von Halluzinationen (Sehen, Riechen, Hören, Fühlen). ■ Rückzug in eine Fantasiewelt mit dem Verstorbenen	■ Weinen, Schreien, Lachen ■ Beschäftigung mit Dingen, die an den Verstorbenen erinnern ■ sozialer Rückzug ■ Desinteresse an Aktivitäten ■ Verlangsamung ■ Zerstreutheit

[Tab. 1] Trauerreaktionen

Abhängig von verschiedenen Einflussfaktoren unterscheiden sich die Reaktionen und der Verlauf von Trauer stark voneinander.

Zu diesen Einflussfaktoren gehören:
- Kulturkreis
- Religion
- Persönlichkeit
- Beziehungsqualität
- die Art des Todes
- frühere Verluste
- der aktuelle Gesundheitszustand
- das soziale Umfeld
- parallel verlaufende Krisen
- Alter und Geschlecht
- berufliche Position und finanzieller Status

Der Trauerprozess 5.8.2

Trauer ist eine charakteristische psychophysische Reaktion des Menschen auf tatsächliche oder angenommene Verluste. Menschen erleben Trauer, wenn sie persönlich Bedeutsames verlieren. Bei der wissenschaftlichen Auseinandersetzung mit dem Phänomen Trauer zeigte sich, dass beim Umgang mit dem Tod eines nahestehenden Menschen komplexe Trauerphänomene zu bewältigen sind. Die Trauerpsychologie unterscheidet bei der Bewältigung der Trauer mehrere Phasen, die nicht in jedem Trauerfall zwingend gleichartig ablaufen. Jedoch finden sich in allen Erklärungsmodellen die Phänomene Schock, Sehnsucht und Verzweiflung sowie Trauerbewältigung und -abschluss.

Trauerphasen nach Verena Kast

Verena Kast entwickelte im Rahmen ihrer Tätigkeit als Psychologin ein Modell von Trauerphasen. Durch die Beobachtung von Trauernden und durch die Auseinandersetzung mit Träumen Trauernder gelang es ihr, ein umfassendes Modell des Trauerns zu konzipieren, welches heute als eines der wichtigsten Grundlagen für das Verständnis von Trauerprozessen gilt. Das Modell macht deutlich, dass der Tod eines nahestehenden Menschen einen gravierenden Einschnitt in das Leben von Angehörigen darstellt. Die Hinterbliebenen werden vor völlig neue Aufgaben gestellt, die es zu bewältigen gilt, um den Tod effektiv verarbeiten zu können.

Das Trauermodell nach Kast untergliedert sich in vier Phasen:

1. **Die Phase des Nicht-wahrhaben-Wollens**
   Der betroffene Mensch ist schockiert, erscheint gelähmt und erstarrt. Er kann die Situation noch nicht begreifen.
2. **Die Phase der aufbrechenden Emotionen**
   An die Stelle von Empfindungslosigkeit treten heftige Gefühle, z. B. Wut, Protest, Angst, Ohnmacht und Verzweiflung.
3. **Die Phase des Suchens und Sich-Trennens**
   Der trauernde Mensch hält Rückblick und erkennt die Dinge, die in der Beziehung zu dem Verstorbenen wichtig waren. Dadurch kann er sich öffnen und in den Verlust einwilligen.
4. **Die Phase des neuen Selbst- und Weltbezugs**
   Der Mensch lernt, „abschiedlich“ zu erleben, er akzeptiert, dass Verluste zum Leben gehören.

Phasen der Trauer nach Worden

Ein weiteres Modell zum Phänomen Trauer beschrieb der amerikanische Trauerbegleiter J. William Worden in den 1980er Jahren. Er definierte vier Trauerphasen, die bewältigt werden müssen. Dies dient dazu, um aus der Trauerphase ohne psychische und physische Einschränkungen hervorzugehen.

- **Phase 1:** Die Todesrealität akzeptieren: Der Trauernde soll den Tod emotional/spirituell als wirklich erfahren können.
- **Phase 2:** Den Trauerschmerz erfahren: Der Trauernde soll seine schmerzlichen Gefühle in kanalisierter Form ausdrücken können.
- **Phase 3:** Sich auf ein Leben als Einzelner einstellen: Der Hinterbliebene soll sich auf seine neue Rolle in der veränderten Umwelt einstellen können.
- **Phase 4:** Emotionale Energie abziehen: Der Hinterbliebene soll einen Teil der emotionalen Energie, die in die Beziehung zum Verstorbenen geflossen ist, für andere Aktivitäten und Beziehung nutzen können.

stringent
bündig, zwingend, streng

Das Durchlaufen des Trauerprozesses erfolgt in der Regel nicht stringent. Die Art und Weise der Trauerbewältigung hängt sehr stark von der Persönlichkeit des Trauernden, seiner Beziehung zu dem Verstorbenen und dessen Todesumständen ab. Auch der zeitliche Rahmen ist unterschiedlich, den Hinterbliebene zum Abschiednehmen benötigen. Wie der Trauerprozess verläuft, hängt von seiner Dauer und Intensität ab.

5.8.3 Unterstützung und Betreuung von Trauernden

Jede Betreuung von Trauernden ist ein individuelles Ereignis, sodass es kein festes Schema für den Umgang mit Trauernden gibt. Dennoch haben sich einige Vorgehensweisen in der Praxis bewährt und als hilfreich erwiesen.

Zunächst ist es wichtig, im Rahmen der pflegerischen Anamnese zu erfassen, was der Hinterbliebene unter dem erlittenen Verlust versteht und in welcher Phase des Trauerprozesses er sich befindet. Sich Zeit zu nehmen für ein einfühlsames Gespräch, steht dabei an oberster Stelle. Der Betroffene soll dadurch zu einer offenen Kommunikation ermutigt, aber nicht gedrängt werden. Nur so kann eine Vertrauensbasis geschaffen werden, die eine individuelle Pflege ermöglicht.

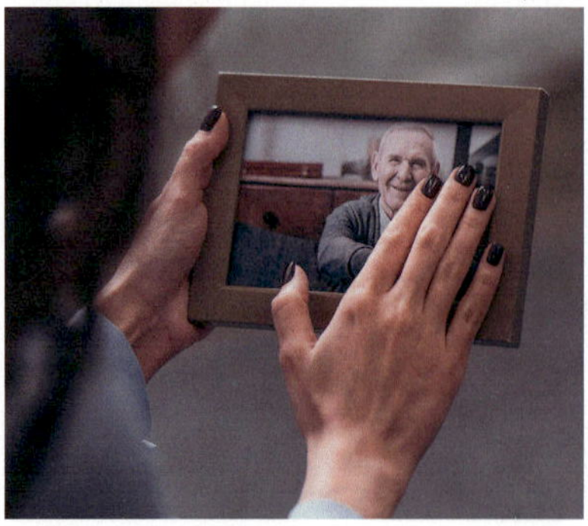

Folgende Fragen können ein solches Gespräch leiten (in Anlehnung an Käppeli 2002):

- Worüber spricht der Pflegeempfänger, welche Themen stehen im Vordergrund?
- Wie spricht er über den Verlust? (Worte, Ausdrücke?)
- Welche Erinnerungen an frühere Verlusterlebnisse hat er?
- Was hat ihm dabei geholfen?
- Welche Ressourcen zeigt der Pflegeempfänger?
- Welche Bedürfnisse äußert er (körperlich, psychisch, sozial)?
- Welche Selbstpflegedefizite stelle ich fest? (z. B. mangelnde Körperpflege, gestörtes Essverhalten, Schlafstörungen?)

Aufgaben der Trauerbegleitung

Um die Aufgabe als Trauerbegleiter erfolgreich wahrnehmen zu können ist es hilfreich, sich zunächst persönlich mit dem Umgang von Verlusten auseinanderzusetzen und eine eigene „Trauerphilosophie" zu entwickeln. Nur so kann eine Basis für den Umgang mit solchen Grenzsituationen geschaffen werden. Der Besuch eines Sterbe- oder Trauerseminars sowie Teamgespräche und Supervision helfen dabei.

Um Trauer zu lösen, ist das Gespräch erforderlich. Es braucht Gesprächspartner, die zuhören und mit denen man über den Verstorbenen sprechen kann. Es ist wichtig, dass jeder Mensch die Möglichkeit hat, seine Trauer auszuleben.

Aufgabe der Trauerbegleitung ist, gemeinsam mit dem Betroffenen die Trauerphasen zu „durchleben" und alle Gefühle zuzulassen. Trauernde benötigen nicht nur Zeit, sondern auch die Gewissheit, dass teilweise widersprüchliche Gedanken und Emotionen erlaubt sind. Hier haben die begleitenden Pflegenden die Aufgabe, den Raum für die Trauer zu schaffen und den Hinterbliebenen individuell zu unterstützen. Das schließt auch die Information über den Trauerprozess mit ein.

Zentrale Fähigkeiten für die Trauerbegleitung sind Kommunikationsfähigkeit, Sensibilität, Mitgefühl und Empathie sowie das Bewusstsein von eigenen Grenzen. Im Rahmen der Pflege sollte die Pflegefachkraft sich ebenso ihrer Mittlerfunktion zwischen Angehörigen, Selbsthilfegruppen oder psychologischer Beratung bewusst sein. Auch bei alltäglichen Verrichtungen, wie z. B. Körperpflege, ist die fachkundige Unterstützung der Pflegenden gefragt. Häufig können Trauernde sich in ihrer schweren Situation nicht selbst versorgen, so dass Pflegekräfte versuchen müssen, diese Defizite durch entsprechende Maßnahmen auszugleichen.

Alter, Gesundheit und Krankheit 5.9

Alter und Altern aus der Sicht unterschiedlicher wissenschaftlicher Disziplinen 5.9.1

Der Alterungsprozess ist ein wesentlicher Teil des Lebens und somit Schwerpunkt vieler wissenschaftlicher Untersuchungen. Jede Wissenschaft (z. B. Biologie, Psychologie, Medizin, Soziologie, Pflegewissenschaft, Philosophie, Erziehungswissenschaften, Sozialwissenschaften) fokussiert dabei einzelne oder mehrere Aspekte des Alterns. So sind die Biologen besonders daran interessiert, in welcher Form sich die menschliche Zelle als Grundbaustein unseres Körpers im Laufe eines Lebens verändert, während die Psychologen eher einen Schwerpunkt auf das komplexe Geschehen des Verhaltens von alten Menschen legen. Die Mediziner beschäftigen sich mit Erkrankungen des alternden Menschen, die Soziologen untersuchen die Grundlagen der Gesellschaft in Bezug auf Altersfragen. Gerade in den letzten Jahren haben die Bemühungen zugenommen, interdisziplinär an Fragen, die das Alter betreffen, zu arbeiten.

interdisziplinär
Interdisziplinäre Zusammenarbeit bedeutet, dass Menschen aus verschiedenen Wissenschaften ihre Ideen vernetzen und sich austauschen.
Dies bringt den Vorteil, dass mehrere Aspekte eines Problems betrachtet werden können und Lösungen ihren einseitigen Charakter verlieren. Interdisziplinäre Zusammenarbeit wird auch **Interdisziplinarität** genannt.

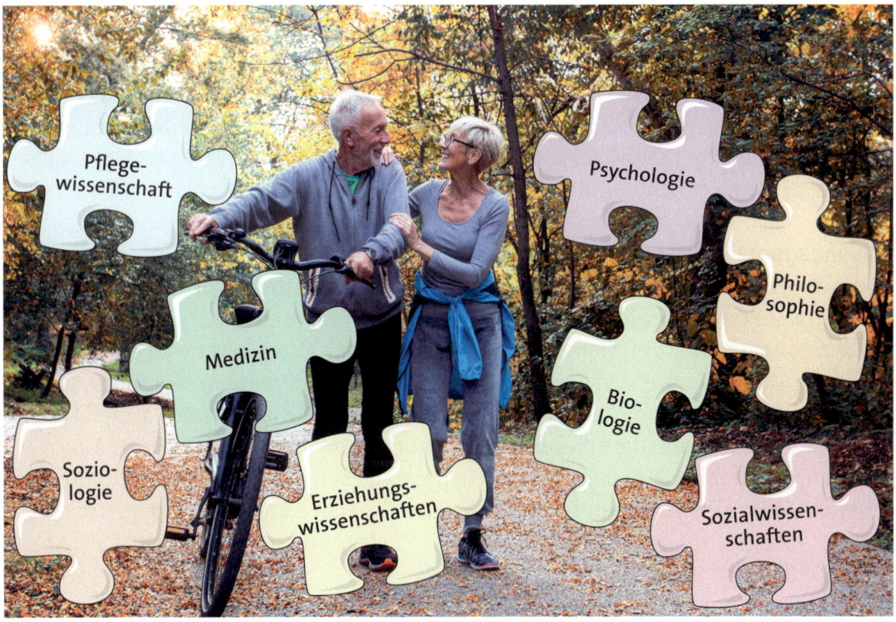

Aus dieser Interdisziplinarität sind wiederum eigene wissenschaftliche Disziplinen hervorgegangen, die sich speziell mit Fragen des Alters und des Alterns auseinander setzten. Auf der einen Seite steht die **Gerontologie**, die so genannte Alternsforschung. Auf der anderen Seite steht die **Geriatrie**, die Erforschung von Krankheiten im Alter. Beide Begriffe gehen auf das griechische Wort *Geron*, der Greis, zurück.

Aber auch der Begriff des alten Menschen hat sich verändert. Wenn noch zu Beginn des 20. Jahrhunderts die Lebensphase des Altseins lediglich die recht kurze Zeit zwischen dem Ende der Erwerbstätigkeit und dem Tod beschrieben hat, gehen wir heute davon aus, dass diese Periode bis zu einem Drittel der Lebenszeit einnimmt. Das Rentenalter liegt in Deutschland offiziell bei 67 Jahren, und eine persönliche Lebenserwartung von 80 bis 90 Jahren ist keine Seltenheit mehr.

Um das Alter zu erforschen, wurden von diversen Wissenschaftsdisziplinen Theorien und Modelle entworfen. Diese unterscheiden sich inhaltlich in ihren Schwerpunkten.

Defizit- und das Kompensationsmodell

In den frühen Jahren der Altersforschung war vor allem das Arbeitsverhalten älterer Menschen von Interesse. Besonders durch die zunehmende Industrialisierung im 19. Jahrhundert galt: Nur der Beste darf arbeiten. Wer keinen vollen Arbeitseinsatz mehr zeigen konnte (z. B. aufgrund seines Alters), wurde „ausgemustert". Hieraus wurde das **Defizitmodell** abgeleitet. Dieses geht davon aus, dass der Mensch im Alter Fähigkeitsmerkmale verliert und ein Defizit gegenüber jüngeren Menschen entsteht. Hierzu gehören z. B. verminderte körperliche und geistige Leistungsfähigkeit. Im Gegensatz überwiegt heute die Meinung, dass mit zunehmendem Alter *keine* Abnahme der Arbeitsleistung zu erwarten sei. Das **Kompensationsmodell** geht davon aus, dass ältere Arbeitnehmer Minderleistungen in Teilbereichen durch Stärken in anderen Bereichen ausgleichen (kompensieren).

Defizit
deficire lat. = fehlen, ausgehen

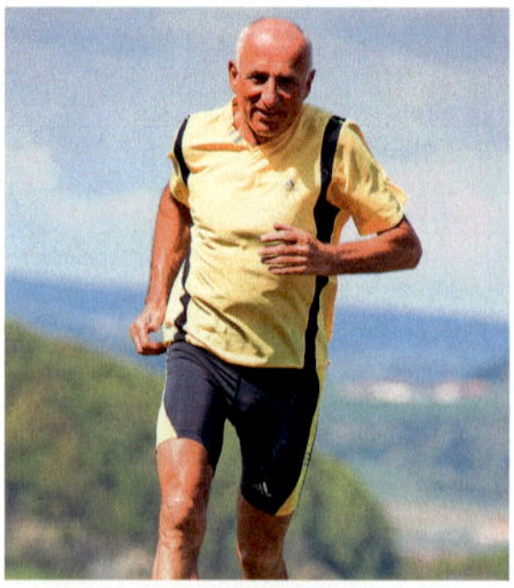

[1] Marathon-Läufer

Aktivitätstheorie

Im Gegensatz zu den oben vorgestellten körperorientierten Theorien, hat diese Theorie einen sozialpsychologisch orientierten Charakter. Sie geht davon aus, dass es einen Zusammenhang zwischen dem **Aktivitätsniveau** und der **Lebenszufriedenheit** eines Menschen gibt. Unter Aktivitätsniveau wird dabei die Intensität und Intimität, also die Stärke und Nähe sozialer Kontakte verstanden. Damit behaupten die Anhänger dieser Theorie, dass nur diejenigen Menschen glücklich und zufrieden alt werden, die in der Lage sind, aktiv etwas leisten zu können, und das Gefühl haben, von anderen gebraucht zu werden. Jedem Menschen sind in einer Gesellschaft Rollen und Aufgaben zugewiesen, die aber im Alter abnehmen. Je besser Rollen – und Kontaktverluste ausgeglichen werden, desto glücklicher und zufriedener sind alte Menschen.

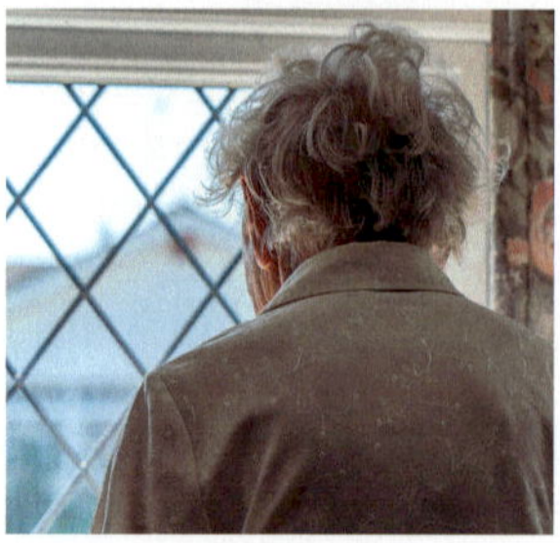

[2] Sozialer Rückzug im Alter

Disengagementtheorie

Diese ebenfalls sozialpsychologische Theorie geht wiederum davon aus, dass die Rollen- und Kontaktverluste älterer Menschen nicht nur gesellschaftlich gesteuert werden, sondern auch vom alten Menschen selbst ausgehen, also ein individueller Prozess sind. Alte Menschen ziehen sich im Angesicht ihrer abnehmenden Leistungsfähigkeit sowie des nahenden Todes aus der Gesellschaft zurück. Die Vertreter dieser Theorie erheben den Anspruch, dass dieser Rückzug Voraussetzung für zufriedenes Altern sei. Ein Hauptkritikpunkt an dieser Theorie ist, dass Lebenszufriedenheit bei alten Menschen nicht immer mit einer Verringerung der sozialen Aktivität gekoppelt ist.

disengagement
engl. = Rückzug

Kontinuitätstheorie

Eine Lösung für die Diskussion, welche Theorie denn nun die richtige sei, bietet die Kontinuitätstheorie. Sie sagt aus, dass der Mensch zufrieden altert, der seinen Lebensstil aus früheren Lebensphasen weitgehend beibehalten kann. Das heißt, dass der Mensch, der schon immer gesellig war, auch im Alter gern in Gesellschaft sein wird, und der Mensch, der sich auch schon in jungen Jahren zurückgezogen hat, dies auch im Alter bevorzugen wird. Voraussetzung hierfür ist, dass sowohl Verhaltensweisen als auch der Lebensstil vom alten Menschen selbst bestimmt werden können.

disuse
engl. = nicht nutzen

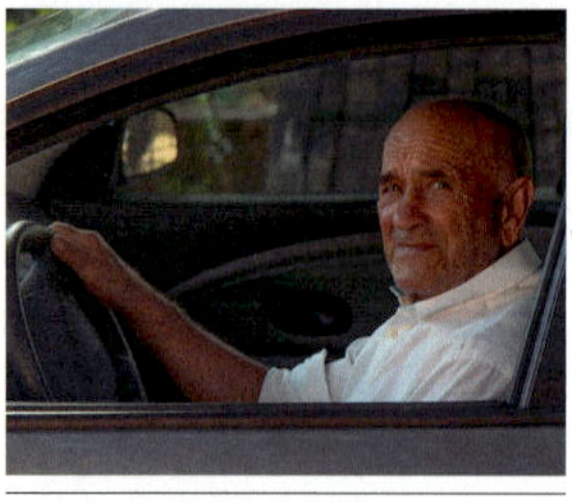

[3] Autofahren im Alter

Disuse-Hypothese

Nach dieser Hypothese können sich nur Fähigkeiten entwickeln, die dauerhaft benutzt werden. Fähigkeiten, die nicht genutzt werden, verkümmern. Die Disuse-Hypothese kann auf viele Fähigkeiten, die im Alter nachlassen, übertragen werden. Ein alter Mensch, der sich längere Zeit im Krankenhaus nicht selbst waschen konnte, wird sich danach schwer tun, diese Tätigkeit wieder zu übernehmen. Andererseits können ältere Menschen, die tagtäglich Auto fahren, sich diese Fähigkeit auch bis ins hohe Alter erhalten.

Altern als Veränderungsprozess

5.9.2

Eine mögliche Sichtweise auf das Altern ist, es als Veränderungsprozess zu verstehen. Dieser handelt von Alternsvorgängen, deren Bedingungen und Folgen. Altern beginnt bereits in dem Moment, in dem wir das Licht der Welt erblicken. Von diesem Zeitpunkt an ist es ein Prozess, der biologischen, psychischen sowie sozialen Einflüssen unterliegt und erst mit dem Tod endet.

Alter und der Alterungsprozess stehen als Themengebiete der Gerontologie im Interesse der Wissenschaft. Die Gerontologie widmet sich unter anderem der Entwicklung verschiedener Modelle des Alters und Alterns. Während des Alterns und mit zunehmendem Alter verändern sich die Zusammensetzung unseres Körpers, unsere zwischenmenschlichen Beziehungen, die Sicht auf uns selbst und damit auch unser Selbstvertrauen sowie das Selbstwertgefühl. Weiterhin ändert sich aber auch das Fremdbild, das heißt das Bild anderer über uns. Jeder Mensch wird in unterschiedlichen Lebensaltern verschieden wahrgenommen. Dies ist vor allem durch Altersstereotype beeinflusst.

Gerontologie | 470

Altern hat auch eine soziale und damit gesellschaftliche Bedeutung. Insbesondere Pflegefachkräfte in der Altenpflege müssen ihre eigene Einstellung zum Altern und zu alten Menschen zu Beginn ihrer Ausbildung reflektieren. Hierzu gehören neben der Reflexion persönlicher Erfahrungen die Beziehungen zwischen Alter und Produktivität, Alter als Erfahrungsschatz sowie Alter und Deprivation.

Deprivation
Verlust bestimmter Fähigkeiten
deprivare, lat. = entziehen

Leo Tolstoi beschreibt unser Leben als Zusammenspiel von Licht und Schatten. Diese Sichtweise auf unser Leben steht im Gegensatz zu häufig anzutreffenden Altersstereotypen. Alter wird in unserer Gesellschaft immer noch mit Gebrechlichkeit und Hilfsbedürftigkeit gleichgesetzt. Hierbei wird nicht berücksichtigt, dass viele alte Menschen ihren Lebensabend genießen. Sie sind in der Lage, auf ein langes und erfülltes Leben zurückzublicken. Andere leiden an chronischen Krankheiten, die vielleicht einen Großteil ihres Lebens bestimmen, aber dennoch Zeit und Raum lassen können für schöne Lebensmomente. Altern ist also ein individueller Prozess, der von jedem anders wahrgenommen wird. Alte Menschen nutzen ihre Zeit in vielfältiger Weise. Ihr Leben ist ein Zusammenspiel von Licht und Schatten.

„Die ganze Vielfältigkeit, der ganze Reiz und die ganze Schönheit unseres Lebens setzen sich aus Licht und Schatten zusammen.“ *Leo Tolstoi*

In unserer westlichen Gesellschaft wird Produktivität häufig mit Erwerbstätigkeit gleichgesetzt. Dies führt dazu, dass Produktivität außerhalb des Berufes nicht immer wahrgenommen wird. Dies betrifft die häusliche Arbeit (Kindererziehung, Putzen, Kochen), aber auch informelle Tätigkeiten von Rentnern.

Generell unterscheidet man vier verschiedene Formen des Ausdrucks von Produktivität:

- handwerklich/ mit den Händen tätig sein: z. B. Haus-, Hand- oder Gartenarbeit verrichten,
- geistig/mit dem Kopf tätig sein: z. B. Ideen haben oder seine Autobiografie schreiben,
- emotional involviert sein: z. B. glücklich sein, Anteil nehmen,
- soziale Unterstützung anbieten.

Das durchschnittliche Renteneintrittsalter lag 2023 bei 64,4 Jahren. Der Anteil an Personen im Rentenalter, die einer Erwerbstätigkeit nachgehen, kontinuierlich zu. Dies betrifft z. B. Selbstständige ebenso wie geringfügig Beschäftigte, deren geringe Altersrente einen Hinzuverdienst erfordert.

Neben der Erwerbstätigkeit gibt es für alte Menschen jedoch die Möglichkeit, in ihrer Freizeit innerhalb verschiedener Netzwerke (z. B. Familie oder Freunde) tätig zu werden. Hierzu gehören

- Unterstützungsleistungen innerhalb der Familie
- Nutzung des Wissens- und Erfahrungspotenzials
- ehrenamtliche Tätigkeiten, z. B. in Kirchen und Vereinen

Eine wichtige Aufgabe im Alter ist die **Unterstützung innerhalb der Familie**. Wenn man die soziale Unterstützung in Familien aufrechnet, stellt man fest, dass Menschen bis zum 75. Lebensjahr mehr soziale Unterstützung leisten als sie empfangen. Dies kehrt sich erst im achten Lebensjahrzehnt um.

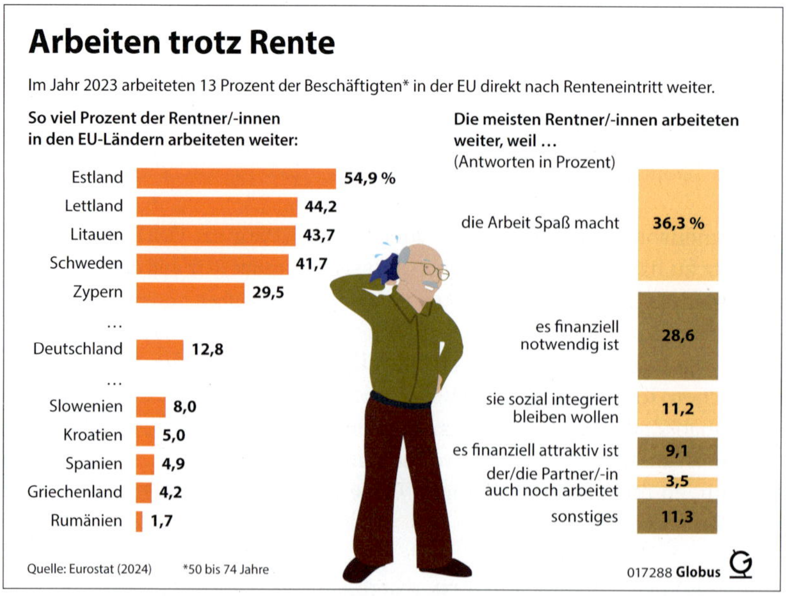

Die Gesellschaft wiederum hat die Chance, das **Wissens- und Erfahrungspotenzial** der älteren Generation zu nutzen. Hierzu gehören z. B. die Kenntnisse älterer Arbeitnehmer, aber auch älterer Menschen in Beraterfunktionen. Viele Probleme, die wir heute haben, sind bereits in der Vergangenheit gelöst worden. Ältere Menschen können hier auf ihre Erfahrungen zurückgreifen.

Traditionell wird der Begriff Alter auch mit Weisheit und Gelehrsamkeit sowie Besonnenheit gleichgesetzt. So hat der Ältestenrat des Parlamentes die zentrale Funktion, Konflikte zu schlichten und Lösungen vorzuschlagen.

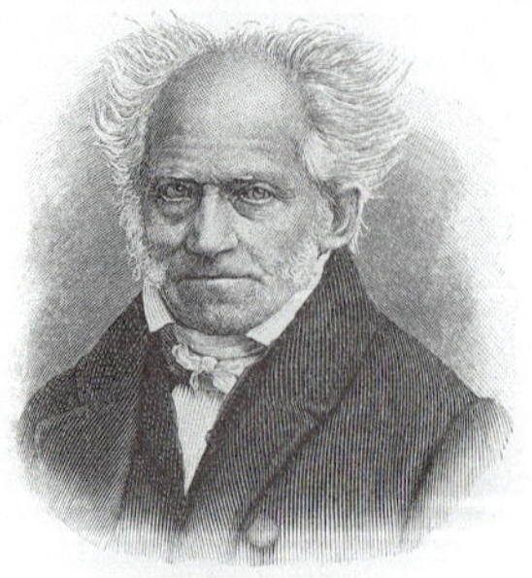

[1] Arthur Schopenhauer (1782–1860), deutscher Philosoph

„Erfahrung und Gelehrsamkeit sind erst jetzt eigentlich reich geworden: man hat Zeit und Gelegenheit gehabt, die Dinge von allen Seiten zu betrachten und zu bedenken, hat jedes mit jedem zusammengehalten und ihre Berührungspunkte und Verbindungsglieder herausgefunden: wodurch man sie aller erst jetzt so recht im Zusammenhang versteht ... Nur wer alt wird, erhält eine vollständige und angemessene Vorstellung vom Leben, indem er es in seiner Ganzheit und seinem natürlichen Verlauf nicht nur von der Eingangs- sondern auch von der Ausgangsseite übersieht.“

(Schopenhauer, 1851)

Der Philosoph Schopenhauer betont den reichen Erfahrungsschatz von alten Menschen. Es ist also gut, bei schwierigen Problemen und Fragen die Hilfe Älterer mit ihrer „Lebensweisheit“ in Anspruch zu nehmen. Voraussetzung hierfür ist natürlich auch, dass sich diese Offenheit für neue Sichtweisen sowie Kritikfähigkeit bewahren konnte.

Alltag und Wohnformen im Alter 5.9.3

Allgemeine Aspekte

Alltag kennzeichnet sich dadurch, dass er kein besonderer Tag ist. Alltag findet immer statt. Er wird unabhängig vom Alter von allen Menschen erlebt. Bestimmte Tätigkeiten wie Schlafen, Wachen und Essen geben unserem Alltag Struktur.

Unterschiede im Erleben von Alltag werden durch Geschlecht, Gesundheitszustand, sozialen Status, Normen und Familienbeziehungen bestimmt. Alltagsaktivitäten verändern sich mit zunehmendem Alter. Sowohl veränderte Wahrnehmungsfähigkeit als auch mögliche eingeschränkte Mobilität führen im Alter zu einer zunehmenden Konzentration der Alltagsaktivitäten auf den eigenen Wohnraum. So haben Altersforscher z. B. festgestellt, dass ältere Menschen, die nicht erwerbstätig sind, durchschnittlich weniger als drei Stunden am Tag außer Haus sind. Die Wohnung wird somit Dreh- und Angelpunkt des Daseins. Aus diesem Grund wird im Alter *Alltag mit Wohnalltag* gleichgesetzt. Die Wohnsituation beeinflusst alle alltäglichen Dinge – von ihr hängt das Wohlbefinden in starkem Maße ab.

Die Gruppe der älteren Menschen ist heterogen. Das bedeutet, es gibt viele verschiedene Lebensstile und somit auch unterschiedliche (Wohn-)Bedürfnisse. Weiterhin unterscheidet sich die finanzielle Situation der Senioren in Deutschland erheblich. Dies muss bei der Planung von Wohnräumen und -umgebungen sowie bei Wohnberatungen beachtet werden.

Neben dem Grundsatz in der Gesundheitsversorgung „ambulant vor stationär“ gibt es folgende Ziele in der Wohnraumgestaltung:

- Erhaltung von Mobilität
- Schutz der Selbstständigkeit und Selbstverantwortung
- Barrierefreiheit für Wohnung, Haus und Umgebung

Die |demographischen Entwicklungen wirken sich auch auf die Wohnformen im Alter aus mit steigender Tendenz der Einpersonen-Haushalte. Bei zunehmender altersbedingter Hilfs- und Pflegebedürftigkeit stellt sich für viele ältere Menschen die Frage nach der situationsgerechten Form des Wohnens. Standen früher neben der Entscheidung fürs „Heim“ kaum Alternativen zur Verfügung, wenn eine Versorgung im familiären Rahmen nicht möglich war, gibt es heute verschiedene Wohnkonzepte für das Alter.

Demografische Entwicklung | 170

Wohnformen nach Typen

Das Kuratorium für die Altenhilfe (KDA) unterscheidet die Wohnformen anhand ihrer Merkmale und ordnet sie in Typen ein:

- **Grad der Selbstständigkeit**
  In welchem Ausmaß wünscht ein älterer Mensch selbstständig zu wohnen und ist dazu in der Lage?
- **Grad der Hilfe- und Sicherheitsbedürftigkeit**
  In welchem Ausmaß ist der ältere Mensch hilfe- und pflegebedürftig?
- **Grad der sozialen Kontakthäufigkeit und -fähigkeit**
  In welchem Ausmaß wünscht ein älterer Mensch Kontakt zu anderen Menschen in seiner Nähe? Wünscht der ältere Mensch in Gemeinschaft zu leben?

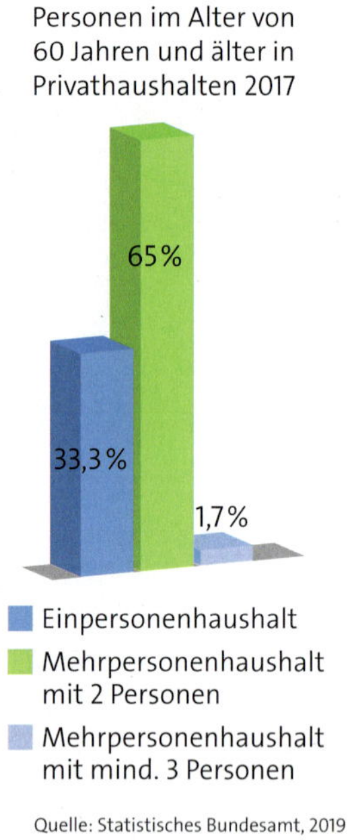

[1] Haushaltsformen älterer Menschen

Wohnformen nach Typen

In der Privatwohnung verbleibend	
Wohnen in der Gemeinschaft	▪ Wohn- und Hausgemeinschaften ▪ integriertes Wohnen ▪ Mehrgenerationenwohnen ▪ Siedlungsprojekte
Wohnen mit Betreuung	▪ Hausmeister-Modell ▪ betreutes Wohnen mit Ansprechpartner, aber ohne eigenen sozialen Dienst ▪ betreutes Wohnen mit Ansprechpartner und eigenem sozialen Dienst oder Pflegestützpunkt oder gesonderter Pflegeabteilung ▪ betreutes Wohnen in einer an ein Pflegeheim angekoppelten Wohnanlage
Wohnen in einem Heim oder in einer heimähnlichen Wohnform	▪ Altenwohnheime ▪ Seniorenwohnanlage/Wohnstifte/Seniorenresidenzen ▪ Pflegewohngruppen ▪ familienähnliche Hausgemeinschaften für Pflegebedürftige in Einrichtungen

Wohnen in der eigenen Privatwohnung

In der eigenen Wohnung und im vertrauten Umfeld zu leben, ist für die meisten Menschen die attraktivste Vorstellung des Wohnens im Alter. Mit Unterstützung der Angehörigen können viele Ältere in der ursprünglichen Wohnung bleiben.

In Deutschland leben bei den 60-Jährigen und Älteren nur acht Prozent gemeinsam mit den Kindern oder anderen Personen in einem Haushalt.

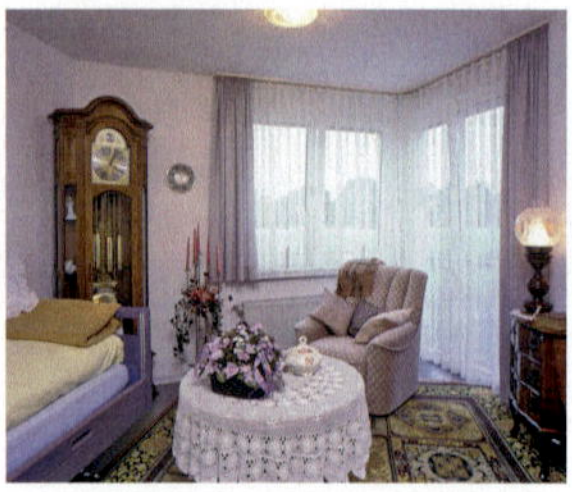

[2] Ein vertrauter, selbstgestalteter Raum vermittelt Privatheit.

Vorteile

Das Leben im vertrauten, selbst gestalteten Rahmen vermittelt ein Gefühl der selbstbestimmten Privatheit, Identität und Kontinuität und wirkt sich fördernd auf eine aktive Lebensgestaltung des alten Menschen und sein Wohlbefinden aus. Vorhandene soziale Bindungen ermöglichen eine Teilhabe am Alltag des sozialen Umfeldes. Mit Hilfe einer altersgerecht gestalteten Wohnung und ergänzenden Hilfsmitteln ist ein eigenständiges Leben auch bei körperlichen Einschränkungen möglich, wenn sie durch eine gut erreichbare Versorgungsstruktur im Wohnumfeld ergänzt wird.

online

www.sozialgesetzbuch.de/gesetze/11

SGB XI | 130

Nachteile

Mit nachlassender körperlicher und geistiger Mobilität kann es besonders bei allein lebenden Personen zu Isolations- und Vereinsamungstendenzen oder auch Überforderung kommen. Resultat kann eine mangelnde Ressourcenmobilisierung sowie ein steigendes Risiko für körperliche und psychische Krankheiten und Unfälle sein oder auch einen vorzeitigen Tod bedeuten. Die Sozialgesetzgebung (|SGB XI) fördert die Versorgung von Pflegebedürftigen in der eigenen Wohnung durch Laien oder professionelle Dienste. Informationsdefizite hinsichtlich der Unterstützungsmöglichkeiten verhindern oftmals die Inanspruchnahme von entlastenden Dienstleistungen, Ausstattungen und Hilfsmitteln und führen so zu einem ungewollten Umzug „ins Heim".

Wohnen in der Gemeinschaft

Viele ältere Menschen wollen nicht allein und isoliert leben und ziehen ein Leben in selbstgewählter Gemeinschaft mit altersgerechter Infrastruktur vor. Mit diesem Ziel finden sich Menschen auf Privatinitiative zusammen oder organisieren sich in (gemeinnützigen) Vereinen. Das Spektrum reicht von Wohn- und Hausgemeinschaften über Wohnkomplexe, die auf nachbarschaftliche Hilfe zwischen den Generationen setzen. Wesentliches Element ist die gegenseitige Hilfe, die im Bedarfsfall durch externe soziale, medizinische oder pflegerische Betreuung ergänzt wird.

Vorteile

Dieses Konzept eignet sich insbesondere für Personen, die einen kommunikativen und toleranten Lebensstil pflegen, über soziale Kompetenzen verfügen und im Rahmen ihrer Möglichkeiten einen Beitrag für gemeinschaftliches (generationsübergreifendes) Leben zu leisten bereit sind. Die Vorzüge dieser Wohnform entfalten sich besonders bei frühzeitiger Entscheidung für einen Wechsel, sodass sich soziale Kontakte entwickeln können. Bei größtmöglicher Privatheit, Autonomie und Selbstständigkeit stehen gleichzeitig ein soziales Netz und häufig kulturelle Angebote zur Verfügung, die Vereinsamungstendenzen entgegenwirken und deren Risiken mindern können.

online

www.neue-wohnformen.de
www.serviceportal-zuhause-im-alter.de/praxisbeispiele/weitere-programme/wohnen-fuer-mehr-generationen.html

Nachteile

Das Konzept „Wohnen in Gemeinschaft" basiert auf dem Altenbild der „jungen Alten", die noch über ausreichende Ressourcen verfügen. Bei intensiverer Hilfs- und Pflegebedürftigkeit wird auch hier oftmals ein Umzug ins Heim notwendig und bedeutet einen erneuten Umgebungswechsel. Die derzeitige ältere Generation besitzt wenig Erfahrung bezüglich des gemeinschaftlichen Wohnens im eigenen Wohnraum jenseits familiärer Beziehungsverhältnisse.

Betreutes Wohnen

„Ressourcenorientiertes Wohnen" ist der Leitgedanke des betreuten Wohnens, das häufig in Trägerschaft sozialer Verbände angeboten wird. Ziel ist es, älteren Menschen durch ergänzende Betreuungsmöglichkeiten möglichst lange Privatheit, Autonomie und Selbstständigkeit zu bewahren und damit die kostenintensive Unterbringung in stationären Einrichtungen zu vermeiden. Die Träger bieten altersgerechte Wohnungen mit Grundleistungen und zusätzliche Wahlleistungen an. Das Angebotsspektrum reicht von einfachem Service (Hausmeister-Modell) über ergänzende gesundheitliche Dienstleistungen, kreative und kulturelle Angebote bis hin zur professionellen pflegerischen Vollversorgung.

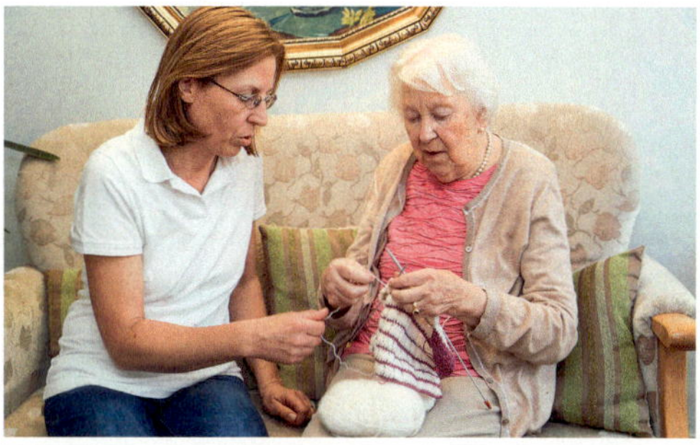

[3] Betreutes Wohnen bietet den Bewohnern nicht nur Geborgenheit in den eigenen vier Wänden, sondern ermöglicht Unterstützung auf verschiedenen Gebieten.

Vorteile

Die Verbindung altersgerechter Wohnungen mit zusätzlichen Unterstützungsangeboten ermöglicht langfristig eine selbstbestimmte Lebensführung. Die Leistungen können individuell in einem Modul-System kombiniert werden, sodass nur benötigte Leistungen bezahlt werden müssen.

Nachteile

Das Angebotsspektrum ist sehr vielfältig und die Kosten-Leistungs-Relationen sind für den Einzelnen schwer durchschaubar. Es gibt gut und schlecht organisierte, preiswerte und völlig überteuerte Angebote. Durch die partikulare und kostenbestimmte Vorgehensweise in der Betreuung kann leicht die ganzheitliche Betrachtung des einzelnen Menschen verloren gehen. Des Weiteren wird bei zunehmender Hilfs- und Pflegebedürftigkeit häufig doch ein Umzug ins Heim notwendig.

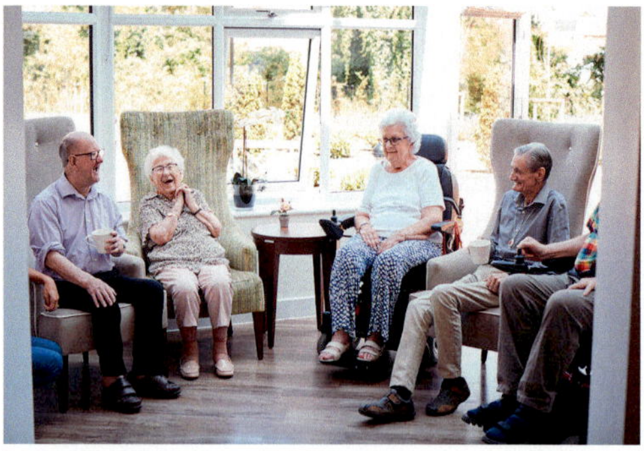

[1] Aufenthaltsraum im Seniorenheim

Wohnen in einem Heim oder heimähnlichen Wohnformen

Allgemein bezeichnet diese Wohnform eine zur Unterbringung, Betreuung und Pflege älterer Menschen betriebene Heimeinrichtung, in denen stetige medizinische und pflegerische Tätigkeiten eine primäre und der Bereich Wohnen eine sekundäre Rolle spielen.

Hierbei handelt es sich um eine Wohnform für ältere Menschen, die weder allein leben noch in ihren Familien versorgt werden können. Vorläufer waren Hospitäler oder Siechenhäuser, in denen seit dem 19. Jahrhundert einzelne Abteilungen für die Versorgung von pflegebedürftigen älteren Menschen bereitgestellt wurden, die so genannten „Pfründerabteilungen". Später wurden die Krankenhäuser in Altenheime und Pflegeheime umgewandelt. Im Zuge der Entwicklung von Einrichtungen der Altenhilfe entstanden weiterhin Altenwohnheime und Altenwohnungen, häufig am Rande der Orte, die heute durch eher integrative städtebauliche Konzepte abgelöst werden.

Nicht zuletzt wegen der häufig beklagten Zustände in den Altenpflegeeinrichtungen befindet sich diese Wohnform im Wandel und wird den pflegewissenschaftlichen Erkenntnissen entsprechend neu organisiert.

Vorteile

Bei erheblicher Hilfe- und Pflegebedürftigkeit ist eine permanente professionelle Betreuung gewährleistet. Infolge des Wandels vom institutionenzentrierten zum bewohnerzentrierten pflegerischen Selbstverständnis ermöglichen viele Einrichtungen verstärkt größtmögliche Privatheit, Autonomie und Selbständigkeit für ältere Menschen.

Nachteile

Der Umzug in ein Heim bedeutet einen tiefen Einschnitt in das gewohnte Leben. Die Einrichtungen sind häufig räumlich abgetrennt vom übrigen gesellschaftlichen Leben und die Bewohner leben in einer altersmäßigen „Monostruktur". Mit dem Verlust von Selbstständigkeit liegen oftmals auch die eigenen Ressourcen brach. Es besteht ein Anpassungsdruck an die organisatorischen Abläufe wie z. B. Mahlzeiten, Tag- und Nachtrhythmus.

Die Kosten für die Unterbringung variieren je nach Träger, Region und Pflegestufe und der zusätzlich in Anspruch genommenen Leistungen. Das Leben in einer Einrichtung nach modernsten pflegerischen Standards ist mit einem erheblichen finanziellen Aufwand verbunden, sodass viele ältere Menschen durch den Umzug ins Heim in den Status eines Sozialhilfeempfängers geraten und Angehörige oft zur Finanzierung herangezogen werden.

Zusammenfassung

Die Entscheidung für eine angemessene Wohnform lässt sich in den vier folgenden Fragen zusammenfassen:

1 Welche Präferenzen hat der ältere Mensch?
2 Wie stark ist die Hilfs- und Pflegebedürftigkeit ausgeprägt?
3 Welche finanziellen Ressourcen sind vorhanden und inwieweit ist der ältere Mensch (bzw. die Angehörigen) bereit und im Stande diese aufzuwenden?
4 Wie gestaltet sich die soziale und räumliche Infrastruktur im Wohnumfeld?

Prophylaxen in der Pflege 5.10

Als Prophylaxe kann jede Maßnahme bezeichnet werden, die der Gesundheit dient. Prophylaxen im weiteren Sinne sind **allgemeine Maßnahmen**, die frühzeitig eingesetzt werden, um globale Störungen des Organismus zu verhindern. Dazu zählen u. a. gesunde Ernährung, Körpertraining, Hygiene, Zähneputzen, Impfungen, Ausschlafen, warme Kleidung.

Prophylaxe
prophylax gr. = vorbeugender Schutz

Unter Prophylaxen im engeren Sinn sind **gezielte Maßnahmen** gegen bestimmte konkrete Sekundärerkrankungen (Zweiterkrankungen) zu verstehen, zum Beispiel der Lagerungswechsel zur Dekubitusprophylaxe und die Oberkörperhochlagerung zur Verhütung einer Pneumonie.

Grundsätze zur Durchführung der gezielten Prophylaxen, die unbedingt beachtet werden sollten:

- **Regelmäßigkeit:** Die Maßnahme ist kontinuierlich anzuwenden, ggf. auch nachts.
- **Intensität:** Die Durchführung soll bewusst, exakt, sorgfältig und nicht oberflächlich erfolgen, es sind die richtigen Mittel zu wählen.
- **Koordination:** Das Aufstellen eines Plans (z. B. Lagerungsplan) ist hilfreich, um eine sinnvolle Reihenfolge der Maßnahmen festzulegen.
- **Integration:** Der Patient ist miteinzubeziehen. Die Ressourcen (Kraftreserven) sowie die Individualität und Selbstständigkeit sind zu berücksichtigen. Ferner soll die Prophylaxe als feste Instanz in die grundpflegerische Tätigkeit einfließen.
- **Kooperation:** Die Maßnahmen sind mit dem Patienten und auch mit den Mitarbeitern abzuklären. Sie müssen dem ganzen Team bekannt sein.

Sturzprophylaxe 5.10.1

In Deutschland kommt es jährlich zu 4 – 5 Millionen Sturzereignissen. Daraus resultieren in ungefähr 10 % der Fälle behandlungspflichtige Verletzungen. Stürze erzeugen neben diesen körperlichen Verletzungen ganz häufig auch ein psychisches Trauma. Die Angst vor erneuten Stürzen *post fall syndrom* führt zunehmend zu Bewegungsunfähigkeit, diese wiederum zu Immobilitätsphasen, die verschiedene Komplikationen nach sich ziehen bis hin zu einem möglichen frühzeitigen Tod. Bis zu 50 % der Patienten versterben nach einer Hüftfraktur innerhalb des ersten Jahres. Das heißt, Stürze können zu einer körperlichen, geistigen und psychischen Abwärtsspirale und damit zu einer Verminderung der Lebensqualität führen. Ungefähr die Hälfte der Patienten mit Hüftfraktur erlangt ihre ursprüngliche Mobilität nicht mehr zurück und ca. 20 % der Patienten werden dauerhaft pflegebedürftig.

post fall syndrom
engl. = Syndrom nach dem Sturz

online
www.dnqp.de
▸ Expertenstandards

Seit Februar 2005 existiert der Expertenstandard Sturzprophylaxe in der Pflege. Laut Expertenstandard wird ein Sturz definiert als „... jedes Ereignis, in dessen Folge eine Person unbeabsichtigt auf dem Boden oder einer tieferen Ebene zu liegen kommt".

Die Ursachen für einen Sturz sind komplex und *multifaktoriell*.

multifakoriell
aus vielen Faktoren bestehend
multi, lat. = viel

Risikokofaktoren

Der Expertenstandard Sturzprophylaxe unterteilt die Risikofaktoren für Stürze in personenbezogene, umgebungsbezogene und durch Medikamenteneinnahme bedingte Faktoren.

Risikobereich	Risikofaktoren
Personenbezogene Risikofaktoren	▪ Beeinträchtigung funktioneller Fähigkeiten, z. B.: – Einschränkungen in den ADL – Einschränkung der Gehfähigkeit – Balancestörungen (u. a. auch Schwindel) ▪ Depression ▪ erhöhte Belastungen durch Erkrankungen/Gesundheitsstörungen ▪ Geschlecht ▪ höheres Alter ▪ kognitive Beeinträchtigungen (akut und/oder chronisch) ▪ Kontinenzprobleme ▪ Sehbeeinträchtigungen ▪ Sturzangst ▪ Stürze in der Vorgeschichte
Medikamentenbezogene Sturzrisikofaktoren	▪ Antihypertensiva ▪ psychotrope Medikamente ▪ Polypharmazie
Umgebungsbezogene Sturzrisikofaktoren	▪ freiheitsentziehende Maßnahmen ▪ Gefahren in der Umgebung ▪ ungeeignete Schuhe

[Tab. 1] Sturzrisikofaktoren gemäß DNQP-Expertenstandard

Polypharmazie
gleichzeitiger und regelmäßiger Gebrauch von vier oder mehr Arzneimitteln

Risikoeinschätzung

Nach dem jetzigen Stand der Forschung ist es nicht möglich, Aussagen dazu zu machen, wie groß der Einfluss der einzelnen Risikofaktoren ist. Deswegen kommen die Autorinnen des Expertenstandards zu dem Schluss, dass keines der bisher auf dem Markt verfügbaren Assessmentinstrumente uneingeschränkt zur Risikoeinschätzung geeignet ist. Vielmehr wird empfohlen, anhand der von der Expertengruppe zusammengestellten Liste bei allen Patienten/Bewohnern die *intrinsischen* und *extrinsischen* Risikofaktoren zu identifizieren und als Grundlage zur Maßnahmenplanung zu nehmen.

Assessmentinstrumente
erlauben die systematische Erfassung von Informationen. In der Pflege werden gibt es Assessmentinstrumente um die Gefahr des Auftretens konkreter Pflegeprobleme zu messen, oder um einen Überblick über den Allgemeinzustand des Menschen zu erhalten.

intrinsisch
von innen heraus
extrinisch
von außen angeregt

Maßnahmen zur Sturzprophylaxe

Sind intrinsiche oder extrinische Risikofaktoren identifiziert, können Pflegebedürftige und Pflegende gemeinsam Lösungswege finden. Die hierfür notwendigen Maßnahmen (Interventionen) werden in einer Interventionsplanung festgehalten. Dabei ist es wichtig, mit allen Berufsgruppen im therapeutischen Team (z. B. Arzt, Ergo- und Physiotherapie, Sozialarbeiter, Reinigungskräfte, Küche) eng zusammenzuarbeiten und die Durchführung der Interventionen miteinander abzustimmen.

therapeutisches Team
alle an einer Therapie beteiligten Personen bzw. Berufsgruppen

Wichtige Maßnahmen zur Sturzprävention:
- umgebungsbedingte Sturzgefahren beseitigen bzw. kennzeichnen
- für geeignete Beleuchtungsverhältnisse sorgen (Blendeffekte vermeiden, Lichtschalter gut erreichbar anbringen, Nachtbeleuchtung einsetzen)
- Hindernisse und Stolperfallen beseitigen (z. B. Teppiche, Netzkabel, Möbel, Türschwellen, Warnschilder beim Wischen benutzen)
- Haltegriffe in Bad, Toilette und Flur anbringen
- Stühle, (Pflege-)Betten, Rollstühle der Körpergröße anpassen
- geeignete Hilfsmittel bereitstellen
- nur individuell eingestellte und regelmäßig gewartete Gehhilfen (z. B. Gehstock, Rollator, Vierpunktgehstock) verwenden
- Hüftprotektoren [Abb. 1] anbieten, ggf. Dusch- und Badewannenstühle, (Treppen-)Lifter als Transferhilfe und individuell angepasste Toilettenerhöhungen benutzen
- auf funktionstüchtige und angepasste Hör- und Sehhilfen achten
- auf festes Schuhwerk ohne zu hohen Absatz achten; wenn keine Schuhe getragen werden, Stoppersocken verwenden
- auf freiheitseinschränkende Maßnahmen sowie Bettgitter als Sturzpräventionsmaßnahme verzichten
- Bestimmte Medikamente (z. B. Antidepressiva, Neuroleptika, Sedativa/Hypnotika und Benzodiazepine) erhöhen das Sturzrisiko.
- Vitamin D in Kombination mit Kalzium hat positiven Einfluss auf das Sturzrisiko.
- sturzgefärdete Personen sorgfältig auf möglicherweise medikamentennebenwirkungsbedingte Sturzrisiken beobachten und Informationen an den Arzt zur evtl. Medikamentenanpassung weitergeben

Sturzprotokoll

Die Erfassung und Analyse von Ursachen und Bedingungen eines Sturzes in einem Sturzprotokoll oder Sturzereignisbogen stellt eine wichtige Möglichkeit zur Vermeidung erneuter Stürze und zum Qualitätsmanagement dar. Mit Hilfe eines Sturzereignisprotokolls wird der Sturz dokumentiert und ausgewertet. Daraus können dann Strategien zur Reduzierung erneuter Stürze und zur Minimierung von Sturzfolgen sowohl für die individuell Betroffenen als auch für die gesamte Einrichtung abgeleitet werden. Darüber hinaus ist das Sturzereignisprotokoll ein wichtiges Instrument, um für straf- und versicherungsrechtliche Belange eine vollständige Dokumentation der Sturzsituation und der Sturzfolgen nachweisen zu können.

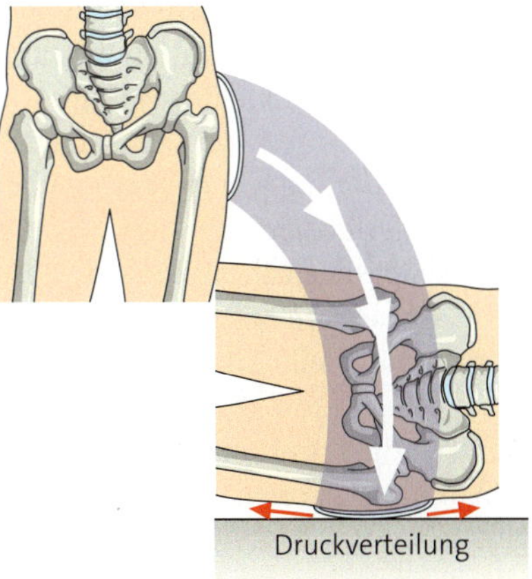

[1] Wirkungsweisen von Hüftprotektoren

5.10.2 Kontrakturprophylaxe

Kontrakturen sind Funktions- und Bewegungseinschränkungen eines oder mehrerer Gelenke, die durch Verkürzung von gelenknahen Muskeln, Schrumpfungen der Gelenkkapsel oder Verwachsungen innerhalb eines Gelenkes entstehen.

Ursachen für Kontrakturen sind:

- Immobilität/Ruhigstellung (z. B. durch einen Gipsverband)
- Entzündungen oder Verletzungen von Knochen und Muskeln in der Nähe eines Gelenkes
- großflächige Narbenbildung, z. B. nach Verbrennungen über Gelenke hinweg
- Lähmungen (fehlende aktive Bewegungsmöglichkeit
- Schonhaltungen (z. B. durch Schmerzen)
- In seltenen Fällen sind Kontrakturen angeboren (z. B. angeborener Spitzfuß).

Spitzfuß
(Pes equinus = Pferdefuß) Pferde und andere Tiere haben physiologisch diese Fußstellung und treten lediglich mit dem Ballen auf.

Eine besondere Form der Kontraktur ist der Spitzfuß. Er zeichnet sich durch eine Verkürzung der Sehnen und Muskeln im Wadenbereich aus und führt zu einer ausgeprägten, meistens irreversiblen Plantarflexion [Abb. 1]. Neben verschiedenen Erkrankungen, die mit spastischen Lähmungen einhergehen, kann der Spitzfuß auch bei bettlägerigen Menschen auftreten, deren Füße nicht sachgerecht gelagert wurden. Hier spielt insbesondere der hohe Druck auf die Fußspitze eine Rolle, der durch die Bettdecke entsteht.

Plantarflexion
Beugung des Fußes in Richtung der Fußsohle

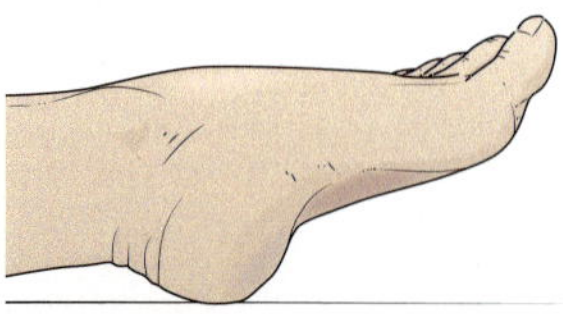

[1] Spitzfuß

Einteilung

Kontrakturen werden entsprechend der Fehlstellung benannt, in der ein Gelenk fixiert ist. Demnach werden folgende Kontrakturen unterschieden:

- Beugekontraktur (Flexionskontraktur)
- Streckkontraktur (Extensionskontraktur)
- Abduktionskontraktur
- Adduktionskontraktur

Um eine Kontraktur genau beschreiben zu können, wird zusätzlich das exakte Gelenk genannt und der maximale Grad der Beweglichkeit (Feststellung durch ärztliches Assessment/Physiotherapie).

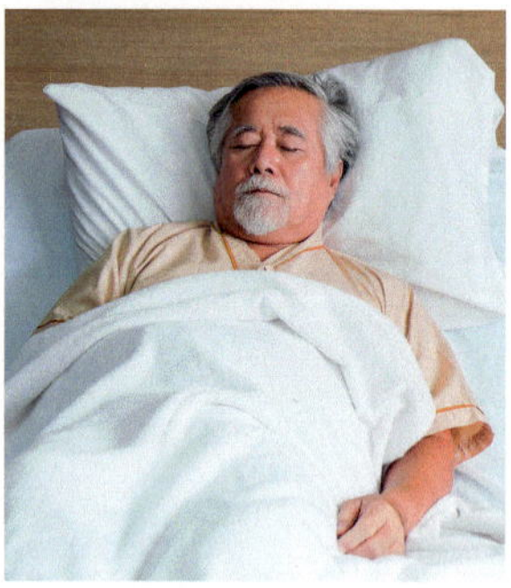

[2] Immobilität

Risikofaktoren

Das Kontrakturrisiko wird durch folgende Faktoren begünstigt:

- unsachgemäße Lagerung und Bewegung
- eingeschränkte Bewegung
- Kompression von Gefäßen (z. B. bei Ödemen, Hämatomen, Gipsverbänden)
- Schädigung von Nerven (z. B. durch Operationen)
- hohes Fieber
- spastische Lähmungen (z. B. nach einem Apoplex, beim Apallischen Syndrom) und andere neurologische Erkrankungen (z. B. Multiple Sklerose)
- demenzielle Erkrankungen

Ödeme | 279
Hämatome | 255

Der wichtigste und am besten wissenschaftlich nachgewiesene Risikofaktor ist Immobilität. Alle Personen, die Immobilität ausgesetzt sind, haben eine erhöhte Kontrakturgefahr.

Risikoeinschätzung

Der wichtigste und am besten wissenschaftlich nachgewiesene Risikofaktor ist Immobilität. Alle Personen, die Immobilität ausgesetzt sind, haben eine erhöhte Kontrakturgefahr. Mögliche Risikofaktoren zur Begünstigung einer Kontraktur in der Langzeitpflege sind in folgender Tabelle dargestellt:

Einflussfaktor	Risikofaktor
Demografie	■ ethnische Zugehörigkeit ■ sozial benachteiligte Gruppen ■ Aufenthaltsdauer über 3,5 Jahren in der Pflegeeinrichtung
Physischer Zustand	■ (hohes) Alter ■ schlechter physischer Allgemeinzustand ■ wenig Mobilität in der Pflegeeinrichtung ■ Bewegungseinschränkung/Immobilität ■ Schmerz ■ niedriger Barthel-Index-Wert, geringe Selbstständigkeit bzgl. Lebensaktivitäten ■ verringerte Muskelmasse und Muskelstärke
Kognitiver/emotionaler Zustand	■ kognitive Einschränkungen, z. B. Bewusstseinsstörungen ■ Verhaltensauffälligkeiten
Behandlung	■ freiheitsentziehende Maßnahmen ■ lange Ruhigstellung aus therapeutischen Gründen wie z. B. Gips- oder Schienenlagerung
Komorbidität	■ Schlaganfall (Verletzungen oder Ausfall peripherer oder zentraler Nerven wie z. B. Hemiplegie) ■ Trauma ■ lang dauernde oder chronische Erkrankung ■ Ödeme ■ Demenz ■ Koma ■ Morbus Parkinson ■ entzündliche oder degenerative Gelenkerkrankungen (z. B. Arthritis, Arthrose) ■ Verletzungen an Sehnen, Bändern, Muskeln oder Kapseln ■ Verletzungen und Verbrennungen der Haut in Gelenknähe

[Tab. 1] Einfluss- und Risikofaktoren für Kontrakturen. Modifiziert nach: Institut für Qualitätssicherung in der Pflege (IQP) (Hrsg) (2011): Kontrakturprävention in der Langzeitpflege Älterer. Stand der Forschung und Bedeutung für die Praxis. IQP, München, S. 34

Maßnahmen zur Kontrakturprophylaxe

Die Kontrakturprophylaxe umfasst alle Maßnahmen, die die Ursachen und Risikofaktoren verhindern oder einschränken. Konkret gehören dazu:

- Bewegung und Bewegungsübungen
- ausreichende Schmerztherapie
- Beratung von Betroffenen und Angehörigen
- fachgerechte Lagerungen

Nach einer Risikoeinschätzung müssen Betroffene und deren Angehörige bezüglich des Kontrakturrisikos aufgeklärt und beraten werden. Dies trifft insbesondere zu, wenn Angehörige zu Hause bei der Pflege mitwirken.

Die beste Kontrakturprophylaxe ist eine schnellstmögliche Mobilisation mit einer physiologischen Bewegung der Gelenke. Hierzu gehört im unteren Extremitätenbereich das Laufen auch von kurzen Wegstrecken. Gelenke im oberen Extremitätenbereich können durch eigenständige Aktivitäten, z. B. beim Anziehen, Essen oder Waschen, mobilisiert werden. Vor jeder Mobilisation sollten ein kurzes Schmerzassessment und ggf. eine Anpassung der Schmerztherapie vorgenommen werden. Schmerzen schränken die Bewegungsfähigkeit ein und führen zu Schonhaltungen.

5.10.3 Dekubitusprophylaxe

Dekubitus
Druckgeschwür
decumbere, decubitum, lat. = sich niederlegen
Die Mehrzahl von Dekubitus sind Dekubitalulzera oder Druckgeschwüre.

Ein Dekubitus ist ein Druckgeschwür der Haut mit Verletzung einer oder mehrerer Gewebsschichten. Der Dekubitus entsteht durch Ischämie. Dabei handelt es sich um eine Mangelversorgung von Gewebepartien mit Sauerstoff und Nährstoffen sowie die Ansammlung von Stoffwechselendprodukten im Gewebe (z. B. Kohlendioxid).

Die Faustregel für die Entstehung eines Dekubitus heißt „Druck mal Zeit“; das bedeutet, je länger ein Hautareal durch Druckeinwirkung minderdurchblutet ist, desto größer ist die Gefahr einer Hautschädigung.

Einteilung

Fingertest
Eine gerötete Stelle wird mit dem Finger komprimiert (eingedrückt). Ist die Haut noch ausreichend durchblutet und das Gewebe elastisch, entsteht ein weißer Fleck, der sich nach Ende der Kompression schnell wieder rötet, also wieder durchblutet wird. Bei Minderdurchblutung bzw. Hautschädigung ergeben sich keine Farbveränderungen der Haut.

Die Schwere eines Dekubitus wird in Grade eingeteilt [Abb.2]:

- **Grad 1** umschriebene, nicht wegdrückbare Hautrötung, die Haut ist intakt, der Fingertest ergibt Minderdurchblutung (*Ischämie*)
- **Grad 2** Hautdefekt der Epidermis und evt. der Cutis, ist als Blase, Geschwür oder Abschürfung zu sehen
- **Grad 3** tiefer Hautdefekt; Verletzung aller Hautschichten, Nekrosen sind möglich
- **Grad 4** tiefer Hautdefekt aller Schichten, Schädigung von Muskeln, Sehnen, Bändern und Knochen

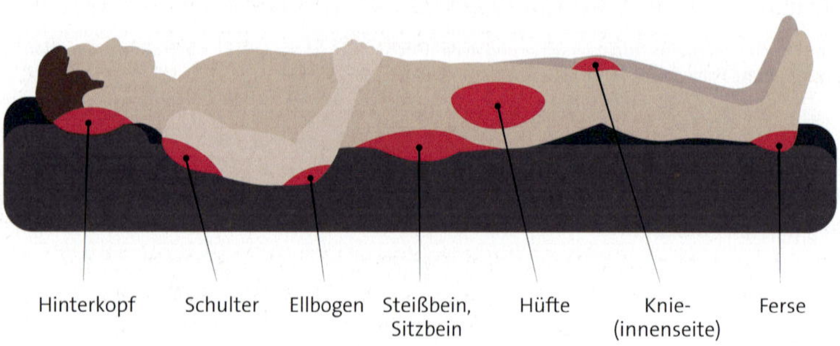

[1] Gefährdungsstellen

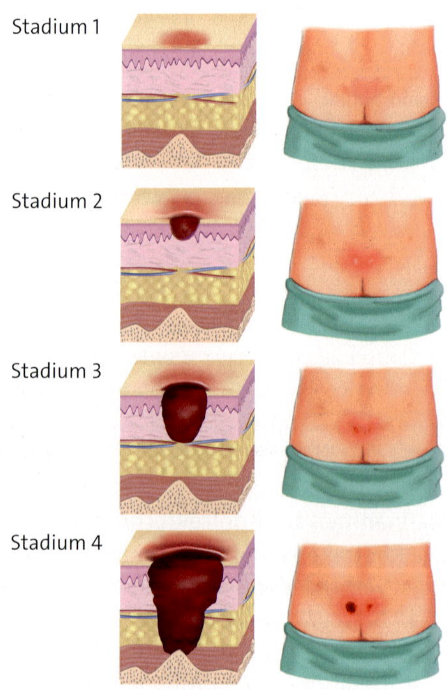

[2] Dekubitusgrade

Risikofaktoren

Nicht alle Menschen sind gleich stark gefährdet, einen Dekubitus zu entwickeln. Besonders gefährdet sind

- ältere Menschen,
- Menschen mit einem schlechten Ernährungszustand,
- in ihrer Mobilität stark eingeschränkte Menschen,
- Menschen mit Inkontinenz (Urin und /oder Stuhl),
- Menschen mit einem beeinträchtigten Bewusstsein.

Auch entstehen nicht an allen Stellen des Körpers gleich oft Dekubitalulzera. Besonders gefährdete Stellen sind Areale mit geringem Unterhautfettgewebe und hervorstehenden Knochenendigungen [Abb. 1]. Andere gefährdete Regionen sind Druckstellen auf Grund von Fremdkörpern, z. B.

- schlecht sitzende Prothesen,
- Katheter oder Sonden, die lange Zeit an der gleichen Stelle liegen,
- Gipsverbände, die nicht ausreichend abgepolstert sind.

Prävalenz | 516

Prävalenz
Mit der Prävalenz wird die Krankheitshäufigkeit in Prozent angegeben. Sie benennt, wie viele Menschen aus einer Bevölkerungsgruppe insgesamt erkrankt sind.

Dekubitusprävalenz

Über die Häufigkeit von Druckgeschwüren liegen wenige gesicherte Zahlen für Deutschland vor. Schätzungen zufolge beträgt die Prävalenz in deutschen Krankenhäusern ca. 10 %, in geriatrischen Kliniken und Altenheimen ca. 30 %.

Risikoeinschätzung

Auf Grund ihrer hohen Reliabilität (Zuverlässigkeit) wird die Braden-Skala zur Einschätzung des Dekubitusrisikos bei Erwachsenen allgemein empfohlen. Die Braden-Skala umfasst sechs Kategorien in den Bereichen Sensorisches Empfindungsvermögen, Feuchtigkeit der Haut, Aktivität, Mobilität und Ernährung sowie Reibung und Scherkräfte. In diesen Risikobereichen werden dann Punkte vergeben, wobei hier ein niedrigerer Wert stets ungünstiger ist als ein hoher. Sobald eine pflegebedürftige Person 18 oder weniger Punkte erreicht, müssen dekubitusprophylaktische Maßnahmen eingeleitet werden. Ebenfalls kann man beim Bearbeiten der Braden-Skala wichtige Risikobereiche (mit besonders niedriger Punktzahl) erkennen und gesondert berücksichtigen.

Dekubitusprophylaxe – Maßnahmen und Hilfsmittel

Auch zur Dekubitusprophylaxe wurde ein Expertenstandard formuliert. Im Expertenstandard werden die folgenden Schritte zur Dekubitusprophylaxe empfohlen:

1 Auf Grund eines geeigneten Assessmentinstruments werden Pflegebedürftige von Pflegenden innerhalb von 48 h nach Aufnahme hinsichtlich ihres Dekubitusrisikos eingeschätzt.
2 Bei bestehendem Dekubitusrisiko werden mit Hilfe eines individuell erstellten Bewegungsplans druckentlastende Maßnahmen geplant, durchgeführt und evaluiert. Druckentlastende Maßnahmen können vielfältig gestaltet werden. Zu den wichtigsten Aspekten gehört die Mobilisation. Das Prinzip des Lagerungswechsels besteht darin, dass besonders gefährdete Körperareale regelmäßig um- oder freigelagert werden. Lagerungsintervalle sollten immer individuell geplant und die Durchführung in einem Lagerungsplan festgehalten werden.
3 Die Anwendung von druckreduzierenden Hilfsmitteln muss sofort nach Feststellung eines bestehenden Dekubitusrisikos ermöglicht werden. Zu den druckreduzierenden Hilfsmitteln zählen Schaumstoffmatratzen [Abb. 2] und großzellige Wechseldruckmatratzen [Abb. 4].
4 Weitere identifizierte Risikofaktoren müssen so weit wie möglich eingeschränkt oder beseitigt werden. Zu diesen Risikofaktoren gehört eine mangelnde Gewebetoleranz, die durch Hautpflege und Ernährung beeinflusst werden kann. Der Einfluss der Ernährung ist nicht ausreichend untersucht, wird aber als bedeutsam erachtet. Insbesondere kachektische oder adipöse Menschen, sowie Menschen mit Eiweißmangel haben ein erhöhtes Dekubitusrisiko.
5 Ein wichtiger Punkt in der Dekubitusprophylaxe ist die Einbeziehung der Betroffenen und ihrer Angehörigen.
6 Entsprechend dem Pflegeprozess werden der Hautzustand und das Dekubitusrisiko regelmäßig neu eingeschätzt und die geplanten Maßnahmen auf ihre Wirksamkeit hin überprüft.

online

www.patientenleitlinien.de
Hier finden Sie eine Patientenleitlinie zur Dekubitusprophylaxe.

www. dnqp.de
▸ Expertenstandard

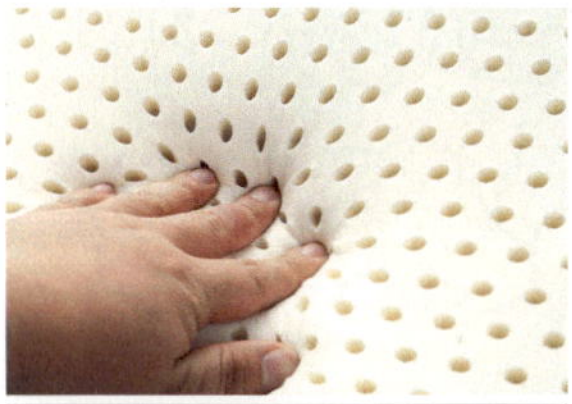

[3] Schaumstoffmatratze

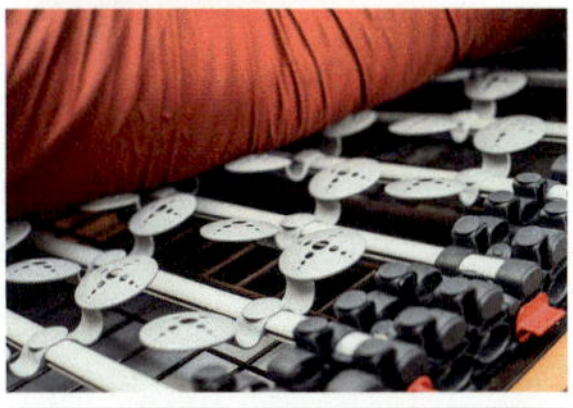

[4] Antidekubitusmatratze

kachektisch | 413
adipös | 351
Pflegeprozess | 435

5.11 Pflege und Organisationssysteme im Krankenhaus

Organisationssysteme im Krankenhaus sind sehr komplex. Ihre Strukturen sind über Jahrzehnte oder sogar Jahrhunderte gewachsen und sind bis in unsere Zeit durch die „Vormachtstellung“ der ärztlichen Tätigkeit geprägt. Die Pflege wurde traditionell um ärztliche Maßnahmen herum organisiert: Bis zur Visite mussten Patienten sowie deren Zimmer sauber und gewaschen sein. Nach der Visite wurden ärztliche Anordnungen durchgeführt. Die restliche Arbeitszeit war durch das Austeilen der Mahlzeiten sowie durch situatives Reagieren auf Patientenwünsche bestimmt. Die Stationsleitung war in dieser Zeit engste Vertraute der Stationsärzte; sie verteilte die Aufgaben und war häufig rund um die Uhr auf Abruf erreichbar.

Mit dem zunehmenden Selbstbewusstsein der Pflege sowie einer von Politik und Gesellschaft geforderten Patientenorientierung, begannen seit Ende der 1960er Jahre in Deutschland Diskussionen über die Implementierung pflegeeigener Organisationssysteme. Diese Systeme variieren hinsichtlich der Eigenverantwortlichkeit und möglichen Patientenorientierung des Tätigkeitsfeldes. Diese Systeme variieren hinsichtlich der pflegerischen Eigenverantwortlichkeit und Patientenorientiertheit.

Im Folgenden sollen die Herkunft, Merkmale sowie Vor- und Nachteile einzelner Pflegesysteme erläutert werden. Diese Informationen sollen als Basis dienen, die eigenen Erfahrungen mit diesen Systemen zu reflektieren und zu vergleichen.

5.11.1 Funktionspflege

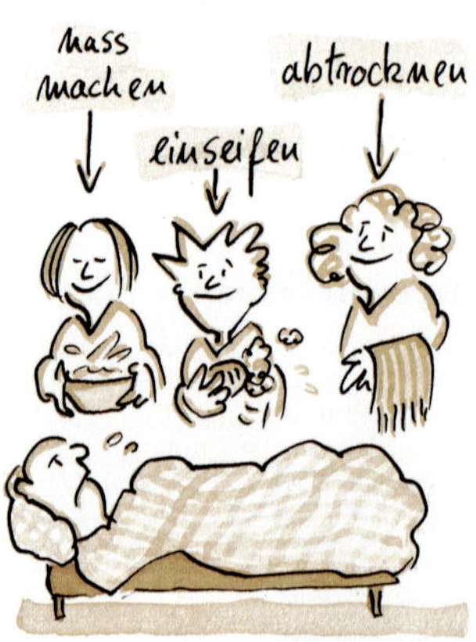

Die Funktionspflege ist das System, das am ehesten dem althergebrachten Pflegeverständnis entspricht. Hierbei werden die anfallenden Aufgaben von einer Person, i.d.R. die Stations- oder Schichtleitung, an einzelne Personen entsprechend ihrer Kompetenzen delegiert.

Jede Person übernimmt Verantwortung für die von ihr verrichteten Tätigkeiten, die Stationsleitung behält die Gesamtverantwortung. Eine eigene Entscheidungskompetenz der einzelnen Pflegepersonen wird weder verlangt noch ist sie unbedingt erwünscht.

Der Vorteil dieses Systems liegt darin, dass auch Personen mit niedrigeren Qualifikationen in den Stationsalltag eingebunden werden können. Die damit verbundenen niedrigeren Personalkosten liegen im Interesse der Wirtschaftlichkeit des Betriebes. Als weiterer Vorteil dieses Systems gilt, dass es Zeit und Ressourcen sparend ist. Daher wird es immer noch bei Personalengpässen, z. B. während der Wochenendbesetzung, eingesetzt. Die Nachteile dieses Systems liegen vor allem in der fehlenden Versorgungskontinuität für die Patienten sowie in der Zerstückelung der Arbeit. Patienten haben keine festen Ansprechpartnerinnen. Sie werden abhängig von der Pflegeleistung von verschiedenen Personen gepflegt. Pflegekräfte empfinden bei diesem System häufig eine niedrige Arbeitszufriedenheit.

Bereichspflege 5.11.2

Bei der Bereichspflege übernehmen eine Pflegeperson oder mehrere Pflegepersonen einen Bereich mit einer begrenzten Anzahl von Patienten. Diese Bereiche werden häufig in Form von Zimmern oder Gruppen definiert, weshalb auch von Zimmer- und Gruppenpflege gesprochen wird.

Die Gesamtverantwortung kann, aber muss nicht bei der Bereichspflegenden liegen. Hier gibt es zwei verschiedene Möglichkeiten. Entweder behält die Stationsleitung die Gesamtverantwortung und Planung der Pflege und delegiert die Aufgaben an die jeweilige Bereichspflegende weiter, oder die Bereichspflegende übernimmt diese Verantwortung selbst.

Die Vorteile der Bereichspflege sollen nämlich gerade in der (relativen) Kontinuität der Pflege und Betreuung der Patienten liegen. Eine Person gilt während einer Schicht als Ansprechpartner für die Patienten. Dadurch soll Patienten die Kommunikation von Bedürfnissen und Wünschen erleichtert werden. Als weiterer Vorteil gilt die Arbeitszufriedenheit der Pflegenden, die mehr oder weniger eigenverantwortlich ihre Pflege planen können. „Ungeliebte" Außendiensttätigkeiten werden auf alle Pflegenden verteilt (z. B. Bereich 1 übernimmt den Wäscheraum, Bereich 2 den Spülraum).

Als wirtschaftlicher Nachteil wird geltend gemacht, dass ein großer Anteil an examiniertem Pflegepersonal nötig ist, um dieses System umzusetzen. Gleichzeitig führt hoch qualifiziertes Personal einen Großteil an „Nebentätigkeiten" durch, die auch weniger qualifiziertes Personal übernehmen könnte (z. B. Betten machen, Reinigung von Nachttischen, etc.).

Bezugspflege und Primary Nursing 5.11.3

Wenn im Deutschen von Bezugspflege die Rede ist, können zwei verschiedene Konzepte gemeint sein. Auf der einen Seite wird von Bezugspflege gesprochen, wenn in der Bereichspflege für die Patienten eine Pflegekraft der allein verantwortliche Ansprechpartner ist. Dies gilt in diesem Fall immer für den Zeitraum einer Schicht. Auf der anderen Seite dient der Begriff Bezugspflege als Übersetzung für das Konzept des „Primary Nursing".

Das Konzept des „Primary Nursing" wurde in den 1960er Jahren von Marie Manthey, einer amerikanischen Pflegewissenschaftlerin, entwickelt und 1980 zum ersten Mal veröffentlicht.

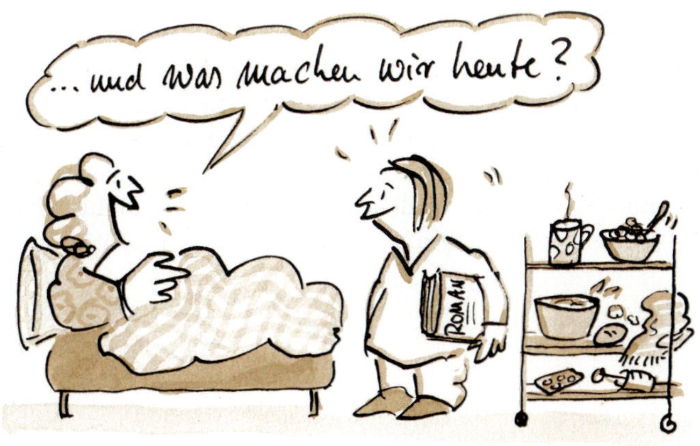

Laut Manthey ist „Primary Nursing" durch die folgenden Grundelemente gekennzeichnet:

1 Übertragung der persönlichen Verantwortung für das Treffen von Entscheidungen auf eine Person und deren Akzeptanz durch diese Person
2 tägliche Arbeitszuweisung nach der Fallmethode
3 direkte Kommunikation von Mensch zu Mensch
4 Übernahme der Verantwortung für die Qualität der für einen Patienten erbrachten Pflege durch eine Person, und zwar 24 Stunden am Tag, sieben Tage die Woche.

Manthey, Marie: *Primary Nursing. Ein personenbezogenes Pflegesystem. Aus dem Amerikan. von Gerhard Kelling. Deutschsprachige Ausgabe hrsg. von Maria Mischo-Kelling.* Verlag Hans Huber, Bern, 3. Auflage 2011, Seite 79

Das bedeutet, dass eine Pflegeperson ein Patient vom Moment der Aufnahme bis zur Entlassung und evtl. noch darüber hinaus verantwortlich betreut. Sie plant die Pflege und organisiert für die Zeiten ihrer Abwesenheit eine zuständige Pflegeperson, mit der sie in direkter Kommunikation steht. Die *Primary Nurse* (PN) ist Ansprechpartnerin in allen Fragen sowohl für den Patienten und dessen Angehörige als auch für die Ärzte oder andere Berufsgruppen. In ihrer Abwesenheit übernimmt ihre Vertretung die geplanten Pflegetätigkeiten. Diese „Vertretung" kann situativ davon abweichen und – abhängig von der Qualifikation – eigene Entscheidungen treffen, muss dies aber unmittelbar der PN mitteilen. Sieht sie sich nicht in der Lage, eigene Entscheidungen zu fällen, kann sie Kolleginnen um Unterstützung bitten.

Der Vorteil dieses Systems liegt eindeutig in der absoluten Kontinuität, die in der Versorgung des Patienten gewährleistet wird. Weiterhin führt „Primary Nursing" zu einer hohen Arbeitszufriedenheit, da die Gesamtverantwortung in der Hand der PN liegt. Die PN ist weiterhin alleinige Schlüsselfigur in der Kommunikation mit allen Beteiligten. Damit ist die Kommunikationsstruktur relativ transparent. Ein weiterer Vorteil kann darin gesehen werden, dass bei der zunehmenden Bedeutung des Entlassungsmanagements die PN Ansprechpartner auch über einen Krankenhausaufenthalt hinaus sein kann. Da diese Leistungen jedoch momentan noch nicht über die Krankenkassen abgerechnet werden können, kann dieser Vorteil nur ideell gewertet werden.

Die Nachteile dieses Systems bestehen darin, dass zur Implementierung des „Primary Nursing" strukturelle Veränderungen vorgenommen werden müssen. Diese Veränderungen sind am ehesten in Langzeitpflegeeinrichtungen durchzuführen. Daher haben sich die Vorteile des Systems in Deutschland bislang primär in der Pflege von chronisch und psychisch bzw. psychiatrisch erkrankten Menschen gezeigt, zur Einführung in Akuteinrichtungen liegen bislang keine aussagekräftigen Ergebnisse vor. Ein weiterer Nachteil kann durch die enge Beziehung zwischen PN und Patient entstehen. Gerade chronisch kranke Menschen können von betreuenden Pflegekräften als sehr anstrengend empfunden werden, von denen sie ab und an eine „Auszeit" benötigen. Dieser Aspekt sollte bei der Planung von „Primary Nursing" beachtet werden.

Aufgabenstellungen

1 Vergleichen Sie die unterschiedlichen Definitionen von Pflege. Welche Gemeinsamkeiten bzw. Unterschiede können Sie entdecken? Welches sind die Kernelemente, die Ihrer Meinung nach Pflege kennzeichnen? Beschreiben Sie mit eigenen Worten, was Sie unter Pflege verstehen und diskutieren Sie Ihre Ergebnisse in der Gruppe.

2 Nennen Sie die sechs Schritte des Pflegeprozesses nach Fiechter/ Meyer. Erläutern Sie, was die einzelnen Schritte konkret beinhalten. Erstellen Sie hierfür eine Grafik, die sich am folgenden Schema orientiert:

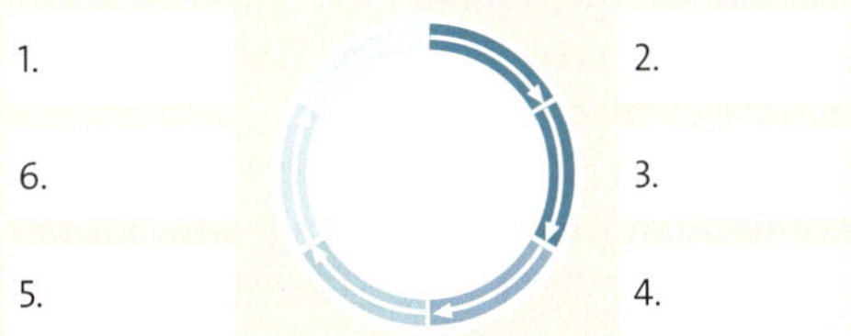

3 Finden Sie sechs Adjektive mit folgenden Anfangsbuchstaben, die Ihrer Meinung nach für das Wesen des Menschen charakteristisch sind.

M

E

N

S

C

H

Vergleichen Sie Ihre Ergebnisse in Kleingruppen und tauschen Sie sich darüber aus, welches Menschenbild dahinter stehen könnte.

4 Erläutern Sie den Begriff „Helfer-Syndrom“. Diskutieren Sie in Kleingruppen den Begriff des „Helfens“. Nutzen Sie hierfür ein Gegensatzquadrat wie im folgenden Schema für den Begriff „Sparsamkeit“. Finden Sie einen positiven Gegenwert, eine entwertende Übertreibung und einen konträren Gegensatz zu „Helfen“. Entscheiden Sie zuerst, auf welche Position Sie den Begriff „Helfen“ setzen!

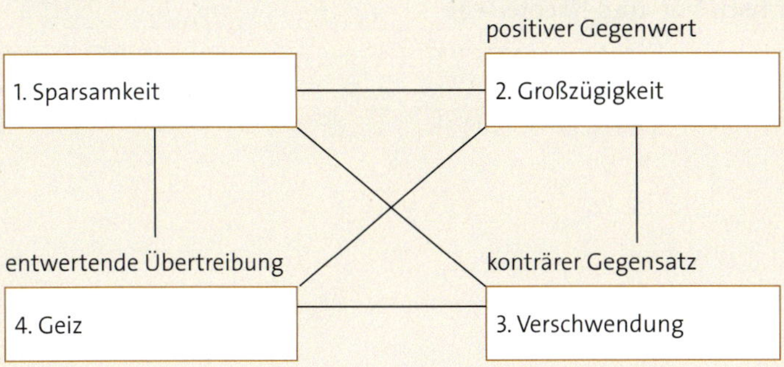

5 Tauschen Sie sich in Kleingruppen über Ihre Erfahrungen mit Nähe und Distanz aus. Wie ist es Ihnen gelungen, Distanzen zu überwinden bzw. zu halten? Wie sind Sie mit Grenzüberschreitungen umgegangen?

6 Erläutern Sie, welche Aspekte im Rahmen der Pflegeanamnese bei Menschen mit Migrationshintergrund berücksichtigt werden sollten.

7 Frau Malz ist eine 81jährige Bewohnerin eines Seniorenheims. Seit einigen Wochen ist sie sehr schwach, hat starke Schmerzen und verlässt kaum noch das Bett. Als die Pflegefachfrau Katja Hoff morgens das Zimmer betritt, kommt es zu folgendem Gespräch:

> Frau Hoff: Guten Morgen Frau Malz, haben Sie gut geschlafen?
> Frau Malz: Ach nein, ich schlafe gar nicht mehr gut.
> Frau Hoff: Mh, vielleicht können Sie ja nachher ein bisschen Schlaf nachholen. Soll ich Sie ein wenig frisch machen?
> Frau Malz: Ach nein, lassen Sie mich lieber liegen. Ich möchte nicht. Ich möchte gar nicht mehr. Am liebsten würde ich die Augen für immer zumachen.
> Frau Hoff: Frau Malz, so dürfen Sie aber nicht reden. Schauen Sie mal, wie die Sonne scheint. Das wird so ein schöner Tag. Und später kommt bestimmt wieder Ihre Tochter vorbei. Ich helfe Ihnen jetzt bei der Morgentoilette, dann geht es Ihnen gleich viel besser, Sie werden sehen.

Wie schätzen Sie die Äußerungen von Frau Hoff ein? Wie hätte die Begegnung anders gestaltet werden können? Probieren Sie verschiedene Varianten im Rollenspiel aus und tauschen Sie sich darüber aus.

8 Erläutern Sie die Trauerphasen nach Verena Kast. Wie können Sie Menschen in den einzelnen Phasen zur Seite stehen?

9 Erstellen Sie ein mindmap zum Thema „Altern als Veränderungsprozess“ das alle wesentlichen Elemente dazu darstellt.

10 Führen Sie eine Podiumsdiskussion zu den Vor- und Nachteilen der verschiedenen Wohnformen im Alter.

11 Entwerfen Sie in Kleingruppen das Bild eines Menschen, der dekubitus- bzw. sturzoder kontrakturgefährdet ist. Überlegen Sie, welche Angaben Sie benötigen, um prophylaktisch handeln zu können. Entwickeln Sie einen Pflegeplan für Ihren Menschen, der Probleme/Ressourcen, Pflegeziele und Maßnahmen möglichst konkret beschreibt.

12 Stellen Sie die Organisationssysteme der Pflege einander gegenüber und wägen Sie kritisch Vor- und Nachteile ab

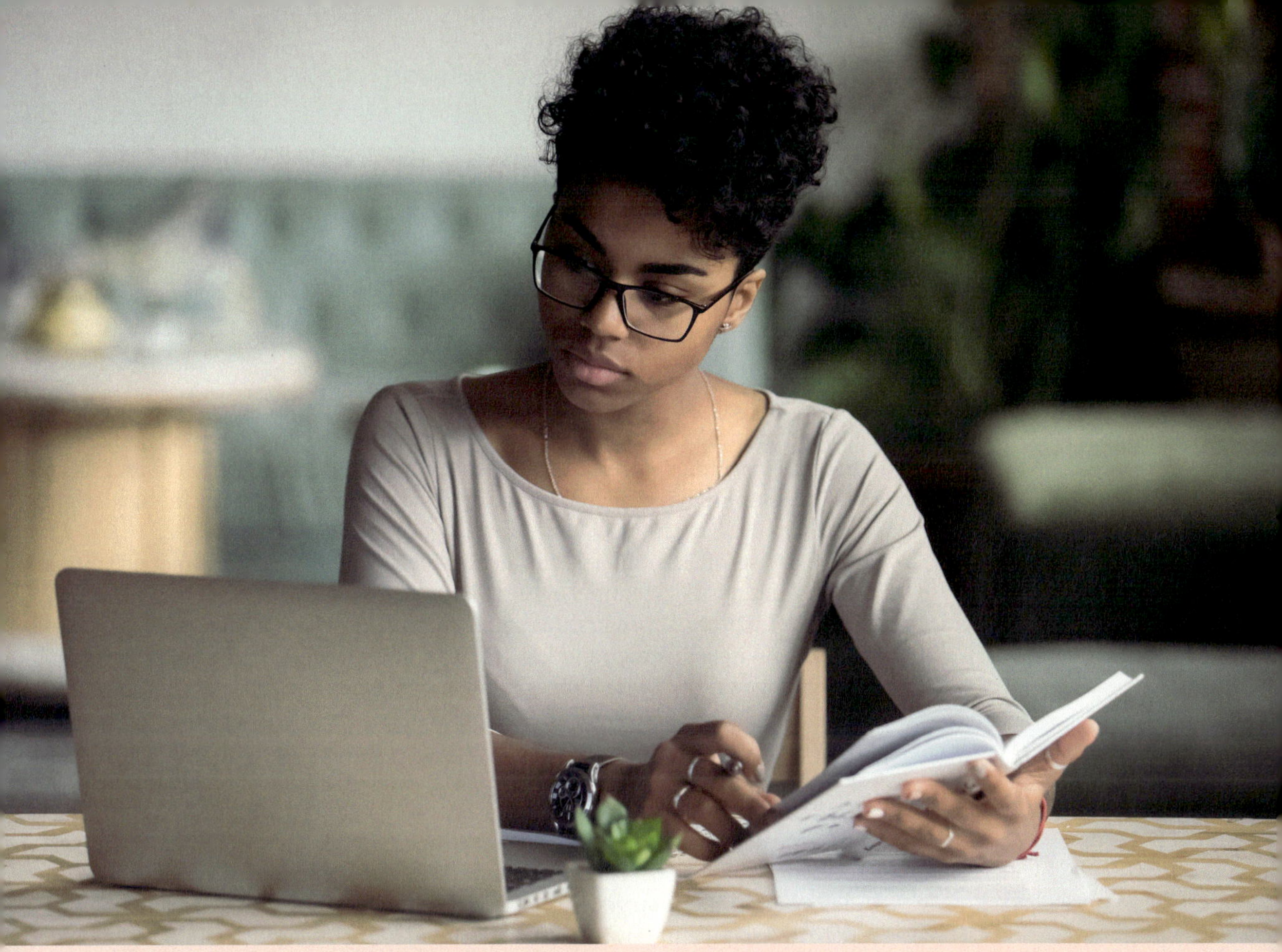

6 Gesundheitswissenschaftliche Forschung

6 Gesundheitswissenschaftliche Forschung

6.1 Was ist Wissenschaft

6.1.1 Wissenschaft und Forschung

Wissenschaft

Neugier ist die treibende Kraft, um Neues zu entdecken. Die Neugier treibt auch Wissenschaftler zu immer neuen Erkenntnissen, die sie durch ihre Forschung erlangen. Durch den Forschungsprozess erwerben und analysieren Wissenschaftler immer mehr Wissen in ihrem jeweiligen Fachgebiet. Was aber ist der Unterschied zwischen Wissenschaft und Forschung?

Eine Wissenschaft ist ein allgemein anerkanntes System. Dieses zeichnet sich durch Wissen aus, das aus Forschung, Lehre und überlieferter Literatur stetig gebildet und geordnet wird. Dieses Wissen gilt dann als für eine bestimmte Zeit gesichert. Zum Erwerb dieses Wissens werden anerkannte fachtypische Methoden zur systematischen Forschung angewandt. Diese Prozesse finden in einem organisatorisch-institutionellen Rahmen, also z. B. in einer Universität statt.

Eine Wissenschaft besteht aus

- einer Verortung innerhalb eines organisatorisch-institutionellem Rahmens (z. B. Universität, Fachhochschule, privates Forschungsinstitut),
- der aktuellen Forschungsarbeit in derzeitigen Projekten,
- dem aus früherer wissenschaftlicher Arbeit entstandenen Erfahrungswissen,
- dem Weitergeben von generiertem Wissen und zukünftigen Fragestellungen in der Hochschullehre sowie der Lehre untergeordneter Berufsausbildungen,
- den typischen |Methoden zur Generierung von Wissen.

Methoden | 505

Forschung

Forschung kann vom lat. *poscere* abgeleitet werden und bedeutet fragen, erfragen, verlangen, sich bemühen um, suchen. Forschung im Allgemeinen dient der systematischen Generierung von neuem und gesicherten Erkenntnissen. Forschen ist also das praktische oder theoretische Tun innerhalb einer wissenschaftlichen Disziplin.

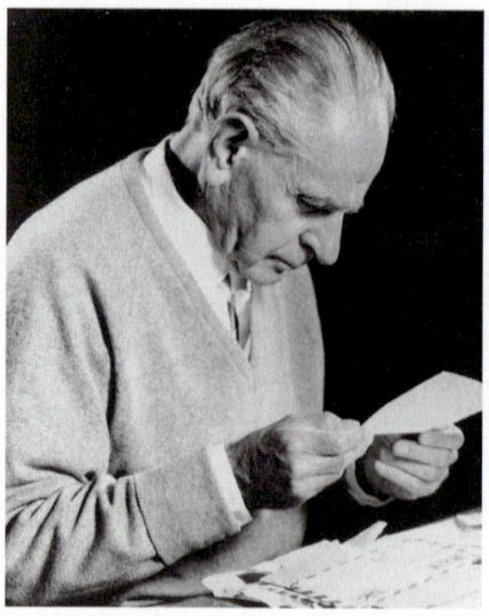

[1] Karl Raimund Popper (1902 – 1994). prägte mit seinen Arbeiten zur Erkenntnis- und Wissenschaftstheorie die wissenschaftliche Sichtweise im 20. Jahrhundert.

Der Philosoph Karl Popper hat Forschen als den Drang des Menschen die „Annäherung an die Wahrheit" zu erfahren, bezeichnet. Im Allgemeinen dient die Forschung dem Aufzeigen von Begründungszusammenhängen, dem Erklären von Gesetzmäßigkeiten und dem Sammeln und Ordnen von Erkenntnissen um so eine Annäherung an die Wirklichkeit zu erlangen.Forschung entsteht aus Neugier, erwächst aus einem Problem und sucht nach Lösungen bzw. Erklärungen für bisher ungeklärte Sachverhalte.

Forschung ist aber nicht nur Selbstzweck oder Lust eines Einzelnen, sondern sie berücksichtigt innerhalb einer etablierten Wissenschaft die Bedürfnisse der Gesellschaft, um das Los der Menschen zu verbessern. Unter Wissenschaft werden also auf der einen Seite alles Tun, das auf wissenschaftlichen Erkenntnisgewinn abzielt und auf der anderen Seite die Gesamtheit der Erkenntnisse, die auf diesem Weg gewonnen werden, verstanden. Der Unterschied zur Alltagserkenntnis wie sie jeder Mensch im Laufe seines Lebens gewinnt, besteht im methodischen Vorgehen beim Sammeln, Beschreiben und Ordnen des Materials.

Wahrheitsanspruch

Um einen Geltungs- oder Wahrheitsanspruch zu erheben, müssen wissenschaftliche Aussagen formallogisch richtig sein. Deshalb gibt es vier Grundsätzen, denen wissenschaftliche Erkenntnisse genügen müssen.

Aussagen sollen deshalb auf diesen sog. **Koch'schen Postulaten** begründet sein.

- Postulat der **Rationalität**: Wissenschaftliche Aussagen müssen |formallogisch richtig sein.
- Postulat der **Allgemeingültigkeit**: Wissenschaftliche Theorien enthalten allgemeingültige Aussagen über einen Wirklichkeitsbereich.
- Postulat der **Wertfreiheit**: Wertungen, d. h. persönliche Meinungen und Gefühle, sollen nicht Teil einer wissenschaftlichen Theorie sein.
- Postulat der **Nachprüfbarkeit**: Jede Theorie und jeder Versuch muss unter denselben Bedingungen wiederholbar sein. Sie muss sich an der Wirklichkeit überprüfen lassen.
- Diese Postulate spiegeln sich in den wissenschaftlichen |Gütekriterien wieder.

Logik
Die Logik ist die Lehre von den Methoden und Formen des „richtigen Denkens“. Damit ist gemeint, dass sich die Logik sozusagen mit der äußeren Form des Denkens beschäftigt. Sie sagt also keinesfalls, was der Inhalt des Denkens sein soll, sondern wie Aussagen und Argumente aufgebaut sein sollen um zu folgerichtigen Ergebnissen zu gelangen.

Gütekriterien | 519

Induktion und Deduktion

Um richtige Aussagen zu treffen, müssen die Anforderungen des logisch schlussfolgernden Denkens beachtet werden. Es gibt zwei zentrale Erkenntniswege: Die Deduktion und die Induktion.

Deduktion (lat. Herabführung) ist eine Art der Beweisführung. Hier wird eine Schlussfolgerung aus einer oder mehreren anderen theoretschen Aussagen abgeleitet. Ein gültiger deduktiver Beweis kommt nur zustande, wenn alle Vorannahmen wahr sind. Die formale Logik bestimmt dabei, welche Schlüsse zulässig sind. Beim deduktiven Denken werden Schlüsse vom Allgemeinen zum Besonderen gezogen. Als Basis dient eine Theorie aus der |Hypothesen abgeleitet werden, die dann |empirisch überprüft werden. Das Ergebnis kann die Theorie unterstützen (verifizieren) oder widerlegen (falsifizieren).

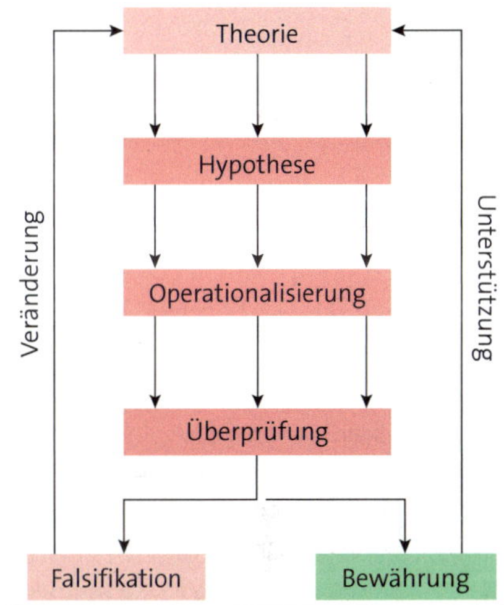

[2 Theorieüberprüfung bei der Deduktion

> **B**
> Alle bisher beobachteten Schwäne sind weiß.
> a) Also wird der nächste beobachtete Schwan ebenfalls weiß sein.
> b) Also werden alle in Zukunft beobachteten Schwäne weiß sein.
> c) Also sind alle Schwäne weiß.

Hypothesen | 490

Induktion (lat. Hinführung) ist ein Verfahren, das vom besonderen Einzelfall auf das Allgemeine und Gesetzmäßige schließt. Hier liegt die Annahme zugrunde, dass sofern unter mehreren Einzelbeobachtungen eine Wahre ist, sich dies bei weiteren Untersuchungen ebenso darstellen wird. Die Wahrscheinlichkeit der Richtigkeit hängt dabei von der Anzahl der beobachteten Ereignisse ab. Beim induktiven Denken werden also Schlüsse aus dem Besonderen zum Allgemeinen gezogen. Als Basis dienen also Beobachtungen von Einzelfällen aus denen allgemein gültige Theorien abgeleitet werden.

Empirie
Empireia gr. = Erfahrung. Empirische Erkenntnis beruht auf direkter Erfahrung in der Wirklichkeit durch Feldbeobachtungen oder Experimente im Labor. Sie steht damit im Gegensatz zur reinen theoretischen Spekulation.

> **B**
> Platon war ein Mensch. Aristoteles war ein Mensch. Epikur war ein Mensch.
> Platon ist gestorben. Aristoteles ist gestorben. Epikur ist gestorben.
> Alle Menschen sind sterblich.

6.2 Wissenschaftliche Literatur

Um sich über eine wissenschaftliche Fragestellung bzw. zu einem bestimmten Thema näher zu informieren, ist die gründliche Auseinandersetzung mit wissenschaftlicher Literatur unerlässlich. Um gezielt Informationen aus wissenschaftlichen Werken zu ermitteln, gibt es eine Vielzahl an Recherchemöglichkeiten. Zur Literatursuche bieten sich vor allem elektronische Datenbanken und Bibliotheken an. Ideal ist eine Kombination beider Suchquellen.

6.2.1 Datenbanken und Bibliotheken

PubMed
Teil des Datenbanksystems der National Library of Medicine
www.ncbi.nlm.nih.gov/pubmed

Cochrane
Datenbank für evidenzbasierte Medizin
www.cochrane.org

online
www.subito-doc.de
Auf dieser Seite können Sie recherchieren, in welcher Bibliothek das gesuchte Buch bzw. die gesuchte Zeitschrift vorhanden sind und diese ggf. auch bestellen, z. T. kostenpflichtig.

Elektronische Datenbanken erlauben den Zugriff auf neue wissenschaftliche Erkenntnisse weltweit. Auf dem medizinischen Sektor sind |**PubMed** und |**Cochrane** führend. Neben diesen elektronischen Datenbanken gibt es unspezifischere **Suchmaschinen** für wissenschaftliche Literatur, dazu gehören beispielsweise:

- www.scholar.google.com
- www.dandelon.com

Um ein breites Spektrum an relevanten Publikationen ausfindig zu machen, sollte immer mehr als eine Datenbank bei der Suche einbezogen werden.

Die internationale Sprache der Wissenschaft ist Englisch, sodass der überwiegende Teil wissenschaftlicher Werke in Englisch veröffentlicht wird. Auch die elektronischen Datenbanken sind größtenteils englischsprachig.

Fachpublikationen und Lehrbücher können vorzugsweise in **Bibliotheken** ausfindig gemacht werden. Es besteht die Möglichkeit, sich vorab online zu informieren, welche Medien verfügbar sind. Hochschulbibliotheken bieten den Vorteil, dass sie ein breites Spektrum an wissenschaftlicher Fachliteratur und zahlreiche Nachschlagewerke als Zugang in die Materie zur Verfügung stellen. Bibliotheken mit gesundheitsspezifischen Medien findet man in Anbindung an Universitäten und Fachhochschulen.

6.2.2 Suchstrategie

Unabhängig davon, ob man sich für die elektronische oder eine Bibliothekssuche entscheidet, sollte vorab eine Suchstrategie festgelegt werden.

Eine häufige Suchstrategie ist die **Schneeballmethode** oder auch retrograde Literatursuche. Dabei stößt man auf Grund von Literaturangaben einer thematisch passenden Publikation z. B. im Literaturverzeichnis auf andere Quellen und durch diese wiederum auf weitere. Quellen, die in verschiedenen Publikationen angegeben sind, werden von Fachleuten als wichtig eingestuft. Es empfiehlt sich, diese für das betreffende Thema zu lesen.

Bei der Schneeballsuche finden sich häufig Hinweise auf ältere Quellen. Werden diese weiterverfolgt, sollte darauf geachtet werden, dass man zeitlich nicht zu weit in die Vergangenheit geht, um den Fokus auf aktuellen Publikationen zu belassen.

Zunächst sollten Schlagwörter definiert und auch ins Englische übersetzt werden. Diese wären z. B. im Fall von Sturzprävention bei Senioren:

- Sturzprävention = fall prevention
- Senioren = senior citizens
- ältere Menschen = the elderly

Schlagwörter
Wörter, die unbedingt im Text vorkommen müssen, weil sie möglichst treffend den Inhalt charakterisieren

Festlegung von Rahmenbedingungen

Als Zweites sollten die Rahmenbedingungen festgelegt werden. Dazu gehören:

- **Zeitraum:** Dem Forscher stellt sich hier die Frage, aus welchem Zeitraum Publikationen berücksichtigt werden sollen. Wird einer Fragestellung nachgegangen, die sich auf aktuelle Erkenntnisse stützt, sollte die Mehrzahl der verwendeten Publikationen nach Möglichkeit nicht älter als **fünf bis maximal zehn Jahre** sein.
- **Sprache:** Während viele Fachbücher und Artikel in deutscher Übersetzung vorliegen, ist die überwiegende Anzahl der Studien in Datenbanken englischsprachig. In dem Beispiel „Sturzprävention bei Senioren" wäre es sinnvoll, auch internationale Studien zu berücksichtigen. Bei bestimmten Themen, die z. B. das deutsche Gesundheitswesen betreffen, kann die Suche dagegen auf deutsche oder europäische wissenschaftliche Werke beschränkt werden.
- **Fachbereich:** Aus welcher fachlichen Perspektive soll die Fragestellung erfolgen? Steht beispielsweise eine pflegerische, medizinische oder auch pharmakologische Sicht im Mittelpunkt? Entsprechend müssen deshalb die Suchkriterien eingegrenzt werden.
- **Zugänglichkeit:** Nicht jeder Volltext ist kostenlos verfügbar. Viele Datenbanken sind kostenpflichtig und auch bei Onlinepublikationen von Verlagen und Zeitschriften ist es erforderlich, für aktuelle Artikel eine Lizenz zur Nutzung zu erwerben. Abstracts dagegen sind i. d. R. kostenlos einsehbar. In den meisten Suchmaschinen wird angezeigt, wie viele der gefundenen Arbeiten frei zugänglich sind. Über Hochschulen und Bibliotheken ist der Zugang zu Datenbanken häufig kostenlos.
- **Publikationsart:** Je nach Fragestellung kann es sinnvoll sein, sich auf eine bestimmte Art der Publikation zu beschränken. So kann man sich beispielsweise auf systematische Übersichtsarbeiten konzentrieren, um einen ersten Überblick über Primärquellen zu erhalten, oder auch auf randomisierte kontrollierte Studien, um einen hohen Evidenzgrad sicherzustellen.

Volltext
ungekürzte Fassung eines Textes

Abstracts | 493

systematische Übersichtsarbeiten | 528
randomisierte kontrollierte Studien | 509
Evidenzgrad | 528

Diese Rahmenbedingungen werden auch als Ein- und Ausschlusskriterien bezeichnet. In dem Beispiel der Sturzprävention könnten weitere Einschlusskriterien z. B. ältere Menschen ab 65 Jahren, die noch nicht gestürzt sind, sein. Ausschlusskriterien wären somit Menschen, die jünger als 65 Jahre sind und ältere, die bereits Sturzereignisse in der Vergangenheit hatten.

Je genauer die Kriterien und Schlagwörter definiert werden, desto gezielter werden die gewünschten Ergebnisse bzw. Treffer sein. Hilfreich ist es auch, Synonyme der Suchbegriffe hinzuzuziehen und die Querverweise in Fachlexika zu nutzen. Zu berücksichtigen ist, dass trotz einer gut erarbeiteten Suchstrategie meist nicht alle relevanten Artikel gefunden werden und der Suchende oft auf eine hohe Anzahl weniger relevanter Publikationen stößt.

Einschlusskriterien
alle Suchkriterien, die zwingend in der Suche eingeschlossen werden

Ausschlusskriterien
Merkmale, die nicht bei der Suche mit berücksichtigt werden sollen

Suchoperatoren

Mit Hilfe von Suchoperatoren oder *Boole'schen Operatoren* können mehrere Suchbegriffe gleichzeitig gesucht werden. Suchoperatoren sind Befehle in Wort- oder Symbolform, die Suchbegriffe logisch miteinander verknüpfen und dadurch die Suche in Datenbanken und Internetsuchmaschinen vereinfachen.

Die wichtigsten Boole'schen Operatoren sind folgende Worte:

- **UND** – zwei Worte müssen zwingend vorkommen, z. B. „seniors AND fall".
- **„…"** – alle Worte zwischen den Anführungsstrichen müssen exakt in diesem Wortlaut im Text vorkommen.
- **ODER** – mindestens einer der beiden Suchbegriffe muss vorkommen.
- **NICHT** – z. B. „fall NOT walking aid", damit werden dann alle Publikationen gezeigt, die Stürze berücksichtigen, aber in denen Hilfsmittel nicht vorkommen.
- * – wildcard, bedeutet Platzhalter z. B. „fall*", dann werden auch Begriffe wie falling und falls berücksichtigt. Der Platzhalter kann aber auch vor dem Begriff stehen, wie z. B. „*prävention", in diesem Fall werden alle Versionen des Begriffs von Sturzprävention bis Krebsprävention berücksichtigt.

AND
engl. = und
Limit
Sucheinschränkung
TIAB
eingegebene Suchbegriffe werden in Titel und Abstract gesucht
n
engl. = number, steht für die Anzahl an Probanden

Dokumentation

Es ist zu empfehlen, die Suche zu **dokumentieren**, um die Ergebnisse für sich selbst, aber auch für andere nachvollziehbar zu machen sowie um Quellen zu einem späteren Zeitpunkt wiederzufinden und damit doppeltes Suchen zu vermeiden.

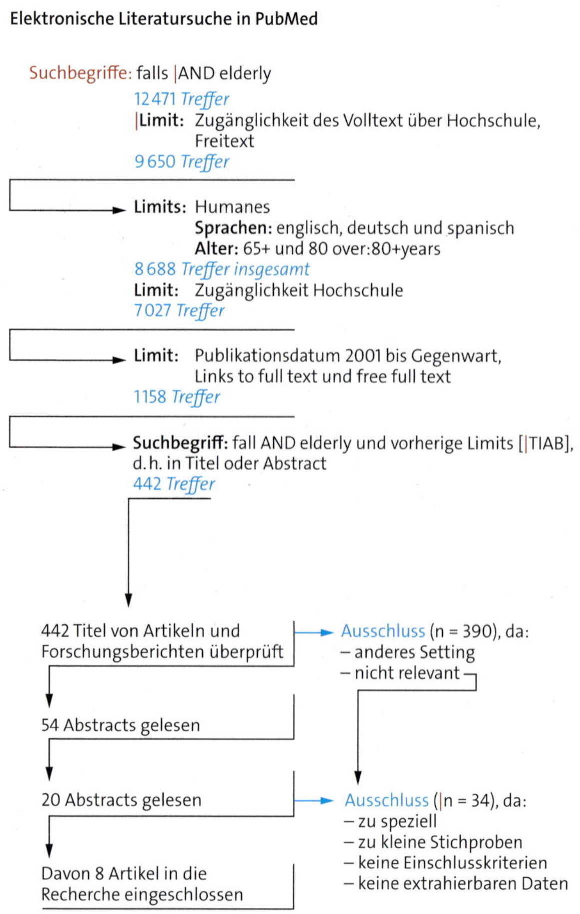

[1] **Flussdiagramm einer Literaturaufbereitung wissenschaftlicher Werke auf PubMed**

Folgende Punkte sollten dabei festgehalten werden:

- **Wo** wurde gesucht (Datenbanken, Fachzeitschriften etc.).
- Mit **welchen Schlagwörtern** inklusive Ein- und Ausschlusskriterien und Boole'schen Verknüpfungen wurde gesucht.
- Wie hoch war die **Anzahl der Treffer**.
- Wie wurde eine **Reduktion der Treffer** vorgenommen, um relevante Publikationen herauszufiltern.

Bei Quellen aus dem Internet sollte auch immer der Tag des Aufrufs vermerkt werden, da sich die Seitenverfügbarkeit ändern kann.

Die Abbildung **[Abb. 1]** zeigt, wie eine mögliche Dokumentation der Suchstrategie aussehen könnte und mit welchen Suchbefehlen die Trefferliste eingegrenzt werden kann.

Bereits durch die Kombination verschiedener Suchbefehle kann eine Reduktion der Ergebnisse erzielt werden. In unserem Beispiel sind es allein durch Eingrenzungen (*limits*) an Stelle von 9.650 insgesamt nur noch 442 Treffer. Sieht man sich diese Titel aber näher an, verbleiben auf den ersten Blick „nur" noch 54 interessante Arbeiten. Publikationen im Internet können durch das Lesen des zugehörigen Abstracts weiter eingegrenzt werden. Bei Büchern empfiehlt es sich, den Klappentext und das Inhaltsverzeichnis zu lesen, um einen ersten Überblick zu erhalten. Wie man die gefundenen Texte genauer auf Qualität überprüfen kann, wird ab Kapitel 6.2.4 näher beschrieben.

Kategorien wissenschaftlicher Werke 6.2.3

Bei der Literatursuche stößt man auf unterschiedliche Kategorien wissenschaftlicher Werke. Je nach gesuchter Information sollten auch bei der Suche verschiedene Kategorien berücksichtigt werden.

Studie

Studie ist ein weit gefasster Begriff. Im Rahmen des vorliegenden Buches werden Studien allgemein als wissenschaftliche Untersuchungen und Forschung verstanden. Die genaue Bezeichnung einer Studie gibt Aufschluss über das **Design** oder den **Forschungszweck**. So unterscheidet man experimentelle oder deskriptive Forschungsdesigns, Literatur-, Längs- oder Querschnittstudien etc. |Forschungsansätze, während man z. B. bei Effektivitäts- und Vergleichsstudien den Forschungszweck erkennt.

Forschungsansätze | 505

Bei Studien werden die Ergebnisse i. d. R. mit anderen Studien verglichen. Am Ende einer Studie stehen ausführliche Literaturangaben. Dadurch erhält der Leser Hinweise auf weitere relevante Publikationen. Eine erste Einschätzung über die Qualität der Studie gibt die Information, in welcher Fachzeitschrift der Artikel erscheint. Die Fachzeitschriften sind häufig durch den |Impact Factor gerankt.

Impact Factor | 495

Im Englischen werden veröffentlichte Studien Paper(s) genannt.

Abstract

Der Abstract ist Teil jeder Studie, Abschlussarbeit und jedes Artikels, um dem Leser einen schnellen Überblick über die wissenschaftliche Arbeit zu gewähren. Beim Abstract handelt es sich um eine kurze objektive Zusammenfassung von nicht mehr als einer DIN-A4-Seite der nachfolgenden wissenschaftlichen Arbeit. Er ist auch bei deutschsprachigen Texten üblicherweise in **deutscher und englischer** Sprache verfasst und steht am Anfang der Publikation [Abb. 2]. Im Gegensatz zu vielen |Originalarbeiten sind Abstracts in Datenbanken immer frei zugänglich.

Originalarbeit
vollständige Darstellung einer neuen wissenschaftlichen Erkenntnis (im Gegensatz zu Übersichtsartikeln, Editorials, Rezensionen u. Ä.)

Ein Abstract enthält in knapper und präziser Form folgende Punkte:
- **Thema der Arbeit:** Was ist das zentrale Thema? Was verbirgt sich hinter dem Titel?
- **Problemstellung:** Warum ist das Thema von Bedeutung? Welche Fragen bzw. Probleme sollen beantwortet werden?
- **Lösungswege:** Welche Methoden und Vorgehensweisen wurden zur Lösung der Problemstellung angewandt?
- **Ergebnisse:** Was sind die Ergebnisse und welche Schlussfolgerungen ergeben sich daraus?
- **Schlüsselwörter (Keywords):** Was sind die wichtigsten vier bis fünf textbeschreibenden Wörter? In der Regel sind Schlüsselwörter die Begriffe, die mit den Suchmaschinen verbunden werden, d. h., durch sie wird der Text gefunden.

Fachbücher

Fachbücher geben einen breiteren Wissensüberblick zu einem bestimmten Themenbereich. Sie geben oft erste Hinweise auf Literaturquellen, allerdings „veralten" sie schnell und berücksichtigen den aktuellen Wissensstand deshalb nur unzureichend. Es empfiehlt sich deshalb, Fachbücher nicht als alleinige Quelle zur Literaturrecherche heranzuziehen. Für bestimmte Themengebiete existieren jedoch |Standardwerke (auch „Klassiker" genannt), auf die in Literaturangaben zahlreicher aktueller Studien verwiesen wird. Diese Standardwerke, auch wenn sie deutlich älter als zehn Jahre sind, sollten in der Literatursuche berücksichtigt werden.

Standardwerk
kein geschützter Begriff, im allgemeinen Fach- und Lehrbücher, die innerhalb eines Fachgebiets sehr bekannt sind und deren Inhalt als anerkannte Quelle gilt, die oft zitiert wird

Zu der Kategorie Fachbuch zählen folgende Schriften:

- **Nachschlagewerke** sind Bücher, die einen schnellen und kompakten Überblick über bestimmte Themengebiete geben. Charakteristisch sind eine systematische Ordnung, meist in alphabetischer Form, und die Kurzform des vermittelten Wissens. Typische Nachschlagewerke sind Lexika und Enzyklopädien.
- **Lehrbücher** befassen sich mit einem bestimmten Themengebiet, welches speziell für die Wissensvermittlung im Unterricht didaktisch aufbereitet wurde.
- **Monografien** fokussieren ein einzelnes Thema und werden in der Regel von einem Autor verfasst. Bei mehreren Autoren ist der Text gemeinschaftlich angefertigt.
- **Sammelwerke bzw. Handbücher** enthalten thematisch passende Einzeltexte von verschiedenen Autoren, die auch als solche gekennzeichnet sind.

Artikel in Fachzeitschriften

Artikel bieten den Vorteil, dass sie den aktuellen Forschungsstand berücksichtigen und den Fokus auf ein eingegrenztes Thema richten.

Renommierte Fachzeitschriften nutzen das |**Peer-Review**-Verfahren zur Sicherung der Qualität eingereichter Artikel. Hierfür wird der eingereichte Artikel von Fachexperten auf seine Relevanz, die korrekte Durchführung und das Interesse für eine Veröffentlichung beurteilt.

Peer-Review
Beurteilung eines eingereichten Beitrags durch Experten des Fachgebietes, die eine Korrektur/Verbesserung des Artikels durch die Autoren anstößt.

Zu beachten ist, dass dieses Verfahren eine gewisse Zeit beansprucht. Die Aktualität des Artikels lässt sich i. d. R. anhand seines Einreichdatums beim Verlag und des Annahmedatums der Redaktion erkennen. Beides steht üblicherweise auf der ersten Seite des Artikels.

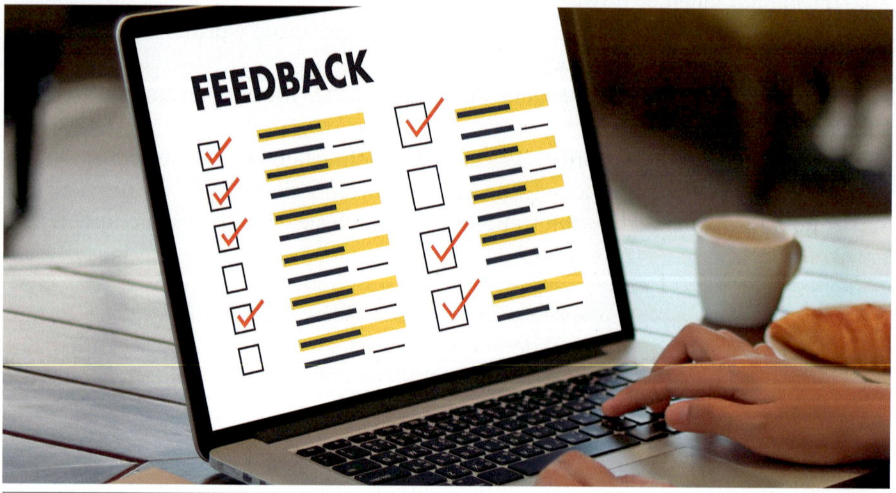

[1] Das Peer-Review-Verfahren sichert durch ein Feedback unterschiedlicher Fachexperten die Qualität der Artikel eines Journals.

Eine weitere Einordnung erlaubt der **Impact Factor** einer Fachzeitschrift. Je häufiger innerhalb von zwei Jahren nach Veröffentlichung aus einer Fachzeitschrift – gemessen an der Gesamtzahl der Artikel – in anderen Zeitschriften zitiert wird, desto höher ist der Impact Factor. Er wird vom Institute for Scientific Information (ISI) für das zurückliegende Jahr jeweils neu berechnet. Forscher veröffentlichen vorzugsweise in Zeitschriften mit hohem Impact Factor.

Impact Factor
Maß, wie oft aus einer Fachzeitschrift zitiert wird

Der Impact Factor wird jedoch auch kritisch gesehen. Obwohl er über die Qualität eines einzelnen Artikels keine Aussage trifft, da nur wenige Artikel einer Zeitschrift die Mehrzahl der Zitierungen erhalten und ein hoher Prozentsatz nie zitiert wird, wird er häufig für die Evaluierung individueller Artikel herangezogen. Neu erscheinende Zeitschriften werden zudem nur unzureichend abgebildet, da die Berechnung nur alle zwei Jahre stattfindet.

B Die US-amerikanische Zeitschrift *Archives of Physical Medicine and Rehabilitation* hat für das Jahr 2019 einen Impact Factor von 3,098 und liegt damit hinter dem (Australian) *Journal of Physiotherapy* mit einem Impact Factor von 5,440.

$$\text{Impact Factor 2019} = \frac{\text{Zahl der zitierten Artikel 2017 und 2018}}{\text{Zahl der Artikel 2017 und 2019}}$$

[1] Berechnung des Impact Factors

Impact Factor und Peer-Review-Verfahren können Anhaltspunkte über die Bedeutsamkeit einer Studie geben, aber letztendlich sollte auch in diesen Zeitschriften jeder Artikel individuell beurteilt werden.

Aktuelle Studien in elektronischen Datenbanken, die noch nicht in einer Fachzeitschrift veröffentlicht wurden, sind mit der Bezeichnung **Article Ahead of Print** (AAP) gekennzeichnet. Die meisten Forschungseinrichtungen geben zudem auf ihren Webseiten bzw. auf Fachkongressen einen Überblick über aktuelle Forschungsprojekte.

Kongressberichte, wissenschaftliche Kommentare und Editorials

Zu wissenschaftlichen Werken werden auch Veröffentlichungen von Tagungs- und **Kongressberichten** gezählt. Der Vorteil dieser Publikation ist, dass die Veröffentlichungen zeitnah erfolgen, sehr aktuell sind und oft vor der eigentlichen Hauptveröffentlichung stattfinden. Allerdings sind Kongressberichte oft nur Kongressbesuchern zugänglich und eher kurz gehalten.

Wissenschaftliche Kommentare sind eine schriftlich wertende Auseinandersetzung einer Fachperson mit einer wissenschaftlichen Arbeit. Der wissenschaftliche Kommentar wird meist im Rahmen eines Artikels, in dem das besprochene Werk ein weiteres Mal behandelt oder zeitgleich abgedruckt wird, publiziert.

Ein **Editorial** kann ein Vorwort in einem Fachbuch sein oder auch ein Leitartikel einer Fachzeitschrift.

Wissenschaftliche Kommentare und Editorials sollten nur ergänzend zu Literaturrecherchen hinzugezogen werden, da sie eine subjektive Sicht des Autors auf eine Fragestellung darstellen, der i. d. R. eine objektive Untermauerung durch Quellen fehlt.

6.2.4 Arbeiten mit wissenschaftlicher Literatur

Die verschiedenen, im vorherigen Kapitel beschriebenen Formen wissenschaftlicher Werke sind Produkte, die aus einem Forschungsprozess hervorgehen. Eine wissenschaftliche Arbeit ist somit das niedergeschriebene Ergebnis bzw. das Produkt der praktischen Forschung oder des wissenschaftlichen Arbeitens.

Forschungsprozess | 499

Beim Schreiben einer wissenschaftlichen Arbeit orientiert sich der Autor an wissenschaftlichen Standards und Prinzipien. Dies gilt sowohl für den formalen Aufbau, z. B. das Anlegen eines Literaturverzeichnisses oder das korrekte Zitieren, als auch für die inhaltliche Struktur (|Forschungsprozess). Die Hürde, eine wissenschaftliche Arbeit zu lesen, kann sehr hoch sein. Die Gründe dafür sind vielfältig. So unterscheiden sich Texte in Zeitungen oder Romanen von den Texten in wissenschaftlichen Arbeiten. Ein wesentlicher Unterschied besteht darin, dass sich Autoren wissenschaftlicher Arbeiten an die Fachwelt wenden und dabei **Fachtermini** benutzen. So werden in unterschiedlichen Wissenschaftsgebieten für genau definierte Sachverhalte Fachausdrücke verwendet. Jedes Fach hat spezielle Fachtermini bzw. eine Fachsprache, die es zu erlernen und zu gebrauchen gilt. Die Vielzahl an Fachausdrücken und Fremdwörtern, aber auch lange Sätze können das Lesen erschweren. Zusätzlich werden, im Gegensatz zu Unterhaltungsliteratur oder Lehrtexten, bereits fachliche Kenntnisse beim Leser vorausgesetzt. Das heißt, dass nicht nur einzelne Wörter, sondern auch inhaltliche Zusammenhänge für den ungeübten Leser einer Erläuterung bedürfen.

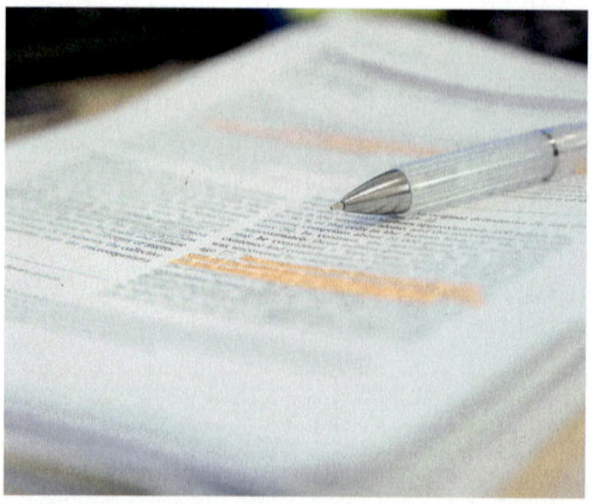

[1] Das Markieren zentraler Inhalte beim Lesen und Verstehen wissenschaftlicher Literatur.

Zur Beruhigung sei hier angemerkt, dass jedes Lesen einen **Übungseffekt** besitzt. Und dieser Übungseffekt gilt sowohl für den Grundschüler und seine Fibel als auch für den Leser wissenschaftlicher Texte. Wenn man beginnt, sich mit wissenschaftlicher Literatur zu beschäftigen, erfordert dies in der Regel viel Zeit, Ruhe und Konzentration. Wichtige Voraussetzung für den Lerneffekt und das Textverständnis ist, dass das Lesen geplant und der Text nicht ohne Vorbereitung in die Hand genommen wird. Eine lesefreundliche Umgebung hilft dabei, sich auf den Text zu konzentrieren. Störfaktoren, die ausgeschaltet werden sollten, sind z. B. ein unaufgeräumter Schreibtisch, der zu viel visuelle Ablenkung bietet, aber auch Lärm oder Zeitdruck. Mit dem Text in der Hand, einem oder mehrerer Fachlexika, einem Stift sowie einem leeren DIN-A4-Blatt kann das Lesen beginnen [Abb. 1]. Die im Folgenden beschriebenen Vorgehensweisen und Methoden helfen beim Lesen der Texte.

Lesen und Fragen stellen

kursorisch
rasch, fortlaufend
lat. cursorius = zum Laufen gehörig

Das einmalige Lesen eines Textes reicht in der Regel nicht aus, um den Inhalt verstehen und wiedergeben zu können. Es bietet sich an, mit dem |**kursorischen Lesen** zu beginnen, um einen Überblick über den Text zu gewinnen. Bei dieser Methode wird der Text komplett gelesen mit dem Ziel, zu erfahren, worüber der Autor schreibt, ohne dabei tief in den Text einzusteigen. Hierbei stellt sich der Leser die Frage, ob der Text überhaupt für eine eingehendere Betrachtung geeignet ist. Fachwörter können beim kursorischen Lesen nachgeschlagen werden. Sachgemäß verwendete Fachbegriffe ersetzen oft eine große Anzahl an Wörtern, wodurch keine langen Erläuterungen notwendig sind. Nichtsdestoweniger können auch Fachwörter in den unterschiedlichen Nachschlagewerken unterschiedlich definiert sein. Sofern der Autor die genutzten Fachwörter in seinem Text nicht selbst eindeutig definiert, schlägt der Leser diese in einem Fachlexikon nach.

„Nur wer fragt, bekommt auch eine Antwort." Dieser umgangssprachliche Ausspruch gilt auch für das Lesen wissenschaftlicher Werke. Um Informationen aus dem Text ziehen zu können, muss der Leser überlegen, welche Fragen er an den Text stellt und welche Antworten er sich von dem Text erhofft. Die Fragen können hierfür in eine **Haupt-** und mehrere **Nebenfragen** gegliedert werden: Welche Frage sollte auf jeden Fall beantwortet werden und welche Fragen sind zusätzlich interessant? Damit die Fragen während des Lesens nicht vergessen werden und aus dem Sichtfeld geraten, hilft es, die Fragen genau zu formulieren und schriftlich festzuhalten.

Lesetechniken anwenden

Es gibt verschiedene Möglichkeiten, den Inhalt eines Textes zu erfassen. Zwei klassische Methoden sind das Markieren und das Exzerpieren eines Textes.

exzerpieren
lat. = herausnehmen, herausschreiben

Um den Text auf das Wesentliche zu reduzieren, sollten **Markierungen**, z. B. mit einem Textmarker, vorgenommen werden. Sie bieten eine visuelle Hilfe und erleichtern später das Wiederholen der wesentlichen Textinhalte. Da während des ersten Lesedurchganges noch kein Überblick über den Text besteht, sollten die Markierungen frühestens im zweiten Lesedurchgang vorgenommen werden. Neben Markierungen können zusätzlich Markierungscodes [Abb. 2] oder unterschiedliche Farben verwendet werden. So können z. B. Fragen rot markiert werden, neue Erkenntnisse grün und Widersprüche gelb.

	Im Text
unbekannte Begriffe	*einrahmen*
unklare Inhalte	*Wellen unter*
wichtige Begriffe	*markieren*
Begriffe nachschlagen	*

	Symbole am Seitenrand
Zustimmung	↑ oder +
Ablehnung	↓ oder –
Zusammenfassung	Σ
wichtig	!
sehr wichtig	!!

[2] Markierungscodes

Zitate müssen immer als solche gekennzeichnet werden. Hierfür werden sie in den eigenen Notizen in Anführungszeichen gesetzt.

Das **Exzerpieren** des Textes ist eine zweite Möglichkeit, den Inhalt zu verstehen und nachzuvollziehen. Exzerpieren bedeutet, den Text entsprechend der eigenen Fragestellung zusammenzufassen. Dazu wird der Inhalt des Textes in eigenen Worten wiedergegeben und notiert. Das Exzerpt kann im Aufbau der vorgegebenen Textstruktur folgen, aber auch eine eigene Struktur, z. B. durch eigene Überschriften, besitzen. Dafür werden nur die Passagen des Textes herausgeschrieben, die für die eigene Fragestellung wichtig sind. Der Inhalt kann dabei in einer Kombination aus eigenen Worten und Zitaten wiedergegeben werden. Die Leerflächen des kopierten Textes bieten Raum, um das Exzerpt festzuhalten, ebenso wie Textverarbeitungsdateien oder Karteikarten. Da die gelesenen Texte nicht immer Antworten auf die gestellten Fragen enthalten, kann auch dies notiert werden. Wie für die Markierungen gilt auch für das Exzerpt, dass es nicht beim ersten Lesen angefertigt werden sollte, sondern erst im Laufe der folgenden Lesedurchgänge.

Eine weitere **visuelle Hilfe**, um die Struktur eines Textes zu erfassen, bietet ein leeres DIN-A4-Blatt, auf dem der Leser **Zusammenhänge** im Text oder die **Argumentationsstruktur** des Autors optisch darstellt, sobald ein Überblick über den Text besteht. Sollte man während des Lesens „hängenbleiben", weil die Argumentationsführung des Autors schwer verständlich ist oder andere Inhalte irritieren, so sollte auch dies notiert werden. Das Hängenbleiben muss nicht unbedingt durch mangelndes Wissen oder Verständnis des Lesers entstehen. Es kann vorkommen, dass dem Leser andere Erkenntnisse und Argumente aus der Literatur bekannt sind oder der Autor sich widerspricht. So bietet das Hängenbleiben in Textpassagen auch immer eine Chance, den Text zu hinterfragen.

6.2.5 Wissenschaftliche Texte analysieren

Im vorherigen Abschnitt wurde erläutert, anhand welcher Methoden ein wissenschaftlicher Text gelesen werden kann. Ziel war es, den Text für sich zu erschließen und wiedergeben zu können. Doch neben dem schwarz auf weiß lesbaren Inhalt des Textes, der „Geschichte", transportieren wissenschaftliche Arbeiten weitere Informationen. Diese zusätzlichen Informationen sind die **Rahmenbedingungen**, unter denen der Text entstanden ist und unter denen er veröffentlicht wurde. Folgende Fragen helfen dabei, den Text zu analysieren und in seine Bestandteile zu zerlegen. Dadurch kann der Inhalt des Textes noch einmal ganz neu reflektiert werden.

Wo und wann ist der Text erschienen?

Das **Erscheinungsjahr** zu notieren, kann von Bedeutung sein, da der Autor sich von der eigenen Aussage in einem älteren Text distanziert haben könnte oder das Ergebnis der Forschung durch dritte Forscher bereits widerlegt wurde.

PNF
Die **Propriozeptive neuromuskuläre Fazilitation** (PNF) ist eine physiotherapeutische Behandlungsmethode, die häufig bei Nervenverletzungen oder Erkrankungen des zentralen Nervensystems, z. B. nach Schlaganfällen oder bei multipler Sklerose, angewendet wird. Ziel ist die Verbesserung von sich an Alltagsfunktionen orientierenden Bewegungsmustern.

B Im |PNF-Konzept wird häufig die Entwicklung beschrieben, dass in der Vergangenheit Wert auf maximalen Widerstand während der Bewegung gelegt wurde, während heute vor dem Hintergrund gearbeitet wird, dass Bewegung ein Verhalten ist, das sich vor allem aus Motivation, Sinneswahrnehmung und kognitiven Prozessen entwickelt. Daher steht heute, an Stelle der Applikation von hohem Widerstand, das funktionelle Training im Vordergrund. Mit zunehmender Erfahrung distanzieren sich Therapeuten innerhalb eines Fachgebietes von früheren Aussagen und überprüfen ihre Therapiemethoden anhand neuer Erkenntnisse.

In Zusammenhang mit dem Verlag oder der Zeitschrift, wo die wissenschaftliche Arbeit erschienen ist, interessiert, ob sie in einem Fachverlag publiziert wurde und welchen Ruf der Verlag hat. Stammt der Text aus Büchern, so werden **Erscheinungsort** und **-verlag**, bei Fachartikeln aus Zeitschriften der **Name und Jahrgang** der Zeitschrift, bei Sammelbänden die **Herausgeber** und der **Titel** des Bandes notiert.

Wer hat den Text geschrieben?

Besonders Vorträge auf Fachkongressen, Festschriften und fachpolitische Stellungnahmen sind leichter zu analysieren, wenn bekannt ist, aus welchem Fachgebiet der Autor kommt und welche **Qualifikationen** er hat. Je nach Fachbereich wird auch die Verwendung von Fachwörtern und Beispielen unterschiedlich sein. Autoren bringen immer ihren eigenen Standpunkt mit in die Forschung ein. Wichtig ist, dass Fragestellung und Erkenntnisgewinn deutlich werden (|Forschungsprozess). Der Leser kann so schon im Voraus seine Erwartungen formulieren. Während des Lesens wird überprüft, ob sich seine Annahmen bestätigen und ob der Autor sich beispielsweise an eine bestimmte Zuhörerschaft wendet.

Forschungsprozess | 499

Die Phasen des Forschungsprozesses 6.3

Jeder Forschungsprozess besteht aus mehreren Phasen [Abb. 1]. Meist beginnt der Forschungsprozess mit der Auswahl des Forschungsproblems und endet mit der Veröffentlichung der Forschungsergebnisse. Jede dieser Phasen verfolgt bestimmte Ziele und in jeder Phase werden Entscheidungen getroffen, die zu dem Gelingen des Projektes bzw. der Forschungsarbeit beitragen. Der im Folgenden dargestellte lineare Aufbau des Forschungsprozesses muss nicht starr eingehalten werden. Neue Fragen, die sich während des Prozesses ergeben, aber auch Fehler oder Ungenauigkeiten können dazu führen, dass bereits geschlossene Phasen erneut durchlaufen werden. Dies gilt besonders für qualitative Forschungsprozesse, die sich in einer Reihe von Schleifen vollziehen, statt linear aufeinander aufzubauen.

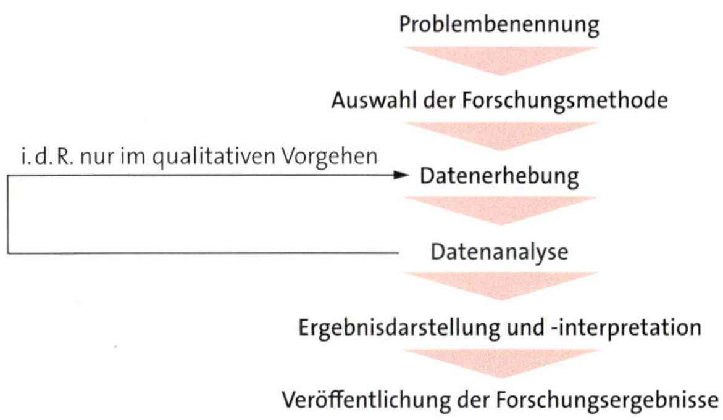

[1] Phasen eines Forschungsprozesses (nach Atteslander 2006)

Fragestellung – Das Ziel vor Augen 6.3.1

Wissenschaftlichem Arbeiten geht immer das Fragen, das Mehr-wissen-Wollen und das „Nachhaken“ voraus. Der Leser sollte sich bewusst machen, welche Erwartungen er an den Text stellt und diese Erwartungen vor dem Lesen der Arbeit notieren, um im Nachhinein zu überprüfen, ob der vorliegende Bericht die Fragen beantworten konnte.

Am Anfang steht der Forscher entweder vor einem **Problem**, welches er lösen möchte, oder ihn interessiert ein Sachverhalt, über den er mehr wissen möchte. Das Problem kann sich ergeben

- aus der alltäglichen Arbeit,
- durch den Wunsch, eine Forschung zu wiederholen, um sie zu überprüfen oder auf einen anderen Zusammenhang zu übertragen,
- durch das Nachdenken über ein Phänomen oder eine Situation,
- durch die Auseinandersetzung mit einem Themenbereich, aus dem ein spezielles Problem gewonnen wird und
- durch bereits bestehende Forschungsarbeiten, die in ihrem Ausblick neue Forschungsfragen formuliert haben.

Nachdem das Problem bzw. der Sachverhalt näher beschrieben wurde, mündet dies in eine **Forschungsfrage**. Die Fragestellung ist der zentrale Ausgangspunkt eines jeden Forschungsprozesses. So wie eine Kompassnadel grundsätzlich nach Norden zeigt und die Richtung einer Reise bestimmt, gewährleistet die Fragestellung, dass sich niemand auf der Forschungsreise verläuft und vom Weg abkommt [Abb. 2].

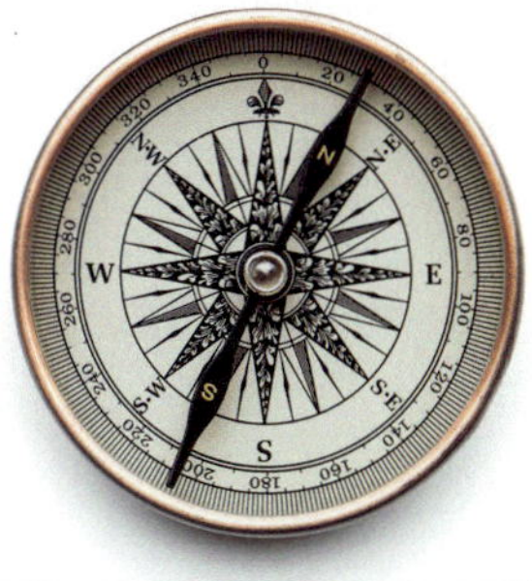

[2] Die Fragestellung bestimmt die Richtung der „Forschungsreise“.

Was soll untersucht werden?

Der zu untersuchende Sachverhalt einer wissenschaftlichen Arbeit ist der **Forschungsgegenstand**. Je präziser er definiert wird, umso weniger läuft man Gefahr, zu einem späteren Zeitpunkt das Ziel aus den Augen zu verlieren.

Dies bedeutet, dass das Thema gegenüber anderen Themen und Fragestellungen abzugrenzen ist und dargestellt wird, welche Inhalte *nicht* zum Forschungsgegenstand gehören und somit auch nicht untersucht werden.

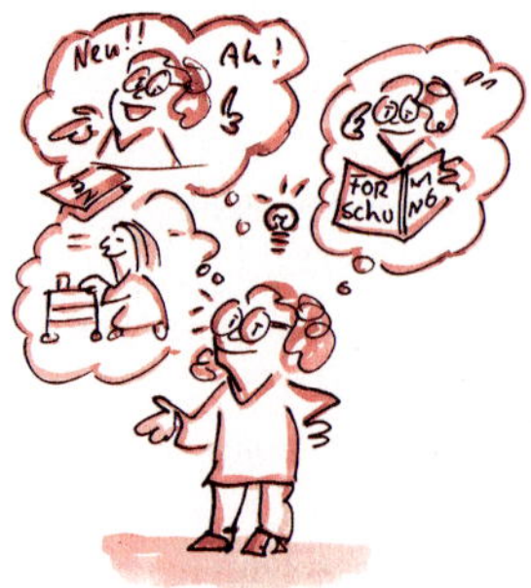

Warum wird untersucht?
Forscher sollten sich über den Ursprung ihres Forschungsinteresses bewusst sein und diesen benennen. In diesem Zusammenhang macht der Autor deutlich, wer der Initiator des Forschungsprojektes ist, ob es einen Auftraggeber gibt, der das Forschungsproblem vorgegeben hat oder ob der Autor das Projekt selbst initiiert hat. Zusätzlich gilt es Folgendes zu beantworten:

- Warum beschäftigt sich der Autor mit dem Problem?
- Was ist die Relevanz, d. h. die Bedeutsamkeit oder Wichtigkeit des Themas?

6.3.2 Literaturrecherche

Als nächsten Schritt wird der Autor eine Begründung für die Relevanz seines Forschungsgegenstandes liefern müssen. Dafür ist eine gründliche Literaturrecherche unerlässlich. Sie liefert unter anderem einen Überblick darüber, ob sich bereits andere Forscher mit einer ähnlichen Forschungsfrage beschäftigt haben und wie der Stand der Forschung dazu ist.

Die Literaturrecherche gibt Auskunft darüber, wie umfangreich das Thema bereits behandelt wurde. Ist das vorliegende Thema in der Literatur ausführlich beschrieben worden oder beschäftigten sich damit bereits eine Vielzahl vorangegangener Arbeiten und Studien, so muss der Autor herausarbeiten, was das „Neue" an der vorliegenden Forschungsarbeit ist. Dies ist wichtig, da wissenschaftliches Arbeiten den Anspruch hat, **neue Erkenntnisse** zu erlangen, statt bereits vorhandenes Wissen zu reproduzieren.

6.3.3 Hypothesenaufstellung

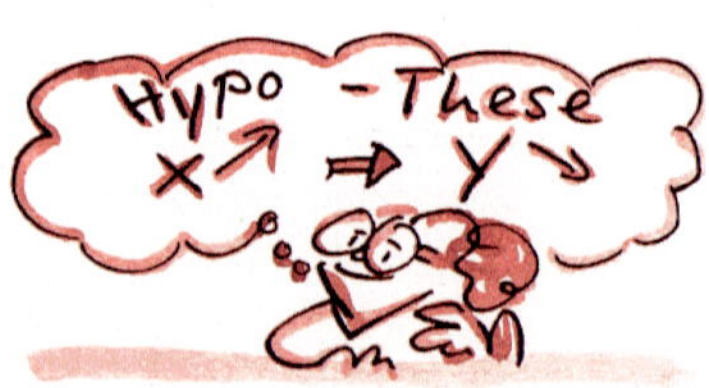

Falls noch nicht vorher geschehen, kann sich spätestens nach der Literaturrecherche aus der Forschungsfrage eine Vermutung über die zu erwartenden Ergebnisse entwickeln, welche überprüft werden soll. Eine Vermutung ist eine Art vorläufige Lösung oder Erklärung des Problems und wird im Forschungsprozess sprachlich als **zu überprüfende Feststellung** formuliert. Diese nennt man Hypothese. Aufgabe der Forschungsarbeit ist es, zu überprüfen, ob die Hypothese zutrifft. Daher muss eine Hypothese *überprüfbar* sein.

Falsifizierung
lat. falisificare = „als falsch erkennen" im Sinne von „einen vermuteten Zusammenhang als falsch erkennen"
Verifizierung
einen vermuteten Zusammenhang als wahr belegen
lat. veritas = Wahrheit

Nicht jede beliebige Vermutung ist zugleich eine wissenschaftliche Hypothese. Damit von einer Hypothese gesprochen werden kann, muss ihre Aussage falsifizierbar sein. Das bedeutet, dass man überprüfen können muss, ob sie sich in der Realität als falsch erweist. Ein Beispiel für eine Hypothese, die nicht überprüfbar und damit nicht falsifizierbar wäre, könnte lauten: „Menschen mit der Augenfarbe Lila haben keine Rückenschmerzen." Solange keine Menschen mit der Augenfarbe Lila bekannt sind, kann schließlich nicht widerlegt werden, dass sie keine Rückenschmerzen haben. Dies wäre somit keine wissenschaftliche Hypothese.

Die Aussage, die getroffen wird, muss logisch sein und darf keine widersprüchliche Annahme treffen. Eine Hypothese, die auf Grund ihrer fehlenden logischen Struktur nicht widerspruchsfrei wäre, könnte lauten: „Junge Sportler, die Sport treiben, leiden häufiger unter Kopfschmerzen, als junge Sportler, die keinen Sport treiben." In der Regel werden Sportler darüber definiert, dass sie Sport treiben. Daher liegt in der Untersuchung von Sportlern, die allerdings keinen Sport treiben, ein Widerspruch. Folgende Hypothese wäre hingegen widerspruchsfrei: „Junge Sportler leiden häufiger unter Kopfschmerzen als Nichtsportler."

Auswahl der Forschungsmethode 6.3.4

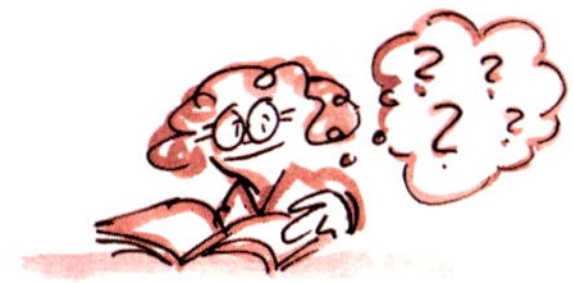

Nachdem die Forschungsfrage formuliert und die Hypothese aufgestellt bzw. der Forschungsbereich eingegrenzt wurde, liegt das Ziel der Arbeit deutlicher vor Augen. Nun gilt es für den Leser, den Weg von der Hypothese zum Ziel nachzuvollziehen und kritisch zu prüfen. Der Autor muss die **Methode**, anhand derer er die Hypothese überprüfen oder den Forschungsbereich untersuchen möchte, festlegen. Auch in dieser Definitionsphase sollte der Autor gewährleisten, dass der Leser ihm kritisch auf die Finger schauen kann.

Die **Leitfragen** für die Wahl der Forschungsmethode lauten:

- Wie soll die Forschungshypothese überprüft und gemessen, also operationalisiert werden?
- Welche Mittel und Instrumente eignen sich?

Um etwas messen zu können, bedarf es der genauen Definition des Gegenstands und damit zusammenhängender Begriffe. So müssen vielschichtige und schwer messbare Begriffe, wie Lebensqualität, Gesundheit oder Intelligenz, aufgegliedert und in ihrer Verwendung unmissverständlich erläutert werden. Zur Messung des Forschungsgegenstandes muss der Autor dann eigens Erhebungsinstrumente bestimmen.

Die Untersuchung der „Gesundheit" einer bestimmten Population ist ein Beispiel dafür, dass ein Begriff nicht direkt erfasst werden kann. Er bedarf dagegen einer **Erläuterung** mit Hilfe der Frage „Was versteht der Autor unter Gesundheit bzw. wie verwendet er diesen Begriff?" und der **Abgrenzung** mit Hilfe der Frage „Welcher Aspekt der Gesundheit wird (nicht) untersucht?". Dies geschieht, indem der Autor Teilbereiche beschreibt, die **Dimensionen** genannt werden. Nachdem definiert ist, welche Dimensionen des Begriffes für die Fragestellung wichtig sind, wird in einem weiteren Schritt festgelegt, wie diese Dimensionen durch Indikatoren messbar gemacht werden können [Tab. 1].

Dimensionen	Indikatoren
räumliche Umwelt	▪ Wohnbedingungen (Lärmpegel, Schadstoffbelastung) ▪ Arbeitsplatzgestaltung
soziale Umwelt	▪ (verstorbene) Bezugspersonen ▪ Kontaktpersonen (positiv, negativ)
Verhaltensweisen	▪ Ernährung (Kalorien, Obst- und Gemüseverzehr pro Woche) ▪ körperliche Bewegung (Frequenz und Intensität sportlicher Betätigung) ▪ Suchtverhalten (Alkohol-, Zigarettenkonsum)
medizinisch-funktionaler Status	▪ Blutdruck ▪ Herzfrequenz ▪ Blutwerte ▪ subjektive Beschwerden
personale Ressourcen	▪ Coping-Strategien ▪ Selbstbewusstsein ▪ Selbstwirksamkeit

[Tab. 1] Beispiele von Dimensionen und ihrer Indikatoren für den Begriff „Gesundheit"

Indikatoren
Anzeiger für bestimmte Sachverhalte (Zustände oder Eigenschaften), die nicht direkt messbar sind
lat. indicare = anzeigen

Coping
Das Vorhandensein von Coping-Strategien bedeutet, dass eine Person bei einem als schwierig empfundenen Lebensereignis oder einer Lebensphase Problemlösungsstrategien kennt und anwendet.
engl. to cope with = bewältigen, überwinden

Selbstwirksamkeit
eigene Kompetenzen im Umgang mit schwierigen Lebenssituationen

Der Vorgang, theoretische Begriffe in messbare Merkmale zu überführen, wird **Operationalisierung** genannt. Dimensionen und ihre Indikatoren richten sich immer nach dem Ziel der Forschungsarbeit und orientieren sich an der Fragestellung. Das heißt, dass der Autor individuell für seinen Forschungsgegenstand begründet, warum bestimmte Dimensionen des Forschungsgegenstandes relevant sind und warum andere Teilbereiche nicht genauer untersucht werden.

Eine weitere Frage, die sich im Zusammenhang mit der Operationalisierung immer wieder stellen wird, lautet: Welche Methode oder welches Verfahren wird gewählt, um die gewünschten Daten zu erheben? Das Beispiel „Gesundheit" zeigt, dass es mehrere Möglichkeiten der Umsetzung gibt, diese zu beschreiben und zu messen. Eher einfach wäre, Blutdruck und Blutwerte aus vorhandenen Akten zu entnehmen. Aufwendiger wäre es, die Daten selbst zu erheben.

Forschungsansätze | 505

Die Erhebungsmethode, für die sich der Forscher entscheidet, muss von ihm benannt, erläutert und begründet werden. So sind bestimmte Methoden für bestimmte Forschungsgegenstände angemessener als andere. Es müssen also die |Forschungsansätze genau angelegt werden. Zudem können verschiedene Datenerhebungsmethoden miteinander kombiniert werden.

6.3.5 Datenerhebung

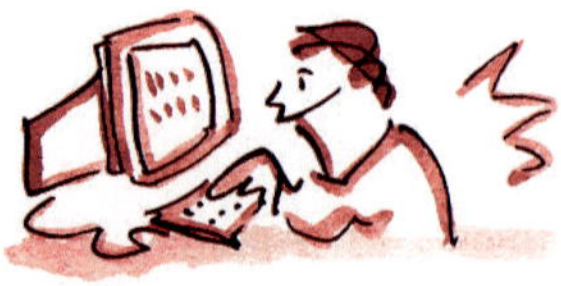

Daten
alle Informationen, die zur Beantwortung der Forschungsfrage beitragen

Fall
z. B. ein Patient mit einer bestimmten Symptomatik

Mit der Phase der Datenerhebung beginnt die eingehende Auseinandersetzung mit der gewählten Erhebungs- oder Untersuchungsmethode. Werden die |Daten neu erhoben, spricht man von einer **Primärdatenerhebung**. Greift der Forscher dagegen auf bereits vorhandene Daten zurück, spricht man von einer **Sekundärdatenerhebung**.

Neben der Entscheidung über die Erhebungsmethode muss der **Umfang der Datenerhebung** festgelegt werden. Wie viele Personen sollen untersucht oder befragt werden und wie werden diese Personen erreicht? Diese Personen sind die |Fälle, die mit der Fragestellung in Zusammenhang stehen. Sie werden als **Grundgesamtheit** bezeichnet. Falls es aus zeitlichen oder finanziellen Gründen nicht möglich ist, die vollständige Grundgesamtheit von z. B. ca. 203.138 Patienten zu befragen, so wird lediglich ein Teil der Grundgesamtheit, die Stichprobe (z. B. 500 Patienten), untersucht.

Die Stichprobe ist eine Auswahl der Grundgesamtheit.

Voraussetzung für die Ziehung der Stichprobe ist, dass die Grundgesamtheit genau definiert ist, damit der Leser Rückschlüsse ziehen kann, ob die Stichprobe in Bezug auf die Fragestellung angemessen ist. Nur dann können anhand der Stichprobe Aussagen über die vorher definierte Grundgesamtheit getroffen werden.

Standardisierung
Die Erhebung der Daten erfolgt in jedem Fall in gleicher Art und Weise.

Offenheit im Forschungsprozess
bedeutet, dass die Forschungsfrage im Laufe des Forschungsprozesses modifiziert werden kann

Vorgehen in der Hauptuntersuchung

Während in der quantitativen Forschung bei der Durchführung der Hauptuntersuchung ein hoher Grad an |**Standardisierung** gewährleistet sein muss, ist in der qualitativen Forschung der Grad der |**Offenheit** ein wichtiges Charakteristikum. Die Offenheit einer Methode zeigt sich u.a. dadurch, dass neue, erst im Prozess auftretende Fragen in das Erhebungsinstrument, wie z. B. in den Fragebogen, integriert werden können. Im Falle einer hohen Standardisierung sollten allerdings auch beim qualitativen Vorgehen in der Hauptuntersuchung möglichst wenig Veränderungen am Erhebungsinstrument mehr vorgenommen werden. Entstehen während der Durchführung Fehler oder Versäumnisse, kann dies in der Regel in der Datenanalyse nicht mehr ausgeglichen werden.

Dokumentation
Während der Hauptuntersuchung müssen die einzelnen Schritte sowie das Abweichen vom ursprünglichen Plan dokumentiert werden. Die gründliche Dokumentation der Daten ist die Voraussetzung für die spätere Analyse, die Datenanalyse (s. u.). Die Daten werden so dokumentiert und aufbereitet, dass sie in analysierbare Kategorien eingetragen werden können. Besonders in der qualitativen Forschung kann dies sinnvoll und wichtig sein, um zusätzliche Informationen zu gewinnen. Die **Rahmenbedingungen** können im qualitativen Vorgehen der Gegenstand der Untersuchung sein, während im quantitativen Vorgehen für gleiche Rahmenbedingungen gesorgt werden muss, da diese einen Störfaktor darstellen könnten.

Datenanalyse 6.3.6

So unterschiedlich die Datenerhebung in den beiden Forschungsansätzen erfolgt, so unterschiedlich verläuft auch der Weg der Datenanalyse. Gerade in der qualitativen Forschung gibt es eine Vielzahl unterschiedlicher Ansätze.

Sind diese Voraussetzungen erfüllt, ist es das Ziel, die Daten zu **bündeln** und zu **reduzieren.** Dies geschieht optisch in der Regel durch das Anlegen von Tabellen und der Darstellung der Daten anhand von Grafiken und Diagrammen [Abb. 1].

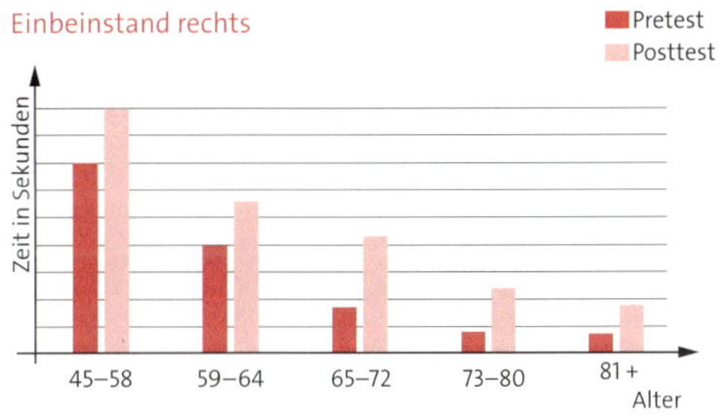

[1] Balkendiagramm

Werden die Daten **aus der Stichprobe** beschrieben, z. B. durch Mittelwerte, Standardabweichungen oder Korrelationen, spricht man von einer **deskriptiven Statistik.** Gehen die Berechnungen über die rein beschreibende Statistik hinaus und wird von der **Stichprobe auf die Grundgesamtheit** geschlossen, spricht man von **Inferenzstatistik** (z. B. Hypothesenprüfung).

qualitative Forschung | 506

Mittelwert
Durchschnitt aus zwei oder mehr Zahlen
Standardabweichung
Streubreite der Werte positiv und negativ vom Mittelwert

Korrelation | 508

Besonderheiten der qualitativen Datenanalyse
In der qualitativen Forschung ist nicht der metrische Vergleich der Daten das Ziel, sondern vielmehr das Finden von Gemeinsamkeiten und Unterschieden im Untersuchungsfeld. In Abgrenzung zur quantitativen Auswertung werden in der qualitativen Auswertung keine statistischen Verfahren herangezogen. Hier werden in der Analyse **Gefühle, Sichtweisen oder Phänomene** herausgefiltert, bei denen statistische Berechnungen (z. B. Mittelwerte) nur eingeschränkt sinnvoll und möglich sind. Wie in der quantitativen Analyse werden Anforderungen an die Datenqualität gestellt, die aber sehr stark von der Wahl der Erhebungsmethode abhängig sind. Auch hier müssen die Daten entsprechend ihres Datenniveaus untersucht werden. Die Darstellung qualitativer Ergebnisse erfolgt meist über Texte. Zentrales Mittel der Darstellung sind dabei Zitate der Befragten.

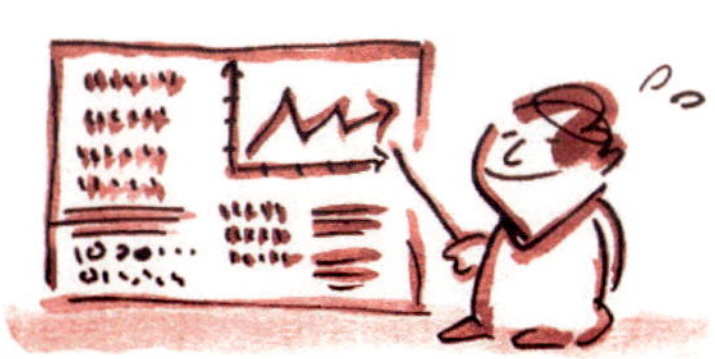

Besonderheiten der quantitativen Datenanalyse
Im Rahmen der quantitativen Datenanalyse sind in der Regel nur die **Basisdaten** der Stichprobe relevant. Je nach Fragestellung ist dies die Angabe des Alters, Geschlechts, eventuell der Körpergröße und des Gewichtes, aber auch die Information über den Gesundheitszustand gibt wichtige Aufschlüsse über die vorliegende Stichprobe. Werden in einem quantitativen Forschungsvorhaben mehrere Gruppen vergleichend untersucht, müssen diese Daten getrennt voneinander dargestellt werden. Wenn die Probanden in eine Kontroll- und eine Interventionsgruppe aufgeteilt werden, dann ist es relevant zu erfahren, ob die Probanden sich schon vor einer Intervention, z. B. eines Sturzprophylaxetrainings, bezüglich ihrer Sturzhäufigkeit unterschieden haben.

6.3.7 Ergebnisse

Der Ausgangspunkt der „Forschungsreise“ war die Fragestellung, die durch den gesamten Forschungsprozess hindurchgeleitet hat. Am Ende der Reise, und darauf ist insbesondere die Darstellung der Ergebnisse ausgerichtet, soll die Hypothese bzw. die Annahme überprüft werden.

Darstellung der Ergebnisse

Der erste Schritt, die **Darstellung der Ergebnisse**, bezieht sich direkt auf die erhobenen Daten, die in Form von numerischen Messwerten oder Kategorien vorliegen. Dabei werden die Ergebnisse nicht in der Reihenfolge dargestellt, in der die Daten im Prozess erhoben wurden. Vielmehr muss sich die Abfolge der Ergebnisdarstellung an der Reihenfolge der Hypothesen bzw. der Fragestellungen orientieren, die zu Beginn gestellt wurden. Es gilt, eine strukturierte Darstellung der Ergebnisse zu wählen, deren Umfang nicht größer als notwendig ist. Wie lang die Darstellung im Einzelnen ausfällt, ist von der jeweiligen Fragestellung und Methode abhängig.

Interpretation und Diskussion

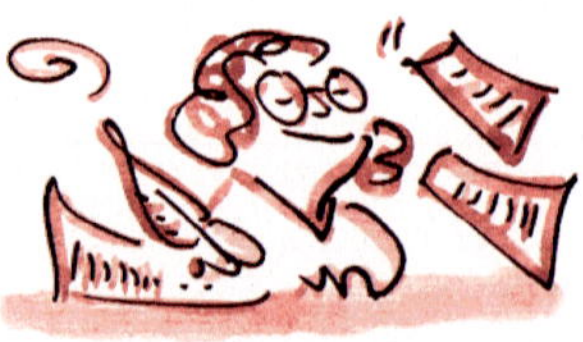

Der zweite Schritt, die **Interpretation und die Diskussion der Daten**, bietet Raum, um Verbindungen zu allen anderen Schritten des Forschungsprozesses zu ziehen. Der Autor verknüpft die wichtigsten Forschungsergebnisse mit der Fragestellung, die am Ausgangspunkt stand. Ebenso werden die Ergebnisse vor dem Hintergrund der durchgeführten Literaturrecherche, also des aktuellen Standes der Wissenschaft, beleuchtet. Es gibt häufig mehrere Interpretationsmöglichkeiten der Daten. Der Autor darf hier – und es ist sogar erwünscht – die unterschiedlichen Interpretationsmöglichkeiten diskutieren. Hier ist Platz, um die Grenzen der Forschungsarbeit oder eventuelle Nachteile zu erläutern. Beispielsweise kann diskutiert werden, ob die ausgewählte Datenerhebungsmethode geeignet war, um die Fragestellung zu beantworten.

Folgende Fragen sind vom Forscher im Rahmen der Diskussion zu beantworten:

- Was kann besser gemacht werden?
- Welche Fragen sind offen geblieben oder welche neuen Fragen tun sich auf?

> Ein guter Forscher ist nicht jemand, der alle richtigen Antworten kennt, sondern jemand, der sich bemüht, herauszufinden, welches die richtigen Fragen sein könnten. *unbekannt*

Die Aufgabe des Lesers ist es, während der Ergebnisdarstellung und -interpretation die Argumentation des Autors nachzuvollziehen. Welche **Argumentationsstrukturen** nutzt der Autor, nimmt er Bezug auf die Forschungsfrage? Wie interpretiert er abweichende Ergebnisse in der eigenen Studie von Ergebnissen aus der Literatur? Es sollte auch kritisch betrachtet werden, ob der Autor die Darstellung der Ergebnisse und die Fakten deutlich von der Interpretation trennt. Werden auch die Interpretationsideen argumentativ gestützt oder stellt der Autor hier unbegründete Behauptungen auf? Sind Fragen offengeblieben? Wichtig ist, dass der Leser nicht nur eine Forschungsmethode an sich kennen lernt, sondern dass er nachvollziehen kann, welche Methode der Autor individuell auf die vorliegende Fragestellung angewandt hat.

Der Leser kann gerade im letzten Schritt viele Fragen an den Forschungsbericht stellen:

- Was hätte der Autor anders machen können?
- Wo sind Fehler in der Studie?
- Was war unlogisch?
- Wo könnten Gefahren liegen?
- Was würde ich selbst anders machen, was genauso?

Forschungsansätze und -methoden 6.4

Forschung kann in zwei große Ansätze unterteilt werden: die qualitative und die quantitative Forschung. Diese Forschungsansätze unterscheiden sich hinsichtlich

- der Datensammlung,
- der Auswertung und Interpretation der Daten,
- dem Kontakt zu den untersuchten Personen,
- der Auffassung von Wirklichkeit,
- dem Blick auf die Wissenschaft sowie
- den Voraussetzungen und Bedingungen der Forschung.

Für die Gesundheitswissenschaften sind sowohl qualitative als auch quantitative Forschungsansätze von Bedeutung.

Die Wahl des Forschungsansatzes resultiert aus der Forschungsfrage. Die folgende Tabelle gibt zu Beginn einen Überblick über die beiden grundsätzlichen Forschungsansätze, die durchaus auch miteinander kombiniert werden können.

	Qualitative Forschung	Quantitative Forschung
Ursprung	Sozial- und Geisteswissenschaften	Naturwissenschaften
Forschungsfrage	Ausrichtung auf die subjektive Wahrnehmung und das Erleben von Einzelnen: „Welche Emotionen löst dieses Zimmer bei Ihnen aus?“	Ausrichtung auf die objektiv messbare Wirklichkeit: „Wie viele Patientinnen fühlen sich in einem individuell gestalteten Patientenzimmer wohler als in einem neutralen Raum?“
Logisches Grundprinzip	Primär induktiv – von einzelnen Beobachtungen oder Aussagen auf das Allgemeine schließend, indem aus Einzelfällen Theorien oder Konzepte (weiter-)entwickelt werden.	Primär deduktiv – vom Allgemeinen auf das Einzelne schließend, indem die aufgestellte Hypothese mittels Forschung bestätigt oder widerlegt wird.
Datenerhebung	Offene Methoden, z. B. offene Interviews oder (teilnehmende) Beobachtungen	Standardisierte Methoden, z. B. standardisierte Interviews, naturwissenschaftliche Messverfahren
Auswertung	Interpretierend, der jeweiligen Thematik und Untersuchungsmethode angemessen	Statistisch-mathematisch
Einsatzgebiet	Theorieentwicklung	Theorieüberprüfung
Vorgehen	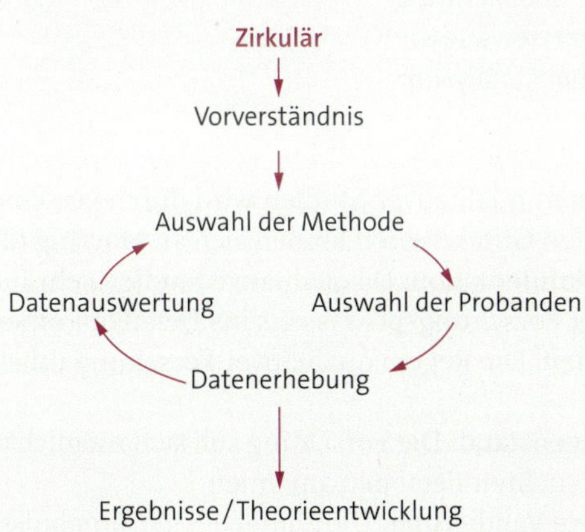	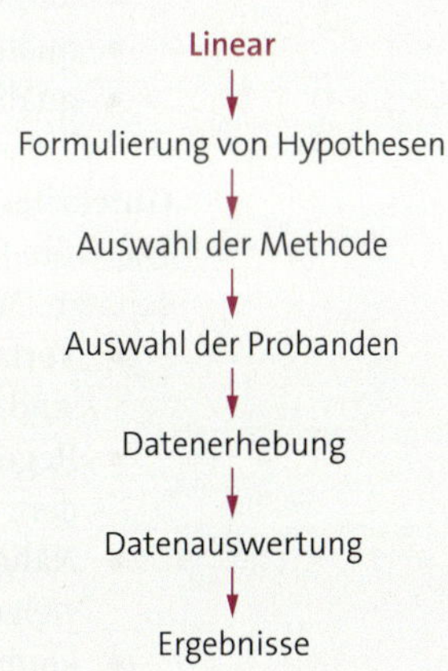

[Tab. 1] Qualitative und quantitative Studien

6.4.1 Qualitative Forschung

Der qualitative Forschungsansatz hat zum Ziel, die Erfahrungen und Lebenswelten von Menschen zu erforschen und orientiert sich an den subjektiven Wahrnehmungen der zu untersuchenden Personen. Er ist besonders dann nützlich, wenn bestimmte Prozesse oder Phänomene noch nicht bekannt sind, also erst einmal an „die Oberfläche" geholt werden müssen. Typische Fragestellungen sind:

- Wie erleben Pflegebedürftige bestimmte Situationen?
- Wie entsteht ein bestimmtes (abstraktes) Phänomen?

Forschungsdesigns

Die Forschungsdesigns der qualitativen Forschung beruhen auf Versprachlichung der Lebenswirklichkeit der untersuchten Personen mit anschließender Interpretation.

Die **Grounded Theory** ist ein sozialwissenschaftlicher Ansatz zur datenbasierten Theorieentwicklung und geht auf die Soziologen Barney L. Glaser und Anselm L. Strauss zurück (1967). Die Besonderheit dieser Untersuchungsform ist, dass die Theoriebildung in einer laufenden Auseinandersetzung mit den erhobenen Daten erfolgt. Die entwickelten Konzepte werden immer wieder anhand neuer Daten überprüft.

Hermeneutische und phänomenologische Techniken werden häufig in Kombination miteinander eingesetzt und als phänomenologisch-hermeneutischer Forschungsansatz bezeichnet.

Der **phänomenologische Forschungsansatz** basiert auf der Philosophie von Edmund Husserl. Seine Lehre wird Phänomenologie genannt und hat zum Ziel, das Wahre vom bloßen Schein zu unterscheiden. Ausgang der Überlegungen ist der erkennende Mensch, das Subjekt. Der phänomenologische Ansatz zielt auf die Erschließung konkreter Erlebnisse und Erfahrungen verschiedener Menschen in ihrer Lebenswelt.

Der **hermeneutische Forschungsansatz** beruht auf spiralförmigem Deuten von Texten oder Aussagen. Der Forschungsansatz geht auf die Lehren von Wilhelm Dilthey zurück. In einem ersten Schritt wird ein Grundverständnis eines Textes erschlossen, das wiederum den Hintergrund für Feinanalysen einzelner Passagen liefert. Diese Feinanalysen werden nun wieder auf den Gesamttext angewendet. Das wiederholte Lesen und Analysieren von Teilen und Ganzem verbessert das Verständnis des Textes.

Methoden der Datenerhebung

Kennzeichen qualitativer Datenerhebung sind nichtstandardisierte bzw. offene Methoden, die geeignet sind, subjektive Sichtweisen zu erfassen. Dazu gehören

- teilnehmende Beobachtung,
- qualitative Interviews sowie
- qualitative Inhaltsanalysen.

Gütekriterien

Die Güte (die Qualität) qualitativer Studien wird durch verschiedene Kriterien eingeschätzt. Die folgenden Gütekriterien lehnen sich an Mayring (2003) an:

- **Verfahrensdokumentation**: Da qualitative Studien sehr individuell angelegt sind, muss der Forschungsprozess bis ins Detail dokumentiert werden.
- **Regelgeleitetheit**: Die Regeln qualitativer Forschung müssen eingehalten werden.
- **Nähe zum Gegenstand**: Die Forschung soll sich möglichst nah an der Alltagswelt der untersuchten Personen anlehnen.
- **kommunikative Validierung**: Die Gültigkeit der Ergebnisse wird dadurch überprüft, dass sie gemeinsam mit den untersuchten Personen diskutiert werden.
- **Triangulation**: Die Fragestellung wird anhand verschiedener Verfahren bearbeitet und die Ergebnisse miteinander verglichen.

Quantitative Forschung 6.4.2

Der quantitative Forschungsansatz ist stark mathematisch-naturwissenschaftlich ausgerichtet. Er orientiert sich an genau messbaren Merkmalen und Handlungsweisen, die sich gut wiederholen lassen und zu verlässlichen Resultaten führen. Typische Fragestellungen sind:

- Wie wirkt eine bestimmte Intervention?
- Wie hoch ist die |Prävalenz oder |Inzidenz eines Phänomens (z. B. Dekubitus)?

Prävalenz | 514
Inzidenz | 515

Forschungsdesigns
In der quantitativen Forschung werden grundsätzlich folgende Designs voneinander unterschieden:

- Experimentelle Studien
- Quasiexperimentelle Studien
- Nichtexperimentelle Studien

Experimentelle Studien überprüfen eine Hypothese, indem sie gezielt die unabhängige Variable einer Hypothese verändern und dabei mögliche Störfaktoren ausschließen. Das Setting (der Rahmen und das Umfeld einer Forschung) kann dabei entweder ein künstlich errichtetes (Laborexperiment) oder natürliches Umfeld (Feldexperiment) sein.

Das klassische Experiment ist das Pretest-Posttest-Design („Vorher-Nachher"). Bei diesem Experiment werden aus einer eingegrenzten Grundgesamtheit zwei vergleichbare Gruppen gebildet:

- die Versuchsgruppe, die eine Intervention erhält, die überprüft werden soll, und
- die Kontrollgruppe, die die Intervention nicht bzw. eine andere Intervention erhält.

Vom Prinzip her sollen sich die beiden Gruppen nur durch die unabhängige Variable voneinander unterscheiden: erhalten sie die Intervention oder nicht? Das heißt, dass alle anderen Faktoren gleich sein müssen. Dies ist so nur im Laborexperiment zu garantieren. Bei Feldstudien wird versucht, durch die Eingrenzung von Störfaktoren die Wahrscheinlichkeit zu erhöhen, dass beide Gruppen möglichst „gleich" sind. Dies kann durch folgende Verfahren erfolgen:

- **Randomisierung**: Die Versuchspersonen werden nach dem Zufallsprinzip (z. B. durch Losen) auf die Versuchs- und Kontrollgruppe verteilt. Damit soll erreicht werden, dass die bekannten und unbekannten Merkmale der Gruppenangehörigen möglichst gleich gestreut sind (z.B. gleiche Anzahl von Frauen und Männern, gleiche Anzahl von Menschen einer bestimmten Altersgruppe oder unbekannte weitere Erkrankungen).
- **Verblindung**: Die Beteiligten wissen nicht, ob sie der Versuchs- oder der Kontrollgruppe angehören. Dies soll den |Placebo-Effekt verringern.
- **Doppelte Verblindung**: Sowohl die Studienteilnehmer als auch die Forscher kennen die Zuordnung zu Versuchs- oder Kontrollgruppe nicht.
- **Kontrolle**: Alle Variablen, die nicht beeinflusst werden können, werden erfasst, um sie später bei der statistischen Auswertung zu berücksichtigen.

Placebo-Effekt
Der Begriff Placebo-Effekt beschreibt eine Veränderung des Befindens und objektiv messbarer Körperfunktionen, die allein der subjektiven Bedeutung einer Intervention für den Patienten zu zuschreiben ist. Er kann bei jeder Intervention auftreten, nicht nur bei der Gabe von Scheinmedikamenten (Placebo).

Die randomisiert-kontrollierte Studie (*randomized controlled trial*, RCT) gilt als „Gold-Standard", also dem Maß aller Dinge in Bezug auf die Wirksamkeit und Sicherheit neuer Therapien in der klinischen Forschung, da die Störfaktoren zu einem großen Teil eliminiert sind.

In **quasiexperimentellen Studien** erfolgt die Zuteilung zur Versuchs- und Kontrollstudie nicht durch Randomisierung, sondern aufgrund der gegebenen Tatsachen. So kann z. B. eine Gruppe chirurgischer Patienten mit einer Gruppe internistischer Patienten hinsichtlich einer bestimmten Intervention verglichen werden. Durch die fehlende Randomisierung können Störvariablen jedoch nicht ausgeschlossen werden. So kann z. B. durch Zufall die Gruppe der internistischen Patienten im Durchschnitt fünf Jahre älter sein und das Ergebnis ist auf das Alter der Patienten zurückzuführen und nicht auf die Art der Erkrankung.

Nichtexperimentelle Studien erlauben keine Veränderung der unabhängigen Variablen. Die meisten nichtexperimentellen Studien erfolgen deskriptiv, d. h. beschreibend. Über dieses Design können bestimmte Phänomene sehr exakt beschrieben werden. Eine zweite relativ häufig genutzte Form nichtexperimenteller Studien sind so genannte Korrelationsstudien, die die Wechselbeziehung zwischen zwei Variablen untersuchen. Wie quasiexperimentelle Studien haben nichtexperimentelle Studien den Nachteil, dass die Störvariablen nicht kontrolliert werden können. Das heißt, es kann durch nichtexperimentelle Studien nicht nachgewiesen werden, dass das Ergebnis wirklich auf den unterschiedlichen Variablen beruht und nicht auf einem anderen Merkmal. Der Vorteil liegt in dem relativ geringen personellen und finanziellen Aufwand bei gleichzeitig großer Datenmenge. Nichtexperimentelle Studien werden in den Sozialwissenschaften, und der Epidemiologie häufig angewendet. Sie können als Längs- oder Querschnittsstudien angelegt sein. Bei Längsschnittstudien wird dieselbe Erhebung über einen längeren Zeitraum immer wieder bei der selben Personengruppe durchgeführt und die Daten miteinander verglichen. Bei Querschnittsstudien werden verschiedene Personen(-gruppen) zur gleichen Zeit befragt.

Epidemiologie | 513
Querschnittsstudien | 512

Methoden der Datenerhebung

Die Datenerhebung erfolgt in der quantitativen Forschung standardisiert. Das bedeutet, dass die Erhebungsinstrumente (z. B. Fragebögen oder Interviewleitfäden) bestimmte Qualitätsmerkmale aufweisen und vor Beginn der eigentlichen Studie getestet werden müssen (so genannter *Pretest*). Ziel der Standardisierung ist die größtmögliche Objektivität der Datensammlung. Die Daten können mittels schriftlicher oder mündlicher (strukturierter) Interviews oder standardisierter Beobachtung erhoben oder aus bereits vorhandenen Quellen extrahiert werden.

Gütekriterien

Die Güte quantitativer Studien wird durch andere Kriterien als die der qualitativen Forschung eingeschätzt. Die Hauptgütekriterien sind:

- **Objektivität**: Sind die Ergebnisse unabhängig von Einflüssen der Forscherinnen oder des Settings zu Stande gekommen? Kann die Studie in einem anderen Setting oder von anderen Forschern genauso wiederholt werden?
- **Reliabilität (Zuverlässigkeit)**: Wird die Forschungsvariable zuverlässig gemessen? Kommen andere Forscher bei einer Wiederholung unter den gleichen Bedingungen zum gleichen Ergebnis?
- **Validität (Gültigkeit)**: Wird durch das Forschungsdesign wirklich das Zielmerkmal gemessen? Ist das Forschungsdesign dazu geeignet, den Forschungsgegenstand zu messen?

Studiendesigns in der Epidemiologie 6.4.3

Analytisch experimentelle Studien (Interventionsstudien)

Das klassische Design bei Fragestellungen zur Ursache-Wirkung-Beziehung ist das Experiment. Experimentelle Studiendesigns werden auch als Interventionsstudien bezeichnet. Hier verändert das Forscherteam direkt und aktiv eine Sache in einer ausgewählten Studiengruppe. Es wird also z. B. ein neues Medikament „ausprobiert“.

Die **randomisierte kontrollierte Studie** (RCT = Randomized Controlled Trial) stellt hier den Goldstandard der experimentellen Studien dar. In einem RCT werden die Teilnehmer per **Zufallsauswahl** (|Randomisierung) einer Interventionsgruppe oder einer Kontrollgruppe zugeordnet, sodass die Merkmale (Alter, Geschlecht, Krankheitsdauer usw.) der Teilnehmer gleichmäßig und ohne die Möglichkeit der Beeinflussung durch den Forscher auf beide Gruppen verteilt sind. Dabei sollte nur eine externe Person, die außerhalb des Forschungsgeschehens steht, wissen, welche Person zu welcher Gruppe gehört (**Verblindung**). Die Randomisierung wird von Zentren, die außerhalb des Forschungsgeschehens stehen, durchgeführt (Verblindung der Forscher). Die Intervention, also die Art und Dauer der Behandlung werden vorher genau definiert und dürfen während der Studie nicht verändert werden. Nun wird die **Experimentalgruppe** mit der im Studienprotokoll beschriebenen Behandlung therapiert, während die **Kontrollgruppe** entweder ein |Placebo erhält oder eine bislang etablierte Therapie. Idealerweise wissen dabei weder die Probanden noch die Behandelnden, wer welche Therapie erhält (Doppelblindstudie).

Randomisierung | 507

Placebo | 507

Während und nach Ablauf der Studie werden beide Gruppen bezüglich des angestrebten Ergebnisses (Outcome) gemäß des Studienprotokolls untersucht und die Ergebnisse von einem externen Institut statistisch ausgewertet.

> **W** Ein Beispiel für eine einfache randomisiert kontrollierte Studie ist die Überprüfung, ob z. B. ein neues Mittel gegen Hautpilz wirkt. Hier könnten 100 Personen (n = 100) mit Hautpilz in zwei Gruppen zufällig verteilt werden. Die einen (n = 50) erhalten eine Creme mit dem neuen Wirkstoff, die anderen (n = 50) eine Creme mit einem bekannten Wirkstoff. Nach einer Woche wird von einem Hautarzt geprüft, ob der Pilz weg ist. Dies wird dokumentiert und die Ergebnisse werden statistisch ausgewertet.

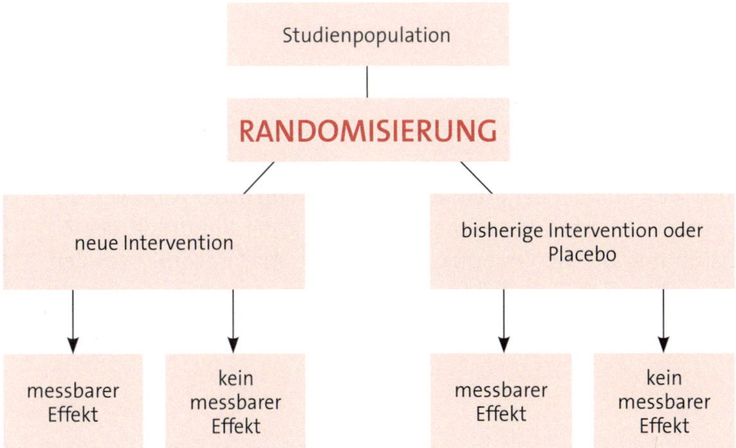

[1] Aufbau einer randomisiert kontrollierten Studie

Analytisch beobachtende Studientypen

Kohortenstudien

Eine Kohorte ist eine Gruppe von Personen mit gemeinsamen Charakteristika (z. B. Alter, Geschlecht, Gesundheitszustand), die in klinischen und epidemiologischen Studien beobachtet werden. Das Forscherteam greift nicht aktiv in die Studie ein. In Kohortenstudien (Follow-up-Studien, Inzidenzstudien) wird die Häufigkeit eines (Krankheits-)Phänomens bzw. dessen |**Inzidenz** bei Personen, die einem bestimmten Einfluss ausgesetzt sind oder eben nicht (|Exposition versus nicht-Exposistion), in einer Studienpopulation erfasst und verglichen. Damit kann das Risiko für das Auftreten dieses Phänomens direkt gemessen werden. Kohortenstudien sind sehr aufwendig und benötigen viel Zeit für Nachuntersuchungen. Bei seltenen Phänomenen müssen die Probandengruppen sehr groß sein, um |valide Erkenntnisse zu gewinnen.

Exposition
Vorliegen einer Bedingung, bei deren Vorhandensein sich die Wahrscheinlichkeit der Entstehung einer Krankheit verändert (z. B. ist Rauchen eine Exposition für Lungenkrebs).

Inzidenz | 515
Validität | 531

In Kohortenstudien werden Probanden prospektiv, also in die Zukunft gerichtet, beobachtet. Am Anfang der Studie steht eine zu klärende Fragestellung. Dann wird eine Studienpopulation ausgewählt und in der Folgezeit bezüglich der Entwicklung einer bestimmten Erkrankung beobachtet. Es wird untersucht, ob bei Personen mit einer bestimmten Exposition eine Erkrankung häufiger oder weniger häufig auftritt als ohne diese Exposition.

Da bei diesem Studientyp die Inzidenz der Exponierten mit der der Nicht-Exponierten verglichen wird, können Risiken abgeschätzt werden, die durch das |**relative Risiko** mathematisch ausgedrückt werden.

relatives Risiko | 518

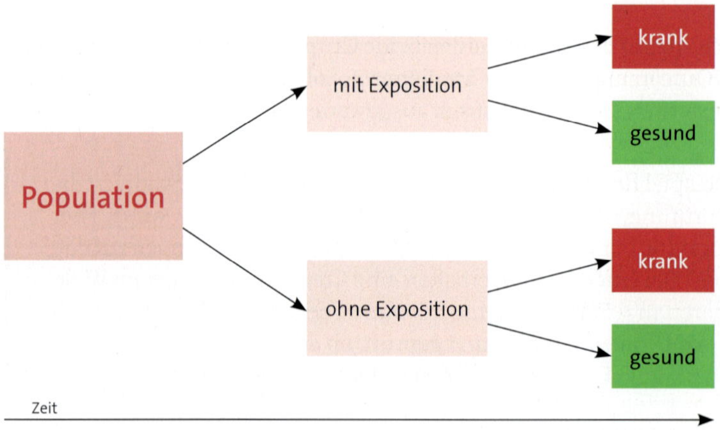

[1] Aufbau einer Kohortenstudie

B Die berühmteste Kohortenstudie der Herz-Kreislauf-Epidemiologie ist die Framingham-Studie. Hier werden seit 1950 alle 30- bis 59-jährigen herzgesunden Männer der Kleinstadt Framingham in der Nähe von Boston, USA, untersucht. Als Expositionen wurden u. a. der Blutdruck, der Zigarettenkonsum und der Cholesterinspiegel erfasst. Als Outcomes wurden Herzinfarkte und kardiale Todesfälle gemessen.

Fall-Kontroll-Studien

In Fall-Kontroll-Studien werden zwei Personengruppen, zum einen die „Fälle“, d. h. Personen **mit** der interessierenden Erkrankung, und zum anderen die „Kontrollen“, d. h. Personen **ohne** die interessierende Erkrankung, retrospektiv (in die Vergangenheit gerichtet) beobachtet. Die grundsätzliche Forschungsfrage ist das Herausfinden einer möglichen Ursache–Wirkung–Beziehung durch eine Assoziation. Man untersucht, ob Personen mit der interessierenden Erkrankung häufiger einer bestimmten Exposition ausgesetzt sind als Personen ohne die besagte Erkrankung.

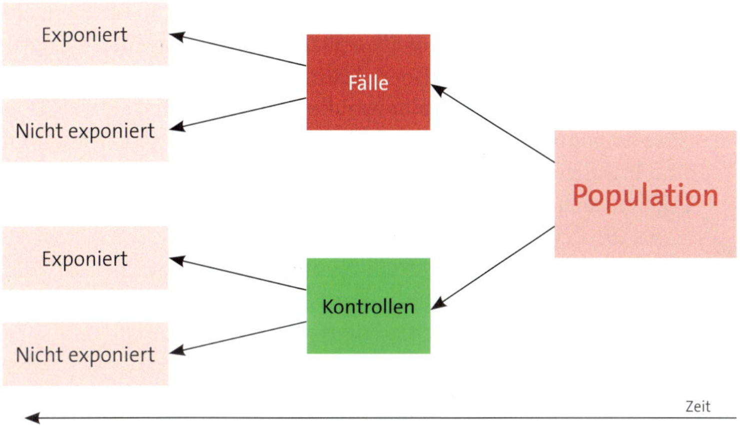

[2] Aufbau einer Fall-Kontroll-Studie

Der Ausgangspunkt der Untersuchung ist primär das Vorhandensein bzw. Fehlen einer bestimmten Erkrankung. Die Forscher untersuchen, wie häufig eine bestimmte Exposition bei erkrankten Personen (Fälle) im Gegensatz zu den Gesunden auftrat. Tritt eine Exposition bei den Fällen häufiger auf als bei den Kontrollen, so wird eine kausale Beziehung zwischen Exposition und Erkrankung vermutet. Mit anderen Worten: Die Exposition könnte ein Risikofaktor für diese Erkrankung sein. Die Stärke des Zusammenhangs wird durch Berechnung einer |**Odds-Ratio** beurteilt. Fall-Kontroll-Studien sind schneller und leichter durchzuführen als Kohortenstudien, weil sie relativ einfach und kostengünstig sind.

Odds-Ratio | 520

Da die Befragung der untersuchten Personen zu dem Merkmal retrospektiv durchgeführt wird, ist sie besonders störanfällig. Menschen können Dinge im Nachhinein eventuell nicht mehr erinnern oder bewerten diese anders. So ist die zeitliche Abfolge von Exposition und Erkrankung häufig nicht sicher, wodurch keine |**Inzidenz** und damit auch kein |**relatives Risiko** berechnet werden kann.

Inzidenz | 515
relatives Risiko | 518

B Untersucht werden soll, ob es einen Zusammenhang zwischen Rauchen und dem Auftreten von Lungenkrebs geben könnte. So werden Fällen von Lungenkrebserkrankten gesunde Kontrollen zugeordnet, um zu prüfen, ob Tabakrauchen (Exposition) vermehrt bei Lungenkrebserkrankten zu finden ist. Dadurch kann ein eventueller statistisch signifikanter Zusammenhang hergestellt werden. Eine Kausalität ist dadurch jedoch nicht bewiesen.

Querschnittsstudien

In Querschnittsstudien werden Exposition und das Vorhandensein einer Erkrankung **simultan** erhoben. Von Interesse ist dabei, ob in einer repräsentativen Studienpopulation das jeweilige gesundheitsbezogene **Outcome** (Ergebnis), z. B. eine bestimmte Erkrankung, zeitgleich mit möglichen Expositionen vorliegt. Es wird also bei jeder Person in der Studienpopulation jeweils die Ab- oder Anwesenheit einer Krankheit (z. B. koronare Herzkrankheit) sowie die Ab- oder Anwesenheit einer Exposition (z. B. erhöhter Cholesterinspiegel) bestimmt.

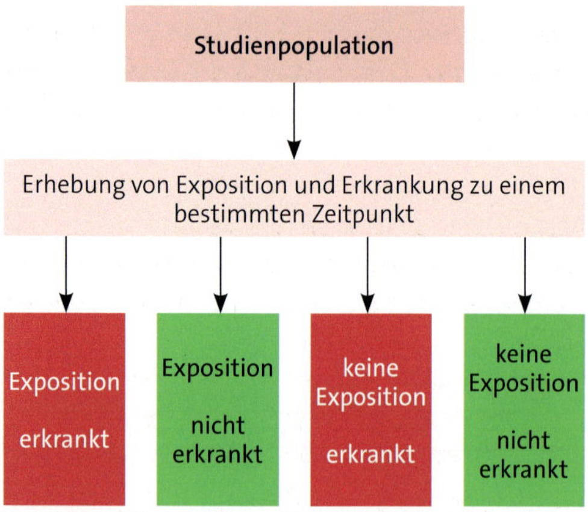

[1] Aufbau einer Querschnittsstudie

Dabei vorgefundene Krankheitsfälle sind **prävalente Fälle**. Das bedeutet, es wird die Anzahl der Krankheitsfälle zum Studienzeitpunkt bestimmt, aber es bleibt unbekannt, wie lange diese Krankheitsfälle bestehen. Eine Bezeichnung für Querschnittsstudiendesigns ist daher auch **Prävalenzstudie**. Die Personen der gewählten Studienpopulation werden nach Vorhandensein von Krankheit und Exposition eingeteilt. Angesichts der möglichen Kombination ergeben sich vier Möglichkeiten:

- Die Person ist exponiert und erkrankt.
- Die Person ist exponiert und nicht erkrankt.
- Die Person ist nicht exponiert und erkrankt.
- Die Person ist nicht exponiert und nicht erkrankt.

Um Zusammenhänge zu erkennen, ist es entweder möglich, die **Prävalenz der Erkrankung** bei exponierten Studienteilnehmern mit der Erkrankungsprävalenz der Personen ohne Exposition, oder die Prävalenz der Exposition bei erkrankten Personen mit der **Prävalenz der Exposition** bei gesunden Studienteilnehmern zu vergleichen.

Querschnittsstudien können Hinweise auf eine Beziehung zwischen einer Erkrankung innerhalb einer Population und mögliche Risikofaktoren für diese liefern.

	Randomisierte kontrollierte Studie (RCT)	**Kohortenstudie**	**Fall-Kontroll-Studie**
Studienart	▪ Interventionsstudie ▪ Längsschnitt ▪ Prospektiv	▪ Beobachtungsstudie ▪ Längsschnitt ▪ Prospektiv	▪ Beobachtungsstudie ▪ Längsschnitt ▪ Retrospektiv
Beschreibung	▪ Randomisierung ▪ Interventionsgruppe ▪ Kontrollgruppe ▪ Goldstandard	▪ Gruppe mit einer gemeinsamen Eigenschaft ▪ Aufteilung nach Risikofaktoren zu Beginn der Studie	▪ Fälle: Personen mit Erkrankung ▪ Kontrollen: Personen ohne diese Erkrankung ▪ Aufteilung nach Vorliegen der Erkrankung zu Beginn der Studie
Statistische Maßzahlen	▪ Relatives Risiko, Risikoreduktion	▪ Relatives Risiko, Differenz von Mittelwerten	▪ Odds Ratio
Vorteile	▪ Beste Möglichkeit für einen Wirksamkeitsnachweis ▪ Geringe Anfälligkeit für Verzerrung	▪ Assoziation von Einfluss- und Zielgröße	▪ Gut für seltene Erkrankungen ▪ Aufwand und Kosten gering
Nachteile	▪ Hohe Kosten und besonders hoher Planungsaufwand ▪ Ethische Probleme	▪ Anfällig für Verzerrung („Bias“) ▪ Oft lange Studiendauer	▪ Sehr anfällig für Verzerrung („Bias“) ▪ Ergebnisse beeinflusst von der Kontrollgruppe

[Tab. 1] Zusammenfassung der vorgestellten Studientypen

Epidemiologie 6.5

Die moderne Gesundheitsforschung beschäftigt sich mit dem Erfassen von Verhalten, Lebensbedingungen und genetischen Merkmalen, die die physische und psychische Gesundheit von Menschen ausmachen. Die Epidemiologie untersucht dabei die Verteilung von Krankheiten und versucht Rückschlüsse auf deren Ursachen zu ziehen. Ziel ist es, aus den gewonnenen Erkenntnissen Maßnahmen abzuleiten, die helfen Krankheiten vorzubeugen, um präventiv agieren zu können.

Die Epidemiologie ist ein Wissenschaftszweig der |Gesundheitswissenschaften bzw. Public Health, der sich mit der Verteilung von übertragbaren und nicht übertragbaren Erkrankungen und deren Bestimmungsgrößen und Folgen in der Bevölkerung befasst.

Gesundheitswissenschaft | 12

Epidemiologische Erkenntnisse aus Forschungsarbeiten verschiedener Institutionen des Gesundheitswesens – wie z. B. dem |Robert Koch-Institut – dienen nicht dem Selbstzweck, sondern sollen der Bevölkerung wieder zugutekommen. Epidemiologen versuchen z. B. die Ursachen von Krankheiten herauszufinden, den „natürlichen" Krankheitsverlauf zu analysieren und Gesundheitsdienste zu bewerten sowie deren Arbeit zu verbessern. Weiterhin werden Risiken, Chancen und Prognosen von verschiedenen Krankheitsbildern beurteilt. Obwohl Medizin und Epidemiologie im weitesten Sinne zusammengehören, unterscheiden sie sich in der Betrachtung von Krankheit und Gesundheit.

Robert Koch-Institut | 69

Während sich die Medizin mit Krankheiten von Individuen, also dem einzelnen Menschen auseinandersetzt, beforschen Epidemiologen das Auftreten von Erkrankungen in definierten Bevölkerungsgruppen. Der Mediziner diagnostiziert aufgrund von Symptomen bei einem Patienten eine Erkrankung z. B. eine Virusgrippe, behandelt diese und impft andere Patienten präventiv gegen diese Grippe. Der Epidemiologe hingegen untersucht gesundheitsrelevante Probleme auf Ebene der Bevölkerung, also z. B. die Häufigkeiten der Grippeerkrankungen in einer Stadt oder bei älteren Menschen in einer Bevölkerung, um so Rückschlüsse auf den Infektionsweg zu ziehen und möglichst weitere Ansteckungen zu vermeiden.

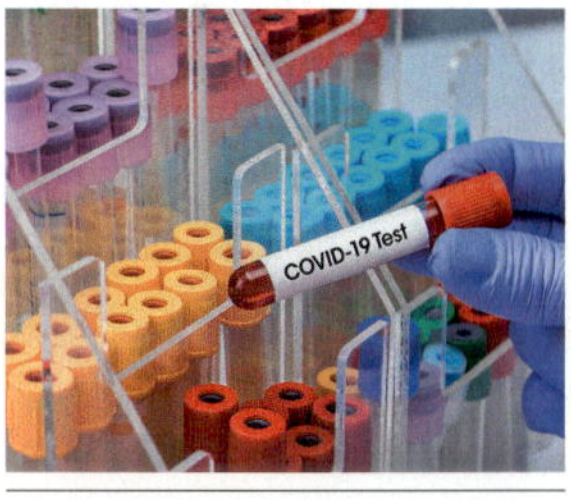

[2] Test auf das Coronavirus SARS-CoV-2

Heute zählen zu den wichtigen epidemiologischen Themen die sechs D (death, disease, discomfort, disability, dissatisfaction, destitution): Tod, Krankheit, Unwohlsein, Einschränkungen wie Verlust von körperlichen Funktionen und sozialer Teilhabe, Unzufriedenheit und Verarmung.

Im Jahr 2020 erlangten Epidemiologen besondere Aufmerksamkeit, als die weltweite Ausbreitung von COVID-19 von der WHO zu einer Pandemie erklärt wurde. Das Robert Koch-Institut erfasst kontinuierlich die aktuelle COVID-19-Lage, bewertet alle Informationen, schätzt das Risiko für die Bevölkerung in Deutschland ein und stellt Empfehlungen für die Fachöffentlichkeit zur Verfügung.

Berücksichtigt werden dabei:

- Übertragbarkeit: Fallzahlen und Trends zu gemeldeten Fällen gemäß Infektionsschutzgesetz
- Krankheitsschwere: Anteil schwerer, klinisch kritischer und tödlicher Krankheitsverläufe sowie Langzeitfolgen von COVID-19
- Ressourcenbelastung des Gesundheitssystems unter Berücksichtigung der jeweils getroffenen Maßnahmen sowie aller Möglichkeiten der Prävention und Kontrolle

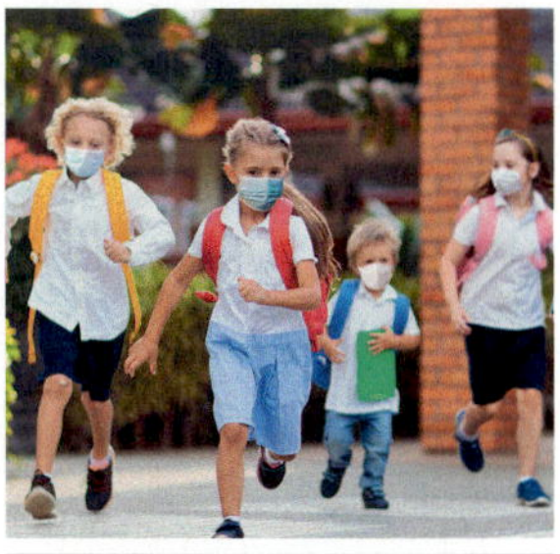
[3] COVID-19 führte 2020 weltweit zu einem „Lock down" des öffentlichen Lebens inklusive Schulschließungen.

6.5.1 Häufigkeitsmaße in der Epidemiologie

Population
(von lat. *populus* = Volk) Gesamtheit von Individuen, auch Tieren und Pflanzen, die hinsichtlich eines bestimmten Merkmals übereinstimmen, auch Bezugsgröße genannt

Maßzahlen der Morbidität und Mortalität

Epidemiologen haben einen Weg gefunden, sich eindeutig über die Verteilung von Krankheit und Tod in der Gesellschaft austauschen zu können. Dazu bedurfte es der Entwicklung einer gemeinsamen Fachsprache mit eindeutigen Begriffen. Aus diesem Grunde wurden verschiedene Maßzahlen zur Häufigkeit von Ereignissen wie Krankheit oder Tod entwickelt, die international anerkannt sind und einen Austausch von Daten zu verschiedenen Erkrankungen erlauben. Die wichtigsten Kenngrößen sind dabei die Prävalenz, die Inzidenz, die Mortalität und die Letalität.

Stichprobe
Eine Stichprobe bezeichnet eine Teilmenge einer Grundgesamtheit, die unter bestimmten Kriterien ausgewählt wurde.

Prävalenz

Der Begriff der Prävalenz meint die Anzahl von Personen mit einem bestimmten Phänomen (Fälle) innerhalb einer definierten Gruppe (|Population oder |Stichprobe). Dieser Wert bezieht sich dabei in der Regel auf einen bestimmten Zeitraum. Das Phänomen kann dabei z. B. eine Erkrankung wie Diabetes mellitus, ein Merkmal wie das Rauchen oder dergleichen sein. Die Bezugsgruppe ist frei wählbar, also z. B. Diabetes mellitus bei Personen über 18 Jahren in Deutschland oder Raucher bei Jugendlichen im Alter von 14 bis 20 Jahren in Deutschland. Der Zeitraum ist ebenso frei wählbar, bezieht sich aber oft auf ein Jahr oder einen Monat. Hierbei spricht man auch von der Periodenprävalenz, während die Punktprävalenz den Anteil der Erkrankten zu einem bestimmten Zeitpunkt angibt.

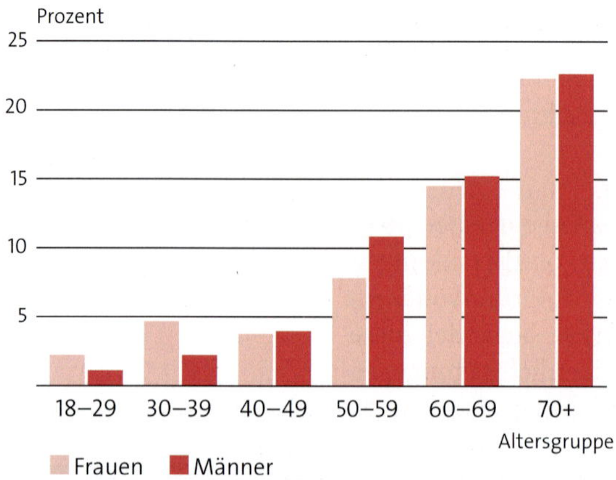

[1] **Geschlechtsspezifische Prävalenz des diagnostizierten Diabetes, nach Altersgruppen (Datenbasis: GEDA 2009).**

Im Folgenden sollen Daten aus der GEDA-Studie zur Klärung des Begriffs Prävalenz genutzt werden. Bei der GEDA-Studie 2009 wurden 21.262 Menschen im Alter ab 18 Jahren zum allgemeinen Gesundheitszustand, zu chronischen Erkrankungen, Einflussfaktoren auf die Gesundheit, Inanspruchnahme von Leistungen des Gesundheitssystems telefonisch befragt. Eine Frage in der Studie bezog sich darauf, ob jemals von einem Arzt Diabetes festgestellt wurde (Lebenszeitprävalenz). Insgesamt geben 8,8 % der Erwachsenen bzw. 9,3 % der Frauen und 8,2 % der Männer einen diagnostizierten Diabetes an. Dieser Wert wird wie folgt errechnet:

www.rki.de/geda
Die aktuelle GEDA Umfrage (Gesundheit in Deutschland Aktuell) läuft seit März 2012 bis Januar 2013 als bundesweite telefonische Gesundheitsbefragung.

$$\text{Prävalenz} = \frac{\text{Anzahl bestehender Fälle}}{\text{Gesamtpopulation}} = \frac{\text{1.871 Diabeteserkrankte}}{\text{21.262 (Studienpopulation)}} = 0{,}088 = 8{,}8\,\%$$

Der Anteil der Erkrankten entspricht einer Proportion, dieses wird als Prozentzahl (0 bis 100 %) oder als Wert zwischen 0 und 1 angegeben. Da die Prävalenz eigentlich eine Proportion und deshalb dimensionslos ist, findet man auch die Angabe von Prävalenzraten, beispielsweise die Anzahl von Kranken pro 1.000 der untersuchten Bevölkerung. Als absolute Zahl ausgedrückt bedeutet das obige Beispiel, dass 1.871 Personen von insgesamt 21.262 untersuchten Personen über 18 Jahre in Deutschland an Diabetes erkrankt sind. Die Daten einer repräsentativen Stichprobe können nun auf die gesamte erwachsene Bevölkerung in Deutschland hochgerechnet werden. Zum Stichtag 31.12.2007 waren 5,98 Millionen Erwachsene an Diabetes erkrankt. Innerhalb der Stichprobe können die Fälle weiter differenziert werden. Dies kann z. B. nach Altersgruppen erfolgen [Abb. 1]. Ein Diagramm ermöglicht Forschern Aussagen über den Verlauf der Häufigkeit einer Erkrankung.

Inzidenz

Die Inzidenz (Neuerkrankungsrate) ist eine Maßzahl der Epidemiologie und gibt an, welcher Anteil einer Gruppe von Personen (Population), die anfänglich frei von einer bestimmten Krankheit waren, diese über einen definierten Zeitraum entwickeln. Bezogen auf das vorige Beispiel bedeutet dies, dass lediglich gezählt wird, wie viele Personen im Jahr 2011 neu an Diabetes erkrankten oder wie viele Jugendliche im Jahr 2011 zu Rauchern werden. Die Inzidenz wird auch als Proportion (Prozentzahl bzw. relativer Anteil) ausgedrückt, bezieht sich aber immer auf einen bestimmten Zeitraum.

$$\text{Inzidenz} = \frac{\text{Zahl der Neuerkrankungen im Beobachtungszeitraum}}{\text{Anzahl der Personen unter Risiko (zu Beginn des Zeitraums)}}$$

B Die kumulative 7-Tages-Inzidenz für laborbestätigte SARS-CoV-2 Fälle lag am 24.08.2020 in Niedersachsen bei 7,6. Das heißt, dass sich 604 Personen unter den 7.982.448 Niedersachsen neu infiziert haben.

$$\frac{604}{7.982.448} = 0{,}00007567 \text{ oder } 7{,}6 \text{ pro } 100.000 \text{ Personen}$$

Prozentual ausgedrückt wären in diesem Beispiel 0,0076 % der Niedersachsen innerhalb von sieben Tagen neu mit dem Virus infiziert. Inwieweit sie tatsächlich erkranken, bleibt unklar.

Ein Diagramm zum Auftreten neuer Fälle in einer Gruppe von Untersuchten ermöglicht Forschern Aussagen über die Zu- oder Abnahme der Erkrankungshäufigkeit. Dies kann wichtig sein bei der Klärung von Krankheitsursachen, wie z. B. bei der Infektionskrankheit EHEC im Frühjahr 2011. Es gibt einen Unterschied zwischen der Inzidenz, die als Proportion ausgedrückt wird, also in Prozent, und der Inzidenzrate: Die Proportion rechnet alle neuen Fälle im Verhältnis zur Gesamtpopulation, ohne dabei zu berücksichtigen, wann die Fälle aufgetreten sind. Es ist möglich, dass bei einer Beobachtungszeit von 20 Jahren zwei von 20 Menschen sofort im ersten Jahr erkrankten, drei aber erst nach 16 Jahren. Manchmal ist es sinnvoll, diesen Zeitaspekt besser zu berücksichtigen. Deshalb gibt es die **Inzidenzrate**. Hier werden die Neuerkrankungen durch die Zeit, in der die Untersuchten erkrankungsfrei waren, dividiert.

B In 20 Jahren erkranken von 20 Menschen 5 an einem Herzinfarkt. Dies entspricht einer kumulativen Inzidenz von 25%.

Berechnet wird die Inzidenzrate wie folgt:

1 maximal mögliche Personenzeit: hier 20 Personen × 20 Jahre = 400
2 Addition der Krankheitszeit: hier 20 + 20 + 4 + 4 + 4 = 52
3 Subtraktion der Krankheitszeit von der maximal möglichen Personenzeit
4 Berechnung der Inzidenzrate unter Verwendung dieses Wertes.

$$\text{Inzidenzrate} = \frac{5}{348} = 0{,}014$$

0,014 Personen erkrankten also pro Jahr. Da dies bei den kleinen Zahlen schlecht zu beurteilen ist, kann der Zeitraum ausgedehnt werden, um die Werte anschaulicher zu machen. In diesem Fall erkrankten 14 Personen in 1.000 gelebten Personenjahren.

unter Risiko
Mit „unter Risiko“ sind Personen gemeint, die von der betreffenden Krankheit zu Beginn des Beobachtungszeitraums noch nicht betroffen sind, diese aber prinzipiell entwickeln können.

SARS-CoV-2
Das Virus SARS-CoV-2 (engl.: severe acute respiratory syndrome coronavirus 2), schweres akutes respiratorisches Syndrom-Coronavirus-2, ugs. (neuartiges) Coronavirus genannt, gehört zur Familie der Coronaviren. Eine Infektion mit dem Virus kann die neue Atemwegserkrankung COVID-19 verursachen.

EHEC
Enterohämorrhagischer Stamm des Darmbakteriums Escherichia coli, das schwere blutige Durchfälle evtl. mit Nierenversagen verursachen kann.

kumulativ
von lat. cumulus = Anhäufung, sich anhäufend, aufsummierend, steigernd

Zusammenhang von Prävalenz und Inzidenz (epidemiologischer Brunnen)

Inzidenz und Prävalenz stehen zueinander in Beziehung. Das Verhältnis zwischen Inzidenz und Prävalenz zeigt die Abbildung 1. Das Wasser im „Pool" stellt die Anzahl von Menschen mit der untersuchten Erkrankung innerhalb einer Population dar. Kommen nun neue Erkrankungen (Inzidenz) hinzu, wird der Wasserstand (also die Prävalenz) höher. Folglich gibt es mehr Erkrankte. Das Wasser (= die Anzahl der Krankheitsfälle) bleibt so lange im Pool, wie die Erkrankung andauert. Die Prävalenz kann nur durch die Heilung der Erkrankung oder das Versterben des Menschen (Mortalität) gesenkt werden. Vereinfacht in einer Formel ausgedrückt:

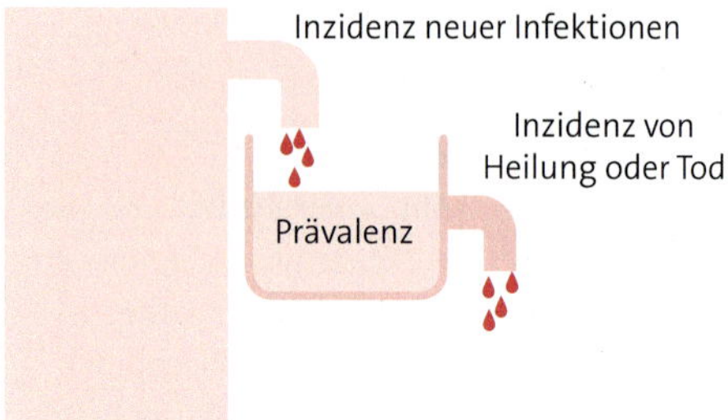

[1] Epidemiologischer Brunnen: Zusammenhang zwischen Inzidenz und Prävalenz

$$\text{Prävalenz} \approx \text{Inzidenz} \times \text{Krankheitsdauer}$$

Die Anzahl von Fällen, die den Pool auffüllen oder herausfließen, kann über die Zeit variieren. Mit anderen Worten: Die Prävalenz einer Erkrankung kann sich verändern. Dieser Zustand wird jedoch nicht nur durch die Neuerkrankungsrate beeinflusst, sondern ebenso durch weitere Faktoren. Die Prävalenz kann ansteigen, wenn die Erkrankten länger leben, ohne geheilt zu werden, oder mehr Erkrankte in eine Region umziehen oder gesunde Menschen eine Region verlassen. Ebenso kann es sein, dass bessere Diagnosemöglichkeiten zu einem vermehrten Erkennen bestehender Erkrankungen führen und sich die dokumentierten Erkrankungsfälle dadurch häufen. Einerseits kann die Prävalenz sinken, wenn es tatsächlich weniger Neuerkrankte gibt oder wenn erkrankte Personen geheilt werden können. Andererseits kann die Anzahl der Erkrankten sinken, wenn mehr Menschen an dieser Erkrankung versterben oder das Untersuchungsgebiet verlassen. Eine Erhöhung der Prävalenz bedeutet also nicht zwangsläufig, dass mehr Menschen erkranken, sondern es müssen alle Möglichkeiten untersucht werden, die zu dieser Erhöhung geführt haben können.

Gesamtmortalität, Letalität, krankheits- und altersspezifische Mortalität

Die (Gesamt-)Mortalität beschreibt die Sterblichkeitsrate innerhalb eines bestimmten Zeitraumes in einer Bevölkerung. Daten zur Mortalität reichen bis ins 17. Jh. zurück und waren vor allem für die Versicherungen interessant. Die Mortalitätsrate ist der Quotient aus der Anzahl der Verstorbenen geteilt durch die Anzahl einer gesamten Population.

Mors, Mortis
lat. = Tod

$$\text{Mortalität} = \frac{\text{Anzahl Verstorbener}}{\text{Gesamtpopulation}}$$

Die Sterblichkeit (Mortalität) wird meist auf 1.000 Personen und ein Jahr bezogen, ist also immer eine Rate.

Das Statistische Bundesamt veröffentlicht jährlich Daten zu den häufigsten Todesursachen. Im Jahr 2018 gehörten Herz-Kreislauf-Krankheiten, Brustkrebs- und Darmkrebsleiden sowie Diabetes zu den häufigsten Todesursachen bei Frauen. Bei Männern waren es für dasselbe Jahr Herz-Kreislauf-Krankheiten, Lungenkrebs- und Prostatakrebsleiden, chronische Lungenkrankheiten und alkoholbedingte Leberschäden.

Bei der **proportionalen Mortalitätsrate** wird der Anteil der Mortalität an der Gesamtmortalität in der Bevölkerung in einem definierten Zeitraum in Prozent dargestellt:

$$\text{Proportionale Mortalitätsrate} = \frac{\text{Anzahl Verstorbener}}{\text{Gesamtpopulation}} \times 100$$

Unter der **krankheitsspezifischen Mortalität** wird der Anteil von Personen einer bestimmten Population verstanden, die an einer bestimmten Krankheit im Beobachtungszeitraum versterben:

$$\text{Krankheitsspezifische Mortalität} = \frac{\text{Anzahl Verstorbener mit bestimmter Erkrankung}}{\text{Gesamtpopulation}} \times 1.000$$

Bei bestimmten Erkrankungen kann es sinnvoll sein, die Mortalitätsrate nach Alter zu differenzieren. Dann wird von der **altersspezifischen Mortalität** gesprochen. So sterben z. B. mehr alte Menschen an einer Influenza als Kinder. Gemessen wird dieses als Anzahl der Todesfälle in einer bestimmten Altersklasse, bezogen auf 1.000 Individuen dieser Altersklasse in der Gesamtbevölkerung:

$$\text{Alterspezifische Mortalität} = \frac{\text{Anzahl Verstorbener in einer Altersklasse}}{\text{Anzahl der Personen dieser Altersklasse}} \times 1.000$$

Meist werden die errechneten Werte auf 1.000 Personen bezogen (× 1.000), können jedoch ebenso in Prozent angegeben werden (× 100). Dementsprechend wird entweder gesagt, dass z. B. 1960 in Deutschland je 1.000 Einwohner 12 Personen starben oder 1,2 %. Beim Brustkrebs kann auf diese Weise gezeigt werden, dass die Mortalitätsrate mit steigendem Alter der erkrankten Frau zunimmt.

Die **Letalität** gibt die Sterberate von Erkrankten in Prozent bezogen auf eine Gruppe mit einer bestimmten Erkrankung an. Sie repräsentiert zugleich das Sterberisiko für Personen mit dieser Erkrankung. Beispielsweise infizierten sich von April 2009 bis August 2010 226.000 Menschen mit dem Grippevirus H1N1, von diesen Erkrankten starben 258. Somit starben 0,1 % der Grippeerkrankten an der durch H1N1 ausgelösten Grippe.

H1N1
Hierbei handelt es sich um eine Virusgrippe **(Influenza)** des Typs A (H1N1), auch als **Schweinegrippe** bekannt, da der Erreger zuerst bei Schweinen isoliert wurde. Er kann sowohl Tiere als auch Menschen befallen.

$$\text{Letalität} = \frac{\text{Anzahl Verstorbener an einer bestimmten Erkrankung}}{\text{Gesamtanzahl der Erkrankungsfälle}} \times 100$$

In bestimmten Fällen ist es zweckmäßig, entweder die Überlebensrate oder die **Jahresmortalitätsrate** genauer zu betrachten. Das ist häufig bei Krebserkrankungen von Bedeutung. Zum Beispiel sollen laut einer Studie Frauen, die nach überstandener Brustkrebserkrankung schwanger werden, länger leben als diejenigen, die nicht schwanger werden. Daten von 492 Frauen mit Geburten nach Brustkrebs wurden dabei mit den Werten von 8.529 Brustkrebspatientinnen ohne folgende Geburt verglichen:

B

Bei einer Nachbeobachtungszeit von 15 Jahren starben 68 von 492 Frauen, die nach Brustkrebsdiagnose schwanger geworden waren.

Ihr 5-Jahres-Mortalitätsrisiko betrug	3 %,
das 10-Jahres-Risiko	9,3 %
und das 15-Jahres-Mortalitätsrisiko betrug	16,8 %.

Die Vergleichsgruppe hatte

ein 5-Jahres-Mortalitätsrisiko von	23,4 %,
ein 10-Jahres-Risiko von	34,5 %
und ein 15-Jahres-Risiko von	40,7 %.

6.5.2 Zusammenhangsmaße in der Epidemiologie

Randomisierung | 507

Das Ziel epidemiologischer Studien besteht in der Klärung von Zusammenhängen zwischen dem Auftreten von Erkrankungen und bestimmten Expositionsfaktoren. Bei beobachtenden Studienformen wie Kohorten- und Fall-Kontroll-Studien ist es im Gegensatz zu experimentellen Studienformen durch die fehlende |Randomisierung nicht möglich, solche Zusammenhänge direkt abzuleiten.

Dennoch ist es durch den Vergleich exponierter und nicht exponierter Populationen bzw. Untersuchungsgruppen möglich, Aussagen über die Ätiologie von Erkrankungen zu erhalten. Durch den Vergleich von Studienpopulationen können Aussagen über das Ausmaß und das Verhältnis des Zusammenhangs zwischen Erkrankung und Exposition getroffen und dargestellt werden. Dies geschieht über die Berechnung von Erkrankungsrisiken und Chancenverhältnissen.

Das relative Risiko

Inzidenzrate | 515

Die |**Inzidenzrate** einer bestimmten Erkrankung innerhalb einer bestimmten Bevölkerung unter Risiko steht zugleich für das **absolute Risiko**, zu erkranken. Hierbei bleibt das Erkrankungsrisiko des nicht exponierten Bevölkerungsanteils unberücksichtigt, weshalb keine Aussage über den Zusammenhang zwischen der Exposition und einem erhöhten Erkrankungsrisiko getroffen werden kann. Dies ist jedoch gerade die entscheidende Frage, die mithilfe von epidemiologischen Studien beantwortet werden soll. Um eine Aussage über den Zusammenhang von Exposition und Erkrankung und dessen Stärke zu treffen, ist es möglich, aus einem Vergleich des Erkrankungsrisikos (absolutes Risiko) der Personen mit Exposition und des Risikos der Personen ohne Exposition das **relative Risiko** zu berechnen. In Kohortenstudien kann das relative Risiko direkt aus der jeweiligen Inzidenz der Vergleichsgruppen bestimmt werden. Die Inzidenz der Vergleichsgruppen kann mit der sogenannten Vierfeldertafel verdeutlicht werden. In dieser werden Personen mit und ohne Merkmal mit dem Vorhandensein oder Fehlen einer Erkrankung verglichen:

	Erkrankung		Total/Inzidenz	
Exposition	**ja**	**nein**		
ja	a	b	a + b	a/a + b
nein	c	d	c + d	c/c + d

Aus der Inzidenz der exponierten und der nicht exponierten Untersuchungsgruppen kann das relative Risiko nun folgendermaßen berechnet werden:

$$\text{Relatives Risiko} = \frac{\text{Inzidenz der exponierten Vergleichsgruppe}}{\text{Inzidenz der nicht exponierten Vergleichsgruppe}}$$

B In einer Kohortenstudie wurden 4800 Männer und 4200 Frauen über 10 Jahren bezüglich des Auftretens von Verkehrsunfällen beobachtet. 46 Männer erlitten Unfälle und 7 Frauen. Die Rechnung lautet:

$$RR = \left(\frac{46}{4800}\right) / \left(\frac{7}{4200}\right) = 0{,}0096/0{,}0007 = 13{,}7$$

Männer haben also über 10 Jahre 13.7-mal häufiger einen Verkehrsunfall als Frauen.

Im Ergebnis können sich drei unterschiedliche Kombinationen zeigen:

- **Das relative Risiko ist gleich 1**: Ist das relative Risiko gleich 1, bedeutet dies, dass die Inzidenzraten der exponierten und nicht exponierten Gruppe **gleich groß** sind. Somit lässte sich kein Zusammenhang zwischen einem erhöhten Erkrankungsrisiko und der Exposition feststellen.
- **Das relative Risiko ist größer 1**: Hier ist die im Zähler der Formel stehende Inzidenz der exponierten Gruppe **größer** als die der nicht exponierten Gruppe. In diesem Fall zeigt sich damit ein deutlich positiver Zusammenhang zwischen Erkrankung und Exposition und damit ein relativ höheres Erkrankungsrisiko im Vergleich zur nicht-exponierten Untersuchungsgruppe.
- **Das relative Risiko ist kleiner als 1**: Hierbei ist die im Zähler stehende Inzidenz der exponierten Untersuchungsgruppe **kleiner** als die der nicht exponierten Gruppe. In diesem Fall lässt sich ein negativer Zusammenhang zwischen Erkrankung und Exposition feststellen. Im Grunde bedeutet dies, dass die Exposition vor der Erkrankung schützt. Dies kann zum Beispiel bei Impfungen der Fall sein.

Das attributale Risiko

Als weiteres Zusammenhangsmaß lässt sich in Kohortenstudien zusätzlich das attributale Risiko berechnen. Hierbei wird danach gefragt, ob ein erhöhtes Erkrankungsrisiko in der exponierten Untersuchungsgruppe tatsächlich in vollem Umfang auf die Exposition zurückzuführen ist oder ob ein Anteil der Erkrankungen auch auf andere, nicht berücksichtigte Expositionen rückführbar ist. Für eine Erkrankung können in der Bevölkerung zusätzlich noch andere Risiken vorliegen, die für einen Teil der Krankheitsfälle verantwortlich sind. Für Lungenkrebserkrankungen können z. B. neben der untersuchten Tabakexposition auch Schadstoffe in der Umwelt wie beispielsweise Asbest verantwortlich sein. Das Erkrankungsrisiko von Personen der nicht exponierten Gruppe ist also nicht gleich Null. Dies wird als **Hintergrundrisiko** bezeichnet. Hintergrundrisiko und Expositionsrisiko ergeben also gemeinsam das Gesamtrisiko. Das attributale Risiko ist der Anteil des Gesamtrisikos, der nur auf die Exposition zurückzuführen ist und das durch Ausschließen der Exposition beseitigt wäre.

Das attributale Risiko kann einerseits in der exponierten Untersuchungsgruppe, andererseits auch für die Gesamtbevölkerung, in der exponierte und nicht exponierte Personen vorliegen, bestimmt werden.

Für die Gruppe der exponierten Personen wird das attributale Risiko errechnet, indem das Hintergrundrisiko (also die Inzidenz der nicht exponierten Gruppe) vom Gesamtrisiko (Inzidenz der exponierten Gruppe) subtrahiert wird [Abb. 1]:

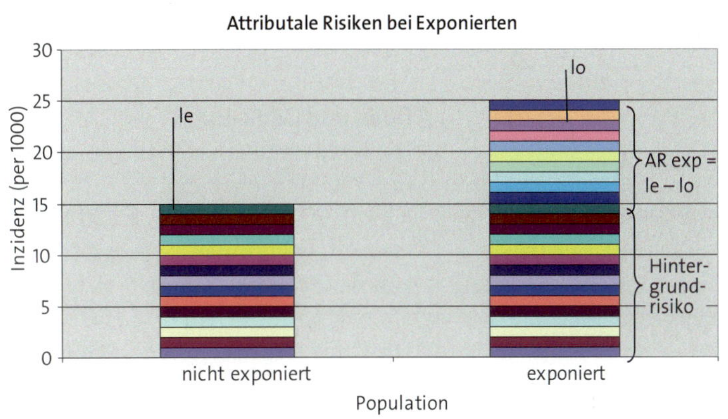

[1] Attributale Risiken bei Exponierten

Attributales Risiko (ARexp) = Inzidenz der exponierten Gruppe (Ie) – Inzidenz der nicht exponierten Gruppe (Io)

B Es wird eine Gruppe von 40.000 Menschen beobachtet, um den Zusammenhang zwischen Rauchen und chronischen Atemwegserkrankungen zu ermitteln. 15.000 Personen sind Nichtraucher und leiden an chronischen Atemwegserkrankungen (15 pro 1.000) und 25.000 sind Raucher (25 pro 1.000). Somit beträgt das attributale Risiko, also das Risiko, das welches vermeidbar wäre, wenn nicht geraucht werden würde:
25 – 15 = 10 pro 1.000.
Man könnte also 1 % der chronischen Atemwegserkrankungen oder 10 von 1.000 Fällen durch das Nichtrauchen verhindern.

Das Ergebnis muss nochmals durch die Inzidenz der exponierten Gruppe dividiert werden, um den Anteil der Exposition am Gesamtrisiko zu erhalten:

$$\text{Attributales Risiko bei Exponierten (ARE)} = \frac{\text{Inzidenz der exponierten Gruppe (Ie)} - \text{Inzidenz der nicht exponierten Gruppe (Io)}}{\text{Inzidenz der exponierten Gruppe (Ie)}}$$

Eine zweite Möglichkeit besteht in der Berechnung des attributalen Risikos für die Gesamtbevölkerung, in der sowohl exponierte als auch nicht exponierte Personen vorhanden sind. Hierbei wird die Inzidenz der nicht exponierten Gruppe, also das Hintergrundrisiko, von der Inzidenz der Erkrankung in der Gesamtbevölkerung abgezogen. Das erhaltene Ergebnis muss nochmals durch die Inzidenz der Gesamtbevölkerung dividiert werden. Das attributale Risiko der Gesamtbevölkerung besagt, welcher Anteil der Erkrankungsfälle innerhalb einer Bevölkerung tatsächlich auf eine bestimmte Exposition zurückzuführen ist:

$$\text{Bevölkerungsbezogenes attributales Risiko (PAR)} = \frac{\text{Inzidenz der Gesamtbevölkerung (Ip)} - \text{Inzidenz der nicht exponierten Gruppe (Io)}}{\text{Inzidenz der Gesamtbevölkerung (Ip)}}$$

Odds
Der Begriff stammt aus dem Englischen und wird häufig bei Wetten benutzt. Dort spricht man bei einer Erfolgschance von einem Treffer bei zehn Versuchen von einer Trefferwahrscheinlichkeit nicht von 10 %, sondern man sagt, die „Odds“ für einen Treffer liegen bei 1 zu 9 oder 1/9.

Odds und Odds-Ratio

Die **Odds** sind eine Möglichkeit, ein Chancenverhältnis auszudrücken. Haben z. B. 30 von 100 Menschen einmal im Monat Kopfschmerzen, so liegt die Prävalenz bei 30 % oder 0,3. Die Odds drücken die Chancen aus, Kopfschmerzen zu bekommen oder keine zu bekommen. Sie sind das Verhältnis zwischen einem Anteil und dessen Umkehrwert (Komplement).

Die Odds errechnen sich wie folgt:

$$\text{Odds} = \frac{\text{Anteil}}{\text{(1-Anteil)}} = \frac{0{,}3}{0{,}7} = 0{,}4285 = \sim 43\,\%$$

z. B. Prävalenz = 0,3 (30 %)

Von 100 Menschen bekommen 30 Kopfschmerzen und 70 nicht. Die Chancen Kopfmerzen zu bekommen, liegen hier bei 3 zu 7 oder 43 %.

Der Begriff Odds findet häufig dann Anwendung, wenn untersucht werden soll, wie stark ein Risikofaktor mit einer Erkrankung assoziiert ist. Hier wird dann die **Odds-Ratio** errechnet. Odds können bei allen Untersuchungen mit verschiedenen Studiendesigns angewandt werden.

Das Chancenverhältnis (Odds-Ratio) zeigt an, um wie viel größer die Chance ist, zu erkranken, wenn ein Risikofaktor vorliegt, als wenn der Risikofaktor nicht vorhanden ist. Das Chancenverhältnis kann von 0 bis Unendlich reichen. Ein Wert von 1 bedeutet, dass kein Unterschied zwischen den Gruppen besteht.

Ein Chancenverhältnis von
- 1 bedeutet, dass es keinen Unterschied zwischen den Gruppen gibt,
- >1 bedeutet, dass die Chancen der ersten Gruppe (mit Risiko) größer sind,
- <1 bedeutet, dass die Chancen der ersten Gruppe (mit Risiko) kleiner sind.

Hilfreich für das Errechnen der Odds-Ratio ist wiederum die Vierfeldertafel oder auch Kreuztabelle.

	Risikofaktor		Total
	ja	nein	
krank	a	b	a + b
gesund	c	d	c + d
	a + c	b + d	a + b + c + d

Soll herausgefunden werden, ob z. B. die Personen mit Kopfschmerzen diese bekommen, weil sie regelmäßig Schadstoffen ausgesetzt sind, könnte eine Rechnung wie folgt aussehen:

	Risikofaktor		Total
	ja	nein	
Kopfschmerz	20	10	30
kein Kopfschmerz	10	60	70
	30	70	100

Die Prävalenz liegt nach wie vor bei 30 %.

Die Odds, Kopfschmerzen zu bekommen, wenn man Schadstoffen ausgesetzt oder nicht ausgesetzt ist, liegen bei:

Odds Ratio (OR) = (a/b)/(c/d) = ad/bc = (20/10)/(10/60) = 2/0,16 = 12,5

Das Ergebnis OR = 12,5 bedeutet, dass das Risiko für Kopfschmerzen 12,5-mal höher ist, wenn Personen den Schadstoffen ausgesetzt sind, als wenn sie keinen ausgesetzt wären.

Die **Odds-Ratio** ist die wesentliche Kennzahl zur Darstellung des Zusammenhangs zwischen Exposition und Krankheit bei **Fall-Kontroll-Studien**. Hier kann nur sie berechnet werden, denn die Inzidenz der jeweiligen Vergleichsgruppen ist unbekannt. Für **Kohortenstudien** können sowohl die Odds-Ratio als auch das relative Risiko bestimmt werden.

online

Das statistische Bundesamt hat es sich zur Aufgabe gemacht, für Politik, Regierung, Wirtschaft und die Bürger objektive und unabhängige Daten bereitzustellen:
www.destatis.de

online

Die Gesundheitsberichterstattung des Bundes (GBE) berichtet regelmäßig über die gesundheitliche Situation der Bevölkerung in Deutschland:
www.gbe-bund.de

6.5.3 Diagnostische Tests

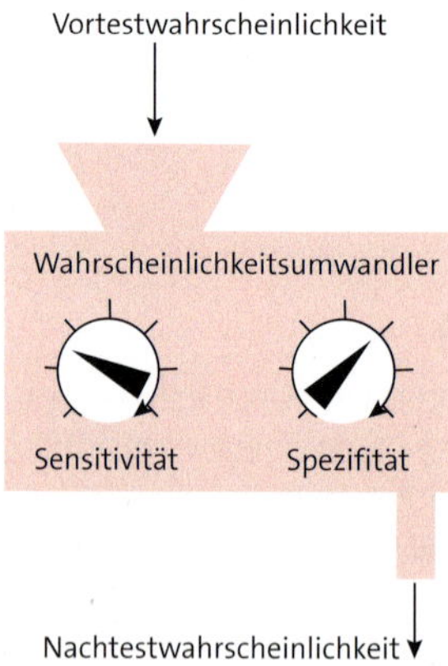

Die Diagnostik ist die Grundlage für therapeutische Entscheidungen. Deshalb ist es besonders wichtig, dass die durchgeführten Untersuchungen wie EKG, Röntgen, Labortests oder z. B. Befragungen möglichst eindeutige Ergebnisse hervorbringen, nach denen entschieden werden kann, ob der Patient die zu bestätigende Erkrankung hat oder nicht. Manchmal werden durch mehrere verschiedene Untersuchungen Indizien gesammelt, die die Diagnose gewissermaßen immer weiter einkreisen, bis eine nahezu 100 % Diagnosesicherheit entsteht. Bei jedem Test hat der Patient dabei eine bestimmte Wahrscheinlichkeit, die gesuchte Erkrankung zu haben. Diese wird **Vortestwahrscheinlichkeit** genannt. Nach dem Test besteht dann wieder eine gewisse Wahrscheinlichkeit, dass der Patient die Erkrankung tatsächlich hat. Dies wird als **Nachtestwahrscheinlichkeit** bezeichnet.

Sensitivität und Spezifität

Generell müssen Tests dabei gewissen Kriterien genügen, um reliabel und valide zu sein.

Zwei Kriterien, die Sensitivität und die Spezifität bestimmen dabei im Wesentlichen die Güte eines diagnostischen Tests:

Die Sensitivität ist die Wahrscheinlichkeit, dass eine erkrankte Person einen positiven (also korrekten) Befund erhält.

Die Spezifität ist die Wahrscheinlichkeit, dass eine nicht erkrankte Person einen negativen (also korrekten) Befund erhält.

Je höher Sensitivität und Spezifität, umso höher ist die Testgenauigkeit oder Test-Power. Jeder Test hat seine eigenen Testeigenschaften für Sensitivität und Spezifität.

Die **Sensitivität** bezeichnet den Anteil der test-positiven Personen unter allen Erkrankten, also die Wahrscheinlichkeit, durch den diagnostischen Test die Kranken auch als krank zu identifizieren. Die **Sensitivität** betrifft immer die **Kranken**. Eine hohe Sensitivität wird angestrebt, wenn eine Erkrankung mit hoher Sicherheit ausgeschlossen werden soll.

Die **Spezifität** bezeichnet den Anteil der test-negativen Personen unter allen Gesunden, also die Wahrscheinlichkeit, mit einem diagnostischen Test Gesunde korrekt zu identifizieren. Die **Spezifität** betrifft immer die **Gesunden** Eine hohe Spezifität wird angestrebt, wenn eine Erkrankung mit großer Sicherheit bestätigt werden soll.

Wünschenswert ist nun, dass ein Test sicher zwischen gesund und krank differenziert. Würden alle Gesunden **richtig negativ** getestet und alle Kranken **richtig positiv**, würden die Werte für die Sensitivität und die Spezifität den Wert 1 (100 %) annehmen. So würde jedes Testergebnis den korrekten Krankheitsstaus anzeigen.

Dies ist leider in der Praxis nicht immer der Fall, meistens leidet die Spezifität eines Testes, wenn die Sensitivität hoch ist und umgekehrt. Wenn der Test eine Krankheit übersieht, spricht man von einem **falsch negativen** Befund. Falls er eine nicht vorhandene Krankheit fälschlicherweise diagnostiziert, ist der Befund **falsch positiv**.

> **B** Gut vorstellen kann man sich dieses am Beispiel eines Feuermelders. Der Feuermelder soll immer Meldung machen, wenn es tatsächlich brennt. Also eine hohe Sensitivität aufweisen. Ist dieser aber so empfindlich eingestellt, kann es auch zu Fehlalarm kommen, weil vielleicht nur eine Kerze im Zimmer ausgepustet wird und der Rauch aufsteigt. Diese Falschmeldung führt zu einem Alarm, obwohl im Raum kein Feuer ausgebrochen ist. Die Spezifität sinkt also.

Sensitivität und Spezifität haben also eine reziproke Beziehung. So wurde z. B. beim diastolischen Blutdruck der Grenzwert für eine therapeutisch relevante Hypertonie von 90 mmHg auf 85 mmHg gesenkt. Damit gelingt es mehr wirklich Kranke zu entdecken – die Sensitivität des Tests wurde erhöht, aber gleichzeitig wurde die Spezifität gesenkt: es ist schwieriger wirklich Gesunde mit dem negativen Test herauszufiltern.

Argumente für diagnostische Tests mit hoher Sensitivität:

- kein Krankheitsfall soll übersehen werden
- Krankheiten sollen ausgeschlossen werden (Ausschluss-Tests)
- negativer Test ist hilfreich zum Ausschluss einer Krankheit
- bei Krankheiten mit gravierenden Folgen
- es existiert eine erfolgversprechende Therapie
- falsch-positive Befunde lassen sich einfach klären

Argumente für hohe Spezifität:

- kein Gesunder soll einen falschen Verdacht bekommen
- Verdacht soll bestätigt werden (Bestätigungstest)
- positiver Test ist hilfreich zur Absicherung einer Diagnose
- die Therapie führt zu hohen Belastungen beim Patienten oder im Gesundheitswesen
- Nachfolgeuntersuchungen sind mit Belastungen verbunden
- es gibt keine Erfolg versprechende Therapie

Der prädiktive Wert

Diese Gütekriterien machen Aussagen über die Testqualität an sich, in der Praxis interessiert es aber den Arzt oder Patienten mit welcher Wahrscheinlichkeit das vorliegende Ergebnis des Testes nun richtig ist oder falsch, also ob man sich auf den Befund verlassen kann. Für die diagnostische Situation in der klinischen Praxis sind daher die prädiktiven Werte wichtiger

Der **positiv prädiktive Wert** entspricht dem Anteil tatsächlich Erkrankter (richtig positive) unter den **Test-Positiven**. Nach einem Test kann so ermittelt werden, ob dieser Test zur Erkennung der Krankheit beigetragen hat. Ein **negativ prädiktiver Wert** entspricht dem Anteil tatsächlich Gesunder (richtig negative) unter den **Test-Negativen.**

Berechnung prädiktiver Werte:

$$\text{Positiv prädiktiver Wert (PPW)} = \frac{\text{richtig positive Testpersonen}}{\text{richtig Positive – falsch positive Testpersonen}} \times 100 = \text{Anteil der richtig Positiven in \%}$$

$$\text{Negativ prädiktiver Wert (NPW)} = \frac{\text{richtig negative Testpersonen}}{\text{richtig Negative – falsch negative Testpersonen}} \times 100 = \text{Anteil der richtig Negativen in \%}$$

Wahrscheinlichkeitsverhältnis (Likelihood Ratio)

Das Wahrscheinlichkeitsverhältnis oder Likelihood Ratio (LR) ist ein geeignetes Maß zur zusammenfassenden Darstellung von Testeigenschaften. Sie wird als Verhältnis zweier Wahrscheinlichkeiten ausgedrückt.

Die Likelihood Ratio beschreibt das Verhältnis der Wahrscheinlichkeiten, dass bei einem Erkrankten ein positives oder negatives Testergebnis beobachtet wird. Im Vergleich zur entsprechenden Wahrscheinlichkeit eines Gesunden.

Bei Betrachtung eines positiven Testergebnisses wird von einem positiven Wahrscheinlichkeitsverhältnis (LR^+) gesprochen. Wird ein negatives Testergebnis betrachtet, wird dies als negatives Wahrscheinlichkeitsverhältnis (LR^-) bezeichnet.

Ein Test hat keinen Nutzen, wenn die LR 1 beträgt und ist umso nützlicher, je mehr die LR von 1 abweicht. Das heißt für ein **positives** Wahrscheinlichkeitsverhältnis (LR^+), dass je größer als 1 dieses ist, desto besser ist der diagnostische Test geeignet, **erkrankte** Personen zu erkennen. Umgekehrt gilt für ein **negatives** Wahrscheinlichkeitsverhältnis (LR^-), dass je kleiner als 1 dieses ist, desto geeigneter ist der Test um **gesunde** Personen zu identifizieren. Für Tests mit unterschiedlichen Schwellenwerten kann die LR für jeden Schwellenwert einzeln kalkuliert werden. Positives und negatives Wahrscheinlichkeitsverhältnis können mit Hilfe von Sensitivität und Spezifität errechnet werden:

$$LR^+ = \frac{\text{Sensitivität}}{(1 - \text{Spezifität})} \qquad LR^- = \frac{(1 - \text{Sensivität})}{\text{Spezifität}}$$

Bei den Untersuchungen zur Bestätigung einer Erkrankung werden diagnostische Tests eingesetzt, die zwischen zwei Zuständen entscheiden sollen: Ist die Krankheit vorhanden oder ist sie nicht vorhanden? Dementsprechend ist auch das Testergebnis eine Ja/Nein-Aussage: Test positiv (krank) und Test negativ (nicht krank). Bei Tests mit quantitativen Ergebnissen, wie z. B. bei Laborwerten, muss entschieden werden, wo der Trennwert zwischen krank und gesund liegt. Der sogenannte Cut-Off-Point.

Hieraus lässt sich eine Vierfeldertafel erzeugen, die Zustand des Patienten und Testergebnis gegenüberstellt:

	Zustand des Patienten			
	krank	nicht krank	Summe	
Testergebnis positiv	a richtig positiv	b falsch positiv	a + b	positiver prädiktiver Wert (PW^+) a/(a + b)
Testergebnis negativ	c falsch negativ	d richtig negativ	c + d	negativer prädiktiver Wert (PW^-) d/(c + d)
Summe	a + c	b + d	a + b + c + d	Prävalenz a + c/(a + b + c + d)
	Sensitivität a/(a + c)	Spezifität d/(b + d)		

Die Relevanz guter aussagekräftiger Tests soll das folgende Beispiel verdeutlichen:

B

HIV-Test

Der ELISA-Test auf HIV-Infektion liefert bei 99,5 % aller Infizierten ein positives Ergebnis und bei 99,5 % aller nicht Infizierten ein negatives Ergebnis. Die Wahrscheinlichkeit für eine in Deutschland lebende Person ohne erhöhtes Infektionsrisiko, HIV-positiv zu sein (Prävalenz), beträgt 0,01 %. Wie sicher kann sich die Person sein, wenn sie das Ergebnis HIV-positiv bekommt, tatsächlich infiziert zu sein? (bezogen auf eine Gesamtpopulation von 10.000.000)

ELISA
Enzyme-linked immunosorbent assay. Nachweis von Antikörpern gegen HIV im Blut.

Werden die oben angegebenen Werte auf die Vierfeldertafel zur Kalkulation der prädiktiven Werte übertragen, so ergibt sich folgendes Bild:

	Zustand des Patienten			
	krank	**nicht krank**	**Summe**	
Testergebnis positiv	a richtig positiv 995	b falsch positiv 495	a + b 1.490	PW⁺ a/(a + b) 995/1.490 = 0,67 %
Testergebnis negativ	c falsch negativ 5	d richtig negativ 98.505	c + d 98.510	PW⁻ d/(c + d) 98.505/98.510 = 0,999 %
Summe	a + c 1.000	b + d 99.000	a + b + c + d 100.000	Prävalenz a + c/(a + b + c + d) 0,01 %
	Sensitivität a/(a + c) 99,5 %	Spezifität d/(b + d) 99,5 %		

Bei der geringen Prävalenz und hohen Sensitivität des Testes erhalten nur 5 von 1.000 ein falsch negatives Ergebnis – in der Konsequenz könnten diese Personen jedoch andere durch eine HIV-Infektion gefährden. 495 Personen erhalten ein falsch positives Ergebnis und haben bis zum erforderlichen zweiten Test Angst tatsächlich HIV-positiv zu sein. Die Vortestwahrscheinlichkeit für ein positives Ergebnis von 0,01 % steigt nach dem Test auf 67 %. Wäre die Prävalenz höher – z. B. bei einer Hochrisikogruppe würden sich auch die positiv prädiktiven Werte verändern.

Rechnen Sie doch einmal die Wahrscheinlichkeit eines richtig positiven Befundes für die Hochrisikogruppe der in Kenia lebenden Personen aus. Hier liegt etwa eine Prävalenz von 14 % vor.

Die neuesten ELISA-Tests haben eine falsch-positiv-Rate von 0,5 %. Diese Rate kann durch einen weiteren Test bei Personen mit positivem Ersttest minimiert werden. Die Testgüte bleibt dieselbe, es verändert sich jedoch die Vortestwahrscheinlichkeit auf 1,95 %. Die Ausgangslage für die Wahrscheinlichkeit eines korrekten Testergebnisses hat sich also positiv verändert.

Übersicht: Kenngrößen der Validierung diagnostischer Tests

Testgüte	
Sensitivität	$Se = a / (a + c)$
Spezifität	$Sp = d / (b + d)$
Nachtest-Wahrscheinlichkeit	
Positiver prädiktiver Wert	$PW^+ = a / (a + b)$
	$PW^+ = (P \times Se) / [P \times Se + (1 - P) (1 - Sp)]$
Negativer prädiktiver Wert	$PW^- = d / (c + d)$
	$PW^- = (1 - P) \times Sp / [(1 - P) \times Sp + P \times (1 - Se)]$
Prävalenz	
(Vortest-Wahrscheinlichkeit)	$P = (a + c) / (a + b + c + d)$
Testaussagekraft	
Positives Wahrscheinlichkeitsverhältnis (Likelihood ratio)	LR^+ = Sensitivität / (1 – Spezifität) = $[a / (a + c)] / [b / (b + d)]$
Negatives Wahrscheinlichkeitsverhältnis	LR^- = (1 – Sensitivität) / Spezifität = $[c / (a + c)] / [d / (b + d)]$
Vortest-Odds	Prävalenz / (1 – Prävalenz) = $P / (1 - P) = (a + c) / (b + d)$
Nachtest-Odds$^+$	Vortest-Odds × LR^+ $a / b = PW^+ / (1 - PW^+)$
Nachtest-Odds$^-$	Vortest-Odds × LR^- $c / d = (1 - PW^-) / PWPW$
PW^+	Nachtest-Odds$^+$ / (Nachtest-Odds$^+$ + 1)
$1 - PW^-$	Nachtest-Odds$^-$ / (Nachtest-Odds$^-$ + 1)
Diagnostisches Odds Ratio DOR	$LR^+ / LR^- = ad / cb$

Evidenzbasierung (Evidence-based Practice) 6.5.4

Evidence-based Practice (EbP) ist eine Methode, um zielgerichtet wissenschaftliche Erkenntnisse in die Praxis zu bringen. Es umfasst die Umsetzung von interdisziplinären wissenschaftlichen Erkenntnissen in verschiedenste gesundheitsbezogene Disziplinen. Hierzu gehören die Medizin (Evidence-based Medicine) oder die Pflege (Evidence-based Nursing). Ziel dieser Methode ist, die höchste Versorgungsqualität sicherzustellen und dabei die Bedürfnisse von Patienten und deren Angehörigen zu berücksichtigen. EbP ist ein Problemlöseverfahren der klinischen Praxis, mit Hilfe dessen Entscheidungen bezüglich bestimmter Interventionen gefällt werden können.

Entwicklung und Prinzip von Evidence-based Practice

EbM wurde in den 1970er Jahren an der McMaster Medical School in Canada entwickelt. Die Methode wurde nach und nach in weiteren Bereiche des Gesundheitswesens angewandt. Heute gibt es international zahlreiche Institute, die die Nutzung und Weiterentwicklung von EbP zum Ziel haben.

EbN ist ein Konzept, das allen Interessierten die Möglichkeit bieten will, ihr Handeln wissenschaftsbasiert auszurichten. Es eignet sich weniger für spontan auftauchende, individuelle Fragestellungen als für die Entscheidungsfindung z. B. im Rahmen einer Standardentwicklung. Mit Hilfe eines systematischen Vorgehens wird der Zugriff auf Forschungsergebnisse erleichtert, Studien können hinsichtlich ihrer Stärken, Schwächen und Umsetzbarkeit bewertet werden.

Grundsätzliches Prinzip dieses Vorgehens ist, dass zur Entscheidungsfindung die aktuell besten verfügbaren wissenschaftlichen Erkenntnisse (externe Evidenz) unter Einbezug der Erfahrung und des Wissens der Handelnden (z. B. Ärzte) (interne Evidenz) herangezogen werden. Dabei werden auch die Bedürfnisse, Ressourcen und Wünsche der Patienten (sog. Patientenpräferenzen) und die Bedingungen der jeweiligen Einrichtung mit einbezogen.

Vorgehen

Das Vorgehen bei EbP bzw. EbM oder EbN ist ähnlich dem des Forschungsprozesses. Die Schritte im Einzelnen sind [Abb. 1] zu entnehmen und werden auf den folgenden Seiten ausgeführt.

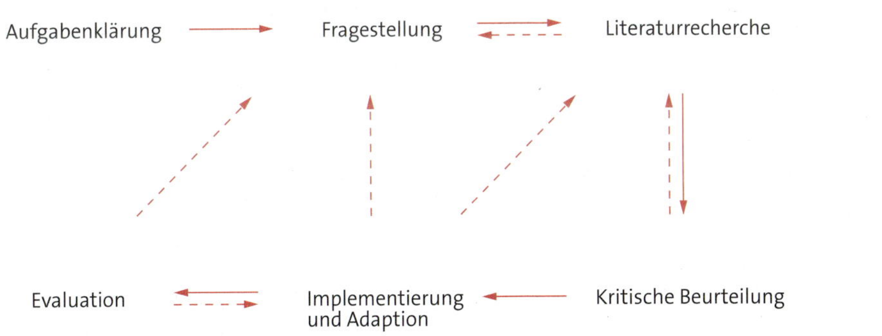

[1] **Vorgehen bei EbP**

Aufgabenklärung und Fragestellung

Das Problem wird identifiziert. Um den Untersuchungsgegenstand einzugrenzen und Suchbegriffe zu ermitteln, wird eine konkrete Frage formuliert. Die Frage wird mit Hilfe des PPIKE-Schemas formuliert: **P**roblem, **P**atient (bzw. Zielgruppe), **I**ntervention, **K**ontrolle, **E**rgebnis.

Literaturrecherche und kritische Beurteilung

Literaturrecherche | 500
Setting | 57

Suchbegriffe ergeben sich aus der Forschungsfrage. Mit diesen Suchbegriffen wird die Literaturrecherche durchgeführt. Die am Ende der Literaturrecherche ausgewählten Studien werden gesichtet und nach folgenden Kriterien kritisch beurteilt:

- Relevanz für die Fragestellung
- Evidenzgrad
- Studienqualität

Ja		Nein
+1	Wurde die Studie als randomisiert beschrieben?	+0
+1	War die Randomisierung sachgerecht?	–1
+1	Wurde die Studie als doppelblind beschrieben?	+0
+1	War die Verblindung sachgerecht?	–1
+1	Wurden Ausfälle begründet?	+0

[1] Jadad-Score zur Bewertung von RCTs

RCTs | 509

An erster Stelle steht die Relevanz für die Fragestellung. Viele Studien untersuchen die gleichen Interventionen aber in verschiedenen Settings. Hier muss überprüft werden, ob die Studienergebnisse auf das eigene Setting übertragbar sind.

Die Evidenz einer Studie bzw. eines Fachartikels, die bzw. der eine oder mehrere Studien beschreibt, kann mit unterschiedlichen Systemen erfasst werden. Die Einstufungen beziehen sich vorrangig auf quantitative Studien.

- **Evidenzhierarchien**, diese geben so genannte Evidenzgrade für bestimmte Studiendesigns an. Kritisch an den meisten Evidenzhierarchien ist, dass die Güte qualitativer Studien kaum Berücksichtigung findet.
- **Punkteskalen**, wie z. B. der Jadad-Score [Abb. 1], dieser kann zur Bewertung von RCTs eingesetzt werden. Hierbei schätzen zwei Personen unabhängig voneinander die Studie ein. Studien mit einem Score unter 3 gelten als qualitativ minderwertig.

Kriterien der Evidenzbewertung

Evidenzgrade*

Härtegrad	Art der Evidenz
I a	Evidenz aufgrund von Metaanalysen von randomisierten, kontrollierten Studien
I b	Evidenz aufgrund mindestens einer randomisierten, kontrollierten Studie
II a	Evidenz aufgrund mindestens einer gut angelegten, kontrollierten Studie ohne Randomisierung
II b	Evidenz aufgrund mindestens einer anderen Art von gut angelegter, (quasi-)experimentellen Studie
III	Evidenz aufgrund gut angelegter, nichtexperimenteller, deskriptiver Studien (z.B. Vergleichs- u. Korrellationsstudien, Fall-Kontroll-Studien)
IV	Evidenz aufgrund von Berichten der Experten oder Expertenmeinungen und/oder Erfahrung anerkannter Autoritäten

*nach: Agency for Health Care Policy and Research (AHCPR), 1992.

Kritik an Evidence-based Practice

Das Interesse an EbP und seiner Umsetzung hat in den vergangenen Jahren kontinuierlich zugenommen. Die Vorteile dieser Methode liegen für die Nutzerinnen auf der Hand. Dennoch gibt es immer wieder auch kritische Stimmen. Argumente der EbP-Kritikerinnen sind:

- Überbewertung des quantitativen Forschungsansatzes,
- fehlende zeitliche und personelle Ressourcen in der Praxis,
- fehlender bzw. kostenaufwändiger Zugang zu wissenschaftlichen Forschungsergebnissen,
- wissenschaftliche Standardisierung und Vernachlässigung von Erfahrungswissen

Wissenschaftliche Gütekriterien 6.6

Gütekriterien geben Aufschluss über die Wissenschaftlichkeit einer Arbeit und lassen Aussagen über deren Qualität zu. Sie stellen bestimmte Anforderungen, die erfüllt werden müssen, wenn eine Studie als wissenschaftliche Forschung anerkannt werden soll. So muss sichergestellt sein, dass ein verwendeter Test das misst, was er messen soll, und dass die Forschungsergebnisse des Tests reproduzierbar sowie unabhängig vom Forschenden sind. Nur wenn diese Standards eingehalten werden, ist es möglich, verschiedene wissenschaftliche Studien miteinander zu vergleichen.

Die drei Gütekriterien **Objektivität**, **Reliabilität** und **Validität** stehen in enger Beziehung zueinander. Es reicht nicht aus, die Qualität eines Messinstrumentes anhand nur eines der drei Kriterien festzumachen. Die Reliabilität ist eine notwendige Voraussetzung für Validität. Ist eine Untersuchung nicht zuverlässig, kann sie dementsprechend auch nicht gültig sein. Die Objektivität wiederum ist Voraussetzung von Reliabilität [Abb. 1].

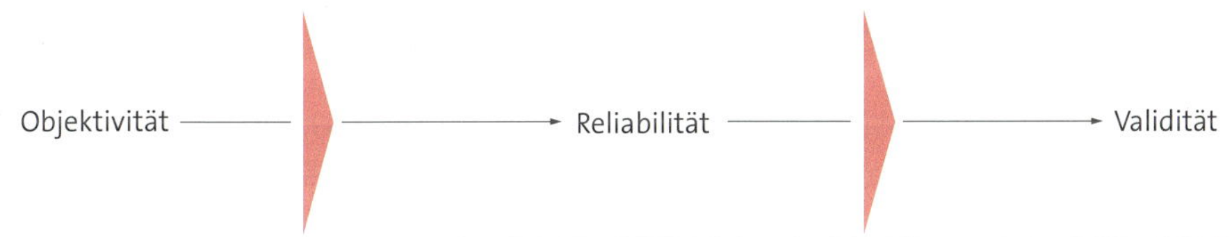

[2] **Ohne Objektivität keine Zuverlässigkeit (*Reliabilität*) und ohne Zuverlässigkeit keine Gültigkeit (*Validität*)**

Objektivität 6.6.1

Unter Objektivität oder auch *Generalisierbarkeit* von Forschungsergebnissen, ist die **Unabhängigkeit** dieser Ergebnisse von den Rahmenbedingungen zu verstehen. So muss derselbe Test bei der Durchführung und der Auswertung von unterschiedlichen Versuchsleitern immer dieselben Ergebnisse erzielen und frei von Einflüssen durch den jeweiligen Versuchsleiter sein.

Die **Objektivität** unterteilt sich in drei Bereiche:
- Durchführungsobjektivität
- Auswertungsobjektivität
- Interpretationsobjektivität

Standardisierung
Die Regeln zur Testdurchführung sind klar festgelegt.

Durchführungsobjektivität: Ergeben sich die Resultate unabhängig davon, welcher Versuchsleiter den Test mit den Probanden durchführt, besteht eine hohe Durchführungsobjektivität. Um die Testpersonen nicht zu beeinflussen, ist eine maximale Standardisierung des Tests anzustreben. Die Probanden müssen genaue Instruktionen zum Ablauf der Untersuchung erhalten, sodass keine falschen oder unterschiedlichen Auslegungen der Items möglich sind und alle unter denselben Voraussetzungen arbeiten. So muss in Fragebögen festgelegt sein, auf welchen **Zeitraum** sich die Fragen beziehen und die **Antwortmöglichkeiten** müssen klar definiert sein. Eine Störung kann auch vom Versuchsleiter selbst infolge seines Verhaltens ausgehen. Daher ist es nötig, die soziale Interaktion der Untersucher mit den Probanden möglichst gering zu halten.

soziale Interaktion
das Miteinander, der Umgang zwischen den am Versuch beteiligten Personen

geschlossene Fragen
Fragen, die mit Ja oder Nein zu beantworten sind

Auswertungsobjektivität: Die Auswertungsobjektivität besteht dann, wenn die Testergebnisse nicht von der auswertenden Person abhängen. Dies setzt voraus, dass die Antworten der Testpersonen immer nach **standardisierten Regeln** gewertet werden. Die Objektivität der Auswertung ist bei Tests mit geschlossenen Fragen oder Multiple-Choice-Antwortmöglichkeiten sehr hoch. Enthält der Text dagegen offene Antwortmöglichkeiten, muss im Vorfeld genau beschrieben sein, nach welchen Regeln die Auswertung hier vorzunehmen ist.

Interpretationsobjektivität: Kommen unterschiedliche Personen bei der **Beurteilung der erhobenen Daten** zum gleichen Ergebnis, spricht man von einer hohen Interpretationsobjektivität.

6.6.2 Reliabilität

Reliabilitätskoeffizient
Der Reliabilitätskoeffizient misst die Zuverlässigkeit (Reliabilität) eines Tests. Er nimmt dabei Werte zwischen 0 und 1 an. Je näher er bei 1 liegt, desto höher ist die Reliabilität einer Messung.

Die Reliabilität beschreibt die **Zuverlässigkeit** eines Tests bzw. die Wiederholbarkeit einer Messung. Ein Test ist dann reliabel, wenn wiederholte Durchführungen immer das gleiche Ergebnis erzielen. Als Maß der Zuverlässigkeit wird der **Reliabilitätskoeffizient** (abgekürzt durch r) genutzt.

Voraussetzung für die Erhebung der Reliabilität ist, dass sich der zu messende Wert konstant verhält. Unterschieden werden:

Korrelation
Zusammenhang zweier Variablen

Korrelationskoeffizient
gibt Auskunft über die Stärke des Zusammenhangs zwischen zwei Variablen, er liegt zwischen + 1 und – 1

Retest-Reliabilität: Die Retest-Reliabilität wird ermittelt, indem derselbe Test mit denselben Probanden zu unterschiedlichen Zeitpunkten durchgeführt wird. Stimmen die Ergebnisse beider Messungen weitgehend überein, gilt der Test als stabil für Wiederholungsmessungen. Beide Messungen werden in Korrelation zueinander gesetzt und ergeben das Maß der Reliabilität dieser Methode, den Korrelationskoeffizienten.

Interrater-Reliabilität: Interrater-Reliabilität besteht dann, wenn mindestens zwei Forscher bei der Durchführung eines Tests oder bei der Benutzung eines Instrumentes zu denselben Ergebnissen gelangen.

Intrarater-Reliabilität: Bei hoher Intrarater-Reliabilität führt ein Untersucher den Text zu verschiedenen Zeitpunkten aus und erhält dieselben Ergebnisse.

Validität

6.6.3

Die Validität ist die **Gültigkeit** eines Messinstruments. Es zeigt an, ob ein Test wirklich das misst, was er messen soll, und ob das Messinstrument tatsächlich für die Überprüfung der Hypothese geeignet ist. Die Validität kann sich auf Tests und Studien beziehen.

Validität wird u. a. unterteilt in

- Inhaltsvalidität,
- Augenscheinvalidität,
- Konstruktvalidität,
- interne Validität und
- externe Validität.

Inhaltsvalidität: Bei der Inhaltsvalidität wird ermittelt, ob das vorliegende Messinstrument in der Lage ist, den zu messenden Wert **repräsentativ zu erfassen**. Diese Variante ist insbesondere für die Validierung von Wissenstests bedeutsam. Für die Untersuchung der Inhaltsvalidität gibt es keine objektive Methode. Meist werden **Experten** des jeweiligen Fachgebietes herangezogen und gebeten zu analysieren, ob die Items des Messinstruments in der Lage sind, den gewünschten Inhalt zu erfragen, um somit das gewollte Ergebnis zu erlangen.

Item
Als Item werden einzelne Fragen oder Aufgabenstellungen in Fragebögen oder Tests bezeichnet. Items werden einem zu messenden Merkmal zugeordnet und liefern je nach Beantwortung Punktwerte, die bei der statistischen Auswertung der Messung in die Berechnung der Ergebnisse einfließen.

Augenscheinvalidität: Sie ist ein Maß dafür, ob ein Test den zu messenden Wert für die zu testende Person offensichtlich (augenscheinlich) erheben kann. Die durch den Laien angenommene Gültigkeit ist unabhängig von der tatsächlichen Validität des Messinstruments.

Konstruktvalidität: Sie bewertet den Zusammenhang zwischen einem theoretischen Konstrukt und den im Test erhobenen Eigenschaften. Es kann also beurteilt werden, ob durch das zur Verfügung stehende Messinstrument das Konstrukt gemessen wird. Unter einem Konstrukt versteht man latente Variablen, wie z. B. Eigenschaften oder Charakterzüge.

latent
unbewusst

Interne Validität: Bei der internen Validität gilt es festzustellen, ob **Kausalzusammenhänge** zwischen der unabhängigen Variablen und der abhängigen Variablen bestehen. Intern valide ist eine Studie dann, wenn nachgewiesen wird, dass die Veränderung der unabhängigen Variablen eindeutig Ursache für die Veränderung der abhängigen Variablen ist.

unabhängige Variable | 507

Externe Validität: Die externe Validität beschreibt die **Verallgemeinerbarkeit** einer Studie. Die Forschungsergebnisse werden auf andere Personen, Orte oder Situationen übertragen, um zu gleichen Ergebnissen zu gelangen.

Aufgabenstellungen

Kapitel 6.1

1 Erläutern Sie die Begriffe Wissenschaft und Forschung in eigenen Worten.
2 Erläutern Sie die Begriffe Induktion und Deduktion. Stellen Sie den jeweiligen Erkenntnisweg grafisch dar und finden Sie gemeinsam mit Ihrem/er Sitznachbarn/in Beispiele für beide Formen der Schlussfolgerung.

Kapitel 6.2

1 Finden Sie wissenschaftliche Literatur zu einem selbstgewählten Thema indem Sie eine Internetrecherche durchführen. Nutzen Sie die Techniken des Umgangs mit wissenschaftlicher Literatur um die Kernaussagen des Textes herauszuarbeiten.

Kapitel 6.3

1 Erläutern Sie die Phasen des Forschungsprozesses.
2 Formulieren Sie eine überprüfbare Hypothese.
3 Erklären Sie die Begriffe Stichprobe und Grundgesamtheit.

Kapitel 6.4

1 Stellen Sie die qualitative und quantitative Forschung tabellarisch gegenüber, indem Sie ihre charakteristischen Unterschiede herausarbeiten.
2 Erläutern Sie vier Studienformen der Epidemiologie. Beziehen Sie sich dabei auch auf die zugehörigen Auswahlkriterien der Studienpopulation und die zeitliche Ausrichtung der Datenerhebung.

Kapitel 6.5

1 Erläutern Sie den Zusammenhang zwischen Inzidenz und Prävalenz.
2 Erklären Sie die Begriffe Sensitivität und Spezifität und setzen Sie beide in Beziehung.
3 Berechnen Sie eine Odds-Ratio für Prävalenzwerte von a) 25 %, b) 40 %, c) 10 % und d) 5 %. Interpretieren Sie die Ergebnisse.
4 Errechnen Sie für das auf Seite 525 gezeigte Beispiel des ELISA-Tests auf HIV-Infektionen die Wahrscheinlichkeitsverhätlnisse für Prävalenzwerte von a) 0,5 %, b) 1 % und c) 5 %. Interpretieren Sie die Ergebnisse
5 Erklären Sie den Ansatz der Evidence-based Practice. Diskutieren Sie mit Ihrem/er Sitznachbarn/in das Spannungsverhältnis zwischen wissenschaftlich geleiteter Praxis und der Verantwortung für den einzelnen und individuellen Menschen.

Stichwortverzeichnis

D

E

F

G

Bild- und Textquellenverzeichnis

Coverbild: Shutterstock.com/amalia19
Layout & Produktmarke: Rosendahl Berlin – Agentur für Markendesign

Bildquellen:
S. 2: PEFC Deutschland e.V.; S. 11: Shutterstock.com/andriano.cz; S. 12: interfoto e.k./Sammlung Rauch; S. 14: Cornelsen/Vitaledesign; S. 15: Cornelsen/Vitaledesign; S. 16: Cornelsen/Vitaledesign; S. 17: Cornelsen/Natascha Welz; S. 18 1: Shutterstock.com/Rosamund Parkinson; S. 18 (Online Icon): Cornelsen/Vitaledesign; S. 20 1: Shutterstock.com/Andrea Danti; S. 20 2: Shutterstock.com/marina_ua; S. 21: INTERFOTO/fine art images; S. 22: Cornelsen/Vitaledesign; S. 24: Shutterstock.com/Axi; S. 25: Cornelsen/Vitaledesign; S. 26: dpa Picture-Alliance/dpa-infografik/Globus; S. 31: Cornelsen/Vitaledesign; S. 32: Cornelsen/Vitaledesign; S. 33: Shutterstock.com/Dja65; S. 34: Cornelsen/Vitaledesign; S. 37: Shutterstock.com/Media Castle; S. 38: Cornelsen/Vitaledesign; S. 39 2: Shutterstock.com/daniiD; S. 39 3: Shutterstock.com/Tunatura; S. 40 1: Shutterstock.com/Benevolente82; S. 40 ob.: Cornelsen/Vitaledesign; S. 42 1 (un.): Shutterstock.com/Stefanie Keller; S. 42 ob.: Cornelsen/Vitaledesign; S. 46: Shutterstock.com/Thomas Andre Fure; S. 47 2: Shutterstock.com/Estrada Anton; S. 48: Cornelsen/Jörg Mair; S. 49: Cornelsen/Vitaledesign; S. 50: Cornelsen/Vitaledesign; S. 52: Cornelsen/Vitaledesign; S. 54: Cornelsen/Vitaledesign; S. 57: Cornelsen/Vitaledesign; S. 58: Cornelsen/Vitaledesign; S. 59 1 (un.): Cornelsen/Vitaledesign; S. 59 o.: Shutterstock.com/Aleksandra Zaitseva; S. 61: Cornelsen/Vitaledesign; S. 62: Cornelsen/Vitaledesign; S. 63 2: Shutterstock.com/Agenturfotografin; S. 63 3: Shutterstock.com/Pressmaster; S. 64 : Cornelsen/Vitaledesign; S. 65: Cornelsen/Vitaledesign; S. 66 (Online Icon): Cornelsen/Vitaledesign; S. 67 (Online Icon): Cornelsen/Vitaledesign; S. 69 1 (ob.): mauritius images/alamy stock photo/Thomas Stockhausen; S. 69 (Online Icon): Cornelsen/Vitaledesign; S. 71: Cornelsen/Vitaledesign; S. 72 (Online Icon): Cornelsen/Vitaledesign; S. 72 un.: Cornelsen/Natascha Welz; S. 73 ob.: Cornelsen/Natascha Welz; S. 73 (Online Icon): Cornelsen/Vitaledesign; S. 74: Cornelsen/Vitaledesign; S. 75 2: Shutterstock.com/Everett Collection/Lewis Hine; S. 75 3: Shutterstock.com/Everett Collection; S. 76 (Online Icon): Cornelsen/Vitaledesign; S. 78 1 (ob.): Cornelsen/Werner Krüper; S. 78 mi.: Cornelsen/Vitaledesign; S. 78 (Online Icons): Cornelsen/Vitaledesign; S. 79: dpa Picture-Alliance/dpa-infografik/Globus/Fred Bökelmann; S. 80: Cornelsen/Vitaledesign; S. 81: Cornelsen/Vitaledesign; S. 82 1: mauritius images/SZ Photo Creative/Catherina Hess; S. 82 2: Shutterstock.com/Anatolii Mazhora; S. 82 (Online Icon): Cornelsen/Vitaledesign; S. 83 1: Shutterstock.com/Miriam Doerr, Martin Frommherz.; S. 83 (Online Icon): Cornelsen/Vitaledesign; S. 86 1: Shutterstock.com/Air Images; S. 86 2: Shutterstock.com/Hector Roqueta; S. 87: Shutterstock.com/Ivan_Shenets; S. 88 (Online Icon): Cornelsen/Vitaledesign; S. 89: Shutterstock.com/Robert Kneschke; S. 90 1: Shutterstock.com/XiXinXing; S. 90 2: Shutterstock.com/Iasha; S. 90 3: mauritius images/Albrecht Weißer; S. 91 4: Shutterstock.com/Everett Historical; S. 91 5: akg-images/British Library; S. 92 (Online Icon): Cornelsen/Vitaledesign; S. 93: Shutterstock.com/Kzenon; S. 94 : Cornelsen/Vitaledesign; S. 95 2: Shutterstock.com/Tyler Olson; S. 95 3: Shutterstock.com/Pearl PhotoPix; S. 97 1: Shutterstock.com/Photographee.eu; S. 97 2: Shutterstock.com/Serafino Mozzo; S. 97 3: mauritius images/alamy stock photo/BSIP SA/ AMELIE-BENOIST; S. 97 (Online Icon): Cornelsen/Vitaledesign; S. 98 1, Online Icon.: Cornelsen/Vitaledesign;S. 98 2: mauritius images/pa/Frank May; S. 101: Cornelsen/Vitaledesign; S. 102 1: Shutterstock.com/goodluz; S. 102 2: Shutterstock.com/stockfour; S. 103 3: Shutterstock.com/Procy; S. 103 4: Shutterstock.com/Barandash Karandashich; S. 104 1: Shutterstock.com/Svitlana Amelina; S. 104 2: Shutterstock.com/Nina Lishchuk; S. 104 3: Shutterstock.com/itechno; S. 105 4: Shutterstock.com/graphego; S. 105 5: Shutterstock.com/joeborg; S. 106: Shutterstock.com/Zvonimir Atletic; S. 107 2: Shutterstock.com/Jakub Krechowicz; S. 107 3: Shutterstock.com/Victor1153; S. 108 1: Shutterstock.com/Johanna Muehlbauer; S. 108 2: Shutterstock.com/Kabar; S. 108 3: Shutterstock.com/Dayna More; S. 108 4: Shutterstock.com/Everett Collection; S. 109 5: mauritius images/Science Source; S. 109 6: Shutterstock.com/Prachaya Roekdeethaweesab; S. 109 7: akg-images; S. 110 1: bpk; S. 110 2: Shutterstock.com/Kateryna Kon; S. 110 3: Shutterstock.com/Tim K. von End; S. 111 4: Shutterstock.com/Everett Collection; S. 111 5: akg-images; S. 112 1: akg-images; S. 112 2: Shutterstock.com/Olesia Bilkei; S. 113 3: Shutterstock.com/Monkey Business Images; S. 113 4: Shutterstock.com/Jeff Baumgart; S. 113 5: Shutterstock.com/Alex Mit; S. 114: dpa Picture-Alliance/dpa-infografik/Globus/Grafik: Athanassios Zafirlis, Redaktion: Sophie Lauterbach; S. 117: Shutterstock.com/Mizkit; S. 118 1: Shutterstock.com/Everett Collection; S. 118 2: mauritius images/alamy stock photo/makasana photo; S. 118 3: Shutterstock.com/Dudakova Elena; S. 119 4: bpk – Bildagentur für Kunst, Kultur und Geschichte; S. 119 5: akg-images/Straube; S. 119 6: Cornelsen/Vitaledesign; S. 120 ob.: Cornelsen/Vitaledesign; S. 120 un.: Cornelsen/Natascha Welz; S. 121: Cornelsen/ Natascha Welz; S. 122 li.: Cornelsen/Vitaledesign; S. 122 re.: dpa Picture-Alliance/dpa-infografik/Globus/Karen Losacker; S. 123: dpa Picture-Alliance/dpa-infografik/Grafik: S. Stein, Redaktion: J. Schneider; S. 124 1: Shutterstock.com/Phovoir; S. 124 ob.: dpa Picture-Alliance/dpa-infografik/Globus/Grafik: Athanassios Zafirlis, Redaktion: Wolfgang Fink; S. 125 (Online

Icon): Cornelsen/Vitaledesign; S. 126 1: Shutterstock.com/nitpicker; S. 126 un.: dpa Picture-Alliance/dpa-infografik/Globus/Grafik: Karen Losacker, Redaktion: Dr. Bettina Jütte; S. 127: dpa Picture-Alliance/dpa-infografik/Globus/Grafik: Andreas Brühl, Athanassios Zafirlis, Redaktion: Wolfgang Fink; S. 128 1: Shutterstock.com/Vadym Zaitsev; S. 128 2: dpa Picture-Alliance/dpa-infografik/Globus/Grafik: Fred Bökelmann, Karen Losacker, Redaktion: Wolfgang Fink; S. 129: dpa Picture-Alliance/dpa-infografik/Globus/Grafik: Andreas Brühl, Karen Losacker, Redaktion: Wolfgang Fink, Ira Kugel; S. 130: Cornelsen/Natascha Welz; S. 131: Cornelsen/Vitaledesign; S. 132 (Online Icon): Cornelsen/Vitaledesign; S. 132 un.: dpa Picture-Alliance/dpa-infografik/Globus/Grafik: Fred Bökelmann, Redaktion: Wolfgang Fink; S. 133: Bundesministerium für Gesundheit (BMG); S. 134: dpa Picture-Alliance/dpa-infografik/Globus/Grafik: Fred Bökelmann, Redaktion: Dr. Bettina Jütte; S. 135: mauritius images/Jochen Tack; S. 136 1 (un.): mauritius images/Pitopia; S. 136 (Online Icon): Cornelsen/Vitaledesign; S. 137: dpa Picture-Alliance/dpa-infografik/Globus/Fred Bökelmann; S. 138: dpa Picture-Alliance/dpa-infografik/Globus/Grafik: Dr. Jürgen Reschke, Redaktion: Dr. Bettina Jütte; S. 139 1 (li.): Shutterstock.com/goodluz; S. 139 1 (re.): Cornelsen/Werner Krüper; S. 140 1 (li.): Shutterstock.com/Monkey Business Images; S. 140 1 (re.): Shutterstock.com/SpeedKingz; S. 140 ob.: Cornelsen/Vitaledesign; S. 141 alle: Cornelsen/Werner Krüper; S. 142 1+2: Cornelsen/Werner Krüper; S. 142 (Online Icon): Cornelsen/Vitaledesign; S. 143 ob. li.: AWO Bundesverband e.V.; S. 143 ob. re. Diakonie Deutschland, Evangelisches Werk für Diakonie und Entwicklung e. V.; S. 143 Mi. li.: Deutscher Caritasverband e.V.; S. 143 Mi. re.: Der Paritätische Wohlfahrtsverband – Gesamtverband e.V; S. 143 unt. re: Zentralwohlfahrtsstelle der Juden in Deutschland e.V. (ZWST); S. 143 unt. li.: Deutsches Rotes Kreuz e.V.; S. 143 (Online Icon): Cornelsen/Vitaledesign; S. 144 (Online Icon): Cornelsen/Vitaledesign; S. 145: Cornelsen/Vitaledesign; S. 146 (Online Icon): Cornelsen/Vitaledesign; S. 146 mi.: Cornelsen/Natascha Welz; S. 147 1: Shutterstock.com/Monkey Business Images; S. 147 2: Shutterstock.com/Monkey Business Images; S. 147 (Online Icon): Cornelsen/Vitaledesign; S. 151: Shutterstock.com/Lopolo; S. 152: Shutterstock.com/Alexander Raths; S. 153 un.beide: Cornelsen/Natascha Welz; S. 153 ob.re.: Cornelsen/Vitaledesign; S. 154 alle: Cornelsen/Natascha Welz; S. 155 mi.li.: Cornelsen/Vitaledesign; S. 155 re. alle: Cornelsen/Natascha Welz; S. 157: Cornelsen/Vitaledesign; S. 158 (Online Icon): Cornelsen/Vitaledesign; S. 159: Cornelsen/Vitaledesign; S. 160: Cornelsen/Vitaledesign; S. 161: Shutterstock.com/elxeneize; S. 162 1 (ob.): Shutterstock.com/Nikodash; S. 162 1 (un.): mauritius images/Cavan Images; S. 163 (Online Icon): Cornelsen/Vitaledesign; S. 164: dpa Picture-Alliance/dpa-infografik/Grafik: F. Bökelmann, Redaktion: J. Schneider; S. 165 ob.: dpa Picture-Alliance/dpa-infografik/Quelle: Bertelsmann Stiftung; S. 165 un.: Statistisches Bundesamt (Destatis), 2020 – Vervielfältigung und Verbreitung, auch auszugsweise, mit Quellennachweis gestattet.; S. 166: Cornelsen/Vitaledesign; S. 167 2 (un.): Shutterstock.com/Lopolo; S. 167 ob.: dpa Picture-Alliance/dpa-infografik/Grafik: S. Scheffer, Redaktion: J. Schneider; S. 168 ob.: Cornelsen/Vitaledesign; S. 168 un.: dpa Picture-Alliance/dpa-infografik/Globus/Grafik: Andreas Brühl, Redaktion: Caroline Wiemann; S. 170: Shutterstock.com/Karolis Kavolelis; S. 171 2 (mi.): Cornelsen/Vitaledesign; S. 171 ob.: dpa Picture-Alliance/dpa-infografik/Globus/Grafik: Fred Bökelmann, Dr. Jürgen Reschke, Redaktion: Dr. Bettina Jütte, Mirko Lorenz; S. 171 un.: dpa Picture-Alliance/dpa-infografik/Globus/Dr. Jürgen Reschke; S. 172 1 (ob.): Shutterstock.com/Sergiy1975; S. 172 un.: dpa Picture-Alliance/dpa-infografik/Globus/Grafik: Ruben Mühlenbruch, Redaktion: Dr. Bettina Jütte; S. 175: Shutterstock.com/Yurchanka Siarhei; S. 176 ob.: Shutterstock.com/SNeG17; S. 176 un.: Shutterstock.com/wavebreakmedia; S. 178 1: Shutterstock.com/Ocskay Bence; S. 178 2: Shutterstock.com/Dmytro Zinkevych; S. 178 3: Shutterstock.com/KITTIPONG SOMKLANG; S. 178 un. li.: Shutterstock.com/Alfmaler; S. 178 un. mi.: Shutterstock.com/BT-Suksan; S. 178 un. re.: Shutterstock.com/sfam_photo; S. 180: Shutterstock.com/SvedOliver; S. 181 2. v. ob.: Shutterstock.com/Puwadol Jaturawutthichai; S. 181 2. v. un.: Shutterstock.com/sunnychicka; S. 181 mi.: Shutterstock.com/Puwadol Jaturawutthichai; S. 181 ob.: Shutterstock.com/Timof; S. 181 un.: Shutterstock.com/Richmanphoto; S. 182: Cornelsen/Werner Krüper; S. 183: Cornelsen/Jörg Mair; S. 184: Cornelsen/Jörg Mair; S. 185: Cornelsen/Jörg Mair; S. 186: Cornelsen/Angelika Kramer; S. 187: Shutterstock.com/Ody_Stocker; S. 188 1: Shutterstock.com/Jens Goepfert; S. 188 2: Cornelsen/Jörg Mair; S. 189 3: dpa Picture-Alliance/dpa-Fotoreport; S. 189 4: Cornelsen/Jörg Mair; S. 190 (Online Icon): Cornelsen/Vitaledesign; S. 191: Cornelsen/Jörg Mair; S. 192: Cornelsen/Jörg Mair; S. 193: Cornelsen/Jörg Mair; S. 194 1 (ob.): akg-images/Science Photo Library; S. 194 un.: Shutterstock.com/staras; S. 195 ob.: Cornelsen/Jörg Mair; S. 195 un.: Shutterstock.com/Budimir Jevtic; S. 196 1: Shutterstock.com/BLACKDAY; S. 196 2: Cornelsen/Jörg Mair; S. 198: Cornelsen/Gerda Raichle; S. 199: Cornelsen/Gerda Raichle; S. 200: Cornelsen/Gerda Raichle; S. 201: Cornelsen/Jörg Mair; S. 202 1: Cornelsen/Jörg Mair; S. 202 2: Shutterstock.com/Jun MT; S. 202 3: Shutterstock.com/Kateryna Kon; S. 203 4: ratiopharm GmbH; S. 203 5 (mi.)+un.: Cornelsen/Jörg Mair; S. 204 1: stock.adobe.com/phadungsakphoto; S. 204 2: stock.adobe.com/Alessandro Grandini; S. 204 3: Shutterstock.com/digitalienspb; S. 205: Cornelsen/Jörg Mair; S. 206 2. v. ob.: Shutterstock.com/Cristina.A; S. 206 2. v. un.: Shutterstock.com/Sanimfocus; S. 206 ob.: Shutterstock.com/Mironov Vladimir; S. 206 un.: Shutterstock.com/funnyangel; S. 207 2. v. ob.: Shutterstock.com/Impact Photography; S. 207 2. v. un.: Shutterstock.com/fongbeerredhot; S. 207 Mi.: Shutterstock.com/flywish; S. 207 ob.: Shutterstock.com/chanonnat srisura; S. 207 un.: Shutterstock.com/Feelkoy; S. 208: Cornelsen/Jörg Mair; S. 209 ob.:

Cornelsen/Jörg Mair; S. 209 un.: Shutterstock.com/Shane Maritch; S. 210 1: Shutterstock.com/Chalie Chulapornsiri; S. 210 2: mauritius images/alamy stock photo/BSIP SA; S. 210 3: Shutterstock.com/anastasiya parfenyuk; S. 211 4 (ob.): Cornelsen/Jörg Mair; S. 211 5 (un.): Shutterstock.com/M.Moira; S. 211 mi.: Cornelsen/Vitaledesign; S. 212: Cornelsen/Vitaledesign; S. 215 (alle): Cornelsen/Natascha Welz; S. 216 1: Cornelsen/Natascha Welz; S. 216 2: Dr. med. Uta Groger, Fachärztin für Allgemeinmedizin; S. 216 3: Shutterstock.com/Thomas Ramsauer; S. 216 3. v. ob.: Cornelsen/Natascha Welz; S. 218: Cornelsen/Jörg Mair; S. 219 2: Shutterstock.com/Donenko Oleksii; S. 219 3: Cornelsen/Jörg Mair; S. 220 1 (ob.): Cornelsen/Jörg Mair; S. 220 un.: Shutterstock.com/Pierre Leclerc; S. 221: Cornelsen/Jörg Mair; S. 222 1: Shutterstock.com/Puwadol Jaturawutthichai; S. 222 2: Shutterstock.com/MarcelClemens; S. 222 3: Cornelsen/Jörg Mair; S. 223: Cornelsen/Jörg Mair; S. 224: Cornelsen/Jörg Mair; S. 225 2: Cornelsen/Angelika Kramer; S. 225 ob.re.: Shutterstock.com/Ajan Alen; S. 226 1: Cornelsen/Jörg Mair; S. 226 2: Cornelsen/Gerda Raichle; S. 227 (Regeneration): Shutterstock.com/Tolikoff Photography; S. 227 (Degeneration): Shutterstock.com/wk1003mike; S. 227 (Nekrose): Shutterstock.com/SGM; S. 227 (feuchte Gangrän): Shutterstock.com/TisforThan; S. 227 (trockene Gangrän): Shutterstock.com/Douglas Olivares; S. 227 (Illustrationen Gewebsveränderungen): Cornelsen/Jörg Mair; S. 228: Cornelsen/Jörg Mair; S. 229 (Tab1 a): Shutterstock.com/Hank Frentz; S. 229 (Tab1 b,c): Shutterstock.com/Suttha Burawonk; S. 229 (Tab1 d): Cornelsen/Jörg Mair; S. 229 (Teufelskreis): Cornelsen/Jörg Mair; S. 230 (Tab1 a): Shutterstock.com/Suttha Burawonk; S. 230 (Tab1 b): Shutterstock.com/narcoz52; S. 230 1: Cornelsen/Gabriele Heinisch; S. 230 2: Dr. med. Uta Groger, Fachärztin für Allgemeinmedizin; S. 231 3,4: Cornelsen/Jörg Mair; S. 231 5: Shutterstock.com/Agenturfotografin; S. 232 1: Shutterstock.com/Rangzen; S. 232 2: Dr. med. Uta Groger, Fachärztin für Allgemeinmedizin; S. 232 3: Cornelsen/Jörg Mair; S. 233 (Fotos Frau): Cornelsen/Werner Krüper; S. 233 (Illustrationen Bandscheibe): Cornelsen/Angelika Kramer; S. 234: Cornelsen/Gabriele Heinisch; S. 235 2: Cornelsen/Angelika Kramer; S. 235 3: Cornelsen/Jörg Mair; S. 235 4: Shutterstock.com/Robert Hoetink; S. 235 (Online Icon): Cornelsen/Vitaledesign; S. 236 (Online Icon): Cornelsen/Vitaledesign; S. 236 (Illustrationen): Cornelsen/Jörg Mair; S. 238 (Online Icon): Cornelsen/Vitaledesign; S. 239 (Online Icon): Cornelsen/Vitaledesign; S. 240 (Dragee): Shutterstock.com/Towfiqu ahamed barbhuiya; S. 240 (Aerosol): Shutterstock.com/New Africa; S. 240 (Kapsel): Shutterstock.com/nokwalai; S. 240 (Zäpfchen): Shutterstock.com/Goskova Tatiana; S. 240 (Tablette): Shutterstock.com/imagedb.com; S. 240 (Injektionslösung): Shutterstock.com/Aanush; S. 240 (Tee, Retardtablette/-kapsel, Salbe): Cornelsen/Werner Krüper; S. 241 un.: Shutterstock.com/docent; S. 241: Cornelsen/Angelika Kramer; S. 242 1: Kassenärztliche Bundesvereinigung KdöR/Muster aus der Vordruckmustersammlung der Kassenärztliche Bundesvereinigung KdöR, abrufbar unter https://www.kbv.de/html/formulare.php, Stand 03.02.2020.; S. 242 (Illustrationen Applikation): Cornelsen/Natascha Welz; S. 244 un.: Shutterstock.com/Ahmad Fozi; S. 244 1: Cornelsen/Jörg Mair; S. 245 2: Cornelsen/Jörg Mair; S. 246 ob.li.: Shutterstock.com/frank60; S. 246 (Online Icon): Cornelsen/Vitaledesign; S. 246 un.li.: Dr. med. Uta Groger, Fachärztin für Allgemeinmedizin; S. 248 mi.li.: Dr. med. Uta Groger, Fachärztin für Allgemeinmedizin; S. 248 1: Cornelsen/Vitaledesign; S. 249 (Illustrationen): Cornelsen/Natascha Welz; S. 249 (Fotos): Dr. med. Uta Groger, Fachärztin für Allgemeinmedizin; S. 250 un.: Dr. med. Uta Groger, Fachärztin für Allgemeinmedizin; S. 250 ob.: Cornelsen/Werner Krüper; S. 251 (Globuli): stock.adobe.com/Björn Wylezich; S. 251 (Goldrute): Dr. med. Uta Groger, Fachärztin für Allgemeinmedizin; S. 253 1: Cornelsen/Jörg Mair; S. 253 2: Shutterstock.com/Jarun Ontakrai; S. 254: Dr. med. Uta Groger, Fachärztin für Allgemeinmedizin; S. 255: Cornelsen/Jörg Mair; S. 256: Cornelsen/Jörg Mair; S. 257: Cornelsen/Jörg Mair; S. 258: Cornelsen/Jörg Mair; S. 259 (Schwangerschaft): Cornelsen/Jörg Mair; S. 260: Shutterstock.com/Johanna Goodyear; S. 261 (Online Icon): Cornelsen/Vitaledesign; S. 262 alle: Cornelsen/Jörg Mair; S. 263 3: mauritius images/Science Picture Co.; S. 263 4: Cornelsen/Jörg Mair; S. 263 5: Shutterstock.com/Soleil Nordic; S. 264 1: Cornelsen/Jörg Mair; S. 264 2: Cornelsen/Angelika Kramer; S. 264 (Arterie/Vene): Shutterstock.com/Rattiya Thongdumhyu; S. 265 alle: Cornelsen/Karin Mall; S. 266 alle: Cornelsen/Jörg Mair; S. 267 3: Cornelsen/Angelika Kramer; S. 267 4,5: Cornelsen/Jörg Mair; S. 268 alle: Cornelsen/Jörg Mair; S. 269 3: mauritius images/alamy stock photo/Historic Collection; S. 269 4: interfoto e.k./Science & Society; S. 269 5: Cornelsen/Jörg Mair; S. 269 6: Cornelsen/Gerda Raichle; S. 270 ob.: dpa Picture-Alliance/dpa-infografik/Globus/Grafik: Fred Bökelmann, Karen Losacker, Redaktion: Sophie Lauterbach; S. 270 un.: stock.adobe.com/Jana Schönknecht; S. 271 ob.: Cornelsen/Vitaledesign; S. 271 un.re.: Dr. med. Uta Groger, Fachärztin für Allgemeinmedizin; S. 272 un.li.: Shutterstock.com/My Agency; S. 272 (Online Icon): Cornelsen/Vitaledesign; S. 273 (Online Icon): Cornelsen/Vitaledesign; S. 274 2: Shutterstock.com/Olga Miltsova; S. 274 1: Shutterstock.com/Olga Miltsova; S. 274 (Illustrationen oben): Cornelsen/Jörg Mair; S. 275 alle: Cornelsen/Jörg Mair; S. 276 1,2: Cornelsen/Werner Krüper; S. 276 3: Cornelsen/Jörg Mair; S. 277 4: Shutterstock.com/PIJITRA PHOMKHAM; S. 277 5: Cornelsen/Jörg Mair; S. 277 6: Cornelsen/Jörg Mair; S. 278 1: Shutterstock.com/fizkes; S. 278 2: Shutterstock.com/GagliardiPhotography; S. 278 (Online Icon): Cornelsen/Vitaledesign; S. 279 alle: Cornelsen/Gerda Raichle; S. 280: Cornelsen/Jörg Mair; S. 281 (Online Icon): Cornelsen/Vitaledesign; S. 281 2: Cornelsen/Angelika Kramer; S. 282 alle: Cornelsen/Jörg Mair; S. 283 alle: Cornelsen/Jörg Mair; S. 284 alle: Cornelsen/Jörg Mair; S. 285 alle: Cornelsen/Jörg Mair; S. 286 alle: Cornelsen/Jörg Mair; S. 287: Cornelsen/Werner Krüper; S. 288 ob.li.: Shutterstock.com/Oxford Media Library; S. 288 (Online Icon):

Cornelsen/Vitaledesign; S. 289 2: Shutterstock.com/New Africa; S. 289 3: Shutterstock.com/vchal; S. 289 4: Shutterstock.com/LightField Studios; S. 290: mauritius images/alamy stock photo/BSIP SA; S. 291 (Online Icon): Cornelsen/Vitaledesign; S. 291 ob.re.: Cornelsen/Jörg Mair; S. 292: Shutterstock.com/Stephen Barnes; S. 293 ob.re.: dpa Picture-Alliance/dpa-infografik/Globus/Grafik: Caterine Bollinger, Christoph Goldammer, Redaktion: Sophie Thunemann; S. 293 (Online Icon): Cornelsen/Vitaledesign; S. 294 ob.li.: Shutterstock.com/Nejron Photo; S. 294 1: Shutterstock.com/Tatiana Shepeleva; S. 294 2: Cornelsen/Werner Krüper; S. 295 ob.re.: mauritius images/Pitopia; S. 295 mi.li./mi.re.: stock.adobe.com/T. Michel; S. 295 un.re.: Dr. med. Uta Groger, Fachärztin für Allgemeinmedizin; S. 295 mi.mi.: Shutterstock.com/Standard Studio; S. 296 alle: Cornelsen/Jörg Mair; S. 297 alle: Cornelsen/Jörg Mair; S. 298 1: Shutterstock.com/Dermatology11; S. 298 2: Shutterstock.com/Nau Nau; S. 298 3: Shutterstock.com/Sean Alfred; S. 298 4: mauritius images/alamy stock photo/BSIP SA; S. 299 4: Shutterstock.com/mediamasmedia; S. 299 ob.re.: Shutterstock.com/David A Litman; S. 299 ob.li.: Shutterstock.com/Rattiya Thongdumhyu; S. 299 un.re.: Shutterstock.com/Chaikom; S. 300 re.,mi.: Cornelsen/Werner Krüper; S. 300 li.: Shutterstock.com/Doro Guzenda; S. 301: Cornelsen/Gerda Raichle; S. 302 un.: Shutterstock.com/fizkes; S. 302 ob.: Shutterstock.com/Stock-Asso; S. 303 3: mauritius images/alamy stock photo/Mediscan; S. 303 4: Shutterstock.com/goodbishop; S. 303 5: Cornelsen/Werner Krüper; S. 304 (Online Icon): Cornelsen/Vitaledesign; S. 304: Cornelsen/Werner Krüper; S. 305 un.re.: Shutterstock.com/Alexander Raths; S. 305 ob.re.: Shutterstock.com/Sezer33; S. 306: Shutterstock.com/Pavel Chagochkin; S. 307 2: Cornelsen/Jörg Mair; S. 307 3: Shutterstock.com/Mark_Kostich; S. 308: Shutterstock.com/Tatyana Soares; S. 309 (Online Icon): Cornelsen/Vitaledesign; S. 309 2: Cornelsen/Vitaledesign; S. 310 1: Cornelsen/Jörg Mair; S. 310 2: Shutterstock.com/nadianb; S. 311 mi.re.: Shutterstock.com/Nitr; S. 311 3: Cornelsen/Jörg Mair; S. 312 unt. li.: Shutterstock.com/Dionisvera; S. 312 1 (alle): Cornelsen/Jörg Mair; S. 313 2: Cornelsen/Jörg Mair; S. 313 3: Shutterstock.com/Maria Uspenskaya; S. 314 (Online Icon): Cornelsen/Vitaledesign; S. 314 ob.li.: 5 am Tag e.V.; S. 315 (Online Icon): Cornelsen/Vitaledesign; S. 316 un.li.: Shutterstock.com/KucherAV; S. 316 ob.li.: Shutterstock.com/Karan Bunjean; S. 317 (vegan): Shutterstock.com/Anna Shepulova; S. 317 (muslimische Kost): Shutterstock.com/Elena Eryomenko; S. 317 ob.re.: Shutterstock.com/Antonio Guillem; S. 317 (vegetarisch): Shutterstock.com/JulijaDmitrijeva; S. 317 (Rohkost): Dr. med. Uta Groger, Fachärztin für Allgemeinmedizin; S. 318: Cornelsen/Angelika Kramer; S. 319 2: Cornelsen/Jörg Mair; S. 319 3: Cornelsen/Angelika Kramer; S. 320: Cornelsen/Angelika Kramer; S. 321 alle: Cornelsen/Angelika Kramer; S. 322: Shutterstock.com/New Africa; S. 323 1: Shutterstock.com/Kateryna Kon; S. 323 2: Cornelsen/Angelika Kramer; S. 323 3: Shutterstock.com/Stock Pixels; S. 324 alle: Cornelsen/Angelika Kramer; S. 325 : Cornelsen/Jörg Mair; S. 326 un.li.: Dr. med. Uta Groger, Fachärztin für Allgemeinmedizin; S. 326 ob.li.: Shutterstock.com/Anetlanda; S. 327 ob. mi.: Cornelsen/Angelika Kramer; S. 327 un.re.: Shutterstock.com/Leszek Glasner; S. 328 : Cornelsen/ Werner Krüper; S. 329 : Cornelsen/Angelika Kramer; S. 330 (Ultraschallkopf): Cornelsen/ Werner Krüper; S. 330 (Gallenstein): Shutterstock.com/pp_watchar; S. 330 (Sonografie): Shutterstock.com/Gorodenkoff; S. 331: Shutterstock.com/AlexeiLogvinovich; S. 332 un.li.: Shutterstock.com/baibaz; S. 332 ob.li. (beide): Cornelsen/Werner Krüper; S. 333 2,3: Cornelsen/Jörg Mair; S. 333 4: Cornelsen/Angelika Kramer; S. 334 un.li.: Cornelsen/Angelika Kramer; S. 334 ob.li.: Shutterstock.com/Roman Zaiets; S. 334: Shutterstock.com/Richmanphoto; S. 335: Shutterstock.com/Richmanphoto; S. 336: Illustrationen links: Jörg Mair; Heliobacter pylori rechts: Shutterstock.com/Tatiana Shepeleva; S. 337 ob.re.: dpa Picture-Alliance/AP Photo; S. 337 un.mi.: Cornelsen/Angelika Kramer; S. 338: Cornelsen/Angelika Kramer; S. 339 2: Cornelsen/Angelika Kramer; S. 339 3: Cornelsen/Jörg Mair; S. 339 4: Shutterstock.com/Crevis; S. 340 (Illustrationen): Cornelsen/Jörg Mair; S. 340 un.li.: Sysmex Deutschland GmbH, www.sysmex.de; S. 341 2: Cornelsen/Jörg Mair; S. 341 3: Shutterstock.com/Nalada Nagawasuttama; S. 341 mi.re.: Shutterstock.com/Roman Zaiets; S. 342 1: Shutterstock.com/Peter Sobolev; S. 342 2: Shutterstock.com/Fancy Studio; S. 342 3: Shutterstock.com/Maria Madrinan; S. 342 (Online Icon): Cornelsen/Vitaledesign; S. 343 (Online Icon): Cornelsen/Vitaledesign; S. 343 ob.re.: Dr. med. Uta Groger, Fachärztin für Allgemeinmedizin; S. 344 ob.li.: mauritius images/alamy stock photo/MGPhoto76; S. 344 un.li.: Shutterstock.com/Pthawatc; S. 345 ob.re.: Shutterstock.com/Kateryna Kon; S. 345 (Online Icon): Cornelsen/Vitaledesign; S. 345 un.re.: Dr. med. Uta Groger, Fachärztin für Allgemeinmedizin; S. 346 1: Shutterstock.com/Casa nayafana; S. 346 (Nadel): Cornelsen/Gabriele Heinisch; S. 346 (Wrap): Shutterstock.com/fatih likoglu; S. 346 (Kuss): Shutterstock.com/Dean Drobot; S. 346 (Tattoo): Shutterstock.com/Marko Zamrznuti Tonovi; S. 346 (Blutbeutel): Shutterstock.com/ANTONIO TRUZZI; S. 346 (Piercing): Shutterstock.com/erdalislakphotography; S. 346 (Neugeborenes): Shutterstock.com/Gorodenkoff; S. 346 Collagenzusammenstellung: Cornelsen/vitaledesign; S. 347 (Online Icon): Cornelsen/Vitaledesign; S. 348: Cornelsen/Gabriele Heinisch; S. 349 3 (un.): Shutterstock.com/Kateryna Kon; S. 349 3 (ob.): Shutterstock.com/Convit; S. 349 un.mi.: Shutterstock.com/donikz; S. 349 un.li.: mauritius images/alamy stock photo/Mediscan; S. 350: Shutterstock.com/Patrick Thomas; S. 351 (Online Icon): Cornelsen/Vitaledesign; S. 351 mi.: dpa Picture-Alliance/dpa-infografik/Globus; S. 351 un.re.: Cornelsen/Jörg Mair; S. 352: Shutterstock.com/Elena Shashkina; S. 353 alle: Cornelsen/Vitaledesign; S. 354: Cornelsen/Angelika Kramer; S. 355 1: Shutterstock.com/Vitalii Stock; S. 355 2: Shutterstock.com/Dariush M; S. 355 mi.re.: Shutterstock.com/Melissa Brandes; S. 356 1: Shutterstock.com/simon jhuan; S. 356 2:

Shutterstock.com/Natalia Lisovskaya; S. 356 3: Shutterstock.com/joloei; S. 358 1: Shutterstock.com/Olexandr Panchenko; S. 358 2: Shutterstock.com/Douglas Olivares; S. 358 3: Shutterstock.com/Maria Uspenskaya; S. 359: Shutterstock.com/Stefan Schurr; S. 361 alle: Cornelsen/Jörg Mair; S. 362 ob.li.: Shutterstock.com/B-D-S Piotr Marcinski; S. 362 mi.li., un.li.: Cornelsen/Jörg Mair; S. 363 (Online Icon): Cornelsen/Vitaledesign; S. 363 alle: Cornelsen/Angelika Kramer; S. 364: Shutterstock.com/pixelheadphoto digitalskillet; S. 365 2: Cornelsen/Vitaledesign; S. 365 3: Shutterstock.com/Ermolaev Alexander; S. 365 ob.re.: Shutterstock.com/ANN PATCHANAN; S. 365 ob.li.: Shutterstock.com/KieferPix; S. 366 3 (alle): Cornelsen/Werner Krüper; S. 366 1 (un.): Shutterstock.com/Gecko Studio; S. 366 1 (ob.): Shutterstock.com/kostrez; S. 366 2: Shutterstock.com/NataliAlba; S. 367 3: Shutterstock.com/Image Point Fr; S. 367 mi.re.: Shutterstock.com/Hihitetlin; S. 368: dpa Picture-Alliance/dpa-infografik/Globus; S. 369 ob. re.: Cornelsen/Gerda Raichle; S. 369 mi.re.: Shutterstock.com/Ternavskaia Olga Alibec; S. 369 un.re.: Shutterstock.com/Thammanoon Khamchalee; S. 370 mi.li.: Shutterstock.com/JPC-PROD; S. 370 ob.mi.: Cornelsen/Jörg Mair; S. 371 2: Shutterstock.com/Alexander Raths; S. 371 3: Shutterstock.com/YuliaKotina; S. 372 alle: Cornelsen/Angelika Kramer; S. 373 4,5: Cornelsen/Gabriele Heinisch; S. 373 6: Shutterstock.com/Alexander Raths; S. 373 7: Shutterstock.com/Carlo Prearo; S. 374 (Online Icon): Cornelsen/Vitaledesign; S. 375 (Online Icon): Cornelsen/Vitaledesign; S. 376: Cornelsen/Jörg Mair; S. 377 alle: Cornelsen/Jörg Mair; S. 378 alle: Cornelsen/Jörg Mair; S. 379 (alle): Cornelsen/Jörg Mair; S. 380 alle: Cornelsen/Jörg Mair; S. 381 Urinuntersuchung (alle): Dr. med. Uta Groger, Fachärztin für Allgemeinmedizin; S. 381 Grafik: Cornelsen/Vitaledesign; S. 382 1 bis 4: Dr. med. Stefan Wistuba; S. 382 Harnwegsinfektionen (alle): Cornelsen/Jörg Mair; S. 383: Shutterstock.com/samunella; S. 384 un.li.: Shutterstock.com/Milkovasa; S. 385 3: Shutterstock.com/gopixa; S. 386: Cornelsen/Jörg Mair; S. 387 alle: Cornelsen/Jörg Mair; S. 388: Shutterstock.com/Marc Bruxelle; S. 390 1: Shutterstock.com/Karan Bunjean; S. 390 2: Shutterstock.com/StefaniaArca; S. 392 2: Shutterstock.com/Liya Graphics; S. 392 1: Cornelsen/Angelika Kramer; S. 393 3,4: Cornelsen/Jörg Mair; S. 394 (Screening): Shutterstock.com/Image Point Fr; S. 394 un.mi.: Cornelsen/Jörg Mair; S. 394 (Selbstuntersuchung): stock.adobe.com/Uwe Grötzner; S. 394 (Mammografie): mauritius images/Science Faction/National Cancer Institute – digi; S. 394 (Mammakarzinom): mauritius images/Science Source/Apogee; S. 395 2: Shutterstock.com/fizkes; S. 395 3: Shutterstock.com/nevodka; S. 396 1: Cornelsen/Gerda Raichle; S. 396 2,3: Cornelsen/Jörg Mair; S. 397 mi.re.: Shutterstock.com/UruphongK; S. 397 un. (alle): Cornelsen/Jörg Mair; S. 398: Dr. med. Uta Groger, Fachärztin für Allgemeinmedizin; S. 399 alle: Cornelsen/Jörg Mair; S. 400: Cornelsen/Jörg Mair; S. 401 alle: Cornelsen/Jörg Mair; S. 402 un.: Shutterstock.com/udaix; S. 402 ob.li.: Shutterstock.com/Sebastian Duda; S. 403 un.re.: Shutterstock.com/Jose Luis Calvo; S. 403 2,3: Cornelsen/Jörg Mair; S. 404 1: Shutterstock.com/art4stock; S. 404 2: Cornelsen/Jörg Mair; S. 405 ob.re.: Cornelsen/Vitaledesign; S. 405 3: Cornelsen/Jörg Mair; S. 405 un.mi.: dpa Picture-Alliance/dpa-infografik/Grafik: S. Stein/A. Brühl, Redaktion: I. Kugel; S. 406 (Online Icon): Cornelsen/Vitaledesign; S. 407 2: Shutterstock.com/aslysun; S. 407 1: Hintergrundbild: Shutterstock.com/Helena Lansky; Collage/Text: Cornelsen/Vitaledesign; S. 408: Shutterstock.com/Photographee.eu; S. 409 (Online Icon): Cornelsen/Vitaledesign; S. 410 un.re.: Cornelsen/Vitaledesign; S. 412 mi.: Cornelsen/Vitaledesign; S. 413 (Online Icon): Cornelsen/Vitaledesign; S. 413 2: Shutterstock.com/Tatyana Dzemileva; S. 414 3: Shutterstock.com/UfaBizPhoto; S. 414 1: Shutterstock.com/sezer66; S. 414 2: Dr. med. Uta Groger, Fachärztin für Allgemeinmedizin; S. 415 (Online Icon): Cornelsen/Vitaledesign; S. 415 4: Shutterstock.com/itakdalee; S. 415 5: Shutterstock.com/Africa Studio; S. 415 ob.re.: dpa Picture-Alliance/dpa-infografik/Globus/Grafik: Antonia Schäfer, Karen Losacker, Redaktion: Sophie Thunemann; S. 416 1: Shutterstock.com/Monkey Business Images; S. 416 2: Cornelsen/Vitaledesign; S. 416 3: mauritius images/alamy stock photo/Zuri Swimmer; S. 417 (Online Icon): Cornelsen/Vitaledesign; S. 417 re.: dpa Picture-Alliance/dpa-infografik/Globus/Grafik: Christian Tsigaridas, Redaktion: Dr. Bettina Jütte; S. 418 1: Shutterstock.com/Viktoriia Ablohina; S. 418 2: Shutterstock.com/DisobeyArt; S. 419: Cornelsen/Angelika Kramer; S. 420 1: Shutterstock.com/ilusmedical; S. 420 2: Shutterstock.com/Blamb; S. 420 mi.li.: Shutterstock.com/Ikonoklast Fotografie; S. 421 (Schuppen): Shutterstock.com/2Ban; S. 421 (Quaddeln): Shutterstock.com/Slay; S. 421 (Bläschen): Shutterstock.com/Sergii Chepulskyi; S. 421 3,4: Cornelsen/Jörg Mair; S. 421 (Pusteln): Shutterstock.com/olavs; S. 422 (Epikutantest li.): Shutterstock.com/Neeila; S. 422 (Epikutantest re., Prick Test): Cornelsen/Werner Krüper; S. 423: Dr. med. Uta Groger, Fachärztin für Allgemeinmedizin; S. 424 (Ohrringe): Shutterstock.com/Yasemin G; S. 424 (Lippenstift): Shutterstock.com/Yellow Cat; S. 424 (Hand): stock.adobe.com/casi; S. 424 (allerg.Reaktion): Cornelsen/Angelika Kramer; S. 425 (Online Icon): Cornelsen/Vitaledesign; S. 425 4: Dr. med. Uta Groger, Fachärztin für Allgemeinmedizin; S. 425 5: Shutterstock.com/Rohane Hamilton; S. 426 (Online Icon): Cornelsen/Vitaledesign; S. 426 1: Shutterstock.com/Eaaw; S. 426 2: sciencephotolibrary/Â/ABERRATION FILMS LTD; S. 427 3: Shutterstock.com/Fuss Sergey; S. 427 4: Shutterstock.com/hanif66; S. 427 5: Shutterstock.com/Levent Konuk; S. 428 1: Shutterstock.com/wk1003mike; S. 428 2: Shutterstock.com/Dermatology11; S. 428 3: Shutterstock.com/Nau Nau; S. 428 4: Shutterstock.com/Nau Nau; S. 429 5,6: Shutterstock.com/Nasekomoe; S. 429 7: Shutterstock.com/wk1003mike; S. 429 ABDCE-Regel (alle): Cornelsen/Jörg Mair; S. 431: Shutterstock.com/goodluz; S. 432: akg-images/Glasshouse Images; S. 434 (Online Icon): Cornelsen/Vitaledesign; S. 434 1: Shutterstock.com/Koltsov; S. 434 2: Shutterstock.com/Goldsithney; S. 434 3: mauritius images/imageBROKER/Olaf Döring; S. 435 alle:

Cornelsen/Vitaledesign; S. 437: Cornelsen/Natascha Welz; S. 439: Cornelsen/Vitaledesign; S. 440: Cornelsen/Vitaledesign; S. 441 Übersicht: Cornelsen/Vitaledesign; S. 443: akg-images/Album; S. 444 1: akg-images/Cameraphoto; S. 444 2: Shutterstock.com/Wirestock Images; S. 444 3: Shutterstock.com/SpeedKingz; S. 448: Cornelsen/Natascha Welz; S. 449 1: Shutterstock.com/Chinnapong; S. 449 2: Shutterstock.com/fizkes; S. 450: Cornelsen/Vitaledesign; S. 451: Cornelsen/Natascha Welz; S. 453: Cornelsen/Vitaledesign; S. 455 (Online Icon): Cornelsen/Vitaledesign; S. 456: Cornelsen/Vitaledesign; S. 457: Shutterstock.com/Morphart Creation; S. 461 (Online Icon): Cornelsen/Vitaledesign; S. 461 1: Cornelsen/Werner Krüper; S. 462: Shutterstock.com/Rido; S. 464 1: Shutterstock.com/Ian Dyball; S. 464 2: Shutterstock.com/Chepko Danil Vitalevich; S. 466: Shutterstock.com/LightField Studios; S. 467: Shutterstock.com/Zoran Pucarevic; S. 467: Hintergrundbild: Shutterstock.com/Zoran Pucarevic; Puzzleteile: Cornelsen/Vitaledesign; S. 468 1: Shutterstock.com/Lisa-S; S. 468 2: Shutterstock.com/Sarnia; S. 468 3: Shutterstock.com/carballo; S. 470 un.li.: Shutterstock.com/Nicku; S. 470 mi.li.: dpa Picture-Alliance/dpa-infografik/Grafik: C. Goldammer, Redaktion: M. Lorenz; S. 472 (Online Icon): Cornelsen/Vitaledesign; S. 472 un.li.: mauritius images/alamy stock photo/Juergen Ritterbach; S. 472 ob.li, ob.mi.: Cornelsen/Vitaledesign; S. 473 (Online Icon): Cornelsen/Vitaledesign; S. 473 3: Cornelsen/Werner Krüper; S. 474: Shutterstock.com/Monkey Business Images; S. 475: Cornelsen/Vitaledesign; S. 477: Cornelsen/Jörg Mair; S. 478 1: Cornelsen/Angelika Kramer; S. 478 2: Shutterstock.com/UNIKYLUCKK; S. 480 2 (Hinterteile): Shutterstock.com/Alila Medical Media; S. 480 2 (Wunden): Shutterstock.com/Artemida-psy; S. 480 1: Shutterstock.com/Raccoonez; S. 481 (Online Icon): Cornelsen/Vitaledesign; S. 481 3: Shutterstock.com/xiaorui; S. 481 4: Cornelsen/Werner Krüper; S. 482: Cornelsen/Natascha Welz; S. 483: Cornelsen/Natascha Welz; S. 487: Shutterstock.com/fizkes; S. 488: mauritius images/TopFoto; S. 489: Cornelsen/Vitaledesign; S. 490 (Online Icon): Cornelsen/Vitaledesign; S. 492: Cornelsen/Vitaledesign; S. 494: Shutterstock.com/one photo; S. 495 Gleichung: Cornelsen/Vitaledesign; S. 496: Shutterstock.com/PolyPloiid; S. 499 1: Cornelsen/Vitaledesign; S. 499 2: Shutterstock.com/Alex Staroseltsev; S. 500 alle: Cornelsen/Natascha Welz; S. 501: Cornelsen/Natascha Welz; S. 502: Cornelsen/Natascha Welz; S. 503 mi.re: Cornelsen/Vitaledesign; S. 503 un.re.: Cornelsen/Natascha Welz; S. 504: Cornelsen/Natascha Welz; S. 505 alle: Cornelsen/Vitaledesign; S. 509: Cornelsen; S. 510: Cornelsen/Vitaledesign; S. 511: Cornelsen; S. 512: Cornelsen/Vitaledesign; S. 513 2: Shutterstock.com/angellodeco; S. 513 3: Shutterstock.com/FamVeld; S. 514 alle: Cornelsen/Vitaledesign; S. 516: Cornelsen/Vitaledesign; S. 519: Cornelsen/Vitaledesign; S. 521 (Online Icon): Cornelsen/Vitaledesign; S. 522: Cornelsen/Vitaledesign; S. 527: Cornelsen/Vitaledesign; S. 528: Cornelsen/Vitaledesign; S. 529: Cornelsen/Vitaledesign

Textquellen:

S. 15: Naidoo, Jennie / Wills, Jane: Lehrbuch der Gesundheitsförderung, übersetzt von Günther Conrad, Herausgeber der deutschen Ausgabe: Bundeszentrale für gesundheitliche Aufklärung, Verlag für Gesundheitsförderung, Gamburg, 2. erw. Aufl. 2010, S. 26, Auszug; S. 57: Stephan Blümel, Peter Franzkowiak, Lotte Kaba-Schönstein: Bundeszentrale für gesundheitliche Aufklärung: Leitbegriffe der Gesundheitsförderung und Prävention, Glossar zu Konzepten, Strategien und Methoden, E-Book 2018.2018, S. 892, Auszug; S. 61: Schaeffer, D., Hurrelmann, K., Bauer, U. und Kolpatzik, K. (Hrsg.): Nationaler Aktionsplan Gesundheitskompetenz. Die Gesundheitskompetenz in Deutschland stärken, Berlin: KomPart 2018, S.13, gekürzt; S. 86/87: Eisenhuth, Jörg: „Weglaufen geht nicht.“, in: Wicker-Magazin, 12. Ausgabe Januar-Dezember 2006; S. 416: Möller, Hans-Jürgen/Laux, Gerd/Deister, Arno: Psychiatrie: 126 Tabellen, Hippokrates Verlag, Stuttgart 1996, S. 298, Auszug; S. 432: Henderson, V.: Basic Principles of Nursing Care, in der Übersetzung von Edith Fischer, zitiert nach Antje Grauhan: Ausbildung als Vorbereitung auf die praktische Tätigkeit aus der Sicht der Pflegeberufe, in: Deutsche Krankenpflegezeitschrift Nr.9, 1979, S. 444, gekürzt; S. 433: ICN International Council of Nurses: Bedeutung professioneller Pflege, zit. nach: https://www.dbfk.de/de/themen/Bedeutung-professioneller-Pflege.php; Stand: 05.11.2020; S. 456: Dagmar Domenig: Transkulturelle Kompetenz, Lehrbuch für Pflege- Gesundheits- und Sozialberufe, Hans Huber Verlag, 2007, S. 309; S. 479: Institut für Qualitätssicherung in der Pflege (IQP) (Hrsg.) (2011): Kontrakturprävention in der Langzeitpflege Älterer, Stand der Forschung und Bedeutung für die Praxis, München, S. 34; S. 484: Manthey, Marie: Primary Nursing: ein personenbezogenes Pflegesystem, aus dem Amerikanischen von Gerhard Kelling, deutschsprachige Ausgabe, hrsg. von Maria Mischo-Kelling, Verlag Hans Huber, Bern, 3. Aufl. 2011, S. 79, gekürzt;

Zum Gebrauch dieses Buches:

In diesem Fachbuch wird sowohl die männliche als auch die weibliche Sprachform genutzt. Dabei sind, wenn nicht ausdrücklich erwähnt, immer alle Geschlechter angesprochen.

Blaue Begriffe kennzeichnen Inhalte, die an einer anderen Stelle in diesem Buch näher erklärt werden.

Über die App Cornelsen **PagePlayer** können Videos und Audios geöffnet werden. Dazu scann Sie einfach die entsprechende Seite mit dem Smartphone oder Tablet (Anleitung siehe vorderer Buchdeckel).

Die hellgrauen **Weiterwissen**-Kästen regen mit interessanten Zusatzinformationen zu vielfältigen Diskussionen an.

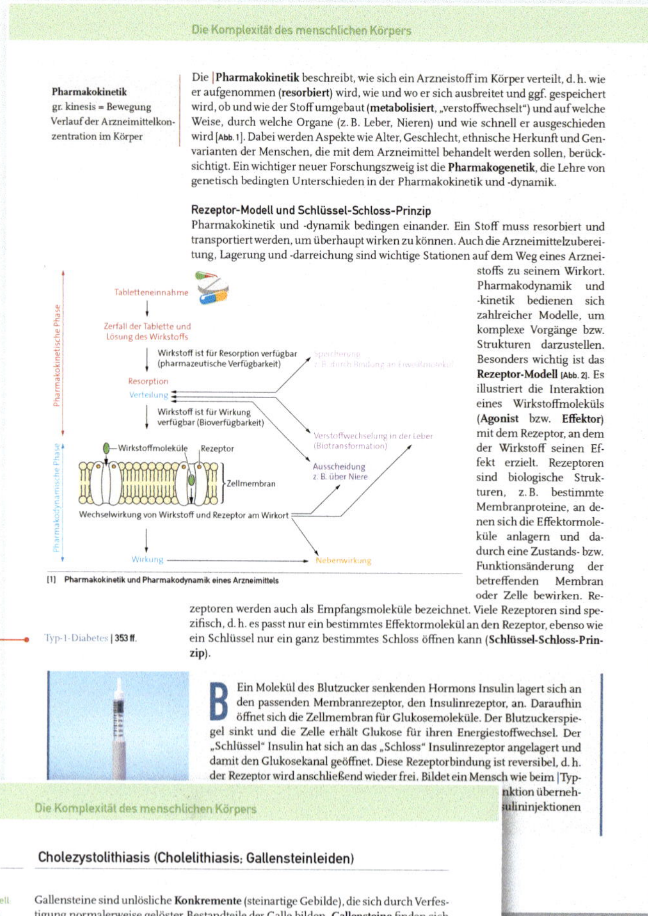

Die Komplexität des menschlichen Körpers

Pharmakokinetik
gr. kinesis = Bewegung
Verlauf der Arzneimittelkonzentration im Körper

Die |**Pharmakokinetik** beschreibt, wie sich ein Arzneistoff im Körper verteilt, d. h. wie er aufgenommen (**resorbiert**) wird, wie und wo er sich ausbreitet und ggf. gespeichert wird, ob und wie der Stoff umgebaut (**metabolisiert**, „verstoffwechselt") und auf welche Weise, durch welche Organe (z. B. Leber, Nieren) und wie schnell er ausgeschieden wird [Abb. 1]. Dabei werden Aspekte wie Alter, Geschlecht, ethnische Herkunft und Genvarianten der Menschen, die mit dem Arzneimittel behandelt werden sollen, berücksichtigt. Ein wichtiger neuer Forschungszweig ist die **Pharmakogenetik**, die Lehre von genetisch bedingten Unterschieden in der Pharmakokinetik und -dynamik.

Rezeptor-Modell und Schlüssel-Schloss-Prinzip

Pharmakokinetik und -dynamik bedingen einander. Ein Stoff muss resorbiert und transportiert werden, um überhaupt wirken zu können. Auch die Arzneimittelzubereitung, Lagerung und -darreichung sind wichtige Stationen auf dem Weg eines Arzneistoffs zu seinem Wirkort. Pharmakodynamik und -kinetik bedienen sich zahlreicher Modelle, um komplexe Vorgänge bzw. Strukturen darzustellen. Besonders wichtig ist das **Rezeptor-Modell** [Abb. 2]. Es illustriert die Interaktion eines Wirkstoffmoleküls (**Agonist** bzw. **Effektor**) mit dem Rezeptor, an dem der Wirkstoff seinen Effekt erzielt. Rezeptoren sind biologische Strukturen, z. B. bestimmte Membranproteine, an denen sich die Effektormoleküle anlagern und dadurch eine Zustands- bzw. Funktionsänderung der betreffenden Membran oder Zelle bewirken. Rezeptoren werden auch als Empfangsmoleküle bezeichnet. Viele Rezeptoren sind spezifisch, d. h. es passt nur ein bestimmtes Effektormolekül an den Rezeptor, ebenso wie ein Schlüssel nur ein ganz bestimmtes Schloss öffnen kann (**Schlüssel-Schloss-Prinzip**).

[1] Pharmakokinetik und Pharmakodynamik eines Arzneimittels

Typ-1-Diabetes | 353 ff.

B Ein Molekül des Blutzucker senkenden Hormons Insulin lagert sich an den passenden Membranrezeptor, den Insulinrezeptor, an. Daraufhin öffnet sich die Zellmembran für Glukosemoleküle. Der Blutzuckerspiegel sinkt und die Zelle erhält Glukose für ihren Energiestoffwechsel. Der „Schlüssel" Insulin hat sich an das „Schloss" Insulinrezeptor angelagert und damit den Glukosekanal geöffnet. Diese Rezeptorbindung ist reversibel, d. h. der Rezeptor wird anschließend wieder frei. Bildet ein Mensch wie beim |Typ- … nktion überneh- … sulininjektionen

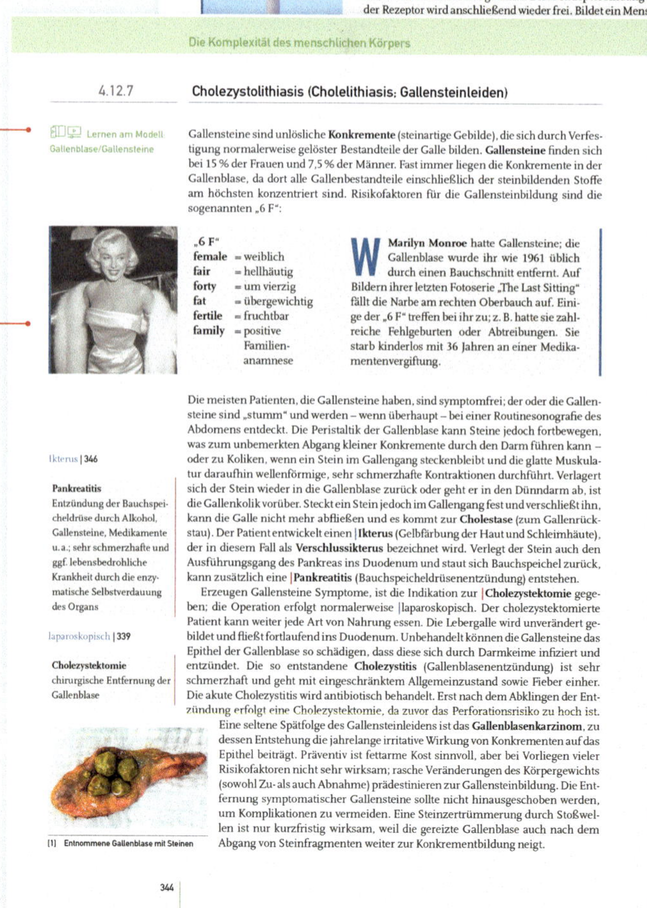

Die Komplexität des menschlichen Körpers

4.12.7 **Cholezystolithiasis (Cholelithiasis; Gallensteinleiden)**

Lernen am Modell: Gallenblase/Gallensteine

Gallensteine sind unlösliche **Konkremente** (steinartige Gebilde), die sich durch Verfestigung normalerweise gelöster Bestandteile der Galle bilden. **Gallensteine** finden sich bei 15 % der Frauen und 7,5 % der Männer. Fast immer liegen die Konkremente in der Gallenblase, da dort alle Gallenbestandteile einschließlich der steinbildenden Stoffe am höchsten konzentriert sind. Risikofaktoren für die Gallensteinbildung sind die sogenannten „6 F":

„6 F"
female = weiblich
fair = hellhäutig
forty = um vierzig
fat = übergewichtig
fertile = fruchtbar
family = positive Familienanamnese

W **Marilyn Monroe** hatte Gallensteine; die Gallenblase wurde ihr wie 1961 üblich durch einen Bauchschnitt entfernt. Auf Bildern ihrer letzten Fotoserie „The Last Sitting" fällt die Narbe am rechten Oberbauch auf. Einige der „6 F" treffen bei ihr zu; z. B. hatte sie zahlreiche Fehlgeburten oder Abtreibungen. Sie starb kinderlos mit 36 Jahren an einer Medikamentenvergiftung.

Ikterus | 346

Pankreatitis
Entzündung der Bauchspeicheldrüse durch Alkohol, Gallensteine, Medikamente u. a.; sehr schmerzhafte und ggf. lebensbedrohliche Krankheit durch die enzymatische Selbstverdauung des Organs

laparoskopisch | 339

Cholezystektomie
chirurgische Entfernung der Gallenblase

Die meisten Patienten, die Gallensteine haben, sind symptomfrei; der oder die Gallensteine sind „stumm" und werden – wenn überhaupt – bei einer Routinesonografie des Abdomens entdeckt. Die Peristaltik der Gallenblase kann Steine jedoch fortbewegen, was zum unbemerkten Abgang kleiner Konkremente durch den Darm führen kann – oder zu Koliken, wenn ein Stein im Gallengang steckenbleibt und die glatte Muskulatur daraufhin wellenförmige, sehr schmerzhafte Kontraktionen durchführt. Verlagert sich der Stein wieder in die Gallenblase zurück oder geht er in den Dünndarm ab, ist die Gallenkolik vorüber. Steckt ein Stein jedoch im Gallengang fest und verschließt ihn, kann die Galle nicht mehr abfließen und es kommt zur **Cholestase** (zum Gallenrückstau). Der Patient entwickelt einen |**Ikterus** (Gelbfärbung der Haut und Schleimhäute), der in diesem Fall als **Verschlussikterus** bezeichnet wird. Verlegt der Stein auch den Ausführungsgang des Pankreas ins Duodenum und staut sich Bauchspeichel zurück, kann zusätzlich eine |**Pankreatitis** (Bauchspeicheldrüsenentzündung) entstehen.

Erzeugen Gallensteine Symptome, ist die Indikation zur |**Cholezystektomie** gegeben; die Operation erfolgt normalerweise |laparoskopisch. Der cholezystektomierte Patient kann weiter jede Art von Nahrung essen. Die Lebergalle wird unverändert gebildet und fließt fortlaufend ins Duodenum. Unbehandelt können die Gallensteine das Epithel der Gallenblase so schädigen, dass diese sich durch Darmkeime infiziert und entzündet. Die so entstandene **Cholezystitis** (Gallenblasenentzündung) ist sehr schmerzhaft und geht mit eingeschränktem Allgemeinzustand sowie Fieber einher. Die akute Cholezystitis wird antibiotisch behandelt. Erst nach dem Abklingen der Entzündung erfolgt eine Cholezystektomie, da zuvor das Perforationsrisiko zu hoch ist. Eine seltene Spätfolge des Gallensteinleidens ist das **Gallenblasenkarzinom**, zu dessen Entstehung die jahrelange irritative Wirkung von Konkrementen auf das Epithel beiträgt. Präventiv ist fettarme Kost sinnvoll, aber bei Vorliegen vieler Risikofaktoren nicht sehr wirksam; rasche Veränderungen des Körpergewichts (sowohl Zu- als auch Abnahme) prädestinieren zur Gallensteinbildung. Die Entfernung symptomatischer Gallensteine sollte nicht hinausgeschoben werden, um Komplikationen zu vermeiden. Eine Steinzertrümmerung durch Stoßwellen ist nur kurzfristig wirksam, weil die gereizte Gallenblase auch nach dem Abgang von Steinfragmenten weiter zur Konkrementbildung neigt.

[1] Entnommene Gallenblase mit Steinen

344